Medizinische Mikrobiologie

Verstehen – Lernen – Nachschlagen

Fritz H. Kayser, Kurt A. Bienz, Johannes Eckert,
Rolf M. Zinkernagel

10., komplett überarbeitete Auflage

177 farbige Abbildungen, 97 Tabellen

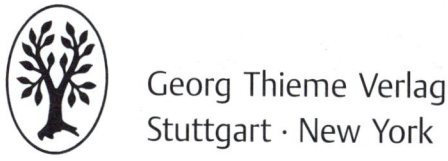

Britta Laumans

Georg Thieme Verlag
Stuttgart · New York

Die Deutsche Bibliothek –
CIP-Einheitsaufnahme

Ein Titeldatensatz dieser Publikation
kann bei der Deutschen Bibliothek
angefordert werden

Zeichnungen:
Markus Voll, D-Fürstenfeldbruck
Vorlagen für die Parasitenzyklen:
Salome Buscher-Ehrat, CH-Beckelswilen

Umschlaggestaltung:
Thieme-Verlagsgruppe
Umschlaggrafik: Renate Stockinger,
Stuttgart

1. Auflage 1969
2. Auflage 1971
3. Auflage 1974
4. Auflage 1978
5. Auflage 1982
6. Auflage 1986
7. Auflage 1989
8. Auflage 1993
9. Auflage 1998

1. spanische Auflage 1974
2. spanische Auflage 1982
1. japanische Auflage 1980
1. griechische Auflage 1995
1. italienische Auflage 1996
1. türkische Auflage in Vorbereitung

© 1969, 2001 Georg Thieme Verlag
Rüdigerstraße 14
D-70469 Stuttgart
Unsere Homepage:
http://www. thieme.de

Printed in Germany

Satz: Mitterweger & Partner GmbH,
68723 Plankstadt
Druck: Staudigl/Donauwörth

ISBN 3-13-444810-6   1 2 3 4 5 6

Wichtiger Hinweis: Wie jede andere
Wissenschaft ist die Medizin ständigen
Entwicklungen unterworfen. Forschung
und klinische Erfahrung erweitern unsere
Erkenntnisse, insbesondere was Behandlung und medikamentöse Therapie an-
belangt. Soweit in diesem Werk eine Dosierung oder eine Applikation erwähnt
wird, darf der Leser zwar darauf vertrau-
en, dass Autoren, Herausgeber und Verlag
große Sorgfalt darauf verwandt haben,
dass diese Angabe dem **Wissensstand
bei Fertigstellung des Werkes** entspricht.

Für Angaben über Dosierungsanwei-
sungen und Applikationsformen kann
vom Verlag jedoch keine Gewähr über-
nommen werden. Jeder Benutzer ist an-
gehalten, durch sorgfältige Prüfung der
Beipackzettel der verwendeten Präparate
und gegebenenfalls nach Konsultation
eines Spezialisten festzustellen, ob die
dort gegebene Empfehlung für Dosierungen oder die Beachtung von Kontraindi-
kationen gegenüber der Angabe in diesem Buch abweicht. Eine solche Prüfung
ist besonders wichtig bei selten verwendeten Präparaten oder solchen, die neu
auf den Markt gebracht worden sind.
**Jede Dosierung oder Applikation er-
folgt auf eigene Gefahr des Benutzers.**
Autoren und Verlag appellieren an jeden
Benutzer, ihm etwa auffallende Ungenauigkeiten dem Verlag mitzuteilen.

Geschützte Warennamen (Warenzei-
chen) werden **nicht** besonders kenntlich
gemacht. Aus dem Fehlen eines solchen
Hinweises kann also nicht geschlossen
werden, dass es sich um einen freien Warennamen handele.

Das Werk, einschließlich aller seiner
Teile, ist urheberrechtlich geschützt.
Jede Verwertung außerhalb der engen
Grenzen des Urheberrechtsgesetzes ist
ohne Zustimmung des Verlages unzuläs-
sig und strafbar. Das gilt insbesondere
für Vervielfältigungen, Übersetzungen,
Mikroverfilmungen und die Einspeiche-
rung und Verarbeitung in elektronischen
Systemen.

Auf einen Blick

Das Buch ist in sechs große Kapitelblöcke unterteilt. Das Farbleitsystem – auf der Vorderseite im Überblick – ermöglicht Ihnen eine rasche Orientierung im Buch und den schnellen Zugriff auf das jeweils gewünschte Kapitel.

Alle Erreger werden in sehr strukturierter Weise beschrieben – wo immer möglich und sinnvoll in der folgenden Reihenfolge:

- Klassifikation
- Vorkommen
- Morphologie und Kultur
- Entwicklungszyklus
- Pathogenese und Krankheitsbild
- Diagnose
- Therapie
- Epidemiologie und Prophylaxe

Zusammenfassungen am Kapitelanfang oder zu Beginn eines Abschnitts dienen der raschen Information und geben einen Überblick über den folgenden Text. Dem Lernenden ermöglichen sie die schnelle Rekapitulation der wichtigsten Inhalte.

Kapitelblöcke im Überblick

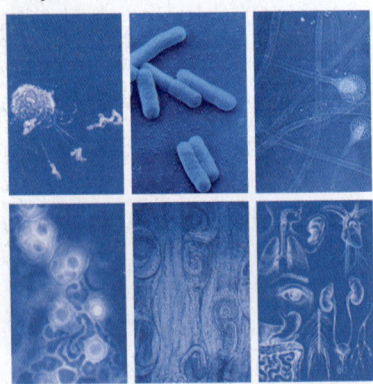

a Die zahlreichen **farbigen** Abbildungen erleichtern das Verständnis komplizierter Zusammenhänge oder geben einen einprägsamen Eindruck von der Morphologie der Erreger.
b Die **Überschrift** über jeder Abbildung informiert auf einen Blick über die „Essenz" der Darstellung.
c Die **ausführlichen Legenden** ermöglichen das Verständnis des Bildes auch ohne paralleles Nachlesen im Text.

Zusatzinformation

Vertiefendes und ergänzendes Wissen ist in Form von Boxen aus dem Haupttext ausgegliedert. Die Überschrift informiert in Kürze über den Inhalt der Box und ermöglicht Ihnen dadurch, im Vorfeld zu entscheiden, ob Sie sich mit dem jeweiligen Thema befassen möchten.

Vorwort zur 10. Auflage

Mit dem Oberbegriff Medizinische Mikrobiologie werden die Fachgebiete Immunologie, Bakteriologie, Virologie, Mykologie und Parasitologie zusammengefasst, die in den letzten Jahrzehnten zunehmende Eigenständigkeit erworben haben. Allen diesen Fachgebieten gemeinsam ist jedoch die Beschäftigung mit den Ursachen der Infektionskrankheiten und mit den Reaktionen des Makroorganismus gegen die Erreger. Die Infektionskrankheiten haben zwar durch die Entwicklung der Antibiotika und die Schutzimpfungen ihre Schrecken weitgehend verloren, aber sie sind beileibe nicht besiegt. Immer wieder treten neue, bisher unbekannte Infektionskrankheiten auf, und alte Infektionen sind wegen der Evolution von Stämmen mit Resistenz gegen Antibiotika immer schwerer zu therapieren. Auch heute gibt es noch unheilbare Infektionskrankheiten (AIDS, Tollwut).

Das Lehrbuch der Medizinischen Mikrobiologie, das hier in der 10. Auflage vorliegt, ist bestrebt, das Grundlagenwissen auf dem Gebiet der Infektiologie zu vermitteln. So wird die intellektuelle Basis für das Verstehen der verschiedenen Infektionskrankheiten geschaffen, was eine wesentliche Voraussetzung für Diagnose und Therapie dieser häufigen Krankheiten darstellt. Es wendet sich in erster Linie an die Studenten der Medizin, Zahnmedizin und Pharmazie, aber auch an weitere Medizinalberufe und dann vor allem auch an Ärzte in Klinik und Praxis.

Die 10. Auflage ist vierfarbig gestaltet und weist zahlreiche, jeweils mit einer umfangreichen Legende versehene Abbildungen auf. Durch eine Vielzahl an Tabellen werden Ergebnisse übersichtlich zusammengefasst. Vertiefendes und ergänzendes Wissen wurde in Boxen aus dem Haupttext ausgegliedert. Das Konzept der Zusammenfassungen am Beginn der meisten Kapitel wurde beibehalten. Dem Lehrbuch kommt sicher zugute, dass alle Autoren umfangreiche Erfahrungen in der Lehre für Studenten haben. Außerdem sind sie international anerkannte Forscher auf ihrem Fachgebiet, was sich ebenfalls positiv auswirkt, da akademische Lehre und Forschung zusammengehören.

Die Autoren danken allen Kollegen und Mitarbeitern, die sie mit Rat und Tat unterstützten und auch großzügig verschiedenes Bildmaterial zur Verfügung stellten. Den Fachleuten des Thieme Verlages sowie dem wissenschaftlichen Grafiker danken die Autoren für die vorbildliche Zusammenarbeit und für das Eingehen auf ihre besonderen Wünsche.

Zürich, im Sommer 2001   Im Namen der Autoren

Fritz H. Kayser

Anschriften

Bienz, K. A., Prof. Dr., Leiter der Abteilung Virologie, Institut für Med. Mikrobiologie der Universität, Petersplatz 10, CH-4003 Basel

Eckert, J., Prof. Dr. Dr. h.c., ehemaliger Direktor des Instituts für Parasitologie der Universität, Winterthurer Straße 266a, CH-8057 Zürich

Kayser, F. H., Prof. Dr., ehemaliger Leiter der Abteilung Experimentelle Med. Mikrobiologie, Institut für Med. Mikrobiologie der Universität, Postfach, CH-8028 Zürich

Zinkernagel, R. M., Prof. Dr., Institut für Experimentelle Immunologie, Universitätsspital Zürich, Schmelzbergstraße 12, CH-8091 Zürich

Autoren früherer Auflagen

1.–3. Auflage:	E. Wiesmann
4. Auflage:	E. Wiesmann mit Beiträgen von J. Eckert, F. H. Kayser, J. Lindenmann
5. Auflage:	E. Wiesmann mit Beiträgen von J. Eckert, F. H. Kayser, J. Lindenmann und J. Munzinger
6.–8. Auflage:	F. H. Kayser, K. A. Bienz, J. Eckert und J. Lindenmann
9. Auflage:	F. H. Kayser, K. A. Bienz, J. Eckert und R. M. Zinkernagel

Abkürzungsverzeichnis

■ ABS: Antigenbindungsstelle
ABZ: Antigen binding cell; antigenbindende Zelle
ADA: Adenosindeaminase
ADCC: Antibody dependent cellular cytotoxicity; antikörperabhängige zelluläre (zellvermittelte) Zytotoxizität
ADE: Antibody dependent enhancement of viral infection
AE: Alveoläre Echinokokkose
AFC: Antibody forming cell
AIDS: Acquired immune deficiency syndrome; erworbenes Immunschwächesyndrom
ANA: Antinukleäre Antikörper
APO: Apoptosis antigen
AP-Vakzine: Azelluläre Pertussis-Vakzine
APZ: Antigenpräsentierende Zelle
ASL-Titer: Antistreptolysintiter
AZT: Azidothymidin

■ BAL: Bronchoalveoläre Lavage
BALT: bronchus-associated lymphoid tissue; bronchus-assoziiertes lymphatisches Gewebe
BCG: Bacille Calmette Guérin
BCGF: B cell-growth factor
Bcl2: B-cell-leukemia-2 antigen
BSE: Bovine spongiforme Enzephalopathie

■ CAH: Chronisch-aggressive Hepatitis
CAM: Cell adhesion molecules; Zelladhäsionsmoleküle
CAPD: Kontinuierliche ambulante Peritonealdialyse
CCC: Covalently closed circular (DNA)
CDR: Complementarity determining regions
CEA: Karzinoembryonales Antigen
CFA: Kolonisationsfaktor
CJD: Creutzfeldt-Jakob-Erkrankung
CLIP: Class-II-inhibiting protein
CMI: Cell-mediated immunity
CMV: Zytomegalievirus
Con A: Concanavalin A
CPE: Zytopathischer Effekt
CPH: Chronisch-persistierende Hepatitis
CR: Cistronregion
CSF: Colony-stimulating factor
CTA: Cholera-Toxin A
CTB: Cholera-Toxin B
CTL: Zytotoxische CD8$^+$-T-Zelle
CTX-Element: Cholera-Toxin-Element

■ DAF: Decay accelerating factor
DAG: Diacylglycerol
DC: Dendritische Zelle
DHF: Dengue-hämorrhagisches Fieber
DHPG: Dihydroxypropoxymethylguanin

DNA: Desoxyribonukleinsäure
DNP: Dinitrophenol
DR: Direct repeats
ds: Doppelsträngige Nuklein-
säure
DSS: Dengue-Schock-Syndrom
DTH: Delayed type hypersensiti-
vity
D-Vakzine: Diphtherie-Toxoid-
Vakzine
DtxR: Diphtherietoxin-Regulator

■ EA: Early antigen
EAE: Experimentelle allergische
Enzephalitis
EAF: EPEC adhesion factor
EaggEC: Enteroaggregative
Escherichia coli
EBNA: Epstein-Barr-nukleäres
Antigen
EBV: Epstein-Barr-Virus
EF: Epidemisches Fleckfieber
eEF2: Elongationsfaktor G
EDTA: Ethylendiamintetraessig-
säure
EHEC: Enterohämorrhagische
Escherichia coli
EIA: Enzymimmunoassay
EIEC: Enteroinvasive *Escherichia
coli*
EITB: Enzyme-linked Immuno-
electrotransfer Blot
EK: Elementarkörper
ELISA: Enzyme-linked immuno-
sorbent assay
EM: Elektronenmikroskop
EMB: Ethambutol
EMC-Virus: Encephalomyocarditis-
Virus
EPEC: Enteropathogene
Escherichia coli
EPS: Extrazelluläre Polymer-
substanz

ETEC: Enterotoxische *Escherichia
coli*
EU: Europäische Union

■ FA: Freundsches Adjuvans
FACS: Fluorescent activated cell
sorter; fluoreszenzaktivier-
ter Zellsorter
FAS: F-Antigen
FcR: Fc-Rezeptor
FDC: Follikuläre dendritische
Zelle
F-Faktor: Fertilitätsfaktor
Fha: Filamentöses Hämagglutinin
FITC: Fluorescein-Isothiocyanat
α-FP: α-Fetoprotein
FSME: Frühsommer-Meningoenze-
phalitis
FTA-ABS: Fluoreszenz-Treponemen-
Antikörper-Absorptionstest

■ GAE: Granulomatöse Amöben-
Enzephalitis
gag: Gruppenspezifisches
Antigen
GALT: gut-associated lymphoid
tissue; gastrointestinal-
assoziiertes lymphatisches
Gewebe
GC: Guanin-Cytosin
GM-CSF: Granulocyte macrophage
colony-stimulating factor
GP: Glykoprotein
GPDM: Glucose-6-Phosphat-Dehy-
drogenase-Mangel
GSS: Gerstmann-Sträussler-
Scheinker-Syndrom
GVH: Graft-versus-host

■ H: Heavy chain
HA(H): Hämagglutinations
(hemmung)

HACEK: *Haemophilus, Actinobacillus, Cardiobacterium, Eikenella, Kingella*
HAT: Hypoxanthin, Aminopterin, Thymidin
HB: Hämoglobin
HB_s: Hepatitis-B surface-antigen
HBV: Hepatitis-B-Virus
HB-Vakzine: Hepatitis-B-Vakzine
HCC: Hepatozelluläres Karzinom
HCV: Hepatitis-C-Virus/Humanes Coronavirus
HDCV: Human diploid cell vaccine
HDV: Hepatitis-D-Virus
HEV: Hepatitis-E-Virus
HEV: High endothelial venules
Hfr: High frequency of recombination
HGE: Humane Granulozyten-Ehrlichiose
HGV: Hepatitis-G-Virus
HHV: Humanes Herpesvirus
Hib: *Haemophilus influenzale* Serovar b
HIV: Human immunodeficiency virus
HME: Humane Monozyten-Ehrlichiose
HPLC: High performance liquid chromatography
HPS: Hantavirus pulmonales Syndrom
HRF: Homology restriction factor
HRFS: Hämorrhagisches Fieber mit renalem Syndrom
HSP 70: Hitzeschockprotein 70
HSV: Herpes-simplex-Virus
HTLV: Human T-cell leukemia virus
HuCV: Humane Caliciviren
HUS: Hämolytisches Urämie-syndrom
HVG: Host-versus-graft
HWI: Harnwegsinfekt

IEP: Immunelektrophorese
IFAT: Indirekter Fluoreszenz-Antikörper-Test
IFN: Interferon
Ig: Immunglobulin
IHA: Indirekte Hämagglutination
(I)IF: (Indirekte) Immunofluoreszenz
IK: Initialkörper
IL: Interleukin
In: Integron
INH: Isoniazid
IP_3: Inositoltrisphosphat
IPV: Inaktivierte Poliovakzine
IR: Intercistronregion/Inverted repeats
Ir-Gene: Immune-response-Gene
IS: Insertionssequenz

KBR: Komplementbindungs-reaktion
KNS: Koagulasenegative Staphylokokken
K-Zellen: Killerzellen

L: Light chain
LA: Latexagglutation
Lac-Operon: Laktose-Operon
LAK: Lymphokinaktivierte Killer-zellen
LB: Leprabakterien
LCA: Leukocyte common antigen
LCM(V): Lymphozytäre Chorio-meningitis (-virus)
LE: Lupus erythematodes
LFA: Lymphocyte function antigen
LGL: Large granular lymphocyte
LIF: Leukaemia inhibitory factor
LL: Lepromatöse Lepra
LM: Lichtmikroskopie

LMC: Larva migrans cutanea
LMV: Larva migrans visceralis
LOS: Lipooligosaccharid
LPS: Lipopolysaccharid
LT: Hitzelabiles Enterotoxin von *E. coli*
LTR: Long terminal repeats

■ MAC: Membranangriffskomplex
MAF: Makrophagenaktivierender Faktor
MALT: mucosa-associated lymphatic tissue; mukosa-assoziiertes lymphatisches Gewebe
MBK: Minimale bakterizide Konzentration
MBP: Major basic protein; basisches Myelinprotein
MCP: Membrane cofactor protein
M-CSF: Macrophage colony-stimulating factor
MF: Merthiolat-Formalin
Mf: Mikrofilarien
MHC: Major histocompatibility complex; Haupthistokompatibilitäts-Genkomplex
MHK: Minimale Hemmkonzentration
MIF: Migrations-Inhibitionsfaktoren
MLC: Mixed lymphocyte culture
MLR: Mixed lymphocyte reaction
MMR: Trivalente, attenuierte Masern/Mumps/Röteln-Vakzine
MMTV: Murines Mammary Tumor Virus
MOMP: Major outer membrane protein
MOTT: Mycobacteria other than tubercle bacilli
MZM: Marginalzonenmakrophagen

■ NANB-Heptatitiden: Non-A-non-B-Hepatitiden
NCVP: Nichtkapsid-Virusprotein
NE: Nephropathia epidemica
NFA: Nicht-Fimbrien-Adhäsine
NGU: Nicht-Gonokokken-Urethritis
NIDEP: Studie „Nosokomiale Infektionen in Deutschland – Erfassung und Prävention"
NK-Zellen: Natürliche Killerzellen
NTM: Nichttuberkulöse (atypische) Mykobakterien
NTR: Nichttranslatierte Region

■ OC: Open circular (DNA)
OM: Opportunistische Mykosen
OMP, Omp: Outer membrane protein; äußeres Membranprotein
OPV: Orale Poliovakzine
Osp: Outer surface proteins

■ P: Promotor

■ PAE: Postantibiotischer Effekt

■ PAS: Paraaminosalizylsäure/Period-Säure-Schiff-Färbung
PAIR: Puncture-Aspiration-Injection-Reaspiration
PAM: Primäre Amöben-Meningoenzephalitis
PAP: Pyelonephritis-assoziierte Pili
PBL: Periphere Blutlymphozyten
PC: Phosphorylcholin
PCA: Passive kutane Anaphylaxie
PCR: Polymerase-Kettenreaktion
PEG: Polyethylenglykol
PFC,
PFZ: Plaque forming cell
PHA: Phytohämagglutinin
PI: Pathogenitätsinsel

PIP₂: Phosphatidylinositoldiphosphat
PK: Primärkomplex (Ghon)
PKC: Proteinkinase C
PLC: Phospholipase C
PMA: Pokeweed Mitogen
PML: Progressive multifokale Leukoenzephalopathie
PMN: Polymorphkernige neutrophile Granulozyten
PNP: Purinnukleotidphosphorylase
PPD: Purified protein derivative
PRP: Polyribosylribitol-Phosphat
PrP: Prion-Protein
PSE: Pyrogene Streptokokken-Exotoxine
Ptx: Pertussistoxin
PWI: Postoperativer Wundinfekt
PZA: Pyrazinamid

QBC: Quantitative Buffy Coat Method

R: Rötelnvakzine
RAST: Radioallergensorbenstest
REM: Rasterelektronenmikroskop
RES: Retikuloendotheliales System
RF: Rheumafaktor
RFFIT: Rapid fluorescent focus inhibition test
RH-Antigene: Rhesus-Antigene
RIA: Radioimmunassay
RIBA: Recombinant immunoblot assay
RIG: Rabiesimmunglobulin
RIST: Radioimmunosorbenstest
RMP: Rifampicin
RMSF: Rocky Mountain spotted fever
RNA: Ribonukleinsäure
RNP: Ribonukleoprotein
RS: Respiratorischer Synzytialvirus

RT: Reverse Transkriptase
RTI: Infektion des tiefen Respirationstrakts
RVF: Rift-Valley-Fieber

SAF: Sodiumacetate acetic acid formalin
SALT: Skin-associated lymphatic tissue; Hautassoziiertes lymphatisches Gewebe
SCF: Stern cell factor
SCID: Severe combined immunodeficiency disease
SDS: Sodium(Na⁺)-dodecylsulfat
SEA-E: Staphylokokken-Enterotoxine A-E
SEP: Primäre Sepsis
SEPEC: Sepsis-Pathovar von *Escherichia coli*
SFT: Sabin-Feldman-Test
SLE: Systemischer Lupus erythematodes
SRBC: Sheep red blood cells
SRSV: Small round-structured viruses
ss: Einzelsträngige Nukleinsäure
SSPE: Sklerosierende Panenzephalitis
ST: Hitzestabiles Enterotoxin von *E. coli*
STIKO: Ständige Impfkommission
sp: Spezies Art
spp: mehrere Spezies
SV: Simian virus

TATA: Tumorassoziierte Transplantationsantigene
TB: Tuberkulosebakterien
Tc: Zytotoxische T-Zelle
TCGF: T-cell growth factor
TCP: Toxin coregulated pili

Inhaltsverzeichnis

2   Grundlagen der Immunologie   47

R. M. Zinkernagel

II   Bakteriologie

3   Allgemeine Bakteriologie ◼◼◼◼◼◼◼◼◼◼◼◼◼◼   154
F. H. Kayser

4 Bakterien als Krankheitserreger 239

F. H. Kayser

III Mykologie

5 Allgemeine Mykologie 362
F. H. Kayser

6 Pilze als Krankheitserreger 372
F. H. Kayser

IV Virologie

8 Viren als Krankheitserreger 430
K. A. Bienz

V Parasitologie

VI   Infektionen der einzelnen Organsysteme

12 Ätiologie und Labordiagnose in tabellarischer Übersicht ▬ 658
F. H. Kayser, J. Eckert, K. A. Bienz

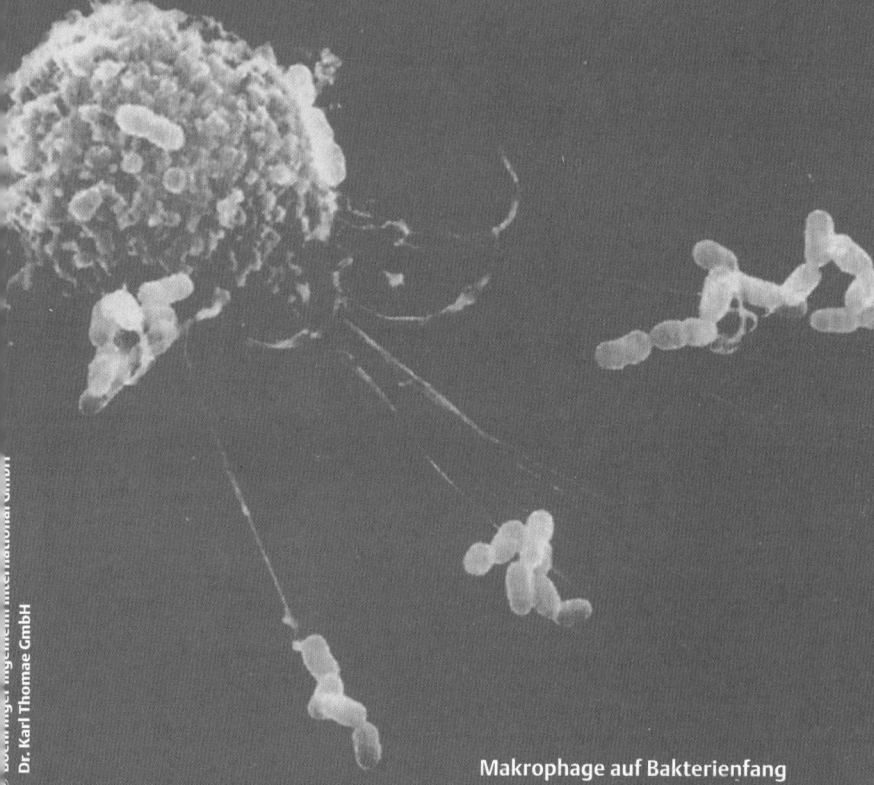

I
Grundlagen der
medizinischen Mikrobiologie
und Immunologie

Makrophage auf Bakterienfang

1 Allgemeine Aspekte der medizinischen Mikrobiologie

F. H. Kayser

■ Infektionskrankheiten werden durch subzelluläre, infektiöse Objekte (Prione, Viroide, Viren), durch prokaryontische Bakterien, durch eukaryontische Pilze und Protozoen sowie durch metazoische Tiere, wie parasitisch lebende Würmer (Helminthen) und einige Arthropoden, hervorgerufen. Ein sicherer Beweis dafür, dass eine dieser Ursachen einer Infektion zugrunde liegt, ist dann gegeben, wenn die 3 Henle-Koch-Postulate erfüllt sind. Bei einer Reihe von Infektionen können aus technischen Gründen die Postulate in der durch R. Koch formulierten strengen Form nicht erfüllt werden, sondern nur in einer modifizierten Form. ■

1.1 Die Entwicklung der Infektionskrankheiten

1.1.1 Historisches

Infektionskrankheiten sind seit Jahrtausenden bekannt. Exakte Kenntnisse über ihre Ätiologie sind jedoch erst ungefähr 100 Jahre alt. In der hippokratischen Medizin wurde die Ursache von örtlich und zeitlich gehäuft auftretenden (d. h. epidemischen) Infektionen in „Veränderungen" der Luft, in den Miasmen, gesehen. Die Miasmenlehre, die sich noch als sprachliches Dokument in Begriffen wie Sumpffieber oder Malaria wiederfindet, blieb bis zum Ende des 19. Jahrhunderts vorherrschende Lehrmeinung, obwohl Bakterien schon im 17. Jahrhundert durch den holländischen Tuchhändler A. van Leeuwenhoek mit Hilfe eines selbstgebauten, aus einer einzigen Sammellinse mit sehr kleiner Brennweite bestehenden Mikroskopes gesehen und beschrieben wurden. Da jedoch in der damaligen Zeit die Lehre von der Urzeugung – der Entstehung von Leben aus toter organischer Materie – allgemein vertreten wurde, kam niemand auf den Gedanken, Bakterien, die man im Gewebe von an Infektionen Verstorbenen fand, als Ursache der tödlichen Krankheit anzusehen. Erst die Widerlegung der Doktrin von der Urzeugung durch Pasteur in der 2. Hälfte des 19. Jahrhunderts schaffte die Voraussetzung für ein Umdenken. Gegen Ende des 19. Jahrhunderts wurden bei zahlreichen, schon lange bekannten Krankheiten Mikroorganismen nachgewiesen und aufgrund der 1890 durch R. Koch formulierten Henle-Koch-Postulate für die Ätiologie der Krankheit verantwortlich gemacht.

1.1.2 Henle-Koch-Postulate

Die Postulate lauten, frei formuliert:

■ Der Erreger muss unter Verhältnissen, die den pathologischen Veränderungen und dem klinischen Verlauf der Krankheit entsprechen, nachgewiesen werden.

■ Mit Reinkulturen des Erregers muss eine identische (Mensch) oder ähnliche (Tier) Krankheit erzeugt werden können.

■ Der Erreger darf bei anderen Krankheiten nicht als „zufälliger Schmarotzer" vorkommen.

Durch diese Postulate wird auch heute noch die Ursache einer Infektionskrankheit bewiesen. Sind sie nicht erfüllt, schließt diese Tatsache einen gefundenen Erreger für die Ätiologie jedoch nicht aus. Vor allem bei vielen Infektionen, die durch subzelluläre Objekte hervorgerufen werden, sind die Postulate in ihrer klassischen Form nicht zu erfüllen.

1.1.3 Die Situation heute

Infektionskrankheiten waren während Jahrtausenden häufige und auch häufig den Tod verursachende Krankheiten des Menschen und standen deshalb im Mittelpunkt des Interesses der Medizin. Die Entwicklung von wirksamen präventiven und therapeutischen Maßnahmen hat dazu geführt, dass die großen Seuchen wie Pocken, Pest, Fleckfieber, Diphtherie und andere in den letzten Jahrzehnten an Häufigkeit abgenommen haben oder ganz verschwunden sind und dass man viele Infektionskrankheiten mit spezifischen Medikamenten behandeln kann. Das Interesse der Medizin an diesen Krankheiten nahm deshalb ab; man war der Meinung, dass man die Infektionskrankheiten „im Griff habe". Die Erfahrungen der letzten Jahre haben jedoch gezeigt, dass dem nicht so ist. Immer wieder wurden und werden neue, bisher unbekannte Erreger als Ursache von neuen Infektionskrankheiten gefunden. Und alte, schon lange bekannte Infektionskrankheiten treten in gewandelter Form wieder auf. Die Ursachen für diesen Wandel sind vielfältig. Zu nennen sind die Änderung der Verhaltensweisen des Menschen, seine Mobilität und Ernährungsgewohnheiten, die Einführung invasiver Methoden

Tabelle 1.1 Erreger von Infektionskrankheiten des Menschen

Subzelluläre biologische Objekte	Prokaryontische Mikroorganismen	Eukaryontische Mikroorganismen	Tiere
Prione (< 5 nm)	Chlamydien (0,3 – 1 µm)	Pilze (Hefen 5 – 10 µm; Größe von Schimmelpilzen nicht definierbar)	Helminthen (Würmer)
Viroide (< 5 nm)	Rickettsien (0,3 – 1 µm)	Protozoen (1 – 150 µm)	Arthropoden (Gliederfüßler)
Viren (20 – 200 nm)	Mykoplasmen		
	klassische Bakterien (1 – 5 µm)		

und aggressiver Therapien in der Medizin, die Vernachlässigung von etablierten Maßnahmen zur Kontrolle der Infektionskrankheiten, aber auch die Fähigkeit der Erreger, sich aufgrund einer eindrücklichen genetischen Variabilität immer wieder an eine neue Situation optimal anzupassen. Wegen dieser sich immer wieder wandelnden Bedeutung der Infektionskrankheiten sind für alle in einem Medizinberuf tätigen Personen, vor allem aber für die Ärzte, Grundkenntnisse über die Erreger und das Zustandekommen der Infektionskrankheiten zwingend notwendig. Diese Grundlagen sind das Thema des vorliegenden Lehrbuches.

Tab. 1.1 gibt einen Überblick über die Ursachen von Infektionskrankheiten des Menschen.

1.2 Erreger von Infektionskrankheiten

1.2.1 Subzelluläre, infektiöse Objekte

■ **Prione (proteinaceous infectious particles).** Es handelt sich mit großer Wahrscheinlichkeit um Proteinmoleküle, die degenerative Erkrankungen des ZNS wie Creutzfeldt-Jakob-Krankheit, Kuru, Scrapie der Schafe oder bovine spongiforme Enzephalopathie (BSE) der Rinder (Oberbegriff: transmittierbare, spongiforme Enzephalopathien [TSE]) verursachen.

■ **Viroide.** Nackte Nukleinsäuren niedrigen Molekulargewichts (10^5 Da), die vor allem Krankheiten von Nutzpflanzen hervorrufen.

■ **Viren** (Einzahl: das Virus). Ultramikroskopische, obligate Zellparasiten, die

– nur eine Art von Nukleinsäure, entweder DNA oder RNA, enthalten;
– keine Enzymsysteme zur Energiegewinnung und keinen proteinsynthetisierenden Apparat aufweisen;
– infizierte Wirtszellen zur Synthese von Viruspartikeln zwingen.

1.2.2 Prokaryontische und eukaryontische Mikroorganismen

Nach einem Vorschlag von Woese, der sich in den letzten Jahren immer mehr durchsetzt, kann die Welt des Lebendigen in die 3 Domänen Bacteria, Archaea und Eucarya eingeteilt werden. Jede dieser Domänen lässt sich in mehrere Reiche unterteilen. Pathogene Mikroorganismen finden sich in den Domänen Bacteria und Eucarya.

Bacteria, Archaea, Eucarya

Bacteria. Diese Domäne enthält das Reich der chemosynthetischen Eubakterien, zu denen die humanpathogenen Bakterien gerechnet werden. In anderen Reichen, wie z. B. in dem der photosynthetischen Zyanobakterien, finden sich keine Krankheitserreger. Es wird geschätzt, dass Hunderttausende von Bakterienarten auf der Erde existieren. Von diesen sind aber erst ungefähr 5500 gefunden und näher beschrieben.

Archaea. In dieser Domäne werden Lebewesen zusammengefasst, die in extremen Umweltbereichen leben. Dazu zählen die thermophilen und hyperthermophilen sowie die halophilen und die methanbildenden Mikroorganismen. Archaea wurden früher auch als Archäbakterien bezeichnet. Sie können als lebende Fossilien angesehen werden. Die thermophilen Archaea leben vor allem in heißen Feuchtbiotopen, z. B. in heißen, vulkanischen Quellen. Die noch nicht lange bekannten hyperthermophilen Archaea leben in einem Milieu, das Temperaturen von über 100 °C aufweist, in der Nähe der sog. rauchenden Schlote, aktiven Vulkanen in der Tiefe der Weltmeere.

Eucarya. Diese Domäne umfasst alle Lebewesen, die einen echten Kern (Nukleus) aufweisen. Zu den Eucarya zählen auch die Reiche der Tiere (Animales) und der Pflanzen (Plantales). Eukaryontische, pathogene Mikroorganismen findet man unter den Pilzen und den Protozoen.

Tab. **1.2** nennt einige wesentliche Unterschiede der prokaryontischen und eukaryontischen Krankheitserreger.

Tabelle 1.2 Eigenschaften von prokaryontischen (Eubakterien) und eukaryontischen (Pilze, Protozoen) Mikroorganismen

Eigenschaft	Prokaryonten (Bakterien)	Eukaryonten (Pilze, Protozoen)
Kernstruktur	nicht mit Proteinen bedecktes, zirkuläres DNA-Molekül	Komplex von DNA und basischen Proteinen
Lokalisation der Kernstruktur	als dichtes DNA-Knäuel im Zytoplasma. Keine Kernmembran. Nukleoid oder Kernäquivalent	im von einer Kernmembran umgebenen Nukleus
DNA	Nukleoid und Plasmide	im Kern und in Mitochondrien
Zytoplasma	keine Mitochondrien und kein endoplasmatisches Retikulum, 70S-Ribosomen	Mitochondrien und endoplasmatisches Retikulum. 80S-Ribosomen
Zellwand	meist starre Zellwand mit Mureinschicht. Ausnahme: Mykoplasmen	nur bei Pilzen vorhanden: Glucane, Mannane, Chitin, Chitoson, Cellulose
Vermehrung	ungeschlechtlich durch einfache Querteilung	ungeschlechtlich und (meist) geschlechtlich

1.2.3 Bakterien

■ **Klassische Bakterien.** Sie vermehren sich ungeschlechtlich, durch einfache Querteilung. Ein für die Eucarya typischer Kern kommt nicht vor. Von Ausnahmen abgesehen (Mykoplasmen), besitzen sie eine starre Zellwand.

■ **Chlamydien.** Sie sind obligate Zellparasiten, die sich nur in bestimmten humanen Zellen vermehren können. Dabei durchlaufen sie einen Entwicklungszyklus. Die infektiöse, nicht vermehrungsfähige Form ist das 0,3 μm große Elementarkörperchen. Die nichtinfektiöse Form, die sich durch Querteilung vermehrt, stellt das Initialkörperchen (oder retikuläre Zelle) von 1 μm dar.

■ **Rickettsien.** Sie sind stäbchenförmige bis kokkoide, sich durch Querteilung vermehrende, obligate Zellparasiten. Die Einzelzelle weist einen Durchmesser von 0,3 – 1 μm auf.

■ **Mykoplasmen.** Mykoplasmen sind Bakterien ohne starre Zellwand. Sie zeigen vielfältige Formen. Häufigste Grundform ist die kokkoide Zelle (0,3 – 0,8 μm). Daneben finden sich Fäden unterschiedlicher Länge.

1.2.4 Pilze und Protozoen

■ **Pilze.** Fungi (*Mycophyta*) sind Eukaryonten, die eine starre Zellwand und einen klassischen Zellkern haben sowie bewegungsunfähig sind. Sie enthalten keine photosynthetischen Pigmente und leben C-heterotroph, d. h. ernähren sich von verschiedenen organischen Nährsubstraten (im Gegensatz zu den C-autotrophen Pflanzen). Von den mehr als 50 000 Pilzarten sind nur ungefähr 300 als Infektionserreger des Menschen bekannt. Die meisten Pilzinfektionen entstehen nur bei geschwächter Infektabwehr des Wirtes.

■ **Protozoen.** Protozoen sind frei oder parasitisch lebende Mikroorganismen wechselnder Größe und Gestalt. Sie besitzen einen Chromosomen enthaltenden Zellkern und Organellen, wie Mitochondrien (können auch fehlen), endoplasmatisches Retikulum, Pseudopodien, Flagellen, Zilien, Kinetoplast usw. Die Übertragung vieler parasitischer Protozoen erfolgt durch Arthropoden, in denen sie sich vermehren und dabei auch einen Formwechsel durchmachen, der mit der Ausbildung eines infektiösen Stadiums endet.

1.2.5 Tiere

■ **Helminthen.** Parasitische Würmer gehören dem Tierreich an. Sie sind vielzellig und sehr differenziert strukturiert. Medizinische Bedeutung haben die Trematoda (Saugwürmer), Cestoda (Bandwürmer) sowie die Nematoda (Fadenwürmer).

■ **Arthropoden.** Gliederfüßer sind durch ein Chitinaußenskelett, die Körpergliederung, ihre Mundwerkzeuge und andere Merkmale gekennzeichnet. Medizinisch gesehen spielen sie als eigentliche Krankheitserreger nur eine untergeordnete Rolle (z. B. Milben als Ursache der Krätze). Sie sind aber häufig Vektoren, durch die Viren, Bakterien, Protozoen oder Helminthen übertragen werden.

1.3 Gast-Wirt-Beziehungen

■ Die Faktoren, die das Entstehen, das klinische Bild, die Schwere und den Ausgang einer Infektionskrankheit bestimmen, umfassen komplexe Interaktionen zwischen dem Wirt und dem (ungebetenen) Gast. Diese können je nach Erreger oft recht unterschiedlich sein. Trotzdem lassen sich allgemeine Gesetzmäßigkeiten bei der Auseinandersetzung zwischen dem pathogenen

1

Erreger mit seinen Aggressionsfaktoren und dem Wirt mit seiner Abwehr formulieren. Da man über die Grundlagen der Pathogenese bakterieller Infektionen die meisten Kenntnisse hat, werden im Folgenden als Beispiel die Gast-Wirt-Beziehungen beim Zustandekommen bakterieller Infektionskrankheiten beschrieben.

Die Determinanten der Pathogenität und Virulenz der Bakterien können folgendermaßen zusammengefasst werden:

■ Adhärenz an Wirtszellen (Adhäsine).

■ Invasion der anatomischen Barrieren des Wirts (Invasine) und Ausbreitung im Gewebe (Aggressine).

■ Strategien gegenüber der unspezifischen Infektabwehr, unter denen die antiphagozytären Mechanismen besonders wichtig sind (Impedine).

■ Strategien gegenüber der spezifischen Immunität, unter denen die Bildung von IgA-Proteasen (Impedine), die „molekulare Mimikry" sowie die Immunogenvariabilität hervorzuheben sind.

■ Schädigung der Wirtsgewebe durch direkte Zytotoxizität der Bakterien sowie durch ihre Exotoxine und Exoenzyme (Aggressine).

■ Schädigung durch die entzündliche Reaktion des Makroorganismus: Aktivierung von Komplement und Phagozytose; Induktion der Bildung von Zytokinen (Moduline).

Den Pathogenitätsfaktoren der Bakterien stehen die Mechanismen der Abwehr gegenüber:

■ Die unspezifische Abwehr kann in mechanische, humorale sowie zelluläre Mechanismen gruppiert werden. Der Phagozytose kommt die größte Bedeutung zu.

■ Die spezifische Abwehr beruht auf Antikörpern sowie auf spezifisch reagiblen T-Lymphozyten (s. Kap. Immunologie).

Bei der Abwehr kooperieren die verschiedenen Mechanismen miteinander. Defekte der Infektabwehr begünstigen das Entstehen von Infektionen. Angeborene, primäre Defekte sind selten. Erworbene, sekundäre Defekte dagegen sind häufig. Sie sind der Grund für Infektionen durch „fakultativ pathogene Mikroorganismen" (= Opportunisten). ■

1.3.1 Grundbegriffe der Infektionslehre

1

In den Tab. 1.**3** und 1.**4** sind die wichtigsten Grundbegriffe der Infektiologie aufgeführt und kurz erklärt.

Die Begriffe **Pathogenität** und **Virulenz** von Mikroorganismen sind unscharf definiert. Sie werden manchmal sogar synonym verwendet. Es wurde vorgeschlagen, den Begriff Pathogenität einer Spezies zuzuordnen und das Ausmaß der krank machenden Eigenschaft einer Population (Stamm) einer pathogenen Art als Virulenz zu bezeichnen (Abb. 1.**1**).

Den Begriffen Pathogenität und Virulenz beim Mikroorganismus stehen die Begriffe **Empfänglichkeit** der Wirtsspezies und **Anfälligkeit** des Einzelindividuums, die von hochanfällig bis resistent reichen kann, gegenüber.

Virulenz, Pathogenität, Empfänglichkeit, Anfälligkeit

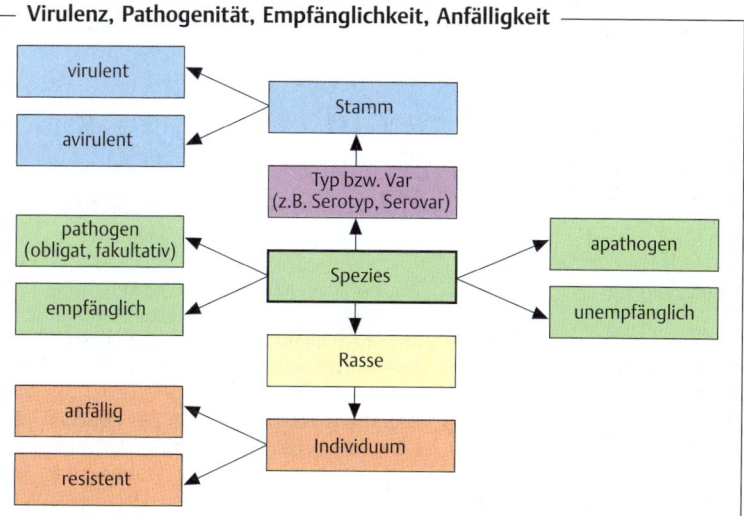

Abb. 1.**1** Die Eigenschaften Pathogenität und Empfänglichkeit charakterisieren eine Erreger- bzw. Wirtsspezies. Der Begriff Virulenz bezieht sich auf einzelne Stämme einer pathogenen Erregerspezies, die Begriffe Anfälligkeit und Resistenz auf die jeweilige Disposition von Individuen einer empfänglichen Wirtsspezies.

Tabelle 1.**3** Grundbegriffe der Infektionslehre I (Erreger)

Begriff	Erklärung
Saprophyten	keine Krankheitserreger; ihr natürliches Habitat ist tote organische Materie
Parasiten	Mikroorganismen, die auf Kosten eines Wirts in diesem leben
— Kommensalen	normale Bewohner von Haut und Mukosa; die Gesamtheit der Kommensalen entspricht der Normalflora (s. Tab. 1.**7**, S. 26)
— pathogene Mikroorganismen	klassische Krankheitserreger
— Opportunisten oder fakultativ pathogene Mikroorganismen	können Krankheit bei abwehrgeschwächten Individuen verursachen, wenn die Situation für sie „opportun" ist; oft Keime der Normalflora; gelegentlich aus der Umwelt, von Tieren oder von Keimträgern stammend
Pathogenität	Fähigkeit einer Erregerspezies, Krankheit hervorzurufen
Virulenz	Ausmaß der krankheitserzeugenden Eigenschaft eines Stammes einer pathogenen Spezies
Inkubationszeit	Zeit zwischen Infektion und Auftreten von Krankheitssymptomen; charakteristisch für jede Krankheit; kann Stunden, Tage, Wochen, gelegentlich sogar Jahre betragen
Präpatenz	Begriff aus der Parasitologie: Zeit zwischen Infektion und Erscheinen der ersten Geschlechtsprodukte des Erregers, z. B. von Wurmeiern im Stuhl bei Helminthosen
Infektionsspektrum	Gesamtheit der „empfänglichen" Wirtsspezies, die von einem Erreger infiziert werden können
Infektionsdosis	minimale Anzahl von Mikroorganismen, die einen Infekt verursacht
Infektionsmodus	Art des Eindringens eines Erregers in einen Wirt

Tabelle 1.**4**   Grundbegriffe der Infektionslehre II (Wirt)

Begriff	Erklärung
Kontamination	Verunreinigung von Gegenständen, der Umwelt oder von Untersuchungsproben mit Mikroorganismen
Kolonisation (Besiedlung)	Anwesenheit von Mikroorganismen auf Haut oder Schleimhäuten; kein Eindringen ins Gewebe. Die Normalflora siedelt. Gelegentlich können auch pathogene Mikroorganismen kolonisieren
Infektion	Eindringen von Mikroorganismen in einen Wirtsorganismus, Vermehrung und Reaktion des Wirts
stumme Infektion	Infektion ohne klinische Symptome
Infektionskrankheit	Infektion mit klinischer Symptomatik
Manifestationswahrscheinlichkeit (%)	Häufigkeit der klinischen Manifestation einer Infektion in anfälligen Individuen
endogene Infektion	Infektion, die von kolonisierenden Mikroorganismen ausgeht
exogene Infektion	Infektion, die durch von außen in einen Wirt eindringende Mikroorganismen verursacht wird
nosokomiale Infektion	im Krankenhaus erworbene Infektion (Harnwegsinfekte; Infekte der Respirationsorgane; Wundinfekte; die Sepsis)
Lokalinfektion	der Infekt bleibt auf die Eintrittspforte und die nähere Umgebung beschränkt
Allgemeininfektion	Lymphogene und/oder hämatogene Ausbreitung des Erregers vom Ort des Eindringens aus. Infektion von Organen, zu denen die Erreger eine spezifische Affinität (Organotropie) aufweisen. 3 Stadien: Inkubation – Generalisation – Organmanifestation
Sepsis	Systemerkrankung, die durch Mikroorganismen und/oder deren toxische Produkte verursacht wird. Oft lokaler Herd vorhanden, von dem aus Erreger bzw. toxische Produkte kontinuierlich oder in Schüben in die Blutbahn gelangen
transitorische Bakteriämie/Virämie/Parasitämie	kurze, vorübergehende Anwesenheit von Mikroorganismen in der Blutbahn
Superinfektion	Auftreten einer zweiten Infektion bei bestehender erster Infektion
rezidivierende Infektion	immer wieder auftretende Infekte mit demselben Erreger (= Rückfall, „relapse") oder einem anderen Keim (= Reinfektion)

1.3.2 Determinanten der bakteriellen Pathogenität und Virulenz

Über die Faktoren der Pathogenität und Virulenz der Mikroorganismen ist noch recht wenig bekannt. Am meisten Information hat man über die krank machenden Mechanismen der Bakterien.

Die bakteriellen Komponenten, die am Zustandekommen von Krankheit beteiligt sein können, lassen sich in 5 Gruppen einteilen.

1. **Adhäsine.** Sie ermöglichen die spezifische Adhärenz an Zielzellen.
2. **Invasine.** Sie sind für die aktive Invasion in Zellen des Makroorganismus verantwortlich.
3. **Impedine.** Komponenten, die die Infektabwehr im Einzelfall ausschalten.
4. **Aggressine.** Zu diesen zählen Toxine und gewebsschädigende Enzyme.
5. **Moduline.** Substanzen, die die übermäßige Bildung von Zytokinen induzieren (Lipopolysaccharid der gramnegativen Bakterien; Superantigene; Mureinfragmente).

Adhärenz

Wenn pathogene Bakterien mit intaktem Oberflächengewebe (z. B. der Mukosa) des Menschen in Kontakt kommen, adhärieren sie über verschiedene Oberflächenstrukturen (Haftpili, Haftfimbrien, Haftproteine der äußeren Membran der gramnegativen Bakterien; Zellwand-assoziierte Proteine der grampositiven Bakterien) an Rezeptoren auf der Oberfläche der Zielzellen. Dieser Prozess ist spezifisch, d. h., die Haftstruktur (auch Ligand) und der Rezeptor müssen zusammenpassen wie ein Schlüssel zum Schlüsselloch.

Invasion und Ausbreitung

■ **Invasion.** Bakterien können passiv über Mikro- oder Makrotraumen der Haut und der Schleimhäute in den Wirt eindringen. Oft sind über eine intakte Mukosa eindringende Bakterien in der Lage, nach ihrer Adhärenz aktiv diese anatomische Barriere zu überwinden. Hierfür sind je nach Bakterienart unterschiedliche Prozesse verantwortlich:

— Produktion gewebeschädigender Exoenzyme, die anatomische Barrieren zerstören;
— Parasit-determinierte Endozytose, ausgelöst durch Invasine auf der Oberfläche der Bakterien. Durch diese wird das Zytoskelett der Epithelzelle veranlasst, Pseudopodien auszubilden, die die Endozytose bewerkstelligen;

— Phagozytose enteropathogener Bakterien durch M-Zellen der Darmmukosa (Zellen, die Stoffe aus dem Darmlumen durch Phagozytose aufnehmen können);

■ **Ausbreitung.**
— Lokale Ausbreitung im Gewebe vom Ort des Eindringens aus, wobei gewebeschädigende Exoenzyme (Hyaluronidase, Kollagenase, Elastase, weitere Proteasen) den Weg bahnen.
— Ausbreitung von Zelle zu Zelle. Intrazelluläre, durch Endozytose aufgenommene Bakterien veranlassen die Kondensierung von Aktin zu Filamenten. Diese ordnen sich an einem Ende des Bakteriums an und schieben die Bakterienzelle an die Innenseite der Zellmembran. Es kommt zu einer Fusion mit der Membran der benachbarten Gewebezelle und zum Übertritt des Bakteriums (typisch für Listerien und Shigellen).
— Translokation von makrophagenresistenten Bakterien mit Makrophagen nach ihrer Aufnahme durch M-Zellen in das lymphatische Gewebe des Darmtrakts.
— Lymphogene oder hämatogene Generalisation. Die Bakterien gelangen dann in Organe, für die sie eine spezifische Tropie aufweisen.

Strategien gegen unspezifische Immunität

Die Etablierung von Bakterien in einem Wirt setzt voraus, dass sie Möglichkeiten haben, die unspezifische Infektabwehr des Wirtes zu umgehen. Die wichtigsten Mechanismen pathogener Bakterien sind:

■ **Antiphagozytose** (s. hierzu auch Abb. 1.6, S. 24).
— *Kapsel.* Erschwert die Phagozytose. Möglicherweise blockieren Bestandteile der Kapsel die alternative Aktivierung von Komplement; dadurch Fehlen von C3b (= Ligand für den C3b-Rezeptor der Phagozyten) auf der Oberfläche bekapselter Bakterien. Beispiele: *Streptococcus pneumoniae, Haemophilus influenzae.*
— *Phagozytentoxine.* Beispiele: Leucocidin von Staphylokokken; Streptolysine von Streptokokken.
Makrophagen können durch das Typ-III-Sekretionssystem (s. S. 18) bestimmter gramnegativer Bakterien (Beispiele: Salmonellen, Shigellen, Yersinien, Colibakterien) außer Gefecht gesetzt werden. Mit Hilfe dieses Systems werden toxische Proteine in Makrophagen injiziert.
— *Hemmung der Fusion von Phagosom und Lysosom.* Beispiele: Tuberkulosebakterien, Gonokokken, *Chlamydia psittaci.*
— *Hemmung des „oxidative burst".* Keine Bildung von reaktiven O_2 – Radikalen in Phagozyten. Beispiele: *Legionella pneumophila; Salmonella typhi.*

1

■ **Serumresistenz.** Resistenz gramnegativer Bakterien gegenüber Komplement. Modifiziertes Lipopolysaccharid der äußeren Membran kann das Komplementsystem auf dem alternativen Weg nicht mehr aktivieren, so dass der Membran-Angriffs-Komplex (C5b6789), der die äußere Membran durchlöchert, nicht mehr gebildet und eingelagert wird (s.S. 91ff.).

■ **Siderophore.** Siderophore (z. B. Enterobactin, Aerobactin) sind niedermolekulare Eisen-Carrier, die Fe^{3+} aktiv ins Zellinnere transportieren. Sie bilden mit Eisen Komplexe und entreißen so eisenhaltigen Proteinen (Transferrin, Lactoferrin) das Eisen. Der Transport erfolgt mit Hilfe eines komplexen Transportsystems, das in der Zytoplasmamembran, bei gramnegativen Bakterien auch in der äußeren Membran, lokalisiert ist. Bakterien benötigen für gutes Wachstum 10^{-5} mol/l freie Eisenionen. In den Körperflüssigkeiten sind aber nur ungefähr 10^{-20} mol/l frei vorhanden.

Strategien gegen spezifische Immunität

■ **Immunotoleranz.**
— *Pränatale Infektion.* Das Immunsystem erkennt bakterielle Immun-Antigene nicht als fremd.
— *Molekulare Mimikry.* Von molekularer Mimikry (Verbergetracht, Täuschungstracht) spricht man, wenn Bakterien auf der Oberfläche Moleküle aufweisen, die das Immunsystem nicht als fremd erkennt. Beispiele sind die Hyaluronsäurekapsel von *Streptococcus pyogenes*, oder die Neuraminsäurekapsel von *Escherichia coli* K1 und *Neisseria meningitidis* Serotyp B.

■ **Antigenvariation.** Einige Bakterien zeigen eine ausgeprägte Variabilität von Immunogenen (= Immunantigenen), die auf einer starken genetischen Variabilität der die Antigenproteine codierenden Strukturgene beruht. Dadurch entstehen während einer Infektion laufend Antigenvarianten, die zu den gegen das alte Antigen gerichteten Antikörpern nicht mehr „passen". Beispiele: Gonokokken können die Primärstruktur des Pilins der Haftpili mit großer Häufigkeit modifizieren (Abb. 1.**2**); die Rückfallfieber-Borrelien können die Struktur eines Haftproteins ihrer äußeren Membran (VMP = variable major protein) verändern. Dadurch kommt es zu den typischen „Rückfällen". Meningokokken können die Chemie des Kapselpolysaccharids verändern (= capsule switching).

■ **IgA-Proteasen.** In Sekreten von Schleimhäuten kommen sekretorische Antikörper der Klasse $sIgA_1$ vor, die für die spezifische, lokale Immunität der Mukosa verantwortlich sind. Klassische Schleimhautparasiten wie z.B. Gonokokken, Meningokokken oder *Haemophilus influenzae* produzieren Proteasen, die diese Immunglobuline zerstören.

Mechanismus der molekularen Variabilität des Pilins von Gonokokken

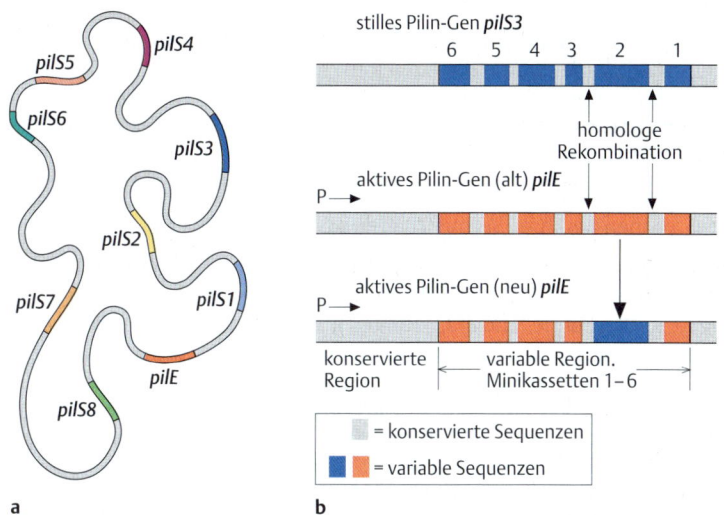

a   b

Abb. 1.2 Haftpili von Gonokokken werden durch das Polypeptidmonomer Pilin aufgebaut. Die Mukosa-Immunität gegen Gonokokken beruht auf Antikörpern in den Sekreten der Urogenitalschleimhaut, die sich an den immundominanten Teil des Pilins heften und so die Adhärenz der Gonokokken an die Zielzellen blockieren.

a Modell des Genoms der Gonokokken. Die Primärstruktur des Pilins wird durch das Expressionsgen *pilE* determiniert. Zusätzlich zu *pilE* weist das Gonokokkengenom noch zahlreiche weitere *pil*-Gene auf, die keinen Promotor haben und deshalb „still" sind, d. h. nicht abgelesen werden (= *pilS1*, *pilS2*, *pilS3*, usw.).

b *pil*-Gene bestehen aus einer konservierten und einer variablen Region. Die variable Region aller *pil*-Gene hat Mosaikstruktur, d. h., sie ist aus Minikassetten aufgebaut. Die Minikassette 2 codiert für den wichtigsten immundominanten Bereich des Pilins. Durch intrazelluläre homologe Rekombination zwischen konservierten Regionen stiller *pil*-Gene mit entsprechenden Sequenzen des Expressionsgens entstehen *pilE*-Gene, die veränderte Kassetten aufweisen. Diese codieren für ein Pilin, das im immundominanten Teil geändert ist. Antikörper gegen das „alte" Pilin können nicht mehr an das „neue" Pilin binden.

1

Krankheit

Die klinische Symptomatik einer bakteriellen Infektion beruht auf der Wirkung schädigender Noxen der Bakterien sowie auf den überschießenden Reaktionen der unspezifischen und spezifischen Abwehr. Die Abwehrreaktionen können demnach dem Wirt sowohl nützen als auch schaden (s. Immunologie S. 109ff.).

■ **Zytopathogene Wirkung.** Obligate Zellparasiten (Rickettsien, Chlamydien) können bei ihrer Vermehrung Wirtszellen abtöten.

■ **Exotoxine.** Pathogene Bakterien sind in der Lage, eine Vielzahl von Toxinen zu produzieren, die in der Pathogenese bestimmter Infektionen die einzige (z. B. Diphtherie, Cholera, Tetanus) oder eine wesentliche Rolle spielen. Ihre Einteilung und Nomenklatur berücksichtigt einerseits die Zelltypen, auf die sie wirken. **Zytotoxine** wirken toxisch auf eine Vielzahl von Wirtszellen; **Neurotoxine** wirken auf Neurone; **Enterotoxine** wirken auf Enterozyten. Andererseits beruht ihre Einteilung auf ihrer Struktur und ihrem Wirkungsmechanismus (Tab. 1.**5**).

— *AB-Toxine.* Sie bestehen aus einem Anteil „B", der für die Bindung an spezifische Rezeptoren auf der Oberfläche von Zielzellen zuständig ist, sowie aus dem Anteil „A" der die aktive Wirkkomponente darstellt. Nur Wirtszellen, die den betreffenden B-Rezeptor aufweisen, werden geschädigt.

— *Membrantoxine.* Diese zerstören biologische Membranen, entweder, indem sie sich in Membranen einlagern, wodurch Poren in der Membran entstehen, oder indem sie als Phospholipasen die Struktur von Membranen enzymatisch zerstören.

Tabelle 1.**5**   Beispiele bakterieller Toxine. Wirkungsmechanismus und Rolle für das Krankheitsbild

Toxin	Zell-spezifität	Molekulare Wirkung	Rolle für Krankheitsbild
AB-Toxine			
Diphtherie-Toxin (*Corynebacterium diphtheriae*)	viele Zellarten	ADP-Ribosyltransferase. Durch ADP-Ribosylierung Inaktivierung des ribosomalen Elongationsfaktors eEF2 bei der Proteinsynthese; Absterben der Zelle.	Absterben von Mukosazellen. Schäden in Herzmuskulatur, Niere, Nebenniere, Leber, motorischen Kopfnerven.

Tabelle 1.**5** *Fortsetzung: Beispiele bakterieller Toxine*

Toxin	Zell-spezifität	Molekulare Wirkung	Rolle für Krankheitsbild
Cholera-Toxin *(Vibrio cholerae)*	Enterozyten	ADP-Ribosyltransferase. ADP-Ribosylierung des Proteins G_s, das die Aktivität der Adenylatcyclase reguliert. Dadurch permanente Aktivierung dieses Enzyms, was zu gesteigertem Gehalt an cAMP (= Second messenger) führt (s. Abb. 4.**21**, S. 310). Folge: vermehrte Sekretion von Elektrolyten.	massive wässrige Diarrhöen; starker Elektrolyt- und Wasserverlust.
Tetanus-Toxin *(Clostridium tetani)*	Neurone (Synapsen)	Metallprotease. Proteolyse von Proteinkomponenten des Neuroexozytose-Apparates in Synapsen des Vorderhorns, die hemmende Impulse auf das motorische Endneuron übertragen.	gesteigerter Muskeltonus; Auftreten von Krämpfen der quergestreiften Muskulatur.
Membran-Toxine			
Alpha-Toxin *(Clostridium perfringens)*	viele Zellarten	Phospholipase	Lyse von Zellen; dadurch Gewebeschäden.
Listeriolysin *(Listeria monocytogenes)*	viele Zellarten	Einlagerung in Membranen; dadurch Porenbildung.	Zerstörung der Membran des Phagosoms; intrazelluläre Freisetzung phagozytierter Listerien.
Superantigen-Toxine			
Toxisches-Schock-Syndrom-Toxin (TSST-1) *(Staphylococcus aureus)*	T-Lymphozyten; Makrophagen	Stimulierung der Sekretion von Zytokinen in T-Zellen und Makrophagen.	Fieber; Exanthem; Blutdruckabfall.

1

— *Superantigene* (s. S. 76). Sie stimulieren T-Lymphozyten und Makrophagen zur Produktion überschießender Mengen von Zytokinen (Syn.: Chemokine), die schädlich sind.

■ **Hydrolytische Exoenzyme.** Proteasen (z. B. Kollagenase, Elastase, unspezifische Proteasen), Hyaluronidase, Neuraminidase (Syn. Sialidase), Lecithinase, oder DNAsen sind je nach Erreger mehr oder weniger an der Pathogenese einer Infektion beteiligt.

■ **Sekretion von Virulenzproteinen.** Proteine werden im Zytoplasma der Bakterien an den bakteriellen Ribosomen synthetisiert. Sie müssen durch die Zytoplasmamembran und – bei gramnegativen Bakterien – auch durch die äußere Membran sezerniert werden. Diese Sekretion wird durch komplexe Sekretionssysteme (I bis IV) bewerkstelligt, die sich in ihrer Zusammensetzung und Funktion unterscheiden. Eine besondere Rolle kommt dem Typ-III-Sekretionssystem bei bestimmten gramnegativen Bakterien (*Salmonella, Shigella, Yersinia, Bordetella, Escherichia coli, Chlamydia*) zu (s. Abb. 1.**3**).

■ **Zellwand.** Eine wichtige Rolle für die klinische Symptomatik spielt das Endotoxin (Lipopolysaccharid) gramnegativer Bakterien. Einerseits kann es Komplement alternativ aktivieren und durch Freisetzen der chemotaktisch wirkenden Komponenten C3a und C5a die entzündliche Reaktion am Infektionsort in Gang setzen. Andererseits stimuliert es Makrophagen zur Bildung

---

Nadelkomplex des Typ-III-Sekretionssystems

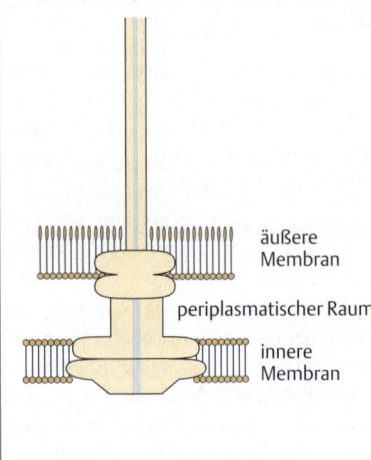

äußere Membran

periplasmatischer Raum

innere Membran

Abb. 1.**3** Bei Kontakt bestimmter gramnegativer Stäbchenbakterien mit eukaryontischen Zielzellen interagiert ein Sensormolekül mit einem Rezeptor der Zielzellen. Diese Interaktion resultiert in einer Öffnung eines Sekretionskanals des Nadelkomplexes (der durch die Zytoplasmamembran und die äußere Membran hindurchreicht) und in der Ausbildung einer Pore in der Membran der Zielzelle. Durch den Kanal und die Pore werden zelltoxische Moleküle in das Zytosol der Zielzelle transloziert. Diese blockieren z. B. die Fähigkeit zur Phagozytose, hemmen die Produktion von Zytokinen (bei Makrophagen), zerstören das Zytoskelett der Zielzelle oder fördern die Apoptose.

von endogenen Pyrogenen (Interleukin 1, Tumor-Nekrose-Faktor), wodurch zentral Fieber initiiert wird. Durch diese und weitere Zytokine, die vermehrt produziert werden, kommt es zu Blutdruckabfall, intravasaler Gerinnung, Aggregation von Thrombozyten und Granulopoesestimulation. Vermehrte Produktion von Zytokinen durch Makrophagen wird weiterhin durch lösliche Mureinfragmente und bei den grampositiven Bakterien auch durch Teichonsäuren ausgelöst.

Entzündung. Sie ist das Resultat des Zusammenwirkens der unspezifischen und spezifischen Infektabwehr. Durch Aktivierung von Komplement auf dem klassischen oder auf dem alternativen Weg wandern Phagozyten an den Infektionsort. Es kommt zur eitrigen Gewebsnekrose. Die Entstehung der typischen Granulome und der verkäsenden Nekrose im Verlauf der Tuberkulose ist eine Folge der überschießenden Reaktion des zellulären Immunsystems auf Immunantigene der Tuberkulosebakterien. Einzelheiten zum Thema Entzündung müssen den Lehrbüchern der Allgemeinen Pathologie entnommen werden.

Regulation der bakteriellen Virulenz

Viele pathogene Bakterien können außerhalb und innerhalb eines Wirtes leben oder auch in verschiedenen Wirtsspezies. Dieses Leben in unterschiedlicher Umgebung verlangt eine wirksame Regulation der Virulenz, deren Ziel es ist, Virulenzfaktoren je nach Bedarf zur Verfügung zu stellen. Grundsätzlich können 4 Regulationsmechanismen unterschieden werden:

Änderungen der DNA. Die Nukleotidsequenz von Virulenz-Determinanten wird geändert. Beispiele hierfür sind die weiter oben beschriebene Variabilität des Pilin-Gens der Gonokokken durch intrazelluläre Rekombination oder das An- und Abschalten von Genen bei der Phasenvariation der H-Antigene der Salmonellen durch Inversion einer Kontrollsequenz (s. S. 295).

Transkriptionelle Regulation. Eine Kontrolle von Virulenzdeterminanten über die Transkription läuft im Prinzip genauso ab wie die Regulation von Stoffwechselgenen, nämlich durch Repression oder Aktivierung (s. S. 178f).

– *Einfache Regulation.* Ein gut untersuchtes Beispiel stellt die Kontrolle des Diphtherietoxin-Gens dar. Eine bestimmte Konzentration von Eisen im Zytoplasma aktiviert das Regulatorprotein DtxR (= Diphtherietoxin-Regulator). Der entstehende aktive Repressor verhindert durch Bindung an die Promotorregion die Transkription des Toxin-Gens. Auf gleiche Weise kann durch Regulatoren auch die Aktivierung von Virulenzgenen erfolgen.

– *Komplexe Regulation, Virulenzregulon.* Oft werden mehrere Virulenzgene durch dasselbe Regulatorprotein an- oder abgeschaltet. Die Virulenzdeter-

1

minanten sind dabei entweder Bestandteil desselben Operons oder sie sind an verschiedenen Stellen des Genoms lokalisiert. Wenn mehrere Vir-Gene Promotorregionen aufweisen, die auf das gleiche Regulatorprotein ansprechen, bilden diese ein sog. Virulenzregulon. Ein gut untersuchtes Beispiel der Regulation eines Virulenzregulons durch Aktivierung von Genen ist das Virulenzregulon von *Bordetella pertussis*. Dieses weist mehr als 20 Virulenzdeterminanten auf, die alle durch dasselbe Regulatorprotein Vir (Syn. BvgA) kontrolliert werden (Abb. 1.**4**).

■ *Posttranskriptionelle Regulation.* Bei dieser läuft die Kontrolle entweder über die mRNA oder über eine posttranslationelle Modifikation von Proteinen.

■ *Quorum Sensing.* Hierbei handelt es sich um die von der Bakterienzelldichte abhängige Expression von Genen (Abb. 1.**5**). „Quorum Sensing" kommt bei grampositiven und gramnegativen Bakterien vor. Es ist für die Kommunikation zwischen Bakterienzellen verantwortlich und ermöglicht es Bakterienpopulationen, wie multizelluläre Organismen zu reagieren.

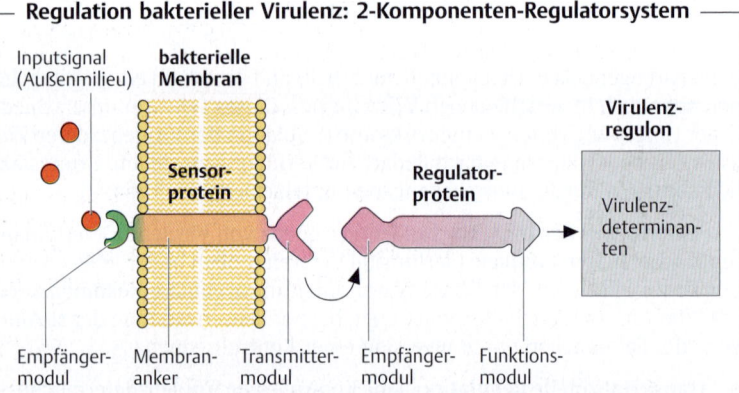

Regulation bakterieller Virulenz: 2-Komponenten-Regulatorsystem

Inputsignal (Außenmilieu) · **bakterielle Membran** · Sensorprotein · Regulatorprotein · **Virulenzregulon** · Virulenzdeterminanten

Empfängermodul · Membrananker · Transmittermodul · Empfängermodul · Funktionsmodul

Abb. 1.**4** Ein in der Zytoplasmamembran eingebautes Sensorprotein empfängt durch das nach außen ragende Empfängermodul Signale, wodurch das Transmittermodul aktiviert wird. Die Signale aus dem Außenmilieu können verschiedenster Natur sein: pH-Wert, Temperatur, Osmolarität, Ca^{2+}, CO_2, stationäre Wachstumsphase, Hungerstress etc. Das Transmittermodul verändert das Empfängermodul des Regulatorproteins, wodurch das Funktionsmodul des Regulators in einen aktiven Zustand versetzt wird und nun durch Bindung an die Promotorregionen verschiedene Virulenzdeterminanten, die in einem Virulenzregulon zusammengefasst sind, reprimieren oder aktivieren kann. Häufig besteht die Aktivierung der entsprechenden Module von Sensor und Regulator in einer Phosphorylierung.

„Quorum Sensing" der Bakterien (Signale von Zelle zu Zelle)

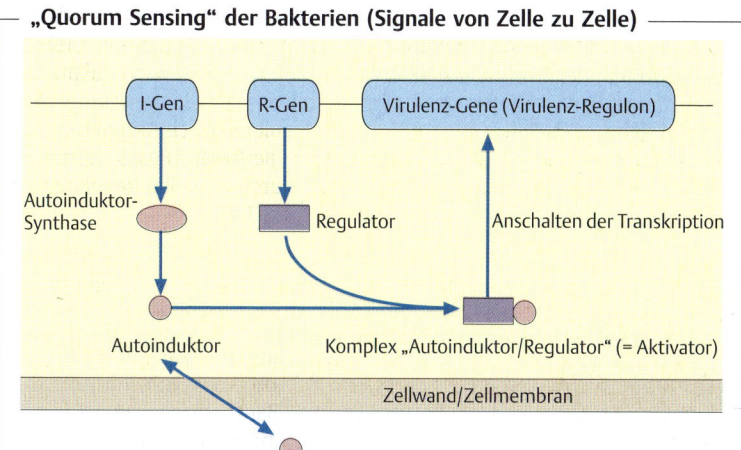

Abb. 1.5 Die Signalisation von Zelle zu Zelle wird durch 2 Gene ermöglicht. Das I-Gen codiert für eine Synthase, die für die Synthese des Autoinduktors zuständig ist. Dieser (häufig ein N-Acyl-Homoserin-Lakton) kann frei durch die Zellhüllen diffundieren. Das R-Gen codiert für ein transkriptionelles Regulatorprotein, das in Verbindung mit dem Autoinduktor zu einem Aktivator wird und die Transkription verschiedener Virulenz-Gene ermöglicht.

Die Anhäufung eines niedermolekularen Pheromons (= Autoinduktor) erlaubt es der Population herauszufinden, wann eine kritische Zelldichte (= Quorum) erreicht ist, die es der Population ermöglicht, sich im Wirt zu etablieren. Erst wenn diese Zelldichte vorliegt, werden Virulenz-Determinanten transkribiert.

Genetik der bakteriellen Pathogenität

Virulenzgene pathogener Bakterien sind häufig Teil von mobilen genetischen Elementen, wie z. B. von Plasmiden, Bakteriophagen-Genomen oder konjugativen Transposons (s. S. 181ff). Dadurch wird ein lateraler Transfer dieser Gene zwischen Bakterien ermöglicht. Virulenzgene können auch in einer bestimmten Region des bakteriellen Chromosoms gehäuft vorkommen. Diese Region wird dann als „Pathogenitäts-Insel" (PI) bezeichnet. PIs kommen sowohl bei grampositiven als auch bei gramnegativen Bakterien vor. Es handelt sich dabei um bis zu 200 kb große DNA-Sequenzen, die häufig mehrere Vir-Gene aufweisen und an deren Enden häufig spezifische Sequenzen lokalisiert sind (z. B. IS-Elemente), die die laterale Translokation der Insel zwischen verschiedenen Bakterien ermöglichen. Dass ein lateraler Transfer dieser Inseln in der Evolution eine Rolle gespielt hat, wird auch dadurch unterstrichen, dass sich häufig die GC-Quotienten der PIs von dem der DNA des Chromosoms unterscheiden.

1.3.3 Infektabwehr

Ein Makroorganismus zeigt gegenüber Mikroorganismen Abwehrleistungen, die in der **spezifischen, erworbenen Immunität** und in der **unspezifischen, angeborenen Resistenz** zusammengefasst werden (s. auch Kap. Immunologie, S. 47ff.).

Mechanismen der unspezifischen Infektabwehr

Tab. 1.**6** führt eine Auswahl der wichtigsten Mechanismen stichwortartig auf.

■ **Abwehrdispositiv I.** Vor allem mechanische, aber auch einige humorale und zelluläre Faktoren bilden die erste Verteidigungslinie, mit der der Wirtsorganismus versucht, Mikroorganismen an der Kolonisierung von Haut und Schleimhäuten und der folgenden Invasion zu hindern.

■ **Abwehrdispositiv II.** Die 2. Verteidigungslinie umfasst humorale und zelluläre Faktoren der Abwehr im Blut und in den Geweben. Dabei kommt der Phagozytose durch professionelle Phagozyten die größte Bedeutung zu.

■ **Phagozytose.** Die „professionelle" Phagozytose wird durch die polymorphkernigen, neutrophilen und eosinophilen Granulozyten, die auch als Mikrophagen bezeichnet werden, sowie durch die mononukleären Phagozyten (Makrophagen) bewerkstelligt. Letztere haben auch noch wichtige Aufgaben bei der Antigenpräsentation (s. S. 65ff.). Die Gesamtheit der Mikrophagen eines Erwachsenen beträgt ungefähr $2{,}5 \times 10^{12}$. Nur 5 % davon befinden sich im Blut. Sie weisen eine Halbwertszeit von nur wenigen Stunden auf. Mikrophagen enthalten primäre und sekundäre Granula. Die Ersteren sind die Lysosomen, in denen lysosomale Enzyme und kationische Peptide vorkommen. Mikro- und Makrophagen sind amöboid beweglich und zur chemotaktischen Wanderung fähig. Darunter versteht man die gerichtete Bewegung entlang eines Konzentrationsgradienten auf die Quelle chemotaktischer Substanzen hin. Diese Substanzen sind vor allem die Komplementkomponenten C3a und C5a. Weiterhin können Sekretionsprodukte von Lymphozyten oder Produkte von infizierten und geschädigten Zellen sowie

Tabelle 1.**6**   Die wichtigsten Mechanismen der unspezifischen Infektabwehr

a   Mechanische Faktoren

anatomischer Aufbau der Haut und der Schleimhäute

Schleimsekretion und Schleimfluss der Mukosa

Ziliarbewegung des Flimmerepithels des tiefen Respirationstraktes

Peristaltik des Darmtraktes

Harnstrom im Urogenitaltrakt

b   Humorale Faktoren

mikrobizide Wirkung des Säuremantels der Haut, der Milchsäure von Schweiß-
drüsen, der Salzsäure des Magens, von ungesättigten Fettsäuren der Talgdrüsen

Lysozym im Speichel und in Tränenflüssigkeit; Spaltung von Murein der Bakterien

Komplement (alternative Aktivierung)

Akutphase-Proteine: C-reaktives Protein, Haptoglobin, Serumamyloid A, Fibrinogen, Transferrin (eisenbindendes Protein)

Fibronektin (unspezifisches Opsonin); antivirales Interferon

Mannose-Bindungsprotein: bindet an Mannose auf der Bakterienoberfläche;
dadurch Änderung der Konfiguration und als Folge alternative Aktivierung von
Komplement

c   Zelluläre Faktoren

Normalflora von Haut und Schleimhäuten

natürliche Killerzellen (große granulierte Lymphozyten; 0-Zellen)

professionelle Phagozyten: Mikrophagen (neutrophile und eosinophile Granulozyten); mononukleäre Phagozyten (Makrophagen, Monozyten, etc.)

die nur bei den Bakterien vorkommenden Formylpeptide (F-met-phe und
F-met-leu-phe) chemotaktisch wirken.

Phagozyten sind zur Aufnahme partikulärer Substanzen (Phagozytose) und
gelöster Stoffe (Pinozytose) befähigt. Der Kontakt kommt über Rezeptoren
auf der Membran der Phagozyten zustande (Abb. 1.**6**). Sobald Partikel an
der Membran haften, werden sie durch Umfließen ins Innere aufgenommen
und finden sich im Zytoplasma in einer von einer Membran umgebenen
Vakuole, dem sog. Phagosom. Dieses fusioniert mit Lysosomen zum Phago-

Phagozytose von Bakterien

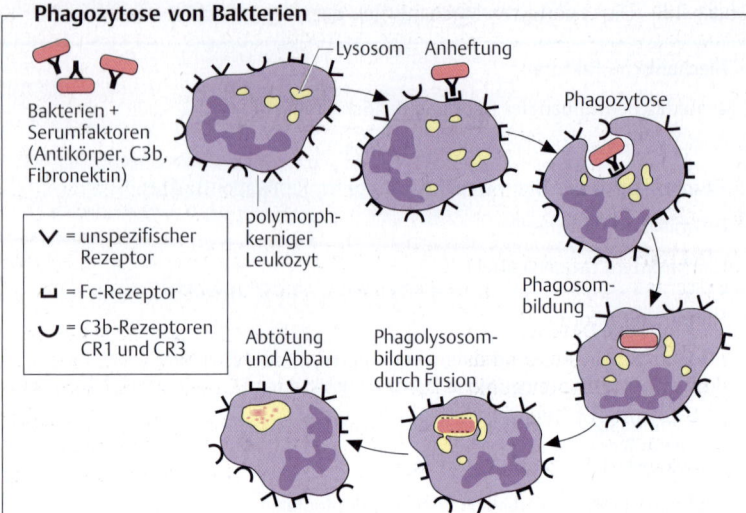

Bakterien +
Serumfaktoren
(Antikörper, C3b,
Fibronektin)

Lysosom   Anheftung

Phagozytose

polymorph-
kerniger
Leukozyt

∨ = unspezifischer
     Rezeptor

⊔ = Fc-Rezeptor

∪ = C3b-Rezeptoren
     CR1 und CR3

Abtötung
und Abbau

Phagolysosom-
bildung
durch Fusion

Phagosom-
bildung

Abb. 1.6   Bekapselte Bakterien können nur dann wirksam phagozytiert werden, wenn auf ihrer Oberfläche Antikörper der Klasse IgG (= Fc-Ligand) oder die Komplementkomponente C3b oder beide lokalisiert sind. Die Fc- und C3b-Liganden passen zu entsprechenden Rezeptoren auf der Oberfläche der Phagozyten.

lysosom. Die Abtötung der Bakterien erfolgt durch das Zusammenwirken verschiedener Faktoren der Lysosomen:

— *Sauerstoffunabhängige Mechanismen.* Niedriger pH-Wert; saure Hydrolasen; Lysozym; Proteasen; Defensine (kleine, kationische Peptide).
— *Sauerstoffabhängige Mechanismen.* Halogenisierung essenzieller bakterieller Komponenten durch das H_2O_2-Myeloperoxidase-Halogen-System; Bildung hochreaktiver O_2-Radikale (= oxidative burst) wie Superoxid-Anion (O_2^-), Hydroxylradikal ($^\bullet OH$), „singlet oxygen" ($^1O_2$).

Mechanismen der spezifischen Infektabwehr

Die spezifische Immunität beruht auf Antikörpern und spezifisch reagiblen T-Lymphozyten. Sie wird im Laufe der Stimulierung des Immunsystems durch entsprechende mikrobielle Antigene erworben. Die humorale Immunität beruht auf Antitoxinen, Opsoninen, mikrobiziden Antikörpern, neutralisierenden Antikörpern usw. Die zelluläre Immunität beruht auf zytotoxischen T-Lymphozyten (T-Killerzellen) und den T-Helferzellen. Zu den Grundlagen der spezifischen Immunität s. Kap. 2.

Defekte der Infektabwehr

Störungen der spezifischen und unspezifischen Infektabwehr prädisponieren für Infektionen.

◼ **Primäre Defekte.** Angeborene Defekte des Komplement- und Phagozytosesystems oder B- und T-Lymphozyten-Defekte sind selten.

◼ **Sekundäre Defekte.** Sie sind erworben und häufig. Beispiele sind: Unterernährung; hohes und niedriges Alter; Stoffwechselstörungen (Diabetes, Alkoholismus); Autoimmunkrankheiten; Malignome (vor allem Lymphome und Leukämien); Infektionen des Immunsystems (HIV); schwere Grundleiden parenchymatöser Organe; Verletzungen der Haut oder Schleimhaut; immunsuppressive Therapie mit Corticosteroiden, Zytostatika und Immunsuppressiva; Radiotherapie.

Die Fortschritte der modernen Medizin haben dazu geführt, dass vermehrt Patienten mit sekundären Defekten der Abwehr in den Krankenhäusern behandelt werden. Diese sog. Problempatienten werden häufig durch opportunistische, für den Abwehrkompetenten eigentlich harmlose Bakterien infiziert. Die Erreger sind häufig gegen zahlreiche Antibiotika resistent, so dass eine Antibiotikatherapie von Infekten bei Problempatienten, verursacht durch Problembakterien, schwierig sein kann.

1.3.4 · Normalflora

Kommensalen (s. Tab. 1.3, S. 10) werden in bestimmten Mikrobiotopen des Menschen regelmäßig angetroffen. Die Gesamtheit dieser Kommensalen stellt die normale Mikroflora dar. In Tab. 1.7 sind die wichtigsten Mikroorganismen der Normalflora verschiedener Standorte aufgeführt.

Am häufigsten werden Bakterien als Bestandteile der Normalflora angetroffen. Sie kommen in bunter Vielfalt vor allem auf den Schleimhäuten vor, am häufigsten im Gastrointestinaltrakt, in dem bisher mehr als 400 verschiedene Arten gefunden wurden. Im Duodenum kommen $10^1 - 10^5$, im Dünndarm $10^3 - 10^7$, im Dickdarm sogar $10^{10} - 10^{12}$ Bakterien pro Gramm Darminhalt vor. Über 99 % der Normalflora von Schleimhäuten besteht aus obligaten Anaerobiern, unter denen die der Familie *Bacteroidaceae* überwiegen. Obwohl ein Leben ohne Normalflora möglich ist (s. keimfreie Versuchs-

Tabelle 1.7 Mikrobielle Normalflora des Menschen

Mikroorganismen	Mikrobiotope				
	Haut	Mund-höhle	Darm	Oberer Respira-tionstrakt	Genital-trakt
Staphylokokken	+++	+	+	++	++
Enterokokken			++		+
α-hämolytische Streptokokken	+	+++	+	+	+
Anaerobe Kokken		+	+		+
Pneumokokken		+		+	
Apathogene Neisserien		+		+	+
Apathogene Korynebakterien	++	+	+	+	+
Aerobe Sporenbildner	(+)				
Klostridien			+++		(+)
Aktinomyzeten		+++			+
Apathogene Mykobakterien	(+)			+	+
Enterobacteriaceae	(+)	(+)	+++	(+)	+
Pseudomonas			+		
Haemophilus		+		++	(+)
Bacteroidaceae		+++	+++	+++	+++
Spirochäten		++		+	(+)
Mykoplasmen		++	+	+	++
Pilze (Hefen)	++	+	+	+	+
Entamoeba, Giardia, Trichomonas			+		+

+++ = zahlreich, ++ = häufig, + = mäßig, (+) = gelegentlich

tiere), die Keime der Normalflora also keine Symbionten im engeren Sinne sind, haben die Kommensalen für den Wirt doch auch positive Bedeutung. Zu nennen ist die kontinuierliche **Stimulation des Immunsystems** durch Keime der Normalflora, die über Mikrotraumen in den Wirt eindringen, sowie ihre Funktion als „Platzhalter". Diese Funktion wird auch als **Kolonisationsresistenz** bezeichnet. Die negative Wirkung der Normalflora besteht darin, dass sie in abwehrschwachen Patienten Infektionen verursachen kann.

1.4 Allgemeine Epidemiologie

Im Rahmen der medizinischen Mikrobiologie umfasst die Epidemiologie die Lehre vom Auftreten, den Ursachen und der Verhütung der Infektionskrankheiten in der Bevölkerung. Infektionskrankheiten können in Abhängigkeit von Ort und Zeit sporadisch, epidemisch/pandemisch oder endemisch auftreten. Ihre Häufigkeit wird durch die Morbiditätsbegriffe Inzidenz und Prävalenz, die Sterblichkeit durch den Begriff Mortalität charakterisiert. Die Letalität ist ein Maß für die Gefährlichkeit einer Infektionskrankheit. Die wichtigsten Infektionsquellen sind die Erkrankten, die Ausscheider sowie die Keimträger. Von diesen Quellen können die Erreger direkt oder indirekt durch leblose Gegenstände oder durch Überträger auf Anfällige transferiert werden. Die Bekämpfung von Infektionskrankheiten in Bevölkerungskollektiven muss durch eine wirksame Gesetzgebung, die vor allem die Meldepflicht regelt, abgesichert sein. Die Kontrolle umfasst expositionsprophylaktische Maßnahmen, wie Isolierung, Quarantäne, Desinfektion, Sterilisation oder Anwendung von Insektiziden, sowie die Dispositionsprophylaxe, zu der die aktive und passive Immunisierung und die Chemoprophylaxe zählen.

1.4.1 Begriffe der Epidemiologie

Die Epidemiologie befasst sich mit der Untersuchung der Verteilung von Krankheiten, physiologischen Variablen und sozialen Krankheitsfolgen in menschlichen Bevölkerungsgruppen sowie mit den Faktoren, die diese Verteilung beeinflussen (WHO-Definition). Epidemiologie beschäftigt sich demnach mit gruppenmedizinischen Problemen. Für die Infektionskrankheiten gilt, dass sie sich in Abhängigkeit von der Virulenz des Erregers und der Anfälligkeit der bedrohten Population einer Wirtsspezies sowie in Abhängigkeit von der Umwelt in charakteristischer Weise ausbreiten. In Tab. 1.8 sind die wichtigsten epidemiologischen Begriffe kurz definiert.

Tabelle 1.**8** Epidemiologische Begriffe

Begriff	Erklärung
sporadisches Auftreten	vereinzeltes Auftreten einer Infektionskrankheit ohne zeitlichen und räumlichen Zusammenhang
endemisches Vorkommen	Vorkommen von Infektionskrankheiten in Bevölkerungskollektiven ohne zeitliche Begrenzung
Epidemie	örtlich und zeitlich gehäuftes Auftreten einer Infektionskrankheit
Tardivepidemie	zunehmende Zahl von Erkrankungsfällen über einen größeren Zeitraum hinweg
Explosivepidemie	plötzliches Auftreten zahlreicher Fälle
Pandemie	zeitlich gehäuftes Auftreten einer Infektionskrankheit ohne örtliche Begrenzung
Morbidität	Zahl der Erkrankten pro Bevölkerungskollektiv (z. B. pro 1000, 10 000, 100 000)
Inzidenz	Zahl der Neuerkrankungen pro Zeitperiode
Prävalenz	Zahl der Erkrankten zu einem bestimmten Zeitpunkt (Stichtag)
Mortalität	Zahl der an einer Krankheit Verstorbenen, bezogen auf ein Bevölkerungskollektiv
Letalität	Zahl der an einer Krankheit Verstorbenen, bezogen auf die Erkrankten
Manifestationsindex	Zahl Erkrankter pro Anzahl Infizierter
Inkubationszeit	Zeit von Infektion bis zum Auftreten erster Krankheitssymptome
Präpatenz	Zeit zwischen Infektion und dem Auftreten der ersten Geschlechtsprodukte eines Parasiten (z. B. der Wurmeier beim Vorliegen einer Helminthose)

1.4.2 Übertragung, Infektionsquellen

Übertragung

Erreger können von einer Infektionsquelle durch direkten Kontakt oder indirekt übertragen werden. In Tab. 1.**9** sind die Möglichkeiten bei der direkten und indirekten Übertragung aufgeführt.

Wenn ein Erreger von Mensch zu Mensch übertragen wird, liegt eine **homologe Infektkette** vor. Derartige Infektionskrankheiten werden als **Anthroponosen** bezeichnet. Wenn ein Erreger vom Wirbeltier auf den Menschen (gelegentlich auch umgekehrt) übertragen wird, liegt eine **heterologe Infektkette** vor. Diese Infektionen werden als **Zoonosen** (WHO-Definition) bezeichnet (Tab. 1.**10**).

Tabelle 1.**9** Übertragungsarten pathogener Mikroorganismen

Direkte Übertragung	Indirekte Übertragung
Fäkal-orale Übertragung (Schmierinfektion)	Übertragung durch Lebensmittel
Aerogene Übertragung (Tröpfcheninfektion)	Übertragung durch Trinkwasser
Genitale Übertragung (beim Geschlechtsverkehr)	Übertragung durch verschiedene, leblose, kontaminierte Gegenstände oder Flüssigkeiten
Übertragung über die Haut (selten)	Übertragung mit Vektoren (Arthropoden)
Diaplazentare Übertragung (während Gravidität)	Übertragung durch den Mensch (z. B. durch die Hände von Medizinalpersonal im Krankenhaus)
Perinatale Übertragung (während Geburt)	

Tabelle 1.**10** Beispiele von Zoonosen, verursacht durch Viren, Bakterien, Protozoen, Helminthen und Arthropoden

Zoonose	Erreger	Reservoirwirte	Übertragung
Virale Zoonosen			
Tollwut (Rabies)	*Rhabdovirus*	zahlreiche Tierarten	Biss erkrankter Tiere
Frühsommer-Meningoenzephalitis (FSME)	*Flavivirus*	wildlebende Tiere	Schildzecken

Tabelle 1.**10**   *Fortsetzung: Beispiele von Zoonosen*

Zoonose	Erreger	Reservoirwirte	Übertragung
Bakterielle Zoonosen			
Brucellose	*Brucella species*	Rind, Schwein, Ziege, Schaf, (Hund)	Kontakt mit Geweben oder Sekreten erkrankter Tiere; Milch und Milchprodukte
Lyme-Borreliose	*Borrelia burgdorferi*	wildlebende Nager; Rotwild; Rehwild	Schildzecken
Pest	*Yersinia pestis*	Nagetiere	Kontakt mit erkrankten Tieren; Biss des Rattenflohs
Q-Fieber	*Coxiella burnetii*	Schaf, Ziege, Rind	Staub; evtl. Milch oder Milchprodukte
enteritische Salmonellose	*Salmonella enterica* (enteritische Serovare)	Schwein, Rind, Geflügel	Fleisch, Milch, Eier
Zoonosen durch Protozoen			
Toxoplasmose	*Toxoplasma gondii*	Hauskatze, Schaf, Schwein, weitere Schlachttiere	postnatale Toxoplasmose: oral; pränatale Toxoplasmose: diaplazentar
Kryptosporidiose	*Cryptosporidium parvum*	Rind (Kalb), Haustiere	orale Aufnahme von Oozysten
Zoonosen durch Helminthen			
Echinokokkose	*Echinococcus granulosus* *Echinococcus multilocularis*	Hund, Wildkaniden Fuchs	orale Aufnahme der Eier
Taeniose	*Taenia saginata* *Taenia solium* *Taenia asiatica*	Rind, Büffel Schwein Schwein, Rind, Ziege	orale Aufnahme der Eier
Zoonosen durch Arthropoden			
Pseudoskabies	*Sarcoptes species*; Milbenarten von Haustieren	Hund, Katze, Meerschweinchen, Hauswiederkäuer, Schwein	Kontakt mit erkrankten Tieren

■ **Weitere Zoonosen** ■■■

(Einzelheiten s. in den entsprechenden Kapiteln)

Virale Zoonosen	Hanta- und andere Bunyavirus-Infektionen; Infektionen durch Alpha-, Flavi- und Arenaviren.
Bakterielle Zoonosen	Ehrlichiose; Erysipeloid; Kampylobakteriose; Katzen-Kratz-Krankheit; Leptospirose; Milzbrand (Anthrax); Ornithose; Pasteurellose; Pseudotuberkulose; Rattenbiss-Fieber; Rickettsiosen (verschiedene); Rückfallfieber-Borreliosen; Tularämie; *Vibrio parahaemolyticus*-Gastroenteritis; *Yersinia enterocolitica*-Gastroenteritis.
Zoonosen durch Protozoen	Afrikanische Trypanosomose (Schlafkrankheit); Amerikanische Trypanosomose (Chagas-Krankheit); Babesiose; Balantidiose; Cryptosporidiose; Giardose; Leishmaniose; Microsporidiose; Pneumozystiose; Sarkozystiose; Toxoplasmose.
Zoonosen durch Helminthen	Clonorchiose; Dikrozöliose; Diphyllobothriose; Echinokokkose; Fasciolose; Hymenolepiose; Larva migrans interna; Opisthorchiose; Paragonimose; Schistosomose (Bilharziose); Taeniose; Toxokarose; Trichinellose; Zerkariendermatitis, Zystizerkose.
Zoonosen durch Arthropoden	Flohbefall; *Larva migrans externa*; Milbenbefall; Sandflohbefall.

Infektionsquellen

Jede Infektion geht von einer Infektionsquelle aus (Tab. 1.**11**). Als **primäre Quelle** wird der Ort bezeichnet, an dem sich der Erreger aufhält und vermehrt. **Sekundäre Quellen** sind leblose Gegenstände oder Materialien und auch Drittpersonen, die bei der indirekten Übertragung von der primären Quelle auf Anfällige eine Rolle spielen.

Tabelle 1.11 Primäre Infektionsquellen

Infektionsquelle	Erklärung
Kranker	wichtigste Quelle; in der Regel werden die Erreger durch das gleiche Organsystem ausgeschieden, durch das sie aufgenommen wurden; Ausnahmen existieren
Inkubations-ausscheider	Ausscheidung während der Inkubationszeit; typisch für viele Viruskrankheiten
Rekonvaleszenz-ausscheider	Ausscheidung nach Überstehen der Krankheit; typisch für enteritische Salmonellosen
Dauerausscheider	Ausscheidung noch 3 oder mehr als 3 Monate (evtl. Jahre) nach Überstehen der Krankheit; typisch für typhöse Salmonellosen
Keimträger	tragen pathogene Keime auf Haut oder Schleimhäuten mit sich herum, ohne „infiziert" zu werden
Tiere	kranke oder gesunde Tiere, die pathogene Erreger ausscheiden
Umwelt	Erdboden, Pflanzen, Wasser; primäre Quelle von Mikroorganismen, deren natürlicher Lebensraum die genannten Biotope sind

1.4.3 Bekämpfung der Infektionskrankheiten

Gesetzliche Bestimmungen

Die Bekämpfung von Infektionskrankheiten und ihre Verhütung haben zum Teil große Eingriffe in die Privatsphäre des Einzelnen und wirtschaftliche Konsequenzen zur Folge. Deshalb müssen sie durch eine wirksame *Seuchengesetzgebung* abgesichert sein. Diese ist im Prinzip von Land zu Land gleich, kann aber im Detail variieren. In Deutschland gilt das am 1. 1. 2001 in Kraft getretene Infektionsschutzgesetz.

Im Zentrum der Gesetzgebung steht das *Meldewesen*. Im Prinzip erfolgen die Meldungen von der Peripherie her zentralwärts. Aufgetretene Infektionskrankheiten, aber auch Laborbefunde werden nach Dringlichkeitskategorien in gesundheitliche Landeszentren und, bei bestimmten Infektionskrankheiten, von dort der WHO gemeldet, so dass in kurzer Zeit eine globale Übersicht besteht.

Die eigentliche Bekämpfung einer Epidemie zielt auf Unterbrechung der Infektkette ab, umfasst also prophylaktische Maßnahmen.

Expositionsprophylaxe

Zur Expositionsprophylaxe gehört in erster Linie die *Isolierung* der Infektionsquelle, vor allem also des Kranken, soweit das je nach Infektionskrankheiten notwendig ist. Unter *Quarantäne* versteht man eine besondere Form der Isolierung von gesunden Kontaktpersonen ersten Grades. Hierbei handelt es sich um Personen, die mit einer Quelle in Kontakt gekommen sind. Die Quarantäne entspricht zeitlich der Inkubationszeit der betreffenden Infektionskrankheit. Als internationale *Quarantänekrankheiten* gelten Pest, Cholera, Gelbfieber und Pocken (International Health Regulations 1974).

Zu den expositionsprophylaktischen Maßnahmen zählen weiter *Desinfektion* und *Sterilisation* von Ausscheidungen und kontaminierten Gegenständen, Anwendung von Insektiziden und Pestiziden sowie Ausrottung tierischer Seuchenträger.

Dispositionsprophylaxe

Aktive Immunisierung. Bei der aktiven Immunisierung wird durch Verabfolgung von Impfstoffen (Vakzinen) das Immunsystem spezifisch zur Ausbildung einer Immunität angeregt. In Tab. 1.**12** sind die Gruppen von Impfstoffen aufgeführt, die zur aktiven Immunisierung eingesetzt werden. Tab. 1.**13** zeigt den Impfkalender, der auf den Empfehlungen 2001 der ständigen Impfkommission (STIKO) in Deutschland beruht. Die jeweils neueste Empfehlung kann über die Homepage des Robert-Koch-Instituts (www.rki.de/) mit dem Suchbegriff „Impfkalender" erhalten werden. Der Impfkalender umfasst Impfungen zum Schutz vor Diphtherie (D: Diphtherietoxoid; d: reduzierter Toxoidgehalt), Pertussis (aP: azelluläre Pertussis-Vakzine), Tetanus (T: Tetanustoxoid), *Haemophilus influenzae* Serotyp b (Hib: Kapselpolysaccharid b), Hepatitis B (HB: Hepatitis B Oberflächen-Protein), Poliomyelitis (IPV: inaktivierte Polioviren der Typen 1–3) sowie Masern/Mumps/Röteln (MMR: attenuierte Viren). Abweichungen von den vorgeschlagenen Terminen sind möglich. Den Angaben in Tab. 1.**14** liegen die Empfehlungen der STIKO in Deutschland für Auffrisch- und Nachholimpfungen sowie Impfungen bei spezieller Indikation zugrunde. Die Impfkalender in Österreich und der Schweiz weichen nur in Details von diesen Vorschlägen ab. Über spezielle Probleme, wie Impfungen während der Gravidität oder bei Vorliegen von Grundkrankheiten oder Impfungen bei immunsuppressiver Therapie informiert die Fachliteratur (z. B. H. Spiess, Impfkompendium. Thieme 1999). Jede Impfung ist freiwillig; eine Impfpflicht existiert in keinem der Länder.

Passive Immunisierung. Bei dieser wird ein in einem anderen Wirt hergestellter Antikörper übertragen. Meist werden homologe, d. h. vom Menschen

Tabelle 1.12 Gruppen von Impfstoffen für die aktive Immunisierung

Impfstoffgruppe	Bemerkungen
abgetötete Erreger	Impfschutz oft nicht optimal. Mehrere Applikationen der Vakzine notwendig
lebende, in ihrer Virulenz abge- schwächte (attenuierte) Erreger	optimaler Impfschutz. Oft reicht einmalige Applikation aus, da eine Vermehrung der MO in der geimpften Person stattfindet und dadurch das Immunsystem sehr gut stimuliert wird. An- wendung bei Immunkompromittierten und in der Schwanger- schaft (Ausnahmen) vermeiden
gereinigte mikrobielle Immunantigene — Proteine	häufig Rekombinanten-Antigene, d. h. gentechnologisch her- gestellte Proteine. Bekanntestes Beispiel: Hepatitis-B-surface- (HBs)-Antigen
— Polysaccharide	chemisch gereinigte Kapselpolysaccharide von Pneumokokken, Meningokokken und *Haemophilus influenzae* Serotyp „b" Problem: Es handelt sich um T-Zell-unabhängige Antigene, die erst bei Kindern älter als 2 Jahre die Antikörperproduktion sti- mulieren
— Konjugat- impfstoffe	Kopplung von Polysaccharid-Epitopen von Bakterienkapseln an Proteine, z. B. an Tetanustoxoid, Diphtherietoxoid, oder an Pro- teine der äußeren Membran von Meningokokken. Mit Konju- gatimpfstoffen können auch Kinder unter 2 Jahren (ab 2 Mo- naten) gegen Polysaccharid-Epitope immunisiert werden
Toxoide	durch Formaldehydbehandlung entgiftete bakterielle Toxine, die aber noch als Immunogene funktionieren
Experimentelle Impfstoffe	DNA-Vaccine. Gereinigte DNA, die für virale Antigene (Pro- teine) codiert und die in Plasmid-DNA oder in nicht replizie- rende virale Vektor-DNA integriert ist. Der Vektor muss geneti- sche Elemente aufweisen, die die Expression des Inserts in Zel- len verschiedener Gewebe (Epidermis, Muskelzelle) ermögli- chen, z. B. einen transkriptionellen Promotor und RNA-prozes- sierende Elemente
	Anti-Idiotyp-spezifische monoklonale Antikörper
	Vaccinia-Viren als Träger von Fremdgenen, die für Immunanti- gene kodieren

stammende Hyperimmunseren (von Rekonvaleszenten oder mehrfach geimpften Personen gewonnen) eingesetzt. Eine passiv erworbene Immunität
ist zeitlich auf Wochen bis höchstens Monate beschränkt.

Chemoprophylaxe. Die prophylaktische Gabe von antiinfektiven Pharmaka
bietet nur so lange Schutz, wie eine ausreichende Konzentration im Organismus vorhanden ist.

Tabelle 1.**13**   Impfkalender für Säuglinge, Kinder und Jugendliche (2001)

Impfstoff/ Antigen-kombi-nationen	Alter in vollendeten Monaten						Alter in vollen-deten Jahren	
	Geburt	2	3	4	11 – 14	15 – 23[1]	4 – 5[1]	9 – 17[1]
DTaP[*]		1.	2.	3.	4.			
DT/dT[**]							A	A
aP								A
Hib[*]		1.	siehe[2]	2.	3.			
IPV[*]		1.	siehe[2]	2.	3.			A
HB[*]	siehe[3]	1.	siehe[2]	2.	3.			G
MMR[*]					1.	2.		

Um die Zahl von Injektionen gering zu halten, sollten Kombinationsimpfstoffe eingesetzt werden. Bei ihrer Verwendung müssen die Angaben der Hersteller zu den
Impfabständen beachtet werden. Abkürzungen der Impfstoff/Antigenkombinationen
s. S. 33.

[1] Zu diesen Zeitpunkten Überprüfung des Impfstatus; evtl. vervollständigen.
[2] Kombinationen mit aP werden nach dem DTaP-Schema eingesetzt.
[3] Postexpositonelle Hepatitis-B-Prophylaxe bei Neugeborenen von HBs-Ag-positiven
Müttern bzw. von Müttern mit unbekanntem HBs-Ag-Status.
[*] Abstände zwischen den Impfungen mindestens 4 Wochen; Abstand zwischen
vorletzter und letzter Impfung mindestens 6 Monate.
[**] Ab dem 6. Lebensjahr wird zur Auffrischimpfung ein Impfstoff mit reduziertem
Diphtherietoxoid-Gehalt (d) verwendet.
[***] Mindestabstand zwischen den Impfungen 4 Wochen.
A = Auffrischimpfung (nicht früher als 5 Jahre nach letzter Dosis).
G = Grundimmunisierung noch nicht geimpfter Jugendlicher.

Tab. 1.14 Indikations- und Auffrischimpfungen (2001)

Impfung	Impfstoff	Bemerkungen
Cholera	Abgetötete Cholerabakterien	Zwei Injektionen im Abstand von 1–4 Wochen. Auf Verlangen des Ziel- oder Transitlandes.
Diphtherie	Erwachsenendosis des Di-Toxoids, evtl. mit Tetanus-Toxoid kombiniert (= Td)	Auffrischimpfung bei erhöhtem Risiko bzw. Reisen in Epidemiegebiete
FSME	Abgetötete Viren der Frühsommer-Meningoenzephalitis	Zwei Impfungen im Abstand von 1–3 Monaten; 3. Impfung 9–12 Monate nach der 2. Alle 3–5 Jahre Booster. Expositionell gefährdete Personen
Gelbfieber	Attenuierte Gelbfieberviren	Einmalige Impfung bei Reisen in Endemiegebiete
Hepatitis A	Inaktivierte Hepatitis A Viren	Zwei Impfungen im Abstand von 4 Wochen; 3. Impfung 6–12 Monate nach der 2. Bei erhöhtem Risiko sowie bei Reisen in Länder mit hoher Inzidenz
Hepatitis B	HB_s. Oberflächenprotein der HB-Viren	Risikopersonen. Grundimmunisierung, wenn nicht schon geimpft. Auffrischimpfung bei niedrigem Antikörpertiter
Influenza	Inaktivierte Influenzaviren bzw. Antigene enthaltende Bestandteile. Zusammensetzung des Impfstoffes aufgrund der aktuellen Serovare	Bei erhöhtem Risiko (>60y) jährlich. Bei Pandemie durch neuen Subtyp größere Bevölkerungskreise
Meningokokken	Kapselpolysaccharide (A, C, W135, Y)	Gefährdete Personen, z. B. Entwicklungshelfer in Epidemiegebieten (Meningitisgürtel in Afrika)
Pneumokokken	Kapsel-Polysaccharidvakzine der 23 häufigsten Serovare	Personen mit erhöhtem Risiko. Kinder erst ab 2. Lebensjahr
	7-valenter Konjugatimpfstoff	Ab 2. Lebensmonat

Tabelle 1.**14** *Fortsetzung: Indikations- und Auffrischimpfungen (2001)*

Impfung	Impfstoff	Bemerkungen
Polio	Trivalente inaktivierte Vakzine	Fehlende o. unvollständige Grundimmunisierung bzw. letzte Auffrischimpfung mehr als 10 Jahre zurück
Tetanus	Tetanus-Toxoid oder Td	Letzte Impfung mehr als 10 Jahre zurück. Kombinationsimpfung Td empfohlen
Tollwut	Abgetötete Tollwutviren	Präexpositionell bei speziellem Risiko. Postexpositionell bei Kontakt (Biss) mit erkrankten Tieren
Tuberkulose	BCG (attenuierter Lebendimpfstoff)	Die Impfung mit dem derzeit verfügbaren Impfstoff wird nicht empfohlen
Typhus abdominalis	Attenuierte orale Bakterien (Typhoral) o. gereinigtes Virulenzantigen Vi (Typhim Vi)	Bei Reisen in Endemiegebiete
Varizellen	Attenuierter Lebendimpfstoff (VZ-Viren)	Seronegative Kinder mit Leukämie, Malignom, schwerer Neurodermitis, Autoimmunerkrankung. Seroneg. Med. Personal und Frauen mit Kinderwunsch

1.5 Grundlagen der Sterilisation und Desinfektion

■ Unter Sterilisation versteht man die Abtötung oder Abtrennung aller Mikroorganismen und Viren, die sich in oder an einem Gegenstand oder Produkt befinden. Desinfektion bedeutet, einen Gegenstand, die Hände oder die Haut frei von Krankheitserregern zu machen. Die Asepsis umfasst alle Maßnahmen, die eine Kontamination von Gegenständen oder Wunden verhindern. Zur antimikrobiellen Behandlung werden physikalische und chemische Mittel eingesetzt. Die Abtötung von Mikroorganismen durch diese Noxen erfolgt exponentiell. Ein Maß für die Wirksamkeit der Abtötung ist der D-Wert, der die Zeit für die Reduktion der Keimzahl um 90 % angibt. Mittel der Wahl zur Sterilisation sind heiße Luft (180 °C, 30 min; 160 °C, 120 min) oder gesättigter Wasserdampf (121 °C, 15 min, $2,02 \times 10^5$ Pa; 134 °C, 3 min, $3,03 \times 10^5$ Pa). Zur Strahlensterilisation werden Gammastrahlen oder energiereiche Elektronen verwendet. Die empfohlene Dosis beträgt $2,5 \cdot 10^4$ Gy.

Zur Desinfektion werden vorwiegend chemische Mittel eingesetzt. Die wichtigsten Desinfektionsmittel sind die Aldehyde (Formaldehyd), die Alkohole, die Phenole, die Halogene (J, Cl) und die oberflächenaktiven Substanzen (Detergenzien).

1.5.1 Begriffe, Allgemeines

Begriffe

Unter **Sterilisation** versteht man die Abtötung sämtlicher Mikroorganismen und Viren oder ihre vollständige Abtrennung aus einem Material mit an Sicherheit grenzender Wahrscheinlichkeit.

Als **steril** gilt ein Gegenstand, der einem Sterilisationsverfahren unterworfen und anschließend kontaminationssicher verpackt wurde.

Abtötung der Prione und der thermophilen Archaea

Bei den in der Medizin üblichen Sterilisationsverfahren (s. weiter unten) werden die medizinisch bedeutsamen Mikroorganismen wie die Bakterien, Protozoen und Pilze, die Viren und die Helminthen einschließlich der Wurmeier sicher irreversibel geschädigt. Für die Inaktivierung der Prione jedoch sind weit extremere Verfahren notwendig. Zum Beispiel wird für ihre Inaktivierung eine Autoklavenbehandlung von 4,5 h bei 121 °C oder von 30 min bei 134 °C empfohlen. Weiterhin hat man in den letzten Jahren spezielle Formen hyperthermophiler Archaea (s. S. 5) kennengelernt, die Temperaturen von 100 °C und mehr zum Wachstum bevorzugen, und die eine Behandlung mit 121 °C im Autoklaven während 1 h tolerieren. Derartige extreme Formen des Lebens und auch die Prione sind in den Definitionen „Sterilisation" und „steril" nicht berücksichtigt.

Unter **Desinfektion** versteht man die gezielte antimikrobielle Behandlung mit dem Zweck, die Übertragung bestimmter Mikroorganismen zu verhindern. Man will durch Desinfektion erreichen, dass ein Gegenstand nicht mehr infizieren kann.

Im Begriff **Konservierung** werden alle Maßnahmen zur Verhütung eines mikrobiell verursachten Verderbens bei anfälligen Produkten (Pharmazeutika, Lebensmittel) zusammengefasst.

Als **Dekontamination** bezeichnet man die Entfernung oder die Reduktion der Zahl von Mikroorganismen, die einen Gegenstand kontaminieren.

Unter **Asepsis** fasst man Maßnahmen zusammen, die verhindern sollen, dass Materialien oder Wunden mikrobiell kontaminiert werden.

Antisepsis bedeutet die Bekämpfung von Erregern in oder auf lebendem Gewebe, z. B. in einer Wunde, mit chemischen Mitteln.

Kinetik der Keimtötung

Die Abtötung von Mikroorganismen durch chemische oder physikalische Noxen verläuft als Reaktion erster Ordnung. Das heißt, dass kein Verfahren der Keimtötung alle Mikroorganismen einer Population schlagartig abtötet. Trägt man den Abtötungsgrad in Beziehung zur Einwirkung einer Noxe in ein halblogarithmisches Koordinatensystem ein, dann resultiert eine Gerade (Abb. 1.**7**).

Ausnahmen von dieser exponentiellen Abtötung sind sigmoidale oder asymptotische Abtötungskurven. Die Steilheit der Abtötungsgeraden ist von der Empfindlichkeit der Mikroorganismen gegenüber der Noxe und von ihrer Wirksamkeit abhängig. Mit Hitze wird eine sehr steile, mit ionisierenden Strahlen oder chemischen Desinfektionsmitteln eine flachere Gerade erzielt. Da die Zahl der Mikroorganismen, die ein Produkt kontaminieren (= *bioload, bioburden*), ebenfalls eine Rolle spielt, muss eine Noxe bei hohen Keimzahlen länger einwirken als bei niederen, um die gleiche Wirkung zu erzielen.

Bei den Standardverfahren zur Sterilisation begnügt man sich nicht damit, dass alle Mikroorganismen im Sterilisiergut abgetötet wurden, sondern erwartet darüber hinaus als Risikoabsicherung, dass theoretisch die Zahl lebender Keime pro sterilisierter Einheit gleich oder kleiner 10^{-6} ist.

Ein bequemer Index für die Wirksamkeit der Abtötung ist der D-Wert (dezimale Abtötungszeit), der die Zeit angibt, die zur Reduktion der Keimzahl um den Faktor 10 (= 90 % Abtötung) notwendig ist.

Absterbekinetik

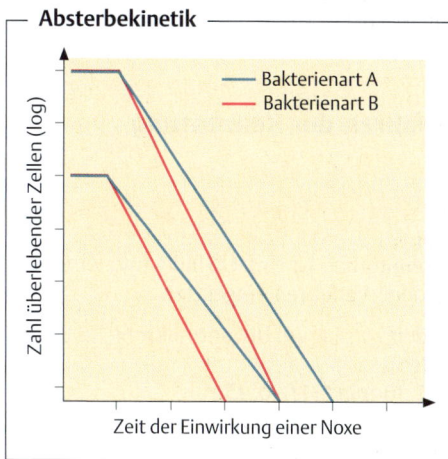

Abb. 1.**7** Die Absterberate kann von Bakterienart zu Bakterienart unterschiedlich sein. Je höher die Ausgangskonzentration einer Bakterienkultur ist, desto länger muss eine Noxe einwirken, um den gleichen Effekt zu erreichen.

Bei chemischen Mitteln spielt die Konzentration (c) für die Abtötungskinetik eine große Rolle. Die Beziehung zwischen Zeit der Einwirkung (t) und c wird durch den *Verdünnungskoeffizienten (n)* charakterisiert. Es gilt die Beziehung $t \cdot c^n$ = konstant. Der Koeffizient *n* ist für jedes Mittel charakteristisch. Für Phenol beträgt er 5, d. h. bei einer Reduktion von *c* um die Hälfte muss die Zeit um das 32fache ansteigen, damit der gleiche Effekt erzielt wird.

Der *Temperaturkoeffizient* bestimmt den Einfluss der Temperatur auf die Wirkung chemischer Mittel. Mit steigender Temperatur nimmt die Wirkung zu, d. h. die Einwirkungszeit, die den gleichen Effekt erzielt, kann reduziert werden. Die Temperaturkoeffizienten müssen für jedes Mittel und jede Keimart experimentell bestimmt werden.

Wirkungsmechanismen

Die Abtötung von Mikroorganismen durch Hitze kommt durch eine irreversible Denaturierung von Proteinen (Enzymen) zustande. Ionisierende Strahlen führen zur Bildung reaktiver Gruppen, die chemische Reaktionen ermöglichen, in deren Verlauf DNA und Proteine betroffen werden. Unter UV-Licht entstehen strukturelle Veränderungen an der DNA (Thymindimere), die eine Replikation der DNA unmöglich machen. Durch Licht kann dieser Schaden bis zu einem gewissen Grad korrigiert werden (Photoreaktivierung). Die meisten chemischen Mittel führen zu einer irreversiblen Denaturierung von Proteinen: Alkohole, Phenole, Aldehyde, Schwermetalle, Oxidanzien. Oberflächenaktive Verbindungen (amphotere und kationische) greifen an der Zytoplasmamembran an. Acridinderivate verbinden sich mit DNA und blockieren ihre Replikation sowie ihre Funktion (Transkription).

1.5.2   Physikalische Verfahren der Keimtötung

Hitze

Die Anwendung von Hitze zur Keimtötung ist einfach, billig und wirksam. Je nach dem Ziel werden verschiedene Verfahren eingesetzt.

■ **Pasteurisation.** Hierbei handelt es sich um die antimikrobielle Behandlung flüssiger Lebensmittel (Milch).
— Niederpasteurisation: 61,5 °C, 30 min; 71,0 °C, 15 s.
— Hochpasteurisation: kurze (Sekunden) Einwirkung von 80 – 85 °C in kontinuierlichem Betrieb.

— Uperisation: Durch Dampfinjektion wird in einem Druckkessel während 2,5 s auf 150 °C erhitzt.

■ **Desinfektion.** Anwendung von Temperaturen unterhalb der für eine Sterilisation vorgegebenen Werte. Achtung: Auskochen von medizinischen Instrumenten, Nadeln, Spritzen usw. ist keine Sterilisation! Viele bakterielle Sporen werden nicht abgetötet.

■ **Sterilisation mit trockener Hitze.** Die Richtwerte für Heißluftsterilisatoren betragen: 180 °C für 30 min, 160 °C für 120 min. Während dieser Zeiten muss das Sterilisiergut die betreffenden Temperaturen aufweisen.

■ **Sterilisation mit feuchter Hitze.** Hierfür werden Autoklaven eingesetzt, die gesättigten, unter Druck stehenden Wasserdampf enthalten.
— 121 °C, 15 min, 1 Atmosphäre Überdruck (insgesamt 202 kPa).
— 134 °C, 3 min, 2 Atmosphären Überdruck (insgesamt 303 kPa).

Für den praktischen Betrieb müssen noch die Aufheiz- und Ausgleichszeit hinzugerechnet werden. Diese umfassen die Zeit bis zum Erreichen der Temperatur im Bereich der ungünstigsten Stelle des Sterilisierguts. Die Abkühlzeit ist bei der Sterilisation von Flüssigkeiten zur Vermeidung des Siedeverzugs notwendig.

Die gute keimtötende Wirkung des Wasserdampfes beruht auf seinem großen Gehalt an Wärme, die bei der Kondensation am kühleren Sterilisiergut auf dieses übergeht. Außerdem werden Proteine der Mikroorganismen in einem feuchten Milieu sehr viel leichter denaturiert als in wasserarmem Zustand.

Strahlen

■ **Nichtionisierende Strahlen.** Zu diesen zählen die UV-Strahlen (280 – 200 nm). Diese werden von verschiedensten Stoffen sehr schnell absorbiert. UV-Strahlen werden deshalb nur zur Keimzahlreduktion der Raumluft (Operationsräume, Abfülleinrichtungen) und zur Desinfektion glatter Oberflächen verwendet.

■ **Ionisierende Strahlen.** Zwei Strahlenarten werden eingesetzt.
— Gammastrahlen sind elektromagnetische Wellen, die beim Kernzerfall (z. B. des Radioisotops ^{60}Co) entstehen.
— Korpuskulärstrahlen bestehen aus Elektronen, die in Generatoren erzeugt und durch Beschleunigung energiereich gemacht wurden.

Anlagen zur Strahlensterilisation sind teuer. Sie werden großtechnisch zur Sterilisation von Verbandsmaterial, Nahtmaterial, medizinischen Kunststoffartikeln oder hitzeempfindlichen Pharmaka eingesetzt. Die notwendige

Dosis richtet sich nach der Höhe der Kontamination der Produkte (= bioload, bioburden) sowie nach der Strahlenempfindlichkeit der Kontaminanten. In der Regel wird eine Dosis von $2,5 \times 10^4$ Gy (Gray) als ausreichend betrachtet. Ein Gy entspricht einer absorbierten Energie von 1 Joule (J)/kg.

Filtration

Flüssigkeiten oder Gase können durch Filtration entkeimt werden. Die meisten Filter halten lediglich Bakterien und Pilze zurück. Mit Ultrafeinfiltern können aber auch Viren und sogar große Moleküle weggefiltert werden. Bei den Flächenfiltern kommt die Rückhaltung durch Siebwirkung zustande. Am bekanntesten sind die Membranfilter, die aus organischen Kolloiden (z. B. Celluloseester) bestehen. Diese lassen sich zu dünnen Filterschichten mit abstufbaren, kalibrierten Porengrößen verarbeiten. Bei den Tiefenfiltern erfolgt der Durchfluss durch eine Schicht von faserigem Material (z. B. Asbest). Ihre Wirkung basiert vornehmlich auf Adsorption.

1.5.3 Chemische Verfahren zur Keimtötung

Ethylenoxid. Bei der Sterilisation durch Ethylenoxid (C_2H_4O) handelt es sich um ein Verfahren, bei dem ein hochreaktionsfähiges Gas verwendet wird. Dieses ist eine giftige, stark schleimhautreizende, brennbare Substanz. Ethylenoxid kann bei niederen Temperaturen (20–60 °C) angewendet werden. Das Gas hat ein großes Penetrationsvermögen; es kann durch bestimmte Kunststofffolien dringen. Nachteilig ist, dass angetrocknete Mikroorganismen nicht abgetötet werden, so dass man eine relative Feuchte von 40–90 % in der Sterilisierkammer haben muss. Ethylenoxid löst sich in Kunststoff, Gummi und ähnlichen Materialien. Das Sterilisiergut muss deshalb längere Zeit zur Desorption ausgelagert werden.

Aldehyde. Unter diesen kommt dem *Formaldehyd* (HCHO) die größte Bedeutung zu. Dieser kann in speziellen Apparaturen zur Gassterilisation eingesetzt werden. Vorwiegend wird er jedoch zur Desinfektion verwendet. Formaldehyd ist ein wasserlösliches Gas. *Formalin* stellt eine 35 %ige Lösung des Gases in Wasser dar. Formaldehyd reizt die Schleimhäute; bei Hautkontakt können Entzündungen oder Ekzeme allergischer Natur auftreten. Formaldehyd hat ein breites Wirkungsspektrum. Dieses umfasst Bakterien, Pilze und Viren. In höheren Konzentrationen werden auch Sporen abgetötet. In 0,5–5 %iger Lösung wird Formaldehyd zur Desinfektion von Flächen und Gegenständen eingesetzt. Zur Desinfektion von Räumen wurde früher Formaldehyd als Gas

(5 g/m^3) verwendet. Heute kommt diese Form der Raumdesinfektion kaum noch zur Anwendung. Der Wirkungsmechanismus von Formaldehyd beruht auf der Denaturierung von Proteinen.

Als weiterer zur Desinfektion verwendeter Aldehyd ist *Glutaraldehyd* zu nennen.

Alkohole. Für die Desinfektion kommen *Ethanol* (80 %), *Propanol* (60 %) und *Isopropanol* (70 %) zum Einsatz. Alkohole wirken gut gegen Bakterien und Pilze, weniger gut gegen Viren. Bakteriensporen werden nicht abgetötet. Hauptanwendungsgebiet ist die chirurgische und hygienische Haut- und Händedesinfektion, da Alkohole sehr rasch wirken und gut in die Haut penetrieren. Ein Nachteil ist die fehlende Depotwirkung. Alkohole denaturieren Proteine.

Phenole. Phenol (Carbolsäure) wurde von Lister in die Medizin eingeführt, kommt als solches jedoch nicht mehr zum Einsatz.

Weite Verbreitung haben jedoch mit organischen Gruppen und/oder mit Halogenen substituierte (alkylierte, arylierte, halogenierte) Phenolderivate gefunden. Sporen und Viren werden durch alle Phenole nicht sehr gut angegriffen. Phenole denaturieren Proteine. Sie werden nur mäßig durch organische Materialien gebunden, so dass sie auch zur Desinfektion von Ausscheidungen verwendet werden können.

Halogene. Als Desinfektionsmittel kommen Chlor und Jod bzw. Derivate dieser Halogene in Frage. Chlor und Jod wirken auf alle Mikroorganismen einschließlich der Sporen abtötend.

Chlor denaturiert einerseits Proteine durch Verbindungen mit freien Aminogruppen; andererseits entsteht in wässrigen Lösungen unterchlorige Säure (HOCl), die in HCl und 1/2 O$_2$ zerfällt und damit als starkes Oxidans wirkt. Chlor wird zur Desinfektion von Trinkwasser und Badewasser eingesetzt (bis 0,5 mg/l). Chlorkalk kann zur Grobdesinfektion von Ausscheidungen verwendet werden. Chloramine sind organische Chlorverbindungen, die in wässriger Lösung Chlor abspalten. Sie werden zur Scheuer-, Wäsche- und zur Desinfektion von Ausscheidungen verwendet.

Jod besitzt ähnliche Eigenschaften wie Chlor. Die wichtigsten Präparate stellen Lösungen von Jod und Jodkali in Alkohol dar (Jodtinktur), die zur Desinfektion von Haut und kleineren Wunden verwendet werden. Jodophore sind Präparate, bei denen Jod an oberflächenaktive Verbindungen (z. B. an Polyvinyl-Pyrrolidon) gebunden ist. Jodophore reizen die Haut weniger als reines Jod, sind aber auch weniger wirksam als dieses.

Oxidationsmittel. Zu dieser Gruppe gehören Ozon, Wasserstoffperoxid, Kaliumpermanganat, Peressigsäure. Sie wirken dadurch, dass Sauerstoff abgespalten wird. Die meisten werden als milde Antiseptika zur Desinfektion von Schleimhäuten, Haut oder Wunden eingesetzt. Ozon wird auch zur Desinfektion des Trinkwassers verwendet.

1

Oberflächenaktive Desinfektionsmittel

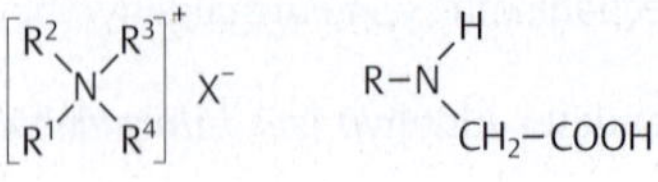

$$\left[\begin{array}{cc} R^2 & R^3 \\ N & \\ R^1 & R^4 \end{array}\right]^{+} X^{-} \qquad R-N\begin{array}{c} H \\ CH_2-COOH \end{array}$$

a   b

Abb. 1.8 Quarternäre Ammoniumverbindungen (a) und amphotere Substanzen (b) stören die Struktur und Funktion mikrobieller Membranen.

Oberflächenaktive Substanzen. Zu diesen werden anionische, kationische, amphotere und nichtionische Detergenzien gezählt. Von diesen sind vor allem die kationischen und die amphoteren Verbindungen wirksam (Abb. 1.**8**).

Die bakterizide Wirkung dieser Substanzen ist mäßig. Sie wirken überhaupt nicht gegen Tuberkulosebakterien (Ausnahme: Amphotenside), Sporen und unbehüllte Viren. Gegen grampositive Bakterien sind sie gut wirksam, schlechter gegen gramnegative Stäbchen. Vorteile sind ihre geringe Toxizität, ihre Geruchlosigkeit, ihre gute Hautverträglichkeit und die Reinigungswirkung.

1.5.4 Praktische Desinfektionsverfahren

Die **chirurgische Händedesinfektion** bezweckt die weitgehende Entkeimung der Hände des Operateurs. Sie erfolgt nach gründlichem Händewaschen. Am geeignetsten sind alkoholische Präparate, die jedoch keine Sporizidie und keine Langzeitwirkung aufweisen. Alkohole werden deshalb oft mit anderen Desinfektionsmitteln (z. B. quarternäre Ammoniumverbindungen) kombiniert. Auch Jodophore werden verwendet.

Die **hygienische Händedesinfektion** soll mit pathogenen Keimen kontaminierte Hände entkeimen. Auch hier sind Alkohole die Mittel der Wahl.

Für die **Desinfektion der Haut** vor chirurgischen Eingriffen oder Injektionen eignen sich Alkohole und/oder Jodverbindungen.

Die **Desinfektion von Ausscheidungen** (Stuhl, Sputum, Urin usw.) kann mit Mitteln vorgenommen werden, die stark riechen. Sporen müssen nicht abgetötet werden. Geeignet sind Phenolpräparate. Falls notwendig, können Abwässer aus Krankenhäusern thermisch (80–100 °C) desinfiziert werden.

Flächendesinfektion ist eine wichtige Aufgabe in Krankenhäusern. Sie sollte mit Reinigung verbunden werden können. Geeignet sind Aldehyd- oder auch Phenolderivate, kombiniert mit oberflächenaktiven Substanzen (z. B. Tensiden).

Instrumentendesinfektion kommt nur zur Anwendung, wenn Instrumente ohne Verletzungen von Haut oder Schleimhäuten eingesetzt werden (z. B.

zahnärztliche Instrumente für das Arbeiten an der Hartsubstanz). In Frage kommen Präparate mit einem gleichzeitigen Reinigungseffekt.

Wäschedesinfektion kann chemisch oder kombiniert mit Hitze durchgeführt werden. In Frage kommen Phenol-, Aldehyd- oder Chlorderivate, ebenso oberflächenaktive Verbindungen. Bevorzugt wird die Desinfektion während des Waschvorgangs.

Zur **Desinfektion von Trinkwasser und Badewasser** wird im Allgemeinen Chlor verwendet, das aufgrund seiner leichten Dosierbarkeit, schnellen Wirkung und seines breiten Spektrums geeignet ist. Es soll im Wasser in einer Konzentration von 0,1 – 0,3 mg/l (Trinkwasser) bzw. um 0,5 mg/l (Badewasser) vorliegen.

Als **Schlussdesinfektion** bezeichnet man die Desinfektion eines Raumes samt Einrichtung nach Ablauf der Pflege eines Infektionskranken. Früher wurde die Verdampfung oder Vernebelung von Formaldehyd (5 g/m³) angewendet. Die Einwirkungszeit muss 6 Stunden betragen. Diese Form der Schlussdesinfektion wird heute mehr und mehr durch vereinfachte Schlussdesinfektion mittels Flächen- und Sprühdesinfektion mit formaldehydhaltigen Mitteln abgelöst.

Desinfektion im Krankenhaus stellt ein wichtiges Mittel zur Bekämpfung des Infektionshospitalismus dar. Die Durchführung muss im Einzelfall detailliert schriftlich festgelegt werden.

Auswahl der Desinfektionsmittel und Desinfektionsverfahren. Bei Maßnahmen in Deutschland nach dem Bundesseuchengesetz 10a gilt die vom Robert-Koch-Institut herausgegebene Liste der geprüften und anerkannten Desinfektionsmittel und Desinfektionsverfahren (Stand: 15. 6. 1997). Bei der Infektionsprophylaxe (Händedesinfektion, Flächendesinfektion, Instrumentendesinfektion und Wäschedesinfektion) gilt die Liste der „Deutschen Gesellschaft für Hygiene und Mikrobiologie", Stand 17. 9. 1997.

2 Grundlagen der Immunologie

R. M. Zinkernagel

2.1 Einführung

■ Bei der Immunität unterscheidet man **angeborene Resistenz** von adaptiver oder **erworbener Resistenz.** Die erworbene Immunabwehr ist spezifisch und ergänzt die wichtigen natürlichen **unspezifischen Resistenzmechanismen** (physikalische Barrieren, Granulozyten, Makrophagen, chemische Barrieren [Lysozyme etc.]). Die **spezifische Immunabwehr** ergibt sich aus der Kombination wenig spezifischer Mechanismen (Aktivierung von Makrophagen, Komplement, Nekrosefaktoren), einer frühen, ebenfalls wenig spezifischen Erkennung (natürliche Killerzellen, $\gamma\delta$-T-Zellen) und einer nachfolgenden hochspezifischen Erkennung (Antikörper und $\alpha\beta$-T-Zellen).

Viele Komponenten, die bei der spezifischen Immunabwehr eine Rolle spielen, tragen auch zur unspezifischen natürlichen Abwehr bei (natürliche Antikörper, Komplement, Interleukine, Interferone, Makrophagen, natürliche Killerzellen). ■

Unter „Immunität" im engeren Sinn versteht man eine erworbene Resistenz (Feiung) vor Infektionskrankheiten. Diese ist spezifisch, d.h. erworbener Schutz besteht nur gegen den Erreger, der die Krankheit verursacht hat. Wer z.B. einmal Masern durchgemacht hat, wird kein zweites Mal erkranken und ist also immun gegen Masern. Die Widerstandsfähigkeit gegen Infektionen ist aber nicht zwingend an diese erworbenen und spezifischen Mechanismen gebunden. Das mit dem Masernvirus eng verwandte Virus der Hundestaupe z.B. verursacht beim Menschen überhaupt nie eine Krankheit. Diese Widerstandsfähigkeit ist angeboren und unspezifisch; dabei wird der Erreger anhand bestimmter Oberflächenstrukturen als fremd erkannt und eliminiert. Der Mensch ist also von Anfang an resistent (**angeborene Resistenz**) gegen viele Mikroorganismen, gegen andere kann er Immunität erwerben (**adaptive oder erworbene Immunität**; Abb. 2.1). Die Mechanismen der angeborenen Resistenz, auch als Basisabwehr bezeichnet, werden zuerst aktiv, wenn ein Erreger die äußeren Barrieren des Körpers überwunden hat. Später werden sie durch die Faktoren der spezifischen Immunität verstärkt und reguliert. Die adaptive Immunität führt jedoch nicht nur zur Feiung, also

2

Die Komponenten der Infektionsabwehr

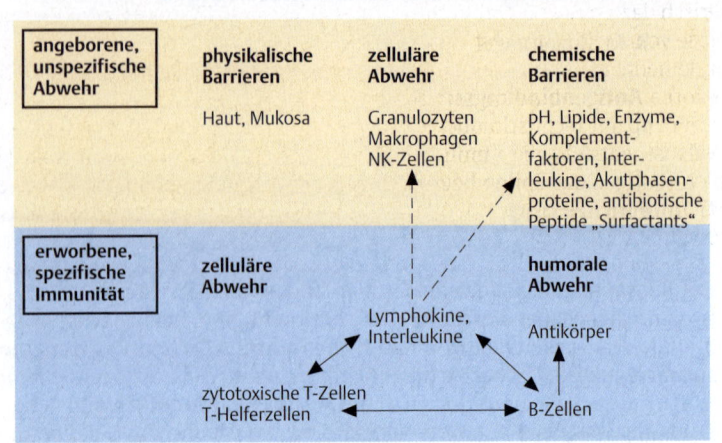

Abb. 2.1 Man unterscheidet zwischen dem angeborenen Abwehrsystem, das unspezifische physikalische, zelluläre und chemische Mechanismen umfasst, und dem erworbenen Abwehrsystem. Letzteres lässt sich ebenfalls in zelluläre (T-Zell-Antwort) und humorale Komponenten (Antikörper) unterteilen. Die spezifischen T-Zellen und Antikörper rekrutieren und konzentrieren unspezifische Effektormechanismen spezifisch dort, wo Antigen vorkommt.

zur Immunität im engeren Sinn, sondern sie kann auch an der Pathogenese vieler Krankheiten beteiligt sein. Unter **Immunpathologie**, **Autoimmunität** und **Allergie** versteht man eine Gruppe von Immunphänomenen, bei denen die krankmachenden Folgen im Vordergrund stehen. Es treten also Schädigungen durch fehlende, fehlgeleitete oder überschießende Immunreaktionen auf. Fehlende Immunreaktionen können aber auch viele andere Ursachen haben. Kommt es z.B. infolge einer Virusinfektion oder durch die Einnahme von Medikamenten zu einer Herabsetzung oder Unterdrückung der Immunantwort, bezeichnet man das als **Immunsuppression.** Diese kann auch durch einen angeborenen Immundefekt verursacht werden.

Die Unfähigkeit, eine Immunantwort gegen körpereigene Moleküle, also Autoantigene, in die Wege zu leiten, wird mit dem Begriff immunologische **Toleranz** umschrieben.

Das Phänomen, dass die Zellen der Immunabwehr zwar vorhanden sind, aber wegen fehlender Interaktionen mit ihren Cofaktoren keine erkennbare Funktion ausüben, bezeichnet man als **Anergie**.

Eine Immunantwort erfolgt auf einen bestimmten immunologischen Reiz hin. Der Stoff, der diese Immunreaktion auslöst, wird **Antigen** genannt. Es handelt sich meist um ein (ggf. glykosyliertes) Protein. Die **Antikörper** sind sterisch dazu passende Immunrezeptoren, die das gefaltete Protein über Bereiche von etwa 8 – 15 Aminosäuren erkennen. Diese frei zugänglichen Strukturelemente nennt man seitens der Antigene **Epitope**, seitens der Immunrezeptoren **Antigenbindungsstellen** (ABS). Das Epitop alleine kann aber den Immunapparat nicht stimulieren. Erst wenn es Bestandteil eines Makromoleküls ist, entsteht die immunisierende Wirkung. Deshalb trennt man bei einem Antigen das Epitop begrifflich von seinem makromolekularen Träger, dem **Immunogen**, ab. Durch den Antigenreiz ausgelöst, beginnen die B-Lymphozyten Antikörper zu bilden. Außerdem kommt es zur Aktivierung der T-Lymphozyten (T-Zellen). Diese sind für die zelluläre Immunität verantwortlich. Sie erkennen Proteinantigene nur dann, wenn diese zunächst von einer Wirtszelle in geeigneter Weise verarbeitet und dann auf deren Oberfläche dargeboten werden. T-Zell-Rezeptoren erkennen entweder die von der Zelle selber synthetisierten oder nach Phagozytose produzierten, 8 – 12 Aminosäuren langen Antigenfragmente, die von den zellulären Transplantationsantigenmolekülen auf der Zelloberfläche präsentiert werden. So können T-Zellen ihre Hauptaufgabe erfüllen, die darin besteht, infizierte Wirtszellen zu erkennen, damit diese eliminiert werden können.

Immunabwehr wurde zuerst anhand von Infektionskrankheiten studiert, wie z.B. Antikörperantworten gegen Diphtherie, Hautreaktionen gegen Tuberkulin und Serodiagnostik der Lues. Da Antigene schlecht charakterisiert werden konnten, hat man über mehr als 60 Jahre an ihrer Stelle Antigene von roten Blutkörperchen und künstlich synthetisierte chemische Verbindungen oder leicht erhältliche Proteine verwendet. Erst mit den enormen Fortschritten in der Bakteriologie, Virologie, Parasitologie, Biochemie, Molekularbiologie und experimentellen Embryologie der letzten 30 – 40 Jahre konnte die Immunabwehr gegen Infektionen neu, intensiv und mit großem Gewinn studiert werden. Dieses Immunologie-Kapitel in einem Kurzlehrbuch über Mikrobiologie versucht, das **Immunsystem** im Wesentlichen als **Abwehr gegen Infektionen** zu verstehen und seine Stärken und Schwächen aufzuzeigen, so wie sie für das Verständnis von Krankheitsentstehung und -verhinderung wichtig sind.

2.2   Der immunologische Apparat

■ Das Immunsystem besteht aus verschiedenen Zellen, die kontinuierlich zirkulieren (T- und B-Lymphozyten, antigenpräsentierende Zellen in verschiedenen Geweben). T- und B-Zellen entwickeln sich aus einer gemeinsamen Stammzelle und reifen in **primären lymphatischen Organen:** im Thymus (T-Zellen) und im Knochenmark (B-Zellen). Anschließend erfolgt eine weitere antigenspezifische Differenzierung in den spezialisierten, hochorganisierten **sekundären lymphatischen Organen** (Lymphknoten, Milz, Mukosa-assoziierte lymphatische Organe [MALT]). Ihre gestaffelten Interaktionen führen durch kontaktabhängige und über verschiedene Faktoren vermittelte Signale zu einer antigenspezifischen Aktivierung von B- und/ oder T-Zellen.

B-Zellen tragen Antikörper auf ihrer Oberfläche (zellgebundene **B-Zell-Rezeptoren**). Voll ausgereift zu Plasmazellen sezernieren sie Antikörper ins Blut (**gelöste Antikörper**). Die Antikörper erkennen dreidimensionale Strukturen von komplexen, gefalteten Proteinen und Kohlenwasserstoffen. B-Zell-Rezeptoren sind chemisch gesehen Globuline („Immunglobuline") und kommen in einer enormen Vielfalt an Spezifitäten vor. Der Aufbau aller Immunglobulinmonomere ist im Prinzip immer gleich, dennoch unterscheidet man verschiedene Klassen und Subklassen. Der Wechsel zu anderen Ig-Klassen ist im allgemeinen von T-Hilfe abhängig.

T-Zellen erkennen Peptide, die von MHC-Molekülen auf der Zelloberfläche präsentiert werden. Sie werden ausschließlich in organisierten lymphatischen Organen zur Antwort aktiviert. Naive T-Zellen zirkulieren im Blut, in der Milz und durch andere lymphatische Gewebe, aber sie können diese Kompartimente nur verlassen und in periphere nichtlymphatische Gewebe und Organe auswandern, wenn sie aktiviert sind. Die im Thymus, auf mobilen lymphohämopoietischen Zellen und in lymphatischen Geweben vorkommenden Selbstantigene induzieren eine Elimination der T-Zellen (**sog. negative Selektion**). Antigene, die nur in der Peripherie, d. h. außerhalb von Thymus und peripheren sekundären lymphatischen Organen exprimiert werden, werden von T-Zellen ignoriert; gegen solche Selbstantigene existieren also potenziell autoreaktive T-Zellen. T-Zellen reagieren gegen Peptide, die neu ins Immunsystem bzw. in die organisierten lymphatischen Gewebe gelangen. Neue Antigene müssen zuerst lokalisiert vorliegen, bevor sie sich systemisch verteilen. Weiterhin müssen sie schon mindestens ein paar (3-5) Tage im lymphatischen Gewebe vorhanden sein, damit eine Antwort zustande kommt. Wenn ein Selbstantigen, das normalerweise nicht im lymphatischen Gewebe vorkommt, durch Zellzerstörung während chronischen peripheren Infektionen oder aus anderen Gründen, neu in das organisierte lymphatische Gewebe gelangt, kann gegen dieses bisher ignorierte Selbstantigen eine Autoimmunantwort induziert werden. Wichtig ist, dass die Induktion von nur wenigen T-Zellen nicht für eine schützende Immunität gegen ein Pathogen ausreicht. Hierzu ist jeweils eine Mindestmenge an aktivierten T-Zellen erforderlich. ◼

Der immunologische Apparat funktioniert durch ein komplexes Zusammenspiel humoraler und zellulärer, spezifischer und unspezifischer Mechanismen. Um dieses verstehen zu können, betrachten wir im Folgenden zunächst die Arbeitsweise der einzelnen Komponenten.

Das immunologische System des Menschen ist ein diffus verteiltes Organ aus ca. 10^{12} Einzelzellen, vor allem **Lymphozyten**, mit einem Gesamtgewicht von ca. 1 kg. Aus pluripotenten Stammzellen des Knochenmarks entstehen Leukozyten, die sich in zwei unterschiedliche Richtungen weiterdifferenzieren können. Bei der **myeloiden Entwicklung** entstehen Granulozyten und Monozyten, die als Phagozyten („Fresszellen") wichtige Funktionen der Basisabwehr einnehmen. Bei der **lymphoiden Entwicklung** entstehen die Träger der spezifischen Immunantwort, die **T**- und **B**-Lymphozyten. Sie werden ständig erneuert (pro Minute werden ca. 10^6 neue Lymphozyten gebildet), während gleichzeitig dauernd Zellen in großer Zahl zugrunde gehen (s. Abb. 2.**17**, S. 94). Morphologisch sehen T- und B-Lymphozyten einander ähnlich, aber sie durchlaufen unterschiedliche Reifungsschritte (Tab. 2.**1**, Abb. 2.**2**). Die Differenzierung der Lymphozyten erfolgt zunächst antigenunabhängig in den sog. **primären lymphatischen Organen**: T-Lymphozyten reifen im **T**hymus und B-Lymphozyten (bei Vögeln) in der **B**ursa Fabricii. Die Säuger besitzen keine Bursa, aber entsprechende Lymphozyten sind funktionell und aufgrund ihrer bevorzugten anatomischen Lokalisation in den Lymphknoten von den im Thymus reifenden klar abgrenzbar (Tab. 2.**1**). Diese Zellen haben daher die Bezeichnung B beibehalten. Sie reifen in der fetalen Leber und im fetalen und adulten Knochenmark (**b**one marrow). Neben ihrer unterschiedlichen Differenzierung unterscheiden sich T- und B-Lymphozyten in ihren Funktionen, Rezeptoren und Oberflächenmarkern. Sie zeigen verschiedene Antwortmuster auf Zytokine und bevölkern prä-

Tabelle 2.1   Verteilung von Lymphozytensubpopulationen und APZ in verschiedenen Organen (% von allen mononukleären Zellen)

	B	T	NK, LAK, ADCC	APZ
Peripheres Blut	10 – 15	70 – 80	5 – 10	< 1
Lymphe	5	95 – 100	?	?
Ductus thoracicus	5 – 10	90 – 95	?	?
Thymus	1	95 – 100	?	0
Knochenmark	15 – 20	10 – 15	?	0
Milz	40 – 50	40 – 60	20 – 30	1
Lymphknoten, Tonsillen etc.	20 – 30	70 – 80	5 – 8	1

NK: Natürliche Killerzellen, LAK: Lymphokin-aktivierte Killerzellen, ADCC: Antikörperabhängige zelluläre Zytotoxizität, APZ: Antigen präsentierende Zellen

2

— **Reifung von B- und T-Zellen** ——————————————

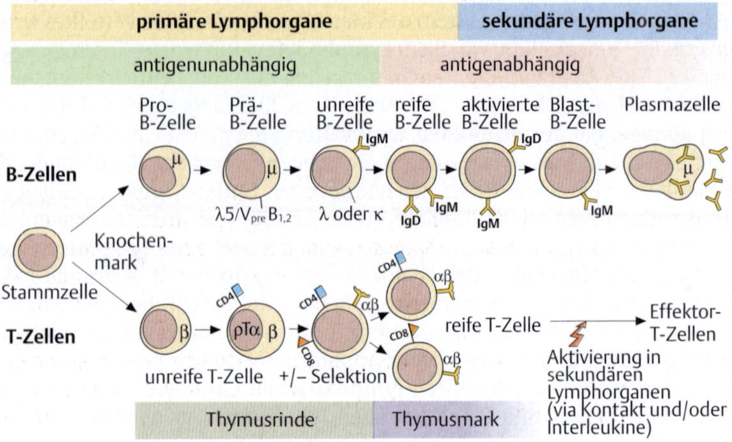

Abb. 2.**2** Alle lymphatischen Zellen stammen von pluripotenten Stammzellen im Knochenmark ab. Diese entwickeln sich, je nach der Umgebung, in der die Differenzierung stattfindet, zu B- oder T-Zellen. Im Knochenmark verbleibende Stammzellen entwickeln sich über mehrere antigenunabhängige Stadien zu reifen **B-Zellen**, λ5Vpn B-Zellen: Prä-B-Zellen mit spezieller Vorläufer λ5-Kette. Durch Antigenkontakt in sekundären lymphatischen Organen können diese aktiviert und schließlich zu antikörperbildenden Plasmazellen werden.
T-Zellen reifen im Thymus: pTα ist eine Vorläufer α-Kette, die der TZR-β-Kette zur Oberflächenexpression verhilft und später durch die normale TZR-α-Kette ersetzt wird. CD4+ CD8+ doppelpositive unreife Thymozyten sind in der Rinde, autoreaktive T-Zellen werden z. T. in der Rinde, z. T. im Mark als einzelpositive reife T-Zellen deletiert, die verbleibenden T-Zellen reifen im Mark zu CD4+ CD8-- oder CD4-- CD8+-T-Zellen heran. Von dort gelangen sie in die peripheren sekundären Lymphorgane, wo sie durch Antigenkontakt plus Interleukine aktiviert werden können.

ferenziell unterschiedliche Kompartimente der lymphatischen Organe. Untereinander und mit anderen Zellen kommunizieren sie über Adhäsionsmoleküle, akzessorische Moleküle (CD-Antigene, s. Tab. 2.**13**, S. 143ff.), sowie Zytokine und Botenstoffe, die an spezifische Rezeptoren anderer Zellen binden und dort Signale auslösen. Die Differenzierungsprozesse, die der Spezialisierung von T- und B-Zellen vorausgehen, erfolgen antigenspezifisch in den **sekundären lymphatischen Organen.** Hier kommt es zum Kontakt zwischen Antigen und Lymphozyten. Sekundäre lymphatische Organe enthalten in der Regel keine unreifen Zellen. Sie umfassen **Lymphknoten** und die **Milz**, die von einer Kapsel umgeben sind; dazu kommen die Strukturen ohne Kapsel: Haut-(Skin-), Mukosa-, Gastrointestinal- und Bronchus-assoziierte lymphatische Gewebe (**SALT, MALT, GALT** und **BALT**). Primäre und sekundäre Lymphorgane machen ca. 1 – 2 % des Körpergewichts aus.

2

2.2.1 Das System der B-Zellen

■ B-Lymphozyten sind in der Lage, Antikörper zu produzieren, die in zwei Formen vorkommen, einer membranständigen und einer sezernierten. Die membranständige Form stellt den Antigenrezeptor der B-Zellen dar. Nach Stimulation durch das Antigen differenzieren die B-Lymphozyten zu **Plasmazellen**. Diese produzieren die sezernierte Form von derselben Antigenspezifität wie der B-Zell-Rezeptor. Wegen dieser Abgabe der Rezeptoren an die „Humores" des Körpers nennt man diesen Zweig der Immunität auch **humorale Immunität.** Diese umfasst außerdem noch unspezifische Abwehrmechnismen wie das Komplement-System (s. Mechanismen, S. 71ff). Die B-Zell-Rezeptoren sind chemisch gesehen Globuline und heißen Immunglobuline (Ig). Es gibt verschiedene Klassen und Subklassen von Immunglobulinen und eine Unzahl verschiedener Spezifitäten, aber im Prinzip sind alle ähnlich konstruiert (Abb. 2.**3a**). ■

Struktur der Immunglobuline

Jedes **Immunglobulinmonomer** besitzt die gleiche Grundkonfiguration: Es besteht aus zwei identischen leichten Ketten (light chain, L) und zwei identischen schweren Ketten (heavy chain, H). Die leichten Ketten erscheinen in zwei Versionen: **Lambda** (λ) oder **Kappa** (κ). Die schweren Ketten existieren in 5 Hauptvarianten: μ, δ, γ, α, ϵ. Dementsprechend gibt es fünf Klassen von Immunglobulinen: Je nachdem, aus welcher schweren Kette sie bestehen, heißen sie **IgM, IgD, IgG, IgA** oder **IgE** (Abb. 2.**3b**). Bei den Immunglobulinen IgA und IgM kann die Monomer-Grundstruktur verdoppelt bzw. verfünffacht (als Dimere bzw. Pentamere) auftreten. Die Zusammensetzung, Molekulargewichte und Serumkonzentrationen der verschiedenen Immunglobulinklassen ist in Tab. 2.**2** (S. 56) wiedergegeben.

Die **Domänenstruktur** der Immunglobuline sei am Beispiel des IgG erläutert: An jedem Immunglobulinmonomer kann man Domänen, bestimmte Proteinabschnitte von ca. 110 Aminosäuren, unterscheiden. Jede leichte Kette besitzt zwei solcher Domänen, jede schwere Kette vier bis fünf. Die Domänenstruktur erkannte man, als man die Aminosäuresequenzen vieler Immunglobuline der gleichen Klasse untersuchte und es sich zeigte, dass in der N-terminalen Domäne eine große Variabilität der Sequenz herrscht (**variable Domäne V**), während die übrigen Domänen eine weitgehend konstante Zusammensetzung aufweisen (**konstante Domänen C**). Die leichten Ketten bestehen aus jeweils einer variablen (V_L) und einer konstanten Domäne (C_L). Die schweren Ketten dagegen bestehen aus ca. 440–550 Aminosäuren und besitzen damit vier bis fünf Domänen. Die variable Region besteht auch hier aus einer Domäne (V_H), während die konstante Region in drei (Ketten des Typs γ, α, δ) bis vier (μ-, ε- Ketten) Domänen gegliedert ist (C_{H1}, C_{H2}, C_{H3} und C_{H4}). Die leichten Ketten sind mit den schweren Ketten und die schweren Ketten untereinander durch Disulfidbrücken verbunden, ferner besteht innerhalb jeder Domäne eine Disulfidbrücke.

Die dreidimensionale Gestalt des Moleküls erinnert an den Buchstaben Y, wobei die beiden kurzen Arme von je 4 Domänen gebildet werden (V_L, C_L, V_H, C_{H1}) und die antigenbindenden Fragmente enthalten - deshalb werden sie auch **Fab** (**f**ragment **a**ntigen **b**inding) genannt. Die schematische Darstellung in Abb. 2.3 ist insofern irreführend, als in Wirklichkeit die beiden variablen Domänen der leichten und der schweren Kette innig ineinander verschränkt sind. Die Bindungsstelle – die entscheidende Struktur, die mit dem Epitop reagieren kann – wird von den variablen Domänen beider Ketten gebildet. Da die beiden leichten Ketten und die schweren Ketten jeweils untereinander (auch in ihren variablen Domänen) identisch sind, besitzt jedes Immunglobulinmonomer zwei identische **Antigenbindungsstellen (ABS)** am Ende der

Abb. 2.**3** **a Immunglobulinmonomer.** Oben das intakte Monomer aus zwei L- und zwei H-Ketten mit angedeuteten S–S-Brücken, variablen N-terminalen Domänen und Antigenbindungsstelle (ABS). Durch Reduktion der S–S-Brücken und Denaturierung zerfällt das Monomer in die einzelnen Polypeptidketten (unten): Die ABS geht verloren. Papainverdauung liefert je zwei monovalente Fab-Fragmente und ein Fc-Fragment (links). Bei Pepsinverdauung (rechts) wird das Fc-Stück aufgelöst; die Fab-Fragmente werden immer noch durch S–S-Brücken zusammengehalten. Das F(ab')-2-Stück ist bivalent (zwei identische ABS). Fv-Fragmente sind rekombinant hergestellte, einkettige antigenbindende Strukturen. Sie bestehen aus den variablen Teilen der H- und L-Kette, die über ein künstliches Verbindungspeptid kovalent verbunden sind.
b Die verschiedenen Immunglobulinklassen. IgM, IgD, IgG, IgE und IgA unterscheiden sich durch die schwere Kette μ, δ, γ, ε bzw. α. IgA (α-Kette) bilden Dimere, zusammengehalten durch eine J-Kette (joining chain); das S-Stück dient zum Transport durch epitheliale Zellen und verhindert enzymatische Spaltung in Sekreten. IgM (μ-Kette) bilden Pentamere mit 10 identischen ABS; auch hier sind die Monomere durch J-Ketten miteinander verbunden. Die leichten Ketten (λ und κ) werden von allen Klassen benutzt. ▶

beiden kurzen Arme des Y. Die Kontaktstellen werden von etwa 12 – 15 Aminosäuren des Antikörpers gebildet, und das erkannte Gebiet ist ca. 5 – 800 Å^2 groß (Tab. 2.**3**). Der Stiel, genannt **Fc** (kristallisiert leicht aus, daher „**f**ragment **c**ristallizable"), wird aus konstanten Domänen der schweren Ketten (C_{H2} und C_{H3}, evtl. C_{H4}) gebildet.

2

Grundstruktur der Immunglobuline

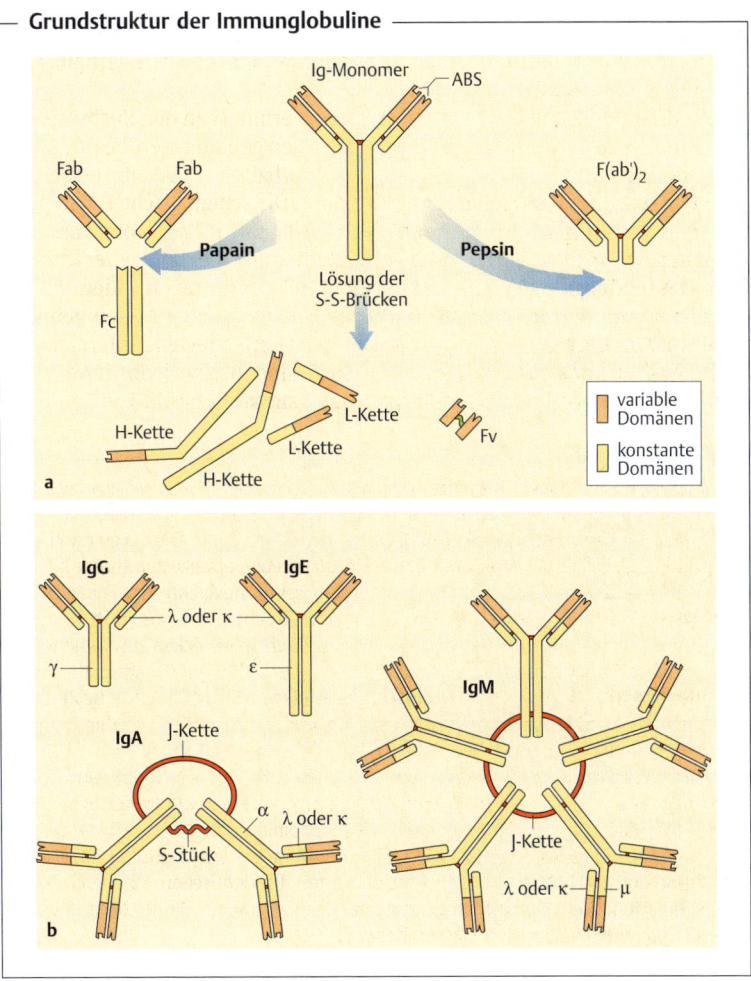

Tabelle 2.**2** Eigenschaften der verschiedenen Immunglobulinklassen

	IgM	IgD	IgG	IgE	IgA
Svedberg-Einheit	19 S	7 S	7 S	8 S	7 S, 9 S, 11 S
Molekulargewicht	900 kD	185 kD	150 kD	200 kD	160 kD
Anzahl der Grundeinheit	5	1	1	1	1, 2, 3
H-Kette (konstante Domänen)	μ (4)	δ (3)	γ (3)	ε (4)	α (3)
L-Kette	←		κ oder λ		→
Antigenbindungsstellen (ABS)	10	2	2	2	2, 4, 6
Konzentration im normalen Serum (g/l)	0,5 – 2	0 – 0,4	8 – 16	0,02 – 0,50	1,4 – 4
% der Ig	6	0 – 1	80	0,002	13
Halbwertszeit (Tage)	5	3	21	2	6
C-Aktivierung:					
klassisch	+	–	+	–	–
alternativ	–	–	–	–	+
Plazentapassage	–	–	+	+	–
Bindung an Mastzellen und Basophile	–	–	–	+	–
Bindung an Makrophagen, Granulozyten und Plättchen	–	–	(+)	–	(+)
Subklassen	–	–	+ (4)	–	+ (2)

IgG-Subklassen	IgG1	IgG2	IgG3	IgG4
% des totalen IgG	60 – 70	14 – 20	4 – 8	2 – 6
Reaktion mit Staph. Protein A	+	+	–	+
Plazentapassage	+	(+)	+	+
C-Aktivierung	+++	++	++++	(+)
Bindung an Monozyten/ Makrophagen	+++	+	+++	(+)
Blockiert IgE-Bindung	(–)	–	–	+
Halbwertszeit (Tage)	21 – 23	21 – 23	7 – 9	21 – 23

Tabelle 2.**3**   Antigenerkennung bei B- und T-Zellen

	B-Lymphozyten	T-Helferzelle (CD4$^+$)	Zytotoxische T-Zelle (CTL; CD8$^+$)
Erkennungsstruktur der B- bzw. T-Zelle	Oberflächen-Ig (BZR)	TZR	TZR
erkannte Epitope	konformationelle Epitope (keine MHC-Restriktion)	nur lineare Epitope (10 – 15 Aminosäuren) + MHC Klasse II	nur lineare Epitope (8 – 9 Aminosäuren) + MHC Klasse I
Art des Antigens	Eiweiße/Kohlenhydrate	nur Peptide	nur Peptide
Antigenpräsentation	nicht notwendig	über MHC-Klasse-II-Strukturen	über MHC-Klasse-I-Strukturen
Effektoren	Antikörper (+/– Komplement)	Signale via Kontakt (T-B-Hilfe) oder über Zytokine	Zytotoxizität via Kontakt (Perforin, Granzyme) oder Freisetzung von Zytokinen

Diversität der variablen Domänen der Immunglobuline

Die Spezifität des Antikörpers hängt von der Aminosäuresequenz im variablen Teil der H- und der L-Kette ab, die wiederum im Syntheseprogramm des zugehörigen Zellklons genetisch fixiert sein muss. Wie löst die Natur das Problem, auf sparsame Weise eine Vielzahl von Aminosäuresequenzen zu realisieren, damit eine genügend große **Vielfalt von Spezifitäten** zur Verfügung steht? Die genetische Vielfalt der B-Zell-Population entsteht ständig durch einen Differenzierungsprozess (Diversifizierung) der genetisch einheitlichen B-Vorläuferzellen. Für den variablen Teil der H-Ketten gibt es drei Gruppen rekombinationsfähige Gensegmente: **V-** (Variabel), **D-** (Diversity) und **J-** (Joining = verbindend) **Abschnitte.** Sie liegen jeweils in mehreren Varianten vor (Abb. 2.**4**, Tab. 2.**4**). Im Zuge der B-Zell-Reifung kommt es zu einer Reihe von Gen-Rekombinationen und damit zu einer Neuordnung (engl. **rearrangement**) dieser Genabschnitte. Dabei vereinigt sich je eines der V_H-, D_H-, und J_H-Segmente. Es gibt also in der Keimbahn nicht *ein Gen* für die variable Domäne, sondern lediglich Gen-Segmente mit Fragmenten der dazu notwendigen Information. In den reifen B-Zellen liegt dann ein Gen vor, das aus je einer

Tabelle 2.**4** Organisation der genetischen Regionen für die humanen Immunglobuline und die T-Zell-Rezeptoren (TZR)

	Immunoglobuline		TZRαβ		TZRγδ	
	H	L	α	β	γ	δ
V-Segmente	95	150	50 – 100	75 – 100	9	6
D-Segmente	23	–	–	2	–	3
J-Segmente	9	12	60 – 80	13	5	3
N-Zusätze	V-D, D-J	V-J	V-J	V-D, D-J	V-J	V-D$_1$, D$_1$-D$_2$, D$_2$-D$_3$, D$_3$-J
mögliche Kombinationen für V (H + L)	15000		8000		54	
theoretische obere Grenze aller Kombinationen	> 10^{12}		> 10^{12}		> 10^{12}	

Variante jedes Genabschnittes zusammengefügt ist (V$_H$D$_H$J$_H$-Gen). Auf ähnliche Weise entsteht auch die Diversität der T-Zell-Rezeptoren (s. S. 62).

In Abb. 2.**4** ist das Prinzip am Beispiel einer H-Kette für Antikörper und der α-Kette der T-Zell-Rezeptoren erklärt.

Abb. 2.**4** **a Schwere Kette des menschlichen IgG.** Die Genabschnitte für den variablen Teil der H-Kette heißen V (variabel), D (diversity) und J (joining). Die mit μ, δ, γ, ε und α bezeichneten Abschnitte codieren für die konstante Region und bestimmen die Immunglobulinklasse. Den V-Abschnitt gibt es in mehreren hundert, D in mehr als einem Dutzend und J in einigen Versionen. Nach dem Zufallsprinzip wird ein V-Abschnitt mit einem D-Abschnitt und einem J-Abschnitt zu einem Informationsstrang (V-D-J) vereinigt, der für den variablen Teil der H-Kette codiert. Diese rearrangierte DNA wird zum primären RNA-Transkript abgelesen. Aus diesem Transkript werden die nichtcodierenden Zwischenabschnitte (Introns) herausgespleißt, und die dadurch entstehende mRNA wird in das Proteinprodukt übersetzt.
b α-Kette des T-Zell-Rezeptors der Maus. Für die α-, β- und γ-Kette des T-Zell-Rezeptors existieren ebenfalls verschiedene V-, D- und J-Genabschnitte. Die entsprechenden Gene für die δ-Kette befinden sich auf der DNA zwischen den Loci für die α-Kette. ▶

Rearrangement der B- und T-Zell-Rezeptorgene

a Schwere Ig-Kette

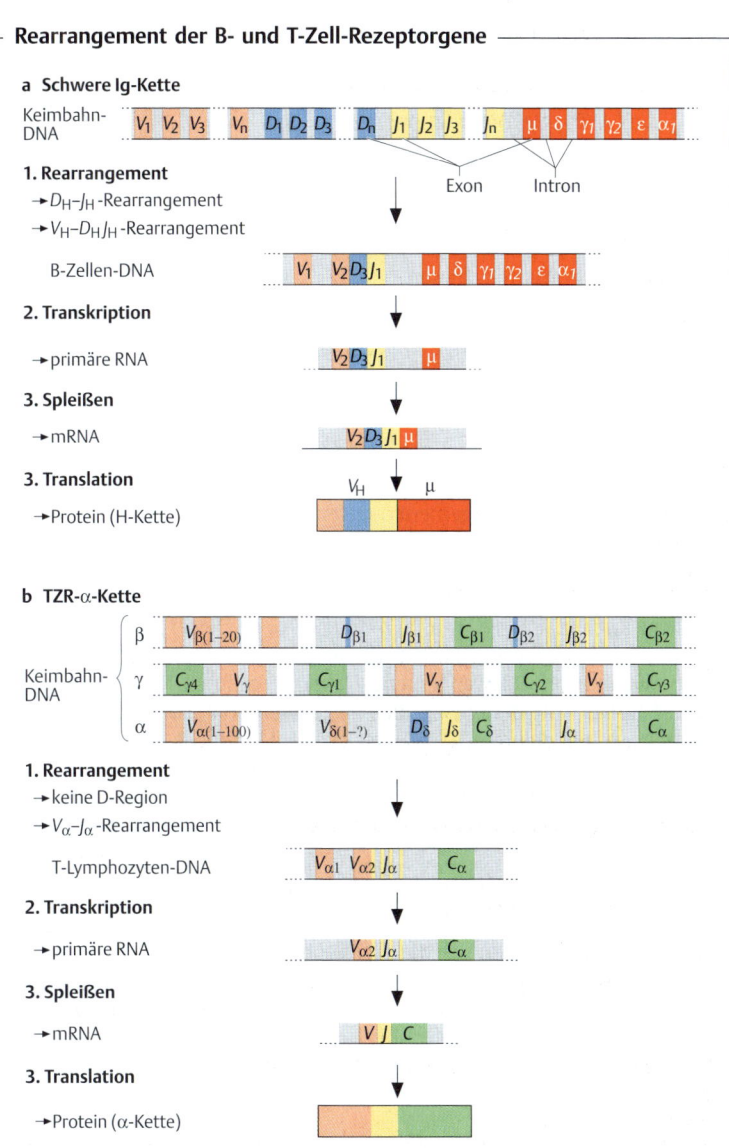

Die Immunglobulindiversität wird also ermöglicht durch:

- multiple V-Gen-Segmente in der Keimbahn,
- V-J- und V-D-J-Rekombinationen,
- Zusammenbau der leichten und schweren Ketten,
- Ungenauigkeiten bei der Rekombination und Einfügung von zusätzlichen Nukleotiden (N-Zusätze),
- somatische Punktmutationen.

Theoretisch ergibt das mehr als 10^{12} Möglichkeiten; das biologisch einsetzbare und funktionell wichtige Repertoire umfasst aber wahrscheinlich nur etwa 10^4 verschiedene Spezifitäten.

Die verschiedenen Immunglobulinklassen

Switch. Nach dem Rearrangement der Gen-Segmente liegt das rekombinierte VDJ-Gen zusammen mit den konsekutiv folgenden Bereichen für Cμ, Cδ, Cγ, Cε, Cα auf dem für die H-Kette zuständigen Chromosom. So beginnt, noch ohne Antigenstimulus, die Synthese von IgM (nur VDJ- und Cμ-Gen-Bereich wird transkribiert) und IgD (aus VDJ- und Cδ-Gen). Dieser Syntheseweg stellt aber nur einen Übergang dar. Durch die Antigenstimulation kommt es zu einem zweiten Gen-Rearrangement. Dabei wird durch Rekombination das VDJ-Gen in die Nähe der Cγ, Cα oder Cε gebracht. Die dazwischen liegenden Regionen werden deletiert. Die Zellen bilden dann nicht mehr H-Ketten der Klassen IgM oder IgD, sondern sind auf IgG oder IgA oder IgE festgelegt. Dabei entstehen die bereits genannten Immunglobulinklassen (Tab. 2.**2**). Diesen Klassen-Wechsel bei absolut gleichbleibender Spezifität nennt man „switch".

Variabilitätstypen. Variationen, die auf unterschiedlichen schweren oder leichten Ketten beruhen, führen zu unterschiedlichen Klassen bzw. Spezifitäten der Immunglobuline. Diese Variation nennt man **Isotypen**. Auch innerhalb einer Spezies können sich die Individuen unterscheiden. In den konstanten Teilen der Immunglobuline kommen solche genetisch verankerten, nach den Mendel-Gesetzen vererbte Unterschiede vor, genannt **Allotypen**. Demgegenüber führen Unterschiede innerhalb der variablen Teile zur Bildung von Determinanten, die man als **Idiotypen** bezeichnet. Sie bestimmen die Spezifität der Antigenbindungsstelle und sind gewöhnlich für individuelle B-Zell-Klone spezifisch.

Funktionen. Die verschiedenen Antikörperklassen sind auf unterschiedliche Funktionen spezialisiert. IgM und IgD sind in ihrer frühen, transmembranständigen Form die Rezeptoren der B-Zellen, wobei die Funktion von **IgD**

noch unklar ist. Die **IgM** werden bei der primären Immunantwort als erste produziert, und zwar als Pentamere; ihre Wirkung richtet sich vor allem gegen Mikroorganismen; sie können die Plazentaschranke nicht passieren. Die **IgG**, im Serum am reichlichsten vertreten, erreichen nach sekundärer Stimulation besonders hohe Titer. Sie treten durch die Plazenta und verleihen dem Neugeborenen einen passiven Schutz gegen jene Krankheitserreger, gegen die seine Mutter immun ist. Unter Umständen können solche Antikörper das Kind auch schädigen, nämlich dann, wenn sie gegen Epitope des Kindes gerichtet sind, gegen welche die Mutter immunologisch reagiert hat (klinisch wichtigstes Beispiel: Rhesusinkompatibilität). **IgA** treten in hoher Konzentra-

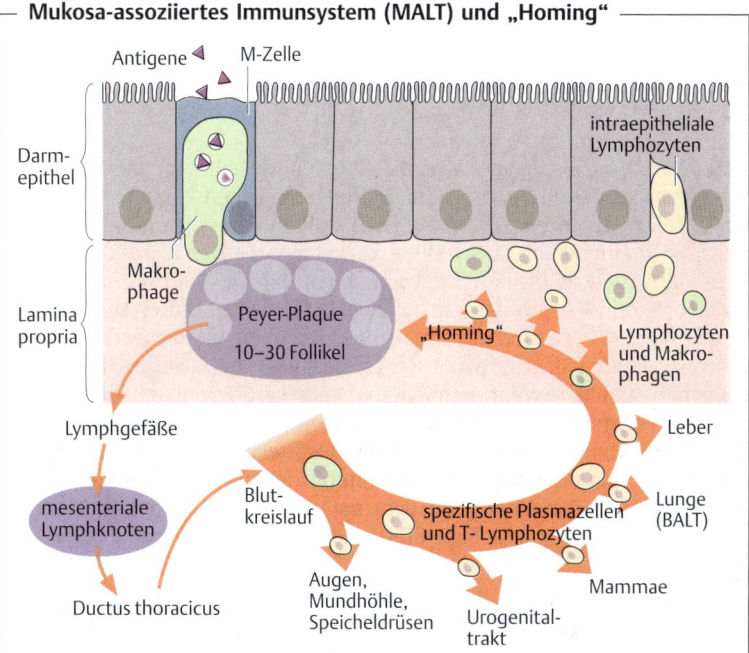

Mukosa-assoziiertes Immunsystem (MALT) und „Homing"

Abb. 2.**5** An Schleimhäuten auftretende Antigene werden durch spezialisierte APZ (M-Zellen in der Darmwand oder Lungenmakrophagen in der Lunge) aufgenommen und im Peyer-Plaque oder lokalen Lymphknoten präsentiert. Dies fördert wahrscheinlich die T-Zell-abhängige Aktivierung von IgA-produzierenden B-Zellen. Diese B-Zellen werden über spezielle Adhäsionsmoleküle und wegen lokalen Antigendepots präferenziell in die ursprünglich befallene Mukosaregion rekrutiert („Homing"), wodurch eine Art geographische Spezifität der Abwehr entsteht.

2

tion im Intestinaltrakt und in den Sekreten auf (Speichel, Darminhalt, Bronchial- und Nasensekret, Milch), wo sie strategisch günstig gelegen sind, um Infektionserreger, aber auch vor allem Kommensale gleich an der Eintrittspforte abzufangen (Abb. 2.**5**). Die **IgE**-Antikörper binden an basophile Granulozyten und Mastzellen mittels hoch-affinen Fcε-Rezeptoren. Gerät Antigen an eine mit den entsprechenden IgE beladene Mastzelle, kommt es zur Degranulierung der Zelle unter Freisetzung hochaktiver biogener Amine (Histamin, Kinine). IgE werden in größerer Menge bei Befall durch Darm-, Lungen- und Haut-Parasiten gebildet und spielen bei deren Abwehr eine wichtige schützende Rolle.

2.2.2 Das System der T-Zellen

T-Zell-Rezeptoren (TZR) und akzessorische Moleküle

Die T-Zellen tragen, genau wie die B-Zellen, Rezeptoren, die spezifische Bindungen mit sterisch passenden Epitopen eingehen können. Die Vielfalt der **T-Zell-Rezeptoren** entsteht ebenfalls durch Rearrangement von V-, D- und J-Segmenten (Abb. 2.**4b**). Diese Rezeptoren werden allerdings niemals sezerniert, sondern bleiben immer membranständig.

Jeder T-Zell-Rezeptor besteht aus **zwei transmembranären Ketten**, α und β bzw. γ und δ. Diese sind nicht zu verwechseln mit entsprechend benannten schweren Ketten der Ig. Beide Ketten bestehen aus zwei extrazellulären Domänen mit einem transmembranären Verankerungsteil und kurzen intrazellulären Fortsätzen. Wie bei Ig sind die endständigen Domänen variabel (Vα, Vβ) und bilden gemeinsam die Bindungsstelle (s. Abb. 2.9, S. 70). Diese Rezeptoren sind mit ihren sog. Corezeptoren, anderen Polypeptiden auf der T-Zelloberfläche, assoziiert: mit dem mehrkettigen **CD3-Komplex** und, je nach Differenzierung, mit dem **CD4-** und dem **CD8-Molekül**. CD steht für „cluster of differentiation" oder „cluster determinant". Es handelt sich um Differenzierungsantigene, die durch Gruppen (Cluster) von monoklonalen Antikörpern definiert worden sind. (Eine Zusammenfassung der wichtigsten CD-Antigene gibt Tab. 2.**13**, S. 143f).

T-Zell-Spezifität und Haupthistokompatibilitäts-Genkomplex

T-Zell-Rezeptoren sind nicht imstande, freie Antigene zu erkennen. Ein T-Zell-Rezeptor erkennt „sein" Epitop nur, wenn das Antigen von präsentierenden Zellen in kürzere Peptidfragmente gespalten und diese dem Rezeptor anschließend, eingebettet in einer spezifisch gestalteten molekularen Rinne, vorgeführt werden (sog. **T-Zell-Restriktion oder MHC-Restriktion**). Diese Rinne befindet sich im **MHC-Molekül** („major histocompatibility complex-" oder Hauptistokompatibilitäts-Molekül). Der Hauptkompatibilitäts-Genkomplex (MHC) kodiert für die starken Histokompatibilitäts- oder Transplantationsantigene (beim Menschen spricht man auch von HLA-Molekülen, „human leucocyte antigen"; Abb. 2.**6**).

Der Name „MHC-Moleküle" stammt von der ursprünglich entdeckten Funktion als Zelloberflächenstrukturen, die immunologische Zell- und Gewebeabstoßung bei Transfusionen oder Transplantationen verursachen. Die eigentliche Funktion als Präsentiermoleküle von Peptiden wurde erst in den 70er-Jahren entdeckt: Damals erkannte man beim Testen von Virus-spezifischen zytotoxischen T-Zellen, dass immune T-Zellen infizierte Zellen meistens nur zerstören können, wenn beide vom gleichen Patienten oder von MHC-identischen Mäusen stammen. Der T-Zell-Rezeptor erkennt also außer den seiner Spezifität entsprechenden Aminosäuren des präsentierten Peptids auch bestimmte Strukturen des MHC-Moleküls. Über die Corezeptoren CD4 und CD8 wird der Kontakt zwischen APC und T-Zelle stabilisiert.

MHC-Klassen. Im MHC codierte Moleküle teilt man in 3 Gruppen ein, die sich durch die Verteilung auf den Körperzellen und durch die Zellen, mit den sie interagieren, unterscheiden:

◾ **MHC-Klasse-I-Moleküle.** Sie bestehen aus einer schweren α-Kette mit 3 Ig-artigen polymorphen Domänen (100–1000 Allele, wobei die α1- und α2-Domänen viel polymorpher sind als α3) und einem nicht membranständigen, löslichen, eindomänigen β-2-Mikroglobulin (β_2M, nur wenige

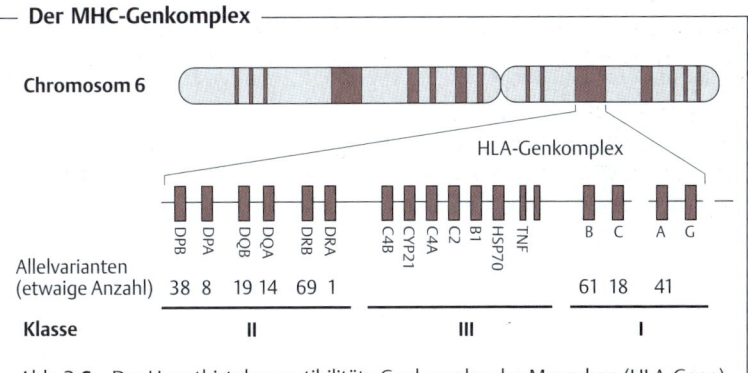

Der MHC-Genkomplex

Chromosom 6

HLA-Genkomplex

	DPB	DPA	DQB	DQA	DRB	DRA	C4B	CYP21	C4A	C2	B1	HSP70	TNF	B	C	A	G
Allelvarianten (etwaige Anzahl)	38	8	19	14	69	1								61	18	41	
Klasse			II						III						I		

Abb. 2.**6** Der Haupthistokompatibilitäts-Genkomplex des Menschen (HLA-Gene) befindet sich auf Chromosom 6. Man unterscheidet 3 Klassen von MHC-Molekülen.

2

Proteinstruktur von MHC-Klasse-I-Molekülen

Abb. 2.7 **a** Seitenansicht, **b** Aufsicht. Violett eingezeichnet ist das präsentierte Peptid. α_1, α_2 und α_3 sind die 3 Domänen der schweren Kette. Das β_2-Mikroglobulin (β_2M) fungiert als leichte Kette, ist jedoch nicht kovalent mit der schweren Kette verbunden.

Allele). Die α-Kette bildet eine Grube für die Präsentation von Antigenpeptiden (Abb. 2.7). Die menschlichen HLA-A, -B, -C-Moleküle werden auf allen Zellen in unterschiedlicher Dichte exprimiert (relative Dichte auf Fibroblasten und Leberzellen 1 ×, Lymphknoten 100 ×, Neuronen 0,1 ×). Vor allem auf lymphohämopoietischen Zellen kommen zusätzlich wenig polymorphe, sog. nicht-klassische Klasse-I-Antigene mit Differenzierungsfunktion vor.

■ **MHC-Klasse-II-Moleküle.** Zwei unterschiedliche, polymorphe, 2-domänige Transmembranketten (wobei α_1 sehr, β_1 mäßig, α_2 und β_2 wenig polymorph sind), die zusammen die Antigenpräsentiergrube bilden. Sie kommen vor allem auf *lymphohämatopoietischen Zellen*, auf *Antigenpräsentierzellen (APZ)*, *Makrophagen* usw. vor (s. Abb. 2.**9a**, S. 70), können aber beim Menschen (nicht jedoch bei der Maus!) auch auf epithelialen, neuroendokrinen und T-Zellen gefunden werden. Die Produkte der 3 menschlichen HLA-DP-, -DQ-, -DR-Genregionen können sich auch aus zwei Loci kombinieren. Dies gibt zusätzliche Vielfalt für die Peptidpräsentation.

■ **MHC-Klasse-III-Moleküle.** Dabei handelt es sich um keine eigentlichen MHC-Antigene, sie werden aber im MHC codiert : Komplement(C)-Komponenten C4, C2, Interleukine (IL, TNF), das Hitzeschockprotein 70 (HSP70) und andere Produkte, die für die Peptidpräsentation wichtig sind.

Funktion der MHC-Moleküle. MHC-Klasse-I und -II sind vor allem Präsentationsmoleküle (Abb. 2.**7** – 2.**9**). Diesen beiden Klassen von MHC-Molekülen sind zwei unterschiedliche Hauptaufgaben zugeordnet:
— **Zellinterne Antigene**, die in Proteasomen zu Peptiden gespalten worden sind, werden i.d.R. über den endogenen Weg der Antigenprozessierung mit MHC-Klasse-I-Molekülen assoziiert (Abb. 2.**8** links).
— **Exogen aufgenommene Antigene** werden in Phagolysosomen zu Peptiden verarbeitet und i.d.R. in MHC-Klasse-II-Molekülen wieder auf der Zelloberfläche präsentiert (Abb. 2.**8** rechts). Dabei wird im Phagolysosom das Fragment der sog. invarianten Kette (CLIP, class-II-inhibiting protein) durch ein Antigenfragment ersetzt. CLIP blockiert normalerweise die Peptidbindungsstelle des MHC-Klasse-II-Dimers, damit sie nicht durch andere zellinterne Peptide besetzt wird.

In die an den Enden geschlossene Präsentationsgrube von MHC-Klasse-I-Molekülen passen Peptide mit einer Länge von etwa 8 – 10 (meistens 9) Aminosäuren, in die an den Enden offene Grube von MHC-Klasse-II 9 – 15 (meistens 10 – 12) Aminosäuren.

T-Zellen können nur die Kombinationen MHC-Klasse-I plus endogenes lineares Peptid (z. B. virales Peptid) oder MHC-Klasse-II plus exogenes lineares Peptid (z. B. bakterielles Toxinpeptid) erkennen (Tab. 2.**3**). Im Gegensatz zu Antikörpern, die nichtlineare, komplexe dreidimensionale Strukturen erkennen, ist die Erkennung durch T-Zellen deshalb *strikt auf Zelloberflächenveränderungen beschränkt.*

T-Zell-Spezifität. Die T-Zell-Erkennung umfasst also zwei Arten von Spezifitäten: Erstens binden **MHC-Präsentationsmoleküle** Peptide mit einer gewissen Spezifität, die durch die Form der Grube und die vorgegebenen Ankerpositionen der Peptide bestimmt ist. Zweitens wird diese MHC-Peptid-Kombination von **spezifischen T-Zell-Rezeptoren** (TZR) erkannt, wofür eine minimale Bindungsstärke notwendig ist. Deshalb sind mit dem HLA-Komplex assoziierte Krankheiten vor allem durch die Qualität der Peptidpräsentation, aber auch durch das TZR-Repertoire bestimmt.

Die Struktur der MHC-Rinne bewirkt eine Vorselektion jener Peptide, die überhaupt als T-Zell-Epitope präsentiert und deshalb erkannt werden können. Somit funktionieren nicht bei allen Individuen die gleichen Peptide als T-Zell-Epitope. Trotzdem gibt es häufig erkannte Peptid-MHC-Kombinationen: So besitzen bei uns etwa 50 % der Bevölkerung das HLA-A2-Antigen, z. T. aber in Untervarianten.

Präsentation endogener und exogener Antigene

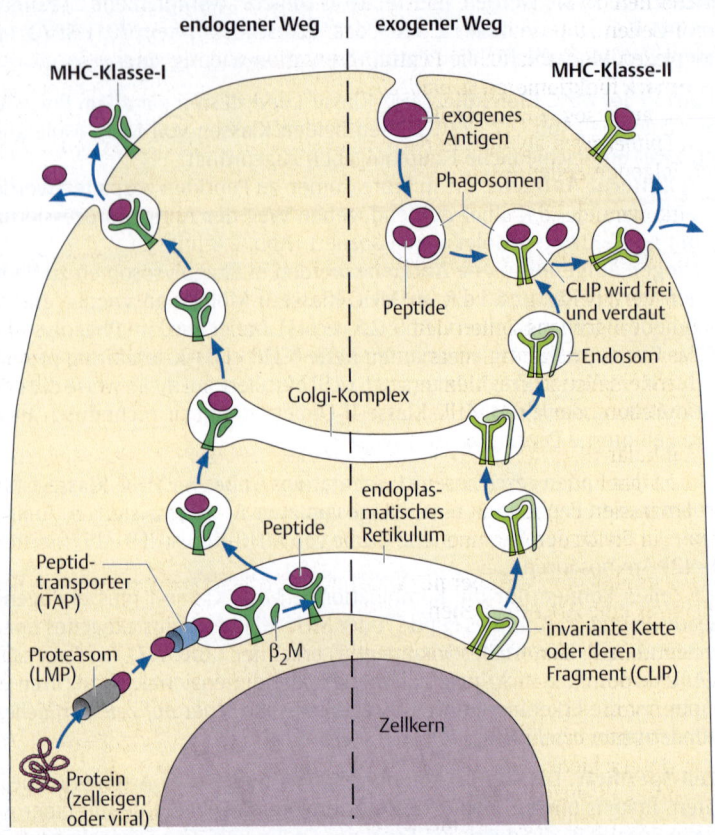

Abb. 2.**8 In der Zelle synthetisierte, endogene Antigenpeptide** (links) werden im endoplasmatischen Retikulum an MHC-Klasse-I-Moleküle gebunden und mit β₂M in der Grube fixiert und auf der Zelloberfläche präsentiert. **Exogen aufgenommene Antigene** (rechts) werden zunächst in Phagosomen zu Peptiden gespalten. Das Phagosom verschmilzt mit einem Endosom, das MHC-Klasse-II-Moleküle enthält, deren Bindungsstelle bis dahin durch ein sog. CLIP-Fragment geschützt ist. Die beiden Präsentationswege sind nicht absolut, aber faktisch strikt getrennt.

Antigenpräsentierende Zellen (APZ). APZ sind Zellen des lymphohämatopoietischen Systems, die Peptide auf MHC-Klasse-II-Moleküle laden und den T-Zellen so präsentieren, dass diese zur Antwort angeregt werden. Die komplexen Mechanismen sind zum Teil noch unklar. Im **Thymus und Knochenmark** funktionieren *Stromazellen* (d. h. Bindegewebszellen, dendritische Zellen, auch sog. Ammenzellen [nurse cells]), im Thymus wahrscheinlich auch *Epithelzellen* als APZ. In den **peripheren sekundären Lymphorganen** sind folgende Zellen APZ:

■ zirkulierende Monozyten;

■ im Gewebe sessile Makrophagen, Astrozyten im Zentralnervensystem;

■ wanderungsfähige dendritische Zellen aus dem Knochenmark: Sie kommen als Langerhans-Zellen der Haut vor, als „veiled cells" (Schleierzellen) während des Antigentransfers in den afferenten Lymphgefäßen, als interdigitierende Zellen in der Milz und im Lymphknoten, als interstitielle dendritische Zellen oder als M-Zellen des MALT;

■ follikulär-dendritische Zellen (FDC) in den Keimzentren der sekundären Lymphorgane, die wahrscheinlich nicht aus dem Knochenmark herstammen; sie prozessieren Antigene nicht, sondern binden Antigen-Antikörper-Komplexe via Fc-Rezeptoren und Komplement(C3)-Rezeptoren;

■ B-Lymphozyten, die aber nur während der T-B-Kooperation den T-Helferzellen als eine Art APZ dienen.

Konsequenzen der MHC-Vielfalt. Weil jedes Individuum (außer eineiige Zwillinge oder Inzuchtmäuse desselben Stammes) sich bezüglich der Kombination von polymorphen MHC-Antigenen und zelleigenen Peptiden vom anderen unterscheidet, ergeben sich von Individuum zu Individuum erhebliche Unterschiede. Die hochvariablen, als Präsentierstruktur für die T-Zell-Erkennung essenziellen MHC-Moleküle sind das Ziel der T-Zellen eines Empfängers von Zell- und Organtransplantaten (**Transplantatabstoßung**). Die „Transplantationsantigene" tragen also eigentlich einen falschen Namen, weil ihre wirkliche Funktion erst nachträglich entdeckt worden ist. Im Normalfall werden Antigene von den T-Zellen nur in Assoziation mit MHC-kodierten Eigenstrukturen erkannt. Die Transplantaterkennung, bei der offensichtlich das Produkt Fremdantigen plus körpereigenes MHC-Molekül imitiert wird, stellt also eine gewisse Ausnahme dar. Sie reflektiert wahrscheinlich Kreuzreaktivitäten der T-Zell-Rezeptoren zwischen den wirtseigenen MHC-Antigenen plus Peptid einerseits und den fremden Transplantationsantigenen plus fremden Peptiden andererseits (z. B. kreuzreagiert der T-Zell-Rezeptor für HLA-A2 Peptid X mit HLA-A13 Peptid Y) und ist damit eine Konsequenz der enormen MHC-Vielfalt jedes Organismus.

Reifung der T-Zellen: positive und negative Selektion

Die Reifung der T-Zellen findet hauptsächlich im **Thymus** statt; sie ist schematisch in Abb. 2.**2** (S. 52) dargestellt. Da die MHC-kodierten Präsentiermoleküle sehr polymorph sind und auch mutieren, kann das **TZR-Repertoire nicht vorbestimmt** sein. Zur optimalen und effizienten Gestaltung des T-Zell-Repertoires müssen T-Zellen vielmehr einerseits **positiv selektioniert** werden, damit sie präferenziell die eigenen präsentierenden Transplantationsantigene plus Peptide erkennen; andererseits müssen die gegen Selbst-MHC plus Selbstpeptid reagierenden T-Zellen **negativ selektioniert**, d. h. deletiert werden. Die vom Zufall gesteuerten Vorgänge, welche zur Umlagerung des T-Zell-Rezeptors führen, erzeugen in der Mehrzahl der Fälle unbrauchbare $\alpha\beta$- oder $\gamma\delta$-Rezeptor-Kombinationen. Bevorzugt am Leben erhalten und vermehrt werden T-Zellen mit Rezeptoren, welche die aus dem riesigen Polymorphismus im Individuum gewählten und exprimierten Formen der MHC-Moleküle gut wahrnehmen (positive Selektion). Von diesen T-Zellen werden allerdings jene deletiert, die Selbstpeptide zusammen mit eigenen Transplantationsmolekülen mit hoher Affinität erkennen (negative Selektion). Die Vorgänge der positiven Selektion wurden mit Versuchsmäusen ohne Thymus (und deshalb ohne T-Zellen) anhand von MHC-Klasse-I-Molekülen a und b gezeigt. Die Implantation eines Thymus mit MHC-Klasse-I^a (ohne b) ließ in diesen MHC-Klasse I^b Mäusen (ohne a) T-Zellen reifen, die nur MHC-Klasse-I^a plus Peptide, nicht aber MHC-Klasse-I^b plus andere Peptide erkennen konnten. Neuere Experimente zeigen aber, dass nicht die Thymusepithelzellen (oder nicht nur), sondern vielmehr im Knochenmark gebildete Zellen die Selektion bestimmen. Positive Selektion geschieht generell über niedrige Bindungsstärke, und negative Selektion eliminiert die höchsten Affinitäten, nämlich die gegen selbstreagierende T-Zellen. Auf diese Weise bleiben nur T-Zellen mit mittleren Bindungsstärken übrig. Diese reagieren dann gegen Fremdpeptide, die in Selbst-MHC-Molekülen präsentiert werden. Neben einer enormen Proliferation von unreifen Thymozyten gehen jedenfalls ständig große Zahlen von Thymozyten unter (Apoptose, Zusammenfassung in Abb. 2.**17**, S. 94). Allgemein gilt, dass Reifung und Überleben von Lymphozyten auf ständige, repetitive Signalisierung via Transmembranmoleküle angewiesen sind; ein Aufhören dieser Signale bedeutet meistens den Zelltod.

T-Zell-Subpopulationen

2

Um das präsentierte Antigen zu erkennen, benötigt die T-Zelle außer dem spezifischen Rezeptor ein Molekül zur Erkennung des passenden MHC, nämlich entweder CD4 oder CD8. Aufgrund dieses Oberflächenmoleküls teilt man die T-Tellen in unterschiedliche Subpopulationen ein:

CD4$^+$-T-Zellen. Sie erkennen nur MHC-II-assoziierte Antigene und werden, wegen ihrer wichtigen Funktion bei der **T-B-Kooperation** (Abb. 2.**9a**) auch **T-Helferzellen** genannt. Dieser Name ist nicht falsch, gibt aber nur einen Teil der vielen Funktionen dieser T-Zellen an. CD4$^+$-Zellen produzieren selber oder induzieren die *Produktion von Interleukinen,* dadurch aktivieren sie Makrophagen und haben regulierende Wirkung auf andere Lymphozyten (s. S. 80 f). Sie sind *in vivo* aber *nicht zellzerstörend,* auch wenn dies zum Teil *in vitro* gezeigt werden konnte.

CD8$^+$-T-Zellen. Mit dem CD8$^+$-Molekül werden nur MHC-I-assoziierte Antigene erkannt. Diese Zellen werden **zytotoxische T-Zellen** genannt, weil sie histokompatible, virusinfizierte oder anders veränderte Zielzellen sowie allogeneische Zellen in vitro, aber auch in vivo *zerstören* können (Abb. 2.**9b**). Zur lytischen Effektorfunktion sind kostimulatorische Moleküle nicht nötig. Auch dieser Name gibt die Funktionen der CD8$^+$-T-Zellen nur teilweise wieder, denn sie üben über *Interleukinfreisetzung* und Induktion auch viele andere *nichtlytische Funktionen* aus. Der Name Suppressor-T-Zellen oder CD8$^+$-Suppressor-T-Zellen sollte nicht verwendet werden, weil er irreführend ist. Ursprünglich wurde er als Gegenstück zu den oben erwähnten T-Helferzellen geprägt. Die suppressive Wirkung von CD8$^+$-T-Zellen ist aber nur in ganz wenigen Beispielen glaubhaft dokumentiert worden. Sie geschieht direkt durch Elimination der APZ (d.h. durch Änderung der Antigen-Kinetik) oder wird indirekt über Interleukin-Effekte (siehe Abb. 2.**14**, S. 82) vermittelt. Der Name Suppressor-T-Zelle täuscht deshalb eine regulatorische Funktion vor, die eigentlich kaum existiert. Allgemein ist eine neutrale Bezeichnung wie CD4$^+$-T-Zellen oder CD8$^+$-T-Zellen deshalb vorzuziehen. Während die zytotoxischen Effektorzellen in Milz und Lymphknoten ein heterodimeres (α+β Kette) CD8$^+$- Molekül besitzen, existieren in der Darmwand α-homodimere CD8$^+$-T- Zellen, deren Funktion noch unklar ist.

$\gamma\delta$-T-Zellen. Der $\gamma\delta$-T-Zell-Rezeptor ist wie das homologe $\alpha\beta$-Heterodimer mit dem **CD3-Komplex** auf der Zelloberfläche assoziiert. Auch die Organisation der Gene für die γ- und δ-Ketten ähnelt derjenigen der α- und β-Ketten. Es gibt jedoch einige wichtige Unterschiede. Der Genkomplex, der für die δ-Ketten kodiert, befindet sich vollständig innerhalb des Genkomplexes für die α-Kette der T-Zell-Rezeptoren zwischen den V- und J-Gensegmenten. Deshalb deletiert jede Neuordnung der α-Kettengene die Gene für die δ-Ketten.

2

Interaktionen bei der Antigenerkennung durch T-Zellen

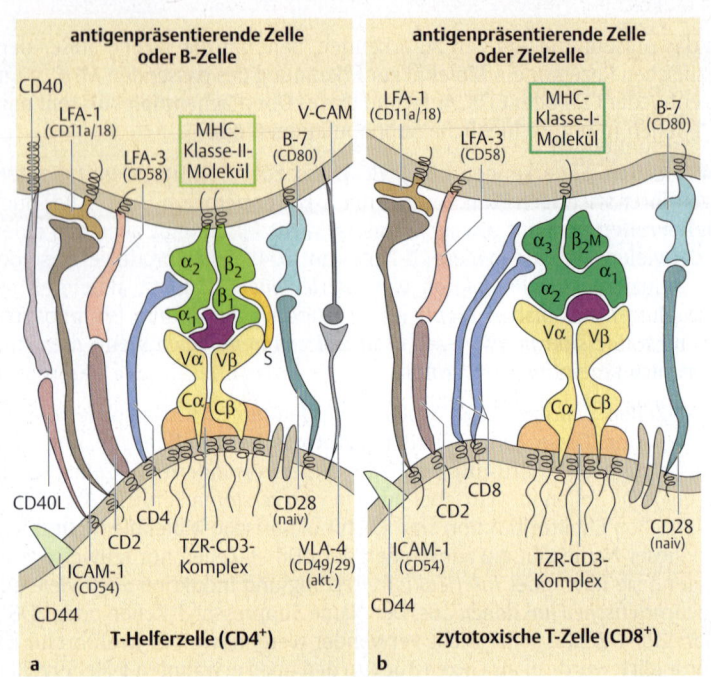

Abb. 2.**9** **a** Die Interaktion zwischen APZ oder B-Zellen und CD4⁺-T-Zellen (T-Helferzellen) erfolgt über MHC-Klasse-II-Moleküle (Heterodimer). **b** Die Interaktion zwischen CD8-T-Zellen (zytotoxischen T-Zellen) und ihren Zielzellen erfolgt über MHC-Klasse-I-Moleküle. Das präsentierte Peptid ist jeweils violett dargestellt. S bezeichnet ein Superantigen, so genannt, weil es durch Bindung an konstante Teile der MHC- und TZR-Ketten viele verschiedene T-Helferzellen aktivieren kann (naiv: auf nicht aktivierten, akt.: auf aktivierten T-Zellen).

Für die γ- und δ-Gene gibt es viel weniger V-Regionen als für die α- und β-Ketten des T-Zell-Rezeptors. Allerdings gleicht die erhöhte Verbindungsvariabilität der δ-Ketten möglicherweise die geringere Zahl von V-Regionen aus; nahezu die gesamte Variabilität innerhalb des γδ-Rezeptors konzentriert sich also auf die Verbindungsregion (Tab 2.**4** S. 58). Die Aminosäuren, die dort kodiert werden, liegen im Zentrum der vermuteten Bindungsstelle.

T-Zellen mit γδ-Rezeptoren erkennen bestimmte *Klasse-I-artige Genprodukte plus Phospholipide und Phosphoglykolipide*. In peripheren Lymphgeweben exprimieren nur wenige T-Zellen den $\gamma\delta$- und CD3-Corezeptor. In der Mukosa und Submukosa besitzen viele T-Zellen $\gamma\delta$-Rezeptoren.

$\gamma\delta$-T-Zellen exprimieren weder CD4$^+$ noch CD8$^+$ oder nur zwei α-Ketten, aber keine β-Kette des CD8$^+$-Moleküls. Obwohl man vermutet, dass die $\gamma\delta$-T-Zellen für frühe, wenig spezifische Abwehr der Haut und in den Schleimhäuten verantwortlich sein könnten, sind ihre Spezifitäten und Effektorfunktionen noch weitgehend unklar.

2

2.3   Mechanismen und Typen von Immunantworten

■ Die Effektorfunktionen des Immunsystems umfassen einerseits Antikörper und komplementabhängige Mechanismen in Körperflüssigkeiten und auf Schleimhäuten und andererseits gewebegebundene T-Zell- und Monozyten/Makrophagen-abhängige Effektormechanismen. B-Zellen sind durch eine bestimmte Antigenspezifität gekennzeichnet. Nach Stimulation durch das Antigen kommt es zur Proliferation und Differenzierung der spezifischen B-Zelle zur Plasmazelle, die ihren Antikörper auch in die Umgebung sezerniert. Die B-Zell-Antwort ist abhängig von der Menge und Art des gebundenen Antigens. Die Anregung von IgM-Antworten gegen Antigene, zusammen mit Lipopolysacchariden oder gegen hochorganisierte, kristallähnliche, repetitiv angeordnete identische Determinanten über eine direkte Kreuzvernetzung der B-Zell-Rezeptoren ist sehr effizient; sie ist T-Hilfe-unabhängig. Im Gegensatz dazu ist die Antikörperantwort gegen monomere oder oligomere Antigene wenig effizient und strikt T-Hilfe-abhängig. Dies gilt sowohl für Fremd- als auch für Eigenantigene.

Einige T-Zell-Antworten werden durch freigesetzte lösliche Mediatoren (Zytokine) ausgeführt, die über die Grenzen von einzelnen Zell-Zell-Kontakten hinaus auf viele umliegende Zellen wirken können. Andere T-Zell-Effektormechanismen werden präzise über Zell-Zell-Kontakte vermittelt, z. B. die perforinabhängige Zell-Lyse oder die Induktion von Signalen, die die B-Zell-Differenzierung oder den Ig-Klassenwechsel einleiten. ■

2.3.1   B-Zellen

B-Zell-Epitope und B-Zell-Vermehrung

Die 1959 von Burnet aufgestellte **klonale Selektionstheorie** besagt, dass jeder B-Zell-Klon durch eine bestimmte Antigenspezifität gekennzeichnet ist, d. h. einen bestimmten Antigenrezeptor trägt. Ist also einmal in einer B-Zelle

2

die Neuordnung der Ig-Gene erfolgt, wird das entsprechende Protein als Oberflächenrezeptor exprimiert und gleichzeitig eine weitere Umordnung unterbunden. Auf einer Zelle wird somit immer nur eine ABS oder **eine Spezifität** (also eine V_H plus V_L[entweder κ oder λ]) ausgedrückt, abstammend von einem Allel; dieses Phänomen heißt **allelische Exklusion**. Da sich der Körper während seines Lebens mit einer Vielzahl von verschiedenen Antigenen auseinanderzusetzen hat, müssen ständig dementsprechend große Anzahlen verschiedener Rezeptoren, und damit auch verschiedener B-Zellen entstehen. Kommt ein bestimmtes Antigen in den Organismus, bindet es an B-Zellen mit Rezeptorspezifität für dieses Antigen. Das Antigen trifft gewissermaßen unter den B-Zellen eine Wahl (Selektion), indem es an die entsprechenden Zellen gut bindet. Solange die B-Zellen nicht proliferieren, bleibt jedoch jede Spezifität auf wenige Zellen beschränkt. Um eine nachweisbare Wirkung entfalten zu können, müssen B-Zellen mit entsprechender Spezifität nach Antigenkontakt **klonal** gewaltig expandieren. Dies führt nach einigen Teilungsschritten in die Differenzierung der B-Zelle zu **Plasmazellen**, die den spezifischen Rezeptor nun als Antikörper in die Umgebung entlassen. Die Stimulation der B-Zellen erfolgt, je nach Struktur und Menge des gebundenen Antigens, mit oder ohne T-Hilfe.

Antigene. Man unterscheidet einerseits Antigene, die B-Zellen unabhängig von jeglicher T-Zell-Hilfe zur Antikörpersekretion stimulieren, und solche, die hierfür zusätzliche Signale von T-Zellen benötigen:

■ **T-unabhängige Antigene vom Typ 1 (TI1).** Parakristalline, zweidimensionale, identische, im Abstand von ca. 5 – 10 nm repetitiv zweidimensional angeordnete Epitope (z.B. auf Viren, Bakterien und Parasiten) oder Antigene zusammen mit Lipopolysacchariden (LPS). Aufgrund der Anordnung können mehrere Antigenrezeptoren binden, was eine optimale Kreuzvernetzung der Ig-Rezeptoren verursacht und/oder eine suboptimale Kreuzvernetzung mit einem Aktivierungssignal via LPS komplementiert; beides induziert B-Zellen ohne T-Hilfe.

■ **T-unabhängige Antigene vom Typ 2 (TI2).** Sie sind weniger streng geordnet, meist flexibel oder mobil (z.B. auf Zelloberflächen). Sie vernetzen Ig-Rezeptoren z. T. auch, aber in geringerem Maße als TI1. Sie benötigen wenig und nicht direkt assoziierte T-Hilfe für eine B-Zell-Antwort (z.B. Hapten-Ficoll-Antigene oder virale Glykoproteine auf infizierten Zelloberflächen).

■ **T-Hilfe-abhängige Antigene.** Monomere und oligomere (meist lösliche) Antigene, die keine Kreuzvernetzung von Ig verursachen, können eine B-Zell-Proliferation alleine nicht induzieren. Zur B-Zell-Aktivierung ist in diesem Fall noch ein Zusatzsignal notwendig, das via Kontakt von T-Zellen vermittelt wird (s. auch B-Zell-Toleranz, S. 98ff).

Die Rezeptoren auf den B-Zellen und die frei im Serum vorkommenden Antikörper erkennen in der Regel Epitope, die sich auf der Oberfläche des nativen Antigens befinden. Wenn es sich um Proteine handelt, sind Abschnitte von Polypeptidketten beteiligt, die im denaturierten, gestreckten Zustand der Ketten weit voneinander entfernt liegen. Erst durch die Faltung des Antigens in seiner nativen Konfiguration bildet sich ein **konformationelles** oder **strukturelles Epitop**. Im Inneren des Antigens versteckte, durch zusammenhängende Abschnitte einer Polypeptidkette gebildete Epitope, sog. **sequenzielle** oder **lineare Epitope**, sind für B-Zellen und Antikörper meist unzugänglich, solange das Antigenmolekül oder das infektiöse Agens in nativer Konfiguration bleibt; deshalb sind diese kaum von schützender, biologischer Bedeutung. Die Rolle der linearen Epitope wird weiter unten bei der T-Zell-vermittelten Immunität behandelt. B-Zellen erkennen auch häufig Zuckermoleküle spezifisch anhand ihrer Verknüpfungen auf der Oberfläche von infektiösen Keimen. T-Zellen können Zuckermoleküle wahrscheinlich nicht erkennen. **Proliferation der B-Zellen.** Wie oben erwähnt, genügt im Allgemeinen der Kontakt eines oder weniger B-Zell-Rezeptoren mit dem passenden Epitop nicht, um die Proliferation der B-Zellen auszulösen. Dazu ist entweder eine starke Kreuzvernetzung von Antigen und Rezeptoren oder aber eine Beteiligung weiterer T-Zell-vermittelter Signale nötig.

Bei der Neuanordnung von genetischem Material und der Proliferation – Vorgängen, die ständig millionenfach stattfinden – können gelegentlich Fehler passieren; zusätzlich können Onkogene aktiviert werden. Auf diese Weise können **B-Zell-Lymphome** und **B-Zell-Leukämien** entstehen. Da der Fehler in einer einzigen Zelle passiert, sind solche Tumoren *monoklonal*. Die unkontrollierte Proliferation differenzierter B-Zellen, der Plasmazellen, führt zu **monoklonalen Plasmazelltumoren**, multiples Myelom oder Plasmozytom genannt. Manchmal werden von Myelomen die leichten Ketten des monoklonalen Immunoglobulins im Überschuss gebildet und sind im Urin als **Bence-Jones-Protein** nachweisbar. Bence-Jones-Proteine waren die ersten einer chemischen Analyse zugänglichen Bestandteile von Immunglobulinen und lieferten wichtige Aufschlüsse über deren Aufbau.

Monoklonale Antikörper

Im Verlauf einer normalen Immunantwort reagieren und proliferieren in der Regel mehrere Klone von Zellen, die zu verschiedenen Epitopen eines Antigens unterschiedlich gut passende ABS tragen. Eine solche Immunantwort ist also **polyklonal**. Man kann aus einer polyklonalen Immunantwort experimentell eine einzelne Zelle isolieren und durch Fusion mit einer „unsterblichen", proliferationsfähigen Myelomzelle ein **Hybridom** erzeugen, welches nun das Immunglobulin der ursprünglichen Zelle in beliebiger Menge und in chemisch einheitlicher Form produziert. Auf diese Weise stellt man **monoklonale Antikörper** her (Abb. 2.**10**). Sie sind wichtige Werkzeuge in der experimentellen Immunologie, in der Diagnostik und für die Therapie. Viele monoklonale Antikörper werden zur Zeit noch in Mäuse- oder Ratten-zellen hergestellt und sind somit, bezogen auf den Menschen, xenogenetisch. Um die damit verbundenen Abstoßungsprobleme zu umgehen, versucht man entweder, Antikörper mit Hilfe menschlicher Zellen herzustellen (was immer noch sehr schwierig ist) oder murine Antikörper zu „humanisieren", indem man die variablen Domänen muriner Antikörper an konstante Domänen humaner Antikörper anhängt. Transgene Mäuse, deren Ig-Gene durch die humanen Gene ersetzt worden sind, ermöglichen es jetzt, komplett humane Antikörper via Hybridomtechnik zu generieren.

T-unabhängige B-Zell-Antworten

B-Zellen erkennen Antigene über den Ig-Rezeptor. Ist das Antigen ein Mono-mer oder Oligomer und liegt es in löslicher Form vor, werden B-Zellen nur induziert, wenn der oben beschriebene Prozess der T-B-Kooperation funktio-niert. Viele infektiöse Keime tragen auf ihrer Oberfläche **Antigene mit poly-klonalen Aktivierungseigenschaften** (z.B. LPS) und/oder kristallähnliche identische Determinanten, die sich oft in linearer (z.B. Flagellen) oder zwei-dimensionaler (z.B. Viren) *regelmäßiger Anordnung* im Abstand von 5 – 10 nm wiederholen. Diese parakristallin geordneten Antigene können B-Zellen über *maximale Kreuzvernetzung der Ig-Rezeptoren* zu einer Antwort anregen, ohne dass kontaktabhängige T-Hilfe nötig wäre. Diese B-Zell-Antworten sind meis-tens nur vom **IgM-Typ**, da ein Switch zu anderen Klassen ohne T-Hilfe ent-weder nicht möglich oder sehr ineffizient ist und nur für kurze Zeit erfolgt. Die IgM-Antwort ist relativ kurzlebig, kann aber trotzdem enorm effizient sein. Beispiele sind IgM-Antworten gegen viele virale Hüllenantigene, die auf den Antikörpern zugängliche neutralisierende („schützende") Determi-nanten tragen und gegen Oberflächenantigene von Bakterien (z.B. Lipopoly-saccharide) und Parasiten.

2.3.2 T-Zellen

T-Zell-Aktivierung

Es gibt zwei Klassen von T-Zellen, die T-Helferzellen (CD4$^+$) und die zyto-toxischen T-Zellen (CD8$^+$). Die T-Zell-Antworten in ihren Abhängigkeiten von Antigenlokalisation, Menge und Zeit sind in Tab. 2.**5** (S. 76) zusammen-gefasst. Die Stimulation der T-Zelle über TZR, über akzessorische Moleküle

Herstellung von monoklonalen Antikörpern

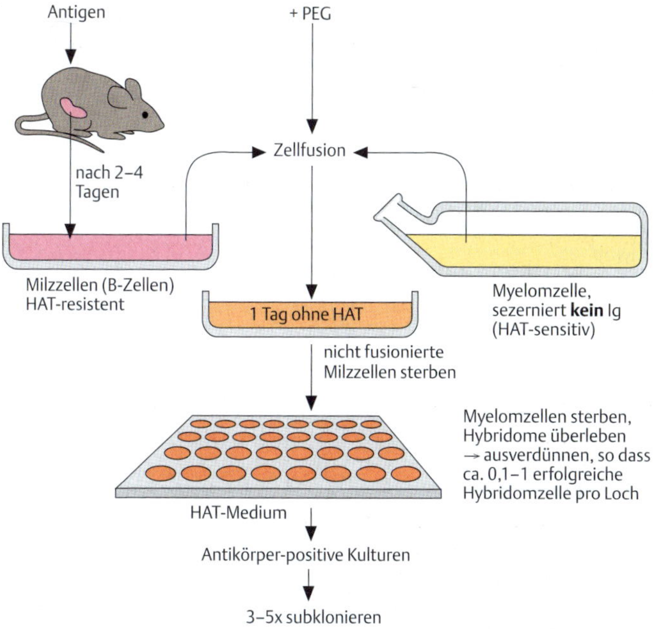

Abb. 2.**10** Die Herstellung monoklonaler Antikörper erfolgt mit Hilfe von Zelllinien, die durch Fusion eines B-Lymphozyten mit einer Myelomzelle erhalten wurden: Man immunisiert Mäuse mit dem Antigen und verabreicht 2 – 4 Tage vor der Fusion das Antigen nochmals intravenös. Die entnommenen Milzzellen werden mittels Polyethylenglykol (PEG) mit einer Myeloma-Zelllinie fusioniert. Nicht fusionierte Milzzellen sterben innerhalb eines Tages ab. Danach werden die Zellen in HAT-Medium (Hypoxanthin, Aminopterin und Thymidin) selektiert. Aminopterin blockiert einen wichtigen Stoffwechselweg, den Milzzellen jedoch mit Hilfe der Intermediärmetabolite Hypoxanthin und Thymidin über eine Nebenreaktion nachvollziehen können, die Myelomzellen dagegen aufgrund eines Stoffwechseldefekts nicht. Durch Fusion einer Milzzelle mit einer Myelomzelle wird letztere wieder HAT-resistent, so dass nach einigen Tagen in Kultur nur noch die erfolgreich fusionierten Zellen überleben. Nun wird die Zellkultur so weit verdünnt, dass sich in jedem Napf idealerweise nur noch ein Hybridom befindet. Jeder Ansatz wird auf das Vorhandensein des gewünschten Antikörpers getestet. Im positiven Fall werden die Hybridzellen zur Sicherheit noch mehrmals subkloniert, wobei immer wieder die Spezifität der produzierten Antikörper kontrolliert wird. Mäuse, deren eigene Ig-Gene entfernt und komplett mit humanen Ig-Genen ersetzt worden sind, erlauben das Herstellen von rein humanen monoklonalen Antikörpern.

Tabelle **2.5** Abhängigkeit der T-Zell-Antwort von der Lokalisation, der Menge und der zeitlichen Präsenz des Antigens

| | Antigen | | T-Zell-Antwort |
Lokalisation	Menge	zeitliche Präsenz	
Thymus	wenig – viel	immer	negative Selektion durch Deletion
Blut, Milz, Lymphknoten (sekundäre lymphatische Organe)	wenig	kurz (1 Tag)	keine Induktion
	wenig	lang (7 Tage)	Induktion
	viel	kurz	keine Induktion
	viel	lang	erschöpfende Induktion/Deletion (Anergie?)
peripheres nichtlymphatisches Gewebe	viel oder wenig	immer oder kurz	Ignoranz, Indifferenz

oder Adhäsionsmoleküle aktiviert verschiedene Tyrosinkinasen (Abb. 2.**11**) und ermöglicht über mehrere Stufen der Signalübertragung eine strenge und differenzierte Regulation. Zu einer Induktion und damit einer Aktivierung der T-Zelle kommt es durch ein Doppelsignal. Außer der *Aktivierung über TZR (Signal 1 = Antigen)* ist meistens noch ein *Costimulierungssignal (Signal 2)* notwendig. Wichtige costimulatorische Signale werden durch die Bindung des B7- (B7.1- und B7.2-) Proteins (auf der APZ oder B-Zelle) an deren Liganden auf T-Zellen (CD28-Protein, CTLA-4) vermittelt oder über das CD40-CD40-Liganden-System. Das Doppelsignal löst über Interleukin-2 die klonale Expansion der T-Zelle aus.

T-Zell-Aktivierung durch Superantigene

Einige Produkte von Bakterien, möglicherweise auch von Viren, können in Verbindung mit MHC-Klasse-II-Molekülen viele verschiedene CD4-T-Zellen effizient stimulieren. Dies geschieht oft über *Bindung an konstante Teile* bestimmter Vβ-, möglicherweise aber auch Vα-Ketten, also wenig spezifisch (s. Abb. 2.**9a**, S. 70). Man unterscheidet exogene und endogene Superantigene. **Exogene Superantigene** sind vor allem Toxine von *Bakterien* (Staphylokokken-Enterotoxine A – E (SEA, SEB usw.), Toxic-Shock-Syndrom-Toxin (TSST), Toxine von *Streptococcus pyogenes*, aber auch bestimmte Retroviren.

T-Zell-Aktivierung

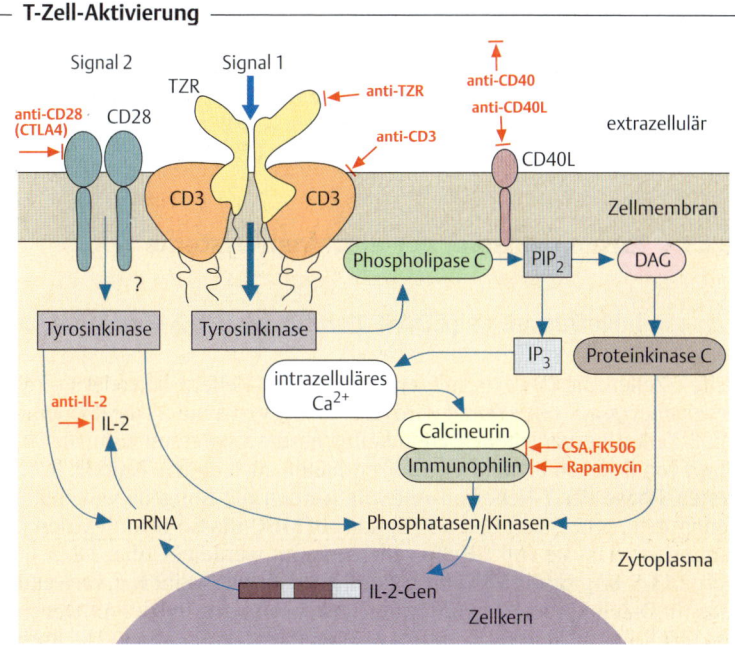

Abb. 2.**11** Mehrere Stufen der Signalübertragung sowie die meist notwendige Costimulation (Signal 2) ermöglichen eine differenzierte Regulation der T-Zell-Aktivierung: Die Stimulation der T-Zelle über den T-Zell-Rezeptor (TZR; Signal 1) aktiviert eine Tyrosinkinase, die ihrerseits die Phospholipase C (PLC) aktiviert. PLC spaltet Phosphatidylinositoldiphosphat (PIP$_2$) in Inositoltriphosphat (IP$_3$) und Diacylglycerol (DAG). IP$_3$ setzt Ca^{2+} aus intrazellulären Speichern frei, DAG aktiviert die Proteinkinase C (PKC). Ca^{2+} sowie die PKC induzieren und aktivieren Phosphoproteine, die im Zellkern für die IL-2-Gentranskription notwendig sind. Erfolgt die Aktivierung nur über den TZR, wird nur sehr wenig IL-2 produziert. Für eine ausreichende IL-2-Produktion sind oft zusätzliche Signale (Costimulation, z. B. über CD28) notwendig. Durch CD28-Stimulation werden Tyrosinkinasen aktiviert, die sowohl die Transkription unterstützen als auch die mRNA für IL-2 posttranskriptionell stabilisieren. Immunsuppression kann erreicht werden (rot angezeichnet) über Zytostatika allgemein, über anti-TZR, anti-CD3, anti-CD28 (CTLA-4), anti-CD40, oder über Cyclosporin A und FK506 (interferieren bei Bindung von Immunophilin-Calcineurin, reduziert IL-2-Produktion) und Rapamycin (bindet und blockiert Immunophilin, reduziert IL-2 kaum). Anti-Interleukine (v. a. anti-IL-2 oder anti-IL-2 Rezeptor und anti-IL-15) blockieren T-Zell-Proliferation.

Endogene Superantigene sind Bestandteile endogener Retroviren, die bei der Maus nachgewiesen worden sind und sich wie Superantigene verhalten (z. B. Murine-Mammary-Tumor-Virus, MMTV). Die Superantigene spielen für die T-Zellen eine ähnliche funktionelle Rolle wie die Lipopolysaccharide (LPS) von Bakterien für die B-Zellen: LPS aktivieren B-Zellen ebenfalls polyklonal, aber nicht über den Ig-Rezeptor, sondern über LPS-Rezeptoren (s. u.).

2.3.3 Zusammenspiel der einzelnen Systeme

T-Helferzellen (CD4-T-Zellen) und T-B-Kooperation

Reife T-Zellen, die CD4 exprimieren, werden als T-Helferzellen oder T_H-Zellen bezeichnet (s. a. S. 69f.). Damit wird ihre wichtigste Funktion, die Kooperation mit B-Zellen, hervorgehoben. Fremdantigene, die als dreidimensionale Strukturen von B-Zellen erkannt werden, enthalten auch lineare Peptide. In einer **ersten Phase** der T-Helferzell-Antwort werden die Antigene von APZ aufgenommen, prozessiert und als Peptide auf **MHC-Klasse-II-Molekülen** präsentiert, so dass sie von T-Helferzellen erkannt werden (s. Abb. 2.**8**, S. 66 u. Abb. 2.**13**, S. 80). Als die MHC-Restriktion noch nicht erkannt war, verwendete man für B-Zell-Epitope den Ausdruck **Hapten**, und den Teil des Antigens, der das T-Zell-Epitop lieferte, nannte man **Träger** (englisch: carrier). Die Antigen transportierenden APZ müssen die *organisierten sekundären lymphatischen Organe* erreichen (Abb. 2.**12**), denn nur in diesen strikt geordneten kompartimentalisierten Organen kann der richtige Kontakt zwischen Lymphozyten und APZ stattfinden und eine Aktivierung der T-Helferzellen erfolgen. Interleukine (IL) IL-1, IL-2, IL-4, IFNγ und verschiedene andere Faktoren spielen dabei eine große Rolle.

In einer **zweiten Phase** (Abb. 2.**13**) erkennt die *aktivierte T-Helferzelle* auf der **B-Zelle** die gleiche MHC-Klasse-II-Peptidkombination wie auf der APZ. Die B-Zelle hat das Antigen über ihren Ig-Oberflächenrezeptor als konformationelles Epitop erkannt, hat es aufgenommen und prozessiert und präsentiert Teile als lineare Peptide in MHC-Klasse-II-Molekülen auf ihrer Oberfläche, so dass sie für T-Helferzellen erkennbar sind. Über diesen Kontakt und die Interaktion über CD4, CD40 und CD28 (s. Abb. 2.**9**, S. 70) findet eine Signaltransmission auf die B-Zelle statt, die den Switch von IgM zu IgG oder anderen Ig-Klassen, somatische Mutation und wahrscheinlich auch das Überleben der B-Zelle als sog. Gedächtnis-B-Zelle auslöst.

Aufbau von Lymphknoten und Keimzentren

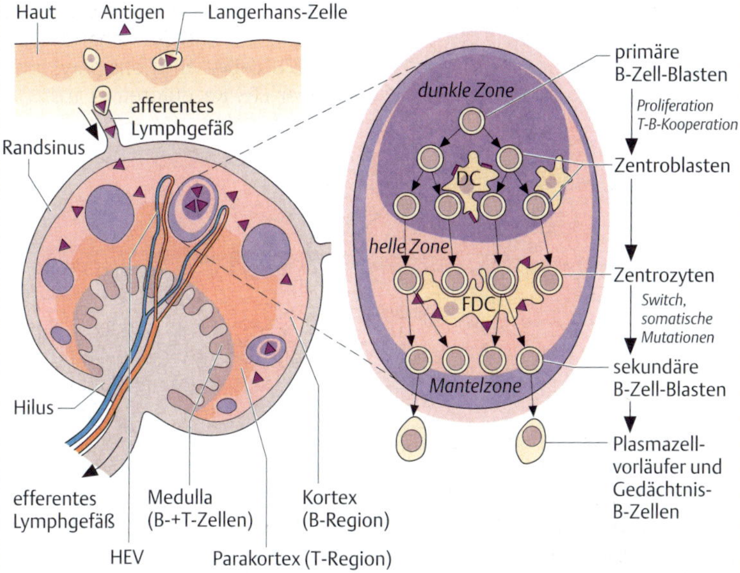

Abb. 2.**12** Antigenpräsentierende Zellen (z. B. Langerhans-Zellen aus der Haut, die lokal Antigen aufgenommen haben) sowie Antigene gelangen über afferente Lymphgefäße in den Randsinus des Lymphknoten (links). Antigene werden von speziellen Makrophagen aufgenommen. In der Milz existiert eine Marginalzone wo Marginalzonenmakrophagen (MZM) Antigen aus dem Blut aufnehmen. Jeder Lymphknoten besitzt eine eigene arterielle und venöse Blutgefäßversorgung. Aus den Blutgefäßen gelangen T- und B-Zellen über spezialisierte Venolen mit hohem Endothel (high endothelial venules, HEV) in den Parakortex; hier finden sich v. a. T-Zellen. Der Kortex enthält Ansammlungen von B-Zellen (sog. Primärfollikel). Im Kortex antigenstimulierter Lymphknoten entwickeln sich Sekundärfollikel mit sog. Keimzentren (rechts); hier findet eine aktive Proliferation von B-Zellen statt. Die Differenzierung der B-Zellen beginnt mit der Proliferation der primären B-Zell-Blasten in der dunklen Zone, wo eine intensive Interaktion mit antigenpräsentierenden dendritischen Zellen (DC) stattfindet. In der hellen Zone erfolgen anschließend der Antikörperswitch und somatische Mutationen. FDC (follikuläre dendritische Zellen) stimulieren dabei die B-Zellen und erhalten das Antikörpergedächtnis. Die sekundären B-Zell-Blasten können sich entweder zu Plasmazellen oder zu sog. Gedächtnis-B-Zellen entwickeln. Lymphozyten verlassen den Lymphknoten nur über efferente Lymphgefäße.

Lymphozyten und APZ bei der primären Immunantwort

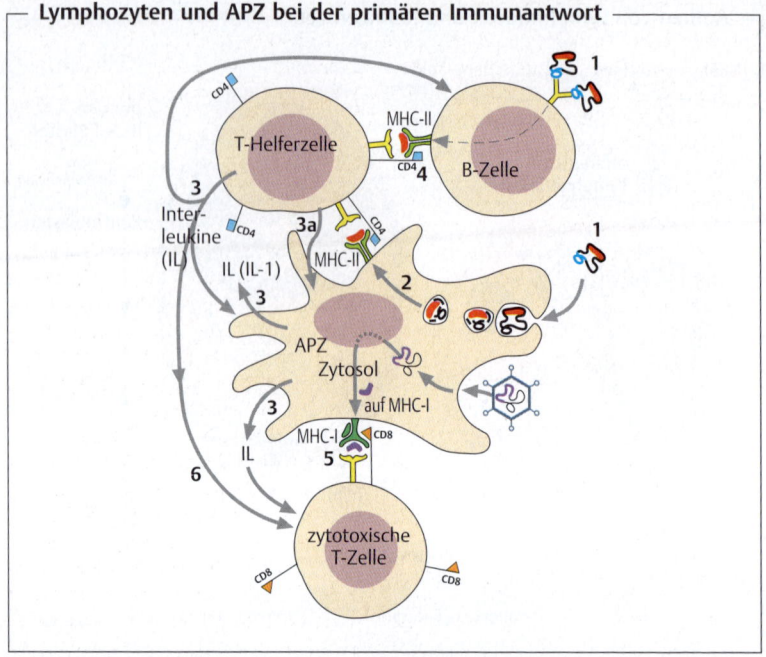

Subpopulationen von T-Helferzellen

Als induktiver Stimulus für die B-Zelle dienen lösliche Botenstoffe aus den T-Helferzellen, die Zytokine (Interleukine). Aufgrund der vorwiegenden IL-Muster von T-Helferzellen unterscheiden wir 2 Subpopulationen (Abb. 2.**14**). Infektionen allgemein, vor allem durch intrazelluläre Parasiten, induzieren natürliche Killerzellen (NK) und eine starke **T-Helfer-1(TH1)-Antwort**. Diese ist charakterisiert durch frühe Interferon(IFN)-γ-Produktion, erhöhte Phagozytentätigkeit und Elimination des Antigens durch IFN-γ-aktivierte Makrophagen, sowie durch IgG2-Produktion, Bildung von komplementbindenden, opsonisierenden Antikörpern (s. Komplementsystem, S. 91ff.) und durch zytotoxische T-Zell-Antworten. IL-12 fungiert dabei als wichtigster *Förderer* der T_{H1}-Zellen und hemmt T_{H2}-Zellen.

Wurm- und viele andere Parasitenerkrankungen führen früh zu IL-4-Freisetzung und damit zur **TH2-Antwort**. T_{H2}-Zellen rekrutieren eosinophile Granulozyten, induzieren *IgG1 und IgE*. Allergiker und Atopiker leiden unter einer übermäßigen pathologischen T_{H2}-Antwortbereitschaft. *IL-4* fördert die T_{H2}-Antwort und hemmt die T_{H1}-Zellen.

◀ Abb. 2.**13** Zur Vereinfachung betrachten wir ein Antigen (**1**), das nur ein einziges B-Epitop und ein einziges T-Epitop aufweist. Das strukturelle B-Epitop (blau) befindet sich auf der Oberfläche des Antigens, das sequenzielle T-Epitop (rot) ist z. B. in seinem Innern versteckt. Eine antigenpräsentierende Zelle (APZ) oder ein Makrophage nimmt unspezifisch das Antigen auf und baut es ab. Das so freigesetzte T-Epitop wird auf MHC-II-Moleküle geladen und auf der Oberfläche präsentiert (**2**). Eine T-Helferzelle erkennt spezifisch das T-Epitop auf dem MHC-II-Molekül. Dieser Erkennungsvorgang aktiviert die APZ (3a) (bzw. die Makrophagen), T-Zellen, APZ und Makrophagen produzieren Interleukine (Abb. 2.14) die auf T-, B-, APZ (Hochregulierung von CD40, B7) wirken, die daraufhin Interleukine produzieren (**3**). Diese regen ihrerseits die T-Zelle zur Proliferation an (IL-1) und fördern die Sekretion weiterer Botenstoffe (IL-2, γ-IFN, IL-4 usw.). Eine B-Zelle, die mit ihren Oberflächen-Ig das B-Epitop auf dem intakten Antigen erkannt und aufgenommen hat, präsentiert – genau wie die APZ – ebenfalls das T-Epitop aus dem Innern des Antigens auf ihrem MHC-II (**4**). Dadurch kommt eine direkte Interaktion zwischen T-Helferzelle und spezifischer B-Zelle zustande, die wiederum zu Proliferation, Differenzierung und Umschalten der B-Zelle von IgM zu anderen Ig-Klassen (Switch) führt. Diese entwickelt sich zu einem antikörperbildenden Plasmazellklon. Die Antikörperbindungsstelle des gebildeten Antikörpers passt zum B-Epitop auf dem intakten Antigen. Die Induktion von zytotoxischen Effektorzellen durch MHC-I-Molekülen präsentierte Peptiden (violett) ist im unteren Teil dargestellt (**5**). Den zytotoxischen T-Zell-Vorläufern kommt dabei i.d.R. keine kontaktvermittelte T-Hilfe zuteil, sondern sie werden über Interleukine (v. a. IL-2) unterstützt (**6**). (Der Einfachheit halber wurde auf die Darstellung der CD3- und CD4- Komplexe sowie der Interleukine verzichtet; für Details der Antigenpräsentation s. Abb. 2.**8** S. 66)

Zytotoxische T-Zellen (CD8-T-Zellen)

Eine wichtige biologische Bedeutung reifer CD8-T-Zellen liegt darin, dass sie ihre Zielzellen lysieren. Sie erkennen meist Peptide endogener Herkunft, die also von der Zelle selbst oder von intrazellulären Parasiten in Zellen synthetisiert wurden, immer in Assoziation mit **MHC-Klasse-I**. Helferzellen sind für die Induktion von zytotoxischen CD8-T-Zellen oft nicht oder nur auf indirekte Art nötig. Sind der antigene Stimulus und die begleitende Entzündung minimal, kann es jedoch sein, dass die von T-Helferzellen sezernierten IL-Mengen nicht ausreichen; die Induktion von CD8-T-Zellen ist dann ohne T-Hilfe vermindert. CD8-T-Zellen können entweder über *Kontakt und Perforinfreisetzung* zytotoxisch wirken (Perforin macht die Zellmembran der gebundenen Zelle durchlässig, wodurch die Zelle getötet wird), oder sie können über *Interleukinfreisetzung* (vor allem IFN-γ) nichtzytotoxische Effektorfunktionen

2

Subpopulationen von T-Helferzellen

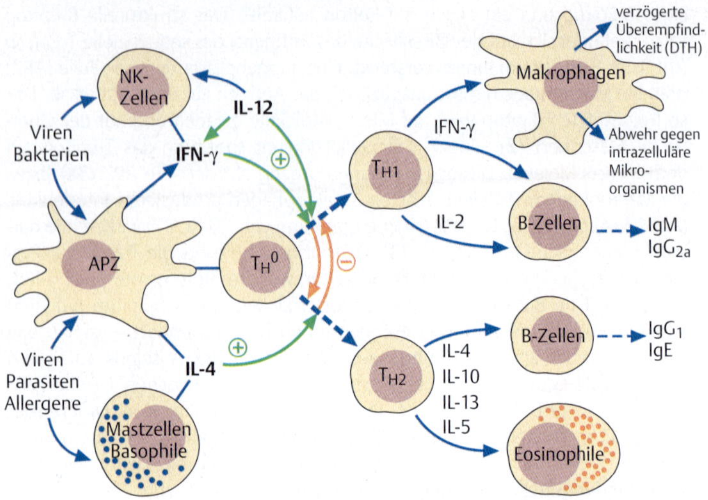

Abb. 2.**14**   Anhand der freigesetzten Interleukine unterscheidet man zwischen T_{H1}- und T_{H2}-Zellen, die aus einer T_{H0} hervorgehen. T_{H1}-Zellen werden durch IL-12 und IFN-γ aktiviert und durch IL-4 gehemmt, bei T_{H2}-Zellen ist es umgekehrt. Viren und (besonders intrazelluläre) Bakterien induzieren über Aktivierung von natürlichen Killerzellen eine T_{H1}-Antwort, Allergene und Parasiten dagegen über IL-4 eine T_{H2}-Antwort. Die Abgrenzung von T_{H1} und T_{H2} ist wahrscheinlich *in vivo* nicht so klar wie im Schema!

---

vermitteln (Abb. 2.**15**). Die Rolle von **Perforin** bei der **kontaktabhängigen direkten Zytolyse** durch natürliche Killerzellen (NK) und durch zytotoxische T-Zellen (s. a. Abb. 2.**17**, S. 94) ist an sog. Gen-Knockout-Mäusen untersucht worden: Bei den Mäusen hat man das Perforin-Gen über homologe Rekombination ausgeschaltet, so dass die Tiere kein Perforin mehr bilden konnten. Vor allem *nichtzytopathogene Viren, Tumoren, transformierte Zellen,* aber auch hochvirulente, Synzytien bildende Viren (z. B. Pockenviren) werden in hohem Maße über perforinabhängige Zell-Lyse kontrolliert. Die **nichtzytolytischen Effektormechanismen** von CD8-Zellen, vor allem die Freisetzung von IFN-γ, spielen eine große Rolle bei der Kontrolle von *zytopathischen Viren und intrazellulären Bakterien.* An der Freisetzung von intrazellulären Mikroorganismen und Parasiten (z. B. Leishmanien) aus somatischen Zellen, die nur MHC-Klasse-I exprimieren, können zusätzlich aber auch zytolytische Effektormechanismen beteiligt sein.

Antivirale Protektion durch T-Zellen

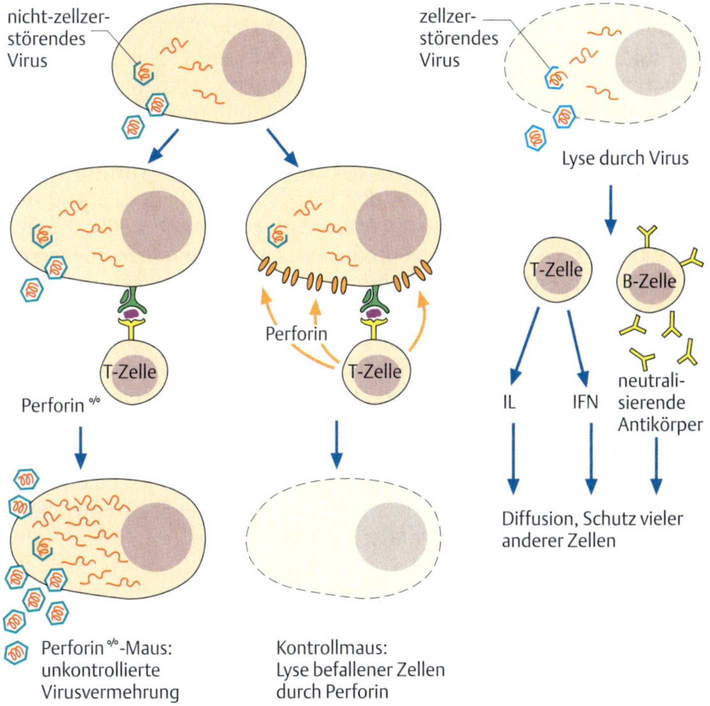

Abb. 2.**15** Manche Viren zerstören die infizierten Wirtszellen (rechts), andere zerstören sie nicht (links). Neben diesen beiden Extremen existieren Zwischenformen. Zytotoxische T-Zellen können frisch infizierte Zellen durch direkten Kontakt mit Hilfe von Perforin zerstören und so die Virusreplikation hemmen (Mitte). Dabei bestimmt das Gleichgewicht zwischen dem Schutz vor der Virusvermehrung und dem Schaden durch die Zellzerstörung, ob das Resultat klinisch günstig oder ungünstig ist. Bei Perforin-Knockout-Mäusen (Perforin$^{0/0}$) können die T-Zellen kein Perforin herstellen und somit befallene Wirtszellen nicht zerstören. Nicht-zytopathische Viren werden dann ungehindert weiter produziert. Gegen die relativ schnell replizierenden zytopathischen Viren sind lösliche antivirale Interleukine (v. a. IFN-γ und TNF-α) und neutralisierende Antikörper effizienter als zytolytisch wirkende T-Zellen, da sie durch Diffusion mehr Zellen erreichen als die T-Zellen selbst.

Zytokine (Interleukine) und Adhäsion

Zytokine sind biologisch aktive Hormone, meistens Glykoproteine, die auf Zellen mit entsprechenden Rezeptoren verschiedenste biologische Effekte ausüben (Tab. 2.**6**). Je nach Ursprung des Zytokins werden zum Teil auch folgende Begriffe verwendet: **Monokine** für Interleukine, die von Makrophagen/Monozyten gebildet werden, **Lymphokine** für solche, die von Lymphozyten gebildet werden. Der Begriff **Interleukine** wird für Zytokine verwendet, die hauptsächlich Zellinteraktionen beeinflussen. Alle Zytokine sind zellregulatorische Eiweiße mit Molekulargewicht unter 60000 D (meist unter 25000 D). Sie werden lokal produziert, haben sehr *kurze Halbwertszeiten* (Sekunden bis Minuten) und sind in *pikomolaren Konzentrationen* wirksam. Zytokine können *parakrin* (in der Nähe des Produktionsortes) wirken, die produzierende Zelle kann aber auch gleichzeitig als Zielzelle reagieren *(autokrin)*. Durch Interaktion mit hochspezifischen Zellrezeptoren induzieren Zytokine zellspezifische oder allgemeinere Effekte (Freisetzung von Mediatoren, Expression von Differenzierungsmolekülen, Regulation der Expression bestimmter Zelloberflächenmoleküle). Sie haben meistens *pleiotrope Wirkung*, d. h. sie entfalten mehrere gleiche oder unterschiedliche Wirkungen auf eine oder mehrere Zellarten. Bezüglich ihrer Funktionen können Zytokine wie folgt zusammengefasst werden:

■ entzündungsfördernd: IL-1, IL-6, IL-8, TNF-α, TGF-β;

■ entzündungshemmend: IL-10, IL-13, TGF-β;

■ hämatopoiesefördernd: G-CSF, M-CSF, GM-CSF, IL-3, IL-5, IL-7;

■ immunregulatorisch: IL-2, IL-4, IL-10, IL-12, IL-13, IL-15, IFN-γ, TGF-β;

■ antiinfektiös: IFN-α, -β, -γ , TNF-α);

■ antiproliferativ: IFN-α, TNF-α, TGF-β.

Adhäsionsmoleküle spielen bei Zellkontakten und Zellinteraktionen oft eine wesentliche Rolle. Eine lymphohämatopoietische Zelle tritt mit einer anderen in Kontakt, wenn sich auf der einen Zelle ein Oberflächenmolekül befindet, welches mit einem Liganden auf der anderen interagieren kann. Das Resultat kann, wie im Fall von APC und T-Zelle, ein Zellsignal sein, das zu Differenzierungsschritten und zu Funktionsänderungen der Zielzelle führt. Adhäsionsproteine sind meist aus mehreren Ketten zusammengesetzt, die in verschiedenen Kombinationen verschiedene Wirkungen haben können. Oft sind Kaskaden von Interaktionen für eine Enddifferenzierung nötig. Man unterscheidet Adhäsionsmoleküle (cell adhesion molecules) der Ig-Superfamilie (z. B. I-CAM, V-CAM, CD2), der Integrinfamilie (lymphocyte function antigen, LFA 1), der Selektinfamilie, der Cadherinfamilie und verschiedener anderer

Tabelle 2.**6** Die wichtigsten immunologischen Zytokine und Costimulatoren, deren Rezeptoren und Funktionen

Zytokine/Costimula-toren/Chemokine	Rezeptor	Zytokine/Zytokinrezeptoren	
		Produziert von	Funktionen
Interleukine			
IL-1	CD121 $(\alpha)\beta$	Makrophagen Endothelzellen	Fieber via Hypothalamus NK-Zellaktivation, T- und B-Stimulation
IL-2 (T-Zell-Wachstumsfaktor)	CD25 (α) CD122 (β), γc	T-Zellen	Proliferation der T-Zellen
IL-3 (multicolony stimulating factor)	CD123, βc	T-Zellen, Epithelzellen des Thymus	synergistische Wirkung bei der Hämatopoese
IL-4 (BCGF-1, BSF-1) (B cell growth, bzw. B cell stimulating factor)	CD124, γc	T-Zellen, Mastzellen	B-Zell-Aktivierung, Wechsel zu IgE
IL-5 (BCGF-2)	CD125, βc	T-Zellen, Mastzellen	Wachstum und Differenzierung der eosinophilen Zellen
IL-6 (Interferon/FN-β_2, BSF-2, BCDF)	CD126, CD_w130	T-Zellen, Makrophagen	Wachstum und Differenzierung von T- und B-Zellen, Immunantwort der akuten Phase
IL-7	CD_w127, γc	Knochenmark-stroma	Wachstum von Prä-B- und Prä-T-Zellen
IL-10		T-Zellen	Makrophagen, Reduktion von T_{H1}-Zytokinen
IL-9	IL-9R, γc	T-Zellen	Wirkung auf Mastzellen
IL-10		T-Helferzellen, (Maus v. a. T_{H2}) Makrophagen, Epstein-Barr-Virus	wirksamer Inhibitor für Makrophagenfunktionen, hemmt Entzündungsreaktionen
IL-11	IL-11R, CD_w130	Stromafibro-blasten	synergistische Wirkung mit IL-3 und IL-4 bei der Hämatopoese

Tabelle 2.**6** *Fortsetzung: Die wichtigsten immunologischen Zytokine...*

Zytokine/Costimulatoren/Chemokine	Rezeptor	Zytokine/Zytokinrezeptoren Produziert von	Funktionen
IL-12		B-Zellen, Makrophagen	aktiviert natürliche Killerzellen, induziert die Differenzierung von CD4-T-Zellen zu T_{H1}-ähnlichen Zellen, fördert IFN_γ-Produktion
IL-13	IL-13R, γc	T-Zellen	Wachstum und Differenzierung der B-Zellen, hemmt die Produktion inflammatorischer Zytokine durch Makrophagen
IL-15	IL-15R, γc	T-Zellen, Plazenta, Muskelzellen	IL-2-ähnlich, wirkt v. a. im Intestinum
GM-CSF *(granulocyte macrophage colony stimulating factor)*	CD_w116, βc	Makrophagen, T-Zellen	stimuliert Wachstum und Differenzierung der myelomonozytischen Linie
LIF *(leukaemia inhibitory factor)*	LIFR, CD_w130	Knochenmarkstroma, Fibroblasten	erhalten embryonale Stammzellen; wie IL-6, IL-11
Interferone (IFN)			
IFN-γ	CD119	T-Zellen, natürliche Killerzellen	Aktivierung der Makrophagen, erhöhte MHC-Expression, antiviral
IFN-α	CD118	Leukozyten	antiviral, erhöhte MHC-Klasse-I-Expression
IFN-β	CD118	Fibroblasten	antiviral, erhöhte MHC-Klasse-I-Expression
Immunglobulinsuperfamilie			
B7.1 (CD80)	CD28 (Promoter; CTLA-4 (Inhibitor)	antigenpräsentierende Zellen	Costimulierung von T-Zell-Antworten
B7.2 (CD86)	CD28; CTLA-4	antigenpräsentierende Zellen	Costimulierung von T-Zell-Antworten

Tabelle 2.**6** *Fortsetzung: Die wichtigsten immunologischen Zytokine...*

2

Zytokine/Costimulatoren/Chemokine	Rezeptor	Zytokine/Zytokinrezeptoren Produziert von	Funktionen
TNF (Tumornekrosefaktor)-Familie			
TNF-α (Cachexin)	p55, p75, CD120a, CD120b	Makrophagen, natürliche Killerzellen	lokale Entzündungen, Endothelaktivierung
TNF-β (Lymphotoxin, LT, LT-α)	p55, p75, CD120a, CD120b	T-Zellen, B-Zellen	Endothelaktivierung
LT-β		T-Zellen, B-Zellen	unbekannt
CD40-Ligand (CD40-L)	CD40	T-Zellen, Mastzellen	B-Zell-Aktivierung, Klassenwechsel
Fas-Ligand	CD95 (Fas)	T-Zellen	Apoptose, Ca^{2+}-unabhängige Zytotoxizität
Chemokine			
IL-8 (Prototyp)	CXCR1, CXCR2	Aktiviertes Endothel, aktivierte Fibroblasten	Attraktion von Neutrophilen, Degranulierung von Neutrophilen
MCP-1, i. e. (monocyte chemoattractant protein)	CCR2	Aktiviertes Endothel, Gewebsmakrophagen, Synovialzellen	Entzündung
MIP-1α, i. e. (macrophage inflammatory protein)	CCR5, CCR1	T-Zellen, aktivierte Mφ	Proinflammatorisch HIVα-Rezeptor
MIP-1β	CCR5	T-Zellen, aktivierte Mφ	Dto.
RANTES, i. e.: (regulated upon activation normal T cell expressed and secreted)	CCR5, CCR1, CCR3	T-Zellen, Blutplättchen	Inhibiert Zelleintritt von M-tropischem HIV, proinflammatorisch
IP 10, i. e. (interferon gamma induced protein)	CXCR3	Entzündetes Gewebe nach IFNγ-Einwirkung	Proinflammatorisch

Tabelle 2.**6** *Fortsetzung: Die wichtigsten immunologischen Zytokine...*

Zytokine/Costimula-toren/Chemokine	Rezeptor	Zytokine/Zytokinrezeptoren Produziert von	Funktionen
Chemokine			
Mig, i. e. (mono-kine induced by interferon gamma)	CXCR3	Entzündetes Gewebe nach IFNγ-Einwirkung	Proinflammatorisch
Eotaxin	CCR3	Endothel, Epitheliale Zellen	Aufbau des Infiltrats bei allergischen Erkrankungen z. B. Asthma
MDC, i. e. (macro-phage derived chemokine)	CCR4	DCs der T-Zell-Zone, aktivierte B-Zellen, Monozyten	Unterstützt die T-B-Kolla-boration für humorale Immunantworten
Fraktalkin	CX$_3$CR1	Intestinales Epithel, Endothel	Noch unklar
Konstitutive Chemokine			
LARC, i. e. (liver and activation regulated chemokine) MIP-3α	CCR6	Epithelien des Darms, Peyer'sche Platten	Beteiligung bei mucosaler Immunantwort
SLC, i. e. (secondary lymphoid organ chemokine)	CCR7	Hohe endothele Lymphknoten, T-Zell-Zone	Erleichtert Eintritt von naiven T-Zellen, Kontakt zwischen T-Zellen und DCs
TECK, i. e. (thymus expressed chemo-kine)	CCR9	Epithelien von Thymus und Darm	Vermutlich Rolle bei d. T-Zell-Selektion
SDF-1α, i. e. (stromal cell derived factor)	CXCR4 (heißt auch Fusin)	Stromazellen des Knochenmarks	Involviert in Hämato-poiese, inhibiert Zelleintritt von T-tropischem HIV
BCA-1, i. e. (B cell attractant)	CXCR5	Follikulär-DCs (?)	Kontakt zw. T$_H$- und B-Zellen und zw. T$_H$- und Follikulär-DCs
andere:			
TGF-β (transforming growth factor β)		Chondrozyten, Monozyten, T-Zellen	hemmt das Zellwachstum, entzündungshemmend, hemmt IL-1 u. TNF-α, Switchfaktor für IgA

Familien. Selektine und Integrine spielen aber auch bei der Interaktion zwischen Leukozyten und Gefäßwänden eine wichtige Rolle und steuern z.B. die Emigration von Leukozyten aus der Blutzirkulation in entzündete Gewebe oder den Übertritt von rezirkulierenden Lymphozyten auf der Höhe der postkapillären Venolen (HEV, „high endothelial venules") in das Parenchym des Lymphknotens.

Chemokine (d.h. *chemo*attraktierende Zyto*kine*) sind eine Familie von über 30 kleinen (8-12 kD), meist sezernierten Proteinen, die an der Anlockung von „Entzündungszellen" (z.B. Monozyten) in entzündetes Gewebe beteiligt sind und das Rezirkulationsverhalten aller Klassen von Leukozyten beeinflussen (Tab 2.**6**). Manche Chemokine haben über ihre chemotaktische noch weitere aktivierende Wirkung auf ihre Zielzellen. Strukturell, in Abhängigkeit von ihrem N-Terminus, kann man sie in drei Familien einteilen: *CC-Chemokine* enthalten dort zwei direkt aufeinanderfolgende Cystein-Reste, *CXC-Chemokine* haben eine Aminosäure dazwischen. Die Gruppe der *CX3C-Chemokine* und *C-Chemokine* haben bis jetzt nur je ein Mitglied (Fraktalkin bzw. Lymphotaktin). Obwohl der N-Terminus Träger der biologischen Aktivität ist, ist es jedoch nicht zuverlässig möglich, aus der Aminosäuresequenz die biologische Funktion abzuleiten. Das Chemokinsystem bildet ein redundantes Netzwerk, d.h., oftmals wirkt ein Chemokin auf mehrere Rezeptoren oder derselbe Rezeptor kann verschiedene Chemokine erkennen. Auch funktionell gibt es Überlappungen zwischen verschiedenen Chemokinen.

Demnach kann man die Chemokine funktionell in zwei Klassen einteilen: *Inflammatorische Chemokine* werden bei Entzündungen oder Infektionen vom betroffenen Gewebe als Mediatoren der unspezifischen Immunantwort ausgeschüttet und bestimmen, gemeinsam mit Adhäsionsmolekülen des Endothels, die zelluläre Zusammensetzung des einwandernden Infiltrats. *Konstitutive Chemokine* hingegen werden in primären oder sekundären lymphatischen Organen produziert und erlauben die Feinlokalisation von Lymphozyten in den verschiedenen lymphatischen Kompartimenten. Chemokine sind also wesentlich am Aufbau von inflammatorischen und lymphoiden Mikroumgebungen beteiligt. Chemokinrezeptoren sind G-Protein-gekoppelte Membranrezeptoren mit 7 Transmembransequenzen. Der o.g. Nomenklatur für Chemokine folgend heißen sie CCR, CXCR oder CX3CR und sind fortlaufend nummeriert. Manche Viren, z.B. das Cytomegalievirus, enthalten in ihrem Genom Proteine mit funktioneller Analogie zu Chemokinrezeptoren. Dies erlaubt eine rasche Neutralisation der lokal induzierten Chemokine und kann ein Vorteil für das Virus sein. DARC, der *D*uffy *A*ntigen *R*ezeptor für *C*hemokine, ist auf Endothelzellen exprimiert und kann verschiedene Chemokine hochaffin binden. Diesem Rezeptor ist keine intrazelluläre Signalkaskade nachgeschaltet; darum wird vermutet, dass er dazu dient, Chemokine an vorbeiströmende Leukozyten zu präsentieren. DARC ist ferner ein Rezeptor für *Plasmodium vivax*.

Antikörperabhängige zelluläre Immunität und natürliche Killerzellen

Über Fc-Rezeptoren können Lymphozyten Antikörper der Klasse IgG unspezifisch binden und mit Hilfe dieser erworbenen Rezeptoren dann spezifische Ziele (z.B. infizierte oder transformierte Zellen) angreifen. Eine solche **antikörperabhängige zellvermittelte Zytotoxizität (ADCC)** ist *in vitro* nachgewiesen worden, ihre *In-vivo*-Funktion ist jedoch unklar. Bei der ADCC können auch **natürliche Killerzellen (NK-Zellen)** eine Rolle spielen. NK-Zellen scheinen weitgehend thymusunabhängig zu entstehen, können sehr früh ohne einen spezifischen Rezeptor IFN-γ produzieren und deshalb die IFN-γ-orientierte TH1-Immunantwort früh mitbestimmen. Sie reagieren gegen Zellen, die *keine MHC-Klasse-I*-Moleküle exprimieren, und werden inaktiviert, wenn sie auf MHC-Moleküle treffen. Die Erkennung geschieht über besondere (offenbar nicht klonal exprimierte) Rezeptoren. NK-Zellen spielen wahrscheinlich in der *frühen Abwehrphase* bei infektiösen Krankheiten eine wichtige Rolle, die aber noch zu definieren ist (viral induziertes IFN-α und -β fördert die NK-Induktion). Daneben scheinen sie auch bei *Transplantationsreaktionen*, vor allem gegen Stammzellen, eine abstoßende Wirkung zu haben.

Humorale antikörperabhängige Effektormechanismen

Die Immunantwort dient letztlich der Inaktivierung (Neutralisation) und der Entfernung von Fremdstoffen, Mikroorganismen, Viren, der Abstoßung fremder Zellen und der Verhinderung der Vermehrung veränderter Zellen (Tumoren). Bei diesen Effektorfunktionen werden Systeme und Mechanismen einbezogen, die an sich unspezifisch sind und erst durch die Immunerkennung auf ein besonderes Ziel gerichtet werden. Immunglobuline opsonisieren z.B. Pneumokokken, die durch ihre Polysaccharidkapsel der Verdauung in Phagozyten in hohem Maße widerstehen können. Durch die **Opsonisierung** der Pneumokokken, also das Umhüllen mit Protein, wird deren Phagozytose durch Granulozyten effizient gesteigert. Viele Zellen, insbesondere Phagozyten (interessanterweise auch einige Bakterien wie Staphylokokken), tragen auf ihrer Oberfläche Rezeptoren für die verschiedenen Ig-Klassen und -Subklassen. Mastzellen und basophile Granulozyten, die gegen das Allergen gerichtete IgE-Moleküle tragen, degranulieren nach Bindung des Allergens und setzen pharmakologisch aktive biogene Amine (z. B. Histamin) frei. Diese lösen die für allergische Reaktionen typischen physiologisch-klinischen Grundphänomene aus (s. a. Typ I–IV, S. 114ff.).

2.3.4 Das Komplementsystem

Das Komplementsystem (C-System, Abb. 2.**16**) bildet eine unspezifische Abwehr gegen Krankheitserreger und besteht aus einem Verband von Plasmaproteinen und zellulären Rezeptoren mit folgenden wichtigen Aufgaben:

2

■ **Opsonisierung** von infektiösen Keimen und anderen Fremdsubstanzen zur effizienten Entfernung der Erreger. Durch gebundene Komplementfaktoren wird die Bindung an phagozytierende Zellen, die Aktivierung von Entzündungszellen, Chemotaxis, die Freisetzung von Entzündungsmediatoren, die direkte bakteriozide Wirkung sowie die Zell-Lyse (Abb. 2.**17**, S. 94) verbessert.

■ **Förderung der Löslichkeit** von sonst unlöslichen Antigen-Antikörper-Komplexen.

■ **Förderung des Transports** von Immunkomplexen, deren Elimination und deren Abbau.

■ **Regulation der Immunantwort** durch Einflussnahme auf Lymphozyten.

Bis heute sind mehr als 20 Proteine des Komplementsystems identifiziert worden, die sich in Aktivierungs- und Kontrollproteine aufteilen lassen. Sie machen etwa 5% des gesamten Plasmaeiweißes aus, d.h. 3 – 4 g pro Liter. Dabei ist C3 nicht nur mengenmäßig das wichtigste Komplementprotein, sondern auch die Drehscheibe der Komplementaktivierung. Man unterscheidet zwischen der antikörperinduzierten „klassischen" Komplementaktivierung und der direkten „alternativen" Aktivierung über C3 (Abb. 2.**16**).

Bei der **klassischen Aktivierung** wird C1q von mindestens zwei Antigen-Antikörper-Immunkomplexen gebunden, C4 und C2 lagern sich an. Alle drei gemeinsam bilden die C3-Konvertase, die C3 spaltet. Da für die C1q-Bindung und -Aktivierung mindestens zwei IgFc notwendig sind, ist das pentamere IgM als C-Aktivator besonders wirksam.

Bei der **alternativen Aktivierung** wird C3 direkt über Produkte von Mikroorganismen, Endotoxine, Polysaccharide oder auch aggregiertes IgA gespalten. Das in beiden Fällen entstehende C3b wird durch die Faktoren B und D aktiviert und wirkt dann selbst als C3-Konvertase. Die nachfolgende Bildung des lytisch wirkenden Komplexes C5 – C9 (C5 – 9) ist für die klassische und alternative Aktivierung identisch, ist aber häufig nicht essenziell für die Wirkung, da die freigesetzten Chemotaxine und Opsonine für die Neutralisation und die Elimination oft wesentlicher sind. Einige Viren können das Komplementsystem auch ohne Antikörper durch direkte Bindung von C1q aktivieren. Dies scheint vor allem für Retroviren (einschließlich HIV) zu gelten. Ohne strenge Kontrolle würde dauernd Komplement aktiviert und es käme zur Lyse, z.B. von Erythrozyten.

2

Folgende regulatorische Proteine des Komplementsystems sind bis jetzt charakterisiert worden:

C1-Inhibitor verhindert die klassische Komplementaktivierung.

DAF (decay accelerating factor) verhindert auf der Zelloberfläche die Assoziation von C3b mit Faktor B oder die Assoziation von C4b mit C2. Zum Teil kommt es auch zur Auflösung von bereits existierenden Komplexen. Außerdem ist er für die Kontrolle von klassischen und alternativen C-Aktivitäten verantwortlich.

MCP (membrane cofactor protein) verstärkt die Aktivität des Faktors, der C3b zu iC3b abbaut. Ähnlich wirken auch Faktor H sowie CR1 (Komplementrezeptor 1).

HRF (homology restriction factor). Synonyma: MAC (membrane attack complex)-inhibiting protein, C8-binding protein. HRF schützt Zellen vor der C5 – 9-vermittelten Lyse. Bei Patienten mit paroxysmaler nächtlicher Hämoglobinurie fehlt dieses Protein.

CD59. Synonyma: HRF20, membrane attack complex (MAC)-inhibierender Faktor, Protektin. Es handelt sich um ein in der Zelloberfläche verankertes Glykolipid, das die Anlagerung von C9 an den Komplex C5b – 8 und damit die Lyse verhindert.

Die wichtigsten biologischen Wirkungen von Komplementkomponenten sind:

■ **C3b**. Opsonisierung von Mikroorganismen und anderen Antigenen, entweder direkt oder als Immunkomplexe. Die „C-markierten" Mikroorganis-

Abb. 2.**16** Der klassische Aktivierungsweg wird durch Antigen-Antikörper-Komplexe ausgelöst, der alternative durch Bestandteile mikrobieller Erreger. Beiden gemeinsam ist die Bildung einer C3-Konvertase, die C3 zu C3a und C3b spaltet. C3b bildet mit der C3-Konvertase zusammen die C5-Konvertase. Das von dieser gebildete C5b lagert sich mit den Komplementfaktoren 6 – 9 zum Membranangriffskomplex (MAC membrane-attack-complex) zusammen. Die Zerfallsprodukte von C3b werden von Rezeptoren auf B-Lymphozyten erkannt und fördern die Bildung von Antikörpern sowie die Phagozytose der Erreger. Die Spaltprodukte C3a und C4a wirken chemotaktisch und stimulieren die Bildung von Adhäsionsmolekülen.

Zur Nomenklatur: Die Komponenten des alternativen Weges werden mit Großbuchstaben bezeichnet (B, D, H, I; P für Properdin), die des klassischen Weges und der terminalen Lyse mit C und einer arabischen Zahl (1 – 9). Fragmente von Komponenten werden mit Kleinbuchstaben bezeichnet, wobei das erste abgespaltene, meist kleinmolekulare Stück a heißt (z. B. C3a), der zurückbleibende, gebundene Teil b (z. B. C3b), das nächste abgespaltene Stück c usw. Oft bilden mehrere Moleküle Komplexe; für deren Bezeichnung werden die einzelnen Komponenten aneinandergehängt und meist mit einem Strich überschrieben. ▶

men binden dann an die Rezeptoren (R) z. B. von Makrophagen oder Erythrozyten (CR1) oder von B-Zellen (CR2).

C3a und C5a können die Degranulation von Basophilen und Mastzellen verstärken und werden deshalb als Anaphylatoxine bezeichnet. Die ausgeschütteten vasoaktiven Amine (z. B. Histamin) erhöhen die Gefäßpermeabilität, induzieren die Kontraktion der glatten Muskulatur und stimulieren den Arachidonsäure-Metabolismus. C5a bewirkt die chemotaktische Rekrutierung von Granulozyten und Monozyten, fördert deren Aggregation, stimuliert die oxidativen Vorgänge und fördert die Freisetzung des plättchenaktivierenden Faktors.

2

Das Komplementsystem: klassische und alternative Aktivierung

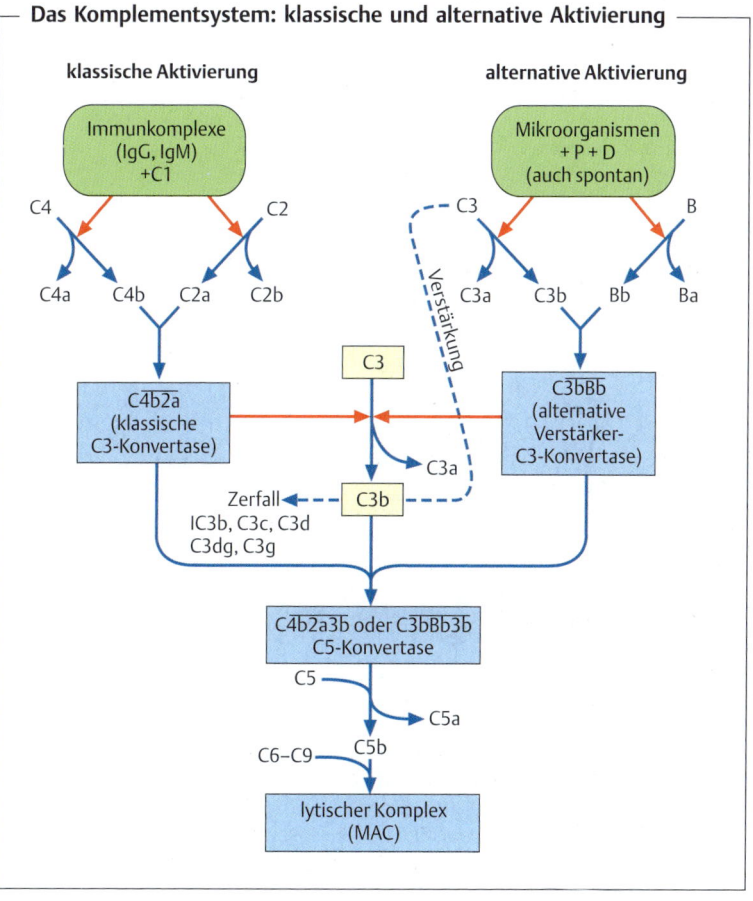

■ **„Frühe" C-Faktoren**, insbesondere **C4**. Interaktion mit Immunkomplexen zur Hemmung der Immunkomplexausfällung.

■ **Terminale Komponenten (C5 – 9)**. Sie bilden zusammen den sog. „membrane attack complex (MAC) ", der die Lyse von Mikroorganismen und anderen Zellen bewirkt.

■ Allgemeine regulierende Einflüsse auf B-Zell-Antworten, vor allem via **CR1** und **CR2**.

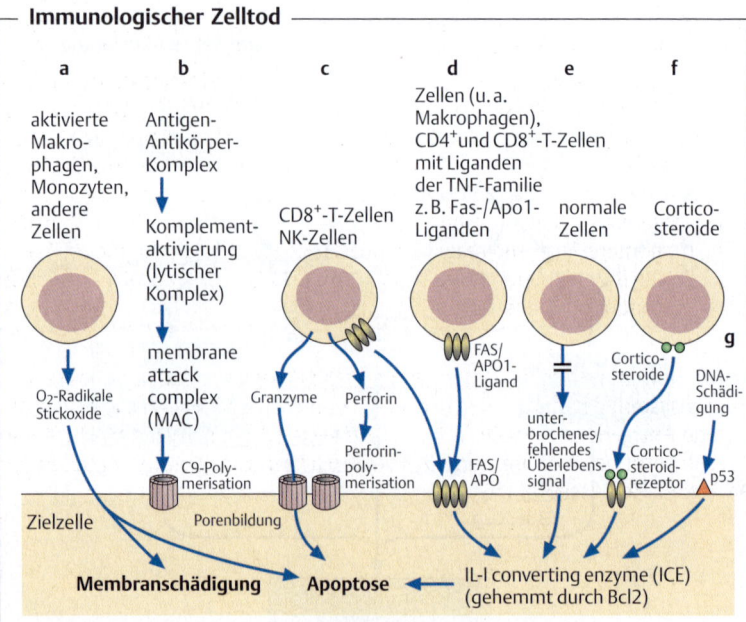

Abb. 2.**17**   Sauerstoffradikale und Stickoxide (**a**), der über Komplementaktivierung entstehende MAC (**b**) und Perforin (**c**) führen über Membranschäden zum Zelltod. Die Bindung von FAS/APO über seinen Liganden (**d**), eine fehlende Signalisierung über verschiedene Rezeptoren (**e**), Corticosteroide, die an Rezeptoren und intrazelluläre Strukturen binden (**f**) sowie DNA-Schäden (**g**) führen durch Änderungen in der Signalkaskade zur Apoptose. (FAS = F-Antigen; APO = apoptosis antigen; TNF = tumor necrosis factor; Bcl2 = B-cell-leukemia-2 antigen [ein Protein, das Apoptose hemmt].)

2.3.5 Immunologischer Zelltod

Abb. 2.**17** fasst die bisher bekannten Mechanismen des Zelltodes bei immunologischen Zellinteraktionen und Differenzierungsvorgängen zusammen.

2

2.4 Immunologische Toleranz

■ **T-Zell-Toleranz**, gemessen als fehlende Immunreaktivität, kann auf mehreren Faktoren beruhen: 1. negative Selektion im Thymus (Deletion); 2. Selbst- oder Fremdantigen liegen in sekundären Lymphorganen für eine zu kurze Zeit oder nicht in genügender Quantität vor; 3. übermäßige, erschöpfende Induktion von T-Zellen durch zuviel und überall vorhandenes Antigen. Möglicherweise können T-Zellen auch durch partielle oder inkomplette Induktion vorübergehend „anerg" werden. Im Allgemeinen sind selbstreaktive (autoimmune) **B-Zellen** vorhanden, da sie nicht negativ selektioniert werden. Ausnahmen könnten B-Zellen sein, die spezifisch für membrangebundene Selbstdeterminanten sind und die zum Teil deletiert werden oder anerg sind. Gegen Antigene, die repetitiv in einem festen Abstand von etwa –10 nm angeordnet sind, reagieren B-Zellen prompt, auch wenn es Selbstantigene sind. Gegen lösliche, monomere Antigene reagieren sie jedoch nur, wenn gekoppelte T-Hilfe vorliegt. Die B-Zell-Toleranz ist also in hohem Maße eine Folge der fehlenden Antigenordnung und der T-Zell-Toleranz. ■

Unter immunologischer Toleranz verstehen wir das Konzept, dass das Immunsystem gegenüber Eigenstrukturen in der Regel nicht reagiert, gegen fremde Antigene aber wohl. Toleranz wird erworben; sie wird als die selektive Abwesenheit von immunologischer Reaktivität gegenüber bestimmten Antigenen gemessen.

2.4.1 Toleranz bei T-Zellen

Man unterscheidet die **zentrale Toleranz**, die sich im Thymus entwickelt und auf *negativer Selektion* (Deletion) solcher T-Zellen beruht, die im Thymus vorhandene Selbstantigene erkennen, von der sog. **peripheren Toleranz**. Bei letzterer bewirkt eine Antigenerkennung in antigenreaktiven peripheren T-Zellen über klonale Zellvermehrung (Proliferation) und Differenzierung dasselbe. Es sind folgende Mechanismen postuliert und zum Teil auch gezeigt worden, die zu einem Fehlen der T-Zell-Antwort in der Peripherie führen (Tab. 2.**5**, S. 76):

2

■ **Indifferenz oder Ignoranz von T-Zellen.** Sowohl vom Wirt codierte als auch fremde Antigene, die nur in der Peripherie in epithelialen, mesenchymalen oder neuroektodermalen Zellen und Geweben vorkommen und selber nicht wandern, nicht oder nur in ungenügender Menge von APZ transportiert und so nie oder nur ungenügend in organisierte lymphatische Organe gelangen, werden von T- und B-Zellen ignoriert. Die meisten Eigenantigene, die nicht im Serum und nicht auf/in lymphohämatopoietischen Zellen vorkommen, gehören in die Kategorie der ignorierten, potenziell aber immunogenen Selbstantigene. Gewisse Viren und deren Antigene nutzen dies zu ihren Gunsten aus; z. B. werden Tollwutviren, solange sie nur in Axonen sind, oder Papillomaviren, wenn sie ausschließlich in Keratinozyten vorkommen (Warzen), vom Immunsystem ignoriert. Der Hauptgrund dafür, dass viele Selbst- und einige Fremdantigene von T-Zellen ignoriert werden, liegt darin, dass Immunantworten nur in der Milz und in Lymphknoten induziert werden können und dass nicht aktivierte T-Zellen nicht in die Peripherie auswandern. Es wird auch postuliert, dass T- und B-Zellen, die solche Antigene in der Peripherie antreffen, anergisiert oder inaktiviert werden, vor allem weil dort die sog. zweiten oder Cosignale fehlen. Die Hinweise darauf sind aber zur Zeit zu indirekt. Experimente zur „Indifferenz" von T-Zellen sind in dem Kasten auf S. 97f. zusammengefasst. Wahrscheinlich werden sehr viele Selbstantigene (aber auch periphere Tumore) auf die beschriebene Weise vom Immunsystem ignoriert. Zugleich bilden diese Selbstantigene eine potenzielle Quelle für Autoimmunität.

■ **Komplette, erschöpfende T-Zell-Induktion.** Wenn ein Antigen – unabhängig davon, ob es eigen oder fremd ist – auf sehr vielen APZ in lymphatischen Organen und peripheren Zellen auftritt, werden alle T-Zellen mit dem passenden TZR so effizient induziert, dass sie zu kurzlebigen Effektorzellen werden, die nur 2 bis 4 Tage überleben. Diese Phase der Induktion könnte auch der postulierten Anergie entsprechen (s. Tab. 2.**5**, S. 76); demnach wäre Anergie, d. h. die Unfähigkeit, in vitro auf Antigenstimuli zu reagieren, darauf zurückzuführen, dass diese Zellen bereits auf dem Weg zur Apoptose (Zelltod, s. Abb. 2.**17**, S. 94) sind. Nachdem alle enddifferenzierten Effektor-T-Zellen gestorben sind, bleibt keine Reaktivität mehr übrig. Neu reifende Thymozyten werden zum Teil schon im Thymus negativ selektiert, wenn das fremde Antigen auch dorthin gelangt (z. B. bei chronischen Infektionen mit nichtzytopathogenen Viren), oder sie werden in sekundären Organen ständig induziert und erschöpft.

Erschöpfende T-Zell-Induktion kommt wahrscheinlich gegen das Hepatitis-C-Virus oder gegen HIV vor und ist bei der Maus experimentell aufgezeigt worden am Beispiel der Infektion mit dem nichtzytopathischen Virus für lymphozytäre Choriomeningitis. Aber auch die erfolgreiche Etablierung eines Lymphozyten Chimärismus bei Lebertransplantationen, wo sich durch die zeitlich relativ begrenzte Immunsuppression viele dendritische Zellen im Rezipienten ansiedeln können und dabei die spezifisch gegen die fremden MHC-Moleküle reagierenden T-Zellen des Rezipienten verschwinden, scheint auf dem gleichen Prinzip zu beruhen.

2

Zwei wichtige Experimente zur Induktion der Immunantwort

APZ transportieren Antigene über die Lymphbahn zu zentralen lymphatischen Organen. *Hautlappenexperiment.* Zum Nachweis, dass Antigene von peripheren Antigenkontaktorten (z.B. Haut) zuerst auf APZ *über die Lymphgefäße* in den lokalen Lymphknoten gelangen müssen, damit eine Immunantwort induziert wird, wurde ein Hautlappen bei einem Meerschweinchen so präpariert, dass die Gefäße (Lymphgefäß, Vene und Arterie) zur Versorgung erhalten blieben.

Wenn nun dieses Hautstück mit einem Hautkontaktantigen sensibilisiert wird, reagiert das Tier bei einer zweiten Behandlung seiner übrigen Haut mit einer beschleunigten Zweitreaktion. Wird allerdings vor der ersten Sensibilisierung das aus dem präparierten Hautlappen führende Lymphgefäß unterbrochen oder der lokale drainierende Lymphknoten zerstört, so bleibt diese typische Sekundärantwort aus, d.h., es konnten *keine T-Zellen induziert* werden. Durch direkte Sensibilisierung an einer anderen Hautstelle kann die Zweitreaktion überall auch auf dem Hautlappen ausgelöst werden, auch bei unterbrochenem Lymphgefäß oder zerstörtem Lymphknoten. Dies bedeutet, dass induzierte Effektor-Lymphozyten den Ort des Antigenkontakts über die Blutbahn erreichen.

Die meisten Selbstantigene werden von CD8-Zellen ignoriert. *Transgene Maus mit viralem Glykoprotein-Gen.* Als Analogon zu vielen Selbstantigenen, die in peripheren nichtlymphatischen Organen und Zellen vorhanden sind, hat man Mäusen das Gen für das Glykoprotein (GP) eines Virus eingebaut, und zwar unter einem regulierenden Gen, so dass es nur in den Insulin produzierenden Zellen des Pankreas exprimiert wird. Dieses künstlich eingebrachte „Selbstantigen" wird vom Immunsystem des Wirts ignoriert, denn es entsteht keine Immunantwort, keine Autoimmunität und kein Diabetes. Wird diese transgene Maus aber mit dem Virus infiziert (inklusive lymphatische Organe), so generiert sie Anti-Virus-GP-spezifische zytotoxische T-Zellen, die die Inselzellen zerstören und Diabetes verursachen.

Dieses Modell zeigt, dass viele Selbstantigene vom Immunsystem nicht beachtet werden, weil sie sich außerhalb des lymphatischen Systems befinden. Wenn aber solche Antigene in geeigneter Form ins Immunsystem gelangen (hier über die Infektion von APZ), entwickelt der Organismus eine Autoimmunantwort.

Zusammenfassend ist Areaktivität von T-Zellen erreichbar durch *negative Selektion im Thymus*, durch *übermäßige Induktion in der Peripherie* oder aber durch *Sequestration* des Antigens außerhalb von lymphatischen Organen unter Verhinderung der MHC-Klasse-I-Präsentation in APZ. Bei den ersten beiden Mechanismen ist die Persistenz des Antigens im lymphatischen Gewebe wichtigste Voraussetzung, beim dritten ist entsprechende Absenz wichtig. Die Rolle des zweiten oder Cosignals im lymphatischen Gewebe ist erwiesen, außerhalb davon aber unklar.

2.4.2 Toleranz bei B-Zellen

Im Gegensatz zur klassischen zentralen T-Zell-Toleranz bzw. Areaktivität werden B-Zellen gegen Selbstantigene in der Regel wahrscheinlich *nicht negativ selektioniert* (Tab. 2.**7**). Die B-Zell-Regeneration im Knochenmark ist sehr intensiv, und die Prozesse der Antigenselektion bei diesem Vorgang sind noch wenig erforscht. Obwohl negative Selektion von B-Zellen im Knochenmark für membranständige MHC-Moleküle experimentell (in Antikörper-transgenen Mäusen) nachgewiesen worden ist, gilt dies für andere membranständige Antigene und für die meisten löslichen Selbstantigene offenbar nicht. Diese selbstspezifischen, potenziell selbstreaktiven B-Zellen werden in der Regel deshalb nicht zu einer Immunantwort angeregt, weil die nötige T-Hilfe im Thymus deletiert worden ist. B-Zell- und Antikörpertoleranz wird also im Wesentlichen über die *fehlende T-Hilfe* kontrolliert.

Dass einige antigene Strukturen und Anordnungen B-Zellen ohne T-Hilfe induzieren können, zeigt, dass autoreaktive B-Zellen meistens vorhanden sind und über optimal Ig-kreuzvernetzende parakristallin-multimere Antigene zu entsprechenden IgM-Autoantikörperantworten angeregt werden können. Da jedoch Selbstantigene den B-Zellen üblicherweise *nicht* in den dafür nötigen *repetitiven und parakristallin angeordneten Mustern* zugänglich sind, werden solche IgM-Autoantikörperantworten nicht induziert. Interessant ist allerdings, dass DNA und Kollagen, die oft an chronischen Autoantikörperantworten beteiligt sind, repetitive Antigenstrukturen aufweisen. Solche sind in entzündlichen Läsionen den B-Zellen zugänglich und könnten deshalb Autoantikörperantworten induzieren. Für eine chronische Autoantikörperantwort vom IgG-Typ ist jedoch immer T-Hilfe nötig, die über Koppelung von entsprechenden MHC-Klasse-II-assoziierten Peptiden, die von T-Zellen erkannt werden können, erbracht werden muss. An dieser T-Hilfe-Spezifität können ignorierte Selbstpeptide, aber wahrscheinlich auch infektiöse Keime, beteiligt sein (Klebsiellen, Yersinien bei Rheumaerkrankungen, Coxsackie-Virus-Infektionen bei Diabetes oder chronische parasitäre Infektionen).

Tabelle **2.7** B-Zellen unterscheiden nicht zwischen eigen und fremd, sondern vor allem zwischen repetitiven (meist fremden) und monomeren (meist eigenen) Antigenen

Antigen			B-Zellen vorhanden	IgM-Antwort		
				T-Zell-unabhängig	T-Hilfe vorhanden	T-Zell-abhängig
auf Zellmembranen im Knochenmark	hohe Konzentration	eigen	unklar ev + ?	–	–	–
	niedrige Konzentration	eigen	+[1]	+[1]	–	+[1]
monomeres Antigen	hohe Konzentration	eigen	+[1]	nicht anwendbar	–	–
	niedrige Konzentration	fremd	+	nicht anwendbar	+	+
repetitiv, identisch 5–10 nm entfernt, parakristallin	eigen (sehr selten)[2]		+	(+)[2]	(+)	(+)
	fremd („immer" infektiös)		+	+	+	++

[1] B-Zellen sind vorhanden und werden angeregt, wenn das Antigen repetitiv und parakristallin angeordnet ist (T-Helfer-unabhängig Typ I). B-Zell-Antworten werden gegen wenig organisierte oder monomere Antigene nicht direkt induziert; es ist dann indirekte (T-Helfer-unabhängig Typ II) oder konventionell-verknüpfte T-Hilfe nötig.

[2] Solche Selbstantigene sind B-Zellen normalerweise nicht zugänglich; in Läsionen können aber Kollagene, die Grundsubstanzen des Knorpels, Acetylcholinrezeptoren usw. möglicherweise solche B-Zell-Antworten anregen, wodurch eine Autoimmunantwort begünstigt wird.

2.5   Immunologisches Gedächtnis

■ Das immunologische Gedächtnis ist zum Teil definiert durch eine erhöhte Anzahl von spezifischen B- oder T-Zellen, wie sie üblicherweise in vitro oder über adaptive Transferexperimente evaluiert werden. Vollständiger wird immunologisches Gedächtnis von **B-Zellen** als die Fähigkeit umschrieben, mittels erhöhten Antikörperkonzentrationen schützende Immunität zu vermitteln. Erhöhte Frequenzen spezifischer B- und T-Lymphozyten allein scheinen nur einen begrenzten Schutz zu gewährleisten. Für Schutz durch immunologisches Gedächtnis sind **antigenabhängig aktivierte B- und T-Zellen** notwendig, die ständig Antikörper produzieren oder sofort für T-Effektorfunktionen bereit sind und – weil sie aktiviert sind – auch in periphere Gewebe wandern können. ■

Wenn ein Wirt ein gleiches Antigen zum zweitenmal antrifft, ist die Immunantwort meistens beschleunigt und verstärkt. Man unterscheidet diese **sekundäre Immunantwort** von der **Primärantwort**. Ob diese Unterschiede durch eine erhöhte Anzahl von B- oder T-Zellen allein und/oder durch neuerworbene Gedächtnisqualitäten oder Aktivierung durch Antigen erzeugt werden, ist noch unklar (Tab. 2.**8**).

Es gibt keine Oberflächenmarker, die eine eindeutige Unterscheidung von immunologischen Gedächtnis-T- und B-Zellen und „naiven" (d. h. nie vorher aktivierten) Zellen erlauben. Immunologisches Gedächtnis korreliert mit einer erhöhten Anzahl von spezifischen Vorläufer-T- und -B-Zellen. Die Aufrechterhaltung dieser erhöhten Zellzahl nach der Immunisierung ist offenbar von einer Antigenpersistenz weitgehend unabhängig. Die Vorläuferzellen werden aber nur durch Antigenreste aktiviert oder reaktiviert, und nur *aktivierte T-Zellen* können gegen Reinfektionen außerhalb von lymphatischen Organen, z. B. in den soliden peripheren Organen, sofort schützen. Ebenso können nur *aktivierte B-Zellen* zu *Plasmazellen* reifen und erhöhte protektive Antikörpertiter im Blut unterhalten. Gedächtnis-T- und B-Zellen als solche vermitteln in der Regel nur geringe schützende Immunität. Dagegen sind antigenabhängig aktivierte, migrierende T-Zellen sowie antikörpersezernierende B-Zellen in der Lage, Immunität und Resistenz gegen Reinfektion sehr effizient zu gewährleisten. Das **B-Zell- und Antikörpergedächtnis** wird von Antigen-IgG-Komplexen via Fc oder C3b auf *follikulärdendritischen Zellen* in Keimzentren unterhalten. Persistierende Infektionen (z.B. Tuberkulose, Hepatitis-B-Virus, HIV), Antigendepots in Adjuvantien, periodische Reexposition, lange Halbwertszeiten von peptidbeladenen MHC-Molekülen, möglicherweise auch kreuzreagierende Antigene können **Gedächtnis-T-Zellen,** aber z.T. auch **B-Zellen,** restimulieren und aktiviert halten. Aus diesem

Tabelle 2.**8**   Charakteristika des T- und B-Zell-Gedächtnisses

| | Gedächtnis-T-Zellen | | Gedächtnis-B-Zellen | |
	ruhende	aktivierte	ruhende	aktivierte
Lokalisation und Migration	Blut, Milz, Lymphknoten	Blut, Milz, Lymphknoten und solide Gewebe	Blut, Milz, Lymphknoten	Keimzentren lokaler Lymphknoten, Knochenmark
Funktion	sekundäre T-Zell-Antwort	sofortige Zielzell-Lyse und Interleukin-Freisetzung	sekundäre B-Zell-Antwort	ständige IgG-Antwort
nötige Zeitdauer für schützende Antwort	langsam	schnell	langsam	sofort
Vermehrung und Ort der Vermehrung	in sekundären lymphatischen Organen	nur in sekundären lymphatischen Organen mit Antigenresten	Blut, Milz	Keimzentren mit Antigen-IgG-Komplexen
Antigenabhängigkeit	nein	ja	nein	ja

Grund sind für den Schutz verantwortliche aktivierte Gedächtnis-T- oder -B-Zellen nicht grundsätzlich von primär aktivierten T- und B-Zellen unterscheidbar.

2.5.1   B-Zell-Gedächtnis

Es ist wichtig, zwischen *in vitro* nachweisbaren Charakteristika von Gedächtnis-T- und -B-Zellen und den *in vivo* wichtigen Merkmalen einer verbesserten Immunabwehrlage zu unterscheiden. Obwohl nach einer Primärantwort erhöhte Zahlen von Gedächtnis-B-Zellen *in vitro* oder in Zellübertragungsexperimenten bei Mäusen durchaus nachgewiesen werden können, ist damit noch keine Protektion, z. B. gegen Reinfektion durch ein Virus, gewährleistet. Dafür ist ein erhöhter Titer an protektiven Antikörpern im Wirt notwendig.

Warum ist immunologisches Gedächtnis überhaupt nötig?

Wenn der Wirt eine erste Infektion nicht überlebt, braucht er kein immunologisches Gedächtnis mehr. Wenn er die erste Infektion überlebt, hat sein Immunsystem bereits bewiesen, dass es mit dieser Infektion fertig wird, also bräuchte er dann ebenfalls kein immunologisches Gedächtnis. Selbst wenn man einräumt, dass eine bessere Immunabwehrlage durchaus einen evolutionären Vorteil mit sich bringt – vor allem während der Schwangerschaft –, muss immunologisches Gedächtnis auch entwicklungsgeschichtlich verstanden werden: 1. Wegen der MHC-Restriktion der T-Zell-Erkennung ist eine Übertragung von immunologischer Erfahrung von der Mutter auf die Nachkommen nicht möglich, da die Histoinkompatibilität eine gegenseitige zelluläre Abstoßungsreaktion induzieren würde. Aus diesem Grund ist auch eine Reifung der T-Zellen des Kindes offenbar erst relativ spät während der Entwicklung möglich, in der Regel erst zur Zeit der Geburt. Deshalb fehlt die aktive Immunabwehr bei Neugeborenen weitgehend (Abb. 2.**18**). Bis das T-Zell-System, die T-B-Kooperation und damit die Antikörperantwort überhaupt funktionell werden, benötigen neugeborene Mäuse etwa 3 – 4 Wochen, Menschen etwa 3 – 9 Monate. Während dieser Periode ist ein passiver Immunschutz essenziell. Er wird durch die Übertragung von protektiven, vor allem IgG-Antikörpern von der Mutter auf das Kind gewährleistet. Diese Übertragung geschieht während der Schwangerschaft über die Plazenta und z.T. später auch über die Muttermilch. Bei Kühen z. B. erfolgt sie ausschließlich und für das Überleben essenziell über die kolostrale Milch während der ersten 24 Stunden nach der Geburt; fetales Kälberserum enthält keine Ig! Die mütterlichen Antikörper werden vom Kälberdarm während den ersten 18 Stunden nach der Geburt unverdaut ins Blut durchgelassen. Wie kann unter diesen Voraussetzungen ein umfassender übertragbarer antikörpervermittelter Schutz gewährleistet werden? Da Mäuse während der 3 Wochen oder Mütter während der 270 Tage der Schwangerschaft in der Regel nicht alle wesentlichen Infektionen durchmachen (die für den Embryo/Fetus aber auch für die immunsupprimierte Mutter lebensgefährlich wären), und deshalb die nötigen verschiedenen Antikörper in dieser Zeit nicht akkumuliert werden könnten, ist immunologisches Gedächtnis notwendig. Dieses repräsentiert die **akkumulierte immunologische Lebens-(Infektions-)Erfahrung im Serum der Mutter**. Die weiblichen Geschlechtshormone begünstigen zudem die Ig-Synthese zusätzlich; dies korreliert auch mit dem allgemein erhöhten weiblichen Risiko (ca. 5-fach) für Autoantikörperkrankheiten (z.B. Lupus) und allgemein Autoimmunkrankheiten. 2. Fortpflanzung hängt von relativ **guter Gesundheit** und Ernährung **der Mutter** aber auch von guter Immunabwehrlage der gesamten Herde ab, die durch immer wiederkehrende schwere Infekte gefährdet würden. Die erhöhte Frequenz von spezifischen Vorläufer-B- und T-Zellen vermittelt eine verbesserte Abwehrlage gegen solche Infekte. Dieser relative Schutz steht aber im Gegensatz zum absoluten Schutz, wie er für das Überleben eines immuninkompetenten Neugeborenen nötig ist.

2

Verlauf der Ig-Serumkonzentrationen

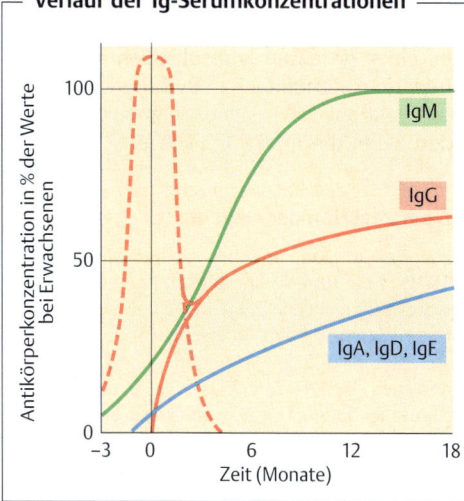

Abb. 2.**18** Das Neugeborene beginnt erst um den Zeitpunkt seiner Geburt mit einer nennenswerten Synthese von Immunglobulinen (durchgezogene Linien). Bis etwa 3–6 Monate nach der Geburt bilden somit IgG von der Mutter (gestrichelt) den Hauptschutz.

2.5.2   T-Zell-Gedächtnis

Ähnlich wie für Antikörper scheint auch für eine durch immunologisches Gedächtnis verbesserte Abwehr gegen intrazelluläre Infektionserreger – vor allem Viren und intrazelluläre Bakterien – nicht nur die erhöhte Anzahl der spezifischen T-Zellen, sondern vor allem ihr *Aktivitätszustand* ausschlaggebend zu sein. Es muss allerdings wieder betont werden, dass für eine auf immunologischem Gedächtnis beruhende Immunität gegen die meisten Bakterien, bakteriellen Toxine und Viren *Antikörper* verantwortlich sind! *Gedächtnis-T-Zellen* sind trotzdem von Bedeutung bei der *Kontrolle von intrazellulären bakteriellen Infektionen* (z.B. TB, Lepra), bei Persistenz von und Reinfektionen mit *nichtzytopathogenen Viren*, etwa bei Hepatitis-B-Virus- und HIV-Infektionen (s. auch S. 112). Zumindest bei der Maus konnte gezeigt werden, dass erhöhte Zahlen von spezifischen T-Zellen allein den Wirt oft nicht gegen immunpathologische Konsequenzen der abwehrenden CD8-T-Zell-Antwort schützen können. Für Immunität müssen diese T-Zellen in einem aktivierten Zustand vorliegen. Die ständige Aktivierung einer kontrollierten T-Zell-Antwort durch minimale Infektionsherde wurde in den 60er Jahren als **Infektionsimmunität** für die lebenslange und in der Regel effiziente Immunkontrolle gegen *Tuberkulose* postuliert und nachgewiesen. Ähnliches gilt auch für die zellvermittelte Abwehr gegen Lepra, Salmonellen und viele Parasitenerkrankungen, aber auch gegen solide Tumoren außerhalb von lymphati-

2

schen Geweben. Dies macht verständlich, warum es bei einer *Abschwächung des Immunsystems,* sei es durch Zytostatika, Alter oder als Folge einer HIV-Infektion, zu einem *Aufflammen* einer bis dahin kontrollierten minimalen Infektion kommt. Bei dieser Infektionsimmunität (z. B. Tuberkulose und Lepra) kann die verzögerte Hautreaktion (DTH, siehe unten und S. 120f) diagnostisch angewendet werden, denn die Infektion aktiviert ständig die dafür nötigen T-Zellen.

Verzögerte Überempfindlichkeitsreaktion der Haut

Das typische Beispiel einer verzögerten immunologischen Überempfindlichkeit (**delayed type hypersensitivity, DTH**) ist die **Tuberkulinreaktion** (Mantoux-Probe beim Menschen). Diese Reaktion wurde schon in den 40er Jahren als eine der ersten zellvermittelten spezifischen Immunreaktionen beim Meerschweinchen identifiziert. Sie ist typisch und spezifisch für MHC-Klasse-II-Antigene und ist CD4-T-Zell-abhängig. In einigen Fällen kann auch eine DTH über CD8-T-Zellen nachgewiesen werden, vor allem bei aktiven Virusinfektionen. Eine DTH stellt man am einfachsten durch Einbringen eines diagnostischen, vom Keim abstammenden Proteins in die Haut fest. Sie entwickelt sich aber nur, wenn ständig aktivierte T-Zellen im Wirt vorhanden sind, denn nur diese können innerhalb von 24–48 Stunden in die Haut emigrieren, wo diagnostisches Antigen vorliegt. Sind keine aktivierten T-Zellen vorhanden, nimmt die Reaktivierung in den lokalen Lymphknoten und die Emigration mehr Zeit in Anspruch; die geringe Menge diagnostischen Peptids oder Proteins ist dann bereits verdaut und nicht mehr am Ort der Injektion vorhanden, so dass keine lokale Reaktion mehr entsteht.

Eine positiv ausfallende verzögerte Überempfindlichkeitsreaktion zeigt aktivierte Gedächtnis-T-Zellen an. Das Fehlen einer solchen Reaktion bedeutet entweder, dass der Wirt noch nie Kontakt mit diesem Antigen hatte, oder dass er keine aktivierten T-Zellen mehr besitzt. Bei Tuberkulose kann also bei negativem Hauttest entweder kein Antigen oder Granulom mehr vorhanden sein, oder aber die systemische Immunreaktion ist so heftig und im Körper über viele Herde verstreut, dass die diagnostische Menge an Proteinen nicht genügend T-Zellen anlocken und deshalb nicht messbar wahrgenommen werden kann (z. B. kann bei einer Landouzy-Sepsis oder bei Miliar-Tuberkulose die Mantoux-Probe negativ ausfallen). Diagnostisch wird die verzögerte Überempfindlichkeitsreaktion bei **Tuberkulose** (Mantoux), **Lepra** (Lepromin) und **Boeck-Sarkoidose** (Kveim-Test) genutzt. Bei Immunsuppression können diese Hautreaktionen verschwinden, auch bei Masern oder bei AIDS.

2.6 Immunabwehr gegen Infektionen und Tumorimmunität

■ Schutz gegen Infektionen wird 1. durch unspezifische Abwehrmechanismen (Interferone, NK-Zellen), 2. durch spezifische Immunität mittels Antikörper und T-Zellen über freigesetzte Zytokine oder 3. durch Kontakt via Perforin oder Signalinduktion vermittelt. Zellzerstörende Viren werden über lösliche Faktoren (Antikörper, Interleukine), nicht-zellzerstörende Viren und Tumoren eher über Perforine und Zytolyse kontrolliert. Vor allem bei nicht zellzerstörenden Infektionen können zytotoxische Immunantworten Krankheit verursachen. Infektiöse Keime und Immunabwehr stehen in einem evolutionären Gleichgewicht, das sich ständig weiterentwickelt; so kennt man viele Beispiele von Ausweichmechanismen von Erregern und Tumoren gegenüber dem Immunsystem. ■

Alle Immunabwehrmechanismen (s. Abb. 2.**1**, S. 48) sind wichtig gegen Infektionen: Natürliche, humorale Mechanismen (Antikörper, Komplement und Interleukine) und zelluläre Mechanismen (Phagozyten, natürliche Killerzellen, T-Zellen) werden in verschiedenen Kombinationen gegen unterschiedliche infektiöse Keime in verschiedenen Phasen der Infektion mit unterschiedlicher Gewichtung eingesetzt. Obwohl jede zu große Vereinfachung auch hier falsch ist, können trotzdem anhand von gewissen Modellinfektionen – vor allem bei der Maus – sowie anhand der klinischen Erfahrung bei Patienten mit Immundefekten einige allgemeine Regeln formuliert werden (Abb. 2.**19**).

2.6.1 Allgemeine Regeln der Infektionsabwehr

■ **Unspezifische Abwehr** (ganz wichtig sind z. B. IFN-α/β) und natürliche Immunität durch natürliche (d. h. nicht absichtlich und spezifisch induzierte) Antikörper, die direkte Komplementaktivierung, NK-Zellen und Phagozyten spielen bei allen Infektionen eine sehr wichtige, z.T. aber noch wenig erforschte Rolle.

■ **Antikörper** sind gegen akute Bakterieninfektionen, gegen bakterielle Toxine, gegen Reinfektion durch Viren, zum Teil auch gegen akute zellzerstörende virale Erstinfektionen (z. B. bei Tollwut und Influenza) ausschlaggebend. Zudem tragen Antikörper wahrscheinlich bei chronischen Parasitenerkrankungen wesentlich zu einem Gleichgewicht zwischen Wirt und Parasit bei. IgA ist der wichtigste Abwehrmechanismus auf Schleimhäuten (Abb. 2.**5**, S. 61).

Allgemeine Abläufe von Infektionen

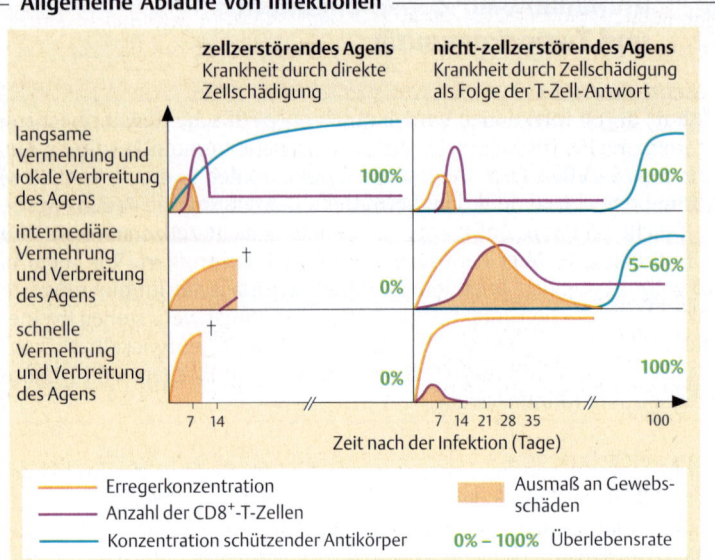

Abb. 2.**19** Die Überlebensrate hängt sowohl von der Geschwindigkeit der Vermehrung und der Verbreitung des Agens als auch von der Intensität der zytotoxischen T-Zell-Antwort ab. Infektionen mit zellzerstörenden Erregern können nur bei langsamer Vermehrung und lokaler Verbreitung des Erregers kontrolliert werden, andernfalls enden sie i. d. R. tödlich. Bei nicht-zellzerstörenden Erregern ist die zytotoxische T-Zell-Reaktion die kritische Größe. Bei langsamer Vermehrung des Erregers wird dieser schnell ausgerottet, bei schneller Vermehrung und weiter Verbreitung kommt die T-Zell-Antwort zum Erliegen. In beiden Fällen ist die Überlebensrate hoch. Bei intermediärer Vermehrung und Verbreitung kann die T-Zell-Antwort große immunpathologische Schäden verursachen, so dass die Überlebenswahrscheinlichkeit sinkt.

Durch Schwächung der Immunabwehr kann bei ursprünglich günstiger Ausgangslage trotz gleichbleibendem Erreger ein ungünstiges Virus-Wirts-Gleichgewicht entstehen.

■ **Perforinabhängige Zytotoxizität bei CD8-T-Zellen** ist wichtig vor allem gegen nicht-zellzerstörende Viren, gegen chronisch intrazelluläre Bakterien zu deren Freisetzung und gegen intrazelluläre Stadien von Parasiten.

■ **Nichtlytische T-Zell-Antworten** schützen via Interleukine (vor allem IFN-γ, TNF-α) durch verbesserte Verdauung und Zerstörung von intrazellulären Bakterien und Parasiten (z. B. Listerien, Leishmanien usw.), aber auch z.T. gegen komplexe Viren (z. B. Pockenviren) (Abb. 2.**15** S. 83). Infektiöse Keime scheinen schon innerhalb von Stunden Interleukine zu induzieren, z. B. IFN-γ, IL-12 oder IL-4, die die T-Zell-Antwort früh in eine sog. Typ-1- oder Typ-2-Richtung bringen (s. S. 80 u. Abb. 2.**14**, S. 82.).

■ **IgE-vermittelte Abwehr** ist neben IgA wahrscheinlich bei Magen-Darm-, Lungen- und Haut-Parasiten wichtig (verbesserte Ausstoßung). Die Details sind noch weitgehend unbekannt, bei der Schistosomen-Modellinfektion wurden aber IgE-abhängige basophile und eosinophile Phagozytenprozesse beschrieben.

■ **Ausweichstrategien.** Infektiöse Keime haben unterschiedliche Strategien entwickelt, wie sie der Immunantwort z.T. ausweichen können.

Immuneffektormechanismen gegen Bakterien

Extrazelluläre Bakterien. Kohlenhydrathaltige Kapseln erhöhen die Resistenz der Bakterien gegen effiziente Phagozytose (v. a. durch Granulozyten); hochrepetitive Kohlenhydrat-Oberflächenantigene induzieren jedoch effizient B-Zellen ohne T-Hilfe, z. T. unterstützt durch Lipopolysaccharide (LPS). *Kohlenhydrate induzieren keine T-Hilfe!* IgM-Antworten sind effizient zur Kontrolle von Bakterien im Blut, genügen aber meistens nicht gegen Toxine. Hier sind IgG von großer Bedeutung, da sie besser in das Gewebe diffundieren und dort Antigen neutralisieren können.

Intrazelluläre Bakterien. Sie werden durch T-Zellen kontrolliert (v.a. IFN-γ- und TNF-α-Effekte auf Makrophagen), z.T. auch durch CD8-T-Zellen, die intrazelluläre Bakterien durch zytotoxische Zellzerstörung freisetzen können.

Ausweichmechanismen von Erregern und Beispiele

Einfluss auf das Komplementsystem. Einige Erreger verhindern, dass Komplementfaktoren an ihre Oberfläche binden:
■ Verhinderung der C4b-Bindung: Herpesviren, Pockenviren;
■ Verhinderung der C3b-Bindung: Herpes-simplex-Virus (imitiert DAF s. S. 92), Trypanosomen.

Verstecken in nichtlymphatischen Organen. Insbesondere Viren können sich der Immunabwehr durch ausschließlichen Aufenthalt in peripheren Zellen und Organen außerhalb von lymphatischen Geweben entziehen.
■ Papillomaviren: infizieren Keratinozyten.

2

■ *Fortsetzung:* **Ausweichmechanismen von Erregern und Beispiele**

Modulation und Herunterregulation der Oberflächenantigene. Insbesondere Viren können der Immunabwehr durch Mutation oder verminderte Expression von T- oder B-Zell-Epitopen entgehen.

■ Influenzaviren: Antigenshift durch Rearrangierung von Genelementen oder Drift durch Mutation des Hämagglutinins (auf Populationsebene);

■ Gonokokken: Rekombination von Pili-Genen;

■ *Schistosoma:* Mutation von Hüllenproteinen sowie Verstecken durch Einhüllen mit Wirts-MHC-Antigenen.

Interferenz mit Phagozytose und Verdauung.

■ *Mycobacterium tuberculosis* benutzt CR1, CR2 oder Fibronectin als Rezeptor für den Zelleintritt; es induziert in Makrophagen keine effizienten oxidativen Mechanismen.

■ Bestandteile der bakteriellen Zellwand erschweren die Fusion von Phagosom und Lysosom und sind verdauungsresistent.

■ Zusätzliche Resistenz verleihen Hitzeschockproteine (Hsp 60 und 70) oder die Superoxiddismutase.

Einfluss auf Lymphozyten und Immunsuppression.

■ Direkte Zerstörung von Lymphozyten oder negative Effekte auf deren Funktion;

■ Induktion immunpathologischer T-Zell-Antworten (z.T. immunsuppressiv bei HIV);

■ Induktion von immunsuppressiv wirkenden Autoantikörpern.

Einfluss auf Selektion, Induktion und Deletion von T-Zellen.

■ Negative Selektion von T-Zellen: Sind virale Antigene im Thymus vorhanden, werden entsprechende T-Zellen deletiert.

■ Erschöpfende Induktion und Deletion peripherer T-Zellen: Bei überwältigender peripherer Virusinfektion werden alle entsprechenden T-Zellen deletiert (HBV, HCV).

Interferenz mit Zytokinen, Zytokin- und Chemotaxinrezeptoren (R) usw. Zahlreiche Viren bilden Substanzen, die Rezeptoren für humorale Komponenten des Abwehrsystems blockieren oder hemmen.

■ IL-1β-R, TNF-α-R, IFN-γ-R: Herpesviren, Pockenviren;

■ Chemotaxinrezeptor: Cytomegalievirus;

■ IL-10-R: Epstein-Barr-Virus produziert B-Zell-Rezeptorfaktor I, der an den IL-10-R bindet und so die Aktivierung von TH2-Zellen verhindert;

■ Hemmung der Interleukinproduktion durch verschiedene Viren.

MHC-Verminderung. Herunterregulierung der MHC-Klasse-I- und/oder Klasse-II-Expression.

■ Adenovirus: E19-Protein bewirkt eine verminderte Expression von MHC-Klasse-I auf infizierten Zellen;

■ murines Cytomegalievirus: verhindert Migration von MHC-Klasse-I zum Golgi-Apparat.

2.6.2 Immunschutz und Immunpathologie

Schützende und schädliche Folgen einer Immunreaktion sind eine Frage des Gleichgewichts zwischen Ausbreitung der Infektion und Stärke der Immunantwort. Wie die meisten biologischen Systeme ist auch die Immunabwehr gegen Infektionen optimiert, aber nur in 80-98 %, nie in 100 % der Fälle. Zum Beispiel ist die Immunzerstörung von virusinfizierten Wirtszellen während der Eklipsphase einer Virusinfektion eine Möglichkeit, die Virusreplikation zu verhindern (Abb. 2.**15**, S. 83). Aus dieser Sicht sind **lytische CD8-T-Zell-Antworten** vorteilhaft. Wird ein *zytopathogenes Virus* nicht sehr früh an der weiteren Vermehrung gehindert, stirbt der Wirt. Wird ein *nicht-zellzerstörendes Virus* nicht sofort kontrolliert, entsteht primär zwar keine schwerere Erkrankung, die verzögerte, mit der Zeit aber effektive zytotoxische Antwort kann dann allerdings die Zerstörung von sehr vielen infizierten Wirtszellen und damit mehr Krankheit verursachen (Tab. 2.**9** und 2.**10**). Weil die Infektion durch solche nichtzytopathogene Viren das Leben des Wirtes an und für sich nicht in Gefahr bringt, ist es dann paradoxerweise die Immunantwort, die durch Zerstörung von Wirtsgewebe Pathologie und Krankheit verursacht.

Die Hepatitis-B-Virusinfektion beim Menschen (Tab. 2.**10**) und die LCMV-Infektion (lymphozytäre Choriomeningitis) der Maus sind gut studierte Beispiele dieser negativen Konsequenz einer protektiven Immunantwort. Ähnlich verhält es sich bei der zellulären Immunabwehr gegen die eigentlich wenig pathogenen, fakultativ intrazellulären Tuberkulose- und Leprabakterien (Tab. 2.**9**). Eine gute Immunabwehr bringt die Infektion früh unter Kontrolle, der immunologisch bedingte Zell- oder Gewebeschaden, der für die Eliminierung dieser Keime nötig ist, wird gering ausfallen und deshalb keine schweren pathologischen und klinischen Folgen haben. Wenn diese Keime jedoch relativ weit ausbreiten können, kommt es zu chronischen immunpathologischen Zell- und Gewebezerstörungen, wie sie bei der Hepatitis B als *chronisch oder akut-aggressive Hepatitis*, bei der Lepra als *tuberkuloide Form* imponiert. Wenn eine sich außerordentlich schnell ausbreitende Infektion zur Erschöpfung der T-Zell-Antwort führt, oder wenn keine immunpathologische Schutzantwort erzeugt wird, werden die infizierten Wirte zu Trägern. Hepatitis-B-Träger oder an lepromatöser Lepra Erkrankte sind eindrückliche Beispiele dieses Zustandes, der nur in wenig- und nichtzytopathischen Infektionen auftritt.

Tabelle 2.**9** Gleichgewicht zwischen Infektion und Wirtsimmunität: Auswirkung auf die Krankheit

Infektiöser Keim	Zytopatho-genität der Keime	Effizienz der Immunantwort		
		früher Beginn	*später Beginn*	*keine Immun-reaktion*
extrazelluläre Bakterien				
Meningokokken, Staphylokokken	hoch	Gesundung	Tod	Tod
fakultativ intrazelluläre Bakterien				
Listeria	hoch	Gesundung	Tod	Tod
Tuberkulosebakterien	mäßig	Gesundung	immun-patholo-gische Entzündung	Miliartuber-kulose (früher Tod) Landouzy-Sepsis (sehr früher Tod)
Leprabakterien	sehr niedrig	Gesundung	tuberku-loide Lepra	lepromatöse Lepra (später Tod)
Viren				
Pockenvirus	hoch	Gesundung	Tod	Tod (früh)
LCMV (lymphozytäre Choriomeningitis)	sehr niedrig	Gesundung	immunpa-thologische Krankheit	gesunder Träger
Hepatitis-B-Virus	sehr niedrig	Gesundung	aggressive Hepatitis	Träger (sehr spät Leber-karzinom)
HIV	niedrig (?)	Gesundung	AIDS	gesunder Träger (ok-kulte Infek-tion) (?)

Tabelle 2.**9** *Fortsetzung: Gleichgewicht zwischen Infektion und Immunität...*

Infektiöser Keim	Zytopatho-genität der Keime	Effizienz der Immunantwort		
		früher Beginn	*später Beginn*	*keine Immun-reaktion*
nichterkannte und unbekannte Keime, Viren, Bakterien und endogene Viren	niedrig	?	Auto-immunität	„gesunder" oder okkulter Träger (obwohl infektiöses Agens nicht bekannt)
klinische Symptome		keine	chronische Krankheit	variable Krankheits-symptome, z. T. erst nach langer Zeit, oder keine Symptome

Tabelle 2.**10** **Hepatitis-B-Virus-(HBV-)Infektion.** Zusammenhang zwischen Antigenpräsentation durch MHC-Moleküle, T-Zell-Antwort, Infektionsverlauf und Krankheitsbild. Eine Abnahme der Immunkompetenz oder eine Zunahme der HBV-Vermehrung verschiebt das Gleichgewicht nach unten, Impfung verschiebt es nach oben

Präsentation von HBV-Antigenen durch MHC	T-Zell-Antwort	Infektionskinetik	klinischer Phänotyp
+++	*früh*	HBV-Vermehrung wird gestoppt	akute Hepatitis mit oder ohne Ikterus, da nur geringer Leberzellschaden
+/-	*spät*	HBV-Vermehrung wird zu spät gestoppt. Leberzell-Lyse durch $CD8^+$-T-Zellen	akute bis chronische aggressive Hepatitis
–	*keine*	HBV-Vermehrung wird nicht gestoppt, aber auch keine Immunpathologie	gesunder HBV-Träger (spät Leberzellkarzinom)

Immunpathologische Schäden und AIDS

Könnten immunpathologische Schäden durch T-Zell-Immunantworten bei AIDS eine Rolle spielen?

Gegenwärtig wird meist angenommen, dass das verursachende HI-Virus die infizierten T-Helferzellen *zerstört*, doch ist in vivo dafür kein klarer Beweis vorhanden. Die T-Helferzellen verschwinden zwar, aber es ist nicht klar, wie und weshalb. Tierexperimente mit Viren, die dem HIV ähnlich sind, haben noch eine zweite Möglichkeit der AIDS-Krankheitsentstehung aufgezeigt:

Angenommen, HIV sei *nicht oder wenig zellzerstörend:* Wenn das Virus Makrophagen, dendritische Zellen und/oder T-Helferzellen infiziert, entsteht zunächst keine Krankheit. Bald jedoch werden die virusinfizierten Makrophagen und T-Helferzellen durch spezifisch reagierende zytotoxische CD8-T-Zellen vernichtet. Vielleicht werden sogar spezifische B-Zellen infiziert und daher ebenfalls von CD8-T-Zellen zerstört. Diese Zellzerstörung geschieht allerdings meist langsam, weil die Immunantwort auch die Vermehrung des Virus verhindert, langfristig wird jedoch das Immunsystem geschädigt und geschwächt. Paradoxerweise hilft also die immunologisch bedingte Zellzerstörung dem Virus, im Wirt lange zu überleben und übertragen zu werden. Dies wäre aus der Sicht des Virus eine erstaunliche und äußerst geschickte Strategie mit nach meist langer Zeit jedoch tragischen Folgen für den Wirt. Wenn es gelingt, die Vermehrung von HIV zu bremsen oder gar auszuschalten, kann das Virus weniger Lymphozyten infizieren und es werden weniger Zellen durch die zytotoxische T-Zell-Antwort zerstört. Eine Verhinderung oder Reduktion der HIV-Vermehrung – pharmakologisch oder sehr früh durch Stärkung der immunologischen Abwehr – wäre auch dann günstig und erstrebenswert, wenn HIV nicht zytotoxisch ist.

Beeinflussung der Immunabwehrlage durch Schutzimpfung

Impfungen bringen Schutz vor Krankheiten, verhindern aber meistens die Reinfektion nicht komplett. Entweder über eine limitierte Infektion mit attenuierten Keimen oder über eine Immunisierung mit abgetöteten Keimen oder Toxoiden erzeugt die Impfung eine sehr *milde Infektion oder Krankheit,* die den Wirt gegen eine Reinfektion schützt. Die erfolgreiche Ausmerzung der Pocken in den 70er-Jahren ist der größte Erfolg der Impfgeschichte. Allerdings bieten Impfungen niemals eine absolute Sicherheit, sondern verbessern lediglich die Überlebenschance um das 10 – 10 000fache. Eine besondere Situation zeigt sich bei Infektionen mit nicht-zytopathischen Keimen, bei denen die Krankheit ja eine Folge der Immunabwehr ist (s. o.). Unter speziellen Bedingungen können durch Impfung die Gleichgewichte zwischen Immunabwehr und Infektion bei einer Kleinzahl von Impflingen so ungünstig verändert werden, dass die Impfung zur *Verstärkung der Krankheit* führen kann.

Beispiele hierfür sind Impfungen mit inaktivierten Vakzinen gegen das Respiratory Syncytial Virus in den 60er-Jahren sowie Erfahrungen mit bestimmten sog. Untereinheit-Vakzinen und rekombinanten Impfstoffen gegen nichtzytopathogene Virusinfektionen in seltenen Modellsituationen. Allgemein muss nochmals betont werden, dass die meisten bis jetzt erfolgreich angewandten Impfungen den *Schutz über Antikörper* vermitteln. Dies gilt insbesondere für die in Tab. 1.13 (S. 35) aufgeführten klassischen Schutzimpfungen bei Kindern und auch für die oben entwickelten Hypothese, dass Antikörper als lösliche, von der Mutter übertragbare immunologische Erfahrung für den Schutz des Neugeborenen während der immuninkompetenten Frühphase nach der Geburt verantwortlich sind. Wie schon in Zusammenhang mit dem immunologischen Gedächtnis diskutiert worden ist, scheinen Gedächtnis-T-Zellen vor allem für den Immunschutz des Wirtes wesentlich zu sein, wenn Antigenpersistenz über die sog. Infektionsimmunität effizient kontrolliert wird (z. B. Tuberkulose, HIV). Zusätzlich garantiert die erhöhte Frequenz von T- und B-Zellen aber auch Schutz gegen wiederholte Infektionen und ist damit Voraussetzung für erfolgreiche Fortpflanzung.

2.6.3 Tumorimmunität

Über die Immunkontrolle gegen Tumoren ist immer noch relativ wenig bekannt. Auch wenn gewisse Tumoren definierte tumorassoziierte oder tumorspezifische Antigene tragen, genügt dies offensichtlich meist nicht für eine Immunabwehr. Daneben besteht das Problem der Tumordiagnose: Die Präsenz von Tumoren wird zwar gelegentlich funktionell oder immunologisch nachgewiesen, aber der Tumor wird nicht gefunden, weil übliche Untersuchungen meistens erst Tumoren der Größe von etwa 10^9 Zellen entdecken können; das entspricht 1 ml oder 1 cm^3 Tumorgewebe.

Wachstumsort, Wachstumsrate, Vaskularisation bzw. fehlende Vaskularisation, Nekrose und damit Phagozytose von zerfallendem Tumorgewebe sind für die Immunabwehr wichtig. Dabei ist offensichtlich, dass wir die Tumoren in allen Fällen, in denen die Immunüberwachung gegen Tumoren erfolgreich ist, gar nicht sehen; leider sind klinisch relevante Tumoren aber erfolgreiche Tumoren.

Es gibt folgende Hinweise für eine Rolle der Immunabwehr bei der Tumorkontrolle:

■ Mehr als 85 % aller Tumoren sind Karzinome und Sarkome, d. h. nicht lymphohämatopoietische Tumoren, die in der Peripherie, also außerhalb von organisierten lymphatischen Geweben, entstehen. Diese Tumoren werden initial ganz allgemein vom Immunsystem ignoriert.

2

■ Lymphohämatopoietische Tumoren zeigen oft immunologisch besonderes Verhalten, indem ihre antigenpräsentierende Funktionen abgeschwächt, ihre MHC- und/oder Tumorantigen-Konzentrationen ungewöhnlich niedrig sind oder selektiv ganz fehlen oder indem akzessorische Moleküle und Signale oft fehlen.

■ Immunsuppressionen, sei es über Anti-Lymphozyten-Seren, Zytostatika, γ-Bestrahlung, UV-Bestrahlung oder Infektionen, fördern im Allgemeinen das Tumorwachstum, insbesondere das von lymphohämatopoietischen Tumoren. Weniger oder nicht beeinflusst werden Karzinome und Sarkome. Experimentelle Karzinogene sind oft auch immunsuppressiv.

■ Wird der große Primärtumor chirurgisch entfernt, können Metastasen im Lymphknoten verschwinden (oder aber auch rasch auswachsen). Auch müssen selbst Tumorzellen im Blut oder in den Lymphbahnen nicht notwendigerweise zu Metastasen führen.

■ Tumorzellen zeigen oft Modulationen der MHC-Expression und von tumorassoziierten Antigenen, z.B. fehlen manchen Tumoren MHC-Klasse-I-Moleküle, evtl. sogar nur dasjenige, das ein spezifisches tumorassoziiertes Peptid präsentieren kann (z. B. Kolonadenokarzinome). Aber auch durch die Herunterregulation von tumorassoziierten Antigenen können Tumoren der Immunüberwachung entgehen (z. B. MHC-Klasse-I-Verminderung durch das E19-Protein der Adenoviren).

■ Die Immunantwort kann ausbleiben, weil Tumoren Differenzierungsantigene exprimieren, gegenüber denen der Wirt immunologisch tolerant ist (z.B. karzinoembryonales Antigen [CEA], T-Zell-Leukämie-Antigen).

■ Eine Blockade des retikuloendothelialen Systems kann zur Förderung von lymphohämopoietischen Tumoren führen. So können chronische parasitäre Infektionen wie Malaria plus EBV-Infektion zum Burkitt-Lymphom, einem B-Zell-Malignom, führen.

2.7 Die krankmachende Immunreaktion

■ Immunabwehr kann Krankheit verursachen: **Typ I:** allergische IgE-abhängige Erkrankungen. **Typ II**: Antikörperantworten gegen Zellmembranen, Blutgruppenantigene oder andere Autoantigene. **Typ III:** Immunkomplexkrankheiten; übermäßige Antigen-Antikörper-Komplexe lagern sich an Basalmembranen ab und verursachen über Komplementaktivierung und Entzündungsreaktionen oft chronische Krankheiten. **Typ IV:** zelluläre Immunpathologie als Folge übermäßiger T-Zell-Abwehr bei sonst wenig pathogenen bis apathogenen Infektionen oder gegen fremde Organtransplantate. ■

2.7.1 Typ I: Anaphylaxie über IgE

Diese Soforttyp-Reaktion entwickelt sich beim allergisch sensibilisierten Individuum in wenigen Minuten. IgE, mit dem Fc-Teil an Basophile und Mastzellen gebunden, verursacht durch spezifische Bindung des Allergens eine Degranulierung und Freisetzung von biogenen Aminen (z. B. Histamin). Diese freigesetzten Mediatoren beeinflussen die glatte Muskulatur: Kontraktion vor allem in der Lunge (Bronchokonstriktion), Kontraktion postkapillärer Venolen, aber Erweiterung der Arteriolen. Lokalisiert äußert sich eine solche IgE-vermittelte Anaphylaxie als Quaddel in der Haut, als Durchfall bei der Nahrungsmittelallergie, als Rhinitis oder Asthma bei der Pollenallergie und generalisiert als anaphylaktischer Schock. IgE-Reaktionen werden meistens in vitro über RIA (Radioimmunassay), RIST (Radioimmunosorbenstest) oder RAST (Radioallergensorbenstest) gemessen (s. Abb. 2.**28** u. Abb. 2.**29**, S. 138f.). Häufige Ursachen für IgE-Allergien beim Menschen sind Pollen, Tierhaare, Hausstaub (Milben), Insektenstiche, Penizilline und Nahrungsmittel. Beispiele allergischer Krankheiten sind lokale allergische Rhinitis und Konjunktivitis, allergisches Asthma bronchiale, systemischer anaphylaktischer Schock, Insektengiftallergien, Hausstaub(Milben)- und Nahrungsmittelallergien, Urtikaria und Angioödeme.

Eine Degranulierung der Mastzellen und Basophilen kann auch über andere Mechanismen als die Vernetzung von spezifischen zellständigen IgE-Antikörpern erfolgen, z. B. über die Komplementfaktoren C3a und C5a oder über direkte pharmakologische Auslösung („Pseudoallergie"!).

Atopiker sind übermäßig an Allergien leidende Individuen. Die Atopie ist genetisch bedingt: 50 % Risiko, wenn beide Eltern allergisch sind; etwa 30 % wenn nur ein Elternteil allergisch ist, etwa 10–15 % in der allgemeinen Bevölkerung. Atopie korreliert mit hoher IgE-Bildung. Unter dem Begriff Desensibilisierung fasst man Versuche zusammen, über wiederholte Infektionen oder orale Verabreichung von Allergenen eine TH2-Antwort in eine TH1-Antwort zu verändern (s. Abb. 2.**14**, S. 82). Wahrscheinlich spielt dabei eine vermehrte IgG- statt IgE-Antikörperbildung eine große Rolle. IgE hat wahrscheinlich eine wichtige biologische Funktion, und die sog. allergischen Reaktionen sind aus dieser Sicht wohl nur unerwünschte Nebenwirkungen. Wie IgE bei Parasiteninfektionen protektiv wirkt (z. B. mit eosinophilen Granulozyten), ist noch wenig erforscht; über IgE-bedingt freigesetzte Mediatoren, die zu Kontraktionen der glatten Darmmuskulatur führen, wird die Ausstoßung von Darmparasiten begünstigt.

2.7.2 Typ II: Humorale Immunreaktion vom zytotoxischen Typ

2

Es handelt sich um krankmachende Immunreaktionen, die durch IgM- oder IgG-Antikörper gegen Antigene auf Zellmembranen (auch virale Produkte oder Haptene) oder Gewebskomponenten verursacht werden. Mediatoren sind meist Komponenten des Komplementsystems und Verdauungsenzyme der Granulozyten. Die wichtigsten Krankheiten, die auf einer Immunreaktion vom zytotoxischen Typ beruhen, sind in Tab. 2.11 zusammengefasst.

Tabelle 2.11   Beispiel von antikörperbedingten Typ-II-Immunpathologien

Antikörper	Autoimmun- oder Immunpathologie
Anti-Zellmembran	– Rhesus-Inkompatibilität – Bluttransfusionskomplikationen – autoimmune hämolytische Anämie – Agranulozytose
Anti-Basalmembran	– Goodpasture-Syndrom
Anti-Kollagen	– Sklerodermie – Pemphigoid
Anti-Desmosomen	– Pemphigus vulgaris
Anti-Rezeptor	– Anti-Acetylcholinrezeptoren: Myasthenia gravis – Anti-TSH-Rezeptoren: Morbus Basedow
Anti-Hormon	– Anti-Thyroideahormon (Thyreoiditis Hashimoto) – Anti-Intrinsischer Faktor (perniziöse Anämie)
Anti-Medikament	– chemische Gruppen (Haptene) an Zelloberfläche gebunden (Zell-Lyse, Agranulozytose)
Anti-Ig	– rheumatoide Arthritis (IgM-anti-IgG-Rheumafaktor) – Kryoglobulinämie
Anti-Zellkomponenten	– Anti-DNA (Lupus erythematodes, LE) – Anti-Mitochondrien (LE, Thyreoiditis Hashimoto)

Autoantikörper-Antworten

Autoantikörper können zytostimulierend oder -blockierend sein. Einige Autoantikörper sind gegen Hormonrezeptoren gerichtet: Beispiele sind Thyreotoxikose bei Morbus Basedow via Autoantikörper, die den TSH-Rezeptor stimulieren, und blockierende Acetylcholinrezeptor-spezifische Autoantikörper bei Myasthenia gravis. Weitere Krankheiten durch Antikörper gegen Hormone und andere Eigenstrukturen sind: Hashimoto-Thyreoiditis, ausgelöst durch Anti-Thyreoglobulin- und Anti-Mitochondrien-Autoantikörper, perniziöse Anämie (Anti-Intrinsischer Faktor), Pemphigus vulgaris (Anti-Desmosomen), Guillain-Barré (aufsteigende Paralyse durch spezifische Myelin-Autoantikörper). Bei Sklerodermie findet man Anti-Kollagen-Antikörper. Zu den Immunpathologien, bei denen Autoantikörper eine Rolle spielen, zählen auch die Transplantatabstoßung via Endothelschäden, v. a. auch bei Xenotransplantaten, und die Tumorabstoßung via Antikörper gegen tumorassoziierte Antigene auf neoplastischen Zellen (vor allem bei lymphohämopoietischen Tumoren). Allgemein muss aber betont werden, dass der Nachweis von Autoantikörpern nicht unbedingt mit pathologischen Veränderungen oder Krankheit einhergeht!

Es ist immer noch weitgehend unklar, wie Autoantikörperantworten induziert werden. Wie im Zusammenhang mit der Zell-Toleranz schon diskutiert worden ist, kann ohne T-Hilfe keine solche IgG-Antwort entstehen. Deshalb sucht man intensiv nach Mechanismen, die T-Hilfe mit autoreaktiven B-Zellen verknüpfen; einige Möglichkeiten sind in Tab. 2.**12** zusammengefasst.

Tabelle 2.**12.** Mechanismen der Autoantikörperinduktion

Mögliche Mechanismen	Verursacht durch
polyklonale B-Zell-Aktivierung	Lipopolysaccharide, Viren, chronische Parasiteninfektion
molekulare „Mimikry"	Antikörper gegen Masernviren kreuzreagieren möglicherweise mit basischem Myelinprotein (MBP), solche gegen SV40-Antigene mit Gluten, Antikörper gegen Coxsackieviren mit Herzmuskelzellen
Freilegen von verborgenen Eigenantigenen	zytopathische Effekte von Infektionserregern
Adjuvanseffekte	Bei Granulombildungen und chronischen Entzündungsreaktionen kann es zur Bildung von lymphatischem Gewebe in peripheren Organen kommen, z. B. Thyreoiditis Hashimoto
Brechen von Toleranz	durch Koppelung von T-Hilfe-Epitopen an Eigenantigene; möglich vor allem im Zusammenhang mit Virusinfektionen von Zellen

Anti-Blutgruppen-Antikörperreaktionen

AB0-System. Diese B-Zell-Epitope sind *Zuckergruppierungen in den Membranen der roten Blutkörperchen.* Man unterscheidet vier klassische Blutgruppen, die durch ein Gen mit 3 Allelen determiniert werden, das die Glykosylierung steuert. Unter der Einwirkung des 0-Allels wird nur ein Grundgerüst (H-Substanz) gebildet, dessen terminale Zucker Galactose und Fucose sind. Das Allel A transferiert N-Acetyl-Galactosamin, das Allel B die von Galaktose an dieses Grundgerüst. Dadurch entstehen Epitope, die in der Natur, namentlich als *Bestandteile von Darmbakterien,* weit verbreitet sind. Individuen, die das Allel A tragen, sind gegenüber dem durch A codierten Epitop tolerant, Individuen mit dem Allel B entsprechend gegenüber dem B-Epitop. Individuen, die beide Allele tragen (Genformel AB), sind gegenüber beiden Epitopen tolerant, während solche, die homozygot bezüglich 0 sind, weder gegenüber A noch gegenüber B Toleranz zeigen. Nach der Geburt wird der Darmkanal mit Bakterien besiedelt, die reichlich mit A- und B-ähnlichen Epitopen versehen sind. Im Laufe der ersten Lebensmonate bilden daraufhin Menschen der Blutgruppe 0 (homozygot bezüglich dem Allel 0) sowohl Anti-A- als auch Anti-B-Antikörper, Menschen der Blutgruppe A (Genformel A0 oder AA) nur Anti-B, Menschen der Blutgruppe B (Genformel B0 oder BB) nur Anti-A und Menschen der Blutgruppe AB weder Anti-A noch Anti-B.

Diese sog. „natürlichen" Antikörper (man meint damit Antikörper, die ohne erkennbare Immunisierung gebildet werden) sind IgM; ein Switch zu IgG findet normalerweise nicht statt, wahrscheinlich mangels fremder T-Zell-Epitope. Die Anwesenheit der Blutgruppenantikörper stellt eine Gefahr bei der Bluttransfusion dar, weshalb vor jeder Transfusion die Blutgruppenzugehörigkeit von Spender und Empfänger festgestellt werden muss. Dabei sind die *Antikörper im Donorblut weniger wichtig,* da sie ausverdünnt werden; der 00 Genotyp ist deshalb ein universeller Donor. IgM-Antikörper gegen Blutgruppen sind für den Fetus ungefährlich, weil sie die Plazentaschranke nicht passieren können.

Rhesus-System. Es handelt sich hier ebenfalls um genetisch determinierte Epitope auf den roten Blutkörperchen, gegen die aber in der Regel keine „natürlichen" Antikörper auftreten. Erst aufgrund einer *Immunisierung* (durch Bluttransfusion oder Schwangerschaft) werden IgM- und IgG-Antikörper induziert. Unter der Geburt treten oft kleinere Mengen von kindlichem Blut in den mütterlichen Kreislauf. Sind auf den Blutkörperchen des Kindes väterliche Epitope vorhanden, die der Mutter fehlen, so bewirkt dieser Blutübertritt eine Immunisierung. Falls dabei Antikörper der Klasse IgG entstehen, können diese eine *spätere Schwangerschaft* gefährden, sofern das Kind wiederum die gleichen Epitope trägt. Das Krankheitsbild heißt Morbus haemolyticus neonatorum oder Erythroblastosis fetalis.

Ist eine Immunisierung einmal eingetreten und muss aus genetischen Gründen mit der *Gefährdung künftiger Schwangerschaften* gerechnet werden, so lassen sich spätere Kinder durch aufwendige Maßnahmen, z. B. künstliche Entbindung und Austauschtransfusion, retten. Ist die Gefahr einer Rhesusimmunisierung am Ende einer ersten gefährdenden Schwangerschaft erkannt, so lässt sich durch *passive Zufuhr* entsprechender, gegen die kindlichen Epitope gerichteter Antikörper unmittelbar nach der Entbindung eine Immunisierung der Mutter verhindern. Diese spezifische Immunsuppression ist ein empirischer Erfolg der Immunologie; ihr genauer Mechanismus ist noch nicht restlos geklärt.

Weitere Blutgruppensysteme. Neben den bisher erwähnten gibt es noch mehrere andere Blutgruppensysteme, gegen die Antikörper vorkommen können, welche Transfusionen gefährden. Eine wichtige Sicherung zur Vermeidung von Transfusionszwischenfällen bildet die Kreuzprobe. Unmittelbar vor einer geplanten Transfusion wird Serum des prospektiven Empfängers mit Erythrozyten des prospektiven Donors und umgekehrt Serum des Donors mit Erythrozyten des Empfängers gemischt. In beiden Mischungen darf keine Agglutination eintreten. Da einige Serumantikörper zwar an Erythrozyten binden und diese opsonisieren können, jedoch nicht zur Agglutination in der Lage sind, gibt man zusätzlich noch Anti-Menschenimmunglobulin-Serum hinzu, um diese Antikörper zu vernetzen. Auch dann darf keine Agglutination eintreten.

2.7.3 Typ III: Durch Immunkomplexe verursachte Krankheiten

Immunkomplexkrankheiten werden durch Ablagerung von **kleinen, löslichen Antigen-Antikörper-Komplexen** im Gewebe verursacht. Hauptmerkmal ist die *Entzündung*, bei der Komplement involviert ist. Normalerweise werden große, d.h. in Äquivalenz gebildete Antigen-Antikörper-Komplexe durch Phagozyten des retikuloendothelialen Systems problemlos entfernt. Gelegentlich jedoch – besonders bei *persistierenden bakteriellen, viralen oder Umweltantigenen* (z. B. Pilzsporen, pflanzliche oder tierische Materialien) oder bei *Autoimmunkrankheiten* gegenüber Selbstantigenen (DNS, Hormone, Kollagen, IgG), bei denen kontinuierlich Auto-Antikörper gegen körpereigene Antigene gebildet werden – werden immer und überall Antigen-Antikörper-Komplexe abgelagert, vorwiegend an sekretorisch aktiven Membranen und in kleineren Gefäßen. Dies geschieht vor allem in infizierten Organen, Nieren, Gelenken, Arterien, Haut, Lungen und im Plexus chorioideus des Gehirns. Die hervorgerufenen Entzündungen verursachen dort lokale Gewebeschäden. Vor allem die Aktivierung von Komplement durch

2

diese Komplexe führt zur Bildung von inflammatorischen C-Komponenten (C3a und C5a). Diese *Anaphylatoxine* setzen aus Gewebemastzellen und Basophilen vasoaktive Amine frei, was die vaskuläre Permeabilität erhöht (s. a. S. 109f.). Zusätzliche chemotaktische Aktivitäten locken *Granulozyten* an, die versuchen, die Komplexe zu phagozytieren. Wenn diese Phagozyten zugrunde gehen, werden ihre lysosomalen, hydrolytischen Enzyme freigesetzt, was zu Gewebeschäden führt. Dadurch entstehen chronische Entzündungsreaktionen mit langwierigen Verläufen.

Man unterscheidet zwei Gruppen von Immunkomplex-Pathogenesen.

■ **Immunkomplexe im Antigenüberschuss.** Die akute Form führt zur *Serumkrankheit*, die chronische Form zu Arthritiden oder Glomerulonephritiden. Die eigentliche Serumkrankheit wird heute kaum mehr angetroffen. Sie war eine Folge der Serumtherapie in der Vorantibiotikazeit: Die Inokulation von Pferdeantikörpern gegen humanpathogene Keime oder bakterielle Toxine induzierte die Bildung von menschlichen Antikörpern gegen das Pferdeserum. Da aus therapeutischen Überlegungen relativ viel Pferdeserum gegeben wurde, bildeten sich Antigen-Antikörper-Komplexe, zum Teil eben im Antigenüberschuss. Dies führte dann gelegentlich zu chronisch verlaufenden Schockzuständen.

■ **Immunkomplexe im Antikörperüberschuss.** Die sog. *Arthus-Reaktion* entsteht, wenn ein Individuum über lange Zeit wiederholt kleinen Mengen eines Antigens ausgesetzt ist, wobei sich Komplexe im Antikörperüberschuss bilden. Bei einer weiteren Exposition, vor allem in der Haut, löst dies eine typische Reaktion mit Ödem und Erythem, eventuell mit Nekrose aus, die ihr Maximum nach 3 – 8 Stunden erreicht, nach 48 Stunden aber schon wieder verschwunden ist. Reaktionen vom Arthus-Typ können als *Berufskrankheiten* auftreten, immer dann, wenn ein Individuum einem Umweltantigen wiederholt und kontinuierlich ausgesetzt ist: Farmerlunge (thermophile *Actinomyces* in schimmeligem Heu), Vogel- und Taubenzüchterlunge (Protein im Staub getrockneter Faeces dieser Vögel), Käserlunge (Sporen von Penicillium casei), Kürschnerlunge (Proteine der Pelzhaare), Malzarbeiterlunge (Sporen von Schimmelpilzen).

2.7.4 Typ IV: Überempfindlichkeit oder zellvermittelte Überempfindlichkeit vom Spättyp

Injiziert man intrakutan ein lösliches Antigen des infektiösen Keimes, so entsteht am Applikationsort eine verzögerte Hautreaktion bei vorheriger Infektion. Diese *Haut-Reaktion vom Spättyp* kann als Test dienen, um eine Immunität gegen intrazelluläre Bakterien oder Parasiten nachzuweisen.

Meistens beträgt die Zeitspanne zwischen Gabe des Antigens und der Schwellungsreaktion 48–72 Stunden, wie dies für die sog. zelluläre Überempfindlichkeitsreaktion in der Haut (DTH) schon dargestellt worden ist (S. 104). Wie bei den antikörperabhängigen Überreaktionen vom Typ I–III ist auch die Typ-IV-Reaktion eine krankmachende Reaktion, die sich *nur im Ausmaß und den Konsequenzen, nicht aber in den Details der Wirkungsmechanismen von schützenden Immunantworten unterscheidet.* Insbesondere am Beispiel der Typ-IV-Reaktion (z. B. aggressive Hepatitis beim Menschen oder lymphozytäre Choriomeningitis der Maus) lässt sich die unklare Abgrenzung zwischen Autoimmunkrankheiten und Immunpathologie vom Typ IV aufzeigen: Wenn der verursachende infektiöse Keim bekannt ist, spricht man von einer Typ-IV-Reaktion, ist er nicht bekannt, oder nicht erkannt, imponiert die gleiche Krankheit als „Autoimmunkrankheit". Da viele Beispiele der Typ-IV-Reaktion in verschiedenen Kapiteln schon besprochen worden sind, sei auf diese hingewiesen (DTH [S. 104], Immunschutz und Immunpathologie [Tab. 2.**9** und 2.**10**, S. 110/111], Transplantationsimmunologie [s. unten] und Autoimmunität [S. 116ff.]).

Autoimmune T-Zellen sind meistens gegen Selbstantigene gerichtet, die normalerweise ignoriert werden (weil sie nur in der Peripherie exprimiert werden). Bei *multipler Sklerose* wirken wahrscheinlich autoaggressive CD4+ T-Zellen gegen myelin-basisches Protein, bei *Polyarthritis* CD4+ T-Zellen gegen Kollagen-Determinanten, bei *Diabetes* gegen Inselzellbestandteile etc.

2.8   Transplantationsimmunität

■ Die Transplantatabstoßung ist innerhalb der Spezies im Wesentlichen eine Konsequenz der MHC-restringierten T-Zell-Erkennung. Zwischen den Spezies ist sie zusätzlich durch Antikörper und Unverträglichkeiten der Komplementinaktivierungsmechanismen bedingt. Möglichkeiten, die Abstoßung zu vermindern oder zu verhindern, sind: Immunsuppression, Toleranzinduktion durch Zellchimärismus oder Sequestrierung vom Immunsystem des transplantierten Organs. ■

Die *starken* Transplantationsantigene sind im *MHC-Komplex codiert* (s. S. 62ff.), die *schwachen* entsprechen MHC-präsentierten allelischen Unterschieden von *nicht-MHC-kodierten Proteinen bzw. Peptiden des Wirtes.* Man unterscheidet die Wirt-anti-Transplantat-(**host-versus-graft; HVG-**)Reaktion des Empfängers gegen ein genetisch unterschiedliches Gewebe oder Organ von der Transplantat-anti-Wirt-(**graft-versus-host-, GVH-**)Reaktion.

2

GVH-Reaktion. Sie entsteht, wenn *immunologisch aktivierbare Spender-T-Zellen* auf einen allogenen Empfänger übertragen werden, der sie nicht abstoßen kann (z. B. bei einer Knochenmarktransplantation in einen immuninkompetenten oder -supprimierten Empfänger). Ziel der Immunreaktion der transplantierten T-Zellen sind die MHC-Klasse-I- und -Klasse-II-Moleküle des Empfängers. Die Transplantationsantigene des Empfängers präsentieren zusätzlich allelisch unterschiedliche Empfänger-Selbstpeptide, und diese können von Spender-T-Zellen auf den gemeinsamen MHC-Allelen als schwache Transplantationsantigene erkannt werden. (Die Möglichkeit, dass auch starke Empfänger-Transplantationsantigene von APZ des Spenders aufgenommen und prozessiert werden, besteht zwar, hat aber funktionell kaum Konsequenzen, da diese Antigenkonfiguration auf den Zellen des Empfängergewebes als solche nicht vorkommt.) Schwache Histokompatibilitätsantigene, d.h. alle Varianten von Peptiden, die in der Kombination mit an sich histokompatiblen MHC-Molekülen als fremd erkannt werden, spielen vor allem bei Knochenmarktransplantationen eine Rolle. Das Vorkommen auch schwacher Transplantationsantigene konnte nur bei komplett histokompatiblen Geschwistern oder zwischen unterschiedlichen aber MHC-identischen Tier-Inzuchtstämmen gezeigt werden. Die *Vielzahl der alloreaktiven T-Zellen* ist durch die Kreuzreaktivität einerseits und durch die enorme Vielfalt an unterschiedlichen Kombinationen von MHC-Molekülen und zelleigenen Peptiden zu erklären. Dazu muss betont werden, dass allogenetische MHC-Antigene auf APZ und Lymphozyten (den sog. passenger leukocytes) besonders immunogen sind. Die gleichen fremden Transplantationsantigene, auf Fibroblasten oder auf epithelialen oder neuroendokrinen Zellen exprimiert, sind kaum immunogen, wenn sie lokales lymphatisches Gewebe nicht erreichen können.

Um eine GVH bei Knochenmarktransplantationen zu vermeiden, müssen die immunkompetenten T-Zellen im übertragenen Knochenmark eliminiert werden. Dies kann über Anti-T-Zell-Antikörper, Anti-Lymphozyten-Antiseren und Komplement oder über Sortieren mit magnetischen spezifischen Antikörpern erfolgen. Es hat sich aber erwiesen, dass ein komplettes Eliminieren der reifen T-Zellen für das Angehen des Knochenmarktransplantats ungünstig ist. Zudem ist dadurch die bei Leukämie erwünschte Antitumorwirkung des Transplantats oft geschwächt. Wahrscheinlich induzieren die übertragenen wenigen T-Zellen im Knochenmark eine subklinische GVH-Reaktion, wodurch sie einerseits die Abstoßung durch den Empfänger verhindern und andererseits Leukämiezellen des Empfängers zerstören können und so ein Tumorrezidiv verhindern.

Anwendung von Knochenmarktransplantationen heute

- Rekonstitution von Immundefekten auf der Seite von B- und T-Zellen,
- Rekonstitution von anderen lymphohämatopoietischen Defekten,
- Gentherapie durch Einbringen von Genen über lymphohämopoietische Stammzellen,
- Therapie von Leukämien durch letale Ausräumung der Tumorzellen und Rekonstitution durch autologe oder fremde histokompatible gereinigte Stammzellen.

2

HVG-Reaktionen, d.h. Immunantworten des Empfängers gegen übertragene Zellen oder Organe, spielen keine Rolle bei Autotransplantaten, z. B. Transplantationen von Haut von einer Körperstelle auf eine andere des gleichen Individuums. Das gleiche gilt für Transplantate zwischen eineiigen Zwillingen oder zwischen genetisch identischen Tieren (**syngene Transplantate**). Transplantate zwischen nicht-verwandten oder nicht-ingezüchteten Tieren gleicher Art oder von einem Tier einer Inzuchtlinie auf ein Tier einer anderen Inzuchtlinie der gleichen Art (**allogene Transplantate**) sowie Transplantate zwischen Individuen, die verschiedenen Arten angehören (**xenogene Transplantate**), werden immunologisch abgestoßen. Wegen der MHC-Restriktion der T-Zellen ist die zelluläre Abstoßung innerhalb der Spezies sogar stärker als zwischen verschiedenen Spezies. Zwischen verschiedenen Spezies entstehen aber zusätzliche Komplikationen bei der Transplantation: Natürliche *kreuzreaktive Antikörper* und das *Fehlen der Komplementinaktivierung* durch antikomplementäre Faktoren (die oft Spezies-inkompatibel sind und deshalb bei xenogenen Transplantaten wegfallen) führen meistens zu hyperakuten Abstoßungen in Minuten oder Stunden bis wenigen Tagen, also bevor überhaupt spezifische Immunantworten induziert worden sind.

Bei der Transplantatabstoßung (Transplantationsverwerfung) unterscheidet man:

- **Hyperakute Verwerfung** von vaskularisierten Transplantaten innerhalb von Minuten bis Stunden durch präformierte Antikörper des Empfängers, die mit Antigen auf dem Endothel reagieren. Dadurch kommt es zu Koagulation, Thrombosen, sowie zu Infarkten mit ausgedehnten Nekrosen.

- **Akute Verwerfung** innerhalb von Tagen bis Wochen. T-Lymphozyten-Infiltrate treten perivaskulär und prominent auf. Durch Immunsuppression kann die akute Verwerfung verhindert werden.

- **Chronische Verwerfung** nach Monaten bis Jahren. Zellulär und humoral vermittelt. Obliterierende vaskuläre Intimaproliferation, Vaskulitiden, toxische und Immunkomplex-Glomerulonephritis.

2

■ **Antigenität und Immunogenität von MHC in Organtransplantaten** ■

Eine Schilddrüse von Donor „a", frisch transplantiert unter die Nierenkapsel einer MHC(H-2)-inkompatiblen Rezipientenmaus „b", wird nach 7–9 Tagen akut abgestoßen. Kultiviert man das Organ zuerst unter Bedingungen, die die wanderungsfähigen APZ und Leukozyten töten, und transplantiert es dann, wird das Transplantat „a" vom Rezipienten „b" permanent akzeptiert. Werden nach 100 Tagen frische Milzzellen (APZ) von einem Donor „a" in den Rezipienten „b" transfundiert, wird das bis dahin (100 Tage) akzeptierte Transplantat „a" meistens akut in 10 Tagen abgestoßen.

Dieses Experiment zeigt, dass nicht die MHC-Antigene als solche stark immunogen sind, sondern nur, wenn sie sich auf migrationsfähigen Zellen befinden, die in die lokalen Lymphknoten gelangen können. Die Möglichkeit, fremde Gewebezellen oder kleine Organe zu übertragen, ohne die Immunabwehr zu wecken, wird heute mit Inselzellen und neuronalen Zellen bei Parkinsonismus in der Klinik erprobt.

Messmethoden. Wichtige Methoden zum Verfolgen einer HVG oder GVH sind Biopsien und histologische Beurteilung, Beurteilung der Blutzellen sowie die gemischte Lymphozytenreaktion *in vitro* (S. 140).

2.9 Immundefekte und Modulation der Immunantwort

■ **Immundefekte** werden häufig erworben durch Therapie, Virusinfekte oder hohes Alter. Selten sind sie angeboren (z. B. findet man vorübergehende partielle Immundefekte, die vor allem IgA-Antworten betreffen). **Immunmodulation** wird versucht mit Interleukinen, monoklonalen Antikörpern gegen Lymphozytenoberflächenmoleküle oder mit antigenen Peptiden. **Immunstimulation** erreicht man über Adjuvanzien oder gentechnische Einfügung von kostimulatorischen Molekülen in Tumorzellen. Eine **Immunsuppression** versucht man über Pharmaka generell oder spezifisch mit Antikörpern, Interleukinen oder löslichen Interleukinrezeptoren zu induzieren sowie über Toleranzinduktion mit Proteinen, Peptiden oder Zellchimärismus. ■

2.9.1 Immundefekte

Die wichtigsten und häufigsten Immundefekte sind *erworben*, z.B. iatrogen (Zytostatika, Cortison, Bestrahlung usw.), altersbedingt oder durch Virusinfektion (v. a. HIV). *Angeborene Defekte* sind selten; Beispiele sind: X-Chromosom-gebundener B-Zell-Defekt nach Bruton, Thymushypoplasie nach DiGeorge, kombinierte T-und B-Zell-Defizienz bei MHC-Defekten (Syndrom der nackten Lymphozyten) und bei Enzymdefekten (Adenosindesaminase [ADA]- oder Purinnukleotidphosphorylase-[PNP]-Mangel). Diese Defekte können durch Rekonstitution (Thymustransplantate) z.T. mit Stammzellen (Gentherapie), behoben werden (z. B. war die Gentherapie bei ADA-Defizienz eine der ersten erfolgreichen Anwendungen der Gentherapie). Häufiger sind selektive, relative bis absolute IgA-Mängel, die meist in der Kleinkindphase prominenter sind als später. Betroffene Kinder sind gegenüber Infektionen mit *Haemophilus influenzae*, Pneumokokken und Meningokokken empfänglicher. Allgemeine *Folgen von Immundefekten* sind rekurrierende und ungewöhnliche Infekte, Ekzeme und Diarrhö.

2.9.2 Immunregulation

Dies ist immer noch ein schwieriges Kapitel der Immunologie. Antigene sind der wichtigste positive Regulator; wenn sie komplett entfernt sind, entfällt die Stimulation. Wichtige und etablierte Regulatoren sind Interferon-γ (IFN-γ) für TH1 und IL-4 für TH2, andere IL-abhängige Regulationen werden jetzt definiert. Herunterregulierende spezifische CD8+-T-Suppressorzellen sind früher postuliert worden, quasi als Gleichgewicht für aufregulierende CD4+-T-Zellen. Solche CD8+-T-Zellen sind aber nicht überzeugend nachgewiesen worden. Der viel verwendete Ausdruck der CD8+-T-Suppressorzelle sollte deshalb vermieden werden, denn er ist irreführend. Zytotoxische CD8+-T-Zellen können aber in relativ seltenen Fällen durch Lyse von infizierten APZ oder B-Zellen regulativ wirken (s. auch S. 112). Dass CD4+-T-Zellen ähnlich direkt wirken können, ist unwahrscheinlich. Regulationen über *idiotypische/antiidiotypische Antikörpernetzwerke* (d. h. Antikörper gegen die ABS von Antikörpern), die auch TZR einbeziehen, sind hypothetisch geblieben. Diese attraktiven, aber meistens täuschenden theoretischen Konzepte sollten deshalb auch nicht mehr zur Erklärung herangezogen werden. In einzelnen Fällen können zwar unter forcierten experimentellen Bedingungen antiidiotypische oder anti-TZR-Peptid-spezifische Regelkreise konstruiert werden, das heißt aber noch lange nicht, dass diese Regelkreise das Immunsystem auch unter normalen Umständen und als Ganzes regulieren.

Immunstimulation

In der Infektions- und Tumorbekämpfung versucht man, mit Hilfe von Thymushormonen (Thymopoietin, Pentapeptide), Leukozytenextrakten und Interferonen eine Verbesserung der Immunstimulation zu erreichen. Als *Adjuvanzien* werden Derivate von Mikroorganismen und synthetische Analoga

2

eingesetzt, z. B. BCG, Teile von *Corynebacterium parvum* und Peptidoglykane (z. B. Muramylpeptid). Auch Bestandteile von Streptokokken und Streptomyces sowie Eluate und Fraktionen von Bakteriengemischen sowie das damit verwandte synthetische Levamisol finden Verwendung.

Neuere Strategien der Immuntherapie zielen darauf ab, die Antigenpräsentation zu verbessern. Es werden entweder *Interleukine* oder *costimulatorische Moleküle* wie B7 oder CD40 mittels Transfektion in Tumorzellen gebracht. Durch Herstellen von Hybridantikörpern, z.B. Koppelung von anti-CD3 und Tumorantigen-spezifischen Antikörpern, versucht man, Antigenerkennung und Phagozytose zu verbessern. Systemisches (oft mit toxischen Problemen verbunden) oder gezieltes Einbringen von GM-CSF, TNF und IL-2, von IFN-γ oder IFN-β, von Zellen, die Zytokine sezernieren oder von polyklonalen T- und B-Zell-Stimulatoren, ist in Modellversuchen auch schon erfolgreich ausprobiert worden. Man hofft, über lokale chronische oder akute Infektionen eine direkte Infektion von Tumorzellen und deren zytolytischen Zerfall zu erreichen. Die dadurch forcierte Phagozytose und Aufnahme durch APZ soll Tumorimmunität induzieren oder amplifizieren.

Immunsuppression

Zur Hemmung der Immunreaktion gibt es verschiedene Möglichkeiten:

■ Generelle Immunsuppression: Glucocorticoide (Hemmung der Entzündungszellen), Zytostatika (Endoxan; DNA-Alkylans; Methotrexat: Antimetaboliten) und spezifischere Immunsuppressiva, z. B. Cyclosporin A, FK506, Rapamycin (Hemmung der Signaltransduktion in T-Zellen, s. Abb 2.**11** S. 77).

■ Immunsuppression durch Antikörper, lösliche Zytokinrezeptoren, Deletion von T-Zellen oder T-Zell-Subpopulationen (anti-CD4, anti-CD8, anti-CD3, anti-Thy1 usw.). Gabe von monoklonalen Antikörpern gegen Adhäsionsmoleküle, akzessorische Moleküle, gegen Zytokine und Zytokinrezeptoren. Gabe von löslichen Zytokinrezeptoren oder von löslichem CTLA4, das B7.1 und B7.2 (wichtige Costimulatoren, s. S. 74ff) blockiert.

■ Spezifische Toleranzinduktion oder „Negativimpfung". Überwältigende deletierende T-Zell-Aktivierung durch systemische Gabe großer Mengen von Peptiden oder Proteinen (Gefahr: Immunpathologie).

■ Verhinderung der Induktion einer Antikörperantwort durch komplettes Neutralisieren und Eliminieren des Antigens. Beispiel: Rhesusprophylaxe mit Hyperimmunserum.

Adaptive Immuntherapie

T-Zell-Effektorklone oder -Populationen des Patienten werden *in vitro* mittels Antigenstimulation vermehrt (spezifische CD8$^+$-T Zellen oder weniger spezifische **lymphokinaktivierte Killerzellen, LAK-Zellen**) und dann retransfundiert. Diese Methode wird heute z.T. gegen Cytomegalievirus und Epstein-Barr-Virus bei Knochenmarktransplantationen angewendet. Unter den LAK-Zellen finden sich neben spezifischen auch weniger spezifische NK-artige Zellen, die ohne Antigenstimulation mittels IL-2 vermehrt werden.

Toxische Antikörper sind monoklonale Antikörper, an die Toxine gekoppelt sind. Sie werden als spezifische Transporter des Toxins benutzt und entweder direkt verabreicht oder mit Liposomen, die verankerte Antikörper tragen und ein Toxin oder Zytostatikum enthalten.

2.10 Immunologische Testmethoden

2.10.1 Antigen- und Antikörperbestimmungen

Immunpräzipitation in Flüssigkeiten und Gelmedien

Immunpräzipitat. Eine maximale Präzipitation entsteht, wenn beide Reaktionspartner in annähernd *äquivalentem Verhältnis* vorliegen (Abb. 2.**20**). Bei Antikörperüberschuss sowie bei Antigenüberschuss ergeben sich wenig Präzipitate.

Doppeldiffusion nach Ouchterlony. Sie erlaubt eine *qualitative* Beurteilung, ob ein gegebener Antikörper bzw. ein Antigen vorliegt oder nicht und in welchem Verwandtschaftsgrad diese zueinander stehen. Weiterhin gibt die Technik Informationen darüber, ob verschiedene antigene Determinanten auf dem gleichen oder auf verschiedenen Antigenen lokalisiert sind oder ob verschiedene Antikörper an das gleiche Antigen binden (Abb. 2.**21**).

Radiale Immunodiffusion nach Mancini. Sie ermöglicht eine *quantitative* Bestimmung von Antigen anhand einer zuvor ermittelten Standardkurve (Abb. 2.**22**).

Nephelometrie. Bei dieser Methode misst man durch Streulichtmessung die Trübung, die durch Präzipitation entstanden ist.

┌─ **Immunpräzipitation** ─────────────────────────────

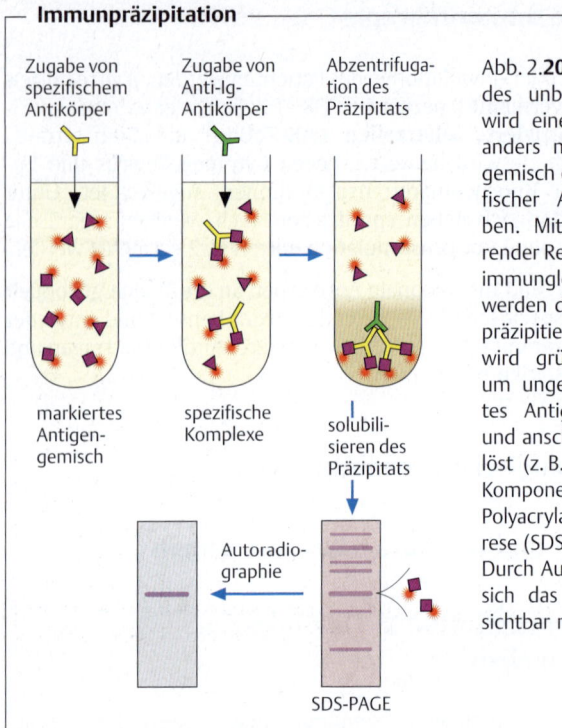

Zugabe von spezifischem Antikörper

Zugabe von Anti-Ig-Antikörper

Abzentrifugation des Präzipitats

markiertes Antigengemisch

spezifische Komplexe

solubilisieren des Präzipitats

Autoradiographie

SDS-PAGE

Abb. 2.**20** Zur Bestimmung des unbekannten Antigens wird einem radioaktiv oder anders markierten Antigengemisch ein bekannter spezifischer Antikörper zugegeben. Mit Hilfe kopräzipitierender Reagenzien (z. B. Antiimmunglobulinantikörper) werden die Immunkomplexe präzipitiert. Das Präzipitat wird gründlich gewaschen, um ungebundenes markiertes Antigen zu entfernen, und anschließend wieder gelöst (z. B. mit SDS) und die Komponenten mit einer SDS-Polyacrylamid-Gelelektrophorese (SDS-PAGE) aufgetrennt. Durch Autoradiographie lässt sich das markierte Antigen sichtbar machen.

Immunpräzipitation kombiniert mit Elektrophorese

Antigene werden im Agarosegel durch Anlegen einer elektrischen Ladung getrennt. Dabei durchlaufen die Antikörper das Gel entweder ohne Anwendung eines elektrischen Feldes oder gleichzeitig im elektrischen Feld (und entweder in der gleichen Dimension wie die Antigene oder in einem zweiten Schritt vertikal dazu („Rocket"-Elektrophorese)).

Immunelektrophorese nach Grabar und Williams. Zunächst werden Serumproteine in einem dünnen Agarosegel elektrisch aufgetrennt. Nun ritzt man neben die aufgetrennte Probe, parallel zur Laufrichtung und über die gesamte Laufstrecke, eine Rinne in den Agar, in die man Antiserum gibt. Die Antikörper diffundieren ins Gel; wo sie mit ihren Antigenen zusammentreffen, bil-

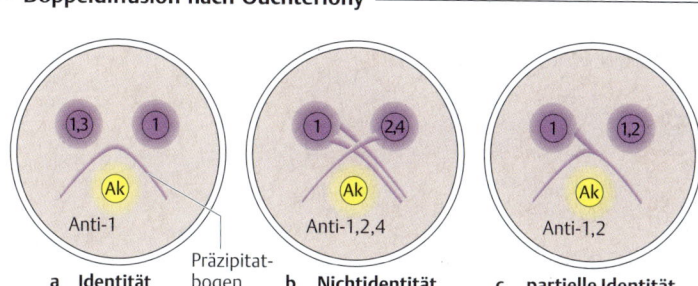

Doppeldiffusion nach Ouchterlony

a **Identität** — Präzipitatbogen — b **Nichtidentität** — c **partielle Identität**

Abb. 2.**21** Diese Technik erlaubt die Zuordnung von Antigenen (violett) zu einem bestimmten Testantikörper (gelb) oder umgekehrt. Die in Vertiefungen des Gels pipettierten Antikörper und Antigene diffundieren durch das Gel (die Nummern bezeichnen vorhandene Epitope). Wo sie aufeinandertreffen, bilden sich bei erfolgter Immunkomplexbildung Präzipitatbögen. **a** Die Antikörper präzipitieren identische Epitope (nämlich jeweils Epitop 1) der beiden Antigene, und es entstehen zusammenfließende, sich in ihrer Wanderung gegenseitig hemmende Präzipitatbögen. Bei **b** bilden sich drei unabhängige Präzipitatbögen, d. h., die Antikörper unterscheiden drei verschiedene Epitope. **c** Das Epitop 1 beider Antigenproben bildet einen zusammenfließenden Präzipitatbogen. Anti-2 wird in seiner Reaktion mit dem Epitop 2 dadurch nicht behindert; es wandert über die konfluierende Linie hinaus in das Gebiet, wo es mit freiem Antigen 1,2 präzipitiert und einen Sporn bildet.

den sich Präzipitationslinien, die gefärbt und beurteilt werden können. Diese ältere Methode wird für die Bestimmung von Paraproteinen, monoklonalen Immunglobulinen usw. immer noch benutzt (Abb. 2.**23**).

Elektrophorese plus Antikörperreaktion: Western Blotting. Diese Methode umfasst eine Elektrophorese von Proteinen in einem Gel, gekoppelt mit einer Detektion durch Antikörper. Die aufgetrennten Proteine werden auf Nitrozellulose übertragen und dort mit Hilfe von spezifischen Antikörpern nachgewiesen (Abb. 2.**24**). Wegen der Denaturierung der aufgetrennten Proteine binden monoklonale Antikörper selten, polyklonale Seren funktionieren dagegen oft gut.

Agglutinationsreaktion

Antikörper agglutinieren antigenbeladene Partikel (Abb. 2.**25**), und umgekehrt können Antigene antikörperbeladene Partikel agglutinieren. Anwendung: Agglutination von Bakterien, von Erythrozyten (z. B. Blutgruppenbestimmungen).

2

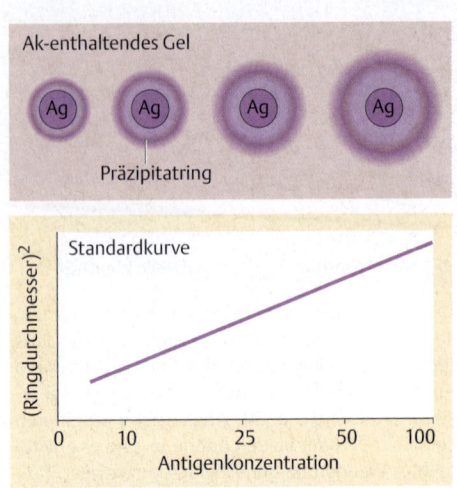

┌───┐
Radiale Immundiffusion nach Mancini

Ak-enthaltendes Gel

Ag   Ag   Ag   Ag

Präzipitatring

(Ringdurchmesser)² — Standardkurve

Antigenkonzentration
0   10   25   50   100
└───┘

Abb. 2.**22** Quantitative Bestimmung eines Antigens mit einem monospezifischen Antiserum. Dieses wird mit Agar gemischt und in eine Platte gegossen. Dann pipettiert man das Antigen in verschiedenen Konzentrationen in eingestanzte Vertiefungen. Antigen-Antikörper-Komplexe präzipitieren in Form eines Ringes um die Vertiefung, dessen Durchmesser proportional zur Antigenkonzentration ist. So erhält man eine Standardkurve, mit deren Hilfe unbekannte Testantigene quantifiziert werden können. In analoger Weise lassen sich auch Antikörper quantifizieren, indem man Antigene in das Gel mischt.

■ **Indirekte Hämagglutination.** Ein Antigen wird auf der Oberfläche von Erythrozyten fixiert. Spezifische Antikörper agglutinieren diese antigenbeladenen Erythrozyten.

■ **Hämagglutinations-Hemmtest.** Man misst die Hemmung der Hämagglutination zwischen antigenbeladenen Erythrozyten und Antiserum durch eine antigenhaltige Probe. Dieser Test wird häufig auch zur Quantifizierung von Antikörpern gegen hämagglutinierende Viren (v.a. Influenza- und Parainfluenzaviren) verwendet.

■ **Antiglobulinteste nach Coombs.** Direkter Coombs-Test für die Entdeckung von bereits an Erythrozyten gebundenen Antikörpern (z.B. auf Erythrozyten von Rh⁺-Neugeborenen, deren Mutter anti-Rh-Antikörper besitzt). Der indirekte Coombs-Test ist für den Nachweis von Antikörpern geeignet, die zuerst mit Erythrozyten oder antigenen Partikeln in vitro inkubiert

Immunelektrophorese nach Grabar-Williams

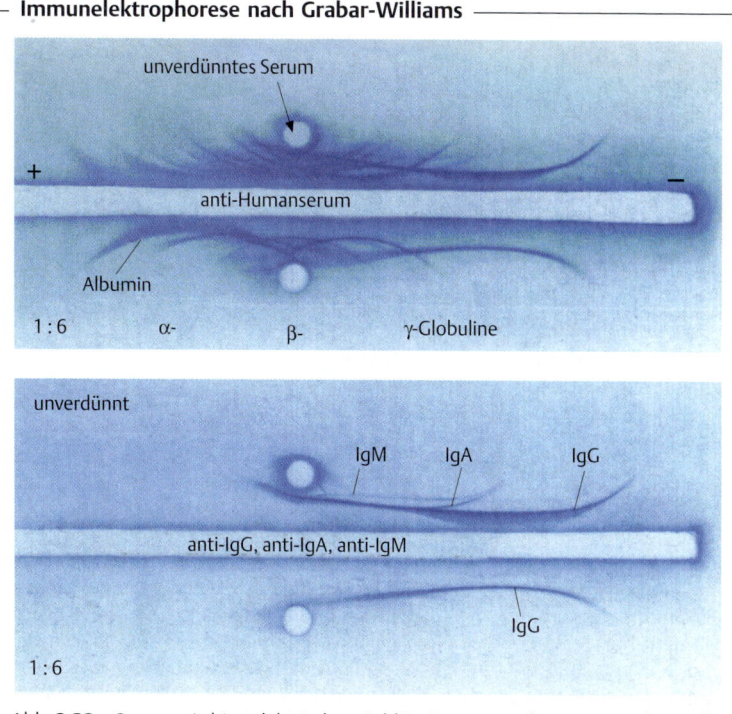

Abb. 2.23 Serum wird im elektrischen Feld in Agarose aufgetrennt und mittels Antiserum gegen Humanserum (oben) oder mit spezifischen Antikörpern (unten) sichtbar gemacht.

werden; wenn die Antikörper binden, können sie mit Anti-Ig-Antikörpern über Agglutination nachgewiesen werden. Antigene können außer an Erythrozyten auch an andere Partikel (z.B. Latex) adsorbiert werden.

Komplementbindungsreaktion (KBR)

Die KBR ist eine früher viel angewendete Methode, die den Verbrauch einer gegebenen Aktivität an Komplement durch Zugabe von Antigenen oder Antikörpern misst. Dabei wird nicht verbrauchtes Komplement gemessen, indem eine bekannte Menge Antikörper-beladener Erythrozyten zugegeben wird; werden diese alle lysiert, war vorher kein Komplement konsumiert

2

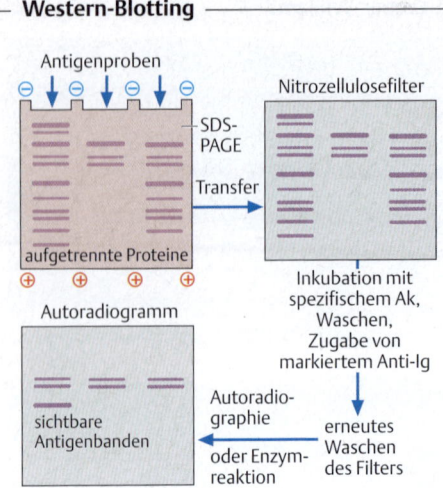

Western-Blotting

Abb. 2.**24**   Die im Gel aufgetrennten Antigenproben werden auf Nitrozellulose übertragen. Anschließend wird mit Serumalbumin oder irrelevanten Proteinen, die mit keinem der verwendeten Antikörper kreuzreagieren, ein unspezifisches Binden der Antikörper an den Filter verhindert. Nun gibt man Antikörper gegen die gesuchten Antigene hinzu. Nach Bildung der Immunkomplexe wäscht man ungebundene Antikörper gründlich aus und markiert die gebundenen mit Hilfe von Antiimmunglobulinantikörpern. Diese lassen sich durch Autoradiographie sichtbar machen.

worden und die KBR ist negativ. Heute wird diese Methode seltener verwendet und ist durch Immunosorbenttests (RIA, ELISA, RAST, s. u.) abgelöst worden.

Direkte und indirekte Immunfluoreszenz

Direkte Immunfluoreszenz. Mit Hilfe der Immunfluoreszenz kann nachgewiesen werden, ob und wo in Patientenzellen oder auf Patientengewebe in vivo Antikörper, Komplement und andere Immunfaktoren oder Virus-, Pilz- oder Bakterienbestandteile deponiert sind. Gewebeschnitte oder Zellpräparationen werden hierzu mit spezifischen Antikörpern (Antiseren) behandelt, die mit einem Fluorochrom markiert sind (Abb. 2.**26a**). Hat eine Antigen-Antikörper-Reaktion stattgefunden, lässt sich dies mit einem Fluoreszenzmikroskop feststellen. Das Fluorochrom absorbiert Licht einer

2

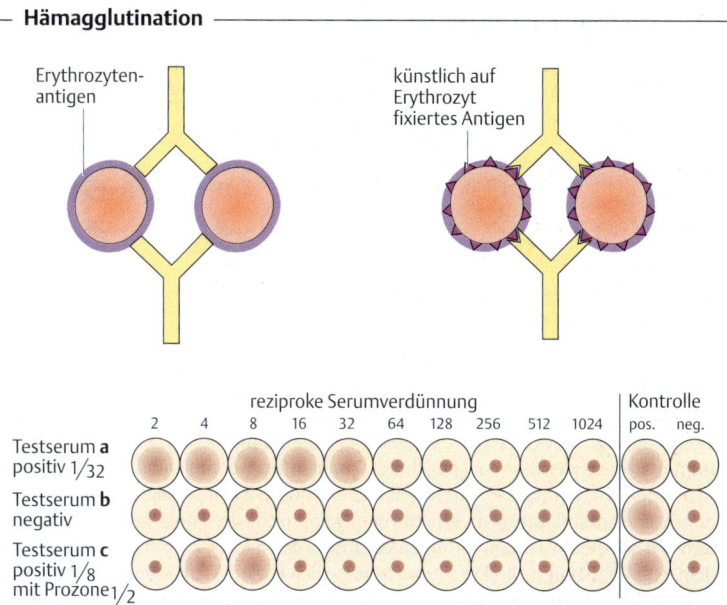

Abb. 2.25 Der Hämagglutinationstest macht sich die Tatsache zunutze, dass sich Erythrozyten, die durch Antikörper kreuzvernetzt wurden, mattenartig auf dem Boden der Näpfe einer Mikrotiterplatte absetzen (Testseren **a** und **c**), während nicht agglutinierte Erythrozyten sich in der Spitze der Näpfe ansammeln und nur einen Knopf bilden (Testserum **b**). Zunächst pipettiert man die Testseren in der angegebenen Verdünnung in die Näpfe, dann gibt man die Erythrozytensuspension hinzu. Eine unspezifische Agglutination wird durch ein zugesetztes Protein verhindert. Der Test kann zum einen mit natürlichen Erythrozytenantigenen durchgeführt werden (oben links), man kann jedoch auch andere Antigene auf der Erythrozytenoberfläche fixieren und die Agglutination verfolgen (oben rechts). Zum sog. „Prozonenphänomen" kommt es durch blockierende Mechanismen in zu wenig verdünnten Seren.

bestimmten Wellenlänge (z. B. UV-Licht) und emittiert die Lichtenergie als Licht anderer, aber sichtbarer Wellenlänge. Am häufigsten wird das Fluorochrom Fluorescein-Isothiocyanat (FITC) eingesetzt, das UV-Licht absorbiert und als grünes Licht emittiert (Achtung: bleicht schnell aus!).

Indirekte Immunfluoreszenz und Enzymhistologie. Der spezifische „erste" Antikörper kann auch unmarkiert sein. Gebildete Antigen-Antikörper-Komplexe werden dann mit einem markierten „zweiten" sog. Anti-Antikörper

Nachweismethoden für Antigene

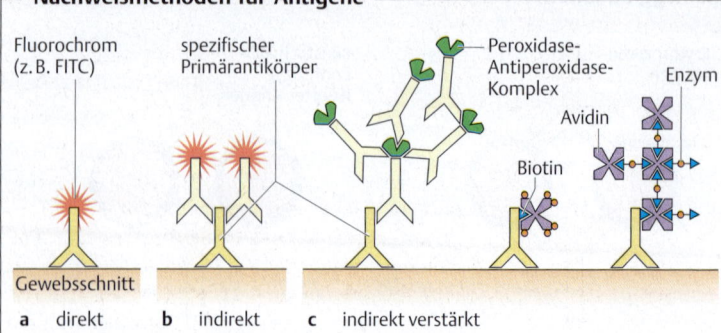

a direkt b indirekt c indirekt verstärkt

Abb. 2.**26** Die Immunfluoreszenz (a, b) eignet sich insbesondere zum Nachweis von Antigenen oder spezifischen Antikörpern die auf Plastik (Festphase) fixiert sind (ELISA) oder im Gewebeschnitt vorkommen (Immunhistologie). Bei der direkten Immunfluoreszenz (**a**) ist der spezifische Primärantikörper mit einem Fluorochrom oder einem Enzym (ELISA= enzyme linked immunosorbent assay) markiert. Von indirekter Immunfluoreszenz spricht man, wenn nicht der Primärantikörper, sondern ein an diesen bindender Sekundärantikörper nachgewiesen wird (**b**). Dies kann ebenfalls durch direkte Fluoreszenz- oder Enzym-Markierung geschehen. Meist wird auf diese Weise bereits eine gewisse Verstärkung erzielt. Eine größere Verstärkung lässt sich erzielen, indem man vorgeformte Komplexe aus Sekundärantikörper und Enzym verwendet (**c**): Beim Peroxidase-Verfahren ist das Nachweisenzym direkt am Sekundärantikörper gebunden (Peroxidase katalysiert eine Farbreaktion), beim Biotin-Avidin-Verfahren werden die Nachweisenzyme entweder an Biotin oder Avidin gekoppelt.

nachgewiesen (Abb. 2.**26b**). Anstelle von Fluorochromen verwendet man heute für Gewebeschnitte oft enzymmarkierte Antikörper. Das Enzym katalysiert die Umwandlung einer farblosen Substanz in einen Farbstoff; dieses Farbpräzipitat erlaubt eine direkte lichtmikroskopische Betrachtung und bleicht kaum aus.

Durch indirekte Immunfluoreszenz wird z. B. qualitativ und quantitativ nachgewiesen, ob in einem Patientenserum Antikörper gegen mikrobielle Antigene oder auch Autoantikörper gegen Gewebsantigene vorkommen. Beim quantitativen Nachweis fixiert man das entsprechende Antigen auf einem Objektträger. Die Patientenprobe wird mit dem Faktor 2 mehrfach verdünnt und zum Antigen gegeben. Eine stattgefundene Antigen-Antikörper-Reaktion macht man anschließend mit einem markierten Anti-Antikörper sichtbar.

Eine Verstärkung der immunhistologischen Anfärbung lässt sich vor allem mit zwei Methoden erreichen:

■ Der direkt verwendete Antikörper oder der nachzuweisende zweite Antikörper wird mit Peroxidase markiert. Nach der Antigen-Antikörper-Reaktion gibt man vorgebildete große Peroxidase-Anti-Peroxidase-Komplexe zu den Gewebeschnitten hinzu; diese können sich an die bereits spezifisch gebundenen, peroxidasemarkierten Antikörper anlagern und das Signal wesentlich verstärken (Abb. 2.**26c**).

■ Ähnlich können in der ersten Stufe biotinylierte Antikörper verwendet werden. Das Vitamin Biotin wird mit sehr hoher Affinität durch Avidin – ein basisches Glykoprotein – gebunden. Verschiedene an Avidin gekoppelte Farbstoffe oder Enzyme ermöglichen so verschiedene Farbreaktionen. Am Gewebeschnitt kann die Reaktion verstärkt werden, indem man vorgeformte Biotin-Avidin-Peroxidase-Komplexe dazugibt, die an die biotingekoppelten, schon gebundenen Antikörper binden.

Radioimmunologische und enzymimmunologische Tests

Der Radioimmunoassay (RIA) und der Enzymimmunoassay (EIA), auch als ELISA (enzyme-linked immunosorbent assay) (Abb. 2.**28**) bezeichnet, werden heute für die Bestimmung von Antigenen und Antikörpern sehr häufig angewendet. Alle Absorbensteste beinhalten die Immobilisierung von Antigen oder Antikörpern an bestimmten Kunststoffen (daher der Name!). Die untere Messgrenze liegt bei wenigen Nanogramm. Auf diesen Verfahren beruhen heute die Hepatitis-Serologie, die HIV-Bestimmungen, Bestimmungen von Autoantikörpern, Lymphokinen, Zytokinen usw. Die Assays können alle in einer direkten Form (verschiedene Sandwichkombinationen von Antigen, Antikörper und Anti-Antikörpern, Abb. 2.**27**) und als Kompetitionsassays durchgeführt werden. Abb. 2.**28** illustriert die quantitative Bestimmung von IgE, Abb. 2.**29** das Vorgehen zum Nachweis von spezifischen IgE in Patientenseren. Analog kann auch zur Bestimmung von spezifischen antikörperbindenden Zellen oder zytokinfreisetzenden T-Zellen verfahren werden (Abb. 2.**30**).

2.10.2 In-vitro-Reaktionen der zellulären Immunität

Isolierung von Lymphozyten

Die Verfahren zum Messen der zellulären Immunität sind experimentell weit aufwendiger als Antigen-Antikörper-Bestimmungen. Zunächst müssen menschliche Lymphozyten aus dem Blut isoliert werden. Das ist durch

Dichtezentrifugation über einen Ficoll-Gradienten möglich. Bestimmte Lymphozytenpopulationen können mit magnetischen Perlen oder Schaferythrozyten, die mit spezifischen Antikörpern beladen sind, gebunden werden und dann mit Hilfe eines Magneten oder über einen Ficoll-Gradienten gereinigt werden. Hierzu setzt man heute auch häufig den fluoreszenzaktivierten Zellsorter ein (FACS, Abb. 2.**31**, S. 140f): Monoklonale, mit verschiedenen Fluorochromen markierte Antikörper, die gegen Zelloberflächenantigene (CD4, CD8 usw.) oder nach Detergensbehandlung zur Erhöhung der Durchlässigkeit der Zellmembran gegen intrazelluläre Zytokine gerichtet sind oder markierte MHC-Klasse-I oder -II plus Peptid-Tetramere (s. unten) werden mit gereinigten Blutlymphozyten inkubiert. Nach Inkubation und mehreren Waschvorgängen werden die mit Antikörpern beladenen Lymphozyten vom Gerät identifiziert, gezählt und, falls notwendig, über einen magnetischen Puls aussortiert.

Tetramer-Test zur Erfassung spezifischer T-Zellen (Abb. 2.**32**, S. 142): Rekombinant hergestellte MHC-Klasse-I-Antigene, an die Biotin gekoppelt ist und die mit einem bestimmten Peptid plus β_2-Mikroglobulin richtig gefaltet sind, bilden mit markiertem Avidin Tetramere, die von spezifischen TZR gebunden wer-

---

Abb. 2.**27** Bei den **Solidphasentesten** wird das Antigen oder der Antikörper an eine feste Phase (z.B. Plastikfläche) gebunden. Dabei gibt es unterschiedliche Möglichkeiten, die Interaktion zwischen Antigen und Antikörper nachzuweisen.

Im **direkten Test** (a) kann ein immobilisiertes, unbekanntes Antigen über einen fluoreszenzmarkierten Antikörper nachgewiesen werden. Ist das immobilisierte Antigen bekannt, so kann durch diese Testmethode auch ein an das Antigen gebundener Antikörper nachgewiesen werden.

Bei der **Sandwich-Methode** (b) wird ein bekannter Antikörper immobilisiert. Das daran bindende Antigen wird anschließend mittels eines zweiten, markierten Antikörpers, der an anderer Stelle mit dem Antigen interagiert, nachgewiesen.

Die **Capture-Methode** (c) erlaubt den Nachweis irgendeines Antigens, zum Beispiel von IgM-Antikörpern. Dazu werden anti-IgM-Antikörper immobilisiert und mit einem Serum versetzt, welches IgM enthält. Das gebundene IgM kann dann ein Fremdantigen (z.B. ein Virus) binden. Der Nachweis erfolgt dann über das markierte Fremdantigen oder über einen spezifischen, zusätzlich markierten Antikörper, der an das gebundene Antigen, aber nicht an die schon gebundenen Antikörper bindet.

Beim **Kompetitionstest** (d) werden Antikörper immobilisiert und markierte Antigene daran gebunden. Anschließend gibt man ein unmarkiertes (unbekanntes) Antigen hinzu, das nun mit dem markierten Antigen konkurriert. Über das Maß der Signalreduktion kann die Interaktion zwischen Antikörper und dem unbekannten Antigen gemessen werden. ▶

den. Über den Farbindikator des Avidins (Fluorescein, Phycoerythrin etc.) erfolgt die Analyse mit dem FACS-Gerät. Tetramere sind spezifisch für MHC-Klasse-II-Antigene plus Peptid (noch schwierig herzustellen), werden entsprechend für die Bestimmung spezifischer CD4⁺-T-Zellen verwendet. Mit dem Tetramer-Test können spezifische T-Zellen direkt aus dem Blut, aber auch aus lymphatischen Organen bestimmt werden. Eine Anwendung in der Histologie ist möglich, aber noch schwierig.

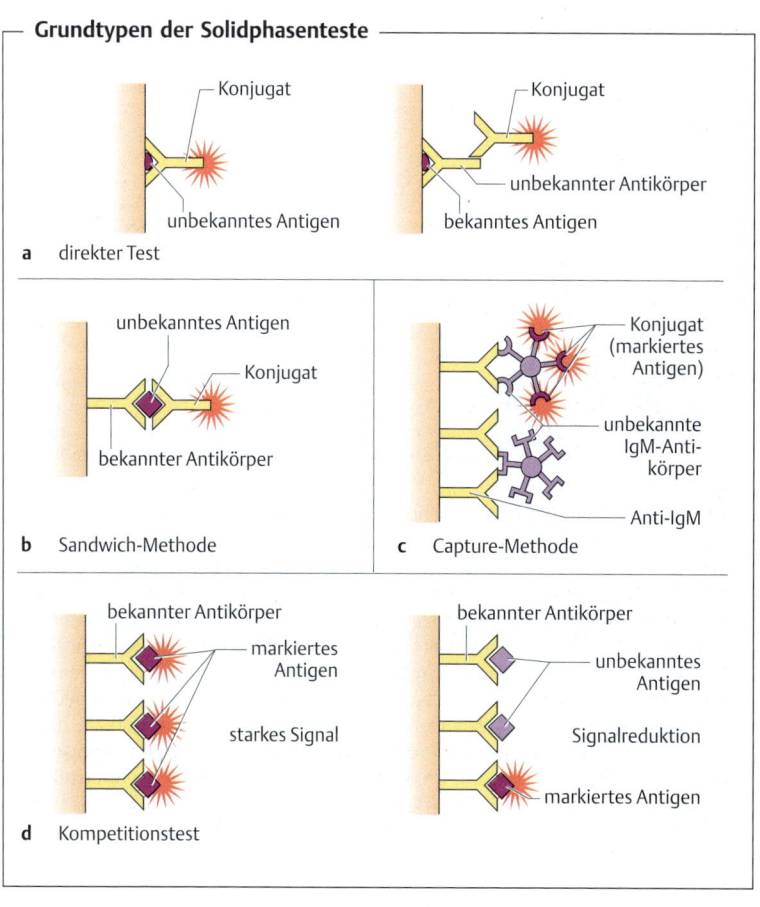

Grundtypen der Solidphasenteste

a   direkter Test

b   Sandwich-Methode

c   Capture-Methode

d   Kompetitionstest

Lymphozyten-Funktionsteste

Mit verschiedenen Verfahren können bestimmte Funktionen der isolierten Lymphozytenpopulationen gemessen werden:

■ Bestimmung der *Anzahl von antikörperproduzierenden Zellen*, z. B. Hämolyse-Plaque-Test: Durch Zugabe von antigengekoppelten Erythrozyten lässt sich die Antikörperbildung testen. In der Umgebung von antikörpersezernierenden Zellen sind die Erythrozyten mit Antikörpern umhüllt und

---

Radioimmunosorbens-Test (RIST)

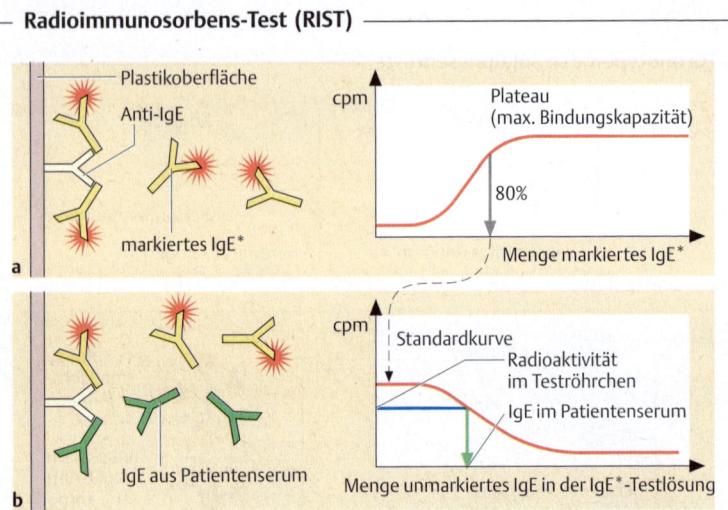

Abb. 2.**28** Der RIST ist ein kompetitiver Radioimmunassay (RIA) zur quantitativen Bestimmung von Antikörpern einer Ig-Klasse (in diesem Beispiel Gesamt-IgE) in einem Patientenserum. Man lässt Anti-IgE-Antikörper an der Festphase (Plastikoberfläche) adsorbieren. Anschließend ermittelt man mit Hilfe definierter Konzentrationen an radioaktiv markiertem IgE (IgE*) zunächst die maximale Bindungskapazität dieser Antikörper (**a**). Der eigentliche Test (**b**) wird mit der IgE*-Konzentration durchgeführt, die eine 80 %ige Sättigung der fixierten Antikörper bewirkt: Man gibt die IgE*-Testlösung zu den fixierten Anti-IgE-Antikörpern und pipettiert anschließend das Patientenserum hinzu. Je mehr IgE das Serum enthält, desto mehr IgE* wird von den fixierten Antikörpern verdrängt und desto geringer ist damit später die Radioaktivität im Teströhrchen. Mit Hilfe einer zuvor erstellten Standardkurve – diese erhält man durch fortlaufende „Verdünnung" der IgE*-Testlösung mit unmarkiertem IgE – lässt sich auf die IgE-Konzentration im Patientenserum zurückschließen.

2

Radioallergosorbens-Test (RAST)

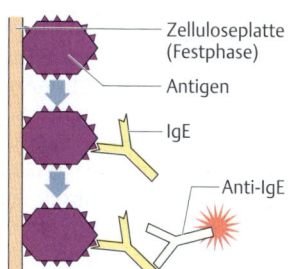

– Zugabe von Antigen

– waschen

– Patientenserum mit IgE?

– waschen

– Zugabe von markiertem Anti-IgE

Zelluloseplatte (Festphase)

Antigen

IgE

Anti-IgE

Abb. 2.29 Der Test dient dem hochempfindlichen Nachweis von spezifischem IgE in Patientenserum. Antigen wird kovalent an eine Zelluloseplatte (Festphase) gebunden. Eventuell im Serum vorhandenes IgE bindet an die Antigene und wird anschließend mittels radioaktiv markierter Anti-IgE-Antikörper nachgewiesen.

ELISPOT-Assay

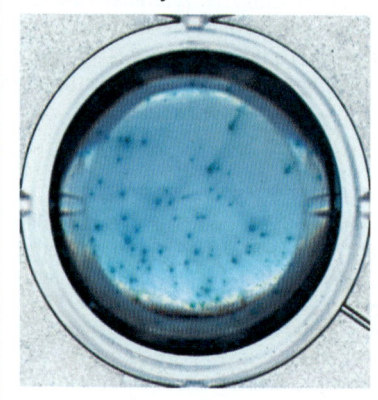

Abb. 2.30 Beim ELISPOT-Assay werden entweder Antigene oder spezifische anti-IL-Antikörper auf das Plastik aufgetragen. So ist es möglich, Immunzellen zu zählen, die spezifische Antikörper gegen das aufgetragene Antigen freisetzen, bzw. die Interleukine freisetzen, die durch die aufgetragenen anti-IL-Antikörper gebunden werden. Dazu werden nach entsprechender Inkubation bei 37°C die Immunkomplexe, die sich um die jeweiligen Zellen bilden, in einer darüber geschichteten Agaroseschicht mit einem enzymgekoppelten Antikörper entwickelt. Die Enzyme katalysieren eine Farbreaktion, wodurch Farbflecken entstehen, von denen jeder einer Zelle entspricht, die den spezifischen Antikörper, bzw. das Interleukin produziert.

können durch Komplement lysiert werden. Statt Erythrozyten werden heute oft ELISA-Verfahren verwendet (ELISPOT).

■ *ELISPOT-TEST*: Zur Messung von Antikörper-produzierenden oder IL-freisetzenden Lymphozyten. Das Antigen oder der Anti-IL-Antikörper wird auf Plastik fixiert. Die Lymphozyten werden in einer dünnen Schicht Agar-Medium darübergelegt. Inkubiert man die Zellen bei 37°C, sezernieren sie Antikörper oder IL, die sich an die entsprechenden Testsubstanzen binden. Nach gegebener Zeit wird die Zellschicht abgeschüttelt, anschließend wird gewaschen. Das gebundene Material wird entsprechend den ELISA-Methoden in einem semisoliden Agar entwickelt. Die Enzymreaktion ergibt zählbare Farbinseln, die je einer Zelle entsprechen (Abb. 2.**30**).

■ Messung der *Freisetzungskapazität von Zytokinen*, oder Nachweis der mRNS oder im ELISPOT-Test.

■ *Lymphozytenstimulationstest*: Isolierte Lymphozyten werden mit Antigen in einem Kulturmedium inkubiert. Durch Messung des ^{3}H-Thymidin-Einbaus, der Interleukinfreisetzung oder über einen pH-Umschlag kann festgestellt werden, ob antigenspezifische Lymphozyten vorliegen oder ob polyklonale T-Zell-Antworten (Concanavalin A [ConA], Phytohämagglutinin [PHA]) oder B-Zell-Antworten (Lipopolysaccharide [LPS], Pokeweek Mitogen [PMA]) ausgelöst wurden.

■ Gemischte Lymphozytenreaktionen zur Messung der *Alloreaktivität* (Proliferation, Zytotoxizität), vor allem zwischen Rezipient und Donor von Organ- oder Knochenmarktransplantaten. Der Test beruht darauf, dass T-Lymphozyten durch fremde MHC-Klasse-II oder -I-Antigene zur Proliferation stimuliert werden und gegen Klasse I zytotoxische T-Zellen entwickeln.

Abb. 2.**31** Dieses Gerät erlaubt die Analyse von Zellen mittels fluoreszierender Antikörper gegen Oberflächen-, oder – nach Permeabilisierung – gegen zellinterne Antigene. Inkubiert man periphere Blutlymphozyten (PBL) mit monoklonalen Antikörpern gegen CD4 bzw. CD8, so ergibt sich die in **a** gezeigte Verteilung der Fluoreszenzintensität. Die Darstellung in **b** zeigt, daß man mit anti-CD4 und anti-CD8 unterschiedliche Zellpopulationen markieren kann. So lassen sich die prozentualen Anteile der Subpopulationen an der Gesamtpopulation bestimmen. Diese Tatsache nutzen auch das fluoreszenzaktivierte Zellanalysegerät und Zellsorter aus (**c**). Durch Vibration wird der Zellstrom in feine Tröpfchen verteilt, die je nach Fluoreszenzanzalyse und Sortiervorgabe unmittelbar vor dem Abriß aufgeladen werden und im Idealfall nur eine Zelle enthalten. Mit Hilfe eines Laserstrahls werden verschiedene Parameter dieser Zelle gemessen und das betreffende Tröpfchen sofort durch die Ablenkungsplatten in das richtige Gefäß umgeleitet. ▶

■ Chromfreisetzungstest zur Messung der *zellzerstörenden Aktivität*, vorwiegend von CD8-T-Zellen gegen allogeneische, virusinfizierte oder Peptidbeladene Zielzellen. Zielzellen werden mit ^{51}Cr inkubiert, das in die Zellen aufgenommen wird. Anschließend werden sie mit Effektorzellen kultiviert. Durch Lyse der Zielzellen gelangt das Chrom ins Kulturmedium, wo es quantitativ bestimmt werden kann.

2

Fluoreszenzaktiviertes Zellanalysegerät und Zellsorter (FACS)

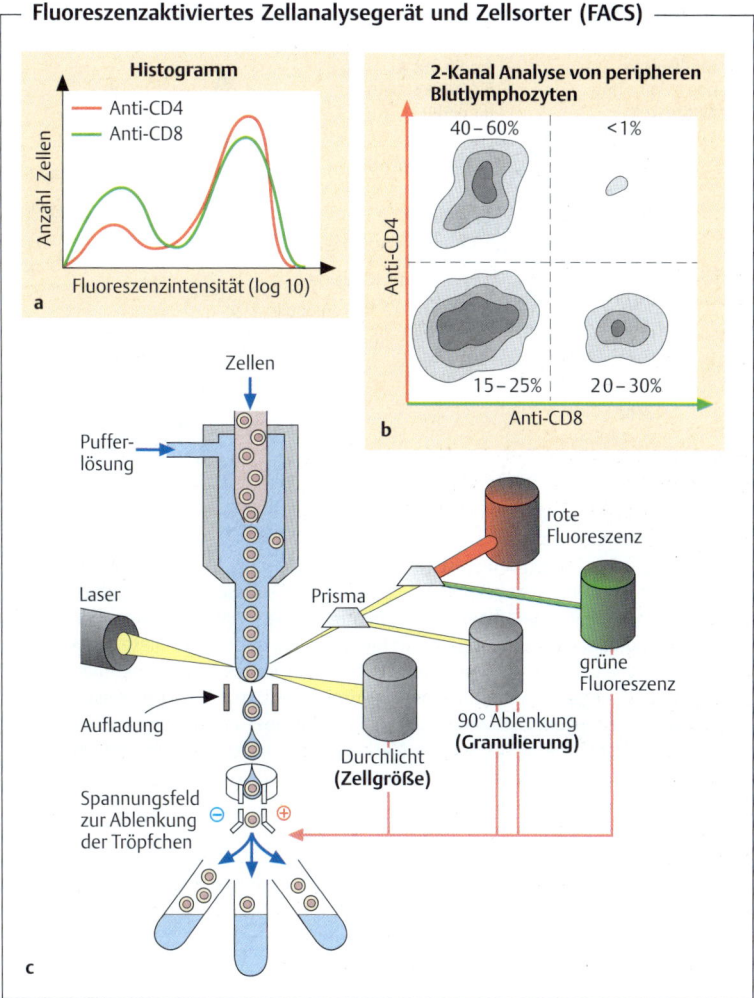

■ Nachweis von intrazellulären Zytokinen. Nach kurzer Stimulationskultur (6 h) werden die Zellen mit einem milden Detergens durchlässig gemacht, so dass spezifisch markierte Antikörper diffundieren können. So markierte Zellen können mit dem FACS-Gerät (oder Mikroskop) analysiert werden.

Tetramer-Test

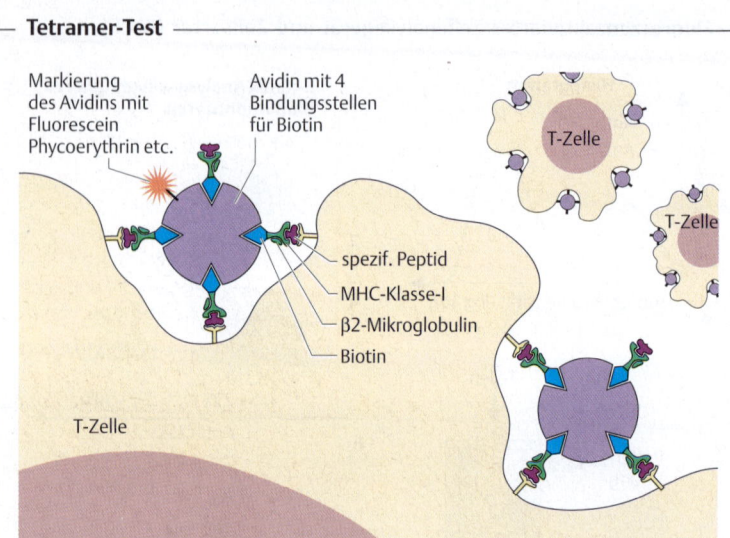

Markierung des Avidins mit Fluorescein Phycoerythrin etc.

Avidin mit 4 Bindungsstellen für Biotin

T-Zelle

spezif. Peptid
MHC-Klasse-I
β2-Mikroglobulin
Biotin

T-Zelle

Abb. 2.**32** Der Tetramer-Test ist ein Antigen-spezifischer Bindungstest für lebende T-Zellen. Komplexe aus Biotin-gekoppelten MHC-Klasse-I schweren Ketten β2-Mikroglobulin mit einem spezifischen Peptid werden richtig gefaltet, gereinigt, und an Avidin, das vier Bindungsstellen für Biotin hat, gebunden. Diese tetrameren Komplexe werden mit T-Zellen inkubiert. T-Zellen mit den entsprechenden T-Zell-Rezeptoren können pro Tetramer zwei bis drei der exponierten MHC-Klasse-I-Peptid-Komplexe binden. Die Markierung des Avidins über ein Fluorescein oder Phycoerythrin oder andere Fluoreszenz-Marker erlaubt einen Nachweis im FACS.

Tabelle 2.**13**   Wichtige CD-Antigene

Bezeichnung (Alternativen)	Zellen, die das Antigen exprimieren	Funktionen
CD1	kortikale Thymozyten, Langerhans-Zellen, dendritische Zellen, B-Zellen, Darmepithel	MHC-Klasse-I-ähnliches Molekül, assoziiert mit β_2-Mikroglobulin; hat möglicherweise eine besondere Bedeutung bei der Antigenpräsentation
CD2 (LFA-2)	T-Zellen, Thymozyten, natürliche Killerzellen	Adhäsionsmolekül, das an CD58 (LFA-3) bindet; kann T-Zellen aktivieren (LFA = Lymphozyten Funktionsantigen)
CD3	Thymozyten, T-Zellen	assoziiert mit dem Antigenrezeptor von T-Zellen; notwendig für die Oberflächenexpression des T-Zell-Rezeptors und die Signalvermittlung über diesen Rezeptor
CD4	einige Gruppen von Thymozyten, T-Helferzellen und inflammatorische T-Zellen (etwa zwei Drittel der peripheren T-Zellen), Monozyten, Makrophagen	Corezeptor für MHC-Klasse-II-Moleküle; bindet Signalmoleküle an der zytoplasmatischen Seite der Membran; Rezeptor für gp 120 von HIV-1 und HIV-2
CD5	Thymozyten, T-Zellen, eine Untergruppe von B-Zellen	bindet an CD72
CD8	einige Gruppen von Thymozyten, zytotoxische T-Zellen (etwa ein Drittel der peripheren T-Zellen)	Corezeptor für MHC-Klasse-I-Moleküle; bindet Signalmoleküle an der zytoplasmatischen Seite der Membran
CD10	B- und T-Vorläuferzellen, Zellen des Knochenmarkstroma	Zink-Metallproteinase; Marker für akute lymphatische Leukämie der Prä-B-Zellen
CD11a (α-Kette)	Lymphozyten, Granulozyten, Monozyten und Makrophagen	α-Untereinheit des β_2-Integrins LFA-1 (assoziiert mit CD18); bindet an CD54 (ICAM-1), CD102 (ICAM-2) und ICAM-3(CD50)
CD19	B-Zellen	bildet einen Komplex mit CD21 (CR2) und CD81 (TAPA-1); Corezeptor für B-Zellen

Tabelle 2.**13** *Fortsetzung: Wichtige CD-Antigene*

Bezeichnung (Alternativen)	Zellen, die das Antigen exprimieren	Funktionen
CD21 (CR2)	reife B-Zellen, follikuläre dendritische Zellen	Rezeptor für die Komplement-komponente (CR) C3d und das Epstein-Barr-Virus; bildet zusammen mit CD19 und CD81 einen Corezeptor für B-Zellen
CD22	reife B-Zellen	Adhäsion von B-Zellen an Mono-zyten und T-Zellen
CD23 (FcεRII)	reife B-Zellen, aktivierte Makrophagen, eosinophile Zellen, follikuläre dendritische Zellen, Blutplättchen	niedrigaffiner Rezeptor für IgE; Ligand für den CD19; CD21; CD81-Corezeptor
CD25 (Tac)	aktivierte T-Zellen, B-Zellen und Monozyten	α-Kette des IL-2-Rezeptors; asso-ziiert mit CD122 und der IL-2Rγ-Kette
CD26	aktivierte B- und T-Zellen, Makrophagen	Protease; möglicherweise am Eintritt von HIV in die Wirtszelle beteiligt
CD28	Untergruppen von T-Zellen, aktivierte B-Zellen	Aktivierung naiver T-Zellen; Rezeptor für costimulierendes Signal (Signal 2), bindet CD80 (B7.1) und B7.2
CD29	Leukozyten	β_1-Untereinheit der γ_1-Integrine, assoziiert im VLA-1-Integrin mit CD49a
CD34	hämatopoetische Vorläufer-zellen, Kapillarendothel	Ligand für CD62L (L-Selektin)
CD35 (CR1)	Erythrozyten, B-Zellen, Monozyten, neutrophile und eosinophile Zellen, follikuläre dendritische Zellen	Komplementrezeptor 1; bindet C3b und C4b; vermittelt die Phagozytose
CD38	frühe B- und T-Zellen, aktivierte T-Zellen, B-Zellen der Keimzentren, Plasmazellen	B-Zellproliferation?
CD39	aktivierte B-Zellen, aktivierte natürliche Killerzellen, Makro-phagen, dendritische Zellen	unbekannt; vermittelt möglicher-weise die Adhäsion von B-Zellen

Tabelle 2.**13**   *Fortsetzung: Wichtige CD-Antigene*

Bezeichnung (Alternativen)	Zellen, die das Antigen exprimieren	Funktionen
CD40	B-Zellen, Monozyten, dendritische Zellen	Rezeptor für costimulierendes Signal für B-Zellen; bindet den CD40-Liganden (CD40-L)
CD40-L	aktivierte CD4-T-Zellen	Ligand für CD40
CD44 (Pgp-1)	Leukozyten, Erythrozyten	bindet Hyaluronsäure; vermittelt die Adhäsion der Leukozyten
CD45, RO, RA, RB (leukocyte common antigen, LCA), T200, B220	Leukozyten	Tyrosinphosphatase; erhöht die Signalvermittlung über den Antigenrezeptor von B- und T-Zellen; durch alternatives Spleißen entstehen viele Isoformen (s. u.)
CD54	hämatopoietische und nichthämatopoietische Zellen	interzelluläres Adhäsionsmolekül (ICAM-1); bindet das CD11a/CD18-Integrin (LFA-1) und das CD11b/CD18-Integrin (Mac-1); Rezeptor für Rhinoviren
CD55 (DAF)	hämatopoietische und nicht-hämatopoietische Zellen	decay accelerating factor (DAF); bindet C3b; zerlegt die C3/C5-Konvertase
CD62E (ELAM-1, E-Selektin)	Endothel	endothelial leukocyte adhesion molecule (ELAM); bindet Sialyl-Lewis-x; vermittelt das Entlangrollen der neutrophilen Zellen am Endothel
CD64 (FcγRI)	Monozyten, Makrophagen	hochaffiner Rezeptor für IgG
CD80 (B7.1) CD86(B7.2)	Untergruppe von B-Zellen	Costimulatoren; Liganden für CD28 und CTLA-4
CD88	polymorphkernige Leukozyten, Makrophagen, Mastzellen	Rezeptor für die Komplementkomponente C5a
CD89	Monozyten, Makrophagen, Granulozyten, neutrophile Zellen, Untergruppen von B- und T-Zellen	IgA-Rezeptor?

2

Tabelle 2.**13** *Fortsetzung: Wichtige CD-Antigene*

Bezeichnung (Alternativen)	Zellen, die das Antigen exprimieren	Funktionen
CD95 (Apo-1, Fas)	eine Vielzahl von Zelllinien; In-vivo-Verteilung?	bindet TNF-ähnlichen Fas-Liganden; induziert Apoptose
CD102 (ICAM-2) (intercellular cell adhesion molecule)	ruhende Lymphozyten, Monozyten, Endothelzellen (dort am stärksten)	bindet CD11a/CD18 (LFA-1), aber nicht CD11b/CD18 (Mac-1)
CD106 (VCAM-1) (vascular cell-adhesion molecule)	Endothelzellen	Adhäsionsmolekül; Ligand für VLA-4 (very late antigen)
CD115	Monozyten, Makrophagen	Rezeptor für den „macrophage-colony-stimulating factor" (M-CSF)
CD116	Monozyten, neutrophile und eosinophile Zellen, Endothel	α-Kette des Rezeptors für den „granulocyte-macrophage-colony-stimulating factor" (GM-CSF)
CD117	hämatopoietische Vorläuferzellen	Rezeptor für den „stem cell factor" (SCF)
CD118	weit verbreitet	Rezeptor für Interferon-$\alpha\beta$
CD119	Makrophagen, Monozyten, B-Zellen, Endothel	Rezeptor für Interferon-γ
CD120a	hämatopoietische und nichthämatopoietische Zellen,	am stärksten auf Epithelzellen

Vokabular und Kurzdefinitionen

ABS: Antigenbindungsstelle (ABS) des Antikörpers.

ABZ (antigen binding cell): Antigenbindende Zelle.

ADCC (antibody-dependent cell-mediated cytotoxicity): Antikörperabhängige, zellvermittelte Zytotoxizität.

Adjuvans: Eine Substanz, die unspezifisch die Immunantwort gegen ein Antigen verstärkt.

AFC (antibody forming cell): Antikörperbildende Zelle. Entspricht funktionell der Plasmazelle.

Affinität: Maß für die Bindungsstärke zwischen einer antigenen Determinante (Epitop) und einem Antikörper-Bindungsort (Paratop).

Affinitätsreifung: Erhöhung der durchschnittlichen Antikörperaffinität während einer sekundären Immunantwort.

Allele: Unterschiede eines bestimmten Genlocus innerhalb einer Spezies.

Allergie: Veränderte Reaktionslage beim Zweitkontakt mit einem Antigen; heute versteht man darunter Überempfindlichkeit vom Typ I.

Allogen: Genetischer Unterschied innerhalb einer Spezies.

Allotransplantat: Transplantiertes allogenes Gewebe.

Allotyp: Unterschied eines Proteinproduktes, v. a. des Ig, das von einem anderen Individuum derselben Spezies als Antigen erkannt wird.

Alternativer Weg: Aktivierung des Komplementsystems über C3 und weitere Faktoren an einer aktivierenden Oberfläche, aber nicht über C1q.

ANA (antinukleäre Antikörper): Autoantikörper gegen DNA in Zellkernen.

Anaphylatoxine: Komplementpeptide (C3a und C5a), die eine Mastzelldegranulation bewirken.

Anaphylaxie: Antigenspezifische, primär IgE-vermittelte Immunreaktion.

Antigene: Moleküle, meist komplex gefaltet, die von Antikörpern erkannt werden können.

Antikörper: Spezifisch an ein Antigen bindendes Molekül.

APZ: Antigenpräsentierende Zelle.

Atopie: Die klinische Manifestation der Überempfindlichkeitsreaktion vom Typ I (mit Ekzem, Asthma und Rhinitis).

Autolog: Von ein und demselben Individuum (oder Inzuchtstamm) stammend.

Autosomen: Alle Chromosomen ausschließlich der X- oder Y-Geschlechtschromosomen.

Avidität: Die funktionelle Bindungsstärke eines Antikörpers mit seinem Antigen; abhängig von Affinität und Valenzen (Anzahl Bindungsstellen).

BCA-1: B cell attractant.

BCG (Bacillus Calmette Guérin): attenuiertes *Mycobacterium tuberculosis*.

BCGF: B cell growth factor.

Bence-Jones-Protein: Freie Ig-Leichtketten in Serum und Urin von Patienten mit multiplem Myelom.

Bursa Fabricii: Lymphoepitheliales Organ an der Kloake von Vögeln; Ort der Reifung von B-Zellen.

C: Komplement (C1 – 9).

C3b-Inaktivator: Ein Faktor des Komplementsystems, Faktor I genannt.

Capping: Die Aggregation von Oberflächenmolekülen auf der Zellmembran.

Carrier: Teil eines Moleküls, das bei der Immunantwort von T-Zellen erkannt wird (Träger).

CCR: Rezeptor für Cystein-Cystein enthaltende Chemokine.

CD-Marker: Cluster of differentiation, charakteristisch für definierbare Lymphozyten-Subpopulationen.

C-Domäne: Konstanter Teil des Ig.

CDR (complementarity determining regions): Hypervariable Regionen der Antikörper.

Chemokine: Chemoattraktierende Zytokine.

Chimären: Das Vorhandensein von Zellen aus genetisch verschiedenen Individuen in einem Organismus.

CLIP (class-II-inhibiting protein): Blockiert MHC-Klasse-II, bevor es das Phagolysosom erreicht.

CMI (cell-mediated immunity): Zellvermittelte Immunität.

Cobra Venom Factor: Eine Komplementkomponente bei der Kobra; Enzymaktivität entspricht dem C3b bei Säugern.

Combining Site: Antikörper-Haftstelle bzw. Bindungsregion/-stelle (ABS).

Con A (Concanavalin A): Ein T-Zell-Mitogen.

CSF: Colony-stimulating factor oder Zerebrospinalflüssigkeit.

CTL: Zytotoxische CD8$^+$-T-Zelle.

CXCR: Rezeptor für Cystein-X-Cystein enthaltende Chemokine.

Cyclophosphamid: Eine zytotoxische Substanz, die häufig zur Immunsuppression verwendet wird.

Cyclosporin: Immunsuppressivum, zur Verminderung von Abstoßungsreaktionen.

DARC: Duffy-Antigen Rezeptor für Chemokine.

Dendritische Zellen: Vom Knochenmark abstammende, professionelle APZ. Dendritische Zellen sind mobil; sie bringen Antigen in lymphatische Organe. In der Haut nennt man sie Langerhans-Zellen, auf ihrem Weg in die Lymphknoten „Schleierzellen", im Lymphknoten „interdigitierende Zellen".

Desensibilisierung: Wiederholte Gabe kleiner Mengen eines Antigens, auf das der Wirt allergisch reagiert, mit dem Ziel IgE- in IgG-Reaktionen zu verändern.

DiGeorge-Syndrom: Angeborene Thymushypoplasie.

DNP (Dinitrophenol): Ein häufig verwendetes kleines Hapten.

Domäne: Peptidregion mit einer stabilen Tertiärstruktur. Sowohl MHC-Klasse-I- als auch -Klasse-II-Moleküle weisen verschiedene Domänen auf.

DTH (delayed type hypersensitivity): Verzögerte zelluläre Typ-IV-Reaktion.

EAE: Experimentelle allergische Enzephalitis.

ELISA (enzyme-linked-immunosorbent assay): Quantitative Nachweismethode für Antigene oder Antikörper, die auf Koppelung mit einem Enzym beruht.

ELISPOT: Nachweis von spezifischen Zellsekretionsprodukten mittels modifiziertem ELISA-Verfahren.

Endotoxine: Bakterielle Toxine, vor allem Lipopolysaccharide (LPS) von gramnegativen Bakterien.

Eotaxin: Eosinophile-Migration beeinflussend.

Epitop: Eine einzelne Region eines Antigens, die von der Bindungsstelle des Antikörpers erkannt wird.

Epstein-Barr-Virus: Ein Herpesvirus, für das menschliche B-Zellen einen speziellen Rezeptor (EBV-R) besitzen und das B-Zellen transformieren kann. Verursacht infektiöse Mononukleare = Pfeiffersches Drüsenfieber

Exon: Ein proteinkodierendes Gensegment.

Fab: Fragment des Antikörpermoleküls (nach Papainbehandlung), das die Antigenbindungsstelle enthält. Besteht aus einer leichten Kette und den 2 ersten Domänen der schweren Kette.

FACS: Fluorescent activated cell sorter.

Fc: Über den Fc-Teil binden Antikörper an zelluläre Rezeptoren (FcR) und an die C1q-Komplementkomponente.

FcR: Fc-Rezeptor.

α-FP: α-Fetoprotein.

Fraktalkin: Chemokine, die auf Endothelzellen exprimiert sind und „Mandelbrot-Muster"-ähnlich komplexe Konsequenzen für Entzündung etc. haben.

Freundsches Adjuvans (FA): Eine Wasser-in-Öl-Emulsion. Komplettes FA enthält (im Gegensatz zum inkompletten FA) abgetötetes *Mycobacterium tuberculosis*.

GALT (Gut-associated lymphoid tissue): Darmassoziiertes lymphatisches Gewebe.

Gammaglobuline: Serumfraktion, die bei Elektrophorese am schnellsten zur Anode wandert. Enthält alle 5 Klassen der Immunglobuline.

2

Geldiffusionstest: Immunpräzipitationstest: Antigen und Antikörper diffundieren in einem Agargel aufeinander zu, in der Äquivalenzzone bildet sich ein anfärbbares Präzipitat (Ouchterlony-Test).

GVH (Graft-versus-host-Reaktion): Abstoßungsreaktion transplantierter Zellen gegen das Wirtsgewebe.

H-2: Der Haupthistokompatibilitätskomplex der Maus.

Haplotyp: Ein Satz von genetischen Determinanten auf einem einzelnen Chromosom.

Hapten: Ein kleines Molekül, das die Funktion eines Epitops übernehmen kann, für sich allein – nicht an einen Träger gekoppelt – jedoch keine Antikörperantwort hervorruft.

Helferzellen: Subklasse von T-Zellen, kooperieren mit B-Zellen; sind jeweils spezifisch für ein Peptid, das in MHC-Klasse-II-Molekülen präsentiert wird.

Hereditäres Angioödem: Folge eines angeborenen C1-Inhibitor-Mangels.

Heterolog: Zu einer anderen Spezies gehörend.

HEV (high endothelial venule): Für den Lymphozyteneintritt aus dem Blut in den Lymphknoten.

High Responder: Auf ein bestimmtes Antigen mit einer starken Immunantwort reagierendes Individuum (bzw. Inzuchtstamm).

Hinge-Region: Teil der schweren Kette eines Immunglobulins zwischen der Fc- und der Fab-Region.

Histokompatibilität: Ermöglicht die Akzeptanz von Transplantaten.

HLA: Der Haupthistokompatibilitätskomplex (MHC) des Menschen.

Homolog: Zur selben Spezies gehörend.

Humoral: In extrazellulären Körperflüssigkeiten (Serum, Lymphe) vorhanden.

HVG (Host-versus-graft-Reaktion): Abstoßungsreaktion eines Transplantat-Empfängers gegen das Transplantatgewebe.

Hybridom: spezifische B-Zelle fusioniert mit Myelomzelle.

Hypervariable Region: Die 3 variabelsten Stellen der V-Domänen von Immunglobulinen und T-Zell-Rezeptoren.

Idiotyp: Die antigene Eigenschaft der V-Region eines Antikörpers.

IFN (Interferone): Substanzen, die an der unspezifischen Abwehr insbesondere viraler Infektionen beteiligt sind. Sie werden von verschiedenen Zelltypen gebildet und schützen Zellen vor Virusreplikation.

IL (Interleukine): Signalträger zwischen den Zellen des Immunsystems und anderen Zellen.

Immunfluoreszenz: Sichtbarmachung bestimmter Antigene durch Koppelung an einen fluoreszenzmarkierten Antikörper.

Immunkomplex: Produkt einer Antigen-Antikörper-Reaktion; kann auch Komponenten des Komplementsystems enthalten.

Immunkonglutinine: Autoantikörper gegen Komplementkomponenten.

Immunität: Aktiv oder passiv erzeugter immunologischer Schutz gegen Krankheitserreger und andere Antigene.

Immunogen: Alles, was eine spezifische Immunantwort auslöst.

Immunologisches Gedächtnis: Fähigkeit, nach Zweitkontakt mit demselben Antigen immunologisch rascher und heftiger zu reagieren.

Immunparalyse: Durch eine Überdosis von Antigen erzeugte (vorübergehende) Unfähigkeit zur spezifischen Immunantwort.

Intron: Ein Gensegment zwischen zwei Exons eines Gens.

Ir-Gene (Immune-response-Gene): Alter Name für MHC-Gene. Codieren MHC-Moleküle, die über die Präsentation von Peptiden die Stärke einer Immunantwort direkt bestimmen.

Isolog: Von identischer genetischer Konstitution.

Isotyp: Die im Genom kodierte „isotypischen" Varianten bestimmter Proteine sind bei allen Individuen einer Spezies gleich (z. B. Immunglobulinklassen).

2

J-Gene (joining genes): Ein Satz von Gensegmenten in den genetischen Loci von H- und L-Ketten der Immungloguline und der Ketten der T-Zell-Rezeptoren.

KBR: Komplementbindungsreaktion.

Keimbahn: Genetisches Material der Keimzellen. Mutationen in der Keimbahn werden – im Gegensatz zu somatischen Mutationen – auf die Nachkommen vererbt.

Komplementsystem: Eine Gruppe von Serumproteinen, die in Kaskaden meistens über Antikörper, z. T. aber auch direkt von infektiösen Keimen aktiviert werden. Es spielt eine wichtige Rolle bei Entzündung, Chemotaxis, Zell-Lyse und Phagozytose.

Kryoglobulin: Antikörper oder Immunkomplexe, die bei 4 °C präzipitieren.

Kupffer-Sternzellen: Phagozytierende Zellen in den Sinusoiden der Leber.

K-Zellen (Killerzellen): Eine Gruppe von Fc-Rezeptoren tragenden Lymphozyten, die ihre Zielzellen über die antikörperabhängige, zellvermittelte Zytotoxizität (ADCC) zerstören.

LAK: Durch Lymphokine aktivierte Killerzellen (Lymphozyten).

LARC: Liver and activation regulated chemokine.

LCM: Lymphozytäre Choriomeningitis; eine abakterielle virale Meningitis.

LGL (large granular lymphocyte): großer granulärer Lymphozyt.

Low Responder: auf ein bestimmtes Antigen mit einer schwachen Immunantwort reagierendes Individuum (bzw. Inzuchtstamm).

LPS (Lipopolysaccharid): Bestandteil der Zellwand einiger gramnegativer Bakterien; wirkt als B-Zell-Mitogen.

MAF: Makrophagenaktivierender Faktor: identisch mit Interferon-γ.

MALT (mucosa-associated lymphoid tissue): Schleimhautassoziiertes lymphatisches Gewebe.

MBP (myelin basisches Protein): spielt als Antigen in der experimentellen allergischen Enzephalitis und wahrscheinlich bei Multipler Sklerose eine Rolle.

MCP: Monocyte chemoattractant protein.

MDC: Macrophage derived chemokine.

MHC (major histocompatibility complex): Haupthistokompatibilitäts-Genkomplex. Der Genkomplex codiert die wichtigsten Transplantationsantigene (HLA-Antigene). MHC-Klasse-I-Moleküle sind mit β2-Mikroglobulin assoziiert, Klasse-II-Moleküle bestehen aus zwei nichtkovalent verbundenen Transmembranmolekülen. Die eigentliche Funktion von MHC-I und -II ist die Präsentation von Antigen auf der Zelloberfläche. Klasse-III-Moleküle sind Komplementkomponenten, Interleukine u. a.

MHC-Restriktion: Tatsache, dass die Interaktion zwischen Lymphozyten und anderen Zellen via TZR durch den MHC bestimmt wird.

MIF (Migrations-Inhibitionsfaktoren): Von Lymphozyten freigesetzte Peptide, durch die die Beweglichkeit von Makrophagen eingeschränkt wird.

MIG: Monokine induced by interferon gamma.

β$_2$-Mikroglobulin: Proteinbestandteil der MHC-Klasse-I-Moleküle.

MIP: Macrophage inflammatory protein.

Mitogen: Eine Substanz, die Zellen (hauptsächlich Lymphozyten) zur Teilung anregt.

MLC (mixed lymphocyte culture): Gemischte Lymphozytenkultur. In-vitro-Methode zum Nachweis der Stimulierbarkeit von Lymphozyten, gemessen als alloreaktive zytotoxische T-Zell-Reaktivität.

MLR (mixed lymphocyte reaction): Gemischte Lymphozytenreaktion, gemessen als Proliferation. (^{3}H-Thymidin Einbau)

Monoklonal: Aus einem einzigen Zellklon entstanden, z. B. monoklonale Antikörper.

Myelom: Ein Lymphom der B-Zell-Reihe; meist Antikörper produzierend.

Nacktmaus: Spontane Mutante. Diese Tiere besitzen kein Fell und in der Regel keinen Thymus.

NK-Zellen: Natürliche Killerzellen. Nicht MHC-restringierte, lymphoide Zellen, die einige virusinfizierte Zielzellen und Tumorzellen erkennen und abtöten können.

NZB/W: Mäusestämme, die als Tiermodell zur Erforschung des systemischen Lupus erythematodes herangezogen werden.

Opsonisierung: Umhüllung eines infektiösen Keimes mit Proteinen: Opsonine (z. B. Antikörper und C3b) fördern die Phagozytose des Erregers.

Paratop: Der Teil des Antikörpermoleküls, über den die Bindung an eine Determinante (Epitop) des Antigens erfolgt; Antigenbindungsstelle (ABS) des Antikörpers.

PC (Phosphorylcholin): Ein gebräuchliches Hapten, das sich auf der Oberfläche einiger Mikroorganismen findet.

PCA (passive kutane Anaphylaxie): Klassische Nachweisreaktion von antigenspezifischem IgE.

PFC, PFZ (plaque forming cell): Antikörperbildende Zelle, die im Hämolyse-Plaque-Test identifiziert werden kann.

PHA (Phytohämagglutinin): Ein T-Zell-Mitogen.

Plasmazelle: Vollständig ausdifferenzierte antikörperbildende B-Zelle.

PMN: Polymorphkernige neutrophile Granulozyten.

Pokeweed-Mitogen: Ein B-Zell-Mitogen.

Polyklonal: Aus mehreren Zellklonen entstanden, z. B. polyklonale Antikörper.

Prägung („Priming"): Nach dem ersten Kontakt mit einem entsprechenden Antigen ist die immunkompetente Zelle sensibilisiert oder „geprägt" (oft wird das Wortgebilde „geprimed" verwendet).

Primäre lymphatische Organe: Thymus, Bursa Fabricii, Knochenmark.

Primärreaktion: Reaktion nach erstem Kontakt mit Antigen (siehe Prägung, Sekundärreaktion).

Prozonenphänomen: Bei großer Konzentration der zu testenden Substanzen ist keine Reaktion messbar.

Pseudoallele: Tandemvarianten eines Gens, die nichthomologe Positionen auf dem Chromosom besetzen.

Pseudogen: Gene mit Strukturen, die zwar homolog zu anderen Genen sind, jedoch nicht exprimiert werden können.

RANTES: regulated upon activation normal T cells, expressed and secreted.

Reagin: Historischer Ausdruck für IgE.

Rearrangement: Neuordnung von genetischer Information in somatischen B- und T-Zellen.

Rekombination: Neuordnung genetischer Information während der Meiose.

Retikuloendotheliales System (RES): Im bindegewebigen Stützgerüst der Leber, Milz, Lymphknoten und anderer Organe verteilte phagozytierende Zellen (Sinusendothel-Zellen, Kupffer-Zellen, Histiozyten).

Rhesus (Rh)-Antigene: Antigene Proteine auf der Oberfläche der Erythrozyten von 85 % der Menschen.

Rheumafaktoren (RF): Autoantikörper, meist IgM, aber auch IgG und IgA, die spezifisch gegen körpereigene IgG-Moleküle gerichtet sind.

SCID (severe combined immunodeficiency disease): Schwere kombinierte Immundefekte. Kongenitale Defizienz sowohl des humoralen als auch des zellulären Immunsystems, da keine funktionellen T- oder B-Zellen vorhanden sind. Tiermodell ist die SCID-Maus (spontane Mutante).

SDF-1α: Stromal cell derived factor.

Secretory piece: Ein von Epithelzellen stammendes Polypeptid, das mit IgA assoziiert ist; ermöglicht dessen Transport durch Membranen.

Sekundärreaktion: Immunreaktion nach einem zweiten Kontakt mit demselben Antigen.

Serumkrankheit: Entzündliche Typ-III-Reaktion nach wiederholter Infektion eines Fremdproteins.

SLC: Secondary lymphoid organ chemokine.

SLE: Systemischer Lupus erythematodes.

Somatische Mutation/Rekombination: Gen-Rearrangements, die nicht in Zellen der Keimbahn, sondern in somatischen Zellen stattfinden, weshalb die neu kombinierte DNA nicht vererbt wird.

Splenomegalie: Milzvergrößerung, kommt vor bei Tumoren der Blut bildenden Zellen, bei Gefäßkreislaufproblemen, bei verschiedenen Parasiteninfektionen vor und kann auch als Maß für eine GHV-Reaktion herangezogen werden.

SRBC (sheep red blood cells): Schaferythrozyten.

Stripping: Ablösen von Antigendeterminanten von den Zielzellen durch Antikörper.

Suppressorzelle: Eine postulierte antigenspezifische T-Zell-Subpopulation, die Immunantworten von anderen T- oder B-Zellen abschwächen kann. Suppression kann auch unspezifisch sein.

Syngen: Tiere eines Inzuchtstammes oder eineiige Zwillinge sind syngen, wenn alle Autosomenpaare der Individuen identisch sind.

TATA: Tumorassoziierte Transplantationsantigene.

Tc: Zytotoxische T-Zelle (CD8$^+$-T-Zelle).

TCGF (T-cell growth factor): T-Zell-Wachstumsfaktor; ist mit dem Interleukin 2 (IL-2) identisch.

T-dep, T-ind: T-Zell-abhängige bzw. T-Zell-unabhängige Antigene. Eine Antikörperantwort auf T-abhängige-Antigene kann nur stattfinden, wenn gleichzeitig die (MHC-restringierte) Hilfe durch T-Zellen vorhanden ist.

T-DTH: T-Zelle, die bei der verzögerten Überempfindlichkeitsreaktion (delayed type hypersensitivity) eine Rolle spielt.

TECK: Thymus expressed chemokine.

Tetramer: MHC-Klasse-I oder -II plus Peptid an markiertes Avidin gebunden für spez. T-Zell-Nachweis.

TGF: Transformierender Wachstumsfaktor.

T$_H$: T-Helferzellen (CD4$^+$-T-Zelle; s. bei Helferzelle).

THY: Ein Oberflächenantigen auf murinen T-Zellen; es gibt mehrere allotypische Varianten von THY.

TNF: Tumornekrosefaktor.

Toleranz: Zustand einer spezifischen immunologischen Nichtreaktivität.

Transformation (blastische): Morphologische Veränderungen in einem Lymphozyten bei Beginn der Zellteilung.

Transplantationsantigene: s. MHC

Wiskott-Aldrich-Syndrom: Geschlechtsgebundener, vererbter rezessiver und kombinierter Immundefekt, bei dem IgM-Antikörperbildung und zelluläre Immunreaktionen vermindert sind.

Zytophil: Mit einer Affinität, an Zellen zu binden.

Zytostatisch: Die Zellvermehrung hemmend.

Zytotoxisch: Für die Zielzelle tödlich.

Escherichia coli

3 Allgemeine Bakteriologie

F. H. Kayser

3.1 Morphologie und Feinstruktur der Bakterien

■ Bakterienzellen sind zwischen 0,3 – 5 µm klein. Drei **Grundformen** kommen vor: Kokken, gerade Stäbchen und einfach oder spiralig gekrümmte Stäbchen. Das **Nukleoid** besteht aus einem nicht von einer Membran umgebenen, zirkulären, sehr dünnen und langen DNA-Molekülfaden. Nichtessenzielle genetische Strukturen sind die **Plasmide**. In die **Zytoplasmamembran** sind zahlreiche Proteine wie Permeasen, Zellwandsynthese-Enzyme, Sensorproteine, Proteine von Sekretionssystemen und, bei aeroben Bakterien, Enzyme der Atmungskette eingelagert. Auf die Membran folgt die **Zellwand**, deren wichtigstes Bauelement das als Stützkorsett funktionierende Murein ist. Bei gramnegativen Bakterien findet sich als Bestandteil dieser Wand eine mit Poren durchsetzte äußere Membran, in die außen das für die Pathogenese gramnegativer Infektionen wichtige Lipopolysaccharid eingebaut ist. Die Zellwand der grampositiven Bakterien weist keine äußere Membran auf. Ihr Murein ist dicker und sie enthält (Lipo-)Teichonsäuren sowie wandassoziierte Proteine, die in der Pathogenese grampositiver Infekte eine Rolle spielen. Viele Bakterien besitzen eine aus Polysacchariden aufgebaute **Kapsel**, die sie vor der Phagozytose schützt. Adhärenz an Wirtszellen wird durch **Haftfimbrien/-pili** ermöglicht. Bewegliche Bakterien besitzen **Geißeln**. Fremdkörperassoziierte Infektionen werden durch Bakterien hervorgerufen, die sich an inerte Oberflächen anheften und einen **Biofilm** ausbilden können. Einige Bakterien bilden **Sporen**, die als Dauerformen gegenüber chemischen und physikalischen Noxen hohe Resistenz aufweisen. ■

3.1.1 Form der Bakterien

Bakterien unterscheiden sich von anderen einzelligen Mikroorganismen durch ihren Zellaufbau und ihre Größe. Diese variiert von 0,3 – 5 µm. Für die optische Darstellung müssen 500- bis 1000fache Vergrößerungen eingesetzt werden, die gerade noch im Bereich der mit dem Lichtmikroskop zu

Morphologie von Bakterien

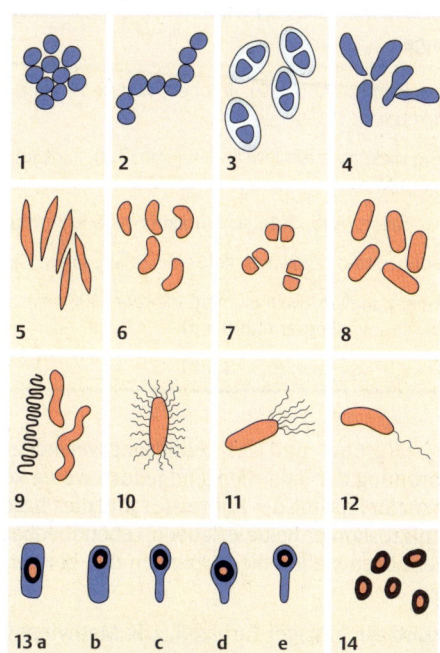

Abb. 3.**1**

1. Grampositive Kokken in Haufen oder Trauben (Staphylokokken)
2. Grampositive Kokken in gewundenen Ketten (Streptokokken)
3. Grampositive Kokken mit Kapsel (Pneumokokken)
4. Grampositive, keulenförmige, pleomorphe Stäbchen (Korynebakterien)
5. Gramnegative Stäbchen mit zugespitzten Enden (Fusobakterien)
6. Gramnegative, einfach gekrümmte Stäbchen (Vibrionen)
7. Gramnegative, semmelförmige Diplokokken (Neisserien)
8. Gramnegative, gerade Stäbchen mit abgerundeten Enden (Kolibakterien)
9. Spiralig gekrümmte Stäbchen (Spirillen) und gramnegative, gekrümmte Stäbchen (*Helicobacter*)
10. Peritriche Begeißelung
11. Lophotriche Begeißelung
12. Monotriche Begeißelung
13. Sporenbildende Zellen der Gattungen *Bacillus* und *Clostridium* (Sporenfärbung).
    a) Sporenbildung zentral, ohne Auftreibung der vegetativen Zelle
    b) Sporenbildung terminal, ohne Auftreibung
    c) Sporenbildung terminal, mit Auftreibung (Tennisschläger)
    d) Sporenbildung zentral, mit Auftreibung
    e) Sporenbildung terminal, mit Auftreibung (Trommelschlegel)
14. Freie Sporen (Sporenfärbung)

Tabelle 3.**1** Morphologische Charakteristika von Bakterien (Beispiele s. Abb.3.**1**)

Bakterienformen	Bemerkungen
Kokken	Lagerung in Haufen (Abb. 3.**2**), Trauben, Ketten, Pärchen (Diplo), Paketen
Gerade Stäbchen	gleichmäßig dick, abgerundete Enden (Abb. 3.**3**), zugespitzte Enden, Keulenform
Gekrümmte Stäbchen	einfache, spiralige (Abb. 3.**4**), schraubenförmige Krümmung
Mykoplasmen	Bakterien ohne starre Zellwand: kokkoide Zellen, lange Fäden
Chlamydien	zwei Formen: kugelige/ovale Elementarkörper (300 nm); kugelige/ovale Initialkörper (1000 nm)
Rickettsien	kurze, kokkoide Stäbchen (0,3 – 1 μm)

erzielenden „förderlichen Vergrößerung" und des „Auflösungsvermögens" liegen. Objekte in der Größenordnung der Bakterien sind jedoch wenig kontrastreich. Optische Methoden zur Steigerung des Kontrastes sind die Phasenkontrast- und die Dunkelfeldmikroskopie. Beide erlauben Lebendbeobachtung von Zellen. Chemische Verfahren stellen die Färbungen dar, bei denen die Bakterien abgetötet werden.

■ **Einfachfärbungen.** Dabei wird ein einziger Farbstoff, z. B. Methylenblau, verwendet.

■ **Differenzierungsfärbungen.** Dabei wird mit 2 Farbstoffen gefärbt, die unterschiedliche Affinität zu verschiedenen Bakterien aufweisen. Die wichtigste Differenzierungsfärbung ist die Gram-Färbung. Grampositive Bakterien sind blauviolett angefärbt, gramnegative rot (Methodik s. S. 222).

3 Grundformen werden bei Bakterien gefunden: die Kugel, das gerade und das gekrümmte Stäbchen (s. Abb. 3.**1** – 3.**4**).

3.1.2 Feinstrukturen der Bakterien

Nukleoid (Kernäquivalent) und Plasmide

Bei Prokaryonten besteht der „Zellkern" aus im Zytoplasma lokalisierter, nicht von einer Membran umgebener, stark verknäuelter Doppelstrang-DNA (Abb. 3.**5**). Diese besteht bei E. coli (wahrscheinlich bei allen Bakterien) aus einem einzigen zirkulären Molekül. Das Genom von E. coli ist aus

3

Kokken

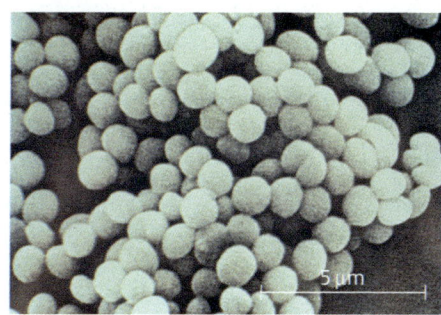

Abb. 3.**2** Kokken sind kugelige Bakterien. Wenn sie wie hier in Haufen bzw. Trauben gelagert sind, handelt es sich zumeist um Staphylokokken (REM).

5 µm

Stäbchenbakterien

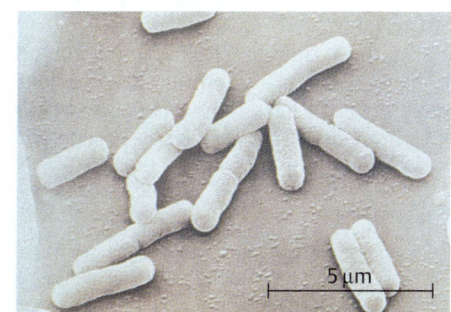

Abb. 3.**3** Die hier gezeigten geraden Stäbchen mit abgerundeten Enden sind Kolibakterien (REM).

5 µm

Spirillen

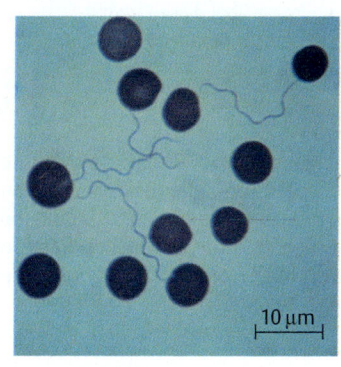

Abb. 3.**4** Spirillen, in diesem Fall Borrelien, sind spiralig gekrümmte Bakterien (LM, Giemsa-Färbung).

10 µm

3

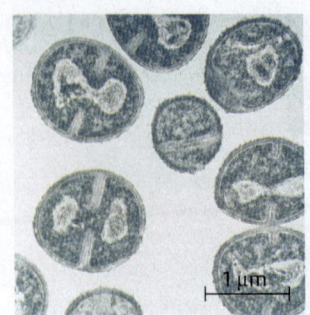

Abb. 3.**5**   Das Nukleoid (Kernäquivalent) von Bakterien besteht aus einem verknäuelten, zirkulären DNA-Molekül ohne Kernmembran. TEM von Staphylokokken.

1 µm

4,63 × 10⁶ Basenpaaren (bp) zusammengesetzt, die für 4288 Proteine codieren. Die Sequenz des Genoms ist bekannt.

Nichtessenzielle genetische Strukturen sind die Plasmide, sich autonom vermehrende, 100- bis 1000-mal kleinere, zirkuläre, verdrillte DNA-Moleküle (Abb. 3.**6**). Plasmide von humanpathogenen Bakterien weisen oft wichtige, den Phänotyp der Trägerzelle bestimmende Gene auf (Resistenzgene, Virulenzgene).

Topologie der DNA in der Bakterienzelle

Die nach rechts gewundene DNA-Doppelhelix (1 Windung/10 Basenpaare) ist zusätzlich nach links um die Helixachse verdrillt (1 Windung/15 Helixwindungen). Diese Vertwistung ist aus Platzgründen und auch aus energetischen Gründen notwendig. Nur vertwistete DNA kann repliziert und transkribiert werden. Die Verdrillung wird durch Topoisomerasen realisiert. Nur bei Bakterien vorkommende Topoisomerasen sind die DNA-Gyrase und die Topoisomerase IV. Die 4-Chinolone, eine wichtige Gruppe von Antiinfektiva, inaktivieren irreversibel diese Enzyme.

Zytoplasma

Das Zytoplasma enthält eine große Zahl gelöster nieder- und hochmolekularer Stoffe, RNA und ungefähr 20 000 Ribosomen pro Zelle. Bakterielle Ribosomen bestehen aus einem 30S- und einem 50S-Teil, die zum 70S-Ribosom zusammengesetzt sind. Bakterielle Ribosomen sind die Organellen der Proteinsynthese. Im Zytoplasma sind weiterhin oft Reservestoffe (Glykogendepots, polymerisierte Metaphosphate, Lipide) lokalisiert.

3

⌐ Plasmide ────────────────────────────

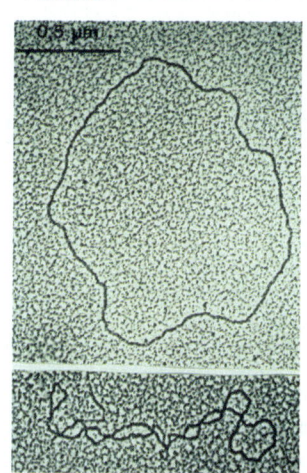

0.5 µm

Abb. 3.**6 a** Offene, zirkuläre Form (OC = open circular). Sie entsteht durch einen Bruch in einem der beiden Nukleinsäurestränge. **b** Vertwistete, native Form (CCC = covalently closed circular) (TEM).

a

b

⌐ Grundbauplan der Bakterien ──────────────────

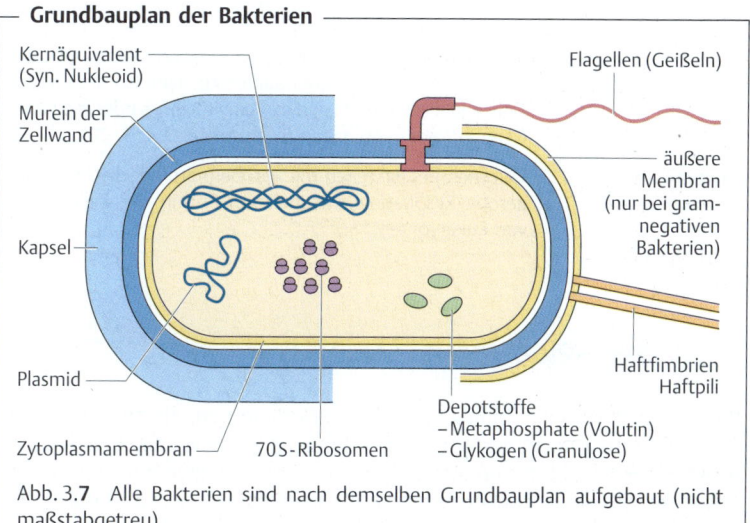

Kernäquivalent (Syn. Nukleoid)

Murein der Zellwand

Kapsel

Plasmid

Zytoplasmamembran

70 S-Ribosomen

Flagellen (Geißeln)

äußere Membran (nur bei gram-negativen Bakterien)

Haftfimbrien Haftpili

Depotstoffe – Metaphosphate (Volutin) – Glykogen (Granulose)

Abb. 3.**7** Alle Bakterien sind nach demselben Grundbauplan aufgebaut (nicht maßstabgetreu).

3

Die wichtigsten Zytoplasmamembran-Proteine der Bakterien

Permeasen	Aktiver Transport von Nährstoffen von außen nach innen entgegen einem Konzentrationsgefälle.
Biosynthese-Enzyme	Für Biosynthese der Zellwand, z. B. des Mureins (s. dort) notwendig. Die Enzyme zur Endbiosynthese des Mureins sind zum Großteil mit den „Penicillin-Bindeproteinen" (PBPs) identisch.
Proteine der Sekretionssysteme	Bisher wurden 4 Sekretionssysteme beschrieben, die sich in ihrem Aufbau und auch in ihrer Wirkungsweise unterscheiden. Mit Hilfe dieser Systeme werden Proteine von innen nach außen geschleust. Gemeinsam ist den 4 Systemen, dass Proteinzylinder ausgebildet werden, die die Zytoplasmamembran und – bei gramnegativen Bakterien- auch die äußere Membran der Zellwand überbrücken. Auf die besondere Bedeutung des Typ-III-Sekretionssystems für die Virulenz wurde auf S. 18 hingewiesen.
Sensorproteine (auch Signalproteine)	Übertragen Information aus der Umgebung der Zelle ins Innere. Eine sog. Empfängerdomäne ragt nach außen, eine Transmitterdomäne nach innen. Durch Bindung von Signalmolekülen an das Empfängermodul wird die Aktivität des Transmitters reguliert. In 2-Komponenten-Systemen überträgt das Transmittermodul die Information auf ein Regulatorprotein, dessen Funktionsmodul dadurch aktiviert wird. Dieser Teil des Regulators kann sich dann an spezifische Gensequenzen binden und die Aktivität eines oder mehrerer Gene an- oder abschalten (s. auch Abb. 1.**4**, S. 20).
Enzyme der Atmungskette	Kommen bei Bakterien mit aerobem Stoffwechsel vor. Die aerobe Respiration entspricht im Prinzip der Zellatmung von Eukaryonten.

Zytoplasmamembran

Diese ist eine typische biologische Elementarmembran, die aus einer Phospholipiddoppelschicht besteht, in die zahlreiche Proteine eingebaut sind. Die wichtigsten Membranproteine sind die Permeasen, Enzyme für die Biosynthese der Zellwand, Transferproteine für die Sekretion extrazellulärer Proteine, Sensor- bzw. Signalproteine und Enzyme der Atmungskette.

Bei grampositiven Bakterien werden im Elektronenmikroskop die Mesosomen als Strukturen beobachtet, die mit der Membran verbunden sind. Ihre Funktion und Rolle ist unklar. Möglicherweise sind es auch nur Artefakte.

Zellwand

Die komplexe Zellwand hat die Aufgaben, den Protoplasten vor äußeren Noxen zu schützen, die osmotische Druckdifferenz zwischen innen und außen abzufangen (Innendruck manchmal 500–2000 kPa), der Zelle die äußere Form zu geben und die Kommunikation mit der Außenwelt zu ermöglichen.

Murein (Syn. Peptidoglykan). Das wichtigste Bauelement der Wand ist das Murein, ein netzartiges (= Sacculum), die gesamte Zelle einhüllendes Polymer. Es besteht aus Polysaccharidketten, die durch Peptide quervernetzt sind (Abb. 3.**8** u. 3.**9**).

Zellwand der grampositiven Bakterien (Abb. 3.**10**). Das Mureinnetz kann bis zu 40 Schichten dick sein (15–80 nm dick) und 30 % der Trockenmasse der Zellwand ausmachen. Die Membran-Lipoteichonsäuren sind in der Zytoplasmamembran verankert, während die Zellwand-Teichonsäuren mit dem Murein kovalent verknüpft sind. Die genaue physiologische Rolle der Teichonsäuren ist nicht bekannt. Möglicherweise stellen sie Regulatoren der Aktivität von Autolysinen, die für Wachstum und Querteilung der Zelle notwendig sind, dar. Im Makroorganismus können Teichonsäuren das Komplementsystem auf dem alternativen Weg aktivieren und Makrophagen zur Sekretion von Zytokinen anregen. Beispiele zellwandassoziierter Proteine sind das Protein A, der „Clumping factor" und das Fibronektin-Bindeprotein von *Staphylococcus aureus* oder das M-Protein von *Streptococcus pyogenes*. Derartige weit über das Murein hinausragende Proteine sind mit einer Zellwand-

Mureinbaustein

Abb. 3.**8** Das Murein (Syn. Peptidoglykan) der Zellwand ist aus zahlreichen identischen Untereinheiten zusammengesetzt. Beim Zusammenbau wird das endständige D-Alanin abgespalten. Nur bei Staphylokokken ist zwischen benachbarten Peptiden eine aus 5 Glycinen bestehende Interpeptidbrücke eingebaut.

Struktur des Mureins

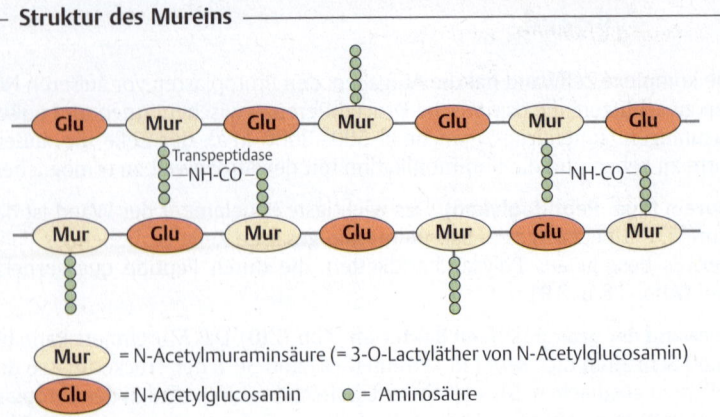

Abb. 3.**9** Lösliche Mureinfragmente gramnegativer und grampositiver Bakterien können durch Bindung an den CD$_{14}$-Rezeptor von Makrophagen diese zur überschießenden Bildung und Sekretion von Zytokinen anregen. Zytokine verursachen die klinische Symptomatik (s. unter Lipoid A, S. 163) der Sepsis bzw. des septischen Schocksyndroms.

anker-Region kovalent mit dem Peptidanteil des Mureins verbunden. Zellwandassoziierte Proteine stellen häufig Pathogenitätsdeterminanten dar (spezifische Adhärenz; Phagozytoseschutz).

Zellwand der gramnegativen Bakterien. Das Murein ist nur ungefähr 2 nm dick und nur zu 10 % an der Trockenmasse der Wand beteiligt (Abb. 3.**11**). Wichtiges Strukturelement ist die äußere Membran, in der zahlreiche Proteine vorkommen (50 % der Masse) und in der auch das medizinisch wichtige Lipopolysaccharid lokalisiert ist.

■ **Äußere Membranproteine.**
— OmpA (Omp = outer membrane protein) und das Mureinlipoprotein verknüpfen die äußere Membran mit dem Murein.
— Über die Porine gelangen hydrophile, niedermolekulare Substanzen in den periplasmatischen Raum.
— Mit der äußeren Membran assoziierte Proteine können spezifische Haftstrukturen sein, über die sich die Bakterien an Rezeptoren von Wirtszellen anheften.
— Eine Reihe von Omps sind Transportproteine. Beispiele dafür sind die Proteine LamB für Maltosetransport oder FepA für Transport des Siderophors Fe^{3+} – Enterochelin bei *E. coli* (s. auch S. 14).

Zellwand grampositiver Bakterien

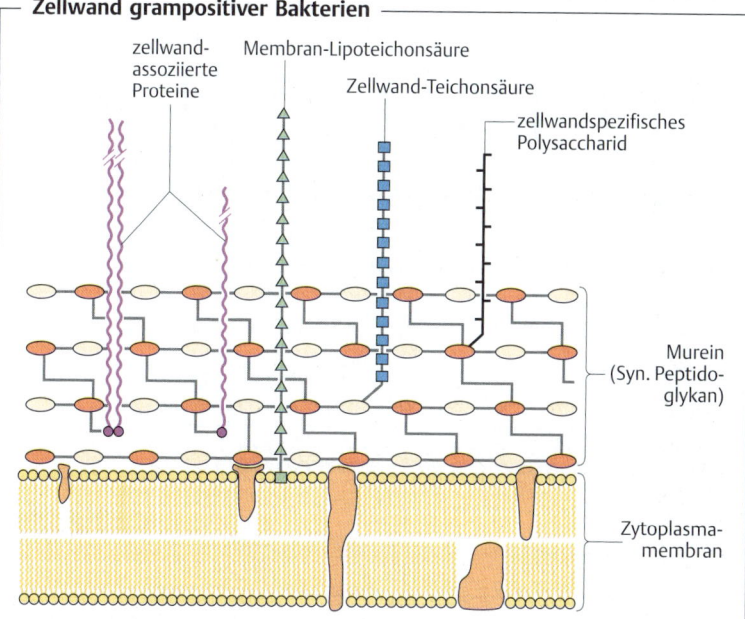

zellwand-
assoziierte
Proteine

Membran-Lipoteichonsäure

Zellwand-Teichonsäure

zellwandspezifisches
Polysaccharid

3

Murein
(Syn. Peptido-
glykan)

Zytoplasma-
membran

Abb. 3.**10** Charakteristisch ist die Dicke der Mureinschicht, die im Murein verankerten Proteine und Teichonsäuren sowie die mit einem lipophilen Anker in der
Membran befestigte Lipoteichonsäure (nicht maßstabgetreu).

■ **Lipopolysaccharid (LPS).** Dieser auch als Endotoxin bezeichnete Mole-
külkomplex besteht aus dem Lipoid A, dem „Core"-Polysaccharid und der
O-spezifischen Polysaccharidkette (Abb. 3.**12**).

– **Lipoid A** ist für die toxische Wirkung verantwortlich. Als freie Substanz
oder eingebunden in den Komplex LPS stimuliert es die Bildung und Sekretion von Zytokinen, die klinisch die Endotoxinsymptomatik bedingen,
durch Makrophagen. Interleukin 1 sowie der Tumornekrosefaktor (TNF-α)
induzieren eine gesteigerte Synthese von Prostaglandin E2 im Hypotha-
lamus, wodurch der „Thermostat" im Temperaturzentrum auf eine höhere
Temperatur eingestellt wird und Fieber resultiert. Weitere direkte und indirekte Folgen der Endotoxinwirkung sind Granulopoesestimulation, Aggregation und Degeneration von Thrombozyten, intravasale Gerinnung
durch Aktivierung von Faktor VII, Blutdruckabfall, Kachexie. LPS kann
auch das Komplementsystem auf dem alternativen Weg aktivieren. Wird
viel Endotoxin frei, so kann es zum septischen Schock (Endotoxin-

3

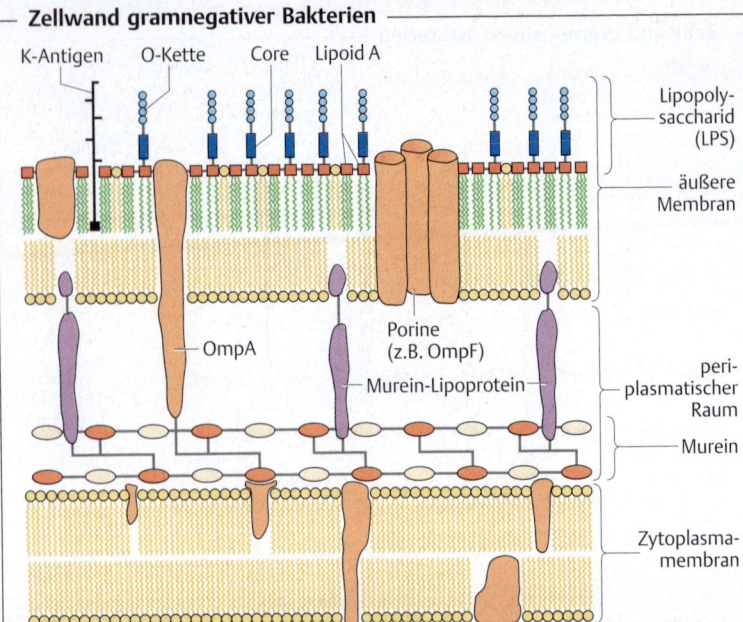

Zellwand gramnegativer Bakterien

K-Antigen   O-Kette   Core   Lipoid A

Lipopoly-
saccharid
(LPS)

äußere
Membran

OmpA

Porine
(z.B. OmpF)

Murein-Lipoprotein

peri-
plasmatischer
Raum

Murein

Zytoplasma-
membran

Abb. 3.11   Charakteristisch ist die dünne Mureinschicht sowie die mit dem Murein über Proteine (OmpA, Murein-Lipoprotein) verbundene äußere Membran. In dieser sind zahlreiche Proteine lokalisiert. Die äußere Schicht dieser Membran setzt sich aus eng aneinander liegenden Lipopolysaccharid-Komplexen zusammen (s. Abb. 3.**12**).

schock) kommen. Endotoxin wird bei der Dampfsterilisation nicht inaktiviert. Bei der Herstellung parenteraler Pharmaka müssen deshalb Endotoxin-(Pyrogen-)freie Ausgangsstoffe verwendet werden.

– **Die O-spezifische Polysaccharidkette** ist das sog. O-Antigen. Aufgrund ihrer chemischen Feinstruktur resultiert eine große Zahl von Antigenvarianten, die zur Typisierung (z.B. zur Feindiskriminierung der Salmonellen) verwendet werden (s. S. 294f.).

L-Formen (L = Lister-Institut). Als L-Formen werden Bakterien bezeichnet, die Mureindefekte aufweisen. Sie können durch Einwirkung von Betalactam-Antibiotika entstehen. L-Formen sind gegenüber osmotischen Einflüssen sehr instabil. Gegen Betalactam-Antibiotika weisen sie komplette Resistenz auf, da Betalactame die Biosynthese des Mureins blockieren. Die klinische Bedeutung der L-Formen ist unklar. Eventuell können sie nach Absetzen

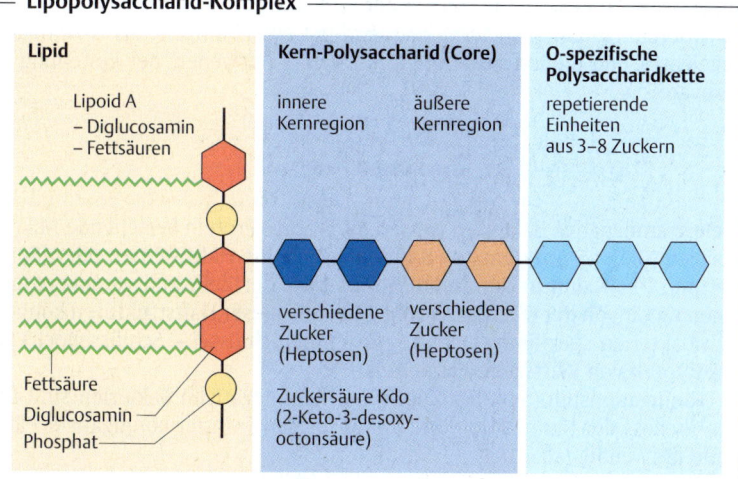

Lipopolysaccharid-Komplex

Lipid	Kern-Polysaccharid (Core)		O-spezifische Polysaccharidkette
Lipoid A – Diglucosamin – Fettsäuren	innere Kernregion	äußere Kernregion	repetierende Einheiten aus 3–8 Zuckern
Fettsäure Diglucosamin Phosphat	verschiedene Zucker (Heptosen) Zuckersäure Kdo (2-Keto-3-desoxy-octonsäure)	verschiedene Zucker (Heptosen)	

Abb. 3.**12** Der dreiteilige Lipopolysaccharid-Komplex (LPS) gramnegativer Bakterien ist über den Lipidanteil in der äußeren Membran verankert. LPS wird auch als Endotoxin bezeichnet.

einer Betalactam-Therapie in die normale Bakterienform revertieren und damit einen Rückfall verursachen.

Kapsel

Viele pathogene Bakterien synthetisieren mit Hilfe extrazellulärer Enzyme ein Polymer, das sich in einer Schicht um die Zelle anordnet und Kapsel genannt wird. **Die Kapsel schützt Bakterien vor der Phagozytose.** Bei den meisten Bakterien besteht die Kapsel aus Polysaccharid. Aufgrund der chemischen Feinstruktur des Polysaccharides lassen sich Bakterien einer Spezies in Kapselserovare(-typen) unterteilen.

Geißeln

Mit Hilfe von Geißeln können sich Bakterien aktiv fortbewegen. Die Geißeln sind aus linearen Proteinen, den Flagellinen, aufgebaut. Sie können monotrich, lophotrich oder peritrich angeordnet sein (s. Abb. 3.**1**). Geißeln sind über einen Halteapparat in der Zellwand und der Zytoplasmamembran verankert (s. Abb. 3.**7** und 3.**13**) und in der Lage, wie ein Propeller um ihre Achse zu rotieren. Bei *Enterobacteriaceae* werden Geißel-Antigene als H-Antigene bezeichnet und dienen, zusammen mit den O-Antigenen, der Einteilung in Serovare.

Haftfimbrien, Konjugationspili

Viele gramnegative Bakterien weisen dünne, aus Protein bestehende Mikrofibrillen (0,1 – 1,5 nm dünn, 4 – 8 nm lang) auf, die Haftfimbrien oder (Syn.) Haftpili. Diese sind in der äußeren Membran der Zellwand verankert und ragen radiär von der Oberfläche weg. Mit Hilfe dieser Haftstrukturen können sich Bakterien spezifisch (Ligand – Rezeptor, Schlüssel – Schlüsselloch) an Rezeptoren von Wirtszellen anheften.

Konjugationspili (Syn. Sexualpili) bei gramnegativen Bakterien sind für den Prozess der Konjugation und damit für den Transfer konjugativer Plasmide notwendig (s. S. 184).

Bakteriengeißeln

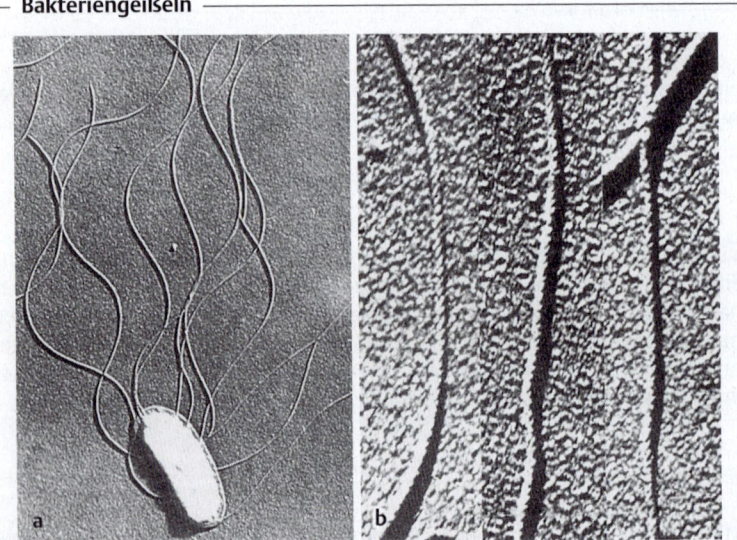

Abb. 3.**13** **a** Begeißelte Bakterienzelle (REM, 13 000fach). **b** Helikaler Aufbau von Bakteriengeißeln (REM, 77 000fach).

■ Beispiele von Haftfimbrien gramnegativer Bakterien

PAP (Syn. P-Fimbrien)	**P**yelonephritis-**a**ssoziierte **P**ili. Binden an Rezeptoren des Uroepithels sowie an das Blutgruppenantigen „P" (deshalb P-Fimbrien). Die spezifischen Rezeptoren für diese Fimbrien kommen gehäuft auf der Oberfläche des Uroepithels vor. PAP charakterisieren die Uropathovar(ietät) von *Escherichia coli*, die spontane Harnwegsinfekte bei Patienten, die keine Obstruktion der Harnwege aufweisen, verursacht.
CFA-1, CFA-2	Kolonisationsfaktoren. Fimbrien, die für eine spezifische Bindung enteropathogener Kolibakterien an Enterozyten verantwortlich sind.
Haftpili von Gonokokken	Ermöglichen ein spezifisches Anheften von Gonokokken an Mukosazellen des Urogenitalepithels.

Biofilm

Ein bakterieller Biofilm ist eine strukturierte Gemeinschaft von Bakterienzellen, eingebettet in eine selbstproduzierte Polymermatrix, die auf einer inerten Oberfläche oder auf lebendem Gewebe haftet. Die Beläge können erhebliche Dicke (mm) erreichen. In der Tiefe dieser Biofilme befindliche Bakterien sind weitgehend vor Immunzellen, Antikörpern und auch vor Antibiotika geschützt. Da die sezernierten Polymere häufig Glykoside sind, spricht man auch von der Glykokalix (= Schale aus Glykosiden) der Bakterien.

■ Beispiele von medizinisch wichtigen Biofilmen

■ Fremdkörper wie Endoprothesen, Katheter, Herzschrittmacher, Shuntventile usw. werden nach Implantation durch Matrixproteine des Makroorganismus wie Fibrinogen, Fibronektin, Vitronektin oder Laminin überzogen. Staphylokokken besitzen auf ihrer Oberfläche Proteine – z. B. den Clumping factor, der an Fibrinogen bindet, oder das Fibronektin-Bindeprotein –, mit denen sie sich an die entsprechenden Proteine spezifisch binden können. Die adhärierten Bakterien vermehren sich und sezernieren eine Glykokalix aus Exopolysacchariden, die die Matrix des Biofilms auf dem Fremdkörper darstellt. Derartige Biofilme sind **Fremdkörper-assoziierte Infektionsherde**.

■ Bestimmte orale Streptokokken (*S. mutans*) können sich an Proteine, die den Zahnschmelz überziehen, binden und in der Folge ausschließlich aus Saccharose eine aus Glucan bestehende Matrix bilden. An diese können wiederum andere Bakterien adhärieren. Es entsteht der Zahnbelag (Abb. 3.**14**), die Voraussetzung für die Zerstörung des Zahnschmelzes und die Ausbildung der **Zahnkaries** (s. S. 253f.). ▶

Fortsetzung: **Beispiele von medizinisch wichtigen Biofilmen**

■ Orale Streptokokken und andere Bakterien heften sich an die Oberfläche der Herzklappen und bilden einen Biofilm. Professionelle Phagozyten werden angelockt und versuchen, die Bakterien zu phagozytieren, was aber nicht gelingt. Die frustrierten Phagozyten ergießen den gewebeschädigenden Inhalt ihrer Lysosomen (s. S. 24) nach außen, was eine Entzündungsreaktion zur Folge hat. Es entsteht das Krankheitsbild der **Endokarditis**.

Bakteriensporen

Bakterielle Sporen sind reine Dauerformen. Sie entstehen aus einer „vegetativen" Zelle ohne Assimilation neuer Nährstoffe. Sie sind kugelig bis oval, weisen eine dicke Sporenwand auf und zeigen hohe Resistenz gegen chemische und physikalische Noxen. Unter den humanpathogenen Bakterien sind nur die Gattungen *Clostridium* und *Bacillus* Sporenbildner. Von medizinischem Interesse ist vor allem die Hitzeresistenz der Sporen, die hohe Temperaturen bei der Hitzesterilisation erfordert. Als Ursachen der Hitzeresistenz kommen die dicke Sporenwand, die Wasserarmut der Spore, die die Denaturierung von Proteinen erschwert, sowie eine Quervernetzung der Proteine durch das Calciumsalz der Pyridin-2,6-Dicarboxylsäure in Frage, die ebenfalls eine Denaturierung erschwert. Gerät eine Spore in ein günstiges Milieu (Nährmedium, Temperatur, osmotischer Druck etc.), erfolgt die Umwandlung der Spore in die vegetative Form. Nur in dieser Form können sich Sporenbildner vermehren.

Zahnbelag

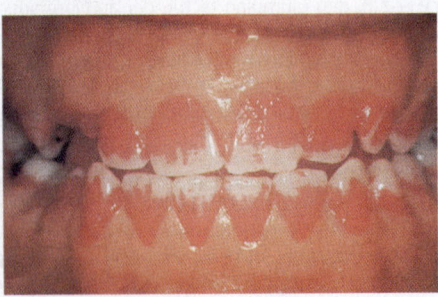

Abb. 3.**14** **Zahnbelag** lässt sich durch Anfärbung mit Erythrosin sichtbar machen.

3.2 Physiologie des Stoffwechsels und des Wachstums der Bakterien

■ Humanpathogene Bakterien sind chemosynthetische, organotrophe Bakterien. Sie gewinnen ihre Energie aus dem Abbau von organischen Nährstoffen und verwenden die chemische Energie zur Neusynthese und für sekundäre Aktivitäten. Die Oxidation von Nährsubstraten kann auf dem Wege der Respiration oder Fermentation erfolgen. Bei der Respiration ist O_2 der Elektronen- und Protonenakzeptor, bei der Fermentation ein organisches Molekül. Aufgrund des Verhaltens gegenüber O_2 werden humanpathogene Bakterien in fakultative Anaerobier, obligate Aerobier, obligate Anaerobier und aerotolerante Anaerobier eingeteilt. Zur Kultivierung von Bakterien verwendet man Nährbouillon oder Nähragar. Nähragar enthält die reaktionsträge Agarose, die bei 100 °C flüssig wird und bei 45 °C vom flüssigen in den Gelzustand übergeht. In der diagnostischen Bakteriologie werden häufig Selektivmedien und Indikatormedien eingesetzt.

Bakterien vermehren sich durch einfache Querteilung. Die für eine Teilung notwendige Zeit wird Generationszeit genannt. Für schnell wachsende Bakterien beträgt diese in vitro 15–30 min. In vivo ist sie bedeutend länger. Die Gesetzmäßigkeiten bei der Vermehrung in Nährbouillon werden durch die normale Wachstumskurve mit den Phasen Lag, exponentielles Wachstum, stationäres Wachstum sowie Absterben charakterisiert. ■

3.2.1 Bakterienstoffwechsel

Überblick über die Stoffwechselformen

Als Stoffwechsel bezeichnet man die Gesamtheit der chemischen Reaktionen, die in Bakterienzellen ablaufen. Diese können schematisch in die anabolen (synthetischen), energieverbrauchenden Reaktionen sowie die katabolen, energieliefernden Reaktionen unterteilt werden. Bei den anabolen, endergonischen Reaktionen kann die notwendige Energie in Form von Licht oder als chemische Energie verwendet werden. Je nachdem unterscheidet man photosynthetische oder chemosynthetische Bakterien. Die katabolen Reaktionen liefern Energie sowie die Grundbausteine für die Synthese bakterienspezifischer Moleküle. Sind die Nährstoffe der Bakterien anorganischer Natur, spricht man von lithotrophen, sind sie organischer Natur, von organotrophen Bakterien.

**Humanpathogene Bakterien sind immer chemosynthetische, organo-
trophe Bakterien.**

Katabole Reaktionen

Die Verarbeitung organischer Nährsubstrate erfolgt über eine vielfältige Reihe enzymatischer Prozesse, die schematisch in 4 Phasen unterteilt werden
können.

Verdauung. Spaltung der Nährsubstrate außerhalb der Zelle in kleine Moleküle durch bakterielle Exoenzyme. Diese stellen manchmal wichtige Pathogenitätsfaktoren dar.

Aufnahme. Diese kann durch passive Diffusion oder, häufiger, spezifisch mittels aktiven Transports durch die Membran(en) hindurch erfolgen. Dabei
spielen Permeasen der Zytoplasmamembran eine wichtige Rolle.

Vorbereitung zur Oxidation. Abspaltung von Carboxyl- oder Aminogruppen,
Phosphorylierungen usw.

Oxidation. Diese ist definiert als Entzug von Elektronen und H^+-Ionen. Als
H_2-Akzeptor bezeichnet man die Substanz, die den Wasserstoff aufnimmt.
Nach dem endgültigen H_2-Akzeptor unterscheidet man 2 Grundformen
der Oxidation (Abb. 3.**15**).

■ **Respiration oder Atmung.** Sauerstoff ist H_2-Akzeptor. Bei der anaeroben
Respiration dient O_2 als Bestandteil eines anorganischen Salzes als H_2-Akzep-
tor.

■ **Fermentation oder Gärung.** Eine organische Verbindung dient als H_2-Ak-
zeptor.

Wesentlicher Unterschied zwischen Fermentation und Respiration ist die
Energieausbeute, die bei Respiration um den Faktor 10 größer sein kann
als bei Fermentation eines Nährsubstrates. Fermentationen bei Mikroorganismen werden nach dem entstehenden Endprodukt bezeichnet, z. B. alkoholische Gärung, Buttersäuregärung usw.

Die bei der Oxidation freigesetzte Energie wird als chemische Energie gespeichert, entweder als Thioester (z. B. Acetyl-CoA) oder in Form organischer
Phosphate (z. B. ATP).

Rolle des Sauerstoffs. 3 Arten der Aktivierung von Sauerstoff existieren.

■ Übertragung von $4e^-$ auf O_2, wobei 2 Sauerstoffionen ($2\ O^{2-}$) entstehen.

■ Übertragung von $2e^-$ auf O_2, wobei 1 Peroxid-Anion ($1\ O_2^{2-}$) entsteht.

■ Übertragung von $1e^-$ auf O_2, wobei 1 Superoxid-Anion ($1\ O_2^-$) entsteht.

Oxidationswege der Bakterien

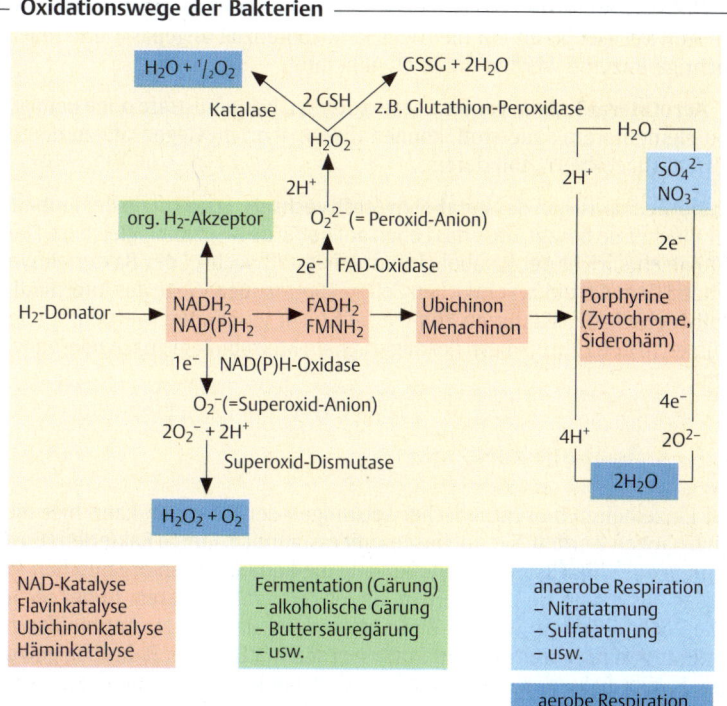

Abb. 3.15 Bei der Oxidation von organischen Nährsubstraten werden Protonen (H^+) und Elektronen (e^-) über Redoxkatalysatoren in einer mehr oder weniger langen Kette übertragen. Wenn der endgültige e^--Akzeptor freier Sauerstoff ist, handelt es sich um aerobe Atmung. Von anaerober Atmung spricht man, wenn e^- auf anorganisch gebundenen Sauerstoff übertragen werden. Fermentation bedeutet Übertragung von H^+ und e^- auf einen organischen Akzeptor.

Wasserstoffperoxid sowie das hochreaktive Superoxid-Anion müssen sofort weiter umgesetzt werden, da sie äußerst giftig sind (s. Abb. 3.**15**).

Hinsichtlich ihres Verhaltens gegenüber O_2 unterscheidet man:

■ **Fakultative Anaerobier.** Das sind Bakterien, die Nährsubstrate sowohl veratmen als auch vergären können.

■ **Obligate Aerobier.** Sie können sich nur bei Anwesenheit von O_2 vermehren.

■ **Obligate Anaerobier.** Diese Bakterien sterben bei Anwesenheit von O_2 ab. Ihr Stoffwechsel ist an ein niedriges Redoxpotenzial angepasst und lebenswichtige Enzyme werden durch O_2 gehemmt.

■ **Aerotolerante Anaerobier.** Diese oxidieren Nährsubstrate ohne Benützen von elementarem Sauerstoff, können diesen aber, im Gegensatz zu den obligaten Anaerobiern, tolerieren.

Grundmechanismen des katabolen Stoffwechsels. Das Prinzip der Einheit in der Biochemie besagt, dass das Leben auf der Erde prinzipiell gleich ist. Demzufolge entspricht der katabole Intermediärstoffwechsel der Bakterien weitgehend dem der eukaryontischen Zellen. Die genauen Wege des Intermediärstoffwechsels der Bakterien können hier nicht geschildert werden, sondern müssen in den Lehrbüchern der allgemeinen Mikrobiologie nachgelesen werden.

Anabole Reaktionen

Auf Einzelheiten biosynthetischer Leistungen der Bakterien kann hier nicht eingegangen werden. Sie sind insgesamt erstaunlich. Einige Bakterien (*E. coli*) können aus einfachsten Nährstoffen alle die komplizierten organischen Moleküle, aus denen sie bestehen, in kurzer Zeit synthetisieren. In der technischen Mikrobiologie werden diese Leistungen ausgenutzt. Antibiotika, bestimmte Aminosäuren oder Vitamine werden mit Hilfe der Bakterien gewonnen. Es gibt Bakterien, die in der Lage sind, aliphatische Kohlenwasserstoffe als Energiequelle zu verwenden. Derartige Bakterien können Paraffin, ja sogar Rohöl als Energiequelle gebrauchen. Die metabolischen Leistungen dieser Bakterien versucht man zur Bekämpfung der Ölpest der Gewässer auszunutzen. Andererseits wird mit Erfolg versucht, diese Leistungen zur Bekämpfung des Hungers heranzuziehen. Bestimmte Bakterien oder auch Pilze werden mit aliphatischen Kohlenwasserstoffen, die C-Quelle und Energielieferant sind, kultiviert, dann anschließend geerntet und zu einem Proteinpulver (Einzellerprotein) verarbeitet. Die Erzeugung von Biomasse durch Kultivierung von Bakterien in Nährmedien auf Methanolbasis wird ebenfalls angewendet.

Regulation des Stoffwechsels

Bakterien können ihren Stoffwechsel sehr wirksam regulieren. Die Regulation sorgt dafür, dass jede einzelne Reaktion mit anderen Aktivitäten sowie mit dem Nährstoffangebot möglichst ökonomisch und sinnreich abläuft. Sie kann einerseits über eine Steuerung der Aktivität vorhandener Enzyme erfolgen. Viele Enzyme sind allosterische Proteine und können durch Endprodukte von Stoffwechselwegen gehemmt oder aktiviert werden. Sehr wirtschaftlich ist eine Regulation über die Kontrolle der Synthese von Enzymen auf der Stufe der Transkription oder Translation. Darüber wird im Abschnitt Molekulare Grundlagen der Bakteriengenetik (S. 178ff.) berichtet.

3.2.2 Wachstum und Kultur der Bakterien

Ernährung

Unter einer Bakterienkultur versteht man die Vermehrung von Bakterien in einem geeigneten Nährsubstrat. Ein Nährmedium (Tab. 3.**2**), in dem chemosynthetische, organotrophe Bakterien kultiviert werden sollen, muss organische Energiequellen (H_2-Donatoren) und H_2-Akzeptoren enthalten. Weiterhin sind eine Kohlenstoff- und eine Stickstoffquelle zur Synthese der bakterienspezifischen Verbindungen sowie Mineralien wie Schwefel, Phosphor, Calcium, Magnesium und als Aktivatoren von Enzymen Spurenelemente notwendig. Einige Bakterien benötigen darüber hinaus „Wachstumsfaktoren", d. h. organische Verbindungen, die sie nicht selber synthetisieren können. Je nach Bakterienart muss ein Nährmedium einen bestimmten Gehalt an O_2 und CO_2 sowie einen bestimmten pH-Wert und osmotischen Druck aufweisen.

Tabelle 3.**2** Nährmedien zur Kultivierung von Bakterien

Nährmedium	Beschreibung
Nährbouillon	flüssiges, komplexes Nährmedium
Nähragar	komplexes Nährmedium, das das Polysaccharid Agarose (1,5 – 2%) enthält. Nähragar wird beim Erhitzen auf 100 °C flüssig und geht erst wieder bei 45 °C in den Gelzustand über. Agarose wird durch Bakterien nicht abgebaut
Selektivmedien	enthalten Hemmstoffe, die nur das Wachstum bestimmter Bakterien zulassen
Indikatormedien	zeigen bestimmte Stoffwechselleistungen an
synthetische Medien	chemisch genau definierte Medien

Wachstum und Zelltod

Bakterien vermehren sich ohne Ablauf sexueller Vorgänge durch einfache Querteilung. Ihre Zahl (N) wächst logarithmisch an (N = 2^G). Die Zeit, die für einen Vermehrungszyklus (G) notwendig ist, wird als Generationszeit (g) bezeichnet. Diese kann von Art zu Art stark variieren. Für schnell wachsende Bakterien beträgt sie bei Kultivierung in vitro 15–30 min. Bei Vermehrung derselben Bakterien in vivo kann sie Stunden betragen. Obligate Anaerobier wachsen auch in vitro bedeutend langsamer als Aerobier. Tuberkulosebakterien weisen in vitro eine Generationszeit von 8–12 Stunden auf. Natürlich ist die Generationszeit auch vom Gehalt des Mediums an Nährstoffen abhängig.

Impft man Bakterien, deren Stoffwechsel ruht, in eine Nährbouillon und bestimmt zu verschiedenen Zeiten ihre Zahl, so erhält man nach Eintragen der Ergebnisse in ein halblogarithmisches Koordinatensystem die sog. **normale Wachstumskurve** der Bakterien (Abb. 3.16). Die Lagphase (A) ist charakterisiert durch eine Zunahme von Bakterienmasse pro Volumeneinheit, jedoch keine Zunahme der Zellzahl. Während dieser Phase passt sich der Stoffwechsel an die Bedingungen des Nährmediums an. In der exponentiellen Phase (C) nimmt die Zellzahl bis zu ungefähr 10^9/ml logarithmisch zu. Dann erfolgt Verlangsamung des Wachstums, Übergang in die stationäre Phase (E) durch Erschöpfung der Nährstoffe und Anhäufung toxischer Stoffwechselprodukte. Schließlich setzen Absterbevorgänge ein (F). Die Generationszeit kann nur während der Phase C bestimmt werden, entweder graphisch oder durch 2 Messungen der Zellzahl (N) zu verschiedenen Zeiten und Anwendung der Formel

$$g = \frac{t_2 - t_1}{\log_2 N_2 - \log_2 N_1} \; .$$

Normale Wachstumskurve einer Bakterienkultur

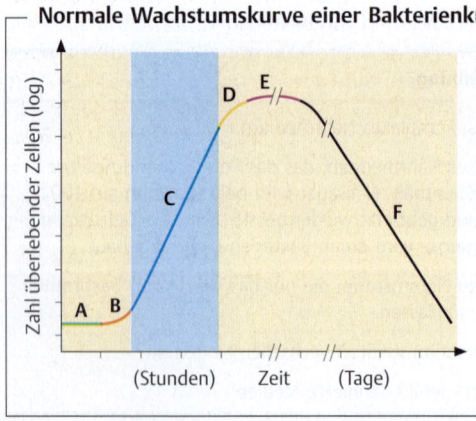

Abb. 3.**16**   A = Lagphase, B = Beschleunigungsphase, C = exponentielle Phase (Logphase), D = Verzögerungsphase, E = stationäre Phase, F = Absterbephase.

3

Koloniezählverfahren. Die Zahl lebender Zellen in einer Kultur oder einem Material wird mit dem Koloniezählverfahren ermittelt. Die Proben werden logarithmisch mit dem Verdünnungsfaktor 10 verdünnt. Beim Gussplattenverfahren werden je Verdünnung 1 ml mit flüssigem Agar gemischt und zu einer Platte gegossen. Beim Oberflächenverfahren werden je 0,1 ml der Verdünnungen auf der Oberfläche eines Nähragars ausplattiert. Nach Bebrüten entwickeln sich Kolonien. Ihre Zahl, multipliziert mit dem Verdünnungsfaktor, ergibt die ursprüngliche Zahl lebender Bakterienzellen.

Bakterienmasse. Diese kann durch Wägen (Trockengewicht oder Nassgewicht) bestimmt werden. Am einfachsten wird die Masse durch Adsorptionsmessung in einem Photometer ermittelt. Während der Phase C der Wachstumskurve laufen die Zunahme der Masse und die der Zellzahl parallel.

3.3 Molekulare Grundlagen der Bakteriengenetik

■ In Bakterien kommen 2 genetische Strukturen vor: das **Chromosom** und die **Plasmide.** Beide Strukturen bestehen aus einer einzigen, zirkulären, um die Helixachse nach links verdrillten DNA-Doppelhelix. Die **Replikation** dieser DNA-Moleküle startet jeweils an einem Ursprungspunkt (origin of replication) und ist „semikonservativ", d. h., ein Einzelstrang ist jeweils in den beiden entstehenden Doppelsträngen konserviert. Die meisten **bakteriellen Gene** codieren für Proteine (Polypeptide). Nichtcodierende Zwischensequenzen (Introns) wie bei den Eukaryonten gibt es nur ausnahmsweise. Bestimmte bakterielle Gene weisen Mosaikstruktur auf. Die **Transkription** läuft mit den Phasen Promotorerkennung, Elongation und Termination ab. Viele mRNAs der Bakterien sind polycistronisch, d. h. sie enthalten die Information für mehrere Polypeptide. Die **Translation** erfolgt an den 70S-Ribosomen. Start und Stopp der Polypeptidsynthese wird durch spezielle Codons der mRNA angezeigt. Viele Gene, die für funktionell zusammenhängende Polypeptide kodieren, sind an einer Stelle des Chromosoms oder der Plasmide in einem Operon zusammengefasst. Der wichtigste Mechanismus der Regulation besteht in einer negativen oder positiven Kontrolle der Initiation der Transkription. Diese kann einzeln lokalisierte Gene betreffen, die Gene eines Operons oder Gene, die in einem Regulon zusammengefasst sind. ■

3.3.1   Struktur der bakteriellen DNA

Die genetische Information der Bakterien ist im Chromosom und in den Plasmiden gespeichert. Beide Strukturen bestehen aus jeweils einer einzigen, nach rechts gewundenen DNA-Doppelhelix, die noch um die Helixachse nach links verdrillt ist (S. 156ff. und Abb. 3.**17**). Selten kommen Plasmide vor, die aus linearer DNA bestehen. Die DNA-Topologie ist aus Platzgründen notwendig und ermöglicht funktionelle Aktivitäten wie Replikation, Transkription und Rekombination. Einige Gene weisen Mosaikstruktur auf. Sie sind aus Minikassetten zusammengesetzt, die durch zwischen den Kassetten liegende konservierte DNA-Sequenzen verbunden werden (s. Abb. 1.**2**, S. 15).

Chromosom.. Das Chromosom entspricht dem Nukleoid (S. 156f.). Das Chromosom von *E. coli* ist aus $4,63 \times 10^6$ Basenpaaren (bp) zusammengesetzt. Es codiert für 4288 Proteine. Gen und Genprodukt sind kolinear. Nichtcodierende Zwischensequenzen (Introns), wie sie bei eukaryontischen Genen die Regel sind, kommen nicht oder nur ausnahmsweise vor. Das Chromosom von *E. coli* und zahlreichen weiteren pathogenen Bakterien wurde mittlerweile vollständig sequenziert.

Resistenzplasmid von *Escherichia coli*

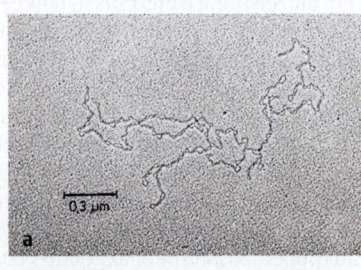

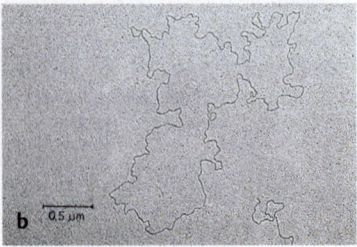

Abb. 3.**17**   **a** „Covalently closed circle" (CCC) oder „supercoil" oder „supertwist".
b „Open circle". Diese offene Form ist ein Artefakt: Es kommt durch einen Bruch („nick") in einem Strang der DNA-Doppelhelix zustande.

Plasmide. Plasmide sind autonome, im Zytoplasma lokalisierte DNA-Moleküle unterschiedlicher Größe (3×10^3–$4,5 \times 10^5$ bp). Große Plasmide kommen in der Regel in den Zellen in 1–2 Kopien, kleine in 10–40–100 Kopien vor. Plasmide sind für das Überleben der Zelle nicht essenziell. Viele Plasmide tragen Gene, die für bestimmte phänotypische Eigenschaften ihrer Wirtszelle codieren. Für die medizinische Bakteriologie sind bedeutsam:

◼ **Virulenzplasmide.** Sie tragen Determinanten der bakteriellen Virulenz, z. B. Enterotoxingene oder Hämolysingene.

◼ **Resistenzplasmide.** Sie weisen genetische Information für Resistenz gegen Antiinfektiva auf. R-Plasmide können mehrere R-Gene gleichzeitig tragen (s. auch Abb. 3.**24**). Es sind auch Plasmide beschrieben worden, die sowohl Virulenz- als auch Resistenzgene aufweisen.

3

3.3.2 Replikation der DNA

Die identische Reduplikation der DNA wird als semikonservativ bezeichnet, weil sich der DNA-Doppelstrang bei der Replikation öffnet und jeder Einzelstrang als Matrize für die Synthese des komplementären Stranges dient. Damit ist in jedem der beiden neuen Doppelstränge ein alter Strang (semi = halb) „konserviert". Die Verdoppelung jedes DNA-Moleküls (Replikons) beginnt an einem einzigen Startpunkt, dem sog. „origin of replication". Sie verläuft kontinuierlich, während des gesamten Teilungszyklus.

3.3.3 Transkription und Translation

◼ **Transkription.** Umschrift der Nukleotide des Sinnstranges der DNA in mRNA. Die Nukleotidfolge von Genen liegt als kontinuierliche Sequenz vor und wird „colinear" in mRNA überschrieben. Nur wenige Ausnahmen von der Colinearität existieren. Die Transkription kann in die Phasen „Promotorerkennung", „Elongation" und „Termination" unterteilt werden. Der Promotorbereich entspricht der Stelle der Anfangsbindung der RNA-Polymerase auf der DNA. Für die Bindung ist ein Sigmafaktor notwendig. Sigmafaktoren sind Proteine, die sich temporär mit der RNA-Polymerase (Core-Enzym) zum Holoenzym assoziieren und nach Beginn der Transkription wieder dissoziieren und somit erneut für die Bindung zur Verfügung stehen. Es gibt jeweils einen Standard-Sigmafaktor zur Erkennung der Standard-Promotoren der meisten Gene und zusätzliche, je nach physiologischem Zustand der Zelle exprimierte Sigmafaktoren zur Transkription spezieller Determinanten. Gene, die für Proteine codieren, die funktionell zusammengehören, z. B. einen bestimmten Stoffwechselschritt katalysieren, sind oft an einer Stelle des Chromosoms oder eines Plasmids hintereinander angeordnet. Eine derartige DNA-Sequenz wird als Operon bezeichnet (Abb. 3.**18**). Die mRNA, die bei der Transkription eines Operons synthetisiert wird, ist polycistronisch, d. h. enthält die Information mehrerer Gene. Die Informationsbereiche sind durch Intercistronbereiche getrennt. Beginn und Ende eines Cistrons wird durch Start- und Stopp-Codons der mRNA angezeigt.

■ **Translation.** Übersetzung der Nukleotidsequenz der mRNA in die Aminosäuresequenz von Polypeptiden an den 70S-Ribosomen. Im Prinzip unterscheidet sich die bakterielle Translation nicht von der Translation bei Eukaryonten. Die zuständigen Enzyme und Faktoren weisen aber strukturelle Unterschiede auf, so dass sie durch eine Reihe von Antibiotika selektiv blockiert werden können (S. 209ff.).

3.3.4 Regulation der Gen-Expression

Bakterien sind in der Lage, sich optimal an die Bedingungen der Umwelt anzupassen. Zahlreiche Regulationsmechanismen sind bekannt, wie posttranslationelle Regulation, Regulation auf der Stufe der Translation, die Termina-

Bakterielles Operon und Regulatorgen

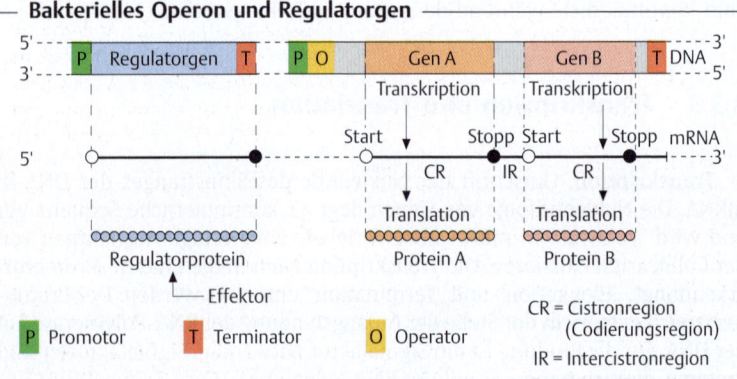

Abb. 3.**18** Unter einem Operon versteht man eine zusammenhängend transkribierte DNA-Sequenz, die in der Regel mehrere Strukturgene aufweist. Diese codieren für Proteine, die funktionell zusammengehören. Die Transkription eines Operons wird oft durch das Produkt eines Regulatorgens, das an anderer Stelle des Chromosoms lokalisiert ist, aktiviert oder reprimiert.

tion der Transkription oder das „quorum sensing (s. Abb. 1.**5**, S. 21)". Auf Einzelheiten kann hier nicht eingegangen werden. Am wichtigsten ist die Regulation der Initiation der Transkription über Aktivierung oder Repression, die in dieser Form bei Eukaryonten nicht existiert. Dabei kann ein einzelnes Gen oder mehrere Gene, die an einem Ort der DNA in einem **Operon** zusammengefasst sind, betroffen sein (s. Abb. 3.**18**). Am besten untersucht ist die transkriptionelle Regulation von katabolen und anabolen Operons durch einen Repressor.

Transkriptionelle Regulation eines Operons durch einen Repressor

Katabole Operons weisen Gene auf, die für Enzyme des katabolen Stoffwechsels codieren, anabole Operons determinieren Enzyme des anabolen Stoffwechsels.

Regulatorgen. Codiert für ein Repressorprotein, das die Transkription durch Bindung an den Operator eines Operons reprimieren kann.

Effektoren. Niedermolekulare Signalmoleküle aus der Umgebung der Bakterienzelle. Können den Repressor über einen Allosterieeffekt aktivieren oder inaktivieren.

Induktion eines katabolen Operons. Das Effektormolekül ist ein Nährsubstrat, das durch die Produkte der Operon-Gene abgebaut wird (z. B. Lactose). Lactose inaktiviert den Repressor, so dass die Gene für β-Galaktosidase und β-Galactosidpermease des Lactoseoperons transkribiert werden. Normalerweise werden diese durch Verbindung des Repressors mit dem Operator nicht abgelesen. Erst wenn das Nährsubstrat vorhanden ist, muss die Zelle die notwendigen katabolen Enzyme produzieren.

Repression eines anabolen Operons. Das Signalmolekül ist das Endprodukt eines anabolen Stoffwechselprozesses, z. B. eine Aminosäure. Ist diese im Medium vorhanden, muss die Zelle die anabolen Enzyme zur Herstellung der Aminosäure nicht synthetisieren, weil sie diese aus dem Medium verwendet. In einem derartigen Falle wird das Regulatorprotein durch Verbindung mit dem Effektor zum aktiven Repressor.

Auch mehrere Gene, die nicht Teil eines Operons sind, sondern sich an verschiedenen Orten der DNA befinden, können durch ein und dasselbe Regulatorprotein aktiviert oder reprimiert werden. Derartige Gene werden in dem funktionellen Begriff des **Regulons** zusammengefasst. Bei der transkriptionellen Aktivierung spezieller Gene mit speziellen Promotoren können alternative **Sigmafaktoren** (s. S. 191) involviert sein, die entsprechend dem physiologischen Zustand der Zelle gebildet werden oder nicht.

3.4 Genetische Variabilität der Bakterien

■ Änderungen der DNA von Bakterien beruht auf spontanen **Mutationen** in einzelnen Genen und auf Rekombinationsprozessen, die zu neuen Genen oder Gen-Kombinationen führen. Aufgrund der molekularen Mechanismen werden **Rekombinationen** bei Bakterien in die homologe Rekombination, die ortsspezifische Rekombination und die Transposition unterteilt. Vor allem die beiden letzteren Mechanismen liegen der starken Mobilität vieler Gene zugrunde und haben wesentlich zur Evolution bei den Bakterien beigetragen.

Obwohl es sexuelle Vererbung bei den Bakterien nicht gibt, existieren Mechanismen des interzellulären Transfers von Erbgut. Diese werden mit dem Begriff Parasexualität bezeichnet. Als **Transformation** wird der Transfer von chemisch weitgehend reiner DNA von einer Donor- in eine Rezeptorzelle verstanden. Bei der **Transduktion** dienen Bakteriophagen als Vehikel für den Transport von DNA. Die **Konjugation** beinhaltet den Transfer von DNA durch Zell-zu-Zell-Kontakt. Sie wird durch konjugative Plasmide und konjugative Transposons ermöglicht und kann in hoher Frequenz und auch zwischen Partnern, die unterschiedlichen Arten, Gattungen und Familien angehören, erfolgen. Der Transfer betrifft in erster Linie die konjugativen Elemente selber. Von medizinisch großer Bedeutung sind konjugative Strukturen, die Resistenz- und/oder Virulenzgene tragen.

Eine wichtige Rolle bei der Beschränkung des Genaustausches zwischen unterschiedlichen Taxa spielen **Restriktion** und **Modifikation**. Die Restriktion beruht auf der Wirkung von Restriktions-Endonukleasen, die Fremd-DNA sequenzspezifisch schneiden. Diese Enzyme sind unerlässliche Hilfsmittel der Gentechnologie. ■

3.4.1 Molekulare Mechanismen der genetischen Variabilität

Spontane und induzierte Mutation

Im Jahre 1943 gelang mit Hilfe des Fluktuationstests (Luria und Delbrück) der Beweis, dass Änderungen von Eigenschaften von Bakterienpopulationen die Folge von seltenen, ungerichteten Mutationen in Genen einzelner Zellen sind, die dann selektiert werden. Derartige Mutationen können ein einzelnes Nukleotid betreffen (= **Punktmutationen**) oder im Verlust von Nukleotiden bestehen (= **Deletionen**). Die Häufigkeit der Mutation wird in der **Mutations-**

rate ausgedrückt, die als Wahrscheinlichkeit der Mutation in einem einzigen Gen pro Zellteilung definiert wird. Die Rate variiert je nach Gen und liegt in der Größenordnung von 10^{-6} bis 10^{-10}. Mutationsraten können durch mutagene Agenzien wie Radioaktivität, UV-Strahlen, alkylierende Chemikalien und weitere stark gesteigert werden.

Rekombination

Als Rekombination werden Prozesse bezeichnet, die zur Umstrukturierung von DNA, zur Bildung neuer Gene oder Genkombinationen führen.

Homologe (auch generalisierte) Rekombination. DNA wird präzis zwischen korrespondierenden Sequenzen ausgetauscht. An dem komplizierten Bruch-Reunion-Prozess sind mehrere Enzyme beteiligt. Das wichtigste ist das RecA-Enzym, ein weiteres die RecBC-Nuklease. Ein Beispiel einer homologen Rekombination, die zum Austausch von Minikassetten zwischen zwei Genen führt, zeigt Abb. 1.**2** (S. 15).

Ortsspezifische Rekombination. Integration oder Exzision einer Sequenz in oder aus eine(r) Empfänger-DNA. Dabei muss nur eine Folge von wenigen Nukleotiden der Integrations-DNA mit dem Rekombinationsort der Rezeptor-DNA homolog sein. Dieser Prozess liegt z. B. der Integration von Bakteriophagen-Genomen zugrunde (S. 194f.). Auch die Integration mehrerer Determinanten der Antibiotikaresistenz in ein Integron kann nach diesem Prozess ablaufen (Abb. 3.**19**). Resistenz-Integrons können in transponierbarer DNA integriert sein.

Transposition. Sie wird auch als illegitime Rekombination bezeichnet. Die Transposition läuft auch ohne Homologie zwischen der Donor- und der Empfänger-DNA ab. Durch diesen Vorgang können DNA-Sequenzen entweder an anderen Stellen des gleichen DNA-Moleküls oder auch in ein anderes Replikon integriert werden. Ebenso wie die ortsspezifische Rekombination spielte und spielt auch die Transposition eine große Rolle bei der Evolution von Mehrfachresistenz-Plasmiden (s. Abb. 3.**23**).

Transponierbare DNA-Elemente

Insertions-Sequenzen (IS-Elemente, Abb. 3.**20**). Diese einfachsten transponierbaren DNA-Sequenzen werden an den Enden durch identische, aber in gegenläufiger Nukleotidfolge angeordnete „inverted repeats (IR)" begrenzt, die 10 bis 40 Nukleotide umfassen. Sie rahmen einen Abschnitt ein, der für das Enzym Transposase codiert. Erkennungsstrukturen für dieses Enzym sind die sog. „direct repeats", aus 5–9 bp bestehende Nukleotidfolgen, die beim Prozess der Integration dupliziert werden. ▶

3

■ *Fortsetzung:* **Transponierbare DNA-Elemente**

■ **Tn3-Transposons** (Abb. 3.**20b**). Diese enthalten neben dem Transposase-Gen *tnpA* die Regulatorsequenz *tnpR* und die Sequenz *res*, die eine Resolvase determiniert. Tn3-Transposons werden bei der Transposition redupliziert, so dass eine Kopie am ursprünglichen Ort verbleibt, während die andere an der neuen Stelle integriert wird.

■ **Zusammengesetzte (composite) Transposons** (Abb. 3.**20c**). Sie bestehen aus 2 IS-Elementen, die eine verschieden große, für die Transposition nicht notwendige Sequenz, z. B. ein Resistenzgen, einrahmen.

■ **Konjugative Transposons** (Abb. 3.**20d**). Diese genetischen Elemente codieren in bestimmten Bereichen für Faktoren, die für den Transfer (Tra) sowie für die Transposition (Tn) verantwortlich sind. Konjugative Transposons wurden vor allem bei grampositiven Kokken und bei gramnegativen Anaerobiern (*Bacteroides*) gefunden.

Ortsspezifische Rekombination (Integron)

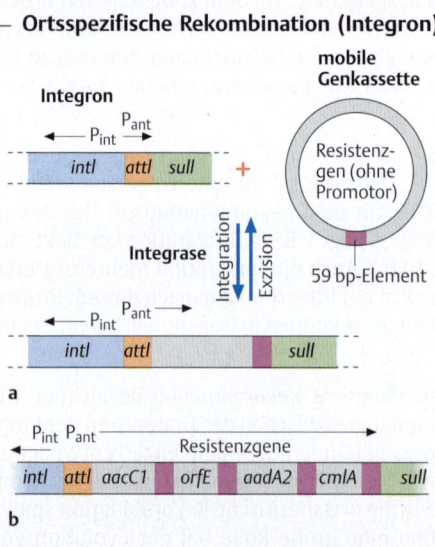

Abb. 3.**19 a** Integration bzw. Exzision einer zirkulären Genkassette in bzw. aus einem Integron. Als Integron bezeichnet man eine genetische Struktur, die die Determinanten eines ortsspezifischen Rekombinationssystems aufweist. Dieses ist in der Lage, Gene von mobilen Genkassetten zu fangen oder zu mobilisieren. Außerdem stellt es den Promotor für die Transkription der Kassettengene, die selbst keinen Promotor besitzen, zur Verfügung. Die Kassetten können frei in zirkularisierter Form oder als integrierte Form vorliegen.

intI   Integrase-Gen. Codiert für die ortsspezifische Integrase (*int* → Integrase).
attI   Erkennungssequenz für die Integrase. Ort der Rekombination (*att* → attachment).
P_{ant} Promotor für die integrierte Genkassette (P → Promotor).
P_{int} Promotor für das Integrase-Gen.
sul1   Gen für Sulfonamidresistenz (*sul* → Sulfonamid).
59bp   Integrase-spezifischer Rekombinationsort der Kassette.
b Modell des Integrons 4 (In*4*), das 3 Resistenzgene sowie einen offenen Leserahmen (*orfE*) unbekannter Funktion aufweist. In*4* ist durch sukzessive Integration mehrerer Resistenzgene am Ort *attI* entstanden.

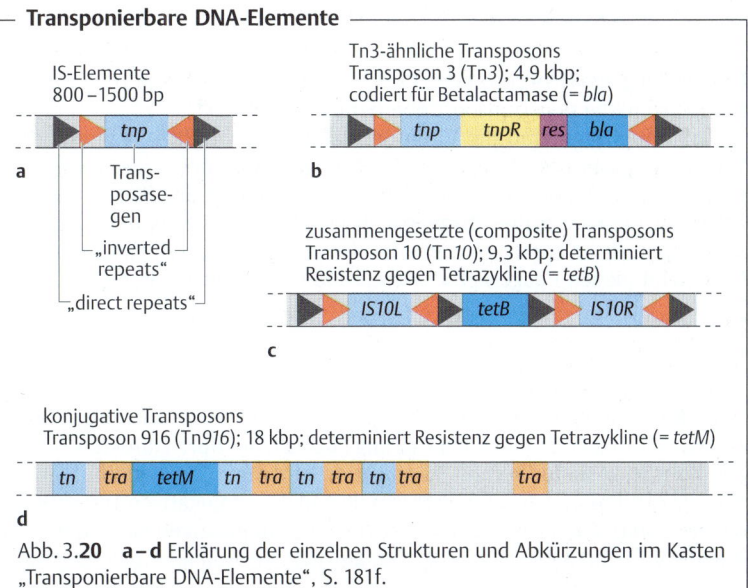

Abb. 3.**20**   **a–d** Erklärung der einzelnen Strukturen und Abkürzungen im Kasten „Transponierbare DNA-Elemente", S. 181f.

3.4.2   Interzelluläre Mechanismen der genetischen Variabilität

Obwohl bei Bakterien sexuelle Vererbung nicht existiert, können sie doch auch DNA zwischen verschiedenen Partnern transferieren. Die Mechanismen dieses Transfers werden im Begriff der **Parasexualität** zusammengefasst. Dabei wird genetische Information unilateral von einer Donorzelle in eine Rezeptorzelle transferiert.

Transformation

Übertragung von „nackter" DNA. Im Jahre 1928 zeigte Griffith, dass die Fähigkeit zur Ausbildung einer bestimmten Kapsel zwischen verschiedenen Pneumokokken transferiert werden kann. 1944 wurde durch Avery bewiesen, dass das transformierende Prinzip DNA ist. Transformation kommt vor allem bei den Gattungen *Streptococcus, Neisseria* und *Haemophilus* vor.

Transduktion

Übertragung von DNA von einem Donor auf einen Rezeptor mit Hilfe von Bakteriophagen, die den Transport übernehmen (Abb. 3.**21**).

Bakteriophagen sind die Viren der Bakterien (S. 192ff.). Während ihrer Vermehrung kann es passieren, dass DNA-Sequenzen der Bakterienzelle anstelle des ganzen oder von Teilen des Phagengenoms in den Phagenkopf eingebaut werden. Derartige Phagenpartikel sind defekt. Sie können zwar noch an Rezeptorzellen andocken und ihre DNA injizieren, aber die infizierte Zelle kann keine neuen Phagen produzieren und wird nicht mehr zerstört.

Konjugation

Unter Konjugation versteht man die Übertragung von DNA von einem Donor auf einen Rezeptor durch einen Paarungsprozess, der durch direkten Zell-zu-Zell-Kontakt zustande kommt. Konjugation wird durch 2 genetische Elemente ermöglicht: die konjugativen Plasmide und die konjugativen Transposons. Bei der Konjugation werden in erster Linie die konjugativen Elemente selbst transferiert. Durch diese können aber auch chromosomale Gene oder sonst

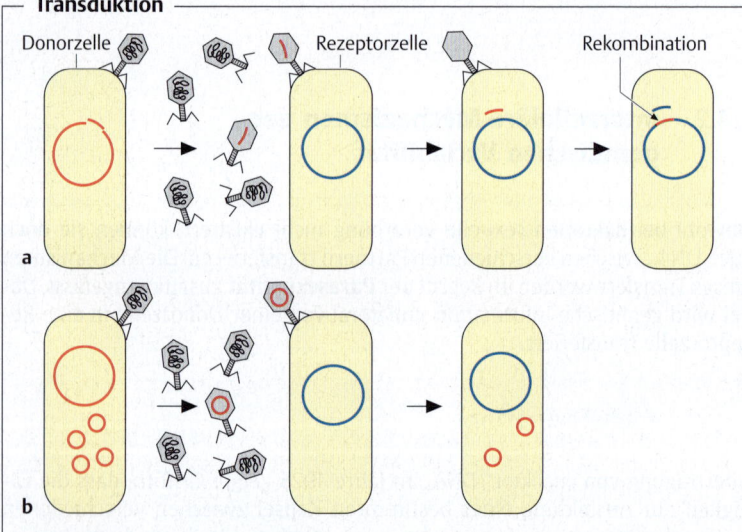

Transduktion

Donorzelle · Rezeptorzelle · Rekombination

a

b

Abb. 3.**21** Transduktion einer chromosomalen DNA-Sequenz (**a**) und eines Plasmids (**b**).

nichttransferierbare Plasmide mobilisiert werden. Konjugation kommt häufig bei gramnegativen Stäbchen (*Enterobacteriaceae*) und bei Enterokokken vor. Am besten untersucht ist sie bei den *Enterobacteriaceae*.

Der F-Faktor von *Escherichia coli*. Dieser ist der Prototyp eines konjugativen Plasmids. Der Faktor besitzt die sog. *tra*-Gene, die für die Ausbildung von Sexualpili an der Oberfläche von F-Zellen sowie für den Transfervorgang zuständig sind. Der Transfer des konjugativen Plasmids läuft mit den in Abb. 3.**22** schematisch dargestellten Schritten ab.

Durch gelegentliche Integration des F-Faktors in das Chromosom werden diesem die konjugativen Eigenschaften des F-Faktors aufgeprägt. Durch die Integration entsteht gewissermaßen ein riesengroßes, konjugatives Element,

3

Konjugation

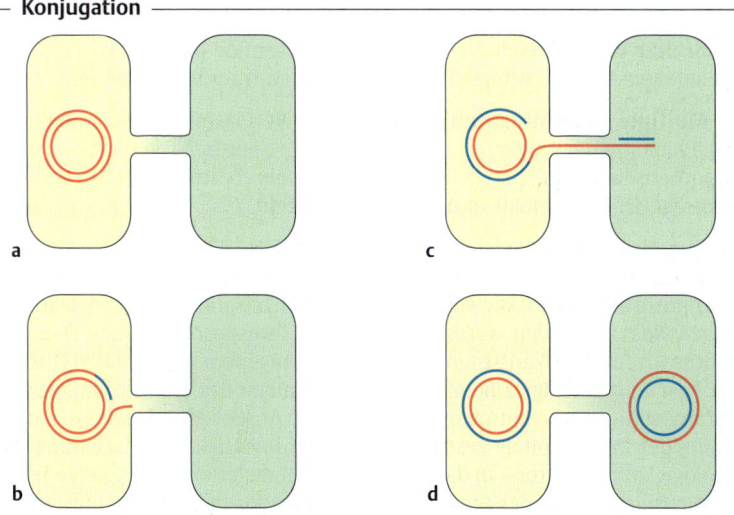

Abb. 3.**22** Transfer-/Replikations-Vorgang eines konjugativen Plasmids.
a Paarbildung: Zusammentreffen von 2 Bakterienzellen. Für diesen Schritt sind Sexualpili notwendig. Auf die Paarbildung muss nicht immer Konjugation folgen.
b Effektive Paarbildung: Bildung einer spezifischen Konjugationsbrücke zwischen Donor- und Rezeptorzelle.
c Plasmidmobilisierung und Transfer: Durch eine Endonuklease wird ein Einzelstrang der zirkulären DNA-Doppelspirale an einer bestimmten Stelle gespalten (**b**). Der Einzelstrang tritt mit der „Führungsregion" in die Rezeptorzelle ein.
d Synthese: Der transferierte Einzelstrang sowie der zurückbleibende DNA-Strang werden durch Synthese komplementärer DNA wieder zu Doppelsträngen. Die jetzt Plasmid-positive Empfängerzelle wird Transkonjugante genannt.

so dass nach dem gleichen Mechanismus auch chromosomale Gene transferiert werden können. Zellen, die einen integrierten F-Faktor aufweisen, werden deshalb Hfr-Zellen („high frequency of recombination") genannt.

Konjugative Resistenz- und Virulenzplasmide. Von medizinisch großer Bedeutung sind konjugative Plasmide, die zusätzlich zu den *tra*-Genen Determinanten aufweisen, die für Antibiotikaresistenz und/oder Virulenz codieren. Aufgrund von 3 Eigenschaften konjugativer Plasmide können sich diese Determinanten sehr effizient horizontal zwischen verschiedenen Bakterien ausbreiten:

■ **Hohe Frequenz des Transfers.** Wegen des Mechanismus „Transfer/Replikation" wird jede Rezeptorzelle, die ein konjugatives Plasmid erhalten hat, automatisch zu einer Donorzelle. Außerdem kann jede plasmidpositive Zelle das Plasmid mehrmals auf Rezeptorzellen übertragen.

■ **Breiter Wirtsbereich.** Viele konjugative Plasmide können zwischen verschiedenen Arten, Gattungen, ja sogar Familien transferiert werden.

■ **Multiple Determinanten.** Viele konjugative Plasmide weisen mehrere, den Phänotyp der Trägerzelle determinierende Gene auf. Die Evolution eines hypothetischen konjugativen Plasmids, das mehrere Resistenz-Determinanten trägt, ist beispielhaft in Abb. 3.**23** dargestellt.

Konjugative Transposons. Es handelt sich um DNA-Elemente, die in der Regel in das bakterielle Chromosom integriert sind. Sie kommen vor allem bei grampositiven Kokken vor, sind aber auch schon bei gramnegativen Bakterien (*Bacteroides*) gefunden worden. Konjugative Transposons können Determinanten für Antibiotikaresistenz tragen und so zu einem horizontalen Transfer der Resistenz beitragen. Beim Transfer wird zuerst das Transposon aus dem Chromosom ausgeschnitten und zirkularisiert. Anschließend wird ein Einzelstrang der Doppelspirale geschnitten und der linearisierte Einzelstrang – in Analogie zum F-Faktor – in die Rezeptorzelle transferiert. Konjugative Transposons sind auch in der Lage, nichtkonjugative Plasmide zu mobilisieren.

Restriktion, Modifikation und Gen-Klonierungen

Die obige Schilderung der Mechanismen genetischer Variabilität könnte den Eindruck aufkommen lassen, dass Gene zwischen verschiedenen Bakterienarten frei hin und her pendeln können und damit die Speziesgrenzen bei Bakterien nicht existieren. Das ist jedoch nicht so. Damit dieser genetische Austausch beschränkt bleibt, existieren verschiedene Kontrollmechanismen. Zu den wichtigsten zählen die **Restriktion** und die **Modifikation.** Durch Restriktions-Endonukleasen kann Fremd-DNA zerstört werden, wenn sie keinen

Modell eines hypothetischen konjugativen Mehrfachresistenzplasmids

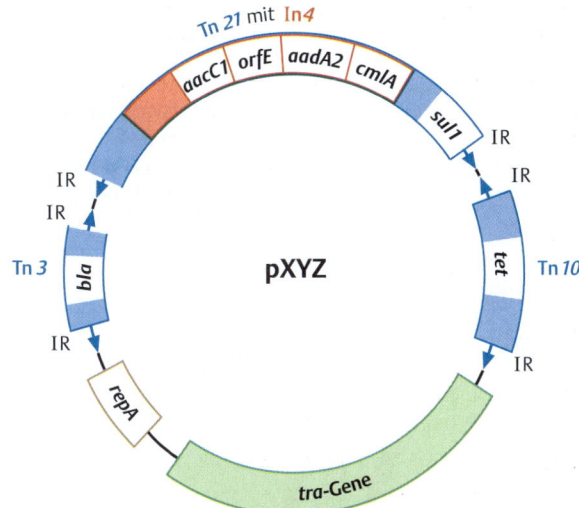

Abb. 3.**23** Mehrfachresistenzplasmide können durch sukzessive Integration transponierbarer Resistenz-DNA sowie Integration von Resistenz-Integrons entstehen (s. Abb. 3.**19** und 3.**20**)

Tn*21* Transposon der Tn*21*-Familie. Codiert für Resistenz gegen Sulfonamide (*sul1*) und weist ein R-Integron (In*4*) auf.

In*4* Codiert für Chloramphenicol-Acetyltransferase (= *cmlA*), eine Aminoglykosid-Acetyltransferase (= *aacC1*), eine Aminoglykosid-Adenylyltransferase (= *aadA2*) und enthält einen offenen Leserahmen (*orf*) unbekannter Funktion

Tn*3* Transposon 3. Codiert für eine Betalactamase (= *bla*)

Tn*10* Transposon 10. Codiert für Resistenz gegen Tetrazykline (= *tet*)

repA Codiert für das Replikationsenzym des Plasmids

tra DNA-Region des Plasmids, die 25 *tra*-Gene aufweist. Die *tra*-Gene sind für den Transfer-Replikationsvorgang (s. Abb. 3.**22**) verantwortlich.

„Fingerabdruck" (keine Modifikation) trägt, der sie als ähnlich charakterisiert. Die Modifikation besteht in einer Methylierung der DNA-Basen durch Modifikationsenzyme.

Die bakteriellen Restriktions-Endonukleasen sind heute unentbehrliche Hilfsmittel für **Gen-Klonierungen**. Man bezeichnet diesen Vorgang deshalb als Gen-„Klonierung", weil dabei in vitro manipulierte DNA in einer geeigneten Wirtszelle vermehrt wird, so dass identische Kopien dieser DNA, Mole-

3

DNA-Klonierung

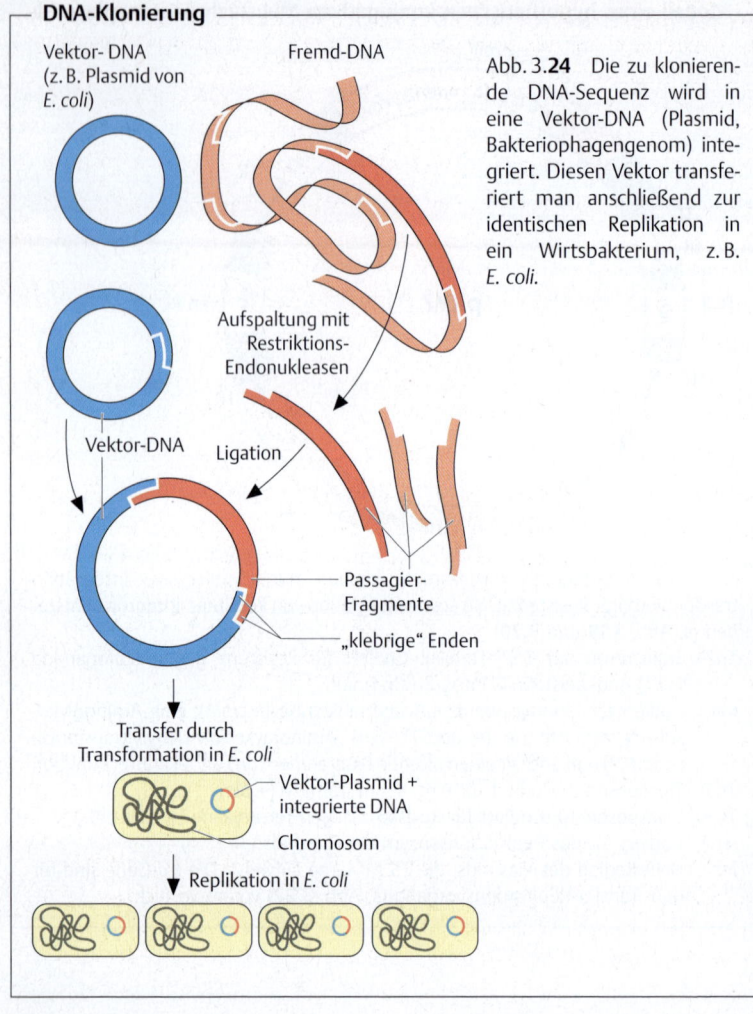

Vektor- DNA
(z. B. Plasmid von
E. coli)

Fremd-DNA

Aufspaltung mit
Restriktions-
Endonukleasen

Vektor-DNA

Ligation

Passagier-
Fragmente

„klebrige" Enden

Transfer durch
Transformation in *E. coli*

Vektor-Plasmid +
integrierte DNA

Chromosom

Replikation in *E. coli*

Abb. 3.**24** Die zu klonieren-
de DNA-Sequenz wird in
eine Vektor-DNA (Plasmid,
Bakteriophagengenom) integriert. Diesen Vektor transferiert man anschließend zur
identischen Replikation in
ein Wirtsbakterium, z. B.
E. coli.

kül-Klone oder Gen-Klone, entstehen. Durch diese Technik kann einerseits
DNA einfach und bequem vermehrt und dadurch dem experimentellen Zugriff leicht zugänglich gemacht werden. Andererseits können Bakterien dazu
benützt werden, Genprodukte der Fremdgene zu synthetisieren. Derartige
Fremdproteine werden als Rekombinantenproteine bezeichnet. Als Vektoren,
in die die zu klonierenden Sequenzen inseriert werden, dienen sehr häufig

bakterielle Plasmide. In Abb. 3.**24** ist das Prinzip von Gen-Klonierungen in vereinfachter Form dargestellt. Die wichtigsten Begriffe der Bakteriengenetik sind in Tab. 3.**3** zusammengestellt.

Tabelle 3.**3**   Glossar der wichtigsten Begriffe der Bakteriengenetik

Anticodon	Triplettsequenzen von Transfer-RNA, die zu den Codons der mRNA komplementär sind
Chromosom	s. Nukleoid
Cistron	genetische Einheit, identisch mit einem Gen
Code	Übersetzungsschlüssel zwischen der Nukleotidschrift der DNA und der Aminosäureschrift von Polypeptiden
Codon	Aufeinanderfolge von 3 Nukleotiden, Triplett
Corepressor	s. Effektormoleküle
Deletion	Verlust einer DNA-Sequenz eines Replikons
Effektormoleküle	kleine Moleküle, die durch einen Allosterieeffekt einen Repressor inaktivieren (= Induktor) oder aktivieren (= Corepressor)
Episom	historischer Begriff. Charakterisiert ein Replikon (z. B. F-Plasmid), das zytoplasmatisch und ins Bakterienchromosom integriert vorkommen kann
F-Faktor	Prototyp eines konjugativen Plasmids (Fertilitätsfaktor)
Gen	Abschnitt der DNA, der die Information zur Synthese eines Polypeptids oder einer RNA beinhaltet
Genom	Gesamtheit der genetischen Information in einer Zelle
Genotyp	Gesamtheit der genetisch determinierten Eigenschaften
Hfr-Zellen	Kolibakterien, die den F-Faktor ins Chromosom integriert enthalten und deshalb chromosomale Gene in hoher Frequenz durch Konjugation übertragen können
Induktor	s. Effektormoleküle
Integron	genetische Struktur, die die Determinanten eines ortsspezifischen Rekombinationssystems aufweist. Zuständig für Integration bzw. Exzision mobiler Genkassetten
inverted repeats	sich in umgekehrter Reihenfolge wiederholende Nukleotidsequenzen an den Enden transponierbarer DNA
IS	Insertionssequenzen. Transponierbare DNA-Elemente

3

Tabelle 3.**3** *Fortsetzung: Glossar der wichtigsten Begriffe*

Kassette	Sequenz eines Gens, die durch homologe Rekombination in andere Gene transferiert werden kann
Klon	Population identischer Zellen oder DNA-Moleküle
Konjugation	Transfer von Erbmaterial durch einen Paarungsprozess
lysogene Bakterien	Zellen mit ins Chromosom integriertem Phagengenom (Prophage)
lysogene Konversion	durch Prophagen-Gene bedingte Änderung des Phänotypes einer Zelle
messenger-RNA	wird an der DNA synthetisiert und überträgt genetische Information zu den Ribosomen
Modifikationsenzyme	Methylasen, die durch Methylierung DNA als „eigen" kennzeichnen
Mutation	bleibende Änderung des Erbgutes
Nukleoid	Kernregion. Kernäquivalent. Chromosom
Operator	DNA-Sequenz eines Operons. Ort der Repressoranheftung
Operon	Regulationseinheit, bestehend aus Promotor, Operator, Struktur-Genen und Terminator
Parasexualität	unilateraler Gentransfer von einem Donor auf einen Rezeptor
Phänotyp	Gesamtheit der in Erscheinung tretenden Eigenschaften einer Bakterienzelle
Plasmid	extrachromosomales, autonomes, meist zirkuläres DNA-Molekül
Promotor	Erkennungs- und Bindungsstelle für die RNA-Polymerase
Prophage	ins Chromosom integriertes Phagengenom
Regulator	regulatorisches Protein, das die Transkription von Genen kontrolliert. Repressor oder Aktivator
Regulon	funktionelle Einheit von an verschiedenen Orten lokalisierten Genen, die durch den gleichen Regulator kontrolliert werden
Rekombination,	
legitime oder homologe R.	Austausch einer DNA-Sequenz durch eine homologe Sequenz eines anderen Genoms. Bruch-/Reunion-Modell
illegitime R.	Insertion von transponierbarer DNA

Tabelle 3.**3** *Fortsetzung: Glossar der wichtigsten Begriffe*

Rekombination, ortsspezifische Rekombination	Integration bzw. Exzision einer DNA-Sequenz durch homologe Rekombination an einem nur wenige Nukleotide umfassenden spezifischen Ort der DNA
Replikation	Vermehrung/Verdoppelung der DNA
Replikon	sich autonom vermehrendes DNA-Molekül
Restriktions-Endonukleasen	Enzyme, die eine bestimmte Nukleotidfolge erkennen und DNA spezifisch schneiden
semikonservative Replikation	Mechanismus der Verdoppelung der DNA, bei dem jeweils ein alter Einzelstrang in den beiden neuentstandenen Doppelsträngen konserviert ist
Sexualpili	Oberflächenstrukturen, die für Konjugation bei gramnegativen Stäbchenbakterien essenziell sind
Sigmafaktoren	Temporär mit prokaryontischer RNA-Polymerase assoziierende Proteine mit Funktion zur spezifischen Promotorbindung
Supercoil	um die Helixachse negativ verdrilltes DNA-Ringmolekül
Terminator	Sequenz, die das Ende eines Transkriptionsvorgangs festlegt
Transduktion	Gentransfer mit Hilfe von Bakteriophagen als Vehikel
Transfer-RNA	bindet jeweils spezifisch eine Aminosäure (Aminoacyl-tRNA) und transferiert diese ans Ribosom
Transformation	Transfer von Genen eines Donors in Form von „nackter" DNA
Transkription	Synthese von RNA
Translation	Synthese von Polypeptiden an den Ribosomen
Transposase	Transpositionsenzym. Ermöglicht illegitime Rekombination
Transposition	Translokation eines mobilen DNA-Elementes innerhalb eines oder zwischen verschiedenen Replikons
Transposon	transponierbare DNA, die oft außer den Genen für Transposition weitere, den Phänotyp der Bakterienzelle verändernde Determinanten aufweist
Triplettcode	3 Nukleotide determinieren 1 Aminosäure
Vektor	Vehikel für fremde DNA (Passagier-DNA). Meist Plasmid oder Phagen-Genom

3.5 Bakteriophagen

■ Als Bakteriophagen werden die Viren der Bakterien bezeichnet. Bakteriophagen bestehen aus einer Proteinhülle, die das Phagengenom, das bis auf wenige Ausnahmen DNA ist, umhüllt. Bakteriophagen heften sich an spezifische Rezeptoren ihrer Wirtsbakterien und injizieren durch die Zellwand hindurch ihr Genom. Dieses zwingt die Wirtszellen, neue Phagen zu synthetisieren. Am Ende der Vermehrung steht die Lyse der Wirtszelle. Temperente Bakteriophagen können Wirtszellen lysogenisieren. Dabei wird ihr Genom als sog. Prophage ins Wirtszellchromosom integriert. In diesem Zustand sind die Phagengene inaktiv, der Prophage wird aber synchron mit der Vermehrung der Wirtszellen redupliziert. Als (spontane oder künstliche) Induktion bezeichnet man den Übergang des Prophagenzustandes in den lytischen Zyklus. Einige Phagengenome weisen Gene auf, die für ihre Vermehrung unnötig sind, die aber den Phänotyp der Wirtszelle verändern. Die Integration eines derartigen Prophagen in das Chromosom wird als lysogene Konversion bezeichnet. ■

3.5.1 Definition

Bakteriophagen sind Viren, deren Wirtszellen die Bakterienzelle ist. Demnach sind Bakteriophagen obligate Zellparasiten, die nur einen Typ von Nukleinsäure – DNA oder RNA – aufweisen, keine energieliefernden Enzymsysteme besitzen und keine Proteine synthetisieren können.

3.5.2 Morphologie

Ähnlich wie die tierischen Viren können auch die Bakteriophagen recht unterschiedlich aussehen. Abb. 3.**25 a** zeigt schematisch den Aufbau eines Koliphagen der T-Reihe. Diese Phagen sind besonders gut untersucht. Abb. 3.**25 b** zeigt das Aussehen eines intakten T-Bakteriophagen und eines Phagen nach Injektion seines Genoms.

T-Phagen

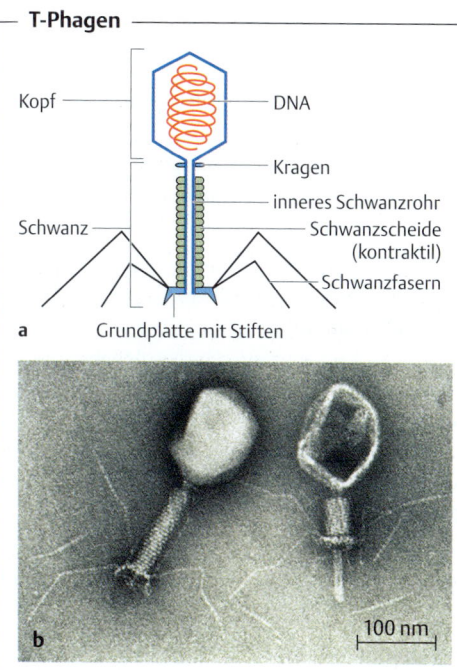

Abb. 3.**25** **a** Morphologie eines komplex aufgebauten Bakteriophagen der T-Reihe.
b Elektronenmikroskopie von T-Bakteriophagen.
Links: Intakter, infektiöser Phage; rechts: Phagenhülle nach Injektion des Genoms: Der Phagenkopf ist leer, die Schwanzscheide kontrahiert.

3.5.3 Zusammensetzung

Phagen bestehen aus Protein und Nukleinsäure. Die Proteine formen Kopf und Schwanz sowie weitere morphologische Elemente. Ihre Aufgabe besteht im Schutz des Phagengenoms. Dieses ist Träger der Erbinformation, die Strukturgene für die Strukturproteine sowie für weitere, zur Bildung neuer Phagenpartikel benötigte Proteine (Enzyme) umfasst. Bei den meisten Phagen besteht die Nukleinsäure aus DNA. Diese kann als einziger DNA-Doppelstrang vorliegen, wie es zum Beispiel für die Phagen der T-Reihe zutrifft. Diese recht komplexen Phagen weisen bis zu 100 verschiedene Gene auf. Bei den sphärischen und filamentösen Phagen besteht das Genom aus einsträngiger DNA (Beispiel: Φ X 174). Selten sind RNA-Phagen.

3.5.4 Vermehrung

Der Prozess der Phagenvermehrung läuft in mehreren Schritten ab (Abb. 3.**26**).

■ **Adsorption.** Anheftung an die Zelloberfläche durch spezifische Wechselwirkung zwischen Phagenprotein am Schwanzende und bakteriellem Rezeptor.

■ **Penetration.** Injektion des Phagengenoms. Enzymatische Durchlöcherung der Wand, Einführen des peripheren Teils des Schwanzrohrs und Injektion der Nukleinsäure durch das Schwanzrohr.

■ **Vermehrung.** Zunächst Synthese der frühen Proteine (0 – 2 min nach Injektion), z. B. der phagenspezifischen Replikase, die die Vermehrung des Phagengenoms in Gang setzt. Anschließend werden die späten Gene, die die Strukturproteine von Kopf und Schwanz codieren, transkribiert. Gegen Ende des Vermehrungszyklus erfolgt im Prozess der Reifung die Zusammensetzung der neuen Phagenpartikel.

■ **Freisetzung.** Diese erfolgt in der Regel durch Lyse der Wirtszelle. Dabei hilft den Phagen ein durch ein Phagengen codiertes Enzym, das die Zellwand zerstört (Abb. 3.**27**).

Je nach Phagenart und Milieubedingungen dauert ein Vermehrungszyklus 20 – 60 min. Diese Zeit wird als **Latenzzeit** bezeichnet und kann in Analogie zur Generationszeit der Bakterien gesetzt werden. Je nach Phagenart werden aus einer infizierten Zelle zwischen 20 und mehreren hundert Neuphagen freigesetzt, was als **Wurfgröße** bezeichnet wird. Phagen vermehren sich also rascher als Bakterien. Angesichts dieser Tatsache mag es erstaunen, dass in der freien Natur überhaupt noch Bakterien existieren. Man muss sich aber vergegenwärtigen, dass die Wahrscheinlichkeit des Findens einer Wirtszelle stark von der Zelldichte abhängt. Diese ist in der freien Natur relativ klein. Außerdem vermehren sich die wenigsten Phagen ausschließlich auf die geschilderte lytische oder vegetative Weise. Die meisten sind temperente Phagen, die nach Infektion ihre Wirtszellen lysogenisieren.

Lysogenie

In Abb. 3.**26** ist die **Lysogenisierung** einer Wirtszelle dargestellt. Nach Injektion des Phagengenoms wird dieses durch ortspezifische Rekombination mit Hilfe einer Integrase in das Chromosom integriert. Das integrierte Phagengenom wird **Prophage** genannt. Dieser kann spontan oder induziert durch phy-

Vegetative Phagenvermehrung und Lysogenisierung

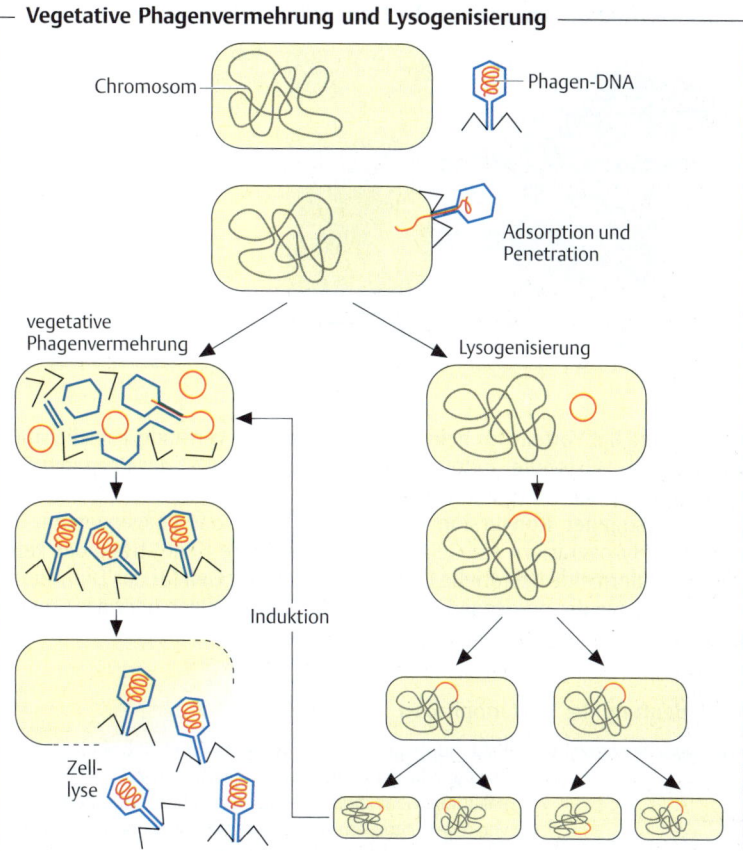

Abb. 3.26 Nach der Injektion des Phagengenoms kann es entweder direkt zur intrazellulären (lytischen) Phagenvermehrung kommen oder zu einer Lysogenisierung der Wirtszelle. Bei der Lysogenisierung wird die Phagen-DNA in das Chromosom der Wirtszelle integriert und im Zuge der Zellteilung mit diesem repliziert.

sikalische oder chemische Noxen (UV-Licht, Mitomycin) in das vegetative Stadium zurückkehren. Der Vorgang beginnt mit der Exzision des Phagengenoms aus der DNA der Wirtszelle, setzt sich fort mit der Vermehrung der Phagen-DNA und der Synthese der Strukturproteine und endet schließlich in der Lyse der Zelle. Zellen, die einen Prophagen tragen, werden als **lysogen** bezeichnet, weil sie die genetische Information zur Lyse aufweisen. Die Lyso-

┌─ **Freisetzung der Phagen aus der Wirtszelle** ─────────┐

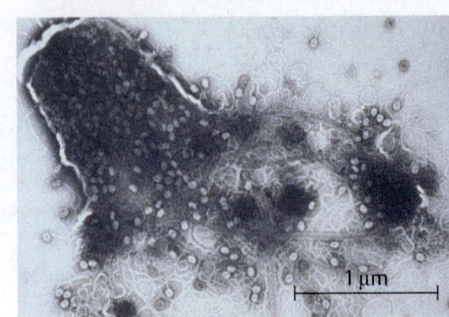

Abb. 3.**27**   Zur Freisetzung
am Ende der Phagenreifung
wird die Wirtszelle lysiert.

genisierung hat Vorteile für beide Partner. Einerseits verhindert sie die sofortige Lyse der Wirtszelle, andererseits sorgt sie dafür, dass das Phagengenom synchron mit der Wirtszelle vermehrt wird.

Von **lysogener Konversion** spricht man, wenn das Phagengenom, das eine Zelle lysogenisiert, ein Gen (evtl. auch mehrere Gene) trägt, das keine virale, sondern eine bakterielle Funktion ausübt. Das Gen für das Diphtherietoxin, die Gene der pyrogenen Toxine der A-Streptokokken oder das Gen des Cholera-Toxins sind auf Phagengenomen lokalisiert.

■ **Bedeutung der Bakteriophagen**

Biologische Forschung	Bakteriophagen dienen häufig als Modellobjekte für das Studium fundamentaler biologischer Prozesse: DNA-Replikation, Genexpression, Genregulation, Morphogenese von Viren, Studium des Zusammenbaus und Funktionierens supramolekularer Strukturen.
Gen-Technologie	Vektoren für Gen-Klonierung, Hilfsmittel für Sequenzierung.
Therapie und Prophylaxe	Ein altes Konzept, das in letzter Zeit wieder vermehrt verfolgt wird. Einsatz geeigneter Phagengemische zur Therapie und Prophylaxe von Infekten des Magen-Darm-Traktes. Bei Nutztieren zur Eliminierung von enterohämorrhagischen *E. coli* (EHEC) durch mehrere, nur gegen EHEC wirkende Phagen eingesetzt.
Epidemiologie	Typisierung von Bakterien. Stämme einer Bakterienart werden aufgrund ihrer Empfindlichkeit gegenüber Typisierungs-Bakteriophagen in Phagovare (Syn. Lysotypen) ▶

Fortsetzung: **Bedeutung der Bakteriophagen**

unterteilt. Erkennen eines Bakterienstammes, der für eine Epidemie verantwortlich ist. Dadurch können Infektketten verfolgt und Infektionsquellen aufgefunden werden. Diese Typisierung ist bei *Salmonella typhi, Salmonella paratyphi B, Staphylococcus aureus, Pseudomonas aeruginosa* und weiteren Bakterien etabliert. In den letzten Jahren wurde diese Typisierungsmethode mehr und mehr von molekularen Methoden, vor allem der DNA-Typisierung, verdrängt.

3

3.6 Grundlagen der Antibiotikatherapie

Die spezifische antibakterielle Therapie bezeichnet die gegen den Erreger gerichtete Behandlung von Infektionen mit Antiinfektiva. Die wichtigste Gruppe der Antiinfektiva sind die Antibiotika, die Produkte von Pilzen und Bakterien (Streptomyceten) darstellen. Antiinfektiva können ein breites, ein schmales oder ein mittleres Wirkungsspektrum aufweisen. Die Wirkungsqualität kennzeichnet die bakterizide oder bakteriostatische Wirkung einer Substanz. Antiinfektiva weisen unterschiedliche Wirkungsmechanismen auf. Unter dem Einfluss von Sulfonamiden und Trimethoprim wird in Bakterien zu wenig Tetrahydrofolsäure synthetisiert. Alle Betalactam-Antibiotika blockieren irreversibel die Biosynthese des Mureins. Rifamycin hemmt die DNA-abhängige RNA-Polymerase (Transkription). Die Aminoglykoside, Tetracycline und Makrolide blockieren die Translation. Alle 4-Chinolone stören die DNA-Topologie in der Zelle durch Hemmung bakterieller Topoisomerasen. Bakterien können aufgrund ihrer genetischen Variabilität Resistenzen gegen Antiinfektiva erwerben. Die wichtigsten Resistenzmechanismen sind: inaktivierende Enzyme; resistente Zielmoleküle; reduzierter Influx, gesteigerter Efflux. Resistente Stämme (Problembakterien) kommen gehäuft bei der Krankenhausflora vor, die vor allem *Enterobacteriaceae*, Pseudomonaden, Staphylokokken und Enterokokken umfasst. Für eine gezielte Antibiotikatherapie muss das Labor Resistenzprüfungen durchführen. Quantitative Resistenztests sind die Reihenverdünnungstests, mit denen die minimale Hemmkonzentration bestimmt wird. Ein semiquantitativer Test ist der Disktest, mit dem die Prüfbakterien in die Klassen resistent oder empfindlich eingeteilt werden. Bei der Kombinationstherapie ist zu beachten, dass das Zusammenwirken von 2 oder mehr Antibiotika einen Antagonismus bedingen kann. Chemoprophylaxe in der Chirurgie muss als Kurzzeitprophylaxe durchgeführt werden.

3.6.1 Definitionen

Als spezifische **antibakterielle Therapie** bezeichnet man die gegen den Erreger gerichtete Behandlung von Infektionen mit **Antiinfektiva** (Syn.: **antibakterielle Chemotherapeutika, Antibiotika**). Diese Pharmaka weisen das Prinzip der **„selektiven Toxizität"** auf, d. h. sie wirken schon in kleinen Konzentrationen gegen Bakterien, ohne den Makroorganismus zu schädigen. Die wichtigste Gruppe der Antiinfektiva ist die der **Antibiotika**. Diese Naturstoffe werden von Pilzen oder Bakterien (meist Streptomyzeten) produziert. *Häufig wird in der Medizin für alle antibakteriellen Pharmaka, auch wenn es sich nicht um Antibiotika im engeren Sinne handelt, die Bezeichnung „Antibiotika" verwendet.* In Abb. 3.**28** sind die Beziehungen zwischen dem Antiinfektivum, dem Wirtsorganismus sowie dem bakteriellen Erreger dargelegt. Tab. 3.**4** (S. 199 – 204) vermittelt eine Übersicht über häufig eingesetzte Antiinfektiva. Die wichtigsten Gruppen (Cephalosporine, Penicilline, 4-Chinolone, Makrolide, Tetracycline) mit ihrem weltweiten Marktanteil sind hervorgehoben. Abb. 3.**29** zeigt die chemischen Grundstrukturen der wichtigsten Antiinfektiva.

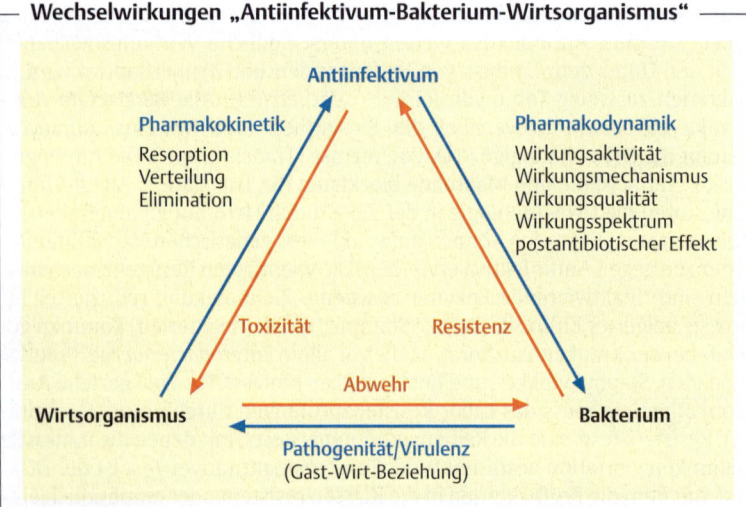

Wechselwirkungen „Antiinfektivum-Bakterium-Wirtsorganismus"

Antiinfektivum

Pharmakokinetik
Resorption
Verteilung
Elimination

Pharmakodynamik
Wirkungsaktivität
Wirkungsmechanismus
Wirkungsqualität
Wirkungsspektrum
postantibiotischer Effekt

Toxizität   Resistenz

Abwehr

Wirtsorganismus   Bakterium

Pathogenität/Virulenz
(Gast-Wirt-Beziehung)

Abb. 3.**28** Die Wechselwirkungen zwischen einem Antiinfektivum und dem Wirtsorganismus werden mit den Begriffen **Pharmakokinetik** und **Toxizität**, die zwischen dem Antiinfektivum und dem bakteriellen Erreger mit **Pharmakodynamik** und **Resistenz** bezeichnet.

Tabelle 3.**4** Überblick über häufig eingesetzte Antiinfektiva

Klasse/Wirkstoff	Bemerkungen
Aminoglykosid-/Aminocyclitol-Antibiotika	Marktanteil 3–5%
(Dihydro-)Streptomycin	zur Therapie der Tuberkulose; Resistenz häufig
Neomycin, Paromomycin	nur zur oralen oder topischen Anwendung
Kanamycin	parenterale Gabe; Resistenz häufig
Gentamicin, Tobramycin, Amikacin, Netilmicin, Sisomicin	neuere Aminoglykoside; breites Spektrum; keine Wirkung gegen Streptokokken und Enterokokken; Oto- und Nephrotoxizität; Therapie unter Kontrolle der Blutspiegel
Spectinomycin	gegen penicillinasepositive Gonokokken
Carbacepheme	Betalaktame, die wie Cephalosporine aufgebaut sind, jedoch anstelle des Schwefels im 2. Ringsystem ein C-Atom aufweisen
Loracarbef	orales Carbacephem; Stabilität gegen Penicillinasen von *Haemophilus* und Moraxella
4-Chinolone	Marktanteil 15–20%
Norfloxacin, Pefloxacin	Orale Chinolone. Nur bei Harnwegsinfekten
Ciprofloxacin, Ofloxacin, Fleroxacin, Enoxacin	Oral und systemisch einsetzbare Chinolone mit breiter Indikation
Levofloxacin, Sparfloxacin	Chinolone mit verbesserter Aktivität gegen grampositive und „atypische" Erreger (Chlamydien, Mykoplasmen). Cave Phototoxizität von Sparfloxacin
Gatifloxacin, Moxifloxacin	Chinolone mit verbesserter Aktivität gegen grampositive und „atypische" Erreger (Chlamydien, Mykoplasmen) und gramnegative Anaerobier
Cephalosporine	Marktanteil 35–40%
Gruppe 1 Cefazolin, Cephalothin	Wirksam gegen grampositive und teilweise gegen gramnegative Bakterien; stabil gegen Staphylokokken-Penicillinasen; instabil gegen β-Lactamasen gramnegativer Bakterien

3

Tabelle 3.**4** *Fortsetzung: Häufig eingesetzte Antiinfektiva*

Klasse/Wirkstoff	Bemerkungen
Gruppe 2 Cefuroxim, Cefotiam, Cefamandol	Wirksam gegen grampositive Bakterien; besser wirksam gegen gramnegative Bakterien als Gruppe 1; stabil gegenüber Penicillinasen der Staphylokokken; stabil gegen einige β-Lactamasen gramnegativer Bakterien
Gruppe 3a Cefotaxim, Ceftriaxon, Ceftizoxim, Cefmenoxim, Cefodizim	Deutlich besser wirksam als Gruppe 1 gegen gramnegative Bakterien; stabil gegen zahlreiche β-Lactamasen gramnegativer Bakterien; schwache Aktivität gegen Staphylokokken
Gruppe 3b Ceftazidim, Cefepim, Cefpirom, Cefoperazon	Wirkungsspektrum wie Gruppe 3a; zusätzlich wirksam gegen *Pseudomonas aeruginosa*
Gruppe 4 Cefsulodin	Schmales Wirkungsspektrum; therapeutisch relevant ist nur die Aktivität gegen *Pseudomonas aeruginosa*
Gruppe 5 Cefoxitin	Wirksam gegen anaerobe Bakterien; Aktivität gegen gramnegative Bakterien wie Gruppe 2; unzureichende Aktivität gegen Staphylokokken
Orale Cephalosporine Cefaclor, Cefadroxil, Cephalexin, Cefradin	Wirkungsspektrum wie Cefalothin
Cefpodoxim, Cefuroxim(-Axetil), Cefixim, Cefprozyl, Cefdinir, Cefetamet, Ceftibuten	Neuere Oralcephalosporine mit breitem Wirkungsspektrum
Chloramphenicol	breites Spektrum, vorwiegend bakteriostatische Wirkung; Gefahr der aplastischen Anämie
Diaminobenzyl-Pyrimidine Trimethoprim	breites Spektrum; Hemmung der Dihydrofolsäurereduktase; oft bakterizider Synergismus mit Sulfonamiden (z. B. Co-trimoxazol)

3

Tabelle 3.**4** *Fortsetzung: Häufig eingesetzte Antiinfektiva*

Klasse/Wirkstoff	Bemerkungen
Ethambutol	nur gegen Tuberkulosebakterien
Fosfomycin	breites Spektrum; bakterizide Wirkung in Teilungsphase der Bakterien; Blockierung der Mureinbiosynthese; rasche Resistenzentwicklung. Als Kombination einsetzen
Fusidinsäure	Steroidantibiotikum. Nur gegen grampositive Bakterien; bakteriostatisch. Blockierung der Proteinbiosynthese (Translation). Häufig Resistenzentwicklung
Glykopeptide Vancomycin	schmales Spektrum, das nur grampositive Bakterien umfasst; mäßig bakterizide Wirkung in Teilungsphase der Keime; Blockierung der Mureinbiosynthese; Nephrotoxizität, Allergie, Thrombophlebitis
Teicoplanin	nur gegen grampositive Bakterien; blockiert ebenfalls die Mureinbiosynthese
Isonicotinamide Isoniazid (INH)	nur gegen Tuberkulosebakterien; Hemmung von Enzymen, die Pyridoxal oder Pyridoxamin als Coenzym benötigen
Lincosamide Lincomycin, Clindamycin	wirksam gegen grampositive Bakterien und gegen gramnegative Anaerobier; gute Penetration ins Knochengewebe
Makrolide/Ketolide	Marktanteil 10 – 15 %
Erythromycin, Roxithromycin, Clarithromycin, Azithromycin	gegen grampositive und gramnegative Kokken, Chlamydien sowie Mykoplasmen
Telithromycin	Ketolid. Wirksam gegen viele Makrolid-resistente Stämme

3

Tabelle 3.**4**   *Fortsetzung: Häufig eingesetzte Antiinfektiva*

Klasse/Wirkstoff	Bemerkungen
Monobactame	Betalactam-Antibiotika, die nur den Betalactamring aufweisen
Aztreonam, Carumonam	Gute Aktivität gegen *Enterobacteriaceae*; mäßige Wirkung gegen *Pseudomonas;* sehr hohe Betalactamase-Stabilität; keine Wirkung gegen grampositive Bakterien
Nitrofurane Nitrofurantoin, Furazolidon, Nitrofural usw.	gegen grampositive und gramnegative Bakterien; nur bei Harnwegsinfekten anzuwenden
Nitroimidazole Metronidazol, Tinidazol, Omidazol	wirksam gegen verschiedene Protozoen und gegen obligat anaerobe Bakterien; bakterizide Wirkung
Oxalactame	Betalactam-Antibiotika, die im 2. Ringsystem Sauerstoff anstelle von Schwefel aufweisen
Lamoxactam	breites Spektrum; mäßige Aktivität gegen *Pseudomonas;* schlechte Wirkung gegen grampositive Kokken. Sehr stabil gegen Betalactamasen. Wirkung auch gegen gramnegative Anaerobier
Flomoxef	keine Aktivität gegen *Pseudomonas;* gute Aktivität gegen Staphylokokken. Sonst wie Lamoxactam
Clavulansäure	nur geringe antibakterielle Aktivität; Inhibitor von Betalactamasen. Wird in Kombination mit Amoxicillin als Augmentin eingesetzt
Oxazolidinone Linezolid	Nur gegen grampositive Bakterien. Hemmung der bakteriellen Translation. Keine Kreuzresistenz mit anderen Inhibitoren der Translation
Paraaminosalicylsäure (PAS)	nur gegen Tuberkulosebakterien; greift in Folsäurebiosynthese ein

Tabelle 3.**4**   *Fortsetzung: Häufig eingesetzte Antiinfektiva*

Klasse/Wirkstoff	Bemerkungen
Penicilline	Marktanteil 15–25 %
Klassische Penicilline	
Penicillin G (Benzylpenicillin), Penicillin V (Oralpenicillin), Pheneticillin, Propicillin	wirksam gegen grampositive Bakterien und gegen gramnegative Kokken; bakterizide Wirkung in Teilungsphase der Bakterien. Inaktivierung durch Penicillinase von Staphylokokken, Gonokokken, *Haemophilus influenzae, Moraxella catarrhalis*
Penicillinasefeste Penicilline	
Methicillin, Oxacillin, Cloxacillin, Flucloxacillin	Stabilität gegen Penicillinase der Staphylokokken. Mittel der Wahl bei Staphylokokken-Infekten (Flucloxacillin)
Aminopenicilline	
Ampicillin, Amoxicillin, Epicillin, Hetacillin usw.	Wirksam auch gegen *Enterobacteriaceae*; labil gegen grampositive und gramnegative Penicillinasen
Carboxylpenicilline	
Carbenicillin, Ticarcillin, Carfecillin usw.	wirksam gegen *Enterobacteriaceae* und *Pseudomonas;* labil gegen grampositive und gramnegative Penicillinasen
Temocillin (= 6-α-Methoxy-Ticarcillin)	keine Wirkung gegen *Pseudomonas*; sehr stabil gegen Betalactamasen
Acylureidopenicilline	
Azlocillin, Mezlocillin, Piperacillin, Apalcillin	wirksam gegen *Enterobacteriaceae* und *Pseudomonas*; trotz Labilität gegen Betalactamasen aktiv gegen viele enzymproduzierende Stämme, da gute Penetration und hohe Empfindlichkeit der Zielmoleküle
Peneme	Penicilline mit einer Doppelbindung im 2. Ringsystem
N-Formimidoyl-Thienamycin (= Imipenem)	ein Carbapenem (im 2. Ring steht anstelle von Schwefel ein C-Atom). Sehr breites Spektrum und hohe Aktivität gegen grampositive und gramnegative Bakterien einschließlich Anaerobier. Oft wirksam gegen *Enterobacteriaceae* und *Pseudomonas* mit Resistenz gegen Cephalosporine der Gruppe 3b. Inaktivierung durch Nierenenzyme. Wird deshalb mit Enzyminhibitor Cilastatin zusammen appliziert

3

Tabelle 3.**4** *Fortsetzung: Häufig eingesetzte Antiinfektiva*

Klasse/Wirkstoff	Bemerkungen
Meropenem	wie Imipenem, aber Stabilität gegenüber Dehydro-peptidase der Niere
Polypeptide Bacitracin	nur gegen grampositive Bakterien; wird nur topisch eingesetzt
Polymyxin B, Colistin	nur gegen gramnegative Stäbchenbakterien. Neuro- und Nephrotoxizität
Rifamycine Rifamycin SV, Rifampicin	gegen grampositive Keime und Tuberkulosebakterien; vorwiegend bakteriostatisch wirkend; rasche Resistenzentwicklung, deshalb Kombinationstherapie angebracht
Streptogramine Quinopristin/Dalfopristin	Feste Kombination von 2 Streptograminen. Vor allem gegen grampos. Bakterien wirksam
Sulfamethoxazol/Trimethoprim (= Co-Trimoxazol)	fixe Kombination; 5 Teile Sulfamethoxazol und 1 Teil Trimethoprim
Sulfonamide Sulfanilamid, Sulfamethoxazol, Sulfafurazol usw.	breites Spektrum; ausschließlich bakteriostatische Wirkung; Resistenz häufig
Sulfone Dapson	Diaminodiphenylsulfon, zur Therapie der Lepra
Tetracycline Tetracyclin, Oxytetracyclin, Rolitetracyclin, Doxycyclin, Minocyclin	Marktanteil 3–5% breites Spektrum, das alle Bakterien einschließlich Chlamydien und Rickettsien umfasst; Resistenz häufig. Bei Kleinkindern Ablagerung in Zähnen

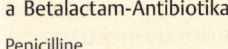

Grundstrukturen der wichtigsten Antiinfektiva

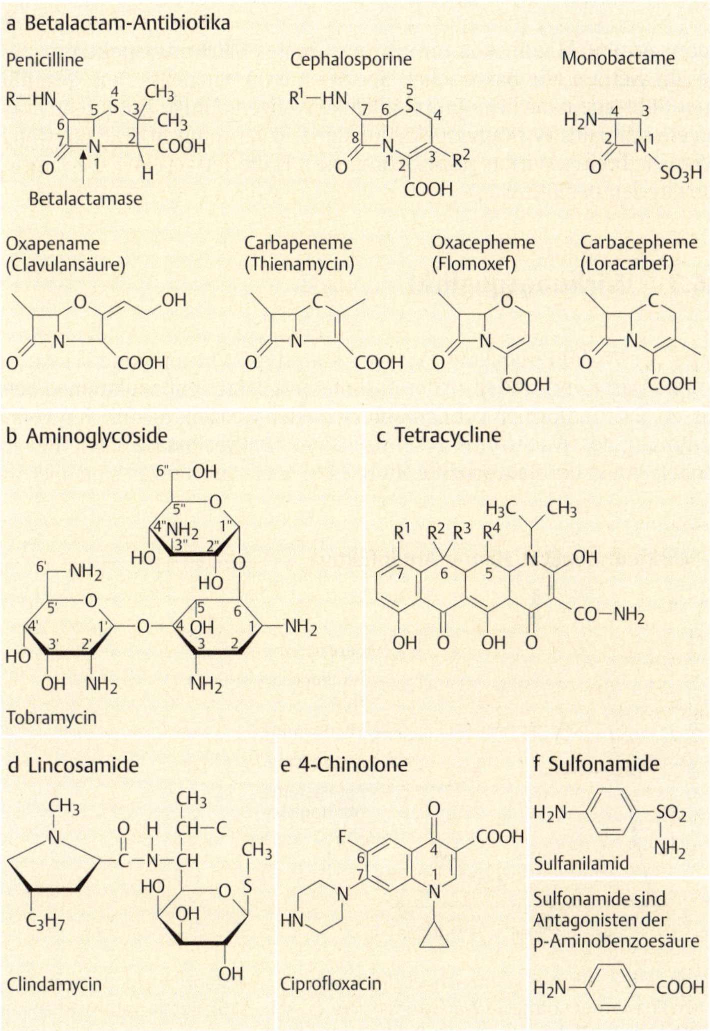

a Betalactam-Antibiotika

Penicilline

Betalactamase

Cephalosporine

Monobactame

Oxapename
(Clavulansäure)

Carbapeneme
(Thienamycin)

Oxacepheme
(Flomoxef)

Carbacepheme
(Loracarbef)

b Aminoglycoside

Tobramycin

c Tetracycline

d Lincosamide

Clindamycin

e 4-Chinolone

Ciprofloxacin

f Sulfonamide

H_2N — SO_2 — NH_2

Sulfanilamid

Sulfonamide sind
Antagonisten der
p-Aminobenzoesäure

H_2N — COOH

Abb. 3.29 Die oft zahlreichen Vertreter einer Antibiotikagruppe weisen verschiedene Substituenten auf.

3.6.2 Wirkungsspektrum

Jedem Antiinfektivum kommt ein bestimmtes **Wirkungsspektrum** zu. In diesem werden alle bakteriellen Spezies zusammengefasst, die gegenüber einer Substanz natürliche Empfindlichkeit zeigen. Einige Antiinfektiva weisen ein schmales Wirkungsspektrum auf (z. B. Vancomycin). Die meisten besitzen ein breites Wirkungsspektrum, wie z. B. die Tetracycline, die sämtliche Eubakterien beeinflussen.

3.6.3 Wirkungsqualität

Unter der Wirkungsqualität (Syn.: Wirkungstyp, Wirkungskinetik) wird die Art und Weise verstanden, in der Antiinfektiva Bakterienpopulationen beeinflussen. 2 Grundformen können unterschieden werden: die durch reversible Hemmung des Wachstums gekennzeichnete **Bakteriostase** sowie der irreversible Effekt der **Bakterizidie** (Abb. 3.**30**). Viele Substanzen sind allerdings

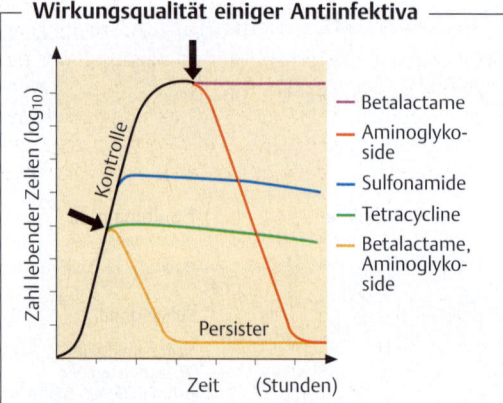

Wirkungsqualität einiger Antiinfektiva

- Betalactame
- Aminoglykoside
- Sulfonamide
- Tetracycline
- Betalactame, Aminoglykoside

Zahl lebender Zellen (log₁₀)

Kontrolle

Persister

Zeit (Stunden)

Abb. 3.**30** Der Pfeil kennzeichnet die Zugabe der Substanzen in den verschiedenen Phasen der normalen Wachstumskurve (s. Abb. 3.**16**). Betalactame wirken nur während der Teilungsphase der Bakterien bakterizid, Aminoglykoside dagegen in allen Wachstumsstadien. Sulfonamide wirken immer, Tetracycline vorwiegend bakteriostatisch. Einige Zellen in einer Kultur (sog. Persister) sind gegenüber der bakteriziden Wirkung von Antiinfektiva phänotypisch (nicht genotypisch) resistent.

in der Lage, in Abhängigkeit von ihrer Konzentration, der Keimart oder der Wachstumsphase beide Wirkungsqualitäten auszuüben. Viele Antiinfektiva weisen einen **postantibiotischen Effekt (PAE)** auf. Nach Einwirkung auf eine Bakterienpopulation sind die Bakterien so geschädigt, dass nicht abgetötete Zellen auch nach Verschwinden des Antiinfektivums eine Erholungsphase benötigen, bevor sie sich wieder vermehren. Der PAE kann mehrere Stunden betragen.

Ein bakteriostatisches Antiinfektivum allein kann nie zur vollständigen Eliminierung pathogener Bakterien aus den Geweben führen. „Heilung" kommt durch die kombinierte Wirkung des Antiinfektivums sowie der spezifischen und unspezifischen Infektabwehr des Wirtsorganismus zustande. In einem Gewebe, in dem diese Infektabwehr schlecht funktioniert (Endokard), im Zentrum einer eitrigen Läsion, in dem keine funktionstüchtigen Phagozyten vorhanden sind, oder bei gestörter Immunitätslage müssen bakterizide Substanzen angewendet werden. Darin liegt der klinische Wert der Charakterisierung von Antiinfektiva als bakteriostatische oder bakterizide Substanzen.

Ganz ohne körpereigene Infektabwehr können jedoch auch mit bakteriziden Antiinfektiva nicht alle Bakterien eines Infektionsherds beseitigt werden. In einer Population befinden sich immer einige Zellen, die phänotypisch resistent sind, ohne es genotypisch zu sein. Das sind die sog. **Persister**, die in Reagenzglaskulturen mit einer Häufigkeit von $1 : 10^6$ bis $1 : 10^8$ beobachtet werden (Abb. 3.**30**). Die Ursache der Persistenz beruht zumeist in einer besonderen Stoffwechsellage dieser Bakterien, die ihre Abtötung durch bakterizide Mittel verhindert. Nach Absetzen der Therapie kann es aufgrund dieser Persister zu Rückfällen kommen. Eine spezielle Form der Persistenz gegenüber die Mureinsynthese blockierenden Antibiotika stellen die **L-Formen** (S. 164) dar.

3.6.4 Wirkungsmechanismen

Eine gestraffte Übersicht über die molekularen Wirkungsmechanismen der wichtigsten Gruppen der Antiinfektiva gibt Tab. 3.**5**.

Tabelle 3.**5** Wirkungsmechanismen der wichtigsten Antiinfektiva

Substanz(gruppe)	Mechanismus, Angriffsort
Sulfonamide	Kompetition mit p-Aminobenzoesäure als Substrat für die Dihydropteroinsäure-Synthetase; dadurch zu wenig Tetrahydrofolsäure
Trimethoprim	Hemmung der Dihydrofolsäure-Reduktase; dadurch zu wenig Tetrahydrofolsäure
Betalactam-Antibiotika	Störung der Mureinbiosynthese: — irreversible Hemmung der DD-Transpeptidase, die die Querverknüpfung des Mureins über Peptide katalysiert; — Freisetzen eines Inhibitors autolytischer Enzyme des Mureins; — enzymatische Zerstörung der Architektur des Mureins durch Autolysine: am falschen Ort und zur falschen Zeit; — Lyse aufgrund des hohen osmotischen Innendruckes
Vancomycin Teicoplanin Fosfomycin Bacitracin	Störung der Mureinbiosynthese auf verschiedenen molekularen Stufen
Rifamycin	Transkription: Blockierung der DNA-abhängigen RNA-Polymerase
Aminoglykoside	Translation: — Falschablesen des genetischen Codes (Miscoding) — Blockierung der A-Stellen-Besetzung des e-Typs (d. h. am Elongationsribosom) durch AA-tRNA
Tetracycline	Translation: Blockierung der A-Stellen-Besetzung des e-Typs (d. h. am Elongationsribosom) und des i-Typs (d. h. am Initiationsribosom) durch AA-tRNA
Chloramphenicol	Translation: Hemmung der Peptidyltransferase-Aktivität
Makrolide/Ketolide	Translation: Hemmung der Verlängerung der Polypeptidkette
4-Chinolone	Hemmung der DNA-Gyrase und der Topoisomerase IV (grampositive Bakterien)
Polymyxine	Zytoplasmamembran: Störung der Struktur

Details zu den Wirkungsmechanismen von Antiinfektiva

Sulfonamide und Trimethoprim Tetrahydrofolsäure (TH4) ist als Coenzym des C1-Stoffwechsels für den Transfer von Hydroxy- methyl- und Formylgruppen verantwortlich. Zu wenig TH4 resultiert in einem Wachstumsstopp. Die Kombination Sulfamethoxazol/Trimethoprim (= Co-Trimoxazol) führt zu potenzierter Wirkung.

Betalactam-Antibiotika Der in Tab. 3.5 geschilderte Ablauf ist für Penicillin und Pneumokokken erarbeitet worden. Wahr- scheinlich trifft er in gleicher oder ähnlicher Form auch für andere Betalactame und andere Bakterien zu. Alle Bakterien, die Murein in der Zellwand aufweisen, besitzen Autolysine. Diese Enzyme sind während des Wachstums der Bakte- rien dafür verantwortlich, dass Lücken im Mu- reinsacculus entstehen, in die dann neues Murein- material eingefügt wird. Toleranz gegenüber Be- talactamen weisen Bakterien auf, die im Wachs- tum gehemmt, aber nicht lysiert werden (vorhan- dene bakteriostatische aber fehlende bakterizide Wirkung).

Inhibitoren der Proteinsynthese Die Biosynthese von Proteinen der Bakterien weicht in Einzelheiten von der der Eukaryonten ab, so dass eine selektive Hemmung durch Anti- biotika möglich ist. Das Prinzip der selektiven To- xizität bleibt gewahrt.

4-Chinolone Die nur bei den Bakterien vorkommende DNA- Gyrase katalysiert die Verdrillung der rechtsge- wundenen Doppelhelix um die Helixachse nach links (s. Abb. 3.17). Nur in der verdrillten Form kann die DNA in der Zelle ökonomisch verpackt werden. Auch funktionelle Aktivitäten der DNA sind von der verdrillten Topologie abhängig. Auch die bakterielle Topoisomerase IV wird durch 4-Chinolone gehemmt.

3

3.6.5   Pharmakokinetik

Unter Pharmakokinetik versteht man die Gesetzmäßigkeiten der Resorption, Verteilung und Elimination von Pharmaka durch den Makroorganismus. Einzelheiten darüber werden in den Lehrbüchern der Pharmakologie geschildert. Die Empfehlungen für die Dosis und die Dosisintervalle in der antibakteriellen Therapie berücksichtigen die sehr unterschiedlichen pharmakokinetischen Parameter der verschiedenen Antiinfektiva. Zu diesen zählen:

- Resorptionsrate und Resorptionsgeschwindigkeit;
- Verteilungsvolumen; Gewebediffusion;
- Proteinbindung;
- Serum-(Blut-)Konzentration;
- Gewebekonzentration;
- Metabolisierung;
- Elimination.

3.6.6   Nebenwirkungen

Antiinfektiva können bei Nichtbeachten wichtiger Therapieregeln oder bei entsprechender Reaktionslage des Patienten unerwünschte Nebenwirkungen aufweisen. Insgesamt gesehen sind diese aber gering.

Toxische Wirkungen. Sie kommen durch direkte Einwirkung auf Zellen und Gewebe des Makroorganismus zustande. Deshalb müssen bei einigen Substanzen, falls die Gefahr der Kumulierung durch Ausscheidungsstörungen besteht, die Konzentrationen im Blut unter der Therapie gemessen werden (Beispiele: Aminoglykoside, Vancomycin).

Allergische Reaktionen. Mögliche Mechanismen s. S. 114. (Beispiel: Penicillinallergie).

Biologische Nebenwirkungen. Beispiel: Änderung oder Eliminierung der Normalflora. Dadurch wird ihre Funktion als „Platzhalter" beseitigt.

3.6.7 Probleme der Resistenz

Definitionen

„Klinische" Resistenz. Resistentes Verhalten von Bakterien gegenüber Konzentrationen von Antiinfektiva, die im Makroorganismus, am Orte des Infektes, realisiert werden können.

Natürliche Resistenz. Eigenschaft einer Bakterienart, Gattung, Familie.

3

Erworbene Resistenz. Stämme empfindlicher Taxa erwerben durch Änderung ihres Erbguts die Eigenschaft der Resistenz.

Biochemische Resistenz. Stämme empfindlicher Taxa weisen einen biochemisch nachweisbaren Resistenzmechanismus auf. Oft entspricht die biochemische Resistenz der klinisch relevanten Resistenz. Gelegentlich zeigen biochemisch resistente Stämme nur niedrige Resistenz, die unterhalb des klinisch definierten Grenzwertes liegt, der resistente von empfindlichen Stämmen abtrennt. Medizinisch gesehen können derartige Stämme empfindlich sein.

Vorkommen, Bedeutung

Problembakterien. Stämme mit erworbener Resistenz kommen gehäuft bei den *Enterobacteriaceae*, den Pseudomonaden, den Staphylokokken und den Enterokokken vor. Da die gezielte Therapie von Infekten durch diese Erreger oft Probleme bietet, werden sie auch als Problembakterien bezeichnet. Problembakterien verursachen die Mehrzahl der nosokomialen Infekte (S. 356f.). Sie sind für den Gesunden meist harmlos, können aber lebensbedrohende Infekte bei infektanfälligen Patienten, den sog. **Problempatienten**, verursachen. Problembakterien zeigen oft **Mehrfachresistenz**. Bei Bakterien außerhalb des Krankenhauses werden Resistenzen gegen Antiinfektiva seltener gefunden.

Genetische Variabilität. Die Ursache des gehäuften Vorkommens von Antibiotikaresistenzen bei den Problembakterien beruht auf ihrer ausgeprägten genetischen Variabilität. Im Abschnitt „Genetische Variabilität" (S. 180 und 183) werden ihre Mechanismen dargelegt. Hervorzuheben sind vor allem die parasexuellen Mechanismen des horizontalen Transfers von Resistenzdeterminanten, die zur wirksamen Verbreitung von Resistenzmarkern unter diesen Bakterien führen.

Selektion. Bei der Entstehung und der Ausbreitung resistenter Stämme kommt der Selektion resistenter Varianten entscheidende Bedeutung zu. Je mehr Antiinfektiva angewendet werden, desto häufiger findet man

Stämme mit erworbener Resistenz. Deshalb kommen resistente Stämme vor allem im Krankenhausbereich vor. Jedes Krankenhaus weist eine spezielle, durch die Verschreibungspraxis bestimmte Krankenhausflora auf. Die Resistenzsituation bei dieser Krankenhausflora muss der Arzt kennen, damit er vor Eintreffen des Resultates des Resistenztests die richtigen Antiinfektiva für eine **„kalkulierte Antibiotikatherapie"** auswählt. Diese berücksichtigt die Häufigkeit, mit der bestimmte Bakterienarten einen Infekt verursachen (= Erreger-Epidemiologie) sowie die momentane Resistenzlage bei diesen Bakterien (= Resistenz-Epidemiologie).

Resistenzmechanismen

Inaktivierende Enzyme. Hydrolyse oder Modifikation von Antiinfektiva.

■ **Betalactamasen.** Hydrolysieren den Betalactamring der Betalactam-Antibiotika (s. Abb. 3.**29**). Mehr als 200 verschiedene Betalactamasen sind bekannt. Eine grobe Einteilung erfolgt aufgrund des Substratprofils in Penicillinasen und Cephalosporinasen. Die Produktion einiger wird durch Betalactame induziert (s. S. 205), andere werden konstitutiv (ungeregelt) produziert.

■ **Aminoglycosidasen.** Modifizieren Aminoglycoside durch Phosphorylierung und Nukleotidylierung freier Hydroxylgruppen (Phosphotransferasen und Nucleotidyltransferasen) oder Acetylierung freier Aminogruppen (Acetyltransferasen).

■ **Chloramphenicol-Acetyltransferasen.** Modifikation von Chloramphenicol durch Acetylierung.

Resistente Zielmoleküle.

■ Durch Mutation in natürlichen Genen werden Gen-Produkte gebildet, die eine niedrige Affinität zu Antiinfektiva aufweisen. Beispiel: gegen 4-Chinolone resistente Untereinheit A der DNA-Gyrase.

■ Erwerb eines Gens, das für ein Zielmolekül mit niedriger Affinität zu Antiinfektiva codiert. Das Resistenzprotein übernimmt die Funktion der empfindlichen Zielmoleküle. Beispiel: Methicillinresistenz der Staphylokokken; Erwerb des gegen Betalactam-Antibiotika resistente Penicillin-Bindeproteins 2a, das die Aufgabe der natürlichen empfindlichen Penicillin-Bindeproteine übernimmt.

■ Erwerb des Gens eines Enzyms, das den Zielort eines Antiinfektivums zur Resistenz modifiziert. Beispiel: 23S rRNA-Methylasen; Modifizierung der ribosomalen RNA; dadurch keine Bindung von Makrolid-Antibiotika an das Ribosom.

Permeabilitätsmechanismen.

■ **Reduzierter Influx.** Verminderter Transport von Antiinfektiva von außen nach innen durch Membranen. Selten.

■ **Gesteigerter Efflux.** Aktiver Transport von Antiinfektiva von innen nach außen durch in der Zytoplasmamembran lokalisierte Effluxpumpen. Efflux ist größer als Influx. Häufig.

Evolution der Resistenz gegen Antiinfektiva

Resistenz gegen Antiinfektiva ist genetisch determiniert, sie beruht auf Resistenz-DNA. Viele Resistenzdeterminanten sind nicht erst seit Gebrauch der Antibiotika in der Medizin entstanden, sondern schon vor Millionen Jahren in Bakterien, die nicht mit dem Menschen assoziiert waren. Deshalb wird dieser Vorgang als **„Fremdentwicklung"** bezeichnet. Determinanten, die für Resistenz gegen Antiinfektiva codieren, die keine Antibiotika sind, entstanden erst nach ihrer Einführung in die Therapie – ein Vorgang, der **„Eigenentwicklung"** genannt wird. Zum Resistenzproblem beigetragen haben die molekularen Mechanismen der genetischen Variabilität (Mutation, homologe Rekombination, ortsspezifische Integration, Transposition) sowie die Mechanismen des interzellulären Gentransfers der Bakterien (Transformation, Transduktion, Konjugation).

Fremdentwicklung und Eigenentwicklung

Fremdentwicklung. Gleichzeitig mit der Fähigkeit, Antibiotika zu produzieren, musste sich in den Produzenten die Eigenschaft Resistenz entwickeln. Mit diesen R-Mechanismen schützten sich die Produzenten vor ihren eigenen Produkten. Weiterhin entstand Resistenz-DNA auch in Bakterien, deren natürliches Habitat mit dem der Antibiotikaproduzenten identisch war. Mit der Eigenschaft Resistenz schafften sie sich Lebensraum gegenüber den Produzenten. Ausgangsgene für die Evolution von Resistenz-DNA in diesen Bakterien waren Sequenzen, die für anabole oder katabole Gene des Stoffwechsels codierten. Diese „fremd" entstandenen Gene haben irgendwann einmal zufällig und sehr selten Eingang in das Erbgut humanpathogener Bakterien gefunden. Bei Einführung neuer Antibiotika in die Therapie existierten deshalb schon – wenn auch in sehr geringer Häufigkeit – Bakterien, die Resistenzen aufwiesen.

Eigenentwicklung. Darunter versteht man die Evolution von Resistenzgenen in mit den Menschen assoziierten Bakterien durch Mutationen in nativen Genen. Ein Beispiel ist die Mutation zur Resistenz gegen 4-Chinolone im Gen gyrA, das für die Untereinheit A der DNA-Gyrase codiert. Ein Sonderfall der Eigenentwicklung betrifft die Entstehung neuer Resistenzgene durch Mutationen in „fremden" Resistenzgenen, die sich schon in humanpathogenen Bakterien etabliert hatten. ▶

■ *Fortsetzung:* **Fremdentwicklung und Eigenentwicklung** ■

Bekanntestes Beispiel sind die Mutationen, die in den Betalactamase-Genen TEM und SHV abgelaufen sind. Diese haben zu Varianten der TEM- und SHV-Gene geführt, die für Betalactamasen mit sehr breitem Substratprofil (ESBL = extended spectrum betalactamases) codieren.

3

Resistenzprüfungen

Um in vitro Resistenzen von Bakterien zu bestimmen, werden zwei standardisierte Testsysteme verwendet.

Mit den **Reihenverdünnungstests** wird die minimale Hemmkonzentration (MHK) eines Antiinfektivums gegen eine Bakterienpopulation ermittelt. Man stellt eine geometrische Verdünnungsreihe des Mittels mit dem Faktor 2 in Nährmedium her, beimpft mit dem Prüfkeim, bebrütet und ermittelt die kleinste Konzentration (mg/l), die das Wachstum hemmt. Drei genormte Dilutionsverfahren stehen zur Verfügung. Beim Agardilutionstest werden antibiotikahaltige Nähragarplatten fleckförmig mit den Prüfkeimen beimpft. Beim Mikrobouillondilutionstest beträgt das Endvolumen in der Regel 100 µl pro Kavität einer Mikrotiterplatte. Für Mikrobouillondilutionstests stehen auch Automaten zur Verfügung. Beim Makrobouillondilutionstest besteht das Endvolumen aus 2 ml/Röhrchen.

Da diese Tests sehr arbeitsintensiv sind, wird in Routinelaboratorien oft der **Agardiffusionstest** angewendet. Dabei wird eine Nähragarplatte diffus mit dem Prüfstamm beimpft. Anschließend werden Filterpapierscheibchen, die Antiinfektiva enthalten, aufgelegt. Nach Bebrüten dieser Platten entstehen je nach den Eigenschaften des Teststamms keine oder verschieden große wachstumsfreie Hemmzonen um die Disks, die Aussagen über das Resistenzverhalten der geprüften Mikroorganismen zulassen (Abb. 3.**31**). Das ist möglich, weil eine lineare Beziehung zwischen dem $\log_2$MHK und dem Durchmesser der Hemmhöfe besteht (Abb. 3.**32**).

Für die **Interpretation der Ergebnisse** müssen die MHKs bzw. die Hemmzonen in Beziehung zu den am Infektionsort bei Normdosierung vorliegenden Konzentrationen an Substanz gebracht werden. Dabei stützt man sich auf Durchschnittswerte verschiedener pharmakokinetischer Größen (Blutkonzentration, Halbwertszeit). Die Interpretation berücksichtigt weiterhin auch klinische Erfahrungen, die bei der Therapie von Infektionen mit Erregern bestimmter Empfindlichkeiten erhalten wurden. Aufgrund derartiger Daten werden die Grenzwerte zwischen empfindlichen und resistenten Bakterien festgesetzt, die jedoch nur als Richtwerte dienen.

Die **minimale bakterizide Konzentration** (MBK) gibt die kleinste Konzentration eines Mittels an, die 99,9 % der Zellen des Inokulums abtötet.

Agardiffusionstest

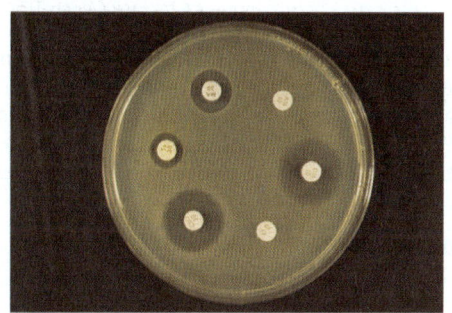

Abb. 3.**31** Mit diesem auch „Disktest" genannten Verfahren wird die Resistenz einer Bakterienkultur gegen verschiedene Antiinfektiva geprüft. Die Methode erlaubt die Einteilung eines Bakterienstammes aufgrund der Hemmzone in die Kategorie „empfindlich", „resistent" oder „intermediär".

3

Hemmhofdurchmesser und minimale Hemmkonzentration (MHK)

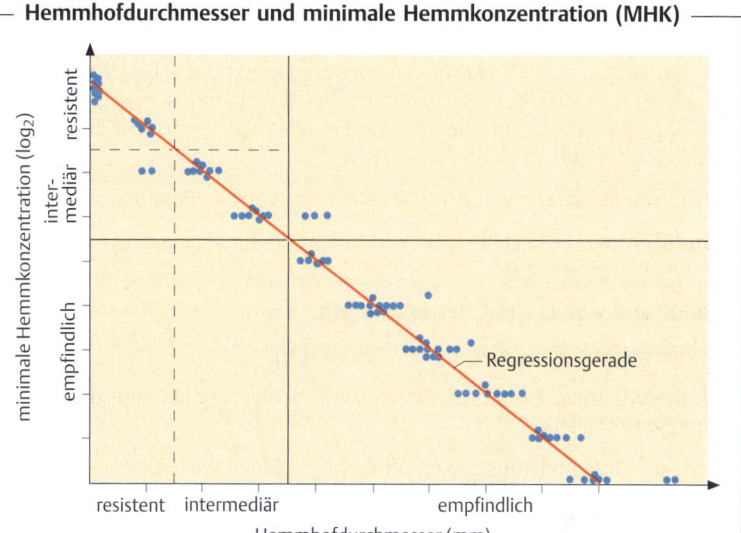

Abb. 3.**32** Jeder Punkt repräsentiert einen Bakterienstamm. Die Hemmhofgröße wurde mit dem Agardiffusionstest (Disktest) bestimmt, die minimale Hemmkonzentration (MHK) mit dem Reihenverdünnungstest. Die MHK korreliert logarithmisch ($\log_2$) mit dem Hemmhofdurchmesser.

Die MBK wird durch quantitative Subkulturen aus den makroskopisch ungetrübten Röhrchen oder Kavitäten (Mikrotiterplatte) einer MHK-Verdünnungsreihe bestimmt.

3.6.8 Kombinationstherapie

3

Unter Kombinationstherapie versteht man die gleichzeitige Anwendung von 2 oder mehr Antiinfektiva. Es existieren galenische Zubereitungen, in denen 2 Komponenten in festem Verhältnis zueinander vorliegen (Beispiel: Co-Trimoxazol). In der Regel jedoch werden bei der Kombinationstherapie die einzelnen Substanzen getrennt appliziert. Mit Kombinationstherapie werden verschiedene Ziele verfolgt.

■ **Erweiterung des Wirkungsspektrums.** Bei Mischinfektionen mit unterschiedlich resistenten Erregern; bei der „kalkulierten" Therapie, wenn die Erregerflora und ihr Resistenzverhalten nicht oder noch nicht bekannt ist.

■ **Verzögerung der Resistenzentwicklung.** Bei Therapie der Tuberkulose; beim Einsatz von Antiinfektiva, gegen die Bakterien rasch Resistenzen entwickeln.

■ **Potenzierung der Wirkung.** Bei schweren Infektionen, bei denen am Infektionsort bakterizide Aktivität notwendig ist. Bekanntestes Beispiel: Penicillin plus Gentamicin zur Therapie der Endocarditis, verursacht durch Enterokokken oder evtl. auch Streptokokken.

Das Zusammenwirken von Antiinfektiva kann verschiedene Folgen haben:

■ **Indifferenz.** Die Kombination wirkt nicht besser als die aktivere der beiden Einzelkomponenten.

■ **Addition.** Summierung der Wirkungen.

■ **Synergismus.** Potenzierung der Wirkungen.

■ **Antagonismus.** Die Kombination wirkt schlechter als eine der beiden Komponenten allein.

Faustregel: Antagonismus zeigen oft Kombinationen von Bakteriostatika mit Substanzen, die nur in der Teilungsphase bakterizid wirken, z. B. Penicillin plus Tetrazyklin bei der Therapie der Pneumokokken-Pneumonie.

Soll der Wirkungstyp einer Kombination gegenüber einem Erreger in vitro untersucht werden, wird zumeist die sog. „Schachbretttitration" eingesetzt, bei der das Zusammenwirken verschiedener Konzentrationen einer Substanz A mit denen einer Substanz B ähnlich einem Schachbrett untersucht wird.

3.6.9 Chemoprophylaxe

Eines der umstrittensten Gebiete der Antibiotikatherapie ist die prophylaktische Antibiotikagabe. Eine Schwarzweißstellungnahme zu diesem Problem gibt es nicht. Chemoprophylaxe ist sicher in bestimmten Situationen angezeigt, in anderen wiederum eindeutig kontraindiziert. Hier muss von Fall zu Fall entschieden werden. Vor allem sind Nutzen und Schaden (Nebenwirkungen, Superinfektionen mit besonders virulenten und resistenten Erregern, Selektion resistenter Bakterien) gegeneinander abzuwägen.

Chemoprophylaxe ist sinnvoll bei Malaria, rheumatischem Fieber, zystischer Lungenfibrose, rekurrierender Pyelonephritis, nach intensivem Kontakt mit Meningokokkenerkrankten, bei chirurgischen Eingriffen, die eine massive bakterielle Kontamination mit sich bringen, oder bei Patienten mit gestörter Infektabwehr, ferner in der Herzchirurgie oder bei Oberschenkelamputation wegen Durchblutungsstörungen. Chemoprophylaxe zur Verhütung eines postoperativen Infekts soll immer wenige Stunden vor der Operation beginnen und nie länger als 24 – 72 Stunden andauern.

3.6.10 Immunmodulatoren

Trotz der guten Wirksamkeit der Antiinfektiva ist ein Therapieerfolg nicht garantiert. Eine einigermaßen funktionierende Infektabwehr ist zur vollständigen Eliminierung bakterieller Erreger notwendig. Da aber die Zahl von Patienten mit schweren Defekten der Infektabwehr zunimmt, versucht man, die spezifische Antibiotikatherapie bei diesen Patienten durch eine Therapie mit Immunmodulatoren zu unterstützen. Viele dieser von den Zellen des Immunsystems produzierten „Zytokine" (s. S. 84ff.) können heute als „Rekombinantenproteine" hergestellt werden. Bei Patienten mit Neutropenie werden schon erfolgreich myelopoetische Wachstumsfaktoren eingesetzt. Weitere Immunmodulatoren sind erhältlich, z.B. Interferon-γ, oder Interleukin-2.

3.7 Labordiagnose

Infektionen können direkt durch Nachweis des Erregers oder seiner Bestandteile oder indirekt durch Bestimmung von Antikörpern diagnostiziert werden. Die Treffsicherheit von Laborergebnissen wird mit den Begriffen Sensitivität und Spezifität, die Wertigkeit von Laborresultaten mit den Parametern positiver und negativer Voraussagewert gemessen. Die prädiktiven

Werte sind stark von der Prävalenz abhängig. Bei der direkten Labordiagnose sind korrekte Entnahme des richtigen Untersuchungsmaterials sowie ein adäquater Transport unerlässliche Voraussetzungen. Die klassischen Verfahren bei der direkten Labordiagnose umfassen die Mikroskopie und die Kultur. Die Identifizierung berücksichtigt morphologische, physiologische und chemische Merkmale. Unter diesen wird der molekularbiologische Nachweis **erregerspezifischer Nukleotidsequenzen immer wichtiger**. Die Entwicklung empfindlicher Testsysteme erlaubt es, in bestimmten Fällen Bestandteile von Erregern im Material direkt nachzuweisen. Dabei kommen molekularbiologische Methoden mit und ohne Amplifikation einer gesuchten Sequenz zur Anwendung. Ein Direktnachweis kann auch durch Bestimmen von Antigenen mit polyklonalen oder monoklonalen Antikörpern erfolgen. ■

3.7.1 Voraussetzungen, allgemeine Methodik, Bewertung

Voraussetzungen

Die diagnostische oder klinische Mikrobiologie umfasst den Teil der medizinischen Mikrobiologie, der sich mit der Laboratoriumsdiagnose von Infektionskrankheiten beschäftigt. Eine moderne Medizin, vor allem im Krankenhaus, ist heute ohne Kooperation mit einem mikrobiologischen Speziallabor nicht mehr denkbar.

Um die Tätigkeit des Labors für den Patienten voll ausschöpfen zu können, ist eine gute Zusammenarbeit zwischen dem behandelnden Arzt und dem Laborpersonal notwendig. Voraussetzungen dafür sind einerseits Grundkenntnisse in Pathophysiologie und der Klinik der Infektionen auf Seiten des Laborpersonals sowie andererseits Kenntnisse über die Arbeit des Labors beim behandelnden Arzt. Kurze Hinweise zu den für den Arzt notwendigen laborspezifischen Kenntnissen bieten die folgenden Abschnitte.

Allgemeine Methodik und Bewertung

Eine Infektionskrankheit kann **direkt** durch den Nachweis des Erregers, von Bestandteilen des Erregers oder seiner Produkte diagnostiziert werden. Oder sie kann **indirekt** durch Bestimmung von Antikörpern (Kap. 2, S. 127ff.) nachgewiesen werden. Jede diagnostische Methode weist eine Treffsicherheit sowie eine Wertigkeit auf, die mit den Begriffen Sensitivität, Spezifität sowie positiver und negativer Prädiktivwert charakterisiert werden. Diese Parameter können am besten anhand einer Vierfeldertafel verstanden werden (Tab. 3.**6**).

Durch fiktives Einsetzen von Zahlen in die Vierfeldertafel kann man leicht errechnen, dass der positive Prädiktivwert trotz guter Spezifität und Sensitivität eines Tests stark absinkt, wenn die Prävalenz klein ist (Bayes Theorem).

Tabelle 3.**6** Vierfeldertafel zur Erklärung und Berechnung der Begriffe Sensitivität, Spezifität sowie der positiven und negativen prädiktiven Werte

Kollektiv	Test positiv	Test negativ
Infizierte	richtig positiv rp	falsch negativ fn
Nichtinfizierte	falsch positiv fp	richtig negativ rn

- Die Sensitivität (%) misst im Kollektiv der **Infizierten** die Häufigkeit richtig positiver Resultate (horizontale Addition).
- Die Spezifität (%) bestimmt im Kollektiv der **Nichtinfizierten** die Häufigkeit richtig negativer Resultate (horizontale Addition).

$$\text{Sensitivität (\%)} = \frac{rp}{rp + fn} \times 100; \ \text{Spezifität (\%)} = \frac{rn}{fp + rn} \times 100$$

- Der prädiktive Wert des positiven Resultates beziffert die Wahrscheinlichkeit, mit der ein positives Resultat für Infektion spricht. Er analysiert die positiven Testergebnisse sowohl im Kollektiv der Infizierten als auch in dem der Nichtinfizierten (vertikale Addition).
- Der Voraussagewert des negativen Resultates bestimmt die Wahrscheinlichkeit, mit der ein negatives Ergebnis für Nichtinfektion spricht.

$$\text{PosPrä (\%)} = \frac{rp}{rp + fp} \times 100; \ \text{NegPrä (\%)} = \frac{rn}{rn + fn} \times 100$$

3.7.2 Entnahme und Transport von Untersuchungsmaterial

Von großer Wichtigkeit sind korrekte Entnahme und richtiger Transport des Untersuchungsguts. Allgemein gilt, dass Material, aus dem Erreger isoliert werden sollen, möglichst früh vor Beginn einer Chemotherapie zu entnehmen ist. Der Transport ins Labor muss in speziellen Gefäßen erfolgen, die von den Instituten zur Verfügung gestellt werden. Diese enthalten meist Transportmedien. Man unterscheidet Anreicherungstransportmedien (z. B. Blutkulturflasche), für den Transport verwendete Selektiv-Wachstumsmedien und reine Transportmedien ohne Nährstoffe. Das Material ist mit einem Auftragszettel zu versehen, der für die Bearbeitung notwendige Informationen (entsprechend Vordruck) enthalten muss.

Material aus dem Respirationstrakt

— Tupferabstrich von Tonsillen,

— Spülflüssigkeit aus Nasennebenhöhlen,

— Lungensekret. Expektoriertes Sputum ist regelmäßig mit Speichel und der Flora des Oropharynx kontaminiert. Da zu dieser auch Erreger von Infektionen der tieferen Respirationsorgane gehören, ist die Aussagekraft positiver Befunde beschränkt. Falls mehr als 25 Mundepithelien pro Gesichtsfeld bei 100facher Vergrößerung vorliegen, ist das Material nicht für die Untersuchung geeignet. Morgensputum nach Mundspülung oder nach Induktion stellt eine geeignete Probe dar. Sputum wird nicht auf Anaerobier untersucht.

— Gute Alternativen zum expektorierten Sputum sind bronchoskopisch entnommenes Bronchialsekret, Spülflüssigkeit bei bronchoalveolärer Lavage (BAL), transtracheales Aspirat oder Lungenpunktionsmaterial. Bei Verdacht auf Infektion mit Anaerobiern muss ein derartiges Material verwendet werden. Der Transport muss dann in speziellen Anaerobier-Transportgefäßen erfolgen.

Material aus dem Urogenitaltrakt

— Urin. Mittelstrahlurin ist regelmäßig mit der Flora der vorderen Harnröhre kontaminiert, die oft mit dem Erregerspektrum von Harnwegsinfekten übereinstimmt. Um „Kontamination" von „Infektion" zu unterscheiden, muss die Keimzahl bestimmt werden. Bei Keimzahlen von $\geq 10^5$/ml Morgenurin ist ein Infekt sehr wahrscheinlich, bei Keimzahlen von $\leq 10^3$/ml dagegen eher unwahrscheinlich. Bei Keimzahlen von 10^4/ml sollte die Untersuchung wiederholt werden. Allerdings können bei der Urethrozystitis auch niedrige Keimzahlen diagnostisch beweisend sein. Einfache Verfahren zur Abschätzung der Keimzahl stellen die Eintauchmethoden dar. Dabei wird ein mit Nährmedium beschichteter Träger in den Mittelstrahlurin getaucht, anschließend bebrütet und die Koloniezahl durch Vergleich mit Standardbildern geschätzt. Diese Untersuchung kann in jeder Arztpraxis durchgeführt werden.

— Vom Katheterisieren der Harnblase ausschließlich zum Zwecke der Diagnose ist wegen der Möglichkeit eines iatrogenen Infektes abzusehen. Kontaminationsfreies Blasenurin kann man nur durch die suprapubische Blasenpunktion erhalten.

— Genitalsekrete werden mit Abstrichtupfern abgenommen. Sie müssen unbedingt in speziellen Transportmedien verschickt werden.

Blut
— Für die Blutkultur sollten mindestens 5 – 10 ml Venenblut in je eine aerobe und eine anaerobe Blutkulturflasche steril überführt werden. Die Entnahme ist 3-mal pro Tag im Abstand von jeweils mehreren Stunden (Minimum: 1 h) vorzunehmen.
— Für serologische Tests reichen in der Regel (2 –)5 ml Nativblut aus. Eine erste Probe möglichst früh, eine zweite 1 – 3 Wochen später entnehmen, um eine Änderung des Antikörpertiters feststellen zu können.

Eiter und Wundsekrete
— Bei oberflächlichen Wunden Entnahme mit Abstrichtupfern und Transport in konservierenden Transportmedien. Eine Untersuchung wird nur auf aerobe Bakterien durchgeführt.
— Bei tiefen und geschlossenen Wunden, wenn möglich, flüssiges Material (z. B. Eiter) mit der Spritze entnehmen. Für Anaerobier spezielle Transportmedien verwenden.

Material aus dem Verdauungstrakt
— Eine etwa kirschgroße Portion Stuhl mit Löffelchen in flüssiges Transportmedium einbringen und einsenden.
— Duodenalsaft und Galle in sterilen Röhrchen transportieren. Bei Verdacht auf Anaerobier spezielle Gefäße verwenden.

Liquor, Punktate, Exsudate, Transsudate
— Bei Entnahme auf Sterilität achten. Bei Verdacht auf Anaerobier spezielle Transportgefäße verwenden.

3.7.3 Mikroskopie

Wegen der Kleinheit der Bakterien ist für ihre mikroskopische Darstellung eine 1000fache Vergrößerung notwendig, was die Grenze der Leistung eines Lichtmikroskops darstellt. Bei dieser Vergrößerung kann man Bakterien im Präparat nur sehen, wenn mehr als $10^4 – 10^5$ Keime pro Milliliter vorhanden sind.

Für die Mikroskopie muss das Material auf einem Objektträger präpariert werden:

■ **Nativpräparate** mit oder ohne Vitalfärbung erlauben die Betrachtung lebender Bakterien. Da diese wenig kontrastreich sind, muss der Kontrast meist durch optische Methoden (Dunkelfeld- oder Phasenkontrastmikroskopie) erhöht werden. Nativpräparate sind das Deckglaspräparat oder der „hängende Tropfen".

■ **Gefärbte Präparate** erhöhen den Kontrast, so dass Bakterien auch mit dem Hellfeld bei 1000facher Vergrößerung mühelos erkennbar sind. Bei der Färbung werden die Bakterien abgetötet. Das Material wird zuerst in dünner Schicht auf einem Objektträger aufgebracht, luftgetrocknet und durch Hitze oder Methylalkohol fixiert. Man unterscheidet **Einfachfärbungen** und **Differenzialfärbungen**. Bekannteste Einfachfärbung ist die mit **Methylenblau**; die wichtigste Differenzialfärbung stellt die **Gram-Färbung** dar (Tab. 3.**7**). Grampositive Bakterien sehen blau aus, gramnegative rot. Die grampositive Zellwand verhindert die Elution des Farbstoff-Jod-Komplexes durch Alkohol. In alten Kulturen, in denen autolytische Enzyme die Zellwand abzubauen beginnen, können grampositive Zellen oft gramnegativ sein. Man spricht von Gram-Labilität.

Eine weitere Differenzialfärbung ist die nach **Ziehl-Neelsen**. Diese dient zur Anfärbung von Mykobakterien, die sich wegen ihrer lipidreichen Zellwand nicht nach Gram oder mit Methylenblau anfärben lassen. Da sich Mykobakterien mit HCl-Alkohol nicht entfärben lassen, werden sie auch als säurefeste Stäbchen bezeichnet. Mykobakterien sehen rot aus; alles Übrige ist blau.

Tabelle 3.**7** Vorgehen bei den 3 wichtigsten Färbungen

Methylenblau	Gram-Färbung	Ziehl-Neelsen-Färbung
Methylenblau 1 – 5 min	Gentianaviolett oder Kristallviolett, 1 min	Konzentriertes Carbolfuchsin. Dreimal erhitzen, bis jeweils Dämpfe auftreten
Abspülen mit Wasser	Farbstoff abkippen; abspülen mit Lugol; überschichten mit Lugol; 2 – 3 min einwirken lassen	Abspülen mit Wasser Entfärben mit HCl (3%)-Alkohol-Gemisch
	Lugol abkippen	Gegenfärben mit Methylenblau, 1 – 5 min
	Entfärben mit Aceton-Äthylalkohol (1 : 4)	
	Abspülen mit Wasser	Abspülen mit Wasser
	Gegenfärben mit verdünntem Carbolfuchsin, 1 min	
	Abspülen mit Wasser	

Eine spezielle mikroskopische Technik ist die **Fluoreszenzmikroskopie**. Ein fluoreszierender Farbstoff (ein Fluorochrom) absorbiert kurzwelliges Licht und emittiert Licht längerer Wellenlänge. Durch Fluorochrome angefärbte Präparate werden mit dem Licht der erforderlichen Wellenlänge beleuchtet. Die angefärbten Partikel leuchten auf dunklem Hintergrund in der Farbe des emittierten Lichts auf. Dabei ist eine spezielle Einrichtung für die Fluoreszenzmikroskopie erforderlich. Praktische Anwendung: Auraminfluoreszenz zur Darstellung von Mykobakterien. Bei der **Immunfluoreszenz** wird ein Fluorochrom (z. B. Fluoresceinisothiocyanat) an einen Antikörper gekoppelt. So kann das Vorhandensein von Antigenen auf der Oberfläche von Partikeln nachgewiesen werden.

3

3.7.4 Kulturverfahren

Nährmedienarten. In den meisten Fällen ist sowohl für den Nachweis als auch für die Identifizierung von Bakterien die Kultur notwendig. Fast alle humanpathogenen Bakterien lassen sich auf Nährmedien kultivieren. Nährmedien können flüssig sein (= Nährbouillon) oder durch einen Gehalt von 1,5 – 2 % des Polysaccharids Agarose eine gelartige Konsistenz aufweisen (= Nähragar). Anreicherungsmedien sind komplexe Medien, die das Wachstum zahlreicher Bakterien zulassen. Das gebräuchlichste Anreicherungsmedium ist die Blutagarplatte, die 5 % Vollblut enthält. Selektivmedien erlauben das Wachstum bestimmter Bakterien und unterdrücken die Vermehrung anderer Keime. Indikatormedien zeigen Leistungen des Stoffwechsels an.

Wachstumsformen. In **flüssigen Medien** vermehren sich die meisten Bakterien diffus. Einige wachsen krümelig, andere bilden einen körnigen Bodensatz, wiederum andere ein Oberflächenhäutchen (Kahmhaut von Pseudomonaden). Auf oder in **Nähragar** entstehen bei nicht zu großer Bakterienzahl Einzelkolonien. Diese stellen Reinkulturen dar, da Einzelkolonien aus einer Bakterienzelle entstanden sind. Die Reinkulturtechnik ist die Grundlage der bakteriologischen Kulturmethodik. Das übliche Verfahren zur **Gewinnung von Einzelkolonien** ist das fraktionierte Beimpfen einer Nähragarplatte (Abb. 3.**33** – 3.**35**).

Durch Anwenden dieser Technik kann man sicher sein, dass in einem der 3 Sektoren Einzelkolonien vorliegen. Die Einzelkolonien-Technik hat neben der Gewinnung von Reinkulturen noch den Vorteil, dass man Form, Aussehen und Farbe der Einzelkolonien wahrnehmen kann. Die speziellen Wuchsformen in Nährbouillon und auf Nähragar erlauben dem Erfahrenen eine vorläufige Einordnung der Erreger und ermöglichen somit den gezielten Einsatz der Reaktionen für die Identifizierung.

3

Fraktioniertes Beimpfen von Nähragar

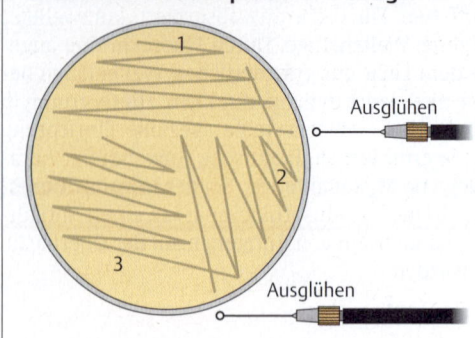

Ausglühen

Ausglühen

Abb. 3.**33** Durch fraktioniertes Beimpfen einer Nähragarplatte lassen sich Einzelkolonien erhalten. Die Impföse muss zwischen den einzelnen Schritten ausgeglüht werden.

Blutagarplatte nach fraktioniertem Beimpfen und Bebrüten

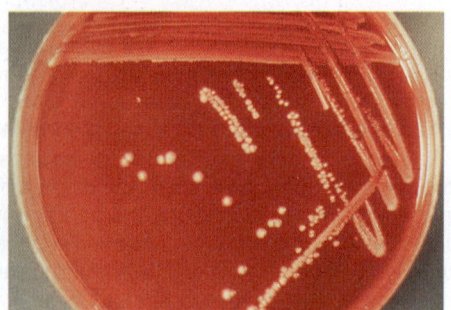

Abb. 3.**34** Blutagar wird häufig als universelles Anreicherungsmedium eingesetzt. Es erlaubt das Wachstum der meisten humanpathogenen Bakterien. Reinkultur von *Staphylococcus aureus*.

„Endo-Agar" nach fraktioniertem Beimpfen mit einer Mischkultur

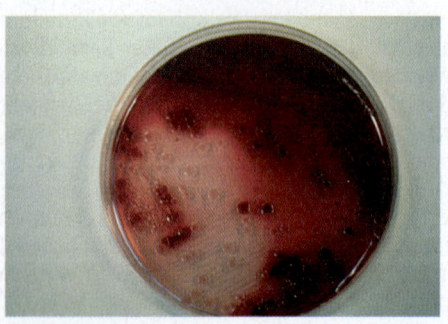

Abb. 3.**35** Endo-Agar ist ein kombiniertes Selektiv/Indikator-Medium. Dieses erlaubt das Wachstum von *Enterobacteriaceae, Pseudomonodaceae* und weiteren gramnegativen Stäbchenbakterien, hemmt aber das Wachstum von grampositiven Bakterien und gramnegativen Kokken. Die rote Farbe der Kolonien und des Agars kennzeichnet Lactoseabbau (= *Escherichia coli*); die hellen Kolonien sind Lactose-negativ (= *Salmonella enterica*).

Wachstumsvoraussetzungen. Das Temperaturoptimum für die meisten humanpathogenen Bakterien beträgt 37 °C.

Im Allgemeinen werden Bakterienkulturen unter atmosphärischen Bedingungen inkubiert. Oft ist es notwendig, die Kulturen bei 5 % CO_2 zu bebrüten. Obligate Anaerobier müssen in einem Milieu mit niedrigem Redoxpotenzial kultiviert werden. Dies kann erreicht werden, indem man der Nährbouillon geeignete Reduktionsmittel zusetzt oder die Kulturen in einer Gasatmosphäre züchtet, aus der auf physikalischem, chemischem oder biologischem Wege der Sauerstoff weitgehend entfernt wurde.

3

3.7.5   Identifizierung von Bakterien

Identifizierung von Bakterien heißt, so wenige Eigenschaften wie möglich und so viele wie notwendig zu bestimmen, um einer unbekannten Kultur ihren Platz im Klassifikationssystem zuordnen und sie damit auch benennen zu können. Grundsätzlich können 3 Gruppen von Eigenschaften für die Identifizierung herangezogen werden (Tab. 3.**8**).

■ **Morphologische Merkmale** einschließlich des Färbeverhaltens werden mit dem Lichtmikroskop festgestellt.

■ **Physiologische Merkmale** werden mit Indikatormedien nachgewiesen. Oft werden heute kommerzielle, miniaturisierte Systeme eingesetzt (Abb. 3.**36**).

┌─ **Nachweis von Stoffwechselmerkmalen mit Indikatormedien** ──

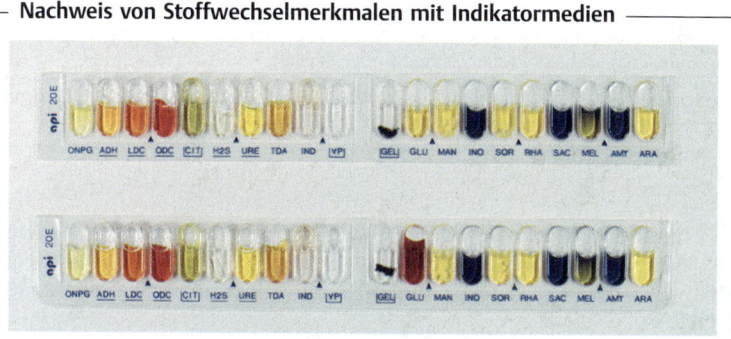

Abb. 3.**36**   Identifizierung von *Enterobacteriaceae* mit API 20E, einer standardisierten Mikromethode. Positive und negative Reaktionen werden durch Farbe angezeigt (deshalb auch „bunte Reihe" genannt).

Tabelle 3.**8** Merkmalsgruppen für die Identifizierung von Bakterien

Morphologische Merkmale

Form (Kugel, Stäbchen, Spirale)

Größe; Pseudozellverbände (Haufen, Ketten, Diplokokken)

Färbeverhalten (grampositiv, -negativ); Flagellen (Vorhandensein, Anordnung); Kapsel (ja, nein); Sporen (Form, Bildung)

Physiologische Merkmale

Enzyme der Atmungskette (Oxidasen, Katalase)

Enzyme, die Kohlenhydrate, Alkohole, Glykoside abbauen (z. B. Betagalactosidase)

Enzyme des Proteinstoffwechsels (z. B. Gelatinase, Kollagenase)

Enzyme des Aminosäurestoffwechsels (z. B. Decarboxylasen, Desaminasen, Urease)

Weitere Enzyme: Hämolysine, Lipasen, Lecithinasen, DNasen usw.

Endprodukte des Stoffwechsels (z. B. organische Säuren, die gaschromatographisch nachgewiesen werden)

Resistenz/Empfindlichkeit gegen chemische Noxen

Merkmale im anabolen Stoffwechsel (z. B. Citrat als alleinige C-Quelle)

Chemische Merkmale

DNA-Struktur (Basensequenzen)

Aufbau des Mureins der Zellwand

Antigenstruktur: mit Antikörpern nachweisbare Feinstrukturen (z. B. von Geißelprotein oder Polysacchariden der Zellwand oder Kapsel)

Fettsäuren in Membranen und in der Zellwand. Analyse mit verschiedenen chromatographischen Verfahren

■ **Chemische Merkmale** werden zur Identifizierung schon lange verwendet, z. B. beim Nachweis der Antigenstruktur. In der Zukunft werden molekulargenetische Methoden (s. unten) bei der Identifizierung eine zunehmende Rolle spielen.

3.7.6 Molekulare Methoden

Haupteinsatzgebiet der molekularen Methoden ist der direkte Nachweis erregerspezifischer Nukleotidsequenzen im Untersuchungsmaterial von Bakterien, die sich überhaupt nicht kultivieren lassen, die nur schwer kultivierbar sind oder die sehr langsam wachsen. Diese Techniken können natürlich auch für die Identifizierung von bakteriellen Reinkulturen (s. oben) verwendet werden. Im Prinzip eignet sich jede Spezies-spezifische Sequenz zum Nachweis. Besondere Bedeutung kommen jedoch den Spezies-spezifischen Regionen der Gene zu, die für 16S rRNA und 23S rRNA codieren. Folgende Verfahren werden eingesetzt.

DNA-Sonden. Da DNA aus 2 komplementären Nukleinsäuresträngen besteht, ist es möglich, Einzelstrang-Sequenzen mit komplementären markierten Einzelsträngen mit der Technik der Hybridisierung nachzuweisen. Die Sonden können mit Radioaktivität markiert sein (^{32}P, ^{35}S), oder nichtradioaktive Reportermoleküle (Biotin, Digoxigenin) aufweisen.

— *Festphase-Hybridisierung.* Das Suchmolekül oder die Sonde ist auf einer Nylon- oder Nitrozellulosemembran fixiert (Kolonie-Blot-Technik, Dot-Blot-Technik).
— *Flüssigkeitsphase-Hybridisierung.* Suchmolekül und Sonde liegen gelöst vor.
— *In-situ-Hybridisierung.* Nachweis bakterieller DNA im infizierten Gewebe.

Amplifikation. Hauptziel ist es, die Sensitivität zu steigern, die „Nadel im Heuhaufen" zu finden. Zahlreiche Techniken wurden bisher entwickelt. Diese lassen sich in 3 Gruppen einteilen:

— *Amplifikation der Zielsequenz.* Unter den Techniken dieser Gruppe ist die wichtigste, älteste und bekannteste die Polymerase-Kettenreaktion (PCR), die auf S. 427f. beschrieben wird. Die „Real-Time-PCR", eine Variante der Standard-PCR, ermöglicht eine Analyse in 10 min.
— *Sondenamplifikation.*
— *Signalamplifikation.*

Identifizierung durch Amplifikation und Sequenzierung.

Die Zielsequenz für die Identifizierung bisher nicht kultivierter Bakterien (z. B. *Tropheryma whipplei*, Erreger der Whipple-Krankheit) oder auch von Erregern, die nur schwer mit den klassischen Methoden identifiziert werden können, stellt häufig eine bestimmte Region der 16S-rRNA dar. Einige Abschnitte der 16S-rRNA sind bei allen Bakterien identisch. Zwischen diesen hochkonservierten Sequenzen liegen Abschnitte, die spezifisch für eine Art oder eine Gattung sind. Durch Einsatz von Primern, die Sequenzen der konservierten Regionen der 16S-rDNA rechts und links der spezifischen Region erkennen, wird die spezifische Sequenz amplifiziert und anschließend sequenziert. Die ermittelte Basensequenz wird in einer Bibliothek gesucht und erlaubt die Identifizierung.

3

■ **Identifizierung durch Amplifikation und Einsatz von Gen-Chips.**

Bei dieser „Technik der Zukunft" werden Tausende für humanpathogene Bakterien spezifische Oligonukleotide auf der Oberfläche eines ungefähr 2 cm^2 großen Chips deponiert. Dieser Chip wird mit amplifizierter und markierter Einzelstrang-DNA des zu untersuchenden Materials (das z. B. Spezies-spezifische Sequenzen der 16S-rDNA oder andere artspezifische Sequenzen enthält) beschickt und die Bindung an komplementäre Nukleotid-Sequenzen durch Messung der Fluoreszenz mit konfokaler Laser-Mikroskopie bestimmt. Auch das Vorkommen von Antibiotikaresistenz-Genen kann auf diese Weise gemessen werden.

3.7.7 Direktnachweis bakterieller Antigene

Antigene, die für Arten oder Gattungen spezifisch sind, können mit polyklonalen oder (besser) mit monoklonalen Antikörpern im Untersuchungsmaterial direkt nachgewiesen werden. Dies erlaubt eine Schnelldiagnose. Beispiele: Nachweis bakterieller Antigene im Liquor bei Vorliegen einer akuten eitrigen Meningitis, Nachweis von Gonokokkenantigenen im Sekret des Urogenitaltrakts, Nachweis des Gruppenantigens der A-Streptokokken im Material von Rachenabstrichen. Die Direktmethoden erreichen aber nicht die Sensitivität der klassischen Kulturverfahren. Häufig werden für den Direktnachweis Adsorbens-Teste sowie die Coagglutination oder die Latexagglutination eingesetzt. Bei den Agglutinationsmethoden sind die Antikörper mit dem Fc-Teil entweder an Protein A von abgetöteten Staphylokokken oder an Latexpartikel fixiert.

3.7.8 Diagnostische Tierversuche

Tierversuche werden in der diagnostischen Bakteriologie heute im Gegensatz zu früher praktisch nicht mehr eingesetzt. Selbst zum Nachweis bakterieller Toxine (z. B. Diphtherie-Toxin, Tetanus-Toxin, Botulinus-Toxin), die bis vor wenigen Jahren noch im sog. Schutzversuch nachgewiesen wurden, werden heute molekulargenetische Methoden eingesetzt, die das Vorkommen des Toxin-Gens, meist verknüpft mit einer Amplifikation, bestimmen.

3.7.9 Sicherheit im bakteriologischen Labor

Der diagnostisch tätige Mikrobiologe beschäftigt sich zwangsläufig mit potenziell pathogenen Mikroorganismen. Er muss deshalb bestimmte Arbeitsregeln streng beachten, um nicht sich oder andere zu gefährden. Die Sicherheit im Labor beginnt mit einer zweckmäßigen baulichen Gestaltung und Einrichtung (Labors mit Unterdruck, Sicherheitskapellen). Sie setzt sich fort mit dem Beachten der Grundregeln für das Arbeiten im mikrobiologischen Labor. Dazu gehören: Schutzkleidung; Vermeiden von Essen, Trinken, Rauchen; mechanische Pipettierhilfen; Desinfektion der Hände und der Arbeitsflächen, bei Kontamination sofort, sonst am Ende des Arbeitsprozesses; sachgemäße Entsorgung kontaminierter Materialien; Gesundheitskontrolle des Personals; sachgemäße Instruktion des Personals.

3.8 Taxonomie und Übersicht über humanpathogene Bakterien

■ Die Taxonomie umfasst die Lehren von der Klassifikation und der Nomenklatur. Bakterien werden aufgrund phänotypischer Merkmale (morphologische, physiologische und chemische „Phäne") in einem hierarchischen System geordnet. Die Basis ist die Spezies bzw. Art. Ähnliche und damit verwandte Arten werden in einer Gattung und verwandte Gattungen in einer Familie zusammengefasst. Bei der Einordnung in höhere Taxa werden häufig praktische Gesichtspunkte berücksichtigt, z. B. die Einteilung in „beschreibende Sektionen". Eine Art wird mit 2 latinisierten Namen bezeichnet, wobei der erste Name die Gattung und beide zusammen die Spezies charakterisieren. Familiennamen enthalten die Endung -aceae. Tab. 3.**9** gibt eine Übersicht über die humanpathogenen Bakterien. ■

3.8.1 Klassifikation

Bakterien werden in der Domäne Bacteria zusammengefasst und so von den Domänen Archea und Eucarya abgetrennt (s. S. 5). Innerhalb ihrer Domäne werden Bakterien in taxonomische Gruppen (= Taxa) aufgrund von Verwandtschaftsbeziehungen geordnet. Letztere lassen sich am besten durch Erkenntnisse über die Evolution aufzeigen. Da über phylogenetische Beziehungen der Bakterien aber recht wenig bekannt ist, beruht ihre Klassifikation oft auf Ähnlichkeiten in phänotypischen Merkmalen (phänetische Verwandtschaft). Diese Merkmale lassen sich in **morphologische**, in **physiologische** (Stoffwechsel) und in **chemische** Merkmale gruppieren (s. Tab. 3.**8**, S. 226). Chemische Merkmale spielen eine zunehmende Rolle für die Klassifikation. Zu nennen sind die Zusammensetzung des Mureins oder das Vorkommen bestimmter Fettsäuren der Zellwand. Von großer Bedeutung für die Klassifikation ist die Struktur der DNA und der RNA. Die Zusammensetzung der DNA kann grob durch Bestimmung der Basenverhältnisse ermittelt werden: mol/l von Guanin + Cytosin. Der GC-Gehalt (mol%) humanpathogener Bakterien erstreckt sich von 25 – 70 %. Die Messung des Ausmaßes der Bildung heterologer Duplex-DNA oder von RNA-DNA-Hybriden gibt Information über die Ähnlichkeit verschiedener Bakterien und damit über ihre Verwandtschaft. Sehr nützlich zur Feststellung phylogenetischer Verwandtschaft ist auch die Sequenzanalyse der (16S/23S-) rRNA bzw. (16S/23S-) rDNA. Diese weist Sequenzen auf, die hochkonserviert sind und für alle Bakterien zutreffen, und Sequenzen, die die verschiedenen Taxa charakterisieren.

Formell werden die Prokaryonten in Divisionen, Klassen, Ordnungen, Familien, Gattungen und Arten mit evtl. entsprechenden Subtaxa gegliedert.

Familie (Familia)	*Enterobacteriaceae*
Gattung (Genus)	*Escherichia*
Art (Spezies)	*E. coli*
Var(ietät) oder Typ	Serovar 0157:H7
Stamm	xyz

Die Basis der Klassifikation ist die Art (lat. species). Oft ist es, vor allem in der Epidemiologie, notwendig, eine Art noch in **Varietäten (Vare)** oder (Syn.) **Typen** zu unterteilen. Dabei werden Kulturen einer Art, die bestimmte Merkmale gemeinsam haben, zusammengefasst. Beispiele: Biovar, Phagovar, Pathovar, Morphovar, Serovar. Der Begriff **Stamm** wird unterschiedlich gebraucht. In der klinischen Bakteriologie versteht man darunter oft die Erstkultur einer Spezies, die bei einer Infektion von einem Patienten isoliert wird. In der Epidemiologie bezeichnet man auch Isolate der gleichen Spezies von verschiedenen Patienten als zum gleichen Epidemiestamm gehörend.

Eine offizielle, international gültige Klassifikation der Bakterien gibt es nicht. Deshalb sind vor allem die höheren Taxa oft nach praktischen Gesichtspunkten gruppiert.

Das Standardwerk „Bergey's Manual of Systematic Bacteriology" unterteilt die Welt der Bakterien in **Sektionen**, die nach einigen wichtigen Eigenschaften der in einer Sektion zusammengefassten Bakterien benannt werden (Tab. 3.**9**).

Tabelle 3.**9** Übersicht über die taxonomische Stellung und Eigenschaften medizinisch wichtiger Bakterien[1]

3

Familie Gattung, Art	Charakteristische Eigenschaften	Klinik
Sektion 1. Spirochäten. Gramnegative, helikale (spiralig gewundene) Bakterien		
Spirochaetaceae	spiralig gekrümmt, beweglich, schlank	
Treponema pallidum	nur beim Menschen; nicht kultivierbar	Syphilis, 3 Stadien
Borrelia burgdorferi, B. afzelii, B. garinii	durch Zecken übertragen; kultivierbar	Lyme-Borreliose, 3 Stadien
Borrelia duttonii, Borrelia hermsii	durch Zecken übertragen; Antigen-Variabilität	endemisches Rückfallfieber
Borrelia recurrentis	durch Kleiderläuse übertragen	epidemisches Rückfallfieber
Leptospiraceae	spiralig, beweglich, kultivierbar	
Leptospira interrogans	Serogruppen und Serovare (z. B. icterohaemorrhagiae, pomona, grippotyphosa etc.)	Leptospirose, Morbus Weil
Sektion 2. Aerobe/mikroaerophile, bewegliche, helikale/vibroide (spiralig/kommaförmig gekrümmte), gramnegative Stäbchen		
Campylobacteriaceae (nov. fam.)		
Campylobacter jejuni	schlank, helikal und vibroid; kultivierbar	Enteritis
Campylobacter fetus		verschiedene Infekte, Sepsis, Endokarditis
Helicobacter pylori	helikal; Kultur schwierig; produziert viel Urease	Gastritis Typ B, peptische Ulzera
Sektion 4. Aerobe, gramnegative Stäbchen und Kokken		
Pseudomonadaceae	Stäbchen; beweglich; Oxidase-positiv	nosokomiale Infekte

[1] Modifiziert nach Bergey's Manual of Systematic Bacteriology. Aktueller Stand: 2001. Änderungen möglich, da die Systematik der Bakterien zur Zeit intensiv bearbeitet wird und ständig wechselt.

Tabelle 3.**9** *Fortsetzung: Taxonomische Stellung medizin. wichtiger Bakterien*

Familie Gattung, Art	Charakteristische Eigenschaften	Klinik
Fortsetzung Sektion 4.		
Pseudomonas aeruginosa *Burkholderia cepacia* *Stenotrophomonas maltophilia*	ubiquitäre Keime; Feuchtbiotope	nosokomiale Infektionen; häufig Mehrfachresistenz gegen Antiinfektiva
Legionellaceae	Stäbchen; beweglich; Spezialmedien für Kultur	
Legionella pneumophila	häufigste Spezies; aquatische Biotope	Legionärskrankheit, Pneumonie
Neisseriaceae	Diplokokken; unbeweglich; Oxidase-positiv	
Neisseria gonorrhoeae	Kokken in Phagozyten; Säure aus Glukose	Gonnorrhö
Neisseria meningitidis	Säure aus Glucose und Maltose	Meningitis/Sepsis
Moraxellaceae	Kokken und Kurzstäbchen	
Moraxella catarrhalis	Normalflora des Respirationstrakts	Sinusitis, Otitis media bei Kindern
Acinetobacter baumanii *Acinetobacter calcoaceticus*	ubiquitäres Vorkommen, Kurzstäbchen	Nosokomiale Infekte; häufig Mehrfachresistenz gegen Antiinfektiva
Genera/Spezies ohne Zuordnung zu einer Familie		
Brucella abortus, Brucella melitensis, Brucella suis, Brucella canis	Kurzstäbchen; intrazelluläre Bakterien; Granulome; Übertragung durch direkten Kontakt oder Lebensmittel	Brucellose (Morbus Bang, Maltafieber) Zoonose
Bordetella pertussis	kokkoide Stäbchen, unbeweglich, nur beim Menschen	Keuchhusten
Francisella tularensis	kokkoide Stäbchen	Tularämie, Zoonose (Nagetiere)

Tabelle 3.**9** *Fortsetzung: Taxonomische Stellung medizin. wichtiger Bakterien*

Familie Gattung, Art	Charakteristische Eigenschaften	Klinik
Sektion 5. Fakultativ anaerobe, gramnegative Stäbchen		
Enterobacteriaceae	Habitat: Darm von Tier und Mensch	
Escherichia coli	Lactose-positiv; häufigster bakterieller Erreger; verschiedene Pathovare; Opportunist	nosokomiale Infekte, Enteritis durch EPEC; ETEC; EIEC; EHEC
Salmonella enterica	Lactose-negativ; beweglich; mehr als 2000 Serovare	Typhus; Paratyphus; Enteritis
Shigella spp. (4 Arten)	Lactose-negativ (meist); unbeweglich; O-Serovare	bakterielle Ruhr (Dysenterie)
Klebsiella, Enterobacter, Citrobacter, Proteus, Serratia, Morganella, Providencia und weitere Gattungen	Opportunisten; oft Resistenz gegen Antibiotika	opportunistische, nosokomiale Infekte
Yersinia pestis	bipolare Anfärbung; beweglich; pathogen für Nager	Bubonenpest, Lungenpest, Zoonose
Yersinia enterocolitica	Reservoir sind Wildtiere, Nutztiere, Haustiere	Enteritis, Lymphadenitis
Vibrionaceae	kommaförmig; beweglich; Oxidase-positiv	
Vibrio cholerae	Alkalitoleranz; Exotoxin; Dünndarm	Cholera; massive, wässrige Diarrhö
Aeromonadaceae		
Aeromonas spp.	in aquatischen Biotopen; Fischinfektionen	gelegentlich Enteritis
Pasteurellaceae		
Pasteurella multocida	pathogen für verschiedene Tiere (Sepsis)	Infekte über Hautverletzungen (selten)
Haemophilus influenzae	X- und V-Faktor für Kultur; Kapsel-Serovar „b" (Hib)	Meningitis; Infekte der Atemwege

3

Tabelle 3.**9** *Fortsetzung: Taxonomische Stellung medizin. wichtiger Bakterien*

Familie Gattung, Art	Charakteristische Eigenschaften	Klinik
Fortsetzung Sektion 5.		
Genera/Spezies ohne Zuordnung zu einer Familie		
Calymmatobacterium granulomatis	bekapselt, unbeweglich	Granuloma inguinale; Geschlechtskrankheit. In Europa selten
Streptobacillus moniliformis	Normalflora bei Ratten, Mäusen, Katzen	Rattenbissfieber; auch durch *Spirillum minus* (= Sodoku)
Cardiobacterium hominis *Eikenella corrodens*	normale Schleimhautflora des Menschen; klassische Opportunisten; unbeweglich. *Eikenella corrodens* verursacht Korrosion der Agaroberfläche	verschiedene opportunistische Infekte.

Sektion 6. Anaerobe, gramnegative, gerade, gekrümmte und helikale (spiralige) Stäbchen

Bacteroidaceae	pleomorph, Normalflora der Mukosa	
Bacteroides, Porphyromonas, Prevotella, Fusobacterium	fakultativ pathogene Bakterien; endogene Infekte. Oft Bestandteil einer aerob/anaeroben Mischflora	nekrotische Abszesse in ZNS, Kopfbereich, Lunge, Abdomen, Genitale

Sektion 9. Rickettsien, Bartonellen und Chlamydien (gramnegativ)

Rickettsiaceae	kleine Kurzstäbchen; intrazellulär	Rickettsiosen
Rickettsia prowazekii	durch Kleiderläuse übertragen	Fleckfieber
Coxiella burnetii	Reservoir: Schaf, Rind, Nager. Infektion durch Inhalation	Q-Fieber (Pneumonie)
Ehrlichia spp.	Übertragung mit Vektoren	Ehrlichiose des Menschen
Bartonellaceae	Kurzstäbchen	
Bartonella bacilliformis	Tropismus für Erythrozyten/Endothelien	Oroya-Fieber und Verruga peruana

Tabelle 3.**9**   *Fortsetzung: Taxonomische Stellung medizin. wichtiger Bakterien*

Familie Gattung, Art	Charakteristische Eigenschaften	Klinik
Fortsetzung Sektion 9.		
Bartonella henselae	tierisches Reservoir (Katzen)	Sepsis, Angiomatose, Purpura bei Immunsupprimierten (AIDS); Katzen-Kratz-Krankheit bei Immunkompetenten
Bartonella quintana	Übertragung durch Kleiderlaus	Fünftagefieber
Afipia felis	unklare taxonomische Stellung	Katzen-Kratz-Krankheit (selten)
Chlamydiaceae	obligat intrazellulär; Vermehrungszyklus	
Chlamydia trachomatis	Biovare „trachoma" und „lymphogranuloma venerum"	Trachom; Einschluss-Konjunktivitis, Urethritis (unspezifisch), Lymphogranuloma venereum
Chlamydia psittaci	Reservoir: Infizierte Vögel; Infektion durch Inhalation	Ornithose (Pneumonie)
Chlamydia pneumoniae	nur beim Menschen; aerogene Übertragung	Infekte der Atemwege; oft subakut. Arteriosklerose?

Sektion 10. Mykoplasmen (Bakterien ohne Zellwand)

Mycoplasmataceae	pleomorph; kein Murein, deshalb Resistenz gegen zellwandaktive Antibiotika	
Mycoplasma pneumoniae	Reservoir ist der Mensch; aerogene Infektion	Pneumonie (oft atypisch)
Ureaplasma urealyticum *Mycoplasma hominis*	Bestandteil der Normalflora; meist endogene Infektion	Urethritis (unspezifisch)

3

Tabelle 3.**9** *Fortsetzung: Taxonomische Stellung medizin. wichtiger Bakterien*

Familie Gattung, Art	Charakteristische Eigenschaften	Klinik
Sektion 12. Grampositive Kokken		
Micrococcaceae	Haufenkokken; unbeweglich; Katalase-positiv	
Staphylococcus aureus	Koagulase-positiv; gelbpigmentierte Kolonien	pyogene Infekte, Toxikosen
Staphylococcus epidermidis	Koagulase-negativ; weißliche Kolonien; Normalflora	Fremdkörper- assoziierte Infekte
Staphylococcus saprophyticus	Koagulase-negativ	Harnwegsinfekte bei jungen Frauen
Genera/Spezies ohne Zuordnung zu einer Familie. Katalase-negativ		
Streptococcus pyogenes	Ketten-Kokken; Lancefield- Gruppe A; β-Hämolyse	Tonsillitis, Schar- lach, Hautinfekte
Streptococcus pneumoniae	Diplokokken; kein Gruppen- Antigen; α-Hämolyse	Pneumonie, Otitis media, Sinusitis
Streptococcus agalactiae	Kettenkokken; Gruppen- Antigen B; β-Hämolyse	Meningitis/Sepsis des Neugeborenen
Enterococcus faecalis *Enterococcus faecium*	Aesculin positiv; Wachstum in 6,5% NaCl, pH 9,6	opportunistische Infekte
Sektion 13. Sporenbildende, grampositive Stäbchen		
Bacillus anthracis	unbeweglich; ubiquitär; aerob	Milzbrand (= Anthrax)
Clostridium tetani	beweglich; anaerob; Tetanospasmin; Vorderhörner	Wundstarrkrampf (= Tetanus)
Clostridium botulinum	beweglich; anaerob; Neurotoxine A – G; motorische Endplatte	Botulismus, meist reine Intoxikation
Clostridium perfringens	unbeweglich; anaerob; Exotoxine und Exoenzyme	Gasbrand, Gasgangrän
Clostridium difficile	beweglich; anaerob; Enterotoxin (Toxin A), Cytotoxin (Toxin B)	pseudomembra- nöse Kolitis
Sektion 14. Regelmäßig geformte, nichtsporenbildende, grampositive Stäbchen		
Listeria monocytogenes	zarte Stäbchen; β-Hämolyse; beweglich bei 20 °C; ubiquitär (Erdboden)	Meningitis, Sepsis (Neugeborene, Im- munsupprimierte)

Tabelle 3.**9** *Fortsetzung: Taxonomische Stellung medizin. wichtiger Bakterien*

Familie Gattung, Art	Charakteristische Eigenschaften	Klinik
Fortsetzung Sektion 14.		
Erysipelothrix rhusiopathiae	Infektionsquelle: erkrankte Schweine	Erysipeloid (selten), Zoonose
Gardnerella vaginalis	normale Schleimhaut	an Vaginose beteiligt

Sektion 15. Unregelmäßig geformte, nichtsporenbildende, grampositive Stäbchen

Corynebacterium diphtheriae	Keulenform; Pleomorphie; Lagerung; Diphtherietoxin	Diphtherie (Rachen, Nase, Wunde)
Actinomyces israelii	Filamente (auch verzweigt); Normalflora; anaerob	Aktinomykose (Begleitbakterien)

Sektion 16. Mykobakterien (säurefeste Stäbchen)

Mycobacteriaceae	zarte Stäbchen; Anfärbung nach Ziehl-Neelsen; (grampositiv); aerob	
Mycobacterium tuberculosis	langsames Wachstum (Kultur 3 – 6 – 8 Wochen)	Tuberkulose (Lunge, extrapulmonal)
Mycobacterium leprae	Kultur in vitro nicht möglich	Lepra (lepromatös, tuberkuloid)
Nichttuberkulöse Mykobakterien (z. B. *Mycobacterium avium/intracellulare* und zahlreiche weitere Arten)	geringe Pathogenität; Opportunisten	Infektionen bei Immunsupprimierten (AIDS)

Sektion 17. Nokardiaforme, grampositive Stäbchen

Nocardia asteroides *Nocardia brasiliensis*	feine, manchmal verzweigte Stäbchen; obligat aerob; Habitat: Umwelt	pulmonale, systemische und Oberflächen-(Haut-)Nokardiosen

3

3.8.2 Nomenklatur

Im „International Code for the Nomenclature of Bacteria" sind die Regeln für die Namengebung der Taxa festgelegt. Eine Art wird mit 2 latinisierten Namen gekennzeichnet, wobei der erste Name die Gattung, der zweite die Spezies charakterisiert. Familien werden mit der Endung „-aceae" bezeichnet. Bezeichnungen, die durch das „International Committee of Systematic Bacteriology" genehmigt wurden, gelten als offiziell und bindend. In der Medizin haben sich oft Trivialnamen eingebürgert, z. B. Gonokokken statt *Neisseria gonorrhoeae* oder Pneumokokken (sogar Pneumos) anstelle von *Streptococcus pneumoniae*.

3

4 Bakterien als Krankheitserreger

F. H. Kayser

4.1 Staphylococcus

■ Staphylokokken sind grampositive, sich in Haufen oder Trauben anordnende Kokken. Sie können auf gewöhnlichen Nährmedien aerob und anaerob kultiviert werden. Die für die Humanmedizin wichtigste Spezies ist *S. aureus*. Die klinische Symptomatik von Infektionen durch diesen Erreger wird durch eine Reihe von extrazellulären Enzymen und Exotoxinen wie Koagulase, Alphatoxin, Leucocidin, Exfoliatine, Enterotoxine, Toxischer-Schock-Toxin bestimmt. Die Krankheiten können in invasive Infektionen, in reine Toxikosen sowie in Mischformen unterteilt werden. Die Antibiotika der Wahl für die Therapie sind penicillinasefeste Penicilline. Die Labordiagnose umfasst den mikroskopischen und kulturellen Nachweis des Erregers. *S. aureus* ist ein häufiger Erreger nosokomialer Infektionen, die auch in Form von Kleinepidemien auftreten können. Die wichtigste Maßnahme zur Prophylaxe im Krankenhaus ist das Händewaschen des Medizinalpersonals.

Koagulasenegative Staphylokokken sind klassische Opportunisten. *S. epidermidis* und weitere Arten verursachen häufig aufgrund ihrer Fähigkeit, auf der Oberfläche von Fremdkörpern einen Biofilm auszubilden, fremdkörperassoziierte Infektionen. *S. saprophyticus* ist für 10–20 % der akuten Harnwegsinfektionen bei jungen Frauen verantwortlich. ■

Staphylokokken gehören zur Familie der *Micrococcaceae*, die in der Gruppe der grampositiven Kokken (s. Tab. 3.**9**, S. 236) zusammengefasst werden. Es handelt sich um kleine (1 μm), kugelige Zellen, die sich in Haufen bzw. Trauben anordnen. Staphylokokken sind unbeweglich und bilden Katalase. Die Gattung *Staphylococcus* enthält über 30 Spezies und Subspezies. Für die Medizin am wichtigsten sind die in Tab. 4.**1** in Kurzform dargestellten Arten. *S. aureus* gehört zusammen mit *E. coli* zu den häufigsten Erregern bakterieller Infektionen des Menschen.

Tabelle 4.**1** Überblick über die wichtigsten beim Menschen vorkommenden Staphylokkokenarten

Spezies	Eigenschaften
S. aureus	koagulasepositiv; Kolonien goldgelb gefärbt. Lokale, eitrige Infekte: Furunkel, Karbunkel, Impetigo, Wundinfekt, Sinusitis, Otitis media, Mastitis puerperalis, Ostitis, Pneumonie nach Influenza, Sepsis. Toxinbedingte Krankheiten: Lebensmittelintoxikation, Dermatitis exfoliativa, Toxischer-Schock-Syndrom
S. epidermidis	koagulasenegativ; novobiocinempfindlich; häufigster Erreger der KNS*; Opportunist; Prädisposition des Wirts Voraussetzung; fremdkörperassoziierte Infekte mit diskreter klinischer Symptomatik
S. saprophyticus	koagulasenegativ; novobiocinresistent. Harnwegsinfekte bei jungen Frauen (10 – 20 %); gelegentlich unspezifische Urethritis des Mannes

* KNS: koagulasenegative Staphylokokken

Staphylococcus aureus

Morphologie und Kultur. Das Aussehen von *S. aureus* im Grampräparat zeigt Abb. 4.**1a**. Der Keim ist ein fakultativer Anaerobier, der sich auf gewöhnlichen Nährmedien bei 37 °C leicht kultivieren lässt. Nach 24 h Bebrütung entwickeln sich die in Abb. 4.**1b** gezeigten Kolonien. Oft finden sich Hämolysezonen um die Kolonien.

Feinstruktur. Die Zellwand besteht aus einer dicken Mureinschicht. Mit dem Polysaccharid des Mureins sind lineare Teichonsäuren und Polysaccharide kovalent verbunden (Abb. 3.**10**, S. 163). In der Zellmembran sind die Lipoteichonsäuren verankert, die die gesamte Mureinschicht durchziehen. Teichonsäuren und Lipoteichonsäuren können Komplement auf dem alternativen Weg aktivieren sowie Makrophagen zur Sekretion von Zytokinen stimulieren. An den Peptidanteil des Mureins sind zellwandassoziierte Proteine gebunden. Der „Clumping factor", das Fibronektin-Bindeprotein sowie das Kollagen-Bindeprotein können spezifisch an Fibrinogen, Fibronektin und Kollagen binden und sind für die Adhärenz an Gewebe und an Fremdkörper, die mit den entsprechenden Matrixproteinen bedeckt sind, verantwortlich. Protein A bindet an den Fc-Anteil von Immunglobulinen (IgG). Es wird angenommen, dass die „falsche" Bindung von Immunglobulinen durch Protein A die „richtige" Bindung von opsonisierenden Antikörpern verhindert und so die Phagozytose erschwert wird.

Staphylococcus aureus

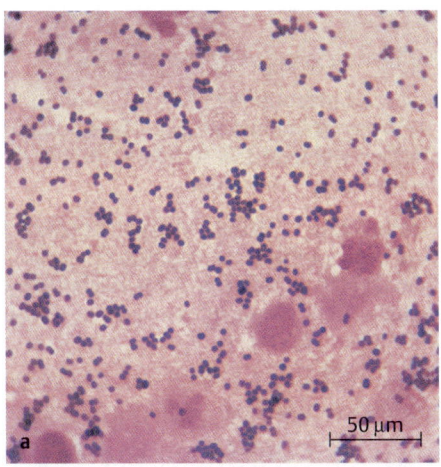

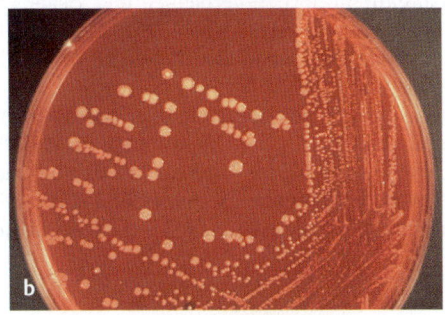

Abb. 4.**1** **a** Gram-Färbung eines Eiterpräparats: Grampositive Kokken, z. T. in Haufen. Klinische Diagnose: Furunkulose.
b Kultur auf Blutagar: Konvex gewölbte, gelblich pigmentierte Kolonien mit porzellanartiger Oberfläche.

4

Extrazelluläre Toxine und Enzyme. *S. aureus* sezerniert zahlreiche Enzyme und Toxine, die neben den oben geschilderten Feinstrukturen die Pathogenese der Infektionen erklären. Die wichtigsten sind:

■ Die **Plasmakoagulase** ist ein Enzym mit Thrombinfunktion, d. h. sie wandelt Fibrinogen in Fibrin um. Eine mit einem Fibrinwall umgebene Mikrokolonie im Gewebe erschwert ihre Phagozytose.

■ Das **α-Toxin** hat durch Angriff auf das ZNS letale Wirkung, schädigt Membranen (dadurch z. B. Hämolyse) und ist für eine Dermonekrose verantwortlich.

■ Das **Leukocidin** schädigt Mikrophagen und Makrophagen durch Degranulierung.

■ Die **Exfoliatine** sind für eine Epidermolyse verantwortlich.

■ Acht serologisch unterscheidbare **Enterotoxine** (A–E, H, G und I) bedingen die Symptome von Lebensmittelintoxikationen. Diese Proteine (MG: 35 kDa) werden durch Erhitzen während 15–30 min auf 100 °C nicht inaktiviert. Staphylokokken-Enterotoxine sind Superantigene (s. S. 76).

■ Das **Toxischer-Schock-Syndrom-Toxin-1** (TSST-1) wird von ungefähr 1 % der Stämme produziert. Es ist ein Superantigen, das die klonale Expansion zahlreicher T-Lymphozyten (ungefähr 10 %) induziert, was wiederum zur massiven Produktion von Zytokinen führt. Diese rufen dann die klinische Symptomatik des toxischen Schocks hervor.

Pathogenese und Krankheitsbilder. Hinsichtlich Pathogenese und Symptomatik lassen sich Erkrankungen durch *S. aureus* in 3 Gruppen einteilen.

■ **Invasive Infektionen**. Die Erreger zeigen die Tendenz, nach dem Eindringen über Haut oder Schleimhäute direkt dort zu verbleiben und lokale, mit Eiterbildung einhergehende Infektionen zu verursachen. Beispiele sind: Furunkel (Abb. 4.2), Karbunkel, Wundinfektionen, Sinusitiden, Otitis media, Mastitis puerperalis.

Weitere invasive Infektionen sind: die postoperative oder posttraumatische Ostitis/Osteomyelitis; die Endokarditis nach Operationen am Herzen, vor allem nach Klappenersatz; die Pneumonie im Anschluss an eine Influenza; die Sepsis bei abwehrgeschwächten Patienten. *S. aureus* und *E. coli* verursachen zu ungefähr gleichen Teilen fast die Hälfte aller Sepsen bei hospitalisierten Patienten.

Furunkulose

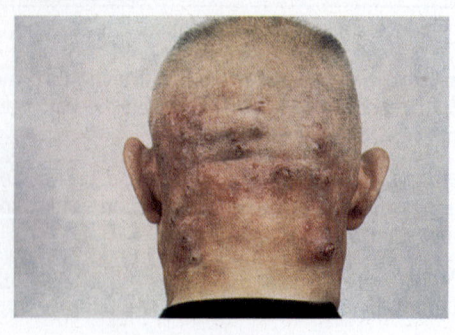

Abb. 4.**2** Furunkulose bei einem Patienten mit Diabetes mellitus Typ II.

Fremdkörper (Beispiele s. S. 167) können durch *S. aureus* kolonisiert werden. Die Besiedelung beginnt mit der spezifischen Bindung der Staphylokokken mit Hilfe zellwandassoziierter Haftproteine an Fibrinogen oder Fibronektin, die die Fremdkörper überziehen. In der Folge entsteht ein Biofilm (s. S. 167), der einen Streuherd darstellen kann.

■ **Toxikosen.** Lebensmittelintoxikationen kommen durch Einnahme von Speisen zustande, die durch Enterotoxine kontaminiert sind. Wenige Stunden nach Einnahme der Speisen beginnt die Erkrankung mit Übelkeit, Erbrechen und massiven Diarrhöen.

■ **Mischformen.** Die *Dermatitis exfoliativa* (staphylococcal scalded skin syndrome; Ritter-Erkrankung), der *Pemphigus neonatorum* und die *bullöse Impetigo* werden durch exfoliatinproduzierende Stämme hervorgerufen, die oberflächlich die Haut infizieren. Das *Syndrom des toxischen-Schocks* (TSS) wird durch TSST-1-produzierende Stämme verursacht. Diese können invasive Infektionen verursachen, aber auch nur auf Schleimhäuten siedeln. Wichtigste Symptome sind Hypotension, Fieber und ein scharlachartiges Exanthem.

Diagnose. Diese umfasst den mikroskopischen und kulturellen Nachweis des Erregers. Die Abtrennung von *S. aureus* zu den koagulasenegativen Arten erfolgt durch Nachweis der Plasmakoagulase und/oder des „Clumping factors". Enterotoxine sowie das TSST-1 können mit immunologischen und molekularbiologischen Methoden (Speziallabors) nachgewiesen werden.

Plasmakoagulase- und „Clumping-Factor"-Test

■ Zum Nachweis der Plasmakoagulase werden mehrere Kolonien in 0,5 ml Kaninchenplasma verrieben, das beimpfte Plasma 1, 4 und 24 h inkubiert und Koagulation registriert.

■ Beim „Clumping-Factor"-Test wird Material von Kolonien in einem auf einem Objektträger deponierten Tropfen Kaninchenplasma verrieben. Makroskopisch sichtbare Verklumpung beweist die Anwesenheit des Faktors.

Therapie. Neben chirurgischen Maßnahmen beruht die Therapie auf der Gabe von Antibiotika. Mittel der Wahl bei schweren Infektionen sind die penicillinasefesten Penicilline, da 70–80 % aller Stämme Penicillinase bilden. Diese Penicilline wirken jedoch nicht gegen methicillinresistente Stämme, eine Resistenz, die sich auf alle Betalactame erstreckt.

Epidemiologie und Prophylaxe. *S. aureus* besiedelt häufig Haut und Schleimhäute. Hohe Keimträgerraten (bis zu 80 %) sind bei Krankenhauspatienten und bei Personen, die im Krankenhaus arbeiten, die Regel. Bei diesen ist vor allem die Schleimhaut des vorderen Nasenbereichs besiedelt. Von hier können die Erreger über die Hand, gelegentlich auch über Staub in der Luft, auf Anfällige übertragen werden.

S. aureus ist ein häufiger Erreger nosokomialer Infektionen (s. S. 356f.). Im Krankenhaus können bestimmte Stämme epidemisch auftreten. Für die Abklärung von Epidemien müssen Isolate, die mit der Epidemie etwas zu haben, von anderen Stämmen der ubiquitären Spezies abgetrennt werden. Dazu kann die Lysotypie (s. S. 196) eingesetzt werden. Vermehrt werden heute aber molekulare Methoden verwendet, durch die Fingerabdrücke der genomischen DNA ermittelt werden.

Die wichtigste prophylaktische Maßnahme im Krankenhaus ist das gründliche Händewaschen vor medizinischen und pflegerischen Eingriffen. Eine Sanierung von Keimträgern kann mit intranasaler Applikation von Antibiotika (Mupirocin) versucht werden.

Koagulasenegative Staphylokokken (KNS)

KNS gehören zur Normalflora von Haut und Schleimhäuten. Sie sind klassische Opportunisten, die nur bei entsprechender Disposition Krankheiten verursachen.

■ *S. epidermidis.* Es handelt sich um die am häufigsten angetroffene Spezies (70–80 %) bei Infektionenn durch KNS. KNS verursachen vor allem fremdkörperassoziierte Infektionen. Beispiele von Fremdkörpern sind: intravasale Katheter, Katheter für die „kontinuierliche, ambulante Peritonealdialyse (CAPD)", Endoprothesen, Metallplatten und Schrauben bei Osteosynthesen, Herzschrittmacher, künstliche Herzklappen, Shuntventile. Die Infektionen kommen häufig dadurch zustande, dass die Fremdkörper im Makroorganismus durch Matrixproteine (z. B. Fibrinogen, Fibronektin) bedeckt werden, an die Staphylokokken mit spezifischen Zellwandproteinen binden können. Sie vermehren sich dann auf der Oberfläche und produzieren dabei eine Polymersubstanz, die Grundlage des entstehenden Biofilms. In der Tiefe des Biobelages sind die Staphylokokken weitgehend vor Antibiotika sowie dem Immunsystem geschützt. Die Biofilme stellen Herde dar, von denen aus die KNS ins Blut geschwemmt werden und sepsisartige Krankheitsbilder verursachen. Meist ist die Entfernung des Fremdkörpers notwendig.

■ *S. saprophyticus* ist für 10–20 % der akuten Harnwegsinfektionen, vor allem der Dysurie, bei jungen Frauen und für einen kleinen Teil der unspezifischen Urethritis bei sexuell aktiven Männern verantwortlich.

Eine Antibiotikatherapie bei Infektionenn durch KNS ist oft problematisch, da diese Staphylokokken häufig Multiresistenz aufweisen. Das gilt vor allem für *S. haemolyticus*.

4.2 Streptococcus und Enterococcus

■ **Streptokokken** sind grampositive, sich in Ketten oder als Pärchen anordnende, **unbewegliche,** katalasenegative, fakultativ anaerobe Kokken. Sie werden aufgrund ihres Hämolysevermögens (α-, β-, γ-Hämolyse) sowie der Antigenität eines in der Zellwand vorkommenden Kohlenhydrates (Lancefield-Antigen) eingeteilt.

Die β-hämolytischen A-Streptokokken (*S. pyogenes*) verursachen Infektionen der oberen Atemwege sowie invasive Infektionen der Haut und des subkutanen Bindegewebes. In Abhängigkeit von der Immunitätslage und der genetischen Disposition kann es zum Scharlach und zu schweren Infektionen wie der nekrotisierenden Fasziitis, einer Sepsis oder dem septischen Schock kommen. Eine Autoimmunpathogenese weisen Folgekrankheiten wie das akute rheumatische Fieber und die Glomerulonephritis auf. Die α-hämolytischen Pneumokokken (*S. pneumoniae*) verursachen Infektionen des Respirationstraktes. Als Antibiotika der Wahl gelten die Penicilline. Resistenz gegen Penicilline kommt bei Pneumokokken vor, ist aber bisher in Deutschland und der Schweiz noch selten. Die Labordiagnose umfasst den Nachweis der Erreger im entsprechenden Material. Gegen Pneumokokken-Infektionen kann bei gefährdeten Personen eine aktive Schutzimpfung mit einer Vakzine, die aus dem gereinigten Polysaccharid der 23 häufigsten Serovare besteht, durchgeführt werden. Bestimmte orale Streptokokken sind für die Zahnkaries verantwortlich zu machen. Orale Streptokokken verursachen auch die Hälfte aller Endokarditiden.

Enterokokken weisen nur geringe Pathogenität auf, sind aber häufig Erreger von nosokomialen Infektionen (meist als Teil einer Mischflora) bei abwehrschwachen Patienten. ■

Streptokokken sind runde bis ovale, sich in gewundenen Ketten (streptos = gewunden, verdrillt) oder als Diplokokken anordnende, grampositive, unbewegliche, sporenlose Bakterien. Sie produzieren keine Katalase. Die meisten sind Bestandteil der Normalflora der Schleimhäute. Einige können Infektionen bei Mensch und Tier hervorrufen.

Klassifikation. Die Gattungen *Streptococcus* und *Enterococcus* setzen sich aus zahlreichen Arten zusammen. In Tab. 4.**2**. sind die wichtigsten aufgeführt. Aus praktischen Gründen wird in der Medizin eine Einteilung verwendet, die auf dem Hämolysevermögen und der Antigenstruktur beruht.

■ **α, β, γ-Hämolyse.**
α-Hämolyse. Kolonien auf Blutagar sind von einer grünen Zone umgeben. Die Vergrünung kommt durch H_2O_2 zustande, das Hämoglobin zu Methämoglobin umwandelt.

Tabelle **4.2** Übersicht über die wichtigsten Streptokokken und Enterokokken des Menschen

Spezies	Hämolyse	Gruppen-antigen	Bemerkungen
Pyogene, hämolytische Streptokokken			
Streptococcus pyogenes (A-Streptokokken)	β	A	häufiger Erreger beim Menschen; invasive Infekte; Folgekrankheiten
S. agalactiae (B-Streptokokken)	β	B	Meningitis/Sepsis des Neugeborenen; invasive Infekte bei Prädisposition
C-Streptokokken	β(α; γ)	C	selten; eitrige Infekte (ähnlich *S. pyogenes*-Infekten)
G-Streptokokken	β	G	selten; eitrige Infekte (ähnlich *S. pyogenes*-Infekten)
S. pneumoniae	α	–	Pneumokokken; Infekte der Atemwege; Sepsis; Meningitis
S. bovis	α; γ	D	keine Enterokokken, obwohl Gruppe D; seltener Sepsiserreger; bei Isolierung aus Blut nach pathologischen Prozessen des Kolons fahnden
Orale Streptokokken (Auswahl)			
S. salivarius *S. sanguis* *S, mutans* *S. mitis* *S. anginosus* ⎱ *S. constellatus* ⎰ *S. milleri-* *S. intermedius* Gruppe etc.	α; γ	gelegentlich A, C, E, F, G, H, K nachweisbar	vergrünende (Viridans-) S.; Vorkommen in Mundhöhle; Endokarditis; eitrige Abszesse (*S. milleri*); Karies (*S. mutans*; *S. sanguis*; *S. mitis*)
Enterokokken (Enterococcus)			
E. faecalis	α; γ; (β)	D	Vorkommen im Darm von Tier und Mensch; geringe Pathogenität; Endokarditis; nosokomiale Infekte. Dabei oft Bestandteil einer Mischflora
E. faecium	α	D	

β-*Hämolyse.* Kolonien auf Blutagar sind von einem großen, gelblichen Hämolysehof umgeben, in dem keine intakten Erythrozyten mehr vorhanden sind und das Hämoglobin abgebaut ist.

γ-*Hämolyse.* Dieser (unlogische) Begriff kennzeichnet die Abwesenheit makroskopisch sichtbarer Hämolysezonen.

■ **Lancefield-Gruppierung**. Viele Streptokokken und Enterokokken besitzen ein in der Zellwand lokalisiertes polymeres Kohlenhydrat (C-Substanz), das als Lancefield-Antigen bezeichnet wird. Aufgrund der unterschiedlichen Antigenität dieses Antigens werden Streptokokken und Enterokokken in die Lancefield-Gruppen A – V gruppiert.

Enterokokken unterscheiden sich von den Streptokokken dadurch, dass sie sich auch in Anwesenheit von 6,5 % NaCl und bei einem pH-Wert von 9,6 vermehren können.

Streptococcus pyogenes (A-Streptokokken)

Morphologie und Kultur. Grampositive Kettenkokken mit einem Durchmesser von 1 μm (Abb. **4.3a**). Kolonien auf Blutagar (Abb. **4.3b**) zeigen β-Hämolyse, die durch die Streptolysine (s. unten) hervorgerufen wird.

Feinstruktur. Auf die Mureinschicht der Zellwand folgt die aus der C- Substanz bestehende, mit dem Murein kovalent verknüpfte Kohlenhydratschicht der Serogruppe A. Im Murein der Zellwand sind lange, verzwirnte, nach außen ragende Proteinfäden verankert: das M-Protein. Die Chemie des M-Proteins erlaubt die Einteilung der A-Streptokokken in Serovare. Das M-Protein hat antiphagozytäre Wirkung, wie auch die bei einigen Stämmen vorkommende Hyaluronsäurekapsel.

Extrazelluläre Toxine und Enzyme. Für die Pathogenese am wichtigsten sind:

■ **Streptolysin O, Streptolysin S**. Zerstören die Membran von Erythrozyten und weiteren Zellen. O-Streptolysin wirkt als Antigen. Bereits abgeklungene Infektionen können durch Messen von Antikörpern gegen dieses Toxin (Antistreptolysin-Titer) nachgewiesen werden.

■ **Pyrogene Streptokokken-Exotoxine** (PSE) A, B, C. Verantwortlich für Fieber; Scharlach-Exanthem und -Enanthem; Sepsis , septischer Schock. Die pyrogenen Exotoxine sind Superantigene und induzieren als solche die Bildung großer Mengen von Zytokinen (S. 84).

■ **Streptokinase**. Löst Fibrin auf; fördert die Ausbreitung von Streptokokken im Gewebe.

■ **Hyaluronidase**. Auflösung des interzellulären Gewebekitts.

4

Streptococcus pyogenes

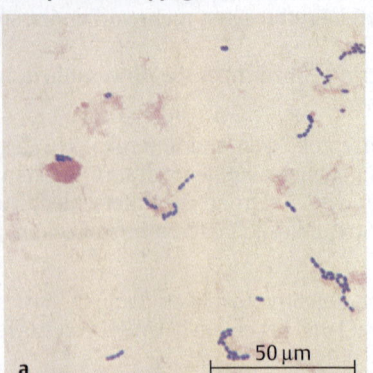

Abb. 4.**3** **a** Gram-Färbung eines Präparats aus Pleurapunktat: Gram-positive Kokken in gewundenen Ketten.
b Kultur auf Blutagar: Kleine, weißlich-graue, von einer großen β-Hämolysezone umgebene Kolonien. Die β-Hämolyse prägt sich in einer 5 %igen CO$_2$-Atmosphäre optimal aus.

a ⊢ 50 µm ⊣

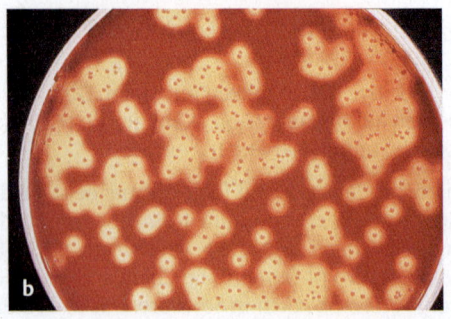

b

■ **DNasen**. Abbau von DNA. Dadurch dünnflüssiger Eiter.

Pathogenese und Krankheitsbilder. Streptokokkenkrankheiten können in die akuten, invasiven Infektionen sowie in Folgekrankheiten unterteilt werden.

■ **Invasive Infektionen.** Die Erreger dringen über (Mikro)Traumen der Haut oder der Schleimhäute ein und verursachen invasive lokale oder generalisierte Infektionen (Abb. 4.**4**). Die seltenen schweren septischen Erkrankungen treten bei Personen mit einem „Risiko-MHCII-Allotyp" auf. Bei diesen Patienten induzieren die Superantigene PSE (vor allem PSEA) große Mengen von Zytokinen durch gleichzeitige Bindung an den MHCII-Komplex und die ß-Kette des T-Zellrezeptors. Die übermäßig produzierten Zytokine verursachen dann die Sepsis-Symptomatik.

Infektionen durch *Streptococcus pyogenes*

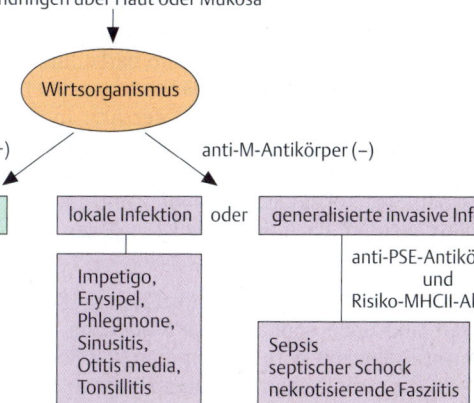

S. pyogenes (M-Protein; PSE, weitere Pathogenitätsfaktoren)

Eindringen über Haut oder Mukosa

Wirtsorganismus

anti-M-Antikörper (+)

anti-M-Antikörper (–)

stumme Infektion

lokale Infektion   oder

generalisierte invasive Infektion

Impetigo,
Erysipel,
Phlegmone,
Sinusitis,
Otitis media,
Tonsillitis

anti-PSE-Antikörper (–)
und
Risiko-MHCII-Allotyp

Sepsis
septischer Schock
nekrotisierende Fasziitis

anti-PSE-Antikörper (–)

Scharlach
(Tonsillitis)

4

a

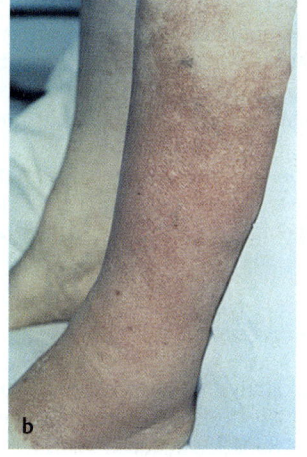

b

Abb. 4.**4** **a** Pathogenese und Krankheitsbilder von Infektionen durch *S. pyogenes*
(vereinfachtes Schema).
b Durch *S. pyogenes* verursachtes Erysipel.

■ **Folgekrankheiten**. Die Glomerulonephritis ist eine Immunkomplexkrankheit (S. 119), das akute rheumatische Fieber evtl. eine Typ-II-Immunkrankheit (S. 116).

Diagnose. Sie beinhaltet den mikroskopischen und kulturellen Erregernachweis. Zum Nachweis des Gruppenantigens A dienen mit Antikörpern beschichtete Partikel, die eine Agglutination herbeiführen (Latexagglutination, Coagglutination). Diese Methoden erlauben auch den Direktnachweis von A-Streptokokken bei der Tonsillitis, den der Arzt in der Praxis durchführen kann. Die Sensitivität des Direktnachweises erreicht aber nicht die der Kultur. Die Differenzierung von Reinkulturen von A-Streptokokken von anderen β-hämolytischen Streptokokken im Labor kann mit dem Bacitracin-Disktest durchgeführt werden, da A-Streptokokken gegen Bacitracin empfindlicher sind.

Therapie. Mittel der Wahl sind Penicillin G oder V. Resistenz kommt nicht vor. Alternativen sind orale Cephalosporine oder die Makrolid-Antibiotika. Bei Letzteren muss aber mit dem Vorkommen von Resistenzen gerechnet werden. Bei schweren septischen Krankheitsbildern wird ein polyvalentes Immunglobulin eingesetzt, um die PSE zu inaktivieren.

Epidemiologie und Prophylaxe. Die Häufigkeit von Infektionenn schwankt nach geographischem Gebiet, Jahreszeit und Alter. Der Mensch ist einziges Erregerreservoir. Die Übertragung erfolgt durch direkten Kontakt (Schmierinfektion) oder mit Tröpfchen. Die Inkubationszeit beträgt 1–3 Tage. Die Häufigkeit von Keimträgern bei Kindern beträgt 10–20%, kann aber je nach epidemiologischer Situation auch bedeutend höher liegen. Keimträger oder Erkrankte sind 24 h nach Beginn der Antibiotikatherapie nicht mehr infektiös. Mikrobiologische Nachkontrolle bei Erkrankten und bei Kontaktpersonen ersten Grades sind (außer bei rheumatischer Anamnese) nicht notwendig.

Bei Personen mit rekurrierenden Infektionen und bei Patienten mit einem akuten rheumatischen Fieber in der Anamnese ist eine dauernde Penicillinprophylaxe mit einem Langzeitpenicillin angebracht (z. B. 1,2 Mio. IU Benzathin-Penicillin/Monat).

Streptococcus pneumoniae (Pneumokokken)

Morphologie und Kultur. Pneumokokken sind grampositive, ovale bis lanzettförmige Kokken, die meist als Pärchen oder kurze Ketten vorkommen (Abb. 4.**5a**). Die Zellen sind von einer dicken Kapsel umgeben.

Bei Kultivierung auf Blutagar entwickeln sich schleimig aussehende, α-hämolytische Kolonien (s-Form; Abb. 4.**5b**, s = smooth). Kapsellose Mutanten bilden Kolonien mit rauher Oberfläche (r-Form; r = rough).

Streptococcus pneumoniae

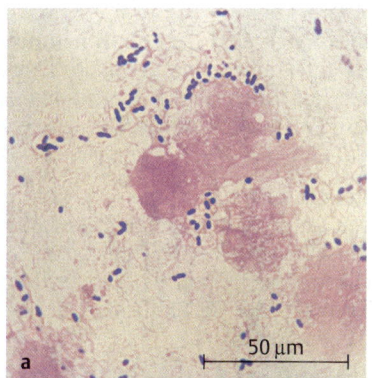

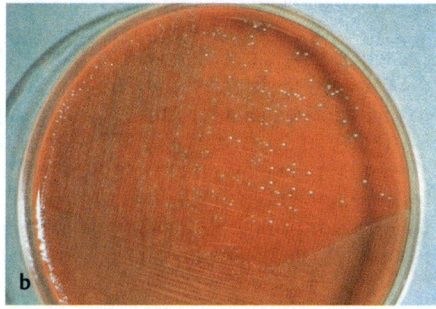

Abb. 4.**5 a** Gram-Färbung eines Präparats aus Mittelohrsekret: Grampositive, rund-ovale, von einer Kapsel umgebene Kokken. Klinische Diagnose: Otitis media.

b Kultur auf Blutagar: Graue, wenig Eigenfarbe aufweisende, oft schleimige (= Kapsel) Kolonien. Um die Kolonien ist oft eine Vergrünung zu beobachten, hervorgerufen durch α-Hämolyse. Das Aussehen der hell glänzenden Kolonien kommt durch Lichtreflexe zustande, die aufgrund der schleimigen Oberfläche entstehen.

Antigenstruktur. Aufgrund der chemischen Feinstruktur der Kapselpolysaccharide, die als Antigene wirken, werden die Pneumokokken in 90 Serovare unterteilt. Das Kapselantigen kann mit spezifischen Antiseren in einer Reaktion bestimmt werden, die man als Kapselquellungsreaktion bezeichnet.

Pathogenese und Krankheitsbilder. Die wichtigste Determinante der Virulenz der Pneumokokken ist die Kapsel, die die Erreger vor der Phagozytose schützt. Kapsellose Varianten können keine Krankheit hervorrufen. Mögliche weitere Virulenzfaktoren sind das Pneumolysin, das Membranwirkung aufweist, sowie eine IgA$_1$-Protease.

Das natürliche Habitat der Pneumokokken ist die Schleimhaut des oberen Respirationstraktes. Ungefähr 40–70 % gesunder Erwachsener sind Keimträger. Pneumokokkeninfektionen gehen in der Regel von der eigenen Flora aus (endogene Infektionen). Prädisponierende Faktoren sind kardiopulmonale

Grundleiden, vorausgegangene Infektionen (z. B. Influenza), Milzexstirpation, Komplementdefekte.

Die wichtigsten Pneumokokkeninfektionen sind die **Lobärpneumonie** und die **Bronchopneumonie**. Weitere Infektionen sind die akute Exazerbation bei der chronischen Bronchitis, die Otitis media, Sinusitiden, die Meningitis, das Ulcus corneae. Schwere Pneumokokken-Infektionen gehen häufig mit einer Sepsis einher.

Diagnose. Die Labordiagnose beinhaltet den mikroskopischen und kulturellen Erregernachweis in entsprechenden Untersuchungsproben. Die Abtrennung der Pneumokokken von anderen α-hämolytischen Streptokokken kann aufgrund ihrer größeren Empfindlichkeit gegen Optochin (Aetylhydrocuprein) im Disktest oder durch den Nachweis der Gallelöslichkeit erfolgen. Gallensalze steigern die Autolyse der Pneumokokken.

Therapie. Das Antibiotikum der Wahl ist noch immer das Penicillin. In letzter Zeit wurde auf das gehäufte Vorkommen penicillinresistenter Stämme hingewiesen (Südafrika, Spanien, Ungarn). In D, CH und A werden diese Stämme noch realtiv selten (5 – 10 %) beobachtet. Alternativen zum Penicillin sind die Makrolid-Antibiotika, gegen die aber auch Resistenz vorliegen kann.

Die Penicillinresistenz beruht nicht auf Penicillinase, sondern auf modifizierten Penicillin-Bindeproteinen (PBPs), zu denen die Penicilline eine geringere Affinität aufweisen. Die PBPs sind für die Biosynthese des Mureins notwendig. Biochemisch betrifft die Penicillinresistenz auch die Cephalosporine. Bestimmte Cephalosporine (z. B. Ceftriaxon) können aber aufgrund ihrer hohen Aktivität auch gegen Penicillin-resistente Pneumokokken eingesetzt werden.

Epidemiologie und Prophylaxe. Pneumokokken-Infektionen kommen endemisch vor, zu allen Jahreszeiten, häufiger bei alten Menschen. Der Mensch ist natürliches Erregerreservoir.

Für die Immunisierungsprophylaxe steht der Impfstoff Pneumovax zur Verfügung. Er enthält je 25 mg der gereinigten Kapselpolysaccharide von 23 der am häufigsten vorkommenden Serovare. 80 – 90 % aller isolierten Pneumokokken weisen Antigene auf, die im Impfstoff enthalten sind. Die Impfung ist vor allem bei Personen mit prädisponierenden Grundleiden angezeigt. Ein 7-valenter Konjugat-Impfstoff, der auch bei Kleinkindern unter 2 Jahren wirkt, existiert. Eine Expositionsprophylaxe ist nicht nötig.

Streptococcus agalactiae (B-Streptokokken)

B-Streptokokken verursachen gelegentlich bei abwehrgeschwächten Individuen Infektionen der Haut und des Bindegewebes, Sepsen, Harnwegsinfektionen, Pneumonien und Peritonitiden. Beim Neugeborenen tritt mit einer

Häufigkeit von ungefähr 1/1000 Geburten eine Sepsis mit oder ohne Meningitis auf. Diese Infektionen manifestieren sich in den ersten Lebenstagen (early onset type) oder den ersten Lebenswochen (late onset type). Bei der frühen Manifestation erfolgt die Infektion intra partum durch B-Streptokokken, die in der Vagina siedeln. Prädisponierende Faktoren sind Geburtskomplikationen, vorzeitiger Geburtstermin und Fehlen von Antikörpern gegen die Kapsel bei Mutter und Neugeborenem.

Orale Streptokokken

Die oft auch als Viridans-Gruppe bezeichneten Streptokokken der Mundhöhle besitzen mehrheitlich kein Gruppenantigen. Sie verursachen meist α-, manche auch γ-Hämolyse.

4

Orale Streptokokken sind für 50 – 70 % aller bakteriellen **Endokarditiden** verantwortlich, die insgesamt in einer Häufigkeit von 1 – 2 Fällen/100 000/ Jahr beobachtet werden. Die Endokarditis entsteht dadurch, dass die Keime über Läsionen der Schleimhaut der Mundhöhle in das Gefäßsystem eindringen. Es kommt zu einer transitorischen Bakteriämie und – vom Blut des Herzvolumens aus – zu einer Kolonisierung der Klappen und der Ausbildung eines Biofilms. Prädisponierende Faktoren sind angeborene Herzfehler, akutes rheumatisches Fieber, Herzchirurgie, vernarbte Herzklappen. Die Labordiagnose der Endokarditis umfasst die Isolierung des Erregers aus Blutkulturen. Zur Therapie wird Penicillin G allein oder kombiniert mit einem Aminoglykosid eingesetzt. Ausschlaggebend ist bakterizide Aktivität.

S. mutans, *S. sanguis* und *S. mitis* sind, neben *Actinomyces viscosus* und *A. naeslundii*, für **Zahnkaries** verantwortlich (Abb. 4.6). Die genannten Streptokokken können sich an die den Zahnschmelz bedeckenden Proteine anheften und aus Saccharose extrazelluläre Polysaccharide (Mutan, Dextran,

---

Ausgeprägte Zahnkaries

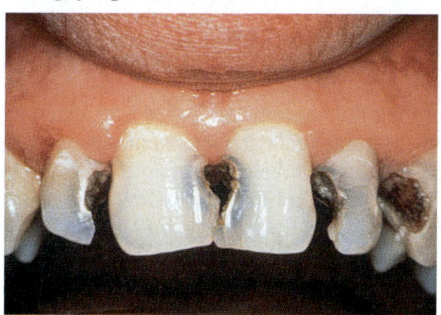

Abb. 4.**6** Für Zahnkaries sind vor allem bestimmte orale Streptokokken (*S. mutans*) verantwortlich.

Lävan) aufbauen. Diese klebrigen Substanzen, in die die initiale Bakterienschicht sowie weitere, sekundär sich ansiedelnde Bakterienarten eingebettet sind, bilden den Belag bzw. die Zahnplaque. Als Endprodukte des Stoffwechsels der zahlreichen Plaquebakterien entstehen organische Säuren, die den Zahnschmelz schädigen. Die Zerstörung des Dentins durch verschiedene Kariesbakterien beginnt.

Enterococcus (Enterokokken)

Der normale Standort der weit verbreiteten Enterokokken ist der Darm von Mensch und Tier. Sie sind unbeweglich, Katalase-negativ und weisen das Gruppenantigen D auf. Sie können bei 45 °C, in Gegenwart von 6,5 % NaCl und auch bei einem pH-Wert von 9 wachsen und werden durch diese Eigenschaften von den Streptokokken abgetrennt. Enterokokken besitzen als klassische Opportunisten nur ein geringes pathogenes Vermögen. Sie werden aber häufig als Bestandteil einer Mischflora bei nosokomialen Infektionenn (S. 356) isoliert. Bei 90 % der Isolate handelt es sich dabei um *E. faecalis*, bei 5 – 10 % um *E. faecium*. Eine gefürchtete Enterokokken-Infektion ist die Endokarditis. Zu ihrer Therapie muss ein Aminopenicillin mit Streptomycin oder Gentamicin kombiniert eingesetzt werden. Voraussetzung für den Therapieerfolg ist die bakterizide Wirkung der Kombination. Diese ist nicht gegeben, wenn hohe Resistenz gegen Streptomycin (MHK > 1000 mg/l) oder Gentamicin (MHK > 500 mg/l) oder Resistenz gegen das Aminopenicillin vorliegt. Enterokokken zeigen häufig Resistenzen gegen Antibiotika. Mehrfachresistente Stämme treten vor allem in den Krankenhäusern auf, da Enterokokken klassische Opportunisten sind. In letzter Zeit wurden Epidemien auf Intensivstationen mit Stämmen beobachtet, die gegen alle gängigen Antiinfektiva einschließlich der Glycopeptide Vancomycin und Teicoplanin resistent waren.

4.3   Grampositive, anaerobe Kokken

Die grampositiven, strikt anaeroben Kokken werden in den Gattungen *Peptococcus* und *Peptostreptococcus* zusammengefasst. Erstere enthält als einzige Spezies *Peptococcus niger*, Letztere weist zahlreiche Arten auf. Die anaeroben Kokken sind ein regelmäßiger Bestandteil der Normalflora des Menschen. Als Krankheitserreger werden sie meist nur als Bestandteil von Mischfloren, zusammen mit anderen Anaerobiern oder fakultativen Anaerobiern, gefunden. Über Verletzungen der Haut oder der Schleimhäute dringen sie gemeinsam mit anderen Keimen ins Gewebe ein und verursachen subakute eitrige Infektionen. Diese sind entweder im Kopfbereich lokalisiert (Hirnabszess, Otitis media, Mastoiditis, Sinusitis), können die tieferen Respirationsorgane betreffen (nekrotisierende Pneumonie, Lungenabszess, Empyem), kommen im Abdominalbereich vor (Appendizitis, Peritonitis, Leberabszess) oder betreffen das weibliche Genitale (Salpingitis, Endometritis, Ovarial- und Tubarabszess). Auch an Weichteil-Infektionenn sowie postoperativen Wundinfektionen können grampositive anaerobe Kokken beteiligt sein. Weitere Einzelheiten über die Klinik anaerober Infektionen s. S. 330ff.

4.4 Bacillus

■ Der natürliche Lebensraum von *Bacillus anthracis*, einem grampositiven, sporenbildenden, obligat aeroben Stäbchen, ist der Erdboden. Der Keim verursacht bei Tieren den **Milzbrand**. Der Mensch infiziert sich an erkrankten Tieren oder an tierischen Produkten, die mit Sporen kontaminiert sind. Je nach Eintrittspforte unterscheidet man den Hautmilzbrand (in 95 %), den primären Lungenmilzbrand und den Darmmilzbrand. Vom primären Infektionsherd aus kann es zur Sepsis kommen. Die Labordiagnose umfasst den mikroskopischen und kulturellen Nachweis des Erregers in entsprechenden Materialien sowie in Blutkulturen. Die Therapie der Wahl ist das Penicillin G. ■

Die Gattungen *Bacillus* und *Clostridium* gehören zur Familie der *Bacillaceae*, die sporenbildende Bakterien umfasst. Innerhalb der Gattung *Bacillus* existieren zahlreiche Arten (z. B. *B. cereus, B. subtilis* etc.), deren natürliches Habitat der Erdboden ist. Nur *Bacillus anthracis* hat veterinärmedizinische und humanmedizinische Bedeutung.

Bacillus anthracis (Milzbrand)

Vorkommen. Der Milzbrand ist eine primär bei Tieren, vor allem den Herbivoren vorkommende Krankheit. Die Erreger werden von Tieren oral mit dem Futter aufgenommen und verursachen ein schweres, septisches Krankheitsbild, das oft den Tod zur Folge hat.

Morphologie und Kultur. Das 1 μm breite und 2–4 μm lange Stäbchen ist unbegeißelt und besitzt eine aus Glutaminsäure-Polypeptid bestehende Kapsel. Die Sporen werden mittelständig gebildet. Der Keim lässt sich ohne Schwierigkeiten in einem aeroben Milieu kultivieren.

Pathogenese und Kranheitsbild. Die Pathogenität von *B. anthracis* beruht einerseits auf der antiphagozytären Kapsel und andererseits auf einem Exotoxin. Dieses ruft Ödeme und Gewebsnekrosen hervor. Die Infektion des Menschen erfolgt über kranke Tiere oder durch kontaminierte tierische Produkte. Der Milzbrand ist eine Berufskrankheit.

Je nach Eintrittspforte des Erregers unterscheidet man den **Hautmilzbrand**, den primären **Lungen**- oder den **Darmmilzbrand**. Beim Hautmilzbrand (90 – 95 % der humanen *B. anthracis*-Infektionen) dringen die Erreger durch Hautverletzungen ein. Nach 2 – 3 Tagen entsteht lokal ein Infektionsherd, der Ähnlichkeit mit einem Karbunkel hat. Von diesem primären Herd aus kann es zu einer foudroyant verlaufenden Sepsis kommen. Durch Inhalation von erregerhaltigem Staub entsteht der prognostisch ungünstige Lungenmilzbrand. Nach Genuss kontaminierter Lebensmittel kann es zum Darmmilzbrand mit Erbrechen und blutigen Diarrhöen kommen.

Diagnose. Diese beinhaltet den mikroskopischen und kulturellen Nachweis des Erregers in den Hautläsionen oder in Sputum und/oder Blutkulturen.

Therapie. Das Mittel der Wahl ist das Penicillin G. Als Alternative kommen Doxycyclin (ein Tetracyclin) in Frage. Beim Hautmilzbrand sind chirurgische Eingriffe kontraindiziert.

Epidemiologie und Prophylaxe. Der Milzbrand kommt vor allem in Südeuropa und Südamerika vor, wo er bei Nutztieren erheblichen wirtschaftlichen Schaden anrichtet. Der Mensch infiziert sich beim Umgang mit infektiösen Tieren oder kontaminierten tierischen Produkten. Der Milzbrand ist eine klassische Zoonose.

Zur Prävention kommen vor allem expositionsprophylaktische Maßnahmen in Frage, wie Vermeiden des Kontakts mit erkrankten Tieren, Desinfektion kontaminierter Produkte. Bei besonders gefährdeten Personen kann eine aus einem Kulturfiltrat gewonnene zellfreie Vakzine zur Dispositionsprophylaxe eingesetzt werden.

4.5 Clostridium

■ Die Klostridien sind 3 – 8 µm lange, dicke, grampositive, sporenbildende Stäbchen, die sich nur anaerob kultivieren lassen. Ihr natürliches Habitat ist der Erdboden. Die Pathogenität der krankmachenden Spezies beruht auf der Produktion von Exotoxinen und/oder Exoenzymen. Der häufigste Erreger der **anaeroben Zellulitis** und des **Gasbrands/Gasödems** ist *C. perfringens*. Der **Wundstarrkrampf** (Tetanus) wird durch *C. tetani* hervorgerufen. Der Erreger produziert das Exotoxin Tetanospasmin, das die Übertragung hemmender Impulse aus dem ZNS auf motorische Endneurone blockiert. Der **Botulismus** stellt eine Nahrungsmittelintoxikation dar, die durch die Neurotoxine von *C. botulinum* verursacht wird. Diese hemmen die Reizübertragung an den motorischen Endplatten. Die **pseudomembranöse Kolitis** wird durch *C. difficile* verursacht. Der Keim produziert ein Enterotoxin (A) sowie ein Zytotoxin (B). Die Diagnose der Klostridieninfektionen beruht auf dem Nachweis des Erregers (Gasbrand) und/oder dem Nachweis der Toxine (Tetanus, Botulismus, Kolitis). Alle Klostridien sind gut empfindlich gegen Penicillin G. Bei der Therapie des Tetanus und Botulismus werden Antitoxine eingesetzt, bei der Therapie des Gasbrands hyperbarer O_2. Wichtigste prophylaktische Maßnahme gegen den Tetanus ist die aktive Schutzimpfung mit Tetanustoxoid. ■

Vorkommen. Das natürliche Habitat der sporenbildenden Klostridien ist der Erdboden und der Darmtrakt von Mensch und Tier. Zahlreiche Arten sind apathogene Saprophyten. Einige Spezies verursachen unter bestimmten Begleitumständen den Gasbrand, den Tetanus, den Botulismus sowie die pseudomembranöse Kolitis.

Morphologie und Kultur. Morphologisch sind alle Klostridien große, ungefähr 1 μm dicke und 3–8 μm lange grampositive Stäbchenbakterien (Abb. 4.**7**). In älteren Kulturen verhalten sich viele Zellen gramnegativ. Mit Ausnahme von *C. perfringens* sind Klostridien begeißelt. Klostridien bilden Sporen. Sie werden am besten auf Blutagar in einer anaeroben Atmosphäre bei 37 °C kultiviert. Kolonien von *C. perfringens* sind konvex gewölbt, glatt und von einer Hämolysezone umgeben. Die Kolonien von beweglichen Klostridien weisen einen unregelmäßigen, ausgefransten Rand auf.

Erreger des Gasbrands/Gasödems und der anaeroben Zellulitis

Erregerspektrum. Zu den Erregern dieser Krankheitsbilder gehören *Clostridium perfringens, C. novyi, C. septicum, C. histolyticum*. Seltener werden *C. sporogenes, C. sordellii* und *C. bifermentans* gefunden. Der häufigste Gasbranderreger ist *C. perfringens*.

Toxine, Enzyme. Die von den invasiven Klostridien produzierten Toxine haben nekrotisierende, hämolytische und/oder letale Aktivität. Daneben werden Kollagenasen, Proteinasen, DNasen, Lecithinasen und Hyaluronidase produziert, die eine Zerstörung von Gewebestrukturen und deshalb eine Anhäufung von toxischen Abbauprodukten im Gewebe bedingen.

Pathogenese und Krankheitsbild. Da Klostridien ubiquitär vorhanden sind, kommt es bei vielen offenen Verletzungen zu einer Wundkontamination, häufig zusammen mit anderen Keimen. Der Nachweis von Klostridien in Wunden bedeutet deshalb noch nicht, dass eine Klostridieninfektion vorliegt. Eine Infektion resultiert, wenn aufgrund eines niedrigen Redoxpotenzials im

Clostridium perfringens und sporogenes

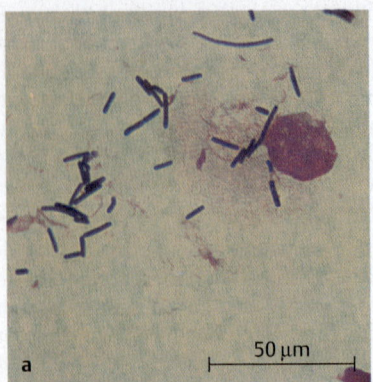

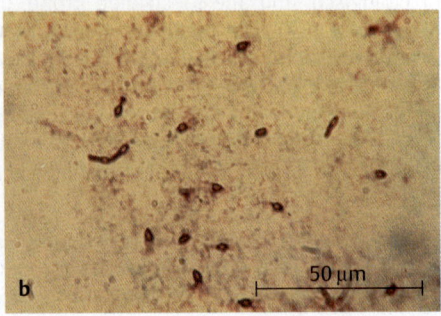

Abb. 4.7 **a** *C. perfringens:* Gram-Färbung eines Präparats aus Wundeiter. Große, plumpe, grampositive Stäbchen. Klinische Diagnose: Gasbrand nach Schussverletzung.
b *C. sporogenes:* Sporenfärbung eines Präparats aus einer gealterten Bouillonkultur. Rot angefärbte, eine dicke Sporenwand aufweisende Sporen. Gelegentlich Tennisschlägerformen.

Gewebe eine starke Vermehrung dieser Anaerobier möglich wird und es zu einer Gewebenekrose kommt. Es werden zwei in ihrer Schwere differierende Infektionen unterschieden:

■ **Anaerobe Zellulitis.** Infektion ohne Beteiligung der Muskulatur. Der Infekt bleibt auf die Faszienlogen beschränkt. Die Gasbildung im Gewebe kann durch das „Krepitus"-Zeichen wahrgenommen werden. Eine Toxinämie besteht nicht.

■ **Gasbrand/Gasödem.** Aggressive Infektion der Muskulatur mit Myonekrose und Toxinämie. Die Inkubationszeit beträgt Stunden bis wenige Tage.

Diagnose. Diese umfasst den mikroskopischen und kulturellen Nachweis der Erreger in entsprechenden Materialien. Die Identifizierung anaerob gewachsener Kulturen erfolgt aufgrund morphologischer und physiologischer Merkmale.

Therapie. An erster Stelle steht die chirurgische Behandlung. Zusätzlich müssen Antibiotika (Penicilline, Cephalosporine) gegeben werden. Gut bewährt hat sich die Behandlung mit hyperbarem O_2, die in speziellen Zentren vorgenommen wird. Der Patient atmet in einer Druckkammer (3 atm = 303 kPa) mehrmals während je 2 Stunden über einen Tubus oder eine Maske reinen O_2.

Epidemiologie und Prophylaxe. Der echte Gasbrand ist heute eine seltene Erkrankung. Als prophylaktische Maßnahme kommt vor allem die rasche chirurgische Versorgung kontaminierter Wunden in Betracht.

Clostridium tetani (Tetanus)

4

Der Tetanus (Wundstarrkrampf) ist eine akute Klostridienerkrankung, bei der die klinischen Manifestationen nicht von einer invasiven Infektion herrühren, sondern durch ein starkes Neurotoxin bedingt sind.

Toxin. Das Tetanospasmin (ein AB-Toxin) besteht aus 2 Polypeptidketten, die durch eine Disulfidbrücke verbunden sind. Die schwere Kette bindet spezifisch an Rezeptoren von Neuronen. Die leichte Kette ist eine Zink-Metalloprotease, die für die Proteolyse von Proteinkomponenten des Neuroexozytoseapparates in Synapsen der Vorderhörner des Rückenmarkes verantwortlich ist. Dadurch werden hemmende efferente Impulse aus dem Kleinhirn auf die motorischen Endneurone nicht mehr übertragen.

Pathogenese und Krankheitsbild. Nach Verletzungen dringen die ubiquitär vorkommenden Erreger ins Gewebe ein (Abb. 4.**8a**). Bei Vorliegen anaerober Verhältnisse vermehren sie sich und produzieren das Toxin. Dieses gelangt retrograd entlang der Nervenaxone oder via Blut in die Vorderhörner des Rückenmarks bzw. in den Hirnstamm. Die Wirkung des Toxins resultiert in einem Krankheitsbild, das durch erhöhten Muskeltonus sowie durch das Auftreten von Krämpfen, ausgelöst durch optische oder akustische Reize, charakterisiert ist. Die Krämpfe beginnen oft in der Gesichtsmuskulatur (Risus sardonicus, Abb. 4.**8b**) und gehen dann auf Nacken- und Rückenmuskulatur über (Opisthotonus). Das Bewusstsein ist ungetrübt.

Diagnose. Das Vorgehen der Wahl ist der Nachweis des Toxins im Wundmaterial im Tierversuch (Maus) mit dem Neutralisationstest oder der Nachweis des Toxin-Gens mit der PCR. Die Kultur der Erreger gelingt selten.

Therapie. Neben sorgfältiger Wundtoilette kommt eine antitoxische Therapie mit Immunserum zur Anwendung. Weiterhin muss die Muskulatur mit Curare oder ähnlichen Mitteln ruhiggestellt werden.

Epidemiologie und Prophylaxe. Wegen der Durchimmunisierung der Bevölkerung in den entwickelten Ländern ist der Tetanus selten geworden. Die In-

— Tetanus —

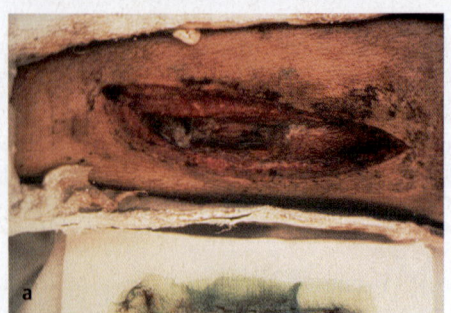

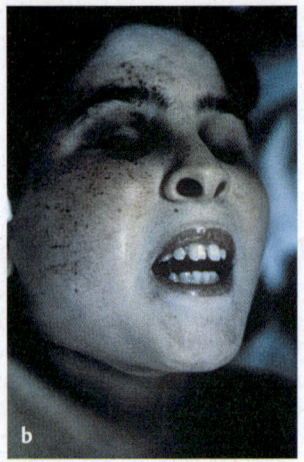

Abb. 4.**8** **a** Offene Fraktur des Unterschenkels nach Verkehrsunfall. Eintrittsstelle der Erreger.
b Risus sardonicus: Vollbild des Tetanus bei dem Patienten mit der Unterschenkelfraktur. Der Patient war nicht geimpft.

zidenz beträgt ungefähr 1 Fall/Million Einwohner/Jahr. In den Entwicklungsländern liegt die Häufigkeit bedeutend höher. Weltweit erkranken ungefähr 300 000 Menschen pro Jahr. Die Letalität beträgt dabei ungefähr 50 %. Deshalb kann die aktive Immunisierung als prophylaktische Maßnahme nicht genug betont werden. (Durchführung s. S. 35). Zum Auffrischen des Impfschutzes sollte alle 10 Jahre eine Dosis Td (s. Indikationsimpfungen, S. 36f.) verabfolgt werden. Bei schweren Verletzungen muss „geboostert" werden, wenn die letzte Impfung mehr als 5 Jahre, bei leichten Verletzungen mehr als 10 Jahre zurückliegt. Bei unvollständig Immunisierten mit schweren Verletzungen oder bei unklarer Grundimmunisierung muss humanes Tetanus-Immunglobulin (250 IE) verabreicht werden.

Clostridium botulinum (Botulismus)

Beim Botulismus handelt es sich nicht um eine Infektion, sondern, abgesehen vom dem Säuglings- und Wundbotulismus, um eine Intoxikation. Das Toxin wird mit der Nahrung aufgenommen.

Toxin. Das äußerst starke Neurotoxin ist ein hitzelabiles Protein. Sieben antigenetisch verschiedene Toxintypen (A – G) sind bekannt. Die Typen A, B und E rufen Intoxikationen des Menschen hervor. Das Toxin ist eine Metalloprotease, die eine Proteolyse von Proteinkomponenten des Neuroexozytoseapparates in den motorischen Endplatten katalysiert. Dadurch treten schlaffe Lähmungen der Muskulatur auf.

Pathogenese und Krankheitsbild. Der klassische Botulismus entsteht nach Genuss verdorbener Lebensmittel, in denen das Gift unter anaeroben Bedingungen durch C. botulinum gebildet wurde. Das durch den Magen-Darm-Trakt resorbierte Toxin wird via Blut zum peripheren Nervensystem transportiert.
Nach Stunden bis Tagen kommt es zu Lähmungen, vor allem der Kopfnerven. Häufige Symptome: Doppeltsehen, Schluck- und Sprechschwierigkeiten, Obstipation, trockene Schleimhäute. Die Letalität hängt von der Toxinmenge ab. Sie liegt zwischen 25 und 70 %. Der Tod kommt meist durch Atemlähmung zustande. Der **Wundbotulismus** resultiert durch eine Infektion von Wunden mit C. botulinum. Er ist sehr selten. Der **Säuglingsbotulismus** ist ein erst 1976 beschriebenes Krankheitsbild, das durch Aufnahme von Sporen mit der Nahrung (z. B. Honig) zustande kommt. Wahrscheinlich bedingt durch die besonderen Verhältnisse im Darm von Säuglingen bis zu 6 Monaten, können die Sporen auskeimen, sich vermehren und Toxin produzieren. Die Letalität des Säuglingsbotulismus ist niedrig (< 1 %).

Diagnose. Diese stützt sich ausschliesslich auf den Toxinnachweis mit dem Neutralisationstest im Tierversuch (Maus).

Therapie. Möglichst frühzeitige Gabe eines polyvalenten Antitoxins.

Epidemiologie und Prophylaxe. Der Botulismus ist eine seltene Erkrankung. Die Intoxikation ist ein lebensmittelhygienisches Problem. Als Prophylaxe muss die sachgemäße Herstellung von Nahrungsmitteln genannt werden.

Clostridium difficile (pseudomembranöse Kolitis)

Diese Spezies verursacht die pseudomembranöse Kolitis. C. difficile kommt in der Fäkalflora von 1 – 4 % der gesunden Erwachsenen und von 30 – 50 % der Kleinkinder im 1. Lebensjahr vor. Die auslösenden Faktoren für die Entstehung der Krankheit sind nicht genau bekannt. Fälle von pseudomembranöser

Kolitis sind gehäuft unter Therapie mit Clindamycin, Aminopenicillinen und Cephalosporinen beschrieben worden (deshalb auch **antibiotikaassoziierte pseudomembranöse Kolitis**), wurden aber auch bei Patienten beobachtet, die keine Antibiotika bekamen. Manchmal wird die Erkrankung gehäuft in Krankenhäusern beobachtet. Der **Pathomechanismus** beruht auf der Bildung von 2 Toxinen. Toxin A ist ein Enterotoxin mit einer Funktionsstörung, die zu vermehrter Sekretion von Elektrolyten und Flüssigkeit führt. Das Toxin B ist ein Zytotoxin, das das Epithel des Kolons schädigt.

Das **klinische Bild** verläuft mit Fieber, Diarrhöen, krampfartigen Bauchschmerzen. Bei der Koloskopie fällt die ödematös veränderte und mit gelblichweißen Belägen bedeckte Kolonschleimhaut auf. Die **Labordiagnose** umfasst die Kultivierung des Erregers aus Stuhl sowie den Nachweis des Zytotoxins in bakterienfreien Stuhlfiltraten aufgrund eines zytopathischen Effekts (CPE) in Zellkulturen und Ausbleiben des CPE nach Neutralisation mit einem Antiserum. Toxin A und B können auch mit immunologischen Testkits (ELISA-Teste, s. S. 134f) nachgewiesen werden. Eine **Therapie** ist in vielen Fällen nicht notwendig. Bei schweren Manifestationen ist eine Antibiotikatherapie erforderlich. Gegenwärtig ist Metronidazol das Mittel der Wahl.

4.6   Listeria, Erysipelothrix und Gardnerella

■ **Listeria monocytogenes** sind zarte, peritrich begeißelte, bei 20 °C gut bewegliche, grampositive Stäbchen, die aerob auf Blutagar kultiviert werden können. Sie kommen ubiquitär in der Umwelt vor. Humane Infektionen können entstehen, wenn $10^6 - 10^9$ Erreger mit Nahrungsmitteln in den Gastrointestinaltrakt gelangen. Listerien sind klassische Opportunisten. Bei immunkompetenten Personen verläuft eine Infektion entweder klinisch stumm oder unter dem Bild eines leichten grippalen Infektes. Infektionen bei Immunkompromittierten manifestieren sich als primäre Sepsis und/oder Meningoenzephalitis. Eine seltene Listerieninfektion ist die Endokarditis. Die Listeriose während der Gravidität kann zum Abort oder zur konnatalen Listeriose (Granulomatosis infantiseptica) führen. Zur Therapie werden Penicilline (Amoxycillin) sowie Co-Trimoxazol, manchmal in Kombination mit Aminoglykosiden, eingesetzt. Die Listeriose tritt sporadisch und selten auf. Gelegentlich kommt es bei Verkettung unglücklicher Umstände zu Epidemien, die durch kontaminierte Nahrungsmittel bedingt sind.

Erysipelothrix rhusiopathiae, der Erreger der Zoonose „Schweinerotlauf", verursacht beim Menschen das Erysipeloid, eine heute sehr seltene Berufskrankheit.

Gardnerella vaginalis ist meist zusammen mit anderen Bakterien für die unspezifische Vaginitis (Vaginose) verantwortlich. ■

Listeria monocytogenes

Unter den Listerien verursachen nur *L. monocytogenes* und die sehr seltene Art *L. ivanovii* Krankheiten des Menschen. Die Bezeichnung *L. monocytogenes* resultiert aus der Beobachtung, dass Infektionen von Nagern, die bedeutend empfänglicher sind als der Mensch, von einer Monozytose begleitet werden.

Morphologie und Kultur. Die grampositiven, zarten Stäbchen sind peritrich begeißelt. Sie sind bei 20 °C beweglicher als bei 37 °C. Die Kultur gelingt am besten aerob auf Blutagar. Nach Bebrütung während 18 h entstehen kleine, graue Kolonien, die von einer leichten Hämolysezone umgeben sind. Diese kommt durch das Listeriolysin O zustande. Listerien können sich noch bei 5 – 10 °C vermehren, was zu ihrer selektiven Anreicherung (= Kälteanreicherung) ausgenützt wird.

Pathogenese. Die molekularen Vorgänge sind vor allem an der systemischen Infektion der Maus studiert worden.

■ **Adhärenz.** An phagozytäre (z. B. Makrophagen) und nichtphagozytäre (z. B. Enterozyten) Zellen.

■ **Invasion.** Endozytose, induziert durch das Protein Internalin auf der Oberfläche der Listerien. Bildung des Endosoms.

■ **Zerstörung des Endosoms.** Einlagern des Toxins Listeriolysin in die Membran des Endosoms, wodurch Poren entstehen. Die Listerien befinden sich nun frei im Zytoplasma.

■ **Vermehrung** der Listerien im Zytoplasma der infizierten Zellen.

■ **Ausbreitung lokal von Zelle zu Zelle.** Polymerisierung von Aktin der infizierten Zellen an einem Pol der Listerien zu sog. Aktin-Schwänzen, die die Listerien zur Membran hin verschieben. Ausbildung länglicher Ausstülpungen der Membran, die Listerien enthalten. Aufnahme der Ausstülpungen durch benachbarte Zellen. Dort wiederum Freisetzen der Listerien durch Zerstören des Endosoms.

■ **Ausbreitung generell** durch hämatogene Streuung.

Klinik. Listerien sind klassische Opportunisten. Die meisten Infektionen bleiben klinisch stumm. Erst wenn mit Nahrungsmitteln zahlreiche Erreger ($10^6 – 10^9$) in den Magen-Darm-Trakt gelangen, können bei immunkompetenten Personen Symptome auftreten, die einem grippalen Infekt ähneln. Bei massiver Infektion werden häufig Symptome einer Gastroenteritis beobachtet.

Bei Personen mit T-Zell-Defekten, Malignomen, bei Alkoholikern, bei Cortisontherapie, in der Schwangerschaft, im hohen Alter und bei Säuglingen kann sich die Listeriose als **Sepsis** und/oder **Meningoenzephalitis** manifestieren.

Die **konnatale Listeriose** ist durch eine Sepsis mit multiplen Abszessen und Granulomen in den verschiedensten Organen des Neugeborenen charakterisiert (= **Granulomatosis infantiseptica**).

Schwere Listeriosen weisen eine Letalität von 10–40 % auf. Die Inkubationszeit kann stark variieren, von 1–3 Tagen bis zu Wochen.

Diagnose. Sie erfolgt durch den mikroskopischen und kulturellen Erregernachweis.

Therapie. Amoxycillin, Penicillin G oder Co-Trimoxazol.

Epidemiologie und Prophylaxe. Listerien kommen im Erdboden, in Oberflächengewässern, Pflanzen und Tieren ubiquitär vor und werden auch häufig (10 %) im Darm gesunder Menschen nachgewiesen. Obwohl deshalb ein Kontakt mit Listerien die Regel ist, ist die Listeriose aber eine seltene Erkrankung. Die Inzidenz der schweren Infektionen wird mit 6 Fällen/10^6 Einwohner/Jahr geschätzt. Die Krankheit tritt meist sporadisch auf. Kleine Epidemien, die ihren Ausgang von massiv mit Listerien kontaminierten Lebensmitteln wie Milch, Milchprodukten (Käse), Fleischprodukten und weiteren Lebensmitteln (z. B. Kohlsalat) nahmen, wurden beschrieben. Präventive Maßnahmen umfassen die sachgemäße, hygienisch einwandfreie Herstellung und Lagerung von Lebensmitteln.

Erysipelothrix rhusiopathiae

Bei diesem Bakterium handelt es sich um feine, unbewegliche, grampositive Stäbchen. *E. rhusiopathiae* verursacht eine septische Erkrankung des Schweins, den sog. Schweinerotlauf. Die heute sehr seltene Infektion des Menschen gilt als Berufskrankheit. Die Erreger dringen bei Kontakt mit infektiösem tierischen Material über Verletzungen der Haut ein. Nach einer Inkubationszeit von 1–3 Tagen entwickelt sich am Ort des Eindringens eine quaddelartige Schwellung mit blauroter Verfärbung, das sog. **Erysipeloid**. Die Lymphknoten sind mitbeteiligt. Die gutartige, oft auch spontan abheilende Infektion klingt unter Penicillin G rasch ab. Die Labordiagnose erfolgt durch mikroskopischen und kulturellen Nachweis des Erregers im Wundsekret.

Gardnerella vaginalis

Bei *G. vaginalis* handelt es sich um gramvariable, unbewegliche und unbekapselte Stäbchenbakterien, deren taxonomische Zuordnung in den letzten Jahrzehnten laufend gewechselt hat. Sie wurden auch schon als *Corynebacterium vaginalis* und *Haemophilus vaginalis* bezeichnet. Aufgrund von DNA-Hybridisierungen wird der Erreger heute der Gruppe der regelmäßig geformten, grampositiven, nichtsporenbildenden Stäbchenbakterien zugeordnet. Das natürliche Habitat des Keims ist die Vagina von Frauen im geschlechtsfähigen Alter. Der Keim kann aber auch für eine Vulvovaginitis (auch Vaginose) verantwortlich sein. Bei über 90 % von Frauen mit der Symptomatik dieser Infektion wird *G. vaginalis* nachgewiesen, meist zusammen mit anderen Bakterien, unter denen die obligaten Anaerobier (*Mobiluncus, Bacteroides, Peptostreptococcus*) im Vordergrund stehen. Der Keim kann im Fluor mikroskopisch und kulturell nachgewiesen werden. Bei der Mikroskopie geben die sog. „clue cells" (= Vaginalepithelien, die dicht mit gramlabilen Stäbchen besetzt sind) einen Hinweis auf die Rolle von *G. vaginalis* für die Symptomatik. Die Kultur ist auf mit Blut angereichertem Nähragar und Bebrütung in einer 5 % CO_2-haltigen Atmosphäre möglich. Als Therapie kommt Metronidazol in Frage.

4

4.7 Corynebacterium, Actinomyces, weitere grampositive Stäbchenbakterien

■ Die **Diphtheriebakterien** sind pleomorphe, keulenförmige, oft Polkörperchen aufweisende, sich in V- oder Y-Formen oder als Palisaden lagernde Stäbchen. Sie können auf eiweißhaltigen Nährmedien kultiviert werden. Ihre Pathogenität beruht auf dem Diphtherietoxin. Das Toxin bindet sich mit dem B-Fragment an Rezeptoren empfindlicher Zellen. Nach der Bindung wird das aktive A-Fragment in die Zelle eingeschleust. Dieses blockiert irreversibel die Translation bei der Proteinbiosynthese. Das Toxin-Gen ist Bestandteil des β-Prophagen. Hinsichtlich des Krankheitsbildes muss zwischen lokaler Infektion und systemischer Intoxikation unterschieden werden. Die lokale Infektion betrifft zumeist die Tonsillen, auf denen die diphtherische Pseudomembran entsteht. Von der Intoxikation sind vor allem die Leber, die Nieren, die Nebennieren, der Herzmuskel sowie die Kopfnerven betroffen. Die Labordiagnose beruht auf dem Nachweis des Erregers. Wichtigste therapeutische Maßnahme ist die antitoxische Therapie. Die Diphtherie kommt nur beim Menschen vor. Sie ist selten geworden, was auf der konsequenten Schutzimpfung mit Diphtherietoxoid beruht.

Aktinomyzeten gehören zur Normalflora der Schleimhäute. Es sind grampositive Stäbchen, die in jungen Kulturen oft als verzweigte Filamente vorliegen. Als Drusen werden Konglomerate aus Mikrokolonien im Eiter bezeichnet. Aktinomyzeten sind obligate Anaerobier. Die Erreger dringen über Mukosadefekte ins Gewebe ein. Monoinfektionen sind selten, meist liegen endogene Mischinfektionen vor, in denen die Aktinomyzeten dominieren. Die zervikofaziale Aktinomykose, verursacht durch *A. israelii*, der in der Mundhöhle siedelt, ist die häufigste Aktinomykoseform. Die Therapie umfasst chirurgische Maßnahmen sowie die Antibiotikatherapie mit Aminopenicillinen. ■

In der Gruppe der grampositiven, unregelmäßigen (pleomorphen), nichtsporenbildenden Stäbchenbakterien werden eine Vielzahl von Gattungen zusammengefasst, die häufig zur Normalflora der Haut und der Schleimhäute gehören (Tab. 4.3, S. 272). Zwei charakteristische Krankheiten werden durch Erreger dieser Gruppe verursacht: die Diphtherie durch *Corynebacterium diphtheriae* und die Aktinomykose, vorwiegend hervorgerufen durch *Actinomyces israelii*.

Corynebacterium diphtheriae (Diphtherie)

Morphologie und Kultur. Diphtheriebakterien sind grampositive, pleomorphe, oft keulenförmige Stäbchen. Typisch ist die V- oder Y-förmige oder Palisadenlagerung der Einzelzellen (Abb. 4.9a). Mit der Neisser-Färbung können endständig gelagerte Polyphosphate, die Polkörperchen, dargestellt werden.

Corynebacterium diphtheriae

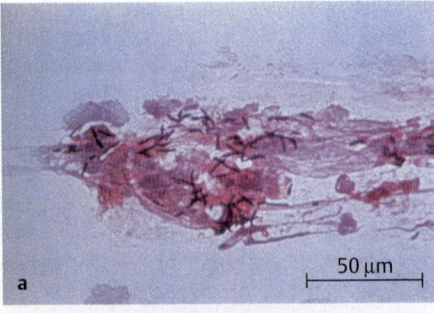

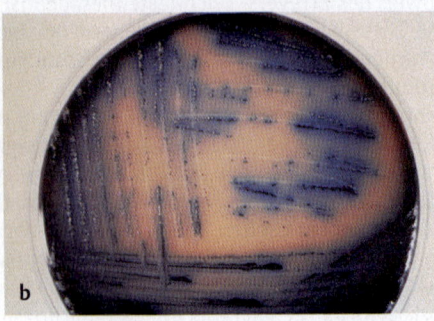

Abb. 4.**9** **a** Gram-Färbung eines Präparats aus Wundsekret bei Wunddiphtherie: Grampositive, unregelmäßig dicke, an einem Ende oft keulenförmig aufgetriebene Stäbchen in typischer Lagerung.
b Kultur auf Clauberg-Agar, einem kombinierten Selektiv/Indikator-Medium.
Durch K-Tellurit wird die Begleitflora gehemmt. Außerdem wird K-Tellurit zu Tellur reduziert, so dass die Kolonien schwarzbraun gefärbt sind. Die blaue Farbe um die Kolonien resultiert aus dem Abbau von Glucose, bei dem saure Metaboliten auftreten. Die Säuerung wird mit Wasserblau angezeigt

Für die Primärkultur wird auch heute noch das Löffler-Nährmedium verwendet, das aus koaguliertem Serum und Nährbouillon besteht. Zur selektiven Kultur werden tellurithaltige Selektiv/Indikator-Medien eingesetzt (Abb. 4.**9b**).

Extrazelluläres Toxin. Das Diphtherietoxin besteht aus den 2 funktionell unterschiedlichen Fragmenten A und B. **B** ist für **B**indung an Rezeptoren von Zielzellen zuständig, **A** für die toxische **A**ktivität. A blockiert irreversibel die Translation bei der Proteinsynthese in den Zielzellen, die daraufhin absterben. Das Toxin-Gen ist immer Bestandteil eines Prophagengenoms (s. lysogene Konversion, S. 196).

Diphtherie-Toxin

4

Fragment A ist eine ADP-Ribosyltransferase. Das Enzym überträgt Adenosindiphosphat-Ribose von NAD auf den Elongationsfaktor eEF2, der dadurch inaktiviert wird.

$$NAD + eEF2 \rightarrow ADP\text{-}Ribosyl\text{-}eEF2 + Nicotinamid + H^+$$

eEF2 ist als sog. „Weiterschieber" für die Translokation der Peptidyl-tRNA von der Aminosäureposition A zur Peptidposition P am eukaryontischen Ribosom verantwortlich. Obwohl das Toxin-Gen fester Bestandteil eines Phagengenoms ist, wird seine Aktivität durch das Genprodukt DtxR des Gens *dtxR* des Genoms der Bakterienzelle kontrolliert. DtxR verbindet sich mit Fe^{2+} und wird dadurch zu einem aktiven Repressor, der die Transkription des Toxin-Gens abschaltet.

Pathogenese und Krankheitsbild

■ **Lokale Infektion.** Infektion der Schleimhaut von Tonsillen, Pharynx, Nase und Konjunktiva (Abb. 4.**10**). Auch Wunden und Hautläsionen können infiziert werden. Die Erreger dringen ein, vermehren sich und produzieren Toxin, das lokal Zellschäden bewirkt. Die entzündliche Reaktion führt zur Ansammlung eines grauweißlichen Exsudates, welches die Matrix des entstehenden Belages darstellt. Diese „diphtherische Pseudomembran" besteht aus Fibrin, abgestorbenen Granulozyten, nekrotischen Epithelzellen. Der Belag haftet ziemlich fest. Er kann sich in den Larynx hinein ausdehnen und so evtl. zu Atembehinderungen führen. Die regionären Lymphknoten sind stark geschwollen.

■ **Systemische Intoxikation.** Parenchymdegeneration in Herzmuskel, Leber, Nieren, Nebennieren. Lähmungen im Bereich der motorischen Kopfnerven. Oft treten die toxischen Schäden nach Abklingen der akuten Infektion als Spätschäden zutage.
Toxin-negative Stämme von *C. diphtheriae* werden gelegentlich als Erreger einer Endokarditis oder von Hautinfektionen beobachtet. Derartige Stämme entsprechen in ihrem pathogenen Vermögen den kommensalen Corynebakterien (s. Tab. 4.**3**, S. 272).

Rachen/Nasen-Diphtherie

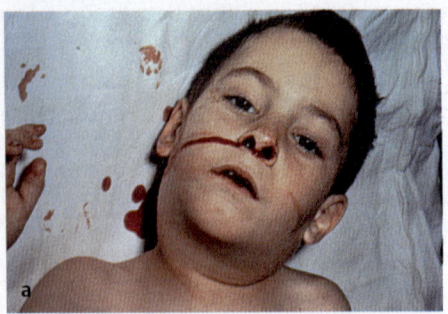

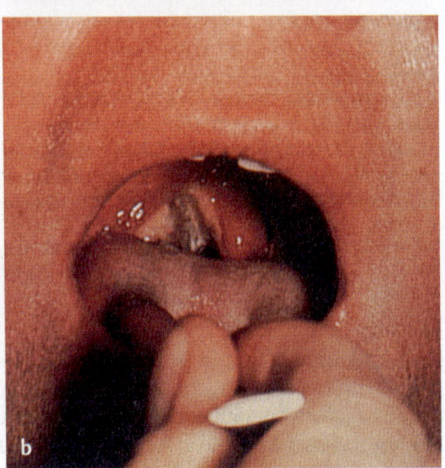

Abb. 4.**10 a** Blutungen aus der Nasenschleimhaut (Endothelschäden). Starke Lymphknotenschwellungen im Halsbereich (sog. Caesarenhals).
b Dicke Beläge auf den stark geschwollenen Tonsillen (sog. diphtherische Pseudomembran).

Diagnose. Methode der Wahl ist der kulturelle Nachweis des Erregers in lokalen Infektionsherden. Der im Transportmedium ins Labor gelangte Abstrich wird auf Löffler-Medium und einem Selektiv/Indikator-Medium ausgestrichen. Die Identifizierung beinhaltet den Nachweis morphologischer und physiologischer Merkmale. Das Toxin wird mit dem Immundiffusionstest nach Elek-Ouchterlony bestimmt. Neuerdings wird auch das Toxin-Gen mit einer molekularen Methode nachgewiesen. Wegen des Vorkommens von Toxin-negativen Stämmen ist der Toxinnachweis für die Labordiagnose Diphtherie notwendig.

Therapie. An erster Stelle muss die antitoxische Serumtherapie genannt werden, die möglichst früh, schon bei Verdacht, begonnen werden muss. Sie wird ergänzt durch die Gabe von Penicillin oder Erythromycin.

Epidemiologie und Prophylaxe. Ausschließliches *Erreger-Reservoir* ist der Mensch. Als *Infektionsquelle* kommen Erkrankte und Keimträger (selten) in Frage. Die *Übertragung* erfolgt zumeist direkt durch Tröpfchen, selten indirekt durch kontaminierte Gegenstände. Die *Inkubationszeit* beträgt 2 – 5 Tage. Die *Inzidenz* ist in Mitteleuropa niedrig. Von 1975 – 1984 wurden nur 113 Fälle in Deutschland gemeldet. In anderen Ländern (Russland) ist die Inzidenz größer. Die *Immunisierungsprophylaxe* mit dem Diphtherietoxoid ist die wichtigste Form der Prophylaxe (s. Tab. 1.**13**, S. 35 und 1.**14**, S. 36f). Zur *Expositionsprophylaxe* zählt die Isolierung von Kranken, bis 2 im Abstand von nicht weniger als 24 h durchgeführte kulturelle Untersuchungen negativ sind.

4

Actinomyces

Aktinomyzeten sind grampositive Bakterien, die dazu neigen, als verzweigte Filamente zu wachsen. Ältere Kulturen zeigen diese myzeliale Morphologie jedoch nicht, sondern ähneln in ihrem Äußeren stark den Korynebakterien.

Vorkommen. Aktinomyzeten gehören zur Normalflora der Schleimhäute von Mensch und Tier. Sie siedeln vorwiegend in der Mundhöhle. Die Aktinomykose entsteht deshalb immer durch endogene Infektion. In über 90 % verursacht *A. israelii* Infektionen beim Menschen, viel seltener *A. naeslundii* und weitere Arten.

Morphologie und Kultur. Aktinomyzeten sind grampositive, pleomorphe, manchmal auch echte Verzweigungen aufweisende Stäbchen (Abb. 4.**11**). Im Actinomyces-Eiter können schon makroskopisch die 1 – 2 mm großen, gelblichen **Drusen** beobachtet werden. Diese Körnchen bestehen aus einem Konglomerat kleiner Actinomyces-Kolonien, die von einem Leukozytenwall umgeben sind. Myzelfäden ragen radiär aus den Kolonien heraus, daher die alte Bezeichnung Strahlenpilz. Zur Kultur müssen angereicherte Medien sowie ein anaerobes Milieu mit einem Gehalt von 5 – 10 % CO_2 verwendet werden. Myzeliale Mikrokolonien werden nur in den ersten Tagen gebildet. Nach 2 Wochen entstehen weißliche, oft rauhe Oberfläche aufweisende Makrokolonien.

Pathogenese und Krankheitsbild. Die Erreger dringen über die Schleimhaut (evtl. auch über die Haut) ein und können sich bei Vorliegen eines niedrigen Redoxpotenzials im Gewebe etablieren. Neben mangelhafter Blutversorgung sind hierfür vor allem Begleitbakterien zuständig. Echte Aktinomykosen sind eigentlich immer Mischinfektionen. In der Mischflora finden sich vor allem

— *Actinomyces israelii* —

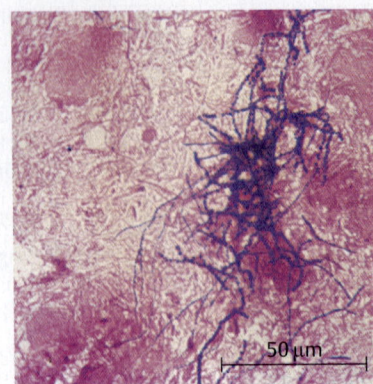

50 µm

Abb. 4.**11** Gram-Färbung eines Eiterpräparats bei zervikofazialer Aktinomykose: Knäuel von grampositiven, verzweigten Stäbchen; daneben gramnegative Mischflora. Klinische Verdachtsdiagnose: Aktinomykose.

Anaerobier der Mundhöhle. Häufig wird *Actinobacillus actinomycetemcomitans* isoliert, weiterhin verschiedene Arten der *Bacteroidaceae*. Aber auch fakultative Anaerobier, wie Staphylokokken, Streptokokken und *Enterobacteriaceae* werden als Begleitflora aufgefunden.

■ **Zervikofaziale Aktinomykose.** Sie ist die häufigste Form (> 90 %). Sie tritt als anfänglich tumorartige, derbe, später nekrotisierende Affektion auf. Die Abszesse können zur Haut durchbrechen, was zur Fistelbildung führt.

■ **Thorakale Aktinomykose.** Diese seltene Form entsteht nach Aspiration von Speichel, manchmal auch fortgeleitet von einer Aktinomykose im Halsbereich oder aufgrund hämatogener Streuung.

■ **Abdominale Aktinomykose.** Sie geht von Verletzungen des Darmes oder des weiblichen Genitales aus.

■ **Genitale Aktinomykose.** Kann bei Verwendung intrauteriner Verhütungsmittel entstehen.

■ **Kanalikulitis.** Eine Entzündung der Tränenkanälchen, die durch verschiedene *Actinomyces*-Arten hervorgerufen werden kann.

■ **Karies.** *A. viscosus*, *A. naeslundii* und *A. odontolyticus* sind an der Ätiologie der Karies (S. 253f) beteiligt. Eine Rolle am Entstehen der Parodontitis wird diskutiert.

Diagnose. Diese erfolgt durch mikroskopischen und kulturellen Nachweis der Erreger in Eiter, Fistelsekret, Granulationsgewebe oder Bronchialsekret.

Die Proben dürfen nicht mit körpereigener Flora, vor allem aus der Mundhöhle, kontaminiert sein. Der Transport ins Labor muss in einem Transportbehälter für Anaerobier erfolgen. Mikroskopisch kann durch Nachweis der verzweigten Stäbchen eine Verdachtsdiagnose gestellt werden. Der kulturelle Nachweis myzelialer Mikrokolonien auf angereicherten Nährmedien nach 1 – 2 Wochen erhärtet den Verdacht. Die endgültige Identifizierung durch direkte Immunfluoreszenz, Zellwandanalyse und Nachweis von Stoffwechselleistungen erfordert mehrere Wochen.

Therapie. Sie umfasst chirurgische und antibiotische Maßnahmen. Das Antibiotikum der Wahl ist ein Aminopenicillin. Wichtig ist, dass nicht nur die Aktinomyzeten, sondern auch die Begleitbakterien erfasst werden.

Epidemiologie und Prophylaxe. Aktinomykosen kommen weltweit vor. Sie treten sporadisch auf. Die Morbidität (Inzidenz) liegt zwischen 2,5 – 5 Fällen/ 100 000 Einwohner/Jahr. Männer werden 2-mal häufiger befallen als Frauen. Da die Aktinomykose eine endogene Infektion darstellt, kommen prophylaktische Maßnahmen nicht in Betracht.

Weitere grampositive Stäbchenbakterien

In Tab. 4.**3** sind Bakterien aufgezählt, die selten Infektionen verursachen und wenn überhaupt, dann meist auch nur bei Personen mit defekter Abwehr. Ihre Klassifikation und Nomenklatur hat sich in den letzten Jahren stark geändert und ist auch noch in einem andauernden Wandel begriffen. Viele dieser Bakterien gehören zur Normalflora von Haut und Schleimhäuten. Sie werden häufig in Materialien gefunden und stellen dort oft nur Kontaminanten dar, können jedoch gelegentlich auch Infektionen verursachen. Einige werden auch mit Sammelbegriffen wie „diphtheroide Stäbchen" oder „koryneforme Bakterien" zusammengefasst.

Tabelle 4.**3** Grampositive Stäbchen mit meist geringer Pathogenität

Erreger (Gattung oder Art)	Eigenschaften
Actinomyces pyogenes	Kutane und subkutane eitrige Infekte
Arcanobacterium haemolyticum	Eitrige Hautinfekte; Pharyngitis?
Corynebacterium ulcerans	Kann Di-Toxin bilden und deshalb diphtherieähnliche Krankheitsbilder verursachen.
C. jeikelum	Hautkeim. Wird gegentlich aus Blut, Wunden oder von intravasalen Kathetern isoliert. Oft Mehrfachresistenz.
C. xerosis *C. pseudodiphtheriticum*	Seltene Endokarditiserreger
Gordona bronchialis	Besiedelt und infiziert Atemwege
Rhodococcus equi	Infekte der Atemwege bei Immunsupprimierten
Tsukamurella sp.	Infekte der Atemwege bei Immunsupprimierten; Meningitis
Turicella otitidis	Infekte des Ohrs bei Prädisposition
Propionibacterium acnes *P. granulosum* *P. avidum*	Anaerob o. mikroaerophil. Sehr selten Endokarditis. *P. acnes* wird eine Beteiligung an der Aetiologie der Akne zugeschrieben.
Eubacterium sp.	Obligat anaerob. Normalflora des Intestinaltrakts. Gelegentlich Bestandteil einer anaeroben Mischflora.
Tropheryma whipplei (nov. gen., nov. spec.; früher *T. whippelii*	Erreger des Morbus Whipple. Keim bisher nicht kultivierbar. Taxonomische Stellung wahrscheinlich in Nähe der Aktinomyceten. Vieles noch unbekannt. Seltene chronische Systemerkrankung. Dystrophie der Dünndarm-Mukosa (100 %). Auch Befall des kardiovaskulären Systems (55 %), der Atemwege (50 %), des Zentralnervensystems (25 %) und der Augen (10 %). Klinische Leitsymptome sind Gewichtsverlust, Arthralgien, Diarrhoen, Abdominalschmerzen. Nachweis in Dünndarm-Biopsien, anderen Biopsien oder Liquor mikroskopisch (PAS) und mit molekularen Methoden (s.S. 227). Co-Trimoxazol Mittel der Wahl zur Therapie.

4.8 Mycobacterium

■ Mykobakterien sind schlanke, stäbchenförmige Bakterien, die mit speziellen Differenzierungsfärbungen (Ziehl-Neelsen) angefärbt werden können. Einmal angefärbt, lassen sie sich mit verdünnten Säuren nicht entfärben, was als Säurefestigkeit bezeichnet wird. Zu den Mykobakterien gehören als wichtigste die Tuberkulosebakterien (TB) *M. tuberculosis* und *M. bovis* sowie die Leprabakterien (LB) *M. leprae*.

TB lassen sich auf lipidreichen Medien kultivieren. Ihre Generationszeit beträgt 12–18 Stunden. Die Erstinfektion resultiert in der **Primärtuberkulose**, die vorwiegend in den Lungenspitzen lokalisiert ist, in die die Erreger via Tröpfchen gelangen. Es entwickelt sich der Primäraffekt und, bei Mitbeteiligung der hilären Lymphknoten, der Ghonsche Primärkomplex. In über 90 % der Infektionen heilen die primären Infektionsherde klinisch stumm ab. Bei 10 % der Infizierten geht die Primärtuberkulose nach wenigen Monaten oder aber erst nach Jahren in die **Sekundärtuberkulose** (Organtuberkulose) über, die durch ausgedehnte Gewebsnekrosen, in der Lunge z. B. durch Kavernen, charakterisiert ist. Die spezifische Immunität sowie die Allergie, die sich im Laufe einer Infektion ausbilden, ist eine Funktion von T-Lymphozyten. Die Allergie wird mit der Tuberkulinreaktion gemessen, mit der geprüft wird, ob eine klinisch inapparente Infektion mit TB vorliegt. Die Diagnose einer Tuberkulose erfolgt durch mikroskopischen und kulturellen Nachweis der Erreger. Immer mehr werden heute molekulare Methoden zum Nachweis von TB eingesetzt. Die Chemotherapie der Tuberkulose mit 2–4 Antituberkulotika muss während 9 (Standardschema) oder 6 Monaten (Kurzschema) durchgeführt werden.

Zum Unterschied zu den TB können LB auf künstlichen Nährmedien nicht kultiviert werden. Die **Lepra** manifestiert sich vor allem an der Haut, den Schleimhäuten und den Nerven. Klinisch existieren die (maligne) lepromatöse sowie die (benigne) tuberkuloide Lepra. Übergangsformen sind häufig. Einzige Infektionsquelle ist der Mensch. Die Übertragung erfolgt durch engen Kontakt über die Haut und über Schleimhäute. ■

Zur Familie der *Mycobacteriaceae* gehört die Gattung *Mycobacterium*, die weit in der Natur verbreitete saprophytäre Arten umfasst, aber auch Spezies, die bedeutende humane Infektionen, die Tuberkulose und die Lepra, auslösen. Mykobakterien werden zu den grampositiven Bakterien gerechnet. Sie lassen sich jedoch in der Gram-Färbung nicht oder nur sehr schlecht anfärben. Der Grund dafür beruht auf der lipidreichen Zellwand, in die basische Farbstoffe schlecht eindringen. Wenn Mykobakterien jedoch einmal mit drastischen Methoden angefärbt sind, dann können sie auch mit HCl-Alkohol nur schlecht wieder entfärbt werden. Diese Eigenschaft bezeichnet man als **Säurefestigkeit**.

Tuberkulosebakterien (TB)

Historisches. Zu den Tuberkulosebakterien (= *M. tuberculosis*-Komplex) zählen die Spezies *Mycobacterium tuberculosis, M. bovis* und die seltene Art *M. africanum*. Die infektiöse Ätiologie der seit langem bekannten Tuberkulose wurde im Jahre 1882 durch R. Koch aufgrund der regelmäßigen Isolierung der Erreger aus pathologischen Läsionen bewiesen. Ohne zu übertreiben, kann man sagen, dass die Tuberkulose eine der am meisten studierten menschlichen Erkrankungen ist. Neben Mikrobiologie und Pathologie sind an der Tuberkulose zahlreiche klinische Disziplinen interessiert, da TB praktisch jedes Organ infizieren können.

Morphologie und Kultur. TB sind schlanke, 0,4 µm breite und 3–4 µm lange, säurefeste Stäbchen, die keine Sporen bilden und unbeweglich sind. Sie lassen sich mit Spezialfärbungen (Ziehl-Neelsen, Kinyoun, Fluoreszenz, S. 222f.) anfärben (Abb. 4.**12a**).

TB sind obligate Aerobier. 5–10 % CO_2 in der Atmosphäre fördern ihre Vermehrung. Für die Kultivierung werden Medien mit einem hohen Lipidgehalt verwendet, z. B. Glycerin-Eiernährmedium nach Löwenstein-Jensen (Abb. 4.**12b**). Da die Generationszeit von TB ca. 12–18 Stunden beträgt, müssen Kulturen 3–6–8 Wochen bei 37 °C bebrütet werden, bis makroskopisch Wachstum sichtbar wird.

Zellwand. Viele besondere Eigenschaften der TB sind auf die Chemie der Zellwand zurückzuführen. Die Zellwand weist eine Mureinschicht auf und zahlreiche Lipide. Zu den wichtigsten zählen die Glykolipide (z. B. Lipoarabinomannan), die Mykolsäuren, die Mykoside und Wachs D.

Glykolipide und Wachs D.
— Verantwortlich für **Resistenz** gegen chemische und physikalische Noxen;
— **Adjuvanswirkung** (Wachs D). Die Immunogenität von Antigenen wird gesteigert;
— **Intrazelluläre Persistenz** in nichtaktivierten Makrophagen durch Hemmung der Fusion des Phagosoms mit Lysosomen;
— **Resistenz** gegen Komplement;
— **Virulenz**. Cord-Faktor (Trehalose-6,6–Dimykolat).

Tuberkuloproteine.
— **Immunantigene**. Das wichtigste ist das 65 kDa Protein.
— **Tuberkulin**. Partiell gereinigtes Tuberkulin enthält eine Mischung kleiner Proteine (10 kDa). Mit Tuberkulin wird ein stattgefundener Kontakt mit TB nachgewiesen. Verzögerte allergische Reaktion.

Polysaccharide. Biologische Bedeutung unbekannt.

Mycobacterium tuberculosis

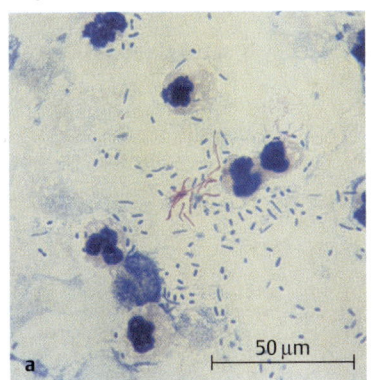

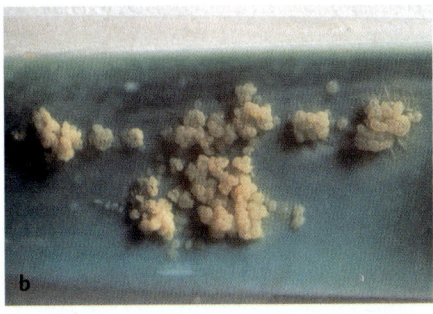

Abb. 4.**12** **a** Ziehl-Neelsen-Färbung eines Präparats aus Urin: Feine, rote, säurefeste Stäbchen. Klinische Diagnose: Nierentuberkulose.
b Kultur von *M. tuberculosis* auf Eiernährmedium nach Löwenstein-Jensen: Nach 4 Wochen Bebrütung raue, blumenkohlartig aussehende, gelbliche Kolonien.

4

Pathogenese und Krankheitsbild. Es muss zwischen der Primärtuberkulose und der Sekundärtuberkulose (Syn. Reaktivierungs- oder Postprimärtuberkulose) unterschieden werden (Abb. 4.**13**). Die klinischen Symptome beruhen auf der Reaktion des zellulären Arms des Immunsystems mit Antigenen der TB.

■ **Primärtuberkulose.** Von Ausnahmen abgesehen, gelangen die Erreger mit Tröpfchen in die Lunge und werden dort durch Alveolarmakrophagen phagozytiert. In diesen vermehren sie sich, da TB die Bildung des Phagolysosoms hemmen können. Es entsteht nach 10–14 Tagen als Reaktion ein Entzündungsherd, der sog. Primäraffekt. Aus ihm gelangen die TB in die regionalen Hiluslymphknoten, vermehren sich dort und stimulieren eine zelluläre Immunantwort, die zu einer klonalen Expansion spezifischer T-Lymphozyten führt, wodurch die Lymphknoten anschwellen. Es entsteht – zwischen der 6. und 14. Woche nach Infektion – der Ghon'sche Primär-

Mögliche Abläufe einer Lungentuberkulose

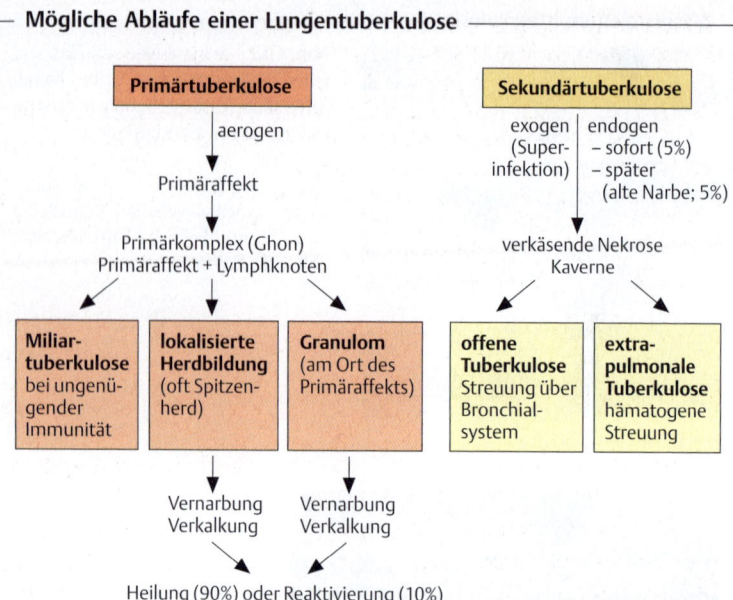

Abb. 4.**13** Die unmittelbar nach der Infektion entstehende Primärtuberkulose heilt in den meisten Fällen dank einer wirkungsvollen Immunreaktion vollständig aus. In 10 % der Fälle entwickelt sich jedoch sofort oder nach Jahren die sog. Sekundärtuberkulose, die das gesamte Bronchialsystem oder auch andere Organsysteme betreffen kann.

komplex (PK). Zeitgleich mit der Bildung des PK kommt es am Ort des Primäraffekts und auch in den befallenen Lymphknoten zur Bildung von Granulomen und zur Aktivierung von Makrophagen durch das Zytokin „Makrophagen-aktivierender Faktor". Im Makroorganismus entwickelt sich außerdem eine Tuberkulinallergie.

Der weitere Verlauf wird durch ein Wettrennen zwischen den TB und der spezifischen zellulären Abwehr bestimmt. Gelegentlich kann es zu einer lokalen Herdbildung an anderen Orten mit Defekten des Gewebes kommen, was als primäre Streuherdbildung bezeichnet wird. Dabei werden die Lungenspitzen bevorzugt. Es können aber auch über Lymphbahnen und das Blutsystem Mykobakterien in andere Organe gelangen und dort Streuherde bilden. Das Wettrennen geht in über 90 % zugunsten des Wirts aus. Die Granulome und Herde fibrosieren, vernarben, verkalken. Klinisch bleibt die Infektion stumm.

■ **Sekundärtuberkulose**. Bei etwa 10 % der Infizierten geht die Primärtuberkulose innerhalb von Monaten (5 %) oder auch erst nach Jahren (5 %) in die eigentliche Organtuberkulose über. Eine exogene Reinfektion ist in der Bevölkerung der entwickelten Länder selten. Die Reaktivierung beginnt mit einer käsigen Nekrose im Zentrum der Granulome und kann bis zur Kavernenbildung fortschreiten. Die Gewebszerstörungen kommen durch Zytokine zustande, unter denen der Tumornekrose-Faktor-α eine wichtige Rolle spielen dürfte. Dieses Zytokin ist auch für die Kachexie bei der Tuberkulose (Schwindsucht) verantwortlich. Reaktivierungen gehen häufig von alten Herden in den Lungenspitzen aus.

Die nekrotischen Läsionen im Gewebe, in denen TB in großer Zahl (z. B. bis zu 109 Bakterien und mehr pro Kaverne) vorkommen können, machen dem Abwehrsystem die Begrenzung der Läsion schwer, so dass es zu einer lymphogenen oder hämatogenen Streuung und zum Befall anderer Organe kommen kann. Praktisch gibt es kein Organ und Gewebe, das nicht sekundär durch TB befallen werden kann. Diese Tuberkuloseformen werden in dem Begriff extrapulmonale Tuberkulosen zusammengefasst.

Immunität. Der Mensch weist gegen TB eine relativ hohe, genetisch determinierte Resistenz auf. Daneben erwirbt ein Organismus nach Erstinfektion eine (inkomplette) spezifische Immunität. Diese äußert sich dahingehend, dass die TB am alten oder einem neuen Infektionsherd lokalisiert werden und ihre Ausbreitung beschränkt bleibt (Kochsches Phänomen). Diese Immunität ist ausschließlich eine Funktion von T-Lymphozyten. Die Immunität ist während der Abwehrphase gut ausgeprägt, nimmt aber nach Abheilung ziemlich rasch ab, so dass spekuliert wird, dass eine Resistenz nur so lange besteht, wie TB bzw. die Immunantigene im Organismus vorhanden sind (= Infektionsimmunität).

Tuberkulinreaktion. Zusammen mit der spezifischen Immunität entsteht in einem durch TB infizierten Organismus eine veränderte Reaktionslage, die Tuberkulinallergie, die ebenfalls ausschließlich über den zellulären Arm des Immunsystems zustande kommt. Die Allergie wird mit der Tuberkulinreaktion, die 6 – 14 Wochen nach Infektion positiv wird, nachgewiesen. Gereinigtes Tuberkulin (PPD = purified protein derivative) besteht aus den Tuberkuloproteinen. Beim Tuberkulintest werden 5 Tuberkulineinheiten (TU) intrakutan (= Test nach Mantoux; Goldstandard) appliziert. Bei negativer Reaktion wird die Dosis sequenziell bis auf 250 TU gesteigert. Bei positiver Reaktion kommt es nach 48 – 72 Stunden zu einer mindestens 10 mm Durchmesser aufweisenden Entzündungsreaktion (Induration) am Ort der Antigenapplikation. Eine positive Reaktion gibt an, ob eine Testperson mit TB infiziert ist oder mit BCG geimpft wurde. Ein positiver Test gibt weder Hinweise auf das Vorliegen von Krankheit noch auf den Immunstatus. Man kann zwar

4

annehmen, dass bei einer positiven Testperson eine gewisse spezifische Immunität vorliegt. Diese ist aber keineswegs komplett. Die Hälfte der klinisch manifesten Tuberkulosen in unserer Bevölkerung sind späte Reaktivierungstuberkulosen, die bei tuberkulinpositiven Personen entstehen.

Diagnose. Diese erfolgt ausschließlich durch mikroskopischen und kulturellen Nachweis des Erregers oder von erregerspezifischer DNA.

Traditionelle Methodik

■ **Vorbehandlung des Materials** – z. B. mit N-Acetyl-l-Cystein/NaOH – und Zentrifugation. Ziel: Ausschalten der schnellwachsenden Begleitflora; Verflüssigung von zähem Schleim; Anreicherung durch Zentrifugieren.

■ **Mikroskopie.** Färbung nach Ziehl-Neelsen und/oder mit dem Fluorochrom Auramin. Vorteil: rasches Ergebnis; Nachteile: mangelnde Sensitivität ($> 10^4 - 10^5$/ml); nur säurefeste Stäbchen.

■ **Kultur** auf festen und in flüssigen Spezialmedien. Dauer: 4 – 8 Wochen.

■ **Identifizierung.** Biochemische Teste mit Reinkultur, falls notwendig. Dauer: 1 – 3 Wochen.

■ **Resistenztest** mit Reinkultur. Dauer: 3 Wochen.

Schnellmethoden. In den letzten Jahren wurden verschiedene Schnellmethoden in die TB-Diagnostik eingeführt, die die Zeit für die traditionelle Methodik verkürzen.

■ **Kultur.** Früher Nachweis des Wachstums in Flüssigmedien durch Bestimmen von Stoffwechselprodukten der TB mit hochempfindlichen Geräten, halbautomatisch. Dauer 1 – 3 Wochen. Verdachtsdiagnose.

■ **Identifizierung.** Analyse zellulärer Fettsäuren mittels Gaschromatographie und von Mykolsäuren durch HPLC. Dauer: 1 – 2 Tage, ab Reinkultur.

■ **DNA-Sonden** zum Nachweis von M. tuberculosis-Komplex und weiterer Mykobakterien; Dauer: wenige Stunden, ab Reinkultur.

■ **Resistenztest.** Einsatz der Halbautomaten (s. oben). Nachweis von Wachstum/kein Wachstum in Flüssigmedien, die Standard-Tuberkulotika (Tab. 4.**4**) enthalten. Dauer: 7 – 10 Tage.

Direktnachweis im Material. Molekulare Methoden zum direkten Nachweis von *M. tuberculosis*-Komplex im Untersuchungsmaterial (ohne Kultur). Die Methoden sind mit einer Amplifikation der Suchsequenz verknüpft.

Therapie. Die frühere Langzeittherapie in Sanatorien ist durch eine standardisierte Chemotherapie (Beispiele s. Tab. 4.**4**) abgelöst worden. Diese wird oft ambulant durchgeführt.

Tabelle 4.**4**   Schemata für die Chemotherapie der Tuberkulose

	Standardschema	Monate	Kurzschema*	Monate
Initialphase	Isoniazid (INH) Rifampicin (RMP) Ethambutol (EMB)	2	Isoniazid Rifampicin Ethambutol Pyrazinamid (PZA)	2
Fortsetzungs-phase	Isoniazid Rifampicin	7	Isoniazid Rifampicin	4

* Alternative bei nachgewiesener INH-Empfindlichkeit oder geringen klinischen Befunden: INH + RMP + PZA (= Rifater) initial während 2 Monaten

Epidemiologie und Prophylaxe. Die Tuberkulose kommt weltweit endemisch vor. In den entwickelten Ländern hat ihre Häufigkeit in den vergangenen Jahrzehnten stark abgenommen. Die **Inzidenz** beträgt hier ungefähr 5–15 Neuinfektionen/100 000/Jahr. Die **Mortalität** liegt zumeist unter 1/100 000/Jahr. Weltweit gesehen ist die Tuberkulose jedoch noch ein großes Problem. Man schätzt, dass ungefähr 15 Millionen pro Jahr an dieser Krankheit erkranken und 3 Millionen daran sterben. Wichtigste **Infektionsquelle** ist der erkrankte Mensch. Gesunde Ausscheider existieren nicht. Das erkrankte Rind als Infektionsquelle spielt bei uns nur noch eine untergeordnete Rolle. Die **Übertragung** erfolgt in der Regel direkt, meist als Tröpfcheninfektion. Eine indirekte Übertragung durch Staub oder mit Milch (Eutertuberkulose des Rindes) stellt die Ausnahme dar. Die **Inkubationszeit** beträgt 4–12 Wochen.

▪ **Expositionsprophylaxe.** Patienten mit offener Tuberkulose müssen während der Ausscheidungsphase isoliert werden. Sekrete, die TB enthalten, müssen desinfiziert werden. Tuberkulöse Rinder müssen eliminiert werden.

▪ **Dispositionsprophylaxe.** Es existiert eine aktive Schutzimpfung, durch die das Tuberkuloserisiko auf etwa die Hälfte reduziert wird. Sie erfolgt mit dem Lebendimpfstoff BCG (lyophilisierte, bovine TB von Typ Calmette-Guérin). Die Impfung tuberkulinnegativer Personen induziert Allergie und eine (inkomplette) Immunität, die ungefähr 5–10 Jahre anhalten. In Ländern mit geringer Prävalenz (D, A, CH) wird die BCG-Impfung durch die Impfkommissionen nicht mehr empfohlen, weder bei tuberkulinnegativen Risikokindern noch bei Erwachsenen, die TB exponiert waren. Präventive Chemotherapie – Therapie einer klinisch inapparenten Infektion mit INH (300 mg/die) während 6 Monaten – hat sich bei Risikopersonen bewährt, wie z. B. bei Kontaktpersonen, die aufgrund des Kontakts tuberkulinpositiv wurden, oder bei tuberkulinpositiven Personen, die gesteigerte Anfälligkeit aufweisen (im-

4

munsuppressive Therapie, Therapie mit Corticosteroiden, Diabetes, Alkoholismus), oder bei Personen mit röntgenologisch nachgewiesener Residualtuberkulose. Ein Problem bei der präventiven Chemotherapie stellt die Therapietreue (Compliance) des Behandelten dar.

Leprabakterien (LB)

Morphologie und Kultur. Das *Mycobacterium leprae* (Hansen, 1873) ist der Erreger des Aussatzes. Morphologisch entspricht dieses säurefeste Stäbchen den Tuberkulosebakterien. Im Unterschied zu diesen können Leprabakterien jedoch auf Nährmedien und auch in Zellkulturen nicht kultiviert werden.

Pathogenese. Die Pathomechanismen der LB sind mit denen der TB identisch. Der Wirtsorganismus versucht, Infektionsherde durch Ausbildung von Granulomen zu lokalisieren. Die Lepragranulome entsprechen histopa-

Tuberkuloide Lepra

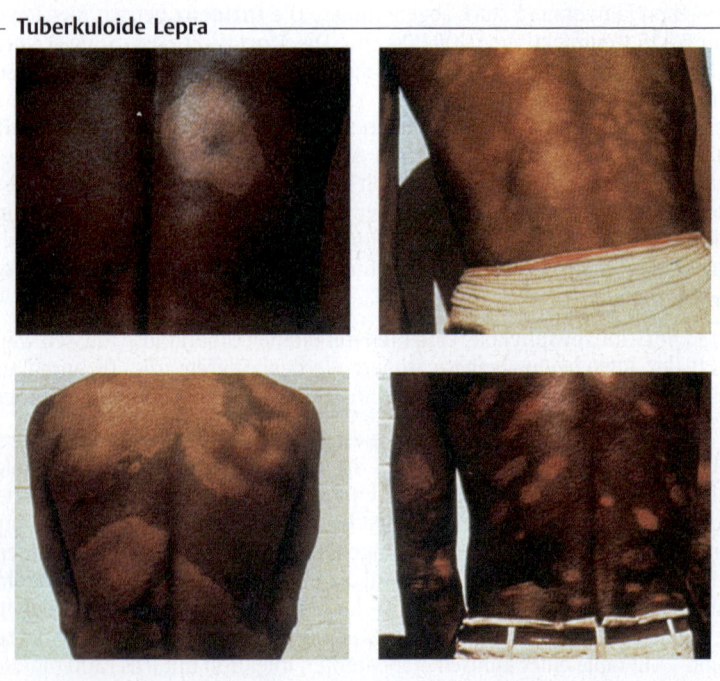

Abb. 4.**14** Die tuberkuloide Lepra ist die benigne, nicht progressive Lepraform, die durch fleckenartige Depigmentierungen der Haut charakterisiert ist.

Lepromatöse Lepra

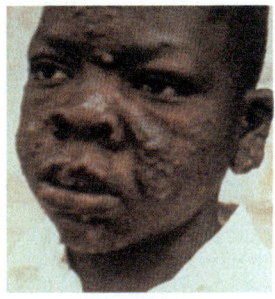

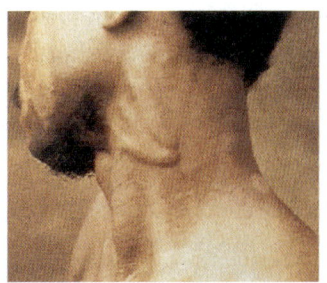

4

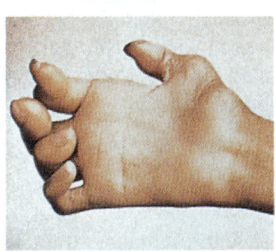

Abb. 4.**15** Die lepromatöse Lepra verläuft mit knotenartigen Haut- und Schleimhautläsionen, Befall von Nerven und Nervenlähmungen und – als Folge – Verstümmelungen.

thologisch den tuberkulösen Granulomen. In den Makrophagen der Granulome finden sich oft reichlich Leprabakterien.

Immunität. Die Abwehr ist ausschließlich zellulärer Natur. Eine nach Infektion auftretende Allergie kann mit dem Lepromintest nachgewiesen werden. Der Test zeigt aber eine schlechte Spezifität (positive Reaktion bei Nichtvorliegen einer Leprainfektion). Die klinisch verschiedenen Verlaufsformen beruhen wahrscheinlich auf individuellen Unterschieden der Abwehr.

Krankheitsbild. Die Lepra manifestiert sich vor allem an der Haut, an den Schleimhäuten sowie an den peripheren Nerven.

Klinisch unterscheidet man die tuberkuloide (TL, Abb. 4.**14**) sowie die lepromatöse Lepra (LL, Abb. 4.**15**). Es existieren zahlreiche Zwischenformen. Die TL ist die benigne, nichtprogressive Form mit dem Auftreten von fleckenartigen Hautläsionen. Die LL ist durch einen malignen, fortschreitenden Verlauf mit knotenartigen Hautläsionen sowie strangartigen Nervenverdickungen charakterisiert, die schlussendlich zu Nervenlähmungen führen. In den Entzündungsherden finden sich massenhaft Leprabakterien.

Diagnose. Mikroskopischer Erregernachweis im Haut- oder Nasenschleimhautgeschabsel nach Anfärben mit Ziehl-Neelsen. Der molekulare Nachweis von Leprabakterien-spezifischen DNA-Sequenzen mit der Polymerase-Kettenreaktion wird zur Zeit erprobt.

Therapie. Paucibakterielle Formen: Dapson kombiniert mit Rifampicin während 6 Monaten. Multibakterielle Formen: Dapson, Rifampicin und Clofazimin während mindestens 2 Jahren.

Epidemiologie und Prophylaxe. In den sozial entwickelten Ländern ist die Lepra eine Seltenheit. Heute ist sie noch in den Ländern der Dritten Welt häufig. Die Zahl der Leprakranken wird auf 12 Millionen geschätzt. Einzige Infektionsquelle ist der kranke Mensch. Die Übertragungswege sind nicht genau bekannt. Diskutiert wird die Übertragung durch direkten Kontakt über Verletzungen von Haut oder Mukosa und aerogene Übertragung. Die Inkubationszeit beträgt 2–5–20 Jahre. Eine Isolierung der Kranken, die behandelt werden, wird nicht mehr gefordert. Epidemiologisch wichtig ist die frühzeitige Erkennung der Krankheit bei Kontaktpersonen durch periodische Untersuchungen alle 6–12 Monate bis zu 5 Jahren nach Kontakt.

Nichttuberkulöse (atypische) Mykobakterien (NTM)

Mykobakterien, die nicht Tuberkulosebakterien oder Leprabakterien sind, werden als atypische Mykobakterien (alte Bezeichnung) oder nichttuberkulöse Mykobakterien (NTM) oder MOTT (mycobacteria other than tubercle bacilli) bezeichnet.

Morphologie und Kultur. In der Morphologie und im Färbeverhalten entsprechen NTM weitgehend den Tuberkulosebakterien. Mit Ausnahme der Gruppe der schnellwachsenden NTM zeigen sie auch ähnliche kulturelle Eigenschaften. Einige wachsen nur bei 30 °C. NTM kommen in der Umwelt (Wasser, Erdboden) sowie als Bestandteil der Schleimhautflora von Mensch und Tier häufig vor. Die meisten weisen Resistenz gegen die gebräuchlichen Antituberkulotika auf.

Krankheitsbilder und Diagnose. Einige der NTM-Spezies sind apathogen, andere können zumeist chronisch verlaufende Mykobakteriosen beim Menschen auslösen (Tab. 4.5). Diese sind insgesamt selten. Ihr Entstehen wird durch herabgesetzte zelluläre Immunität begünstigt. Gehäuft werden sie bei bestimmten Malignomen, bei immunsuppressiv Behandelten sowie bei AIDS-Patienten beobachtet. Dabei werden *M. avium/M. intracellulare* in mehr als 80 % der Fälle isoliert. Klinisch, radiologisch und histologisch sind die NTM-Infektionen von tuberkulösen Läsionen in der Regel nicht zu unterscheiden. Für die Diagnose sind deshalb Kultivierung und Identifizierung notwendig. Schwierig ist die Interpretation eines positiven Ergebnisses im Hinblick auf die klinische Bedeutung, da die ubiquitär vorkommenden Erreger

Tabelle 4.**5**   Infektionen, die durch nichttuberkulöse Mykobakterien ausgelöst werden können

Krankheit	häufige Spezies	seltene Spezies
Chronische Lungenkrankheit (Erwachsene)	M. kansasii	M. malmoense M. xenopi M. scrofulaceum M. fortuitum M. chelonae und weitere.
Lokale Lymphadenitis (Kinder, Adoleszente)	M. malmoense	M. kansasii M. fortuitum M. chelonae
Haut und Weichteile Swimming-pool-Granulomata Sporotrichoid lokale Abszesse Buruli-Ulkus	M. marinum M. fortuitum M. chelonae M. ulcerans	M. haemophilum
Knochen, Gelenke, Sehnenerkrankungen	M. kansasii	M. fortuitum M. chelonae M. marinum M. malmoense
Disseminierte Erkrankungen bei immunkompromittierten Patienten	M. kansasii	M. fortuitum M. chelonae M. genavense

auch Kontaminanten sein können. Nur bei ungefähr 10 % aller Personen mit Nachweis von NTM liegt eine Mykobakteriose vor.

Therapie. Oft muss der Infektionsherd chirurgisch entfernt werden. Für die Chemotherapie kommt je nach Erregerspezies eine Dreierkombination (z. B. INH, Ethambutol, Rifampicin) oder – bei resistenten Stämmen – eine Kombination von 4–5 Antituberkulotika in Frage.

4.9   Nocardia

Vorkommen. Die Gattung Nocardia setzt sich aus Spezies zusammen, die in ihrer Morphologie den Aktinomyzeten ähneln. Zum Unterschied zu diesen ist der natürliche Lebensraum dieser obligaten Aerobier der Erdboden und Feuchtbiotope. Als Erreger der insgesamt sehr seltenen Nocardiosen des

Menschen gelten *N. asteroides*, *N. brasiliensis*, *N. farcinia*, *N. nova* und *N. otiti-discaviarum*.

Morphologie und Kultur. Nocardien sind grampositive, feine, pleomorphe, teils verzweigte Stäbchen. Sie lassen sich auf gewöhnlichen Nährmedien kultivieren. Sie wachsen besonders gut bei 30 °C. Nocardien sind obligate Aerobier.

Pathogenese und Krankheitsbild. Nocardien dringen über Atemtrakt oder Hautwunden aus der Umwelt in den Makroorganismus ein. Eine Infektion entwickelt sich nur bei Patienten mit prädisponierenden Grundleiden, die unmittelbar die Infektabwehr tangieren. In der Regel handelt es sich um Monoinfektionen. Eine typische klinische Symptomatik liegt nicht vor. Pyogene Entzündungen mit zentralen Nekrosen herrschen vor. Beschrieben wurden: **pulmonale Nocardiosen** (Bronchopneumonie, Lungenabszess), **systemische Nocardiosen** (Sepsis, Hirnabszess, Abszesse in Nieren und Muskulatur), **Oberflächennocardiosen** (kutane und subkutane Abszesse, lymphokutanes Syndrom).

Aktinomyzetome sind tumorartige Prozesse an den Extremitäten mit Beteiligung des Knochens. Ein Beispiel ist der Madurafuß, der durch *Nocardia*-Arten, durch die verwandte Spezies *Actinomadura madurae* sowie durch *Streptomyces somaliensis* hervorgerufen wird. Aber auch Pilze (S. 368) können dieses Krankheitsbild bedingen.

Diagnose. Diese beinhaltet den mikroskopischen und kulturellen Erregernachweis in je nach Krankheit verschiedenen Materialien. Wegen der langen Generationszeit ist eine Bebrütung der Kulturen von mindestens 1 Woche notwendig. Eine Artbestimmung zur Abtrennung apathogener Arten ist wünschenswert, jedoch nicht einfach durchzuführen.

Therapie. Als Antiinfektiva der Wahl sind die Sulfonamide und Co-Trimoxazol zu nennen. Gegebenenfalls kommen chirurgische Maßnahmen in Betracht.

Epidemiologie und Prophylaxe. Nocardiosen sind seltene Infektionen. Ihre Inzidenz beträgt ungefähr 0.5 – 1/1 000 000/Jahr. Die Erreger kommen in der Umwelt vor und werden durch Staub auf anfällige Patienten übertragen. Prophylaktische Maßnahmen existieren nicht.

4.10 Neisseria, Acinetobacter und Moraxella

■ Die Neisserien sind gramnegative, oft paarig angeordnete, aerobe Kokken. Sie sind typische Schleimhautparasiten, die außerhalb des menschlichen Organismus rasch absterben. Sie können auf angereicherten Nährmedien kultiviert werden.

Neisseria gonorrhoeae ist der Erreger der Gonorrhö (Tripper). Die Infektion erfolgt durch den Geschlechtsverkehr. Die Keime heften sich mit Haftpili und dem Protein PII an Zellen des Urogenitaltrakts, dringen durch parasitdeterminierte Endozytose ein und rufen eine pyogene Infektion vorwiegend des Urogenitalepithels hervor. Eine Infektion wird durch mikroskopischen und kulturellen Nachweis der Erreger in eitrigen Sekreten diagnostiziert. Mittel der Wahl zur Therapie ist das Penicillin G. Als Alternativen gegen Penicillinase-positive Gonokokken kommen Cephalosporine oder 4-Chinolone in Frage.

Bei *N. meningitidis* handelt es sich um Parasiten der Nasopharynxmukosa. Die Meningokokken verursachen eine Meningitis und Sepsis. Die Diagnose wird durch Nachweis der Erreger im Liquor und Blut geführt. Die Krankheit tritt sporadisch oder in Form von Kleinepidemien bei Kindern, Jugendlichen oder jüngeren Erwachsenen auf. Antibiotika der Wahl sind Penicillin G und Cephalosporine der 3. Generation.

4

Die Familie der *Neisseriaceae* umfasst aerobe, gramnegative Kokken und Stäbchen (s. Tab. 3.**9**, S. 232), unter denen die humanpathogenen Spezies *N. gonorrhoeae* und *N. meningitidis* die wichtigsten sind. Andere Arten der Gattung *Neisseria* gehören zur Normalflora der Schleimhäute.

Neisseria gonorrhoeae (Gonorrhoe)

Morphologie und Kultur. Gonokokken sind gramnegative, semmelförmige, zumeist paarig auftretende Kokken mit einem Durchmesser von ungefähr 1 μm (Abb. 4.**16**). An der Oberfläche lokalisierte Haftpili sind für die Adhärenz an Mukosazellen verantwortlich.

Gonokokken können auf feuchten, mit Eiweiß angereicherten Medien kultiviert werden. Für die Primärkultur ist eine Atmosphäre von 5 – 10 % CO_2 notwendig.

Pathogenese und Klinik. Die Gonorrhö gehört zu den durch Geschlechtsverkehr übertragenen Infektionen. Die Erreger dringen in die Urogenitalmukosa ein und rufen eine lokale, mit Eiterbildung einhergehende Infektion hervor. Neben der Urogenitalschleimhaut können beim Mann Prostata und Nebenhoden mitbefallen sein. Bei der Frau können die Gonokokken auch eine Salpingitis und sogar eine Peritonitis verursachen. Werden die Keime auf die Konjunktiva übertragen, kann eine eitrige Konjunktivitis entstehen, die vor allem bei Neugeborenen auftritt. Gonokokken können auch die Rektaloder Pharynxschleimhaut befallen. Bei hämatogener Aussaat können sie Arthritiden und selbst Endokarditiden verursachen.

Neisseria gonorrhoea und meningitidis

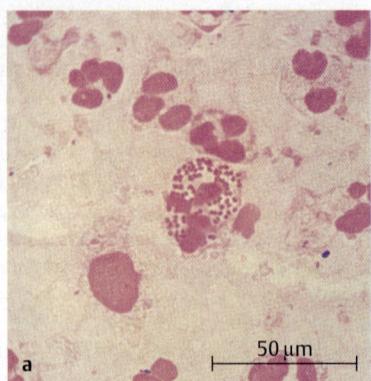

Abb. 4.**16** **a** *N. gonorrhoeae:* Gram-Färbung eines Präparats aus Urethralsekret: Kaffeebohnenförmige Diplokokken; Lagerung als Gruppe innerhalb eines Granulozyten. Klinische Diagnose: Gonorrhö.
b *N. meningitidis:* Gram-Färbung eines Präparats aus Liquorsediment. Klinische Diagnose: akute, eitrige Meningitis.

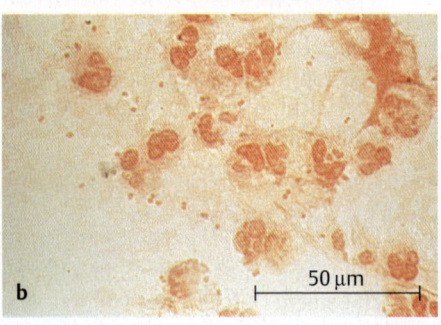

Determinanten der Pathogenität von Gonokokken

Haftpili an der Oberfläche sowie das „äußere Membranprotein (OMP)" PII sind für Adhärenz an Zellen der Urogenitalmukosa zuständig. PII steuert auch den Prozess der Invasion durch Endozytose. Die Abwehr gegen Granulozyten beruht auf dem Porin PI der äußeren Membran, das die Fusion des Phagosoms mit Lysosomen verhindert, so dass phagozytierte Gonokokken in Granulozyten überleben und sich in diesen sogar vermehren können. Das Lipooligosaccharid (LOS) der äußeren Membran bedingt Resistenz gegen Komplement (Serumresistenz) und ist auch in Analogie zum komplexer aufgebauten LPS der Enterobakterien für die Auslösung der entzündlichen Reaktion des Gewebes verantwortlich. Gonokokken können den Eisenproteinen Lactoferrin und Transferrin Eisen entreißen und im Innern der Bakterienzelle anreichern, was ihre rasche Vermehrung ermöglicht. Eine von den Gonokokken gebildete IgA$_1$-Protease hydrolysiert sekretorische Antikörper in den Mukosasekreten. Eine ausgeprägte Antigenvariabilität der Haftpili (S. 15) sowie des PII-Proteins ermöglichen es den Gonokokken, sich immer wieder der spezifischen Immunabwehr zu entziehen.

Diagnose. Methode der Wahl ist der Erregernachweis durch ein Methylen-
blau- und Grampräparat sowie durch die Kultur. Beim kulturellen Nachweis
ist die Hinfälligkeit der Erreger zu beachten. Material muss unmittelbar nach
Entnahme auf Thayer-Martin-Medium (= Kochblutagar mit Zusatz von Antibiotika zur Ausschaltung von Begleitflora) geimpft werden und auf diesem
Medium ins Labor transportiert werden. Die Identifizierung berücksichtigt
die Morphologie sowie biochemische Merkmale. Neuere Methoden umfassen die direkte Immunfluoreszenz oder die Koagglutination (S. 228), bei denen monoklonale Antikörper gegen das Hauptprotein PI der äußeren Membran eingesetzt werden.

Ein direkter Nachweis in Eiter- und Sekretproben ist mit einem Enzym-
Immunosorbenstest sowie durch den Nachweis gonokokkenspezifischer
DNA-Sequenzen von rRNA mit Hilfe einer DNA-Gensonde möglich.

4

Therapie. Früher war das Penicillin G das Antibiotikum der Wahl. In den letzten Jahren hat aber der Prozentsatz von penicillinasebildenden Stämmen
weltweit stark zugenommen. Deshalb werden heute für die Therapie der unkomplizierten Gonorrhö die Cephalosporine eingesetzt, die als Einmaldosis
verabfolgt werden (z. B. Ceftriaxon, 250–500 mg i. m.). Gute Ergebnisse liegen auch mit einer Einmaltherapie per os mit fluorierten 4-Chinolonen vor
(z. B. 0.5 g Ciprofloxacin oder 0.4 g Ofloxacin).

Penicillinresistenz bei Gonokokken

Hohe Resistenz gegen Penicillin wird durch kleine, nichtkonjugative Plasmide determiniert. Diese können durch ein konjugatives Helferplasmid mobilisiert und zwischen Gonokokken übertragen werden. Die Penicillin-Resistenzplasmide codieren
für die TEM-Betalaktamase, die häufig bei Enterobacteriaceae vorkommt. Deshalb
wird angenommen, dass das Penicillinase-Gen der Gonokokken aus dem Genpool
der Enterobacteriaceae stammt. Niedrige, inhärente Resistenz gegen Penicillin beruht auf chromosomalen Genen (penA, penB), die für Penicillin-Bindeproteine
mit herabgesetzter Empfindlichkeit gegen Penicillin codieren. Sie sind durch Mutationen entstanden.

Epidemiologie und Prophylaxe. Die Gonorrhö ist eine weltweit verbreitete,
durch Geschlechtsverkehr übertragene, ausschließlich beim Menschen vorkommende Krankheit. Ihre Inzidenz wird für die entwickelten Ländern mit
1–2/1000/Jahr geschätzt. Diese Zahlen müssen aber als ungenau angesehen
werden, da die Dunkelziffer groß sein dürfte. In den letzten Jahren ist die Häufigkeit, möglicherweise im Zusammenhang mit der AIDS-Prophylaxe, zurückgegangen. Eine Immunisierungsprophylaxe, die bei Risikopersonen eingesetzt
werden könnte, existiert nicht, vor allem wegen der weiter oben geschilderten
Antigenvariabilität. Die Bekämpfung der Gonorrhö umfasst vor allem die
rasche Erkennung von Infizierten und ihre entsprechende Behandlung.

Die Ophthalmia neonatorum kann zu 100 % durch eine Einmaldosis von 125 mg Ceftriaxon parenteral verhütet werden. Eine lokale Prophylaxe ist mit einer 1 %igen Lösung von Silbernitrat oder mit einer 1 %igen Tetracyclin- oder 0,5 %igen Erythromycin-Augensalbe möglich.

Neisseria meningitidis (Meningitis, Sepsis)

Morphologie und Kultur. Meningokokken sind gramnegative, semmelförmige, oft pleomorphe, einen Durchmesser von 1 μm aufweisende, bohnenförmige Kokken (Abb. 4.**16b**). Sie sind unbeweglich und besitzen eine Polysaccharidkapsel.

Zur Kultivierung müssen bluthaltige Medien eingesetzt werden. 5 – 10 % CO_2 fördern das Wachstum.

Antigenstruktur. Aufgrund der Chemie der Kapsel unterscheidet man die Serogruppen A, B, C, D und weitere (insgesamt 12). Epidemien werden vor allem durch Stämme der Serogruppe A, manchmal auch durch B-Stämme, seltener durch C-Stämme verursacht. Aufgrund antigenetischer Unterschiede der Membranproteine können Serogruppen in Serovare unterteilt werden.

Pathogenese und Krankheitsbild. Meningokokken sind Parasiten des Nasopharynx. 5 – 10 % der Bevölkerung stellen Keimträger dar. Kolonisieren virulente Meningokokken die Schleimhaut des Nasopharynx und fehlen Antikörper beim Wirt, dann können die Erreger durch „parasitdeterminierte Endozytose" (s. S. 12) über die Schleimhaut eindringen. Der Prädilektionsort für eine sekundäre Ansiedelung ist zweifelsohne das ZNS. Die Erreger können aber auch, hämatogen gestreut, die Lunge, das Endokard oder die großen Gelenke befallen.

Die Meningitis beginnt meist schlagartig, nach einer Inkubation von 2 – 3 Tagen, mit starken Kopfschmerzen, Fieber, Genickstarre und schwerem Krankheitsgefühl. Manchmal kann es zur schweren, mit Hämorrhagien einhergehenden Sepsis kommen (Waterhouse-Friderichsen-Syndrom).

Diagnose. Diese beinhaltet den mikroskopischen und kulturellen Nachweis des Erregers im Liquor oder im Blut. Für die Kultur muss das Material möglichst rasch auf Blutagar angesetzt werden. Die Identifizierung beruht auf dem Nachweis von Stoffwechseleigenschaften. Die Serogruppe wird mit der Objektträgeragglutination bestimmt.

Zum direkten Nachweis von Antigen im Liquor kann die Latexagglutination oder die Koagglutination zum Einsatz kommen.

Therapie. Das Antibiotikum der Wahl ist Penicillin G. Sehr gute Erfahrungen wurden auch mit Cephalosporinen der 3. Generation, z.B. dem Cefotaxim oder dem Ceftriaxon, gemacht. Wichtig ist ein frühzeitiges Einsetzen der Therapie, um Spätschäden zu verhüten.

Der Vorteil der Cephalosporine besteht darin, dass sie aufgrund ihres sehr breiten Wirkungsspektrums auch gegen andere Meningitiserreger (mit Ausnahme von *Listeria monocytogenes*) wirken.

Epidemiologie und Prophylaxe. Meningokokken-Infektionen treten gehäuft in den Winter- und Frühlingsmonaten auf. Die **Übertragung** der Meningokokken erfolgt durch Tröpfchen. Der Mensch ist einziges Erregerreservoir. **Infektionsquellen** sind Keimträger und Erkrankte. In den entwickelten Ländern tritt die Erkrankung sporadisch oder in Form von Kleinepidemien in mehr oder minder geschlossenen Kollektiven (Arbeitslagern, Rekrutenlagern, Schullagern) auf. Die **Inzidenz** beträgt ungefähr 1 – 2/100 000/Jahr. In den Ländern der Dritten Welt kann die Erkrankung häufiger vorkommen (z. B. Meningitis-Gürtel in Afrika). Unbehandelt beträgt die Letalität 85 %, bei rechtzeitiger Behandlung liegt sie unter 1 %. **Chemoprophylaxe** ist bei engem Kontakt mit Erkrankten (z. B. in der Familie) angezeigt. Zur Chemoprophylaxe wird auch die Sanierung von Keimträgern gerechnet. Sie ist mit Penicillin G nicht möglich, sondern muss mit Minocyclin oder Rifampicin durchgeführt werden. Eine **Immunisierungsprophylaxe** kann mit einem Impfstoff aus den gereinigten Kapselpolysacchariden A, C, Y und W-135 durchgeführt werden. Eine Serogruppe-B-Vakzine existiert nicht. Die Kapsel der Serogruppe B besteht aus Polyneuraminsäure, die vom Immunsystem nicht als fremd erkannt wird.

Acinetobacter und Moraxella

Die taxonomische Stellung dieser Gattungen ist immer noch umstritten. Im Bergey's Manual of Systematic Bacteriology werden sie in der Familie der *Moraxellaceae* zusammengefasst. Es handelt sich um plumpe, oft kokkoide, manchmal auch in Diploform auftretende Kurzstäbchen. Ihr natürliches Habitat sind entweder die Schleimhäute des Menschen (Moraxella) oder die Umwelt (Acinetobacter).

■ **Acinetobacter.** *A. baumanii, A. calcoaceticus* und weitere Arten können bei Patienten mit Immundefekten nosokomiale Infektionen (Harnwegsinfektionen, Pneumonien, Wundinfektionen, auch Sepsen) verursachen. Die Therapie dieser Infektionen kann Probleme machen, da Klinikstämme dieser Arten häufig Mehrfachresistenz gegen Antibiotika aufweisen.

■ **Moraxella.** Die Gattung wird in 2 Subgattungen unterteilt:

— *Moraxella (subgen. Branhamella) catarrhalis.* Bestandteil der Normalflora des oberen Respirationstrakts. Kann verantwortlich sein für: Pneumonie; akute Exazerbation bei chronischer Bronchitis; Otitis media (bis zu 20 % bei Kindern); Sinusitis. Ungefähr 90 % aller Stämme bilden eine der sogenannten BRO-Penicillinasen. Therapie mit einem penicillinase-stabilen Betalaktam-Antibiotikum ist deshalb angebracht.

— *Moraxella (subgen. Moraxella) lacunata*. Früher Diplobacterium Morax-Axenfeld. Kann Konjunktivitis und Keratitis verursachen. Wird heute selten als Erreger dieser Augeninfektionen gefunden. Die Ursache dafür ist unbekannt.

4.11 Enterobacteriaceae, Übersicht

■ Die für die Humanmedizn wichtigste Bakterienfamilie ist die der *Enterobacteriaceae*. Diese umfasst Gattungen und Arten, die definierte, mit typischer klinischer Symptomatik einhergehende Krankheiten (Typhus, Ruhr, Pest) verursachen, sowie viele Opportunisten, die vor allem nosokomiale Infektionen (Harnwegsinfektionen, Pneumonien, Wundinfektionen, Sepsen) hervorrufen. *Enterobacteriaceae* sind gramnegative, meist bewegliche, fakultativ anaerobe Stäbchenbakterien. Sie zeigen große Stoffwechselaktivität, die zu ihrer Identifizierung ausgenützt wird. Aufgrund von O-, H- und K-Antigenen können Arten in Serovare unterteilt werden, was epidemiologische Bedeutung hat. Wichtigste Pathogenitätsfaktoren der *Enterobacteriaceae* sind die Kolonisationsfaktoren, die Invasine, das Endotoxin sowie verschiedene Exotoxine. *Enterobacteriaceae* sind die wichtigsten Mikroorganismen, die intestinale Infektionen hervorrufen. Diese gehören in der Bevölkerung der Dritten Welt zu den häufigsten Krankheiten. ■

Definition und Bedeutung. *Enterobacteriaceae* gehören zusammen mit den Familien *Vibrionaceae* und *Pasteurellaceae* zur Gruppe der gramnegativen, fakultativ anaeroben Stäbchen. Ihr natürliches Habitat ist der Darmtrakt von Mensch und Tier. Einige rufen charakteristische Krankheiten hervor. Andere sind fakultativ pathogen, gehören aber zu den heute am häufigsten als Krankheitserreger isolierten Bakterien (z. B. *E. coli*). Sie sind oft für nosokomiale Infektionen (s. S. 356ff.) verantwortlich.

Taxonomie. Die Taxonomie der *Enterobacteriaceae* hat in den letzten Jahrzehnten mehrfach gewechselt und darf auch heute noch nicht als abgeschlossen gelten. Die Familie umfasst über 100 Spezies. Tab. 4.**6** gibt eine Übersicht über die wichtigsten beim Menschen vorkommenden *Enterobacteriaceae*.

Die Systematik der *Enterobacteriaceae* beruht auf verschiedenen Mustern an Stoffwechselleistungen (Abb. 3.**36**). Eine wichtige Eigenschaft dieser Bakterienfamilie ist der Lactoseabbau (Vorhandensein des Lac-Operons). Das Lac-Operon umfasst die Gene *lacZ* (codiert für β-Galaktosidase), *lacY* (codiert für β-Galaktosidpermease) und *lacA* (codiert für eine Transacetylase). Lactose-positive *Enterobacteriaceae* werden in der Gruppe der koliformen *Enterobacteriaceae* zusammengefasst. Lactose-negativ sind die Salmonellen und viele Shigellen.

Tabelle 4.**6** Die wichtigsten Gattungen/Arten/Vare der *Enterobacteriaceae* und die zugehörigen Krankheitsbilder

Gattung/Art/Var	Krankheit	Bemerkungen
Salmonella enterica		
S. *Typhi*	Typhus abdominalis (Syn. Typhoides Fieber)	septische Allgemeininfektion
S. *Typhimurium* S. *Enteritidis* und weitere	Gastroenteritis (Diarrhö)	profuse, wässrige Durchfälle
Shigella	bakterielle Ruhr (Dysenterie)	Durchfälle, Koliken, Tenesmen, oft Blut und Schleim im Stuhl
Klebsiella pneumoniae	Pneumonie (Friedländer)	schwere Pneumonie bei Prädisposition
Escherichia coli *Citrobacter* *Klebsiella* *Enterobacter* *Serratia* *Proteus* *Providencia* *Morganella* und weitere	Sepsen, Wundinfekte, Infekte der Harnwege und des Respirationstrakts	fakultativ pathogene Keime; Abwehrschwäche beim Wirtsorganismus Voraussetzung für Krankheit; verursachen oft nosokomiale Infekte; häufig resistent gegen Antibiotika
Yersinia		
Y. *pestis*	Pest	systemische Allgemeininfektion; selten
Y. *enterocolitica* Y. *pseudotuberculosis*	Enterokolitis, Lymphadenitis der Mesenteriallymphknoten	Pseudoappendizitis, reaktive Arthritis, Erythema nodosum
Escherichia coli	intestinale Infekte	
Enteropathogene E. *coli* (EPEC)	klassische Säuglingsdiarrhö	Epidemien in Krankenhäusern/Heimen
Enterotoxische E. *coli* (ETEC)	Diarrhö, choleraähnlich	Reisediarrhö (50 %)
Enteroinvasive E. *coli* (EIEC)	Dysenterie, ruhrähnlich	Invasion und Vero-Zytotoxine
Enterohämorrhagische E. *coli* (EHEC)	Hämorrhagische Kolitis	In 5 % hämolytisches Urämiesyndrom (HUS)
Enteroaggregative E. *coli* (EAggEC)	Wässrige Diarrhoe, vor allem bei Säuglingen	Anheftung an Dünndarm mukosa; Produktion eines Toxins

4

Morphologie und Kultur. *Enterobacteriaceae* sind gramnegative, plumpe, abgerundete Enden aufweisende Stäbchen von 0,5 – 1,5 µm Dicke und 2 – 4 µm Länge (Abb. 4.**17a**). Viele sind peritrich begeißelt. Stark begeißelte Arten (z. B. Proteusarten) können sich auf der Agaroberfläche fortbewegen, was als „Schwärmen" bezeichnet wird. Einige *Enterobacteriaceae* besitzen eine Kapsel.

Alle Bakterien dieser Familie lassen sich auf einfachen Nährmedien gut kultivieren. Sie sind rasch wachsende, fakultative Anaerobier. Ihre mittlere Generationszeit beträgt 20 – 30 Minuten. Sie zeigen Resistenz gegen verschiedene Chemikalien (Gallensalze, Kristallviolett), was für ihre selektive Kultivierung ausgenützt wird. Ein wichtiges Selektiv-Indikator-Medium ist der Endo-Agar, der nur das Wachstum von gramnegativen Stäbchenbakterien gestattet und Lactoseabbau anzeigt (Abb. 4.**17b**).

4

Escherichia coli

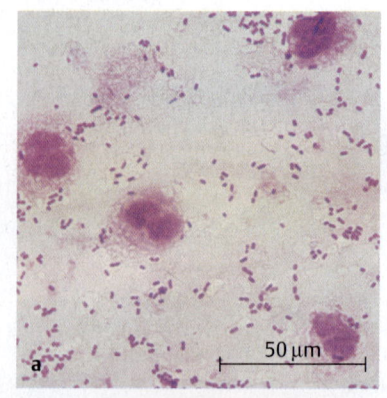

50 µm

a

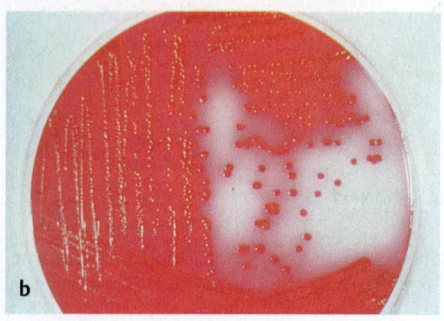

b

Abb. 4.**17**　**a** Gram-Färbung eines Präparats aus Urinsediment: Plumpe, z. T. kokkoide, gramnegative Stäbchen. Klinische Diagnose: akute Zystitis.
b Kultur auf Endo-Agar, einem kombinierten Selektiv/Indikator-Medium. Die Rotfärbung der Kolonien und des Agars zeigt den Abbau von Lactose an.

Antigenstruktur. Die wichtigsten Antigene der *Enterobacteriaceae* sind:

■ **O-Antigene.** Spezifische Polysaccharidketten des Lipopolysaccharid-Komplexes der äußeren Membran (S. 164.).

■ **H-Antigene.** Aus Protein bestehende Geißelantigene.

■ **K-Antigene.** Lineare Polymere der äußeren Membran, die aus sich repetierenden Kohlenhydrateinheiten (gelegentlich auch aus Proteinen) aufgebaut sind. Sie können die Zelle dicht bedecken und O-Inagglutinabilität bedingen.

■ **F-Antigene.** Antigene der aus Proteinen bestehenden Haftfimbrien.

Determinanten der Pathogenität. Bei *Enterobacteriaceae* ist eine Vielzahl von Faktoren bekannt, die in der Pathogenese der verschiedenen Infektionen eine Rolle spielen. Die wichtigsten sind:

■ **Adhärenzfaktoren.** Adhäsive Fimbrien, Haftpili, Kolonisationsfaktoren (CFAs).

■ **Invasive Faktoren.** In der äußeren Membran lokalisierte Proteine (Invasine). Ermöglichen die Invasion von Zielzellen.

■ **Exotoxine.**
– *Enterotoxine* stören die normale Funktion der Enterozyten. Stimulierung der Adenylat- und/oder Guanylatzyklase; vermehrte Produktion von cAMP (s. S. 310). Als Folge resultiert ein massiver Elektrolyt- und Wasserverlust.
– *Zytotoxine* üben eine direkte toxische Wirkung auf Zellen (Enterozyten, Endothelzellen) aus.

■ **Endotoxin.** Toxische Wirkung des Lipoid A als Teil des LPS (S. 165).

■ **Serumresistenz.** Resistenz gegenüber dem Membranangriffskomplex C5b6789 des Komplementsystems (S. 91ff).

■ **Phagozytenresistenz.** Ermöglicht Überleben in Phagozyten. Resistenz gegen Defensine und/oder Sauerstoffradikale (S. 24).

■ **Kumulierung von Fe²⁺.** Aktiver Transport von Fe^{2+} durch Siderophore in die Bakterienzelle.

4.12 Salmonella (Gastroenteritis, Typhus, Paratyphus)

■ Alle Salmonellen werden in der Spezies *Salmonella enterica* mit 7 Subspezies zusammengefasst. Fast alle humanpathogenen Salmonellen gehören zu *S. enterica, ssp. enterica.* Die *Salmonellen* können aufgrund von O- und

H-Antigenen in mehr als 2000 Serovare unterteilt werden, die (inkorrekt) mit Speziesnamen bezeichnet werden.

Typhöse Salmonellosen werden durch die Serovare *Typhi* und *Paratyphi A, B und C* verursacht. Die Keime werden per os aufgenommen. Sie dringen über den Intestinaltrakt ein, gelangen in das lymphatische Gewebe und breiten sich von dort zuerst lymphogen und dann hämatogen aus. Es resultiert ein generalisiertes, septisches Krankheitsbild. Infektionsquellen sind ausschließlich menschliche Ausscheider. Die Übertragung kann direkt durch Schmierinfektion oder indirekt über Lebensmittel und Trinkwasser erfolgen. Zur Therapie müssen Antiinfektiva (Ampicillin, Co-Trimoxazol, 4-Chinolone) eingesetzt werden. Eine Prophylaxe des Typhus abdominalis kann durch die aktive Schutzimpfung vorgenommen werden.

Enteritische Salmonellosen entstehen durch Aufnahme der Erreger mit Nahrungsmitteln. Primäre Infektionsquellen sind zumeist Nutztiere. Die häufige Infektion bleibt auf den Magen-Darm-Trakt beschränkt. Von Ausnahmen abgesehen ist eine Therapie mit Antiinfektiva nicht notwendig.

Taxonomie. Die für den Menschen wichtigen Salmonellen werden in den meisten Ländern in dem Taxon *Salmonella enterica, spp. enterica* (Syn. *S. choleraesuis, spp. choleraesuis*) zusammengefasst. Die Nomenklatur ist aber immer noch nicht offiziell durch das Subkommittee *Enterobacteriaceae* abgesegnet. *S. enterica, spp. enterica* enthält mehr als 2000 Serovare, die (inkorrekt) mit Speziesnamen bezeichnet werden. Zur Unterscheidung von Spezies werden die Serovare mit Großbuchstaben geschrieben.

Taxonomie der Salmonellen

Die Probleme mit der Systematik und Nomenklatur können nur historisch verstanden werden. Ursprünglich war man der Meinung, dass die Gattung Salmonella aus Arten besteht, die sich nur durch ihre Antigenstruktur voneinander unterscheiden. Das hat zur Verwendung von Speziesnamen für Serovare geführt. Neuere molekulargenetische Studien haben aber ergeben, dass die Gattung Salmonella nur aus einer einzigen Art besteht, die in 7 Subspezies unterteilt werden kann. Die für die Medizin wichtigen Salmonellen gehören alle der Unterart *enterica* an. Da sich aber die „Spezies"-Namen für Serovare in der Medizin eingebürgert haben, wurden sie belassen. Das Problem dieser Klassifikation besteht darin, dass die Erreger der typhösen Salmonellosen, die doch ein von der Salmonellen-Gastroenteritis klinisch deutlich unterscheidbares Krankheitsbild verursachen, nur Serovare derselben Art/Unterart sind. Das hat auch eine Absegnung der Nomenklatur durch das zuständige Komitee bisher verhindert.

Die Serovare werden durch O- und H-Antigene determiniert. Sie sind im Kauffmann-White-Schema geordnet (Auszug aus diesem Schema s. Tab. 4.**7**).

Tabelle 4.7 Auszug aus dem Kauffmann-White-Schema, das mehr als 2000 Serovare umfasst

Gruppe	Serovar	O-Antigene	H- Antigene Phase 1	Phase 2
A	*Paratyphi-A*	1,**2**,12	a	–
B	*Schottmuelleri (Paratyphi-B)*	1,**4**,(5),12	b	1,2
	Typhimurium	1,**4**,(5),12	i	1,2
C1	*Hirschfeldii (Paratyphi-C)*	**6**,7,(Vi)	c	1,5
	Choleraesuis	**6**,7	(c)	1,5
C2	*Newport*	**6**,8	e,h	1,2
D1	*Typhi*	**9**,12,(Vi)	d	–
	Enteritidis	1,**9**,12	g,m	(1,7)
	Dublin	1,**9**,12,(Vi)	g,p	–
	Gallinarum	1,**9**,12	–	–
	Panama	1,**9**,12	l,v	1,5
E1	*Oxford*	**3**,10	a	1,7

Eine Klammer bedeutet, dass das Antigen oft nicht vorhanden ist. Beim Vi-Antigen handelt es sich strenggenommen um ein K-Antigen. Die fett gedruckten Zahlen kennzeichnen das die O-Gruppe charakterisierende Antigen.

Um die Übersicht zu erleichtern, wurden Gruppen gebildet, die durch bestimmte O-Antigene (halbfett) charakterisiert sind. Die Typisierung hat klinische und epidemiologische Bedeutung, da bestimmte Serovare für die typhösen und andere für die enteritischen Salmonellosen verantwortlich sind. Die Bestimmung des Serovars erfolgt mit Antiseren in einer Objektträger-Agglutination.

Phasenvariation der H-Antigene

H-Antigene können in 2 antigenetisch unterschiedlichen Strukturen vorkommen. Die Primärstruktur des Flagellins wird durch 2 Gene auf dem Chromosom determiniert, von denen immer nur eines abgelesen wird. Durch spontane, in einer Frequenz von ungefähr 10^{-4} pro Zellteilung vorkommende Inversion einer DNA-Sequenz vor dem Gen H2 wird dieses abgelesen oder nicht (Abb. 4.**18**).

Pathogenese und Krankheitsbilder. Hinsichtlich der Pathogenese, der Krankheitsbilder, und der Epidemiologie werden Salmonellen in typhöse

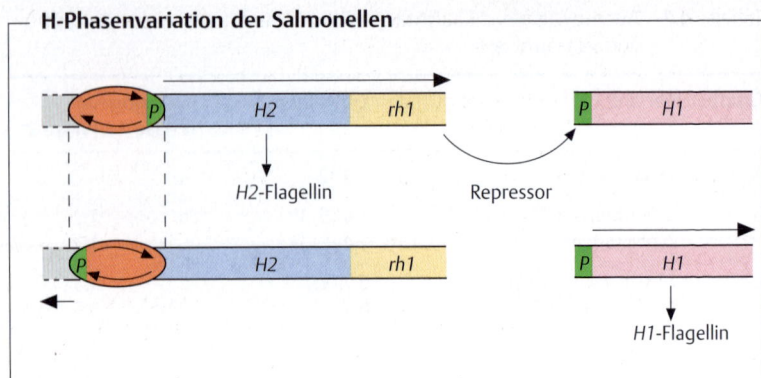

H-Phasenvariation der Salmonellen

Abb 4.**18**   *P* = Promotor, *H2* = Gen der H2-Phase, *H1* = Gen der H1-Phase, *rh1* = Regulator-Gen für *H1*. Die horizontalen Pfeile kennzeichnen die Ableserichtung.

und enteritische unterteilt. Nicht bekannt ist, warum typhöse Salmonellen Systemerkrankungen nur beim Menschen hervorrufen, während die Infektion durch enteritische Salmonellen bei Mensch und Tier auftritt und in der Regel auf den Darm beschränkt bleibt.

■ **Typhöse Salmonellosen.** Adhärenz der typhösen Salmonellen an Zellen des Jejunum (M-Zellen?); Invasion der Mukosa durch Endozytose – Durchschleusen – Exozytose; Phagozytose in der Subserosa durch Makrophagen und Translokation in Mesenterial-Lymphknoten; Vermehrung; lymphogene und hämatogene Streuung; sekundäre Ansiedelung in Milz, Leber, Knochenmark, Gallenwege, Haut (Roseolen), Peyer-Plaques.

Die Krankheit beginnt mit Fieber, das in der ersten Woche treppenförmig bis 39/40/41 °C ansteigt. Weitere Symptome: Benommenheit (typhos = Nebel); Leukopenie; Bradykardie; Milzschwellung; Roseolen am Abdomen; ab 3. Krankheitswoche Diarrhö, dabei evtl. Darmblutungen, bedingt durch Ulzera der Peyer-Plaques.

■ **Enteritische Salmonellosen.** Adhärenz an Enterozyten des Ileums und Kolons. Invasion der Mukosa, induziert durch Invasinproteine auf der Oberfläche der Salmonellen. Persistenz in Epithelzellen, evtl. auch in Makrophagen. Produktion eines Salmonellen-Enterotoxins. Lokale Entzündung. Die Krankheit beginnt meist plötzlich mit einem akuten Brechdurchfall, der mit hohem Fieber einhergehen kann. Die Symptome klingen ohne spezifische Therapie nach wenigen Tagen ab. Bei massiven Diarrhöen können Symptome auftreten, die auf den Wasser- und Elektrolytverlust zurückzuführen sind (Tab. 4.**8**).

Tabelle **4.8** Übersicht über die wichtigsten Unterschiede zwischen typhösen und enteritischen Salmonellen/Salmonellosen

Eigenschaft	Typhöse Salmonellen/ Salmonellosen	Enteritische Salmonellen/ Salmonellosen
Serovare	*Typhi; Paratyphi A, B, C* (s. Tab. 4.**7**)	häufig *Enteritidis* und *Typhimurium*; seltener: zahlreiche weitere Serovare
Infektionsspektrum	Mensch	Tier und Mensch
Infektionsquelle	Mensch: Kranke, Dauerausscheider	vorwiegend Nutztiere; Mensch auch möglich
Infektionsmodus	per os	per os
Übertragung	indirekt: Wasser, kontaminierte Lebensmittel direkt: Schmierinfektion	indirekt: kontaminierte Lebensmittel
Infektionsdosis	klein: $10^2 – 10^3$ Bakterien	groß: $> 10^6$ Bakterien; meist Vermehrung in Lebensmitteln
Inkubationszeit	1 – 3 Wochen	1 – 2 Tage
Klinik	**Allgemeininfektion.** septisches Krankheitsbild	**Akuter Brechdurchfall.** Fieber. Meist selbstlimitierende Infektion
Diagnose	Erregernachweis im Blut, Stuhl, Urin. Antikörpernachweis mit quantitativer Agglutinationsreaktion nach Gruber-Widal	Erregernachweis im Stuhl
Therapie	Antibiotika: Aminopenicilline; 4-Chinolone	symptomatische Therapie: Loperamid, evtl. Wasser-Elektrolytersatz (WHO-Formel)
Vorkommen	sporadisch; meist importiert aus Ländern, in denen der Typhus endemisch vorkommt	endemisch; epidemisches Auftreten als Gruppen-(Familie, Kantine etc.) oder Massenerkrankung
Prophylaxe	**Expositionsprophylaxe:** Trinkwasserhygiene, Lebensmittelhygiene. Sanierung von Dauerausscheidern **Dispositionsprophylaxe:** aktive Immunisierung (Reisende) möglich (s. S. 36f)	**Expositionsprophylaxe:** Lebensmittelhygiene

4

Diagnose. Methode der Wahl ist der kulturelle Erregernachweis. Bei der Isolierung der Salmonellen aus dem Stuhl werden Selektiv-Indikator-Medien eingesetzt. Die Identifizierung erfolgt mit der „Bunten Reihe" aufgrund eines Musters an Stoffwechseleigenschaften (s. Abb. 3.**36**, S. 225). Die Serovarietät wird durch Nachweis der Antigenstruktur bestimmt. Der kulturelle Nachweis erfordert mindestens 2 Tage. Typhöse Salmonellosen können indirekt durch Bestimmung des Titers agglutinierender Antikörper gegen O- und H-Antigene (= Gruber-Widal) diagnostiziert werden. Beweisend ist nur ein Titeranstieg um mindestens das Vierfache zwischen einer Blutprobe, die zu Beginn der Krankheit und frühestens 1 Woche nach Beginn entnommen wurde.

Therapie. Bei typhösen Salmonellosen müssen Antiinfektiva eingesetzt werden, bei enteritischen genügt eine symptomatische Behandlung. Diese umfasst eine Ruhigstellung des Darmes (z. B. mit Loperamid) sowie, falls notwendig, einen oralen Flüssigkeits-/Elektrolytersatz (WHO-Formel: 3,5 g NaCl, 2,5 g NaHCO$_3$, 1,5 g KCl, 20 g Glucose pro Liter).

Ein Problem stellt die Sanierung der Stuhl-Dauerausscheider von typhösen Salmonellen dar, die in einer Häufigkeit von 2 – 5 % auftreten. Dauerausscheider sind Rekonvaleszenten, die mehr als 3 Monate nach Überstehen der Krankheit die Erreger noch ausscheiden. Die Keime residieren meist in der vernarbten Gallenblasenwand. Hohe Dosen von Antiinfektiva, z. B. 4 – Chinolone oder Aminopenicilline, können manchmal Erfolge bringen. In hartnäckigen Fällen ist die Cholezystektomie notwendig.

Epidemiologie. In Nord- und Mitteleuropa werden die typhösen Salmonellosen durch Reisende importiert und treten nur sporadisch oder bei Verkettung unglücklicher Umstände epidemisch auf. Primäre Infektionsquelle ist immer der Mensch.

Im Gegensatz dazu kommen die enteritischen Salmonellosen in unserer Bevölkerung endemisch und epidemisch vor. Sie nehmen an Häufigkeit laufend zu. Genaue Zahlen über die Morbidität gibt es nicht, da die Dunkelziffer sehr hoch sein dürfte. Die wichtigste Infektionsquelle sind die Nutztiere. Die Erreger werden mit Nahrungsmitteln auf den Menschen übertragen.

Prophylaxe. Die präventiven Maßnahmen sind vor allem expositionsprophylaktischer Natur. Dazu zählen ein einwandfreies System der Trinkwasserversorgung; die Verhinderung der Kontamination von Lebensmitteln; das Vermeiden des Genusses von ungekochten Speisen in Ländern, in denen die Salmonellosen häufig sind; die Desinfektion von salmonellenhaltigen Ausscheidungen Kranker oder von Dauerausscheidern usw. Eine wichtige Maßnahme ist auch die Meldung an die Gesundheitsämter, damit diese entsprechend handeln können.

Als dispositionsprophylaktische Maßnahme ist die Schutzimpfung gegen Typhus bei Reisen in Endemiegebiete zu nennen (S. 37).

4.13 Shigella (bakterielle Ruhr)

■ Shigellen sind die Erreger der bakteriellen Ruhr. Die Gattung besteht aus den Spezies *S. dysenteriae, S. flexneri, S. boydii* und *S. sonnei*. Shigellen sind unbeweglich. Aufgrund der Feinstruktur ihrer O-Antigene können die 3 ersten Spezies in Serovare eingeteilt werden. Shigellen besitzen invasive Eigenschaften. Sie können in die Schleimhaut des Kolons eindringen und lokale, mit Nekrosen einhergehende Infektionen verursachen. Infektionsquelle ist immer der Mensch, da Shigellen an den Menschen standortgebunden sind. Die Erreger werden direkt oder häufiger, indirekt über Lebensmittel und Trinkwasser übertragen. Als Therapie kommt der Einsatz von Antibiotika in Betracht. ■

4

Klassifikation. Die Gattung Shigella wird in 4 Arten unterteilt: *S. dysenteriae, S. flexneri, S. boydii, S. sonnei*. Die ersten 3 Spezies können aufgrund von Antigenen in 10, 6 bzw. 15 Serovare unterteilt werden. H-Antigene kommen bei den unbeweglichen Shigellen nicht vor.

Pathogenese. Die Shigellen sind nur für den Menschen pathogen. Die Erreger werden per os aufgenommen. Die Infektionsdosis liegt bei nur wenigen hundert Bakterien. Die Shigellen gelangen in das terminale Ileum und das Kolon und werden durch die M-Zellen der Darmmukosa, die in enger räumlicher Beziehung zu Makrophagen stehen, aufgenommen. Nach Phagozytose durch die Makrophagen lysieren die Shigellen das Phagosom und induzieren aktiv die Apoptose der Makrophagen. Die aus den toten Makrophagen freigesetzten Shigellen werden nun über die basolaterale Seite der Mukosa (also retrograd) durch Enterozyten aufgenommen. Die Invasion wird durch Polypeptide der äußeren Membran, die Invasine, ermöglicht. Die Invasine werden durch die *inv*-Gene codiert, die auf 180–240 kb großen Plasmiden lokalisiert sind. Benachbarte Enterozyten werden durch lateralen Transfer von infizierten Zellen aus befallen. In den Enterozyten vermehren sich die Shigellen, was schlussendlich zur Zerstörung der Zellen führt. *Shigella dysenteriae* produziert das **Shigatoxin**, das den Prototyp der Familie der **shigaähnlichen Toxine** (Syn. **Vero-Zytotoxine**) darstellt, die auch bei einigen anderen *Enterobacteriaceae* vorkommen. Das Toxin hemmt die Proteinsynthese eukaryontischer Zellen, indem es die 23S rRNA an einer bestimmten Stelle spaltet. Das Shigatoxin ist am Entstehen der Epithelschäden im Kolon, an der mit wässrigen Stühlen einhergehenden Dünndarmdiarrhö zu Beginn der Shigellose sowie am Entstehen des (seltenen) hämolytischen Urämiesyndroms (HUS) beteiligt.

Krankheitsbild. Nach einer Inkubationszeit von 2–5 Tagen beginnt die Krankheit mit wässrigen Durchfällen (= Dünndarmdiarrhö). Später können dem Stuhl Schleim, Eiter und Blut beigemengt sein. Darmkrämpfe, schmerzhafte Stuhlentleerungen (Tenesmen) und Fieber werden im weiteren Verlauf beobachtet. Komplikationen sind massive Darmblutungen sowie die Perforationsperitonitis. Diese schweren Verläufe werden vor allem durch *S. dysenteriae* hervorgerufen, während *S. sonnei*-Infektionen meist nur mit dem Bild einer Diarrhö ablaufen.

Diagnose. Diese erfolgt durch kulturellen Nachweis der Erreger. Für die Primärkultur müssen kombinierte Selektiv-Indikatormedien eingesetzt werden. Verdächtige Kolonien werden durch Nachweis physiologischer Merkmale mit der „bunten Reihe" identifiziert (S. 225). Der Serovar wird mit spezifischen Antiseren in der Objektträger-Agglutination bestimmt.

Therapie. In erster Linie werden Antiinfektiva (Aminopenicilline, 4 – Chinolone, Cephalosporine) eingesetzt. Evtl. muss der Wasser- und Elektrolytverlust ausgeglichen werden.

Epidemiologie und Prophylaxe. Die bakterielle Ruhr kommt weltweit vor. In den entwickelten Ländern tritt sie meist nur sporadisch auf. In den unterentwickelten Ländern kommt sie endemisch und evtl. epidemisch vor. Infektionsquelle ist immer der Mensch, meist Erkrankte, die bis zu 6 Wochen nach Krankheit die Erreger ausscheiden. Die Übertragung erfolgt durch direkten Kontakt (Schmierinfektion) oder indirekt über Lebensmittel, Oberflächenwasser, Fliegen. Die Bekämpfung der Ruhr umfasst expositionsprophylaktische Maßnahmen, die dafür sorgen sollen, dass Anfällige nicht in Kontakt mit dem Erreger kommen.

4.14 Yersinia (Pest, Enteritis)

■ *Y. pestis* ist der Erreger der Pest. Die Pest ist eine klassische Zoonose der Nagetiere. Sie trat im Mittelalter epidemisch auf, kommt jedoch heute nur noch sporadisch bei Personen vor, die direkten Kontakt mit erkrankten, wildlebenden Nagetieren hatten. Die Erreger dringen über Mikrotraumen der Haut ein und gelangen in die regionären Lymphknoten, in denen sie sich vermehren. Es kommt zur Ausbildung der charakteristischen Bubonen. Von hier kann es zum Einbruch in die Blutbahn und zur Generalisation mit Absiedelung der Erreger in anderen Organen kommen. Die Labordiagnose umfasst die Isolierung und Identifizierung der Keime im Eiter, Blut oder sonstigem Material. Für die Therapie müssen Antibiotika eingesetzt werden.

Y. enterocolitica und *Y. pseudotuberculosis* verursachen generalisierte Zoonosen bei Wild- und Nutztieren. Erkrankte Tiere kontaminieren die Umgebung. Der Mensch nimmt die Erreger über Wasser und Lebensmittel per os auf. Die Keime penetrieren die Mukosa des unteren Intestinaltrakts und rufen eine Enteritis mit begleitender Mesenterial-Lymphadenitis hervor.

Bei 20 % der Infizierten werden extramesenteriale Formen (Sepsen, Lymph-adenopathien, verschiedene fokale Infektionen) beobachtet. Als sekundäre immunpathologische Komplikationen werden Arthritiden und das Erythema nodosum beschrieben. Die Diagnose umfasst den Nachweis des Erregers durch selektive Kultivierung. ■

Zur Gattung *Yersinia* gehören bis heute 11 verschiedene Arten. Am häufigsten wird *Y. enterocolitica* isoliert. *Y. pestis* ist der Erreger des „schwarzen Todes", einer Infektion, die im Mittelalter epidemisch auftrat, heute aber nur noch eine sehr geringe Rolle spielt.

Yersinia pestis

4

Morphologie und Kultur. Es handelt sich um unbegeißelte, kurze, bekap-selte, gramnegative, sich oft bipolar anfärbende Stäbchenbakterien. *Y. pestis* kann auf gewöhnlichen Nährmedien ohne Schwierigkeit bei 30 °C kultiviert werden.

Pathogenese und Krankheitsbild. Die Pest ist primär eine Erkrankung der Nagetiere (Ratten). Unter diesen werden die Erreger durch direkten Kontakt oder durch den Rattenfloh übertragen. Die Pestepidemien unter den Men-schen früher entstanden auf denselben Uebertragungswegen. Die seltenen heutigen Pesterkrankungen des Menschen kommen durch Kontakt mit er-krankten oder an der Pest gestorbenen Nagern und Eindringen der Erreger über Hautverletzungen zustande. Von der Eintrittsstelle aus gelangen die Er-reger in die regionären Lymphknoten, in denen sie sich vermehren. 2 – 5 Tage nach Infektion entstehen hämorrhagisch veränderte, deshalb bläulich ver-färbte, geschwollene Lymphknoten (Bubonen). Über 90 % der Pestfälle ver-laufen unter dem Bild der Bubonenpest. In 50 – 90 % der unbehandelten Fälle von Bubonenpest kommt es zu einem Einbruch in die Blutbahn, was ein sep-tisches Krankheitsbild zur Folge hat. Im Verlauf dieser Sepsis ist eine Absie-delung der Erreger in vielen Organen möglich. Bei einer Aussaat in den klei-nen Kreislauf resultiert die sekundäre Lungenpest mit blutigem, bakterien-reichem, hochinfektiösem Sputum. Kontakt mit diesen Patienten kann infol-ge direkter, aerogener Infektion zur primären Lungenpest führen, die unbe-handelt eine fast 100 %ige Letalität aufweist.

Diagnose. Sie erfolgt durch den Nachweis des Erregers im Bubonenpunktat, Sputum oder Blut. Dabei wird die Mikroskopie und die Kultur eingesetzt.

Therapie. Neben symptomatischer Therapie kommt vor allem der Einsatz von Antibiotika in Frage (Streptomycin, Tetracycline, bei Meningitis Chloram-phenicol). Inzisionen der Bubonen sind kontraindiziert.

Epidemiologie und Prophylaxe. Die Pest kommt bei wildlebenden Nagetieren auch heute noch in weiten Teilen Asiens, Afrikas, Süd- und Nordamerikas **endemisch** vor. Die Pest des Menschen tritt heute aber nur noch sporadisch auf. **Infektionsquellen** sind vor allem kranke Nager. Die **Übertragung** erfolgt durch **direkten Kontakt** mit den Tieren.

Die **Prophylaxe** wird vor allem im Sinne einer **Expositionsprophylaxe** durchgeführt. Kranke, vor allem an Lungenpest Erkrankte, müssen isoliert werden. Kontaktpersonen müssen 6 Tage (= Inkubationszeit) in Quarantäne genommen werden. Die Pest ist eine meldepflichtige Infektionskrankheit. Sie stellt eine der 4 Quarantänekrankheiten dar.

Yersinia enterocolitica und Y. pseudotuberculosis

Vorkommen und Bedeutung. *Y. enterocolitica* und *Y. pseudotuberculosis* verursachen bei Haus- und Wildtieren, vor allem bei Nagern, generalisierte Infektionen. Die Erreger können vom Tier auf den Menschen übertragen werden. *Y. enterocolitica* ist für ungefähr 1 % der akuten Enteritiden in Europa verantwortlich. *Y. pseudotuberculosis* hat nur geringe humanpathogene Bedeutung.

Morphologie, Kultur und Antigenstruktur. Es handelt sich um pleomorphe, peritrich begeißelte Kurzstäbchen. Die Kultur gelingt auf allen gebräuchlichen Medien. Bei Temperaturen von 20 – 30 °C wachsen diese Yersinien besser als bei 37 °C.

Pathogenese und Krankheitsbilder. Alle Stämme, die als Krankheitserreger beim Menschen isoliert werden, tragen ein 70 kb großes Virulenzplasmid, das mehrere Vir-Determinanten aufweist. Diese codieren für Polypeptide, die Zelladhärenz, Phagozytoseresistenz, Serumresistenz und Zytotoxizität bedingen. Daneben kommen auch chromosomale Virulenzgene, wie z. B. Marker für Invasine, für Enterotoxine und für ein Eisenaufnahmesystem vor. Das genaue Zusammenwirken dieser Virulenzfaktoren für das Zustandekommen der Krankheit ist sehr komplex und kann deshalb hier nicht erklärt werden.

Die Yersinien werden in der Regel indirekt über Lebensmittel aufgenommen. Selten sind Infektionen durch direkten Kontakt mit erkrankten Tieren oder tierischen Keimträgern. Die Keime gelangen in den unteren Intestinaltrakt, penetrieren die Mukosa und werden mit Makrophagen in die Mesenteriallymphknoten transportiert. Die Krankheitsbilder können vereinfacht in folgende Formen unterteilt werden:

■ **Instestinale Yersiniosen.** Es dominiert klinisch die Enteritis, die mit mesenterialer Lymphadenitis einhergeht. Diese Form wird häufig bei Kindern und Jugendlichen beobachtet. Weitere enteritische Formen sind die Pseudoappendizitis bei Jugendlichen, die Ileitis (= Pseudo-Crohn) sowie die Kolitis bei Erwachsenen.

■ **Extraintestinale Yersiniosen.** Diese manifestieren sich bei ungefähr 20 % der Infizierten, meist bei Erwachsenen. Zu nennen sind eine Sepsis, eine Lymphadenopathie, eine seltene Hepatitis und verschiedene fokale Infektionen (Pleuritis, Endokarditis, Osteomyelitis, Cholezystitis, lokalisierte Abszesse).

■ **Folgekrankheiten.** Zu den immunpathologischen Komplikationen, die 1–6 Wochen nach Beginn der intestinalen Symptomatik bei ungefähr 20 % der vorher akut Infizierten auftreten können, zählen die reaktive Mono- oder Oligoarthritis sowie das Erythema nodosum.

Diagnose. Eine sichere Diagnose kann durch den kulturellen Nachweis des Erregers erbracht werden. Die Identifizierung erfolgt aufgrund von physiologischen Merkmalen. Für die Isolierung aus Stuhl werden Spezialmedien verwendet. Zum Nachweis von Antikörpern kann die Agglutinationsreaktion, ein ELISA oder ein Immunoblot-Test eingesetzt werden.

4

Therapie. Die überwiegend gutartigen Verläufe erfordern keine Chemotherapie. Bei klinisch schweren Fällen können Co-Trimoxazol, Cephalosporine der 2./3. Generation sowie die fluorierten 4–Chinolone eingesetzt werden.

Epidemiologie und Prophylaxe. *Y. enterocolitica* und *Y. pseudotuberculosis* kommen bei Tieren weit verbreitet vor. Für die Epidemiologie sind kranke und latent infizierte Warmblüter wichtigste Reservoire. Von ihnen aus kommt es zur Kontamination der Vegetation, des Bodens und von Oberflächenwasser. Die Übertragung erfolgt auf oralem Weg über Lebensmittel. Kontaktzoonosen sind möglich, aber selten. Spezielle prophylaktische Maßnahmen existieren nicht.

4.15 Escherichia coli

■ Der natürliche Lebensraum von *E. coli* ist der Darmtrakt von Mensch und Tier. Deshalb gilt *E. coli* als Indikatorkeim für fäkale Verunreinigungen von Wasser und Lebensmitteln. *E. coli* ist der häufigste Erreger bakterieller Infektionen des Menschen. Zu den **extraintestinalen Infektionen** zählen die Harnwegsinfektionen, die bei Obstruktion der Harnwege oder auch spontan durch die Pathovarietät UPEC entstehen. Die wichtigsten weiteren Koliinfektionen sind Cholezystitis, Appendizitis, Peritonitis, postoperative Wundinfektionen, Sepsen. **Intestinale Infektionen** werden durch die Pathovare EPEC, ETEC, EIEC, EHEC und EAggEC verursacht. EPEC und EAggEC verursachen häufig Säuglinsdiarrhoen. ETEC sind aufgrund der Produktion von

Enterotoxinen für ein choleraähnliches Krankheitsbild verantwortlich. EIEC verursachen eine ruhrähnliche Infektion des Dickdarms. EHEC produzieren Vero-Zytotoxine, und verursachen eine hämorrhagische Kolitis sowie das seltene hämolytische Urämiesyndrom. Infektionen durch Kolibakterien werden durch Nachweis der Erreger diagnostiziert. ■

Allgemeine Eigenschaften. Der natürliche Lebensraum von *E. coli* ist der Darm von Tier und Mensch. Dieser Keim gilt deshalb als Indikatorkeim für fäkale Verunreinigungen von Trinkwasser, Badewasser und Lebensmitteln. Für Trinkwasser gilt, dass in 100 ml keine Kolibakterien vorhanden sein dürfen. Oberflächengewässer, die zum Baden freigegeben sind, sollten nicht mehr als 100 (= Leitwert) bis 2000 (= zwingender Wert) Kolibakterien/ 100 ml aufweisen.

E. coli ist aber auch ein wichtiger Krankheitserreger. Der Keim wird am häufigsten von allen Bakterien aus pathologischen Materialien isoliert.

Morphologie, Kultur und Antigenstruktur. Die gramnegativen, geraden Stäbchen sind peritrich begeißelt. Laktose wird prompt abgebaut. Die komplexe Antigenstruktur beruht auf O-, K- sowie H-Antigenen. Auch Fimbrienantigene wurden beschrieben. Die Antigene werden mit Zahlen bezeichnet, z. B. Serovar O18:K1:H7.

Pathogenese und Klinik extraintestinaler Infektionen. Extraintestinale Infektionen entstehen dann, wenn Kolibakterien der eigenen Flora an Orte des Makroorganismus gelangen, wo sie nicht hingehören, und dort Bedingungen vorfinden, die ihre Vermehrung begünstigen.

■ **Harnwegsinfektion.** Diese manifestiert sich entweder nur im unteren Bereich der Harnwege (**Urethritis, Zystitis, Urethrozystitis**) oder betrifft auch das Nierenbecken und die Niere (**Zystopyelitis, Pyelonephritis**). Bei akuten Harnwegsinfektionen beruht die Ursache in 70–80 %, bei chronisch persistierenden in 40–50 % der Fälle auf *E. coli.*

Harnwegsinfektionen entstehen durch Aszension der Erreger vom Ostium urethrae aus. Obstruktive Anomalien, eine neurogene Blase sowie ein vesikoureteraler Reflux fördern ihr Entstehen. Harnwegsinfektionen, die ohne mechanische Anomalien auftreten, werden oft durch die Pathovarietät „UPEC" (= uropathogene *E. coli*) verursacht. UPEC-Stämme können sich mit „Pyelonephritis-assoziierten Pili" (PAP) (Syn. P-Fimbrien) oder „Nicht-Fimbrien-Adhäsinen" (NFA) spezifisch an Rezeptoren der Nierenbecken-Mukosa anheften und produzieren das Hämolysin HlyA.

■ **Sepsis.** *E. coli* verursacht ungefähr 15 % aller nosokomialen Sepsen (*S. aureus* in 20 %). Die Koli-Sepsis wird häufig durch Stämme der Pathovarietät SEPEC hervorgerufen, die die Eigenschaft der Serumresistenz aufweist (S. 14).

■ **Weitere Koli-Infektionen.** Wundinfektionen, Infektionen der Gallenblase und der Gallenwege, Appendizitis, Peritonitis, Meningitis der Früh- oder Neugeborenen und im Senium.

Pathogenese und Krankheitsbilder intestinaler Infektionen. Darmpathogene *E. coli* werden heute im Hinblick auf Pathogenese und Krankheitsbild in 5 Pathovare eingeteilt.

■ **Enteropathogene *E. coli* (EPEC):** Diese rufen die epidemisch oder sporadisch auftretende Säuglingsdiarrhö hervor, die in den Industrienationen heute selten geworden ist, aber in den Entwicklungsländern noch beträchtlich zur Säuglingssterblichkeit beiträgt. EPEC können sich mit dem „EPEC-adhesion-factor" (EAF) an Epithelzellen des Dünndarms anheften und über ein Typ III-Sekretionssystem (s. S. 18) toxische Moleküle in die Enterozyten injizieren.

■ **Enterotoxische *E. coli* (ETEC):** Die Pathogenität beruht auf dem hitzelabilen Enterotoxin LT (Inaktivierung bei 60 °C, 30 min) sowie den hitzestabilen Toxinen STa und STb (Inaktivierung erst bei Temperaturen von 120 °C). Es gibt Stämme, die alle oder nur eines der Toxine produzieren. LT stellt ein dem Choleratoxin sehr ähnliches Toxin dar. Es stimuliert die Aktivität der Adenylatcyclase (s. S. 310). STa stimuliert die Aktivität der Guanylatcyclase. (Durch cGMP kommt es zu einer Hemmung der Absorption von Na⁺ und Cl⁻ durch Enterozyten). Die Pathogenität der ETEC beruht weiterhin auf spezifischen Fimbrien, sog. Kolonisationsfaktoren (CFA), durch die sich diese Bakterien an Epithelzellen des Dünndarms anheften können. Dies verhindert ihre rasche Elimination durch die Peristaltik. Enterotoxine und CFA werden durch plasmidlokalisierte Gene determiniert. Das klinische Bild einer Infektion durch ETEC ist durch massive wässrige Durchfälle charakterisiert. Die Krankheit kann in allen Altersstufen auftreten. Nach Überstehen bleibt für einige Monate eine lokale Immunität zurück.

■ **Enteroinvasive *E. coli* (EIEC):** Diese können in die Schleimhaut des Kolons penetrieren und geschwürige Entzündungen verursachen. Die Pathogenese und das klinische Bild der EIEC-Infektionen entsprechen der bakteriellen Ruhr (S. 299). EIEC-Stämme sind oft Lac-negativ.

■ **Enterohämorrhagische *E. coli* (EHEC):** Diese sind Ursache einer hämorrhagischen Kolitis und des „hämolytischen Urämiesyndroms" (HUS), das in ungefähr 5 % der EHEC-Infektionen auftritt und mit akutem Nierenversagen, Thrombozytopenie und Anämie einhergeht. EHEC besitzen einerseits spezifische, durch ein Plasmid codierte Fimbrien für Adhärenz an Enterozyten und können andererseits durch Prophagen determinierte Zytotoxine (shigaähnliche Toxine, Syn. Vero-Zytotoxine) produzieren. Von einigen Autoren werden sie deshalb auch als VTEC (verozytotoxinbildende *E. coli*) bezeichnet. Stämme von EHEC wurden bei den O-Serogruppen O157, O26, O111, O145 und weiteren gefunden. EHEC nehmen an Bedeutung zu. Die häufigste für das HUS verantwortliche Serovarietät ist O157:H7.

■ **Enteroaggregative *E. coli* (EAggEC):** Diese verursachen bei Säuglingen und Kleinkindern eine wässrige, gelegentlich auch hämorrhagische Diarrhoe. Adhärenz an Enterozyten mit spezifschen Haftfimbrien. Produktion eines mit dem STa der ETEC identischen Toxins.

Diagnose. Extraintestinale Infektionen werden durch Nachweis des Erregers in entsprechenden Materialien diagnostiziert. Bei der Diagnose der Harnweginfektion aus Mittelstrahlurin muss die Keimzahl bestimmt werden, um zwischen Infektion und Kontamination zu differenzieren. Zahlen von $\geq 10^5$/ml sprechen für Infektion, Zahlen von $\leq 10^3$/ml für Kontamination, bei Zahlen von 10^4/ml liegt ein fraglicher Befund vor. Bei der Urethritis können auch Keimzahlen von $\leq 10^4$/ml vorliegen. Schwierig ist der Nachweis darmpathogener Kolibakterien. Neuerdings werden hier spezifische Gensonden eingesetzt.

Therapie. Im Vordergrund steht die Antibiotikatherapie entsprechend dem Antibiogramm mit Amino- oder Ureidopenicillinen, Cephalosporinen, 4-Chinolonen, Co-Trimoxazol. Bei starker Diarrhö oraler Flüssigkeits/Elektrolytersatz mit der WHO-Formel: 3,5 g NaCl, 2,5 g $NaHCO_3$, 1,5 g KCl, 20 g Glucose pro Liter, evtl. Ruhigstellen des Darmes mit Loperamid.

Epidemiologie und Prophylaxe. Die Übertragung intestinaler Infektionen erfolgt in der Regel indirekt über Lebensmittel, Trinkwasser, Oberflächenwasser. Die Reisediarrhö wird bis zu 50 % durch *E. coli*, meist ETEC, hervorgerufen.

Die beste Prophylaxe gegen intestinale Infektionen, z. B. bei Reisen in südliche Länder, besteht darin, nur gekochte Speisen und desinfiziertes Trinkwasser einzunehmen. Eine Chemoprophylaxe zur Prävention der Reisediarrhö mit Antiinfektiva, die aber auf keinen Fall die normale anaerobe Darmflora reduzieren dürfen (in Frage kommen 4-Chinolone, Co-Trimoxazol) hat sich in Studien als wirksam erwiesen. Sie ist jedoch generell aufgrund der großen Zahl der Reisenden nicht durchführbar.

4.16 Opportunistische Enterobacteriaceae

Viele *Enterobacteriaceae* weisen ein nur geringes pathogenes Vermögen auf, sie sind klassische Opportunisten. Die häufigsten opportunistischen Infektionen, die sie verursachen, sind: **Harnwegsinfektionen, Infektionen des Respirationstraktes, Wundinfektionen, Infektionen der Haut und der Subkutis, Sepsen**. Da diese Infektionen nur bei entsprechender Disposition des Wirts entstehen, treten sie gehäuft bei hospitalisierten Patienten mit

Tabelle 4.**9** Übersicht über die wichtigsten *Enterobacteriaceae*, die opportunistische Infektionen verursachen.

Bakterienart	Eigenschaften
Escherichia coli	s. S. 291ff., S. 303ff
Citrobacter freundii; C. diversus; C. amalonaticus	kann Citrat als alleinige C-Quelle verwenden; Lactose wird verzögert abgebaut; unbeweglich
Klebsiella pneumoniae; K. oxytoca und weitere	Lactose-positiv; unbeweglich; viele Stämme besitzen eine Polysaccharidkapsel. Verursachen ~ 10% nosokomialer Infektionen. Bei Prädisposition, vor allem bei Vorliegen chronischer Lungenerkrankungen, Erreger der sog. „Friedländer Pneumonie"
Klebsiella ozaenae	Erreger der Ozaena; Atrophie der Nasenschleimhaut
Klebsiella rhinoscleromatis	Erreger des Rhinoskleroms; Granulom in Nase und Pharynx
Enterobacter cloacae; E. aerogenes; E. agglomerans; E. sakazakii und weitere	Lactose-positiv; beweglich; häufig Mehrfachresistenz gegen Antibiotika
Serratia marcescens und weitere	Lactose-pos.; beweglich; häufig Mehrfachresistenz gegen Antibiotika; einige Stämme bilden rotes Pigment bei 20 °C
Proteus mirabilis *Proteus vulgaris*	Lactose-negativ; sehr beweglich; wandert auf Oberfläche von Nähragar (= Schwärmphänomen). O-Antigene OX-2, OX-19 und OX-K von *P. vulgaris* mit Antigenen von Rickettsien identisch. Antikörper gegen viele Rickettsien können deshalb mit diesen Stämmen bestimmt werden (Weil-Felix-Agglutination)
Morganella morganii	Lactose-negativ; oft Mehrfachresistenz
Providencia rettgeri; P. stuartii	Lactose-negativ; oft Mehrfachresistenz

schweren Grundleiden auf. Ein weiterer Grund für die Bedeutung der opportunistischen *Enterobacteriaceae* in der Krankenhausmedizin beruht auf dem Vorkommen von Resistenzen gegen Antiinfektiva bei diesen Keimen. Deshalb können sie sich im Krankenhaus, wo Antiinfektiva häufig eingesetzt werden, besonders gut behaupten. Das Vorkommen von Mehrfachresistenz bei den *Enterobacteriaceae* ist auf eine eindrückliche genetische Variabilität zurückzuführen (S. 211). Eine Übersicht über die wichtigsten opportunistischen *Enterobacteriaceae* bietet Tab. 4.**9**.

4.17 Vibrio, Aeromonas und Plesiomonas

■ Die für die Medizin wichtigste Spezies dieser Bakterien ist *Vibrio cholerae*. Die Choleravibrionen sind gramnegative, kommaförmig gekrümmte, monotrich begeißelte Stäbchen. Sie zeigen Alkalitoleranz (pH9), was zur selektiven Kultivierung in alkalischem Peptonwasser ausgenützt wird. Die Cholera wird in erster Linie durch die Serovarietät O:1 hervorgerufen. Selten verursachen „Nicht-O:1-Stämme" (z. B. O139) das typische Krankheitsbild. O:1-Vibrionen können in die Biovare *cholerae* und *eltor* unterteilt werden. Krankheit entsteht, wenn eine große Zahl ($\geq 10^8$) der Erreger mit Lebensmitteln oder Trinkwasser in den Intestinaltrakt gelangt. Die Keime vermehren sich im proximalen Dünndarm und produzieren ein Enterotoxin. Dieses setzt in Enterozyten eine Kette von Reaktionen in Gang, an deren Ende ein vermehrter Transport von Elektrolyten aus den Enterozyten steht, wobei passiv auch Wasser abfließt. Die massiven wässrigen Durchfälle (bis 20 l/Tag) führen zur Exsikkose. Therapeutisch steht der Ausgleich des Elektrolyt- und Wasserhaushaltes im Vordergrund. Cholera kommt nur beim Menschen vor. Die Prävention umfasst in erster Linie expositionsprophylaktische Maßnahmen. Es existiert eine aktive Schutzimpfung mit einer abgetöteten Ganzkeimvakzine. Der Impfschutz ist mäßig und besteht nur während 6 Monaten. Die Cholera ist eine der 4 Quarantänekrankheiten. Ihre Inkubationszeit wird im Internationalen Sanitätsreglement mit 5 Tagen angegeben. ■

Bei diesen Bakterien handelt es sich um einfach oder spiralig gekrümmte, gramnegative Stäbchen. Das natürliche Habitat der meisten sind Oberflächengewässer einschließlich der Ozeane. Einige verursachen Infektionen bei Fischen (z. B. *Aeromonas salmonicida*). Für den Menschen ist vor allem die Spezies *Vibrio cholerae* wichtig.

Vibrio cholerae (Cholera)

Morphologie und Kultur. Choleravibrionen sind gramnegative, zumeist leicht (kommaförmig) gebogene, eine Länge von 1,5–2 µm und eine Breite von 0,3–0,5 µm aufweisende Stäbchenbakterien. Die Keime sind monotrich begeißelt (Abb. 4.**19**).

V. cholerae kann auf einfachen Nährmedien bei 37 °C und normaler Atmosphäre kultiviert werden. Wegen der ausgeprägten Alkalitoleranz lässt sich der Keim aus Bakteriengemischen bei einem pH-Wert von 9 selektiv anzüchten.

— Vibrio cholerae —

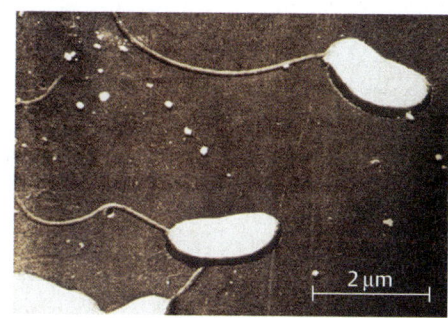

Abb. 4.**19** Kommaförmige, monotrich begeißelte Stäbchenbakterien (REM).

4

Antigene und Klassifikation. *V. cholerae* kann aufgrund von O-Antigenen (Lipopolysaccharidantigene) in Serovare unterteilt werden. Erreger der Cholera ist in der Regel die Serovarietät O:1. Stämme, die mit einem O:1 – Antiserum nicht reagieren, werden in der Gruppe der „Nicht-O:1-Vibrionen" zusammengefasst. Kürzlich wurden in Indien Nicht-O:1-Stämme (O:139) beschrieben, die das klassische Krankheitsbild der Cholera verursachten. O:1-Vibrionen werden aufgrund physiologischer Merkmale in die Biovare „*cholerae*" und „*eltor*" eingeteilt. Die Varietät *eltor* weist eine geringere Virulenz auf.

Choleratoxin. Für das Krankheitsbild ist ausschließlich das Toxin verantwortlich. Dieses veranlasst in den Enterozyten die vermehrte Sekretion von Elektrolyten, vor allem Cl^--Ionen, wobei passiv auch Wasser abfließt. Das Toxin gehört zu den AB-Toxinen (s. S. 16). Mit der Untereinheit **B b**indet es an Rezeptoren von Enterozyten. Die **a**ktive toxische Untereinheit **A** ist dafür verantwortlich, dass die Adenylatcyclase in den Enterozyten cAMP permanent und in großer Menge produziert (Abb. 4.**20**). cAMP aktiviert als Second messenger die Proteinkinase A, die spezifische, für die Sekretion von Elektrolyten verantwortliche Zellproteine aktiviert. Die Toxin-Gene *ctxA* und *ctxB* sind Teil des sog. CTX-Elements, das als Bestandteil des Genoms des filamentösen Bakteriophagen CTXΦ als Prophage im Nukleoid der toxischen Choleravibrionen integriert ist (s. lysogene Konversion, S. 196). Das CTX-Element weist weiterhin mehrere Regulator-Gene auf, die sowohl die Produktion des Toxins als auch die Ausbildung von den sog. „Toxin-coregulierten Pili" (= TCP) auf der Oberfläche der Vibrionen regulieren.

Pathogenese und Krankheitsbild. Die Infektion erfolgt durch orale Aufnahme der Erreger. Die Infektionsdosis ist groß ($\geq 10^8$), da viele Vibrionen durch die Magensäure abgetötet werden. Aufgrund ihrer Alkalitoleranz kolonisieren die Keime mit Hilfe der TCP (s. oben) die Mukosa des proximalen Dünn-

— **Wirkungsmechanismus des Choleratoxins** —

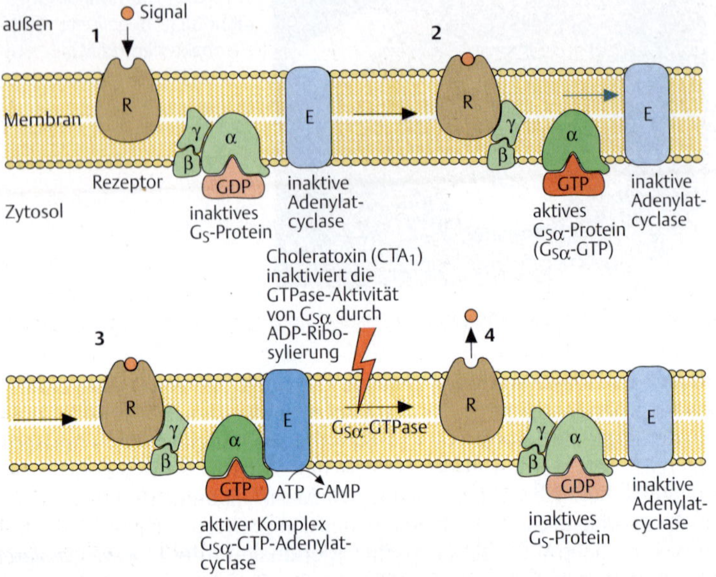

Abb. 4.20 Choleratoxin greift an der durch G_S-Proteine vermittelten Signalkaskade an.

1 G_S-Proteine in der Membran bestehen aus den 3 Untereinheiten α, β und γ. An die Untereinheit α ist GDP gebunden. In dieser Konfiguration ist G_s inaktiv.

2 Nach Bindung eines Signalmoleküls an den Membranrezeptor R dissoziieren die Untereinheiten von G_S; weiterhin wird das GDP an $G_{S\alpha}$ zu GTP phosphoryliert.

3 $G_{S\alpha}$-GTP verbindet sich mit der Adenylatcyclase zum aktiven Enzym, das ATP in den second messenger cAMP umwandelt.

4 Dissoziiert das Signalmolekül wieder vom Rezeptor ab, so wird das an $G_{S\alpha}$ gebundene GTP zu GDP dephosphoryliert und der Ruhezustand wiederhergestellt.

Dieser Schritt wird durch Choleratoxin verhindert: Die A_1-Untereinheit des Choleratoxins (CTA$_1$) katalysiert eine ADP-Ribosylierung von $G_{S\alpha}$. Dadurch verliert $G_{S\alpha}$ seine GTPase-Aktivität, so dass die Adenylatcyclase nicht mehr abgeschaltet wird und permanent cAMP synthetisiert wird.

darms und sezernieren das Choleratoxin (s. Abb. 4.**20**). Eine Invasion der Mukosa durch die Erreger findet nicht statt.

Die Inkubationszeit der Cholera beträgt 2 – 5 Tage. Die Klinik ist durch starke, wässrige Durchfälle sowie Erbrechen geprägt. Es können pro Tag bis zu 20 l Flüssigkeit verloren gehen. Weitere Symptome sind auf die starke Exsikkose zurückzuführen: Blutdruckabfall, Tachykardie, Anurie, Untertemperatur. Unbehandelt beträgt die Letalität bis zu 50 %.

Diagnose. Diese beinhaltet den Nachweis des Erregers im Stuhl oder Erbrochenem. Manchmal gelingt eine mikroskopische Schnelldiagnose durch Feststellen zahlreicher, sich in Fischzügen anordnender gramnegativer, gekrümmter Stäbchen. Zur Kultur werden flüssige oder feste Selektivmedien, z. B. alkalisches Peptonwasser oder Taurocholat-Gelatine-Agar, verwendet. Verdächtige Kolonien werden biochemisch sowie durch Nachweis des 0 : 1 – Antigens in einer Agglutinationsreaktion identifiziert.

Therapie. Im Vordergrund steht der Ausgleich des gestörten Wasser- und Elektrolythaushaltes. In zweiter Linie kommen der Einsatz von Tetracyclinen oder von Co-Trimoxazol in Frage, vor allem um die Ausscheidung zu verringern und zu verkürzen.

Epidemiologie und Prophylaxe. Die Cholera trat im 19. Jahrhundert in Europa mehrmals pandemisch auf. Diese Pandemien wurden immer durch den klassischen Biovar *cholerae* verursacht. Seit 1961 werden gehäuft Fälle durch die Biovarietät *eltor* beobachtet, die eine geringere Virulenz zeigt. Abgesehen von einigen kleineren Ausbrüchen in Italien und Spanien sind Massenerkrankungen in Europa in der Neuzeit nicht beobachtet worden. Choleraepidemien treten seit einigen Jahren in Südamerika auf.

Einzige **Infektionsquelle** ist der Mensch. Vor allem Erkrankte scheiden die Erreger in Massen aus. Aber auch Rekonvaleszenten können, manchmal bis zu Wochen und Monaten nach Überstehen des Infektion, Ausscheider sein. Echte Dauerausscheider wie beim Typhus kommen nur ganz selten vor. Die **Übertragung** erfolgt in aller Regel indirekt über Lebensmittel, wobei dem Wasser eine besondere Rolle zukommt. Diese Tatsachen erklären, warum sich die Cholera vor allem in Ländern mit einem schlechten Hygienezustand epidemisch ausbreiten kann.

Die **prophylaktischen Maßnahmen** entsprechen weitgehend einer Expositionsprophylaxe. Zur Bekämpfung der Cholera im Allgemeinen gilt, dass für eine adäquate Lebensmittel- und Trinkwasserhygiene sowie für korrekte Abwasserbeseitigung zu sorgen ist. Im einzelnen gilt, dass Kranke zu isolieren und infektiöse Ausscheidungen sowie kontaminierte Gegenstände zu desinfizieren sind. Die Cholera ist eine Krankheit, deren Verdacht sofort zu melden ist. Sie stellt eine der 4 Quarantänekrankheiten dar. Ihre Inkubationszeit ist im Internationalen Sanitätsreglement auf 5 Tage angesetzt. Es existiert eine Schutzimpfung mit abgetöteten Erregern. Der nach 2-maliger subkutaner Injektion erzielte Impfschutz ist jedoch nur unvollständig und hält auch nur 6 Monate an. Die Pathogenese der Cholera erklärt, warum mit dieser Schutzimpfung kein wirksamer Impfschutz entsteht.

Weitere Vibrionen

Vibrio parahaemolyticus ist eine halophile (d. h. salzfreundliche) Spezies, die in den flachen, warmen Küstengewässern der Ozeane und in Brackwasser gefunden wird. Der Keim kann epidemisch auftretende Gastroenteritiden verursachen. Die Erreger werden mit der Nahrung (Meeresfrüchte, rohe Fische) auf den Menschen übertragen. Die Therapie der meist rasch vorübergehenden Gastroenteritis ist symptomatischer Natur.

Vibrio vulnificus ist ebenfalls ein Wasserkeim, der seltene septische Infektionen vor allem bei Immunsupprimierten verursachen kann.

Aeromonas und Plesiomonas

Bakterien dieser beiden Gattungen sind Bewohner von Oberflächengewässern. Einige können bei Fischen (*A. salmonicida*) Infektionen verursachen. Gelegentlich werden sie in Feuchtbereichen von medizinischen Apparaten wie Dialysegeräten, Befeuchteranlagen oder Beatmungsgeräten als Kontaminanten gefunden. Sie können bei hospitalisierten, abwehrgeschwächten Patienten nosokomiale Infektionen hervorrufen. Sind Lebensmittel massiv durch diese Bakterien kontaminiert, dann können bei Genuss dieser Speisen Gastroenteritiden auftreten.

4.18 Haemophilus und Pasteurella

■ Die für die Medizin wichtigste Spezies der *Pasteurellaceae* ist *Haemophilus influenzae*. Es handelt sich um unbewegliche, oft bekapselte, gramnegative Stäbchen. Pathogen ist vor allem die Kapselserovar „b". *H. influenzae* ist ein fakultativer Anaerobier, dem im Medium die Wuchsfaktoren X (= Hämin) und V (= NAD, NADP) angeboten werden müssen. *H. influenzae* ist ein typischer Parasit der Mukosa des Respirationstraktes. Er kommt nur beim Menschen vor. Der Keim verursacht bei abwehrschwachen Individuen und bei Kindern unter 4–5 Jahren Infektionen des oberen und tiefen Respirationstraktes. Bei Kleinkindern werden auch invasive Infektionen wie Meningitiden und Sepsen beobachtet. Für die Antibiotikatherapie muss ein betalactamasefestes Betalactam eingesetzt werden, da immer mehr Stämme beobachtet werden, die Betalactamase produzieren. Für die Immunisierungsprophylaxe stehen Konjugatvakzinen zur Verfügung, bei denen das Kapselpolysaccharid mit Proteinen gekoppelt ist. Diese Vakzinen können schon ab dem 3. Lebensmonat eingesetzt werden. ■

Haemophilus influenzae

Zu den hämophilen Bakterien zählt man solche, die zu ihrer Vermehrung Wachstumsfaktoren benötigen, die im Blut vorkommen. Der wichtigste humanpathogene Vertreter der Gattung ist *H. influenzae*. Weitere *Haemophilus*-Arten verursachen entweder Krankheiten beim Tier oder werden als Bestandteil der Schleimhautflora des Menschen aufgefunden. Letztere sind *H. parainfluenzae*, *H. haemolyticus*, *H. segnis*, *H. aphrophilus* und *H. paraphrophilus*. Gelegentlich können diese auch einmal Infektionen verursachen.

Morphologie und Kultur. Es handelt sich um kleine (Länge: 1,0 – 1,5 μm, Breite: 0,3 μm), oft bekapselte, unbewegliche gramnegative Stäbchen (Abb. 4.**21a**). Bekapselte Stämme werden aufgrund der Feinstruktur des Kapselpolysaccharids in die Serovare a-f unterteilt. Serovar „b" (= HiB) verursacht die meisten humanen Infektionen.

4

Haemophilus influenzae

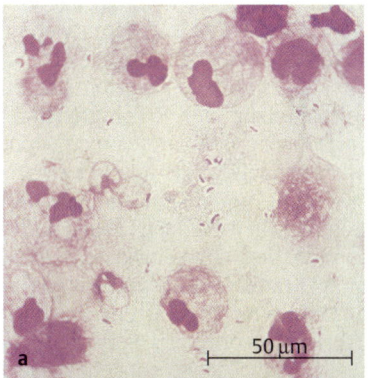

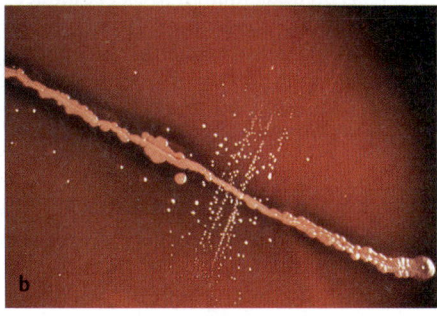

Abb. 4.**21 a** Gram-Färbung eines Liquorpräparats. Feine, gramnegative, von einer Kapsel (Serovar „b") umgebene Stäbchen. Klinische Diagnose: eitrige Meningitis.

b Satelliten-Phänomen von *H. influenzae*: Die Amme *Staphylococcus aureus* stellt geringe Mengen an V-Faktor zur Verfügung. Freier X-Faktor ist im Blutagar vorhanden.

50 μm

a

b

H. influenzae ist ein fakultativer Anaerobier, dem im Medium die Wuchs-stoffe X und V angeboten werden müssen. Der X-Faktor ist Hämin, das von den Bakterien zur Synthese von Häm enthaltenden Enzymen (Zytochrome, Katalase, Oxidasen) benötigt wird. Bei anaerober Kultivierung ist der Bedarf an X-Faktor stark reduziert. Der V-Faktor wurde als NAD bzw. NADP identifi-ziert. Eine übliche Blutagarplatte enthält nicht genügend freien V-Faktor. Manche Bakterien, vor allem *Staphylococcus aureus*, produzieren NAD im Überschuss und sezernieren dieses Coenzym sogar ins Medium. Deshalb kann *H. influenzae* in unmittelbarer Nachbarschaft von *S. aureus*-Kolonien wachsen, was als **Satelliten**- oder **Ammenphänomen** bezeichnet wird (Abb. 4.**21b**). Das übliche Medium zur Kultivierung von *H. influenzae* ist Koch-blutagar (Syn. Schokoladenagar). Durch vorsichtiges Erhitzen von Blutagar auf 80 °C werden ausreichende Mengen an X- und V-Faktor aus den Erythro-zyten freigesetzt und außerdem Inhibitoren des V-Faktors zerstört, ohne dass die Wuchsstoffe selber inaktiviert werden.

Pathogenese und Krankheitsbilder. *H. influenzae* ist ein Schleimhautparasit der oberen Luftwege. Bei 30 – 50 % Gesunder kann der Keim nachgewiesen werden. Meist handelt es sich dabei um unbekapselte und damit wenig vi-rulente Stämme. Der wesentliche Pathogenitätsfaktor der Erreger ist die Kap-sel, die den Keim vor Phagozytose schützt. Als weitere Determinanten der Pathogenität sind die Affinität zur Schleimhaut des Respirationstraktes und zu den Meningen sowie die Produktion einer IgA$_1$-Protease zu nennen.

An *H. influenzae*-Infektionen erkranken gehäuft Kinder im Alter zwischen 6 Monaten und 4 Jahren. Dies hängt mit dem niedrigen Gehalt an Antikapsel-Antikörpern in dieser Altersgruppe zusammen. In den ersten Lebensmonaten besteht ein Nestschutz. Ab dem 5. Lebensjahr liegt dann ein ausreichend ho-her Spiegel an eigenen Antikörpern vor. An Krankheitsbildern muss an erster Stelle die Meningitis genannt werden. Weitere Infektionen sind Epiglottitis, Pneumonie und Empyem, septische Arthritis, Osteomyelitis, Perikarditis, Zel-lulitis sowie Otitis media und Sinusitis. Bei Erwachsenen entstehen *Haemo-philus*-Infektionen zumeist sekundär als Komplikation schwerer Grundleiden oder bei herabgesetzter Abwehrlage. Am häufigsten kommt die akute Exazer-bation bei chronischer Bronchitis vor. Auch Pneumonien durch *H. influenzae*, die oft als Superinfektion im Anschluss an eine Influenza auftreten, werden beobachtet. Beachtet werden muss, dass auch unbekapselte Stämme bei immunkompromitierten Erwachsenen Infektionen der oberen und unteren Atemwege verursachen können.

Diagnose. Methode der Wahl ist der mikroskopische und kulturelle Nach-weis des Erregers in Liquor, Blut, Eiter oder purulentem Sputum. Ein Ammen-phänomen auf Blutagar zeigt V-Faktor-Bedürfnis an. X-Faktor-Bedürfnis wird am einfachsten mit dem Porphyrintest nachgewiesen, der bei *H. influenzae* negativ ausfällt.

Therapie. Zur Therapie sollten penicillinasefeste Betalactam-Antibiotika verwendet werden. In den letzten Jahren hat die Zahl an Betalactamase-Bildnern bei *H. influenzae* zugenommen. In Deutschland, Österreich und der Schweiz produzieren ungefähr 20 % der Stämme dieses Enzym. Als Alternativen zu den Betalactamen können die 4-Chinolone angesehen werden, die aber – von Ausnahmen abgesehen – nicht bei Kindern eingesetzt werden sollen. Mittel der Wahl zur Therapie der Meningitis ist das Ceftriaxon.

Epidemiologie und Prophylaxe. *H. influenzae* kommt ausschließlich beim Menschen vor. Die Inzidenz schwerer, invasiver Infektionen (Meningitis, Sepsis, Epiglottitis) bei Kindern hat nach Einführung der akuten Schutzimpfung (s. unten) dramatisch, auf ungefähr 1/10 der Fälle vor der Schutzimpfung, abgenommen und wird bei konsequenter Durchführung der Impfung weiter abnehmen.

4

Die Impfung wird mit der Konjugat-Vakzine Hib durchgeführt. Bei dieser ist das für die Immunität verantwortliche Epitop des Kapselpolysaccharids „b" an Protein konjugiert. Mit einer derartigen Konjugat-Vakzine kann schon im ersten Lebensjahr immunisiert werden. Auf eine reine Polysaccharid-Vakzine reagiert das Immunsystem erst ab 2 Jahren, da Polysaccharide T-Helferzellen unabhängige Antigene darstellen. Gegen diese werden Antikörper in den 2 ersten Lebensjahren nicht oder nur mäßig produziert. Außerdem kommt es nicht zu einer Boosterantwort. Für eine Chemoprophylaxe nichtgeimpfter Kleinkinder, die Kontakt mit Erkrankten hatten, hat sich die 4-tägige Gabe von Rifampicin bewährt.

Haemophilus ducreyi und Haemophilus aegyptius

Bei *H. ducreyi* handelt es sich um kurze, gramnegative, unbewegliche Stäbchen, deren Züchtung recht schwierig ist und Spezialmedien erfordert. Der Keim verursacht das Ulcus molle (weicher Schanker), eine vor allem in den Tropen vorkommende, in Mitteleuropa sehr selten auftretende Geschlechtskrankheit. Die Infektion imponiert als schmerzhaftes, leicht blutendes Geschwür, das vor allem im Genitalbereich auftritt. Die regionären Lymphknoten sind stark geschwollen. Die Diagnose erfolgt durch mikroskopischen und kulturellen Nachweis des Erregers. Therapeutisch kommen Sulfonamide, Streptomycin oder Tetracycline in Frage.

H. aegyptius (evtl. identisch mit Biovar III von *H. influenzae*) verursacht eine eitrige Konjunktivitis, die vor allem in Nordafrika und Ägypten auftritt. In Brasilien wurden in den letzten Jahren gehäuft auch systemische Infektionen, das sog. brasilianische Purpura-Fieber, beobachtet.

Pasteurella

Verschiedene Arten der Gattung *Pasteurella* kommen bei Tier und Mensch als Bestandteil der normalen Schleimhautflora vor oder sind Erreger von Infektionen bei Tieren. Als Erreger humaner Infektionen spielen sie nur eine untergeordnete Rolle. Als Beispiel für humane Pasteurellosen werden hier die Infektionen durch **Pasteurella multocida** geschildert. Die Keime gelangen von außen, nach Biss- oder Kratzverletzungen oder mit Tröpfchen beim Kontakt mit erkrankten Tieren, in den Organismus. Liegt eine Abwehrschwäche vor, dann entstehen je nach Eintrittspforte entweder lokale Wundinfektionen mit Lymphadenitis, subakute bis chronische Infektionen der tiefen Atemwege oder Infektionen des ZNS, letztere nach Schädeltraumen oder Hirnoperationen. Die Diagnose wird durch den Nachweis des Erregers gestellt. Die Therapie kann mit einem Penicillin oder Cephalosporin durchgeführt werden. Infektionsquelle sind: Haustiere (Hund, Katze, Vögel, Meerschweinchen) oder Nutztiere (Rinder, Schafe, Ziegen, Schweine).

4.19 Verschiedene, gramnegative Stäbchenbakterien

Die in Tab. 4.**10** aufgeführten Bakterienarten weisen nur geringes pathogenes Vermögen auf. Als typische Opportunisten können sie gelegentlich Infektionen bei Personen auslösen, die Defekte der spezifischen oder unspezifischen

Tabelle 4.**10** Übersicht über verschiedene, gramnegative Stäbchenbakterien

Bakterienart	Wichtigste Eigenschaften
HACEK-Gruppe	
Haemophilus aphrophilus	Endokarditis, Hirnabszesse
Actinobacillus actinomycetemcomitans	Bestandteil der normalen Mundhöhlenflora. Unbewegliche, feine Stäbchen; mikroaerophil. Kolonien auf Blutagar zeigen seesternartiges Aussehen. Kommen in ungefähr 25% der fazialen **Aktinomykosen** als Begleitkeim vor. Resistenz gegen Penicillin. Sehr selten auch Erreger einer Endokarditis.
Cardiobacterium hominis	unbeweglich; Pleomorphie. Normalflora des Respirationstrakts. Kultur auf Blutagar in 5% CO_2, 35 °C, 4 Tage **Subakute Endokarditis.** Gelegentlich Bestandteil einer Mischflora bei eitrigen Infekten im Gesichtsbereich

Tabelle 4.**10** *Fortsetzung:* Verschiedene, gramnegative Stäbchenbakterien

Bakterienart	Wichtigste Eigenschaften
Eikenella corrodens	unbeweglich, kokkoid. Normalflora des Respirations- und Intestinaltrakts. Kultur auf Blutagar, dabei Korrosion der Agaroberfläche **Abszesse, Wundinfekte, Peritonitiden, Empyeme, septische Arthritiden.** Dabei oft Bestandteil einer Mischflora. Auch **Endokarditis** und **Meningitis** beschrieben
Kingella kingae	Normalflora des oberen Respirationstraktes. Selten Endokarditis, Arthritis, Osteomyelitis.
Calymmatobacterium granulomatis (Syn. *Donovania granulomatis*)	unbeweglich; Kapsel; Kultivierung auf eidotterhaltigen Medien; fakultativ anaerob **Granuloma inguinale.** Geschlechtskrankheit; indolente, ulzerogranulomatöse Läsionen der Haut und Schleimhaut. In Europa sporadisches Vorkommen. Diagnose durch Nachweis von Bakterien in Vakuolen in großen, mononukleären Zellen mit Giemsa-Färbung (= Donovan-Körper) Antibiotika: Aminoglykoside, Tetracycline
Streptobacillus moniliformis	ausgeprägte Pleomorphie; häufig Ausbildung von zellwanddefekten Filamenten. Kultur in angereicherten Medien bei 35 °C, 5 % CO_2, 3 Tage. Bestandteil der Mundhöhlenflora von Ratten, Mäusen, Katzen **Rattenbissfieber.** Inkubationszeit 1 – 22 Tage. Fieber, Arthralgien, Myalgien, Exanthem. Evtl. Entzündung an Bissstelle. Bei 50 % der Patienten Polyarthritis. Therapie mit Penicillin
Flavobacterium meningosepticum (und weitere Flavobakterien)	strikt aerob; häufig gelbes Pigment; Non-Fermenter. Lebensraum sind Erdboden und Oberflächengewässer. **Meningitis.** Bei Neugeborenen. Schlechte Prognose. Bei komprimierten Patienten **Sepsis, Pneumonie.** Alle Infektionen sind selten
Alcaligenes faecalis (und weitere Spezies der Gattung *Alcaligenes*)	strikt aerob; Non-Fermenter. Lebensraum sind Erdboden und Oberflächengewässer. Verschiedene **opportunistische Infektionen** bei Patienten mit schweren Grundleiden; meist als Bestandteil einer Mischflora isoliert; Interpretation der Befunde schwierig

4

Bakterienart	Wichtigste Eigenschaften
Capnocytophaga spp.	Bestandteil der normalen Mundhöhlenflora bei Mensch und Hund. Lange, dünne, fusiforme Stäbchen. Wachstum auf Blutagar bei 5 – 10 % CO_2. Können Rolle in Pathogenese der **Periodontitis** spielen. **Sepsis** bei Agranulozytose, Leukämien, Malignomen. Verschiedenste eitrige Prozesse. Oft Teil einer Mischflora.

4

Abwehr aufweisen. Werden sie aus einem Material isoliert, ist es meist schwer, ihre pathologische Bedeutung zu interpretieren.

4.20 Campylobacter, Helicobacter, Spirillum

■ *Campylobacter, Helicobacter* und *Spirillum* gehören zur Gruppe der spiralig gekrümmten, beweglichen, gramnegativen, mikroaerophilen Bakterien. *C. jejuni* verursacht eine Enteritis. Infektionsquellen sind erkrankte Tiere. Die Erreger werden von Tieren über Lebensmittel auf den Menschen übertragen. Eine Übertragung von Mensch zu Mensch kann auch vorkommen. Die Diagnose erfolgt durch kulturellen Nachweis des Erregers im Stuhl mit speziellen Selektivmedien. *Helicobacter pylori* spielt in der Pathogenese der Gastritis Typ B sowie des peptischen Ulkus eine Rolle. *Spirillum minus* verursacht das Rattenbissfieber, das gehäuft in Japan auftritt und dort Sodoku genannt wird. ■

Zur Gruppe der aerob/mikroaerophilen, beweglichen, helikal/vibroid geformten, gramnegativen Stäbchenbakterien (S. 231) gehören die Gattungen *Campylobacter, Helicobacter* und *Spirillum*. Bei allen 3 Gattungen findet man humanpathogene Arten.

Campylobacter

Klassifikation: Seit einigen Jahren wird *Campylobacter* zusammen mit *Arcobacter* (medizinisch bedeutungslos) in der neuen Familie der *Campylobacteriaceae* (fam. nov.) zusammengefasst. Die Gattung *Campylobacter* setzt sich aus zahlreichen Spezies zusammen, unter denen *C. jejuni* (selten *C. coli, C. lari*) sowie *C. fetus* als Erreger von Infektionen des Menschen beobachtet werden.

Morphologie und Kultur. Es handelt sich bei *Campylobacter* um schlanke, spiralig gekrümmte Stäbchen, die 0,2–0,5 µm dick und 0,5 bis 5 µm lang sind. Die Einzelzellen können eine oder mehrere Windungen aufweisen. Sie zeigen an einem oder beiden Polen eine einzige Geißel.

Campylobacter kann unter mikroaerophilen Bedingungen in einer Atmosphäre, die 5 % O_2 und 10 % CO_2 enthält, auf Blutagarplatten kultiviert werden. Für *C. fetus* beträgt die optimale Wachstumstemperatur 25 °C, für *C. jejuni* 42 °C.

Pathogenese und Krankheitsbilder. Über die Mechanismen der Pathogenität dieser Erreger ist nichts Genaueres bekannt. *C. jejuni* produziert ein Enterotoxin, das dem STa von *E. coli* ähnlich ist und verschiedene Zytotoxine. Der Keim verursacht eine Enterokolitis, die mit wässrigem, gelegentlich auch blutigem Durchfall und Fieber einhergeht. Die Inkubationszeit beträgt 2–5 Tage. Die Krankheit dauert weniger als 1 Woche.

C. fetus wurde vereinzelt als Erreger einer Endokarditis, Meningitis, Peritonitis, Arthritis, Cholezystitis, Salpingitis oder Sepsis bei abwehrgeschwächten Patienten beobachtet.

Diagnose. Bei der Isolierung von *C. jejuni* aus dem Stuhl werden Medien verwendet, die selektive Supplemente (z. B. verschiedene Antiinfektiva) enthalten. Bebrütet wird 48 h bei 42 °C in einer mikroaerophilen Atmosphäre. Die Identifizierung erfolgt aufgrund der Wachstumsbedürfnisse sowie durch Nachweis der Katalase und der Oxidase.

C. fetus wird zumeist ohne Schwierigkeit isoliert, da der Keim in der Regel im Untersuchungsgut (z. B. Blut, Liquor, Gelenkspunktat, Eiter usw.) als alleiniger Erreger vorkommt.

Therapie. Schwere *Campylobacter*-Infektionen werden mit Makroliden oder 4–Chinolonen therapiert. Resistenzen können vorkommen.

Epidemiologie und Prophylaxe. *Campylobacter jejuni* gehört weltweit zu den häufigsten Erregern von Enteritiden. Die Keime werden von Tieren über Lebensmittel und Trinkwasser auf den Menschen übertragen. Eine direkte Übertragung durch Schmierinfektion von Mensch zu Mensch kommt vor, vor allem bei Kindern in Kindergärten oder innerhalb von Familien. Kampylobakteriosen werden gehäuft im Sommer und Herbst beobachtet. Spezielle prophylaktische Maßnahmen existieren nicht.

Helicobacter pylori

Morphologie und Kultur. Spiralig gekrümmtes, gramnegatives Stäbchen mit lophotricher Begeißelung. Kultur aus Magen-Biopsien auf Anreicherungsmedien und Selektivmedien unter mikroaeroben Bedingungen (90 % N_2, 5 % CO_2, 5 % O_2) während 3–4 Tagen. Identifizierung durch Nachweis der Oxidase, Katalase und Urease.

Pathogenese und Krankheitsbilder. *H. pylori* kommt nur beim Menschen vor und wird auf fäkal-oralem Weg übertragen. Der Erreger kolonisiert und infiziert die Magenschleimhaut. Als Pathogenitätsfaktoren gelten: starke Beweglichkeit, die das Aufsuchen von Zielzellen erleichtert; Adhärenz an oberflächliche Zellen des Magenepithels; Urease, die aus Harnstoff Ammoniak freisetzt und so das Überleben in einer stark sauren Umgebung ermöglicht; vakuolisierendes Zytotoxin (VacA), das Epithelzellen zerstört.

Nach Eindringen entwickelt sich eine akute, mit oder auch ohne Symptome ablaufende Gastritis. Daraus können entstehen:

1. Eine chronische, oberflächliche, häufig symptomlos ablaufende Gastritis, die Jahre und Jahrzehnte andauern kann;

2. Ulzera des Duodenums, selten auch des Magens;

3. Eine chronische, atrophische Gastritis, aus der sich gelegentlich ein Adenokarzinom des Magens entwickelt.

Diagnose. Histopathologischer/bakterieller sowie kultureller Nachweis in Magenbiopsien. Nichtinvasiver Atemtest. Bei diesem wird mit einer Probemahlzeit ^{13}C-markierter Harnstoff verabfolgt und in der Atemluft $^{13}CO_2$ gemessen. Antikörper können mit einem ELISA-Test oder im Western Blot bestimmt werden.

Therapie. Bei Patienten mit Ulzera sowie bei Personen mit einer Gastritis-Symptomatik ist eine Dreifach-Therapie mit Omeprazol (Protonenpumpenblocker), Metronidazol und Clarithromycin während 7 Tagen in über 90 % erfolgreich.

Epidemiologie. Aufgrund von seroepidemiologischen Studien wissen wir, dass *H. pylori* weltweit vorkommt. Die Durchseuchung setzt schon in der Kindheit ein, sie ist besonders hoch in Gruppen, die unter schlechten hygienischen Bedingungen eng zusammenleben und kann dort bei Erwachsenen bis zu 100 % erreichen. In der älteren Bevölkerung der entwickelten Länder beträgt die Durchseuchung ungefähr 50 %. Die Übertragung erfolgt auf fäkal-oralem Weg, entweder direkt oder auch indirekt über kontaminierte Speisen.

Spirillum minus

Bei dieser Spezies handelt es sich um spiralige, 2–3 Windungen aufweisende, 0,2 μm dünne und 3–5 μm lange, bewegliche Bakterien. Die Keime können auf Nährmedien nicht kultiviert werden. *S. minus* verursacht das Spirillen-Rattenbissfieber, das auch Sodoku genannt wird. Es kommt weltweit vor, tritt aber gehäuft in Japan auf. Die Keime werden durch den Biss von Ratten, Mäusen, Eichhörnchen sowie nagerverzehrenden Haustieren übertragen. Nach einer Inkubation von 7–21 Tagen entwickelt sich ein fieberhaftes, mit einer

Lymphangitis und Lymphadenitis einhergehendes Krankheitsbild. An der Bissstelle entstehen geschwürige Läsionen. Die Diagnose kann durch mikroskopischen Nachweis von Spirillen mit der Dunkelfeld- oder Phasenkontrastmikroskopie im Blut oder Geschwürsmaterial gestellt werden. Therapeutisch wird Penicillin G eingesetzt.

4.21 Pseudomonas, Stenotrophomonas, Burkholderia

■ Die gramnegativen, aeroben, stäbchenförmigen Pseudomonaden kommen in der Natur in Feuchtbiotopen weit verbreitet vor. Die für die Medizin wichtigste Art ist *Pseudomonas aeruginosa*. Zur Kultur ist freier O_2 als terminaler Elektronenakzeptor notwendig. Die Pathogenese von *Pseudomonas*-Infektionen ist komplex. Der Keim kann sich über Haftpili an Wirtszellen anheften. Virulenzfaktoren sind: Exotoxin A, Exoenzym S, Zytotoxin, verschiedene Metallproteasen, 2 Phospholipasen C. Natürlich spielt auch das Lipopolysaccharid der äußeren Membran in der Pathogenese eine wichtige Rolle. *Pseudomonas*-Infektionen treten nur bei abwehrgeschwächten Patienten auf. Zu nennen sind: Pneumonien bei zystischer Fibrose, Kolonisierung von Verbrennungswunden, Endokarditiden bei Drogensüchtigen, postoperative Wundinfektionen, Harnwegsinfektionen, Sepsen. *P. aeruginosa* ist ein häufiger Keim von nosokomialen Infektionen. Die Diagnose umfasst den kulturellen Nachweis des Erregers. Ein Problem bei der Therapie stellt die Mehrfachresistenz gegen Antiinfektiva dar.

Zahlreiche weitere *Pseudomonas*-Arten sowie Arten der Gattungen *Burkholderia* und *Stenotrophomonas* werden gelegentlich bei Immunsupprimierten als Erreger gefunden. *B. mallei* verursacht den Malleus (Rotz), *B. pseudomallei* die Melioidose. ■

Pseudomonas aeruginosa

Vorkommen, Bedeutung. Alle Pseudomonaden kommen in der Natur weitverbreitet vor. Man findet sie regelmäßig im Erdboden, in Oberflächengewässern, die Ozeane eingeschlossen, auf Pflanzen und in kleiner Zahl auch im Darm von Mensch und Tier. Sie können sich in einem feuchten Milieu, das nur Spuren von Nährsubstraten enthält, vermehren. Der für die Medizin wichtigste Vertreter ist die Spezies *P. aeruginosa*. Dieser Keim verursacht Infektionen bei Personen mit Immundefekten.

Morphologie und Kultur. Bei *P. aeruginosa* handelt es sich um 2 – 4 µm lange, plumpe, gramnegative Stäbchen, die eine bis mehrere polare Geißeln besitzen. Einige Stämme können eine dicke extrazelluläre Schleimschicht produzieren. Diese mukoiden Stämme werden oft bei zystischer Fibrose isoliert. *P. aeruginosa* besitzt als Teil der Zellwand eine äußere Membran, deren Architektur für die natürliche Resistenz gegen viele Antibiotika verantwortlich ist.

Die Kultur von *P. aeruginosa* gelingt nur in einem Medium, das freien O_2 als terminalen Elektronenakzeptor aufweist. In Nährbouillon wächst deshalb der Keim an der Oberfläche unter Bildung einer sog. Kahmhaut. Kolonien auf Nähragar zeigen oft Metallglanz (*deshalb P. aeruginosa*; lat. aes = Erz.). Unter geeigneten Bedingungen kann der Keim 2 Pigmente, das gelblich-grüne Fluorescein sowie das blaugrüne Pycocyanin, ausbilden.

Pathogenese und Krankheitsbilder. Die Pathomechanismen sind sehr komplex. *P. aeruginosa* dringt meist über Verletzungen ins Gewebe ein. Der Keim kann sich spezifisch mit Haftfimbrien an Gewebszellen anheften. Der wichtigste Virulenzfaktor ist das Exotoxin A (ADP-Ribosyltransferase), das die Translation bei der Proteinsynthese durch Inaktivierung des Elongationsfaktors EF2 blockiert. Das Exoenzym S (ebenfalls eine ADP-Ribosyltransferase) inaktiviert Zytoskelettproteine und GTP-Bindeproteine eukaryontischer Zellen. Das sog. Zytotoxin schädigt Zellen durch Bildung transmembraner Poren. Verschiedene Metallproteasen hydrolysieren Elastin, Kollagen oder Laminin. 2 Phospholipasen C haben Membranaktivität. Infektionen treten bei immunkompetenten Individuen nur selten auf. Voraussetzung für klinisch manifeste Infektionen sind Defekte der unspezifischen und spezifischen Abwehr. Patienten mit einer Neutropenie sind besonders gefährdet. Die wichtigsten Infektionen sind: Pneumonien bei zystischer Fibrose oder beatmeten Patienten, Infektionen von Verbrennungswunden, postoperative Wundinfektionen, chronische Pyelonephritiden, Endokarditiden bei Drogensüchtigen, Sepsen, die maligne Otitis externa. *P. aeruginosa* ist ein häufiger Erreger nosokomialer Infektionen (s. S. 356).

Diagnose. Die Labordiagnose umfasst die Isolierung des Erregers aus entsprechenden Materialien und seine Identifizierung aufgrund eines spezifischen Musters von Stoffwechseleigenschaften.

Therapie. Als Antibiotika kommen die Aminoglykoside, die Acylureidopenicilline, die Carboxylpenicilline, bestimmte Cephalosporine der 3. Generation (Ceftazidim) und die Carbapeneme in Frage. Bei schweren Infektionen ist die Kombination eines Aminoglykosids mit einem Betalactam angezeigt. Wegen häufig vorkommender Resistenzen müssen Resistenztests durchgeführt werden.

Epidemiologie und Prophylaxe. Größere Bedeutung kommt *P. aeruginosa* (außer bei der Mukoviszidose) nur im Krankenhaus zu. Da sich der ubiquitäre Keim unter einfachsten Bedingungen in einem feuchten Milieu vermehren kann, kommen zahlreiche Infektionsquellen in Frage: Waschbecken, Toiletten, Kosmetika, Luftbefeuchter, Inhalatoren, Beatmungsgeräte, Narkosegeräte, Dialysegeräte usw. Primäre Quellen können auch infizierte Patienten sowie Keimträger unter dem Personal sein. Anfällig sind vor allem neutropenische Patienten. Zur Prävention kommen expositionsprophylaktische Maßnahmen, vor allem die Desinfektion und krankenhaushygienische Maßnahmen, in Betracht.

Weitere Pseudomonas-Arten, Stenotrophomonas und Burkholderia

Opportunistische Pseudomonaden. Außer *P. aeruginosa* können weitere *Pseudomonas*-Arten Infektionen bei immunsupprimierten Patienten verursachen. Diese nosokomialen Infektionen sind aber selten. Auf eine Aufzählung der Spezies, mit denen der Arzt gelegentlich konfrontiert ist, wird deshalb hier verzichtet. Klassische Opportunisten sind auch *Stenotrophomonas maltophilia* (früher *Xanthomonas maltophilia*) und *Burkholderia cepacia* (früher *Pseudomonas cepacia*). Alle diese im Krankenhaus anzutreffenden Arten zeichnen sich dadurch aus, dass sie oft Resistenz gegen Antiinfektiva aufweisen. Die Antibiotikatherapie muss sich deshalb immer am Resistenztest orientieren.

Burkholderia mallei. Diese Spezies ist Erreger des Rotzes oder Malleus (Nasenausfluss), einer Seuche der Einhufer. Über Mikrotraumen der Haut oder Schleimhäute dringen die Keime in den menschlichen Organismus ein und bilden lokale Geschwüre. Von diesen primären Infektionsherden können sie lymphogen oder hämatogen in andere Organe gelangen und dort sekundäre Abszesse verursachen. Der Rotz kommt in Europa nicht mehr vor.

Burkholderia pseudomallei. Erreger der Melioidose, einer rotzähnlichen Infektion bei Tieren und beim Mensch. Das natürliche Reservoir des Keimes stellen der Erdboden und Oberflächengewässer dar. Über Verletzungen von Haut und Schleimhaut dringen die Erreger ein und verursachen subkutane und subseröse multiple Abszesse und Granulome. Von Primärherden aus kann es zu einer Streuung und zum Befall verschiedener Organe mit Abszessbildung kommen. Die Krankheit wird vor allem in Asien beobachtet.

4.22   Legionella (Legionärskrankheit)

Die Familie der *Legionellaceae* enthält als einzige Gattung das Genus *Legionella*. Für die Mehrzahl der humanen Legionellosen ist die Spezies *L. pneumophila* verantwortlich. Es handelt sich bei den Legionellen um schwer anfärbbare, zu den gramnegativen Bakterien gehörende, aerobe Stäbchen. Für die Kultur müssen Spezialmedien eingesetzt werden. Infektionen entstehen durch Inhalation erregerhaltiger Tröpfchen. Zwei klinisch unterschiedliche Formen sind bekannt: die mit einer multifokalen Pneumonie einhergehende Legionärskrankheit sowie das nichtpneumonische Pontiac-Fieber. An einer Legionärskrankheit erkranken vor allem Personen mit kardiopulmonalen Grundleiden und allgemeiner Abwehrschwäche. Die Labordiagnose umfasst die Mikroskopie mit der direkten Immunfluoreszenz, die Kultur auf Spezialmedien sowie die Bestimmung von Antikörpern. Antibiotika der Wahl sind die Makrolide. Das natürliche Habitat der Legionellen sind Feuchtbiotope. Als Infektionsquellen sind Warm- und Kaltwassersysteme, Kühltürme und Befeuchter von Klimaanlagen und Sprudelbäder beschrieben worden. Legionellosen können sporadisch und epidemisch auftreten.

Klassifikation. Die Legionellen wurden 1976 anlässlich einer Epidemie während eines Kongresses amerikanischer Legionäre (ehemalige Berufssoldaten) entdeckt. Sie werden heute in der Familie der *Legionellaceae* zusammengefasst, die bis jetzt nur die Gattung *Legionella* aufweist. In dieser Gattung werden zahlreiche Spezies subsumiert, die hier nicht aufgezählt werden. Die Mehrzahl der Infektionen des Menschen verursacht *L. pneumophila*. Diese Art kann in 12 Serogruppen unterteilt werden. Die meisten Infektionen des Menschen werden durch die Serogruppe 1 verursacht.

Morphologie und Kultur. Bei *L. pneumophila* handelt es sich um 0,3–1 μm dicke und 2–20 μm lange Stäbchen, die aufgrund ihres Zellwandaufbaus zu den gramnegativen Bakterien gehören. Sie lassen sich jedoch in der Gramfärbung nicht oder nur sehr schlecht anfärben. Die optische Darstellung ist mit der direkten Immunfluoreszenz möglich.

Die aeroben Keime wachsen nur auf Spezialmedien und in einer Atmosphäre, die 5 % CO_2 enthält.

Pathogenese und Klinik. Die Pathomechanismen der Legionellen werden noch nicht vollständig verstanden. Die Keime sind fakultativ intrazelluläre Bakterien, die in professionellen Phagozyten, vor allem in nicht-aktivierten Makrophagen, überleben können. Sie sind in der Lage, die Fusion des Phagosoms mit dem Lysosom zu verhindern. Außerdem bilden sie ein Toxin, das den „oxidative burst" blockiert.

Zwei klinisch unterschiedliche Formen der Legionellose wurden beschrieben:

Legionärskrankheit. Die Infektion erfolgt durch Inhalation keimhaltiger Tröpfchen. Die Inkubationszeit beträgt 2–10 Tage. Das Krankheitsbild ist durch eine multifokale, nekrotisierende Pneumonie geprägt. Auftreten bei Patienten mit kardiopulmonalen Grundleiden oder anderer Abwehrschwäche. Letalität > 20 %.

■ **Pontiac-Fieber.** Benannt nach einer Epidemie in Michigan. Inkubationszeit 1–2 Tage. Nichtpneumonische, fieberhafte Erkrankung. Selbstlimitierend. Selten.

Diagnose. Beim mikroskopischen Nachweis aus Materialien des tiefen Respirationstrakts werden spezifische, mit Fluoreszein markierte Antikörper verwendet. Bei der Kultur müssen Spezialmedien verwendet werden, die selektive Supplemente zur Ausschaltung von Kontaminanten enthalten. Die Medien müssen 3–5 Tage bebrütet werden. Legionellenantigen kann im Urin mit einem EIA nachgewiesen werden. Mit einer Gensonde lässt sich auch im Material direkt für die Gattung *Legionella* spezifische Nukleinsäure (rDNA) nachweisen. Antikörper können mit der Technik der indirekten Immunfluoreszenz bestimmt werden.

Therapie. Klinisch haben sich Makrolid-Antibiotika als Mittel der Wahl herausgestellt.

Epidemiologie und Prophylaxe. Die Legionellose kann als Epidemie oder in Form sporadischer Erkrankungen auftreten. Es wird geschätzt, dass 1 % aller Pneumonien Legionellosen sind. Der natürliche Lebensraum der Legionellen sind Feuchtbiotope. Als Infektionsquellen wurden Warm- und Kaltwassersysteme, Kühltürme und Luftbefeuchter von Klimaanlagen und Sprudelbäder beschrieben. Eine Übertragung von Mensch zu Mensch wurde bisher nicht festgestellt. Legionellen können Wassertemperaturen bis zu 50 °C tolerieren. Erst bei kurzfristiger Erhitzung des Wassers auf 70 °C werden sie abgetötet.

4.23   Brucella, Bordetella, Francisella

■ Bei den Gattungen *Brucella*, *Bordetella* und *Francisella* handelt es sich um kleine, kokkoide, gramnegative Stäbchen. Sie können strikt aerob auf angereicherten Nährmedien kultiviert werden.

Brucella abortus, *B. melitensis* und *B. suis* verursachen die **Brucellose**, eine klassische Zoonose, die bei Rindern, Ziegen und Schweinen auftritt. Die Erreger werden direkt von erkrankten Tieren oder indirekt über Lebensmittel auf den Menschen übertragen. Sie rufen in den Organen des RES charakteristische Granulome hervor. Klinisch imponiert das undulierende Fieber. Die Diagnose umfasst den Nachweis des Erregers oder die Antikörperbestimmung mit einer standardisierten Agglutinationsreaktion.

Bordetella pertussis verursacht den **Keuchhusten**, der nur beim Menschen vorkommt. Die Erreger werden aerogen übertragen. Der Keim weist keine invasiven Fähigkeiten auf, kann aber epitheliale und subepitheliale Nekrosen der Mukosa des tiefen Respirationstrakts hervorrufen. Die Stadien „catarrhale, convulsivum und decrementi" charakterisieren das klinische Bild des Keuchhustens. Die Diagnose wird meist klinisch gestellt. Während des katarrhalischen und frühen Konvulsiv-Stadiums können die Erreger aus Sekret des Nasopharynx kultiviert werden. Die wichtigste prophylaktische Maßnahme ist die Schutzimpfung schon im 1. Lebensjahr. *Francisella tularensis* verursacht die **Tularämie**. Diese in Europa seltene Krankheit kommt bei wildlebenden Nagetieren vor und kann durch direkten Kontakt oder indirekt über Lebensmittel auf den Menschen übertragen werden. ◼

Brucella (Brucellosen, Morbus Bang)

Vorkommen und Klassifikation. Die Gattung *Brucella* umfasst neben weniger wichtigen drei für die Medizin bedeutsame Arten: *B. abortus*, *B. melitensis* und *B. suis*. Diese verursachen bei Nutz- und Wildtieren, bevorzugt bei Rindern (*B. abortus*), Ziegen (*B. melitensis*) bzw. Schweinen (*B. suis*) klassische Zoonosen. Die Keime können von erkrankten Tieren auf den Menschen übergehen und ein einheitliches Krankheitsbild, das undulierende Fieber (Bangsche Krankheit) hervorrufen.

Morphologie und Kultur. Brucellen sind feine, kokkoide, gramnegative, unbegeißelte Stäbchen.

Sie vermehren sich nur aerob. Bei Erstisolierung ist ein Gehalt der Atmosphäre von 5 – 10 % CO_2 notwendig. Für ihre Kultivierung müssen Anreicherungsmedien, z. B. Blutagar verwendet werden.

Pathogenese und Krankheitsbild. Die Infektion des Menschen mit Brucellen erfolgt durch direkten Kontakt mit erkrankten Tieren oder indirekt über kontaminierte Lebensmittel, vor allem über nichtpasteurisierte Milch und Milchprodukte. Die Keime gelangen über die Schleimhaut des oberen Intestinal- und Respirationstrakts oder über Läsionen der Haut in die Subserosa bzw. Subkutis. Von dort werden sie durch Mikro- und Makrophagen, in denen sie überleben können, in die Lymphknoten transportiert. Es entwickelt sich eine Lymphadenitis. Von den befallenen Lymphknoten werden die Keime zuerst lymphogen und dann hämatogen disseminiert und gelangen in die Leber, die Milz, das Knochenmark und weitere Gewebe des RES, in deren Zellen sie überleben und sich sogar vermehren können. Es entstehen die für intrazelluläre Bakterien typischen Granulome. Aus diesen Entzündungsherden können die Brucellen in Schüben in den Blutkreislauf gelangen, wobei jedesmal einer der typischen Fieberschübe resultiert, die zumeist abends auftreten und mit Schüttelfrost einhergehen. Die Inkubationszeit beträgt 1 – 4 Wochen. *B. melitensis*-Infektionen verlaufen klinisch schwerer als die anderen Brucellosen.

Diagnose. Diese wird am besten durch Kultivierung des Erregers aus Blut oder Biopsiematerial gestellt. Die Kulturen müssen bis zu 4 Wochen bebrütet werden. Dem Labor ist deshalb die Verdachtsdiagnose mitzuteilen. Die Identifizierung der Brucellen berücksichtigt verschiedene Stoffwechseleigenschaften sowie das Vorhandensein von Oberflächenantigenen, die mit einem polyvalenten Brucellenantiserum in einer Agglutinationsreaktion nachgewiesen werden. Die genaue Differenzierung in die 3 Spezies wird in Speziallabors durchgeführt.

Der Antikörpernachweis erfolgt mit der Agglutinationsreaktion nach Gruber-Widal in einem genau standardisierten Verfahren. In Zweifelsfällen können die Komplementbindungsreaktion sowie der direkte Coombs-Test eine serologische Diagnose ermöglichen.

Therapie. Im akuten Stadium wird Doxycyclin, oft kombiniert mit Gentamicin, eingesetzt. Eine Alternative ist das Co-Trimoxazol. Die Therapie muss 3 – 4 Wochen fortgesetzt werden.

Epidemiologie und Prophylaxe. Die Brucellose ist eine weltweit verbreitete Zoonose. Infektionen mit *B. melitensis* kommen gehäuft in den Mittelmeerländern, in Lateinamerika und in Asien vor. In Europa können Melitensis-Brucellosen durch importierte Milchprodukte aus diesen Ländern oder bei Reisenden auftreten. Infektionen durch *B. abortus* waren früher auch in Mitteleuropa häufig, sind aber heute dank der Eliminierung brucellenverseuchter Rinderbestände praktisch verschwunden. Bei der Bekämpfung der Brucellosen stehen expositionsprophylaktische Maßnahmen im Vordergrund. Eine Isolierung von Kranken ist jedoch nicht notwendig, da die Erreger von Mensch zu Mensch nicht übertragen werden. Eine Immunisierungsprophylaxe existiert nicht.

Bordetella (Keuchhusten)

Zur Gattung *Bordetella* gehören *B. pertussis*, *B. parapertussis* und *B. bronchiseptica*. Von diesen 3 Spezies kommt *B. pertussis* als Erreger des Keuchhustens die größte medizinische Bedeutung zu. Die anderen beiden Arten werden nur selten als Erreger von Infektionen des tiefen Respirationstraktes des Menschen beobachtet.

Morphologie und Kultur. Bei *B. pertussis* handelt es sich um kleine, kokkoide, unbewegliche, gramnegative Stäbchen. Der Keim kann auf Spezialmedien während 3 – 4 Tagen bei 37 °C in einer aeroben Atmosphäre kultiviert werden.

Pathogenese. Die Keuchhustenbakterien werden aerogen übertragen. Sie sind in der Lage, sich an die Zellen des Flimmerepithels der Bronchien anzuheften. Eine Invasion ins Epithel ist selten. Es kommt zu (sub)epithelialen Entzündungen und Nekrosen.

4

■ Pathogenitätsfaktoren von *Bordetella pertussis*

- **Adhärenzfaktoren.** Die 2 wichtigsten sind das filamentöse *Hämagglutinin* (Fha) und das *Pertussistoxin* (Ptx). Dieses kann sowohl als Exotoxin als auch als Adhäsin funktionieren. Die Adhärenz erfolgt an die Zilien des Epithels.

- **Exotoxine.** *Pertussistoxin:* AB-Toxin (s. S. 16); die A-Komponente ist eine ADP-Ribosyltransferase; Wirkungsmechanismus über G_S-Proteine (wie Cholera-Toxin A_1); Anstieg von cAMP in Zielzellen. Je nach Zelltyp, auf den das Toxin einwirkt, kann dadurch eine Vielzahl von Wirkungen resultieren.

  Invasive Adenylatcyclase: AB-Toxin; A wird in Zellen eingeschleust; sorgt zusätzlich zum Pertussistoxin für eine Steigerung des cAMP.

- **Endotoxine.** *Trachea-Zytotoxin:* Mureinfragment; Letalwirkung für Zilienepithel. *Lipopolysaccharid:* Stimulierung der Produktion von Zytokinen; Aktivierung von Komplement auf dem alternativen Weg.

Krankheitsbild. Der Keuchhusten beginnt nach einer Inkubationszeit von ungefähr 10 – 14 Tagen mit einem uncharakteristischen Stadium catarrhale, das etwa 1 – 2 Wochen andauert. Danach entwickelt sich das 2 – 3 Wochen andauernde Stadium convulsivum mit den typischen krampfartigen Hustenanfällen. Danach setzt das Stadium decrementi ein, das mehrere Wochen anhalten kann. Als Komplikationen sind, vor allem im Säuglingsalter, sekundäre Pneumonien mit Pneumokokken oder *Haemophilus*, die über die vorgeschädigte Schleimhaut eindringen, sowie die Otitis media häufig. Als Spätkomplikation kann die seltene Enzephalopathie (0,4 %) auftreten, deren Pathomechanismus nicht geklärt ist. Die Letalität am Keuchhusten beträgt im 1. Lebensjahr ungefähr 1 – 2 %. Die Krankheit hinterlässt eine fundierte Immunität. Zweiterkrankungen im Erwachsenenalter sind möglich, aber selten.

Diagnose. Der Nachweis des Erregers ist nur während des katarrhalischen und frühen Konvulsivstadiums möglich. Mit einer speziellen Abstrichtechnik wird Material aus dem Nasopharynx durch die Nase hindurch entnommen. Anschließend sofortige Beimpfung eines Spezialmediums oder Transport in einem geeigneten Transportmedium. Im Nasenpharynx-Sekret kann auch mit der direkten Immunfluoreszenz *B. pertussis* nachgewiesen werden. Angelegte Kulturen müssen 3 – 4 Tage aerob bebrütet werden. Antikörper können frühestens 2 Wochen nach Erkrankungsbeginn mit einem EIA nachgewiesen werden. Beweisend ist nur eine Serokonversion.

Therapie. Eine Wirkung ist nur im Stadium catarrhale und im frühen Konvulsivstadium zu erwarten, wenn die Virulenzfaktoren noch nicht an die entsprechenden Zellrezeptoren gebunden sind. Mittel der Wahl sind die Makrolide.

Epidemiologie und Prophylaxe. Keuchhusten kommt global vor. Der Mensch ist einziger Wirt. Infektionsquelle sind Erkrankte während des Stadium catarrhale, die die Erreger aushusten (Tröpfcheninfektion). Gesunde Keimträger gibt es nicht.

Die wichtigste prophylaktische Maßnahme ist die aktive Immunisierung. (s. Impfplan S. 35). Es existieren ein Ganzkeimimpfstoff (zelluläre Vakzine) und verschiedene azelluläre Vakzinen.

Francisella tularensis (Tularämie)

Bei *F. tularensis* handelt es sich um kokkoide, unbewegliche, gramnegative, aerobe Stäbchen. Die Keime verursachen bei zahlreichen Tierarten, vor allem bei Nagern, eine pestähnliche Krankheit. Der Mensch infiziert sich durch den Kontakt mit kranken Tieren oder Ektoparasiten. Die Erreger dringen über Mikrotraumen der Haut oder auch der Schleimhäute ein. An der Eintrittspforte entsteht eine ulzeröse Läsion mit Beteiligung der lokalen Lymphknoten (= ulzeroglanduläre oder okuloglanduläre Form). Lymphogen und hämatogen gelangen die Keime dann in parenchymatöse Organe, vor allem in Organe des RES wie Leber und Milz. Es entstehen kleine Granulome, die zentral verkäsen oder zu eitrigen Abszessen führen können. Die Inkubationszeit beträgt 3 – 4 Tage. Die Diagnose strebt den Erregernachweis durch Mikroskopie und Kultur an. Agglutinierende Antikörper können ab der 2. Krankheitswoche festgestellt werden. Beweisend ist eine Serokonversion. Zur Antibiotikatherapie werden Streptomycin oder Gentamicin eingesetzt.

4.24 Bacteroidaceae

Bacteroidaceae sind obligat anaerobe, gramnegative, pleomorphe Stäbchen. Sie gehören zur Normalflora der Schleimhäute des Respirations-, Intestinal- und Genitaltrakts. Unter den 20 Genera sind für die Medizin vor allem die Gattungen *Bacteroides, Prevotella, Porphyromonas* und *Fusobacterium*, die jeweils zahlreiche Spezies umfassen, bedeutsam. Sie verursachen endogene, subakut bis chronisch verlaufende, nekrotische Infektionen im ZNS, im Kopfbereich, in der Lunge, im Abdominalbereich und im weiblichen Genitale. Typisch ist, dass bei diesen Infektionen fast immer eine Mischflora, bestehend aus verschiedenen Anaerobiern und auch Aerobiern, gefunden wird. Die Labordiagnose basiert auf dem Nachweis der Erreger. Für den Transport ins Labor sind spezielle Transportgefäße notwendig. Die Identifizierung berücksichtigt morphologische und physiologische Merkmale. Eine Besonderheit ist der Nachweis organischer Säuren mit dem Gaschromatographen. Für die Antibiotikatherapie kommen bestimmte Penicilline und Cephalosporine, das Clindamycin sowie das Metronidazol in Frage.

Vorkommen. Die Familie der *Bacteroidaceae* umfasst eine große, heterogene Gruppe von nichtsporenbildenden, obligat anaeroben Stäbchen. Viele von ihnen werden als Bestandteil der normalen Schleimhautflora des Menschen gefunden.

Besonders im Darmtrakt kommen sie in großer Zahl vor. Hier sind sie sogar 1000-mal häufiger als die *Enterobacteriaceae*. Weiterhin findet man sie regelmäßig in der Mundhöhle, dem oberen Respirationstrakt und im weiblichen Genitale.

Klassifikation. Die Systematik und Nomenklatur der *Bacteroidaceae* hat sich in letzter Zeit stark gewandelt. Die Familie weist 17 Gattungen auf. Von humanpathogener Bedeutung sind vor allem die Gattungen *Bacteroides, Prevotella, Porphyromonas* und *Fusobacterium* (Tab. 4.**11**).

Morphologie und Kultur. Bei den *Bacteroidaceae* handelt es sich um ausgeprägte Pleomorphie aufweisende, gerade oder gebogene, zumeist unbewegliche, gramnegative Stäbchen. Fusobakterien färben sich in der Gramfärbung oft unregelmäßig an und weisen häufig zugespitzte Enden auf (Abb. 4.**22**).

Die Kultur gelingt nur unter strenger Anaerobiose. Einige Arten sind so sauerstoffempfindlich, dass man sämtliche Manipulationen in einer Anaerobenkammer (Handschuh-Kammer) durchführen muss. Anaerobier wachsen langsamer als Aerobier. Kulturen müssen daher zwei und mehr Tage bebrütet werden.

Pathogenese und Krankheitsbilder. Infektionen, an denen *Bacteroidaceae* beteiligt sind, sind fast ausschließlich endogene Infektionen. *Bacteroidaceae* weisen nur geringe Pathogenität auf. Deshalb findet man bei ihnen auch

---

Anaerobe Mischflora

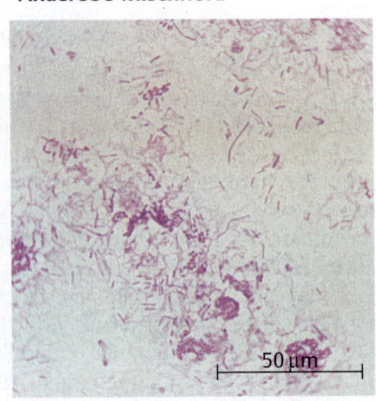

50 μm

Abb. 4.**22** Gram-Färbung eines Präparats aus Pleurapunktat: Gramnegative, fusiforme, pleomorphe und kokkoide Stäbchen. Klinische Diagnose: Pleuraempyem.

Tabelle 4.**11**   Übersicht über die für die Medizin wichtigsten Gattungen und Arten der *Bacteroidaceae*

Taxonomie	Bemerkungen und Klinik

Bacteroides
  B. fragilis
  B. distasonis
  B. thetaiotaomicron
  B. merdae
  B. caccae
  B. vulgatus und weitere
	Bakterien der normalen Darmflora; im Dickdarm > 10^{11}/g Stuhl. Die Spezies werden auch unter dem Begriff *Bacteroides fragilis*-Gruppe zusammengefasst.
	
	Vor allem Peritonitiden, intraabdominelle Abszesse, Leberabszesse.

Prevotella
  P. bivia
  P. disiens
  P. buccae
  P. oralis
  P. buccalis und weitere
	Standort im Urogenitaltrakt und/oder Oropharynx. Auch *Prevotella oralis*-Gruppe (früher *Bacteroides oralis*-Gruppe).
	
	Chronische Otitis media und Sinusitis, Zahnabszesse, ulzerierende Gingivostomatitis, Infekte im weiblichen Genitaltrakt, Hirnabszesse.

Prevotella
  P. melaninogenica
  P. intermedia und weitere
	Normale Mundflora; braunschwarzes Hämatinpigment. Auch *Prevotella melaninogenica*-Gruppe
	
	Aspirationspneumonie, Lungenabszess, Pleuraempyem, Hirnabszesse.

Porphyromonas
  P. asaccharolytica
  P. endodontalis
  P. gingivalis und weitere
	Normale Mundflora.
	Zahnabszesse, Gingivostomatitis, Parodontitis; auch beteiligt an Infekten des tiefen Respirationstrakts (s. oben); Hirnabszesse.

Fusobacterium
  F. nucleatum
  F. necropherum
  F. periodonticum
  F. sulci (nov. sp.)
  F. ulcerans (nov. sp.)
  und weitere
	Stäbchen mit angespitzen Enden. Spindelformen. Normale Mund- und Darmflora.
	
	Infekte im orofazialen Bereich, in den tiefen Atemwegen sowie im Bauchraum; Angina Plaut-Vincent.

Mobiluncus mulieri *M. curtisii*	Taxonomische Stellung unklar; werden vorläufig bei den *Bacteriodaceae* eingeordnet; ihre Zellwand ähnelt aber der von grampositiven Bakterien. Siedeln in der Vagina; werden gehäuft neben *Gardnerella vaginalis* und anderen Bakterien bei der bakteriellen Vaginose nachgewiesen.

4

keine spektakulären Pathogenitätsfaktoren, wie z. B. die Toxine der Clostridien. Einige besitzen eine Kapsel, die vor der Phagozytose schützt. Einige bilden verschiedene Enzyme (Hyaluronidase, Kollagenase, Neuraminidase) mit gewebszerstörender Wirkung. Charakteristisch ist, dass die gramnegativen Anaerobier in Infektionsherden fast nie in Reinkultur, sondern zusammen mit anderen anaeroben oder aeroben Keimen aufgefunden werden.

Die Klinik ist durch einen subakuten bis chronischen Verlauf charakterisiert. Nekrotische Abszesse sind häufig. Die Infektionen betreffen das ZNS, die Mundhöhle, den oberen und unteren Respirationstrakt, die Bauchhöhle sowie den Urogenitaltrakt (Tab. 4.**11**). Wundinfektionen durch diese Erreger können nach Bissverletzungen oder nach Operationen in Gebieten, in denen diese Keime siedeln (Darm, Mundhöhle, Genitaltrakt), auftreten.

Diagnose. Diese muss durch den Bakteriennachweis erfolgen. Da die *Bacteroidaceae* Bestandteil der Normalflora sind, kommt der korrekten Materialentnahme große Bedeutung zu. Das Material muss in speziellen Transportgefäßen für Anaerobier ins Labor transportiert werden. Die Kultivierung sollte immer anaerob und aerob erfolgen. Es existieren Medien, die zur selektiven Kultivierung geeignet sind. Die Identifizierung berücksichtigt morphologische und physiologische Merkmale. Eine Besonderheit ist der Nachweis organischer Säuren (Buttersäure, Essigsäure, Propionsäure usw.), die als Endprodukte bestimmter Stoffwechselschritte entstehen, mit dem Gaschromatographen.

Therapie. für die Antibiotikatherapie kommen Penicillin, zumeist kombiniert mit einem Betalactamase-Inhibitor, Clindamycin, Cefoxitin, Imipenem und Nitroimidazole in Frage. Eine Resistenzprüfung muss nur in bestimmten Fällen durchgeführt werden.

Epidemiologie und Prophylaxe. Die meisten Infektionen gehen von der eigenen Flora aus. Exogene Infektionen können nach Bissverletzungen entstehen. Zur Prävention postoperativer Infektionen bei Operationen im Darmbereich werden für 1 – 2 Tage geeignete Antiinfektiva (s. oben) eingesetzt.

4.25 Treponema (Syphilis, Frambösie, Pinta)

■ *Treponema pallidum*, subsp. *pallidum* ist der Erreger der Syphilis oder Lues. Die spiralig gekrümmten, 10 – 20 Primärwindungen aufweisenden Treponemen lassen sich in der Dunkelfeldmikroskopie darstellen. Auf künstlichen Nährmedien können sie nicht kultiviert werden. Die Lues kommt nur beim Menschen vor. Die Erreger werden durch direkten Kontakt, meist während des Geschlechtsverkehrs, übertragen. Sie gelangen durch Mikrotraumen der Haut oder Schleimhaut ins subkutane bzw. subseröse Bindegewebe. Die Krankheit läuft in Stadien ab. Die **Lues I** ist durch den indolenten Primäraffekt und die lokale Lymphadenitis charakterisiert. Eine Generalisation führt zur **Lues II**, charakterisiert durch Polylymphadenopathie, sowie generalisierte Exantheme und Enantheme. Die **Lues III** kann sich an Haut oder Schleimhaut sowie an verschiedenen Organen in Form des serpiginösen Syphilis sowie der Gummen manifestieren. Im Stadium I und II können die Erreger in den Läsionen mikroskopisch (Dunkelfeld) nachgewiesen werden. Teste zum Nachweis von Antikörpern sind die VDRL-Flockungsreaktion, die TPHA-Hämagglutination, der indirekte Immunfluoreszenztest FTA-ABS. Therapie der Wahl ist das Penicillin G. Die Krankheit kommt weltweit vor. Die Prävention umfasst expositionsprophylaktische Maßnahmen. Weitere, in Europa nicht vorkommende Treponemenerkrankungen sind die nichtvenerische Syphilis, verursacht durch *T. pallidum*, subsp. *endemicum*, die Frambösie, verursacht durch *T. pallidum*, subsp. *pertenue* sowie die Pinta, verursacht durch *T. carateum*. ■

4

Die zur Familie der *Spirochaetaceae* gehörende Gattung *Treponema* enthält mehrere humanmedizinisch wichtige Spezies und Subspezies. *T. pallidum*, subsp. *pallidum* ist der Erreger der Syphilis. *T. pallidum*, subsp. *endemicum* ist der Erreger einer durch direkten Kontakt, aber nicht durch Geschlechtsverkehr übertragenen, endemisch vorkommenden, syphilisartigen Erkrankung. *T. pallidum*, subsp. *pertenue* ist der Erreger der Frambösie, *T. carateum* der der Pinta, zwei in den Tropen und Subtropen vorkommende, nichtvenerische Infektionen.

Treponema pallidum, subsp. pallidum (Syphilis)

Morphologie und Kultur. Es handelt sich um zarte, 0,2 μm breite, 5 – 15 μm lange, 10 – 20 Primärwindungen aufweisende, durch Rotation um die Längsachse bewegliche Bakterien. Wegen ihrer Feinheit lassen sie sich färberisch nur schwer darstellen. Mit der Dunkelfeldmikroskopie ist eine Lebendbeobachtung möglich. Die Kultivierung in vitro ist bis heute nicht gelungen.

Pathogenese und Krankheitsbild. Die Syphilis oder Lues kommt nur beim Menschen vor. Sie wird in der Regel durch den Geschlechtsverkehr übertragen. Die Infektion erfolgt durch direkten Kontakt mit erregerhaltigen Läsionen über Mikrotraumen der Haut oder Schleimhaut. Die Inkubationszeit beträgt 2 – 4 Wochen. Unbehandelt manifestiert sich die Krankheit in mehreren Stadien.

■ **Lues I (Primärstadium).** Derbe, indolente, später geschwürig zerfallende Infiltration. Wird harter Schanker oder Primäraffekt genannt. Dazu regionäre, indolente Lymphadenitis. Treponemen in Geschwür nachweisbar.

■ **Lues II (Sekundärstadium).** 4–8 Wochen nach Auftreten des Primäraffektes erfolgt Generalisation. Häufige klinische Symptome sind Mikropolylymphadenopathie und makulöse oder papulo-squamöse Exantheme, breite Kondylome sowie Enantheme (Plaques muqueuses). In oberflächlich nässenden Effloreszenzen zahlreiche Erreger nachweisbar.

■ **Lues latens.** Es handelt sich um ein Krankheitsstadium, in denen keine klinischen Symptome vorliegen, die Erreger im Organismus aber vorhanden sind und die Antikörperteste im Serum positiv ausfallen. Die Latenz wird in die Frühlatenz (< 4 Jahre) und die Spätlatenz (> 4 Jahre) unterteilt.

■ **Lues III (Tertiärstadium).** Manifestation an Haut, Schleimhäuten, verschiedenen Organen. Oft Gewebezerfall. Läsionen nur wenig oder überhaupt nicht infektiös. Typisch ist das serpiginöse Syphilid sowie die subkutanen bzw. subserösen oder in Organen lokalisierten Gummen. Kardiovaskuläre Syphilis = Mesaortitis luetica; Neurolues (meningitische, vaskuläre, gummöse oder parenchymatöse Form); Tabes dorsalis = Degeneration der Hinterstränge des Rückenmarks mit oder ohne Atrophie des N. opticus; progressive Paralyse = Enzephalopathie.

■ **Lues connata.** Übertragung der Erreger von Mutter auf den Fetus nach dem 4. Schwangerschaftsmonat. Führt zum Abort oder zur Geburt eines schwerkranken Säuglings, in dessen Organen zahlreiche Treponemen nachweisbar sind.

Diagnose. Die Labordiagnose umfasst den Erregernachweis sowie Antikörperteste.

Erregernachweis. Nur mikroskopisch im Reizserum (Presssaft) vom Primäreffekt oder in Sekreten nässender Effloreszenzen Stadium II oder in Lymph-

Treponema pallidum

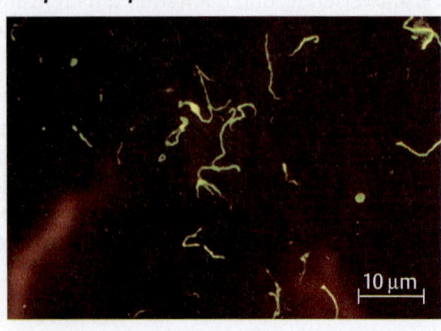

Abb. 4.**23** Präparat aus Reizserum eines Primäraffekts (harter Schanker). Direkte Immunfluoreszenz.

10 µm

knotenbiopsien. Methoden: Dunkelfeldmikroskopie; direkte Immunfluoreszenz (Abb. 4.**23**).

Antikörpernachweis. Nachweis von 2 Antikörpergruppen:

■ **Antilipoidale Antikörper (Syn. Reagine).** Werden wahrscheinlich gegen Phospholipide der Mitochondrien zerfallender Körperzellen gebildet. Als Antigen wird **Cardiolipin**, ein Lipidextrakt aus der Herzmuskulatur von Rindern, verwendet. Der serologische Test wird nach dem Standard des „Venereal Disease Research Laboratory" (USA) durchgeführt: VDRL-Flockungsreaktion.

■ **Antitreponemen-Antikörper.** Gegen Antigene von *T. pallidum* gerichtet.
– *Treponema pallidum-Hämagglutinationstest* (*TPHA*). Antigene (mit Ultraschall behandelte Suspensionen von T. pallidum Nichols-Stamm, in Kaninchenhoden gezüchtet) sind an Schaferythrozyten als Träger gekoppelt.
– *Immunfluoreszenztest (FTA-ABS).* Bei dem **F**luoreszenz-**T**reponemen-**A**ntikörper-**Abs**orptionstest besteht das Antigen aus abgetöteten, auf Objektträger aufgezogenen Treponemen des Nichols-Stamms. Beschichten mit Patientenserum; Nachweis gebundener Antikörper mit Fluorescein-markiertem Antihuman-IgG-AK. Mit Antihuman-IgM-AK (Mü-capture-Test) oder durch Gewinnen der IgM-Antikörper mittels Ultrazentrifugation können selektiv Antitreponemen-IgM-AK gemessen werden (= 19S-FTA-ABS).
– *Treponema pallidum-Immobilisationstest (TPI-Test).* Durch AK im Patientenserum werden lebende Treponemen (Nichols-Stamm) immobilisiert. Der Test wird in der Routine-Diagnostik nicht mehr eingesetzt. Er gilt als Goldstandard zur Evaluation von Antitreponemen-Antikörper-Testen.

Die Antikörpertests werden folgendermaßen eingesetzt
– **Screening**: TPHA (qualitativ)
– **Grunddiagnostik**: TPHA, VDRL, FTA-ABS (alle qualitativ)
– **Spezielle Diagnostik**: VDRL (quantitativ); 19S-FTA-ABS

Mit dem VDRL (quantitativ) kann der Erfolg der Therapie beurteilt werden. Ein rascher Abfall der Reagine spricht für Therapieerfolg. Der 19S-FTA-ABS kann zur Beantwortung spezieller Fragen eingesetzt werden. Beispiel: Liegt bei positivem Ausfall in der Grunddiagnostik eine serologische Narbe oder eine Neuinfektion vor?

Therapie. Penicillin G gilt als Antibiotikum der Wahl. Dosis und Dauer der Therapie richten sich nach dem Stadium der Krankheit und der galenischen Form des Penicillins.

Epidemiologie und Prophylaxe. Die Syphilis ist weltweit verbreitet. In Europa und den USA beträgt die Prävalenz 10–30/100 000/Jahr. Primäre prophylaktische Maßnahmen bestehen in der Vermeidung jeden Kontakts mit syphilitischen Effloreszenzen. Bei der Diagnose eines Falles durch den Arzt muss versucht werden, die Kontaktpersonen ersten Grades zu eruieren. Diese sollten einer sofortigen Untersuchung und evtl. einer Penicillintherapie unterworfen werden. Die Gesetzgebung zur Bekämpfung der Geschlechtskrankheiten in den einzelnen Ländern reglementiert die Maßnahmen zur Erkennung, Verhütung und Heilung. Eine Schutzimpfung existiert nicht.

Treponema pallidum, subsp. endemicum (nichtvenerische Syphilis)

Diese Subspezies wird für die nichtvenerische Syphilis verantwortlich gemacht. Sie kommt in bestimmten, eng umschriebenen Regionen des Balkans, des östlichen Mittelmeerraums, von Asien und Afrika endemisch vor. Die Krankheit manifestiert sich mit makulösen bis papulösen, oft hypertrophischen Läsionen der Haut und der Schleimhäute. Diese ähneln den venerischen Effloreszenzen. Die Erreger werden durch direkten Kontakt oder indirekt, über Gegenstände des täglichen Lebens, wie Kleider, Essgeschirr usw. übertragen. Die Inkubationszeit beträgt 3 Wochen bis 3 Monate. Zur Therapie kommt Penicillin in Frage. Die serologischen Syphilistests fallen positiv aus.

Treponema pallidum, subsp. pertenue (Frambösie)

Der Keim verursacht die Frambösie (engl. „yaws", franz. „pian"), eine in feuchtwarmem Klima endemisch vorkommende, chronische, mit Epidermisproliferationen und Ulzerationen einhergehende Krankheit. Die Übertragung erfolgt durch direkten Kontakt. Die Inkubationszeit beträgt 3–4 Wochen. Zur Sicherung der Diagnose dient der Treponemennachweis in den Frühläsionen. Die serologischen Syphilisreaktionen fallen positiv aus. Das Antibiotikum der Wahl ist Penicillin G.

Treponema carateum (Pinta)

Diese Spezies verursacht die Pinta, eine in Teilen Zentral- und Südamerikas vorkommende, mit auffälligen Depigmentierungen der Haut einhergehende, endemische Treponematose. Die Erreger werden durch direkten Kontakt übertragen. Die Inkubationszeit beträgt 1–3 Wochen. Die oft chronisch verlaufende Krankheit kann Jahre andauern. Die Diagnose wird durch den mikroskopischen Nachweis von Treponemen aus den Hautläsionen gestellt. Für die Therapie kommt Penicillin G zum Einsatz.

4.26 Borrelia (Rückfallfieber, Lyme-Borreliose)

◼ *Borrelia recurrentis* ist der Erreger des epidemischen Rückfallfiebers, das durch die Kleiderlaus übertragen wird und in unseren Breiten nicht mehr vorkommt. *B. duttonii*, *B. hermsii* und weitere Borrelien verursachen das endemische, durch Zecken übertragene Rückfallfieber. Die Erkrankung heißt so, weil sie durch periodisch auftretende Fieberschübe charakterisiert ist. Die Rückfälle werden durch Borrelien mit veränderter Struktur des „variable major protein" der äußeren Membran hervorgerufen, zu denen während des vorangegangenen Schubes gebildete Antikörper nicht mehr „passen". Die Labordiagnose strebt den mikroskopischen Nachweis der Borrelien im Blut an. Das Antibiotikum der Wahl ist Penicillin G.

4

B. burgdorferi verursacht die Lyme-Borreliose. Die Erreger werden durch Zecken übertragen. Unbehandelt verläuft die Krankheit in 3 Stadien. Klinisches Leitsymptom des Stadium I ist das Erythema chronicum migrans. Leitsymptom des Stadium II in Europa ist die lymphozytäre Meningoradikulitis Bannwarth. Bei Kindern treten auch häufig Meningitiden auf. Leitsymptome des Stadium III sind die Acrodermatitis chronica atrophicans Herxheimer sowie die Lyme-Arthritis. Die Labordiagnose umfasst den Nachweis von spezifischen Antikörpern mit der Immunfluoreszenz oder einem Enzym-Immuno-Assay (EIA). Zur Therapie werden Betalactam-Antibiotika eingesetzt. Die Lyme-Borreliose ist in Mitteleuropa die häufigste durch Zecken übertragene Infektion. ◼

Rückfallfieber-Borrelien

Taxonomie und Bedeutung. Die Gattung *Borrelia* gehört zur Familie der *Spirochaetaceae*. Das epidemische Rückfallfieber wird durch die mit der Kleiderlaus übertragene Spezies *B. recurrentis* verursacht. Das endemische, durch verschiedene Zecken übertragene Rückfallfieber wird durch zahlreiche (mindestens 15) Arten hervorgerufen, unter denen *B. duttonii* und *B. hermsii* die wichtigsten sind.

Morphologie und Kultur. Borrelien sind 0,3 – 0,6 µm dicke, 8 – 18 µm lange, 3 – 8 Windungen aufweisende, aufgrund von Rotationen um die Längsachse intensiv bewegliche Spirochäten. Sie können nach Giemsa angefärbt werden (Abb. 4.**24**). Eine Lebendbeobachtung ist mit der Dunkelfeld- oder Phasenkontrastmikroskopie möglich.

Borrelien lassen sich bei Verwendung spezieller Nährmedien kultivieren. Die Kultur ist aber unzuverlässig.

Borrelia duttonii

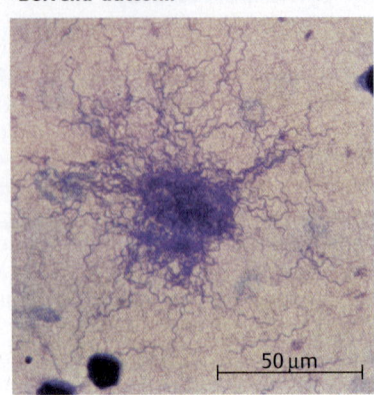

Abb. 4.**24** Präparat aus dem Blut einer experimentell infizierten Maus. Giemsa-Färbung.

50 μm

Pathogenese und Krankheitsbild. *B. recurrentis* kommt nur beim Menschen als Krankheitserreger vor. Die Keime werden durch Kleiderläuse übertragen. *B. duttonii, B. hermsii* und weitere Arten werden durch Zecken übertragen.

Nach einer Inkubation von 5 – 8 Tagen beginnt die Krankheit mit hoher Temperatur, die 3 – 7 Tage andauert und dann plötzlich kritisch absinkt. Nach jeweils mehrtägigen, von Mal zu Mal länger anhaltenden fieberfreien Intervallen kommt es erneut zu Fieberschüben, die immer leichter verlaufen. Während der Fieberanfälle sind die Borrelien im Blut nachweisbar. Wegen der periodisch wiederkehrenden Fieberschübe erhielt die Krankheit ihren Namen. Die „Rückfälle" werden durch Borrelien mit veränderter Antigenstruktur verursacht, die durch die vom vorhergehenden Schub induzierten Antikörper nur schlecht attackiert werden können. Borrelien weisen eine ausgeprägte Variabilität des Gens auf, das für das VMP (= **v**ariable **m**ajor **p**rotein) in der äußeren Membran der Zellwand, ein Adhärenz-Protein, codiert.

Diagnose. Borrelien werden mikroskopisch im Blut von Patienten während des Fieberanstiegs nachgewiesen. Die Kultur ist unzuverlässig. Allenfalls kann Patientenblut intraperitoneal in Mäuse injiziert werden. Nach 2 – 3 Tagen entwickelt sich bei der Maus eine Bakteriämie, die durch mikroskopischen Nachweis der Erreger im Blut verifiziert wird.

Therapie. Das Antibiotikum der Wahl ist Penicillin G. Alternativen sind weitere Betalaktam-Antibiotika und Doxycyclin.

Epidemiologie und Prophylaxe. *B. recurrentis* verursacht das **epidemische Rückfallfieber**, das noch zu Beginn des 20. Jahrhunderts global verbreitet war. Heute ist es weitgehend verschwunden. Die Erreger werden durch die Kleiderlaus übertragen. Prophylaktische Maßnahmen haben die Beseitigung der Läuse mit Insektiziden zum Ziel.

B. duttonii, *B. hermsii* und weitere Borrelien verursachen das **endemische Rückfallfieber**, das auch heute noch in Afrika, im Nahen und Mittleren Osten und in Zentralamerika vorkommt. Die Übertragung erfolgt durch Zecken. Als prophylaktische Maßnahme muss wiederum an erster Stelle die Bekämpfung der Überträger (Zecken) mit Insektiziden, vor allem in Wohngebieten, genannt werden.

Borrelia burgdorferi (Lyme-Borreliose)

Klassifikation. 1977 traten in dem Bezirk Lyme des US-Staates Connecticut bei Jugendlichen vermehrt akute Arthritiden auf, deren Ätiologie anfänglich unklar war. Diese Krankheit wurde als Lyme-Arthritis bezeichnet. 1981 wurden als Ursache der Krankheit bisher unbekannte Borrelien beschrieben, die 1984 als *B. burgdorferi* (nach dem Entdecker) genannt wurden. Aufgrund molekularer Analysen des Genoms verschiedener Isolate wurde kürzlich die Aufteilung von *B. burgdorferi* (*sensu lato*) in die 3 Arten, *B. burgdorferi* (*sensu stricto*), *B. garinii*, *B. afzelii* vorgeschlagen.

Morphologie und Kultur. Es handelt sich um dünne, flexible, helixartig gewundene, intensiv bewegliche Spirochäten. Optische Darstellung nach Anfärbung mit Giemsa oder mit der Dunkelfeld- oder Phasenkontrastmikroskopie.

Die Borrelien lassen sich in Spezialmedien bei 35 °C während 5 – 10 Tagen kultivieren. Die Kultur ist schwierig und führt nicht immer zum Erfolg.

Pathogenese und Krankheitsbild. Die Erreger werden durch den Biss verschiedener Zeckenarten (s. S. 634ff) übertragen. Die Inkubationszeit schwankt zwischen 3 und 30 Tagen. Die Krankheit verläuft unbehandelt

4

Lyme-Borreliose ─────────────────

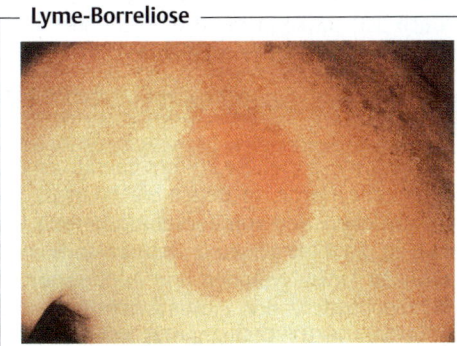

Abb. 4.**25** Erythema chronicum migrans.

Tabelle 4.**12** Klinische Manifestationen der Lyme-Borreliose

Organ/Organ-system	Stadium I	Stadium II	Stadium III
Haut	**Erythema chronicum migrans**	diffuses Erythem	**Acrodermatitis chronica atrophicans**
Lymphatisches System	lokale Lymphadenopathie	Lymphadenosis benigna cutis (selten)	
Nervensystem		**Lymphozytäre Meningoradikulitis Bannwarth**, Fazialisparese, aseptische Meningitis	chronische Enzephalomyelitis (seltene Spätkomplikation)
Gelenke		kurze Arthritisanfälle	**Arthritis**
Herz		Karditis, atrioventrikulärer Block	

Die fett gedruckten klinischen Bilder kennzeichnen die Leitkrankheiten der 3 Stadien.

in 3 Stadien (Tab. 4.**12**), wobei aber von der klassischen Symptomatik abweichende Verläufe häufig sind. Das Leitsymptom im Stadium I ist das Erythema chronicum migrans (Abb. 4.**25**).

Diagnose. Der direkte mikroskopische und kulturelle Nachweis ist möglich, aber mit großen Unsicherheiten belastet. Neuerdings wird die Polymerase-Kettenreaktion (PCR) zum direkten Nachweis erregerspezifischer DNA eingesetzt. Methode der Wahl ist jedoch der Antikörpernachweis (EIA oder indirekte Immunfluoreszenz, Western blot bei positivem Ergebnis).

Therapie. Stadium I und II: Amoxycillin oder Cefuroxim oder Doxycyclin oder Makrolide. Stadium III: Ceftriaxon.

Epidemiologie und Prophylaxe. Die Lyme-Borreliose kommt überall auf der nördlichen Halbkugel vor. Endemische Herde, in denen sie häufiger ist, existieren. Überträger sind verschiedene Arten von Zecken, in Europa vor allem *Ixodes ricinus* (Holzbock). In Endemiegebieten Deutschlands sind etwa 3–7 % der Larven sowie 10–34 % der Nymphen und Adulten mit *B. burgdorferi* (sensu lato) infiziert. Die Inzidenz der akuten Lyme-Borreliose (Stadium I) in Mitteleuropa beträgt 20–50/100 000/Jahr. Das natürliche Reservoir der Lyme-Borrelien sind Wildtiere, von den Nagern bis zum Rotwild, die im Lebenszyklus der Zecken als Blutwirte eine Rolle spielen. Diese Hauptwirte erkranken meist nicht.

4.27 Leptospira (Leptospirose, Morbus Weil)

■ Die pathogene Spezies *Leptospira interrogans* wird aufgrund von Oberflächenantigenen in mehr als 100 Serovare eingeteilt, die in 19 Serogruppen (Serogruppe *icterohaemorrhagiae, canicola, pomona* usw.) zusammengefasst werden. Die spiralig gekrümmten Stäbchen können in vitro kultiviert werden. Die weltweit vorkommende Leptospirose ist eine Zoonose. Alleinige Infektionsquellen sind erkrankte Nagetiere und Haustiere (Schweine), die die Erreger mit dem Urin ausscheiden. Bei Kontakt dringen sie über die Haut oder Schleimhaut ein, werden hämatogen disseminiert und rufen in verschiedenen Organen eine generalisierte Vaskulitis hervor. Die Inkubationszeit beträgt 7–12 Tage. Die Krankheit verläuft zuerst unter dem Bild einer Sepsis, die nach 3–7 Tagen vom sog. Immunstadium abgelöst wird. Bei der milder verlaufenden anikterischen Leptospirose ist die häufigste Manifestation im Stadium 2 die aseptische Meningitis. Bei der ikterischen Leptospirose (Morbus Weil) kann es zu Funktionsstörungen der Leber und Niere, zu kardiovaskulären Störungen und zu Hämorrhagien kommen. Methode der Wahl bei der Labordiagnose ist der Antikörpernachweis in einer Lysis-Agglutinationsreaktion. Mittel der Wahl zur Therapie ist das Penicillin G. ■

Klassifikation. Leptospiren gehören zur Familie der *Leptospiraceae*. Die Gattung *Leptospira* enthält 2 Spezies. *L. biflexa* umfasst alle apathogenen Leptospiren, während *L. interrogans* die pathogene Spezies repräsentiert. *L. interrogans* wird aufgrund spezifischer Oberflächenantigene in mehr als 100 Serovare (Syn.: Serotypen) unterteilt, die zu 19 Serogruppen zusammengefasst werden. Einige der wichtigsten Serogruppen lauten: *icterohaemorrhagiae, canicola, pomona, australis, grippotyphosa, hyos, sejroe*.

Morphologie und Kultur. Leptospiren sind feine Spirochäten von 10–20 μm Länge und 0,1–0,2 μm Dicke (Abb. 4.**26**). Geißeln sind nicht vorhanden. Die Beweglichkeit rührt von rotierenden Bewegungen des Zellleibs her. Optisch werden Leptospiren am besten mit der Dunkelfeld- oder Phasenkontrastmikroskopie dargestellt. Leptospiren können in Spezialmedien unter aeroben Bedingungen bei einer Temperatur von 27–30 °C kultiviert werden.

Pathogenese und Krankheitsbild. Leptospiren können durch kleine Verletzungen der Haut oder durch die intakte Konjunktivalschleimhaut in den Organismus eindringen. Entzündungszeichen am Ort des Eindringens bestehen nicht. Hämatogen gelangen die Erreger in alle Teile des Körpers, einschließlich des zentralen Nervensystems. Die Leptospirose ist eigentlich eine

Leptospira interrogans

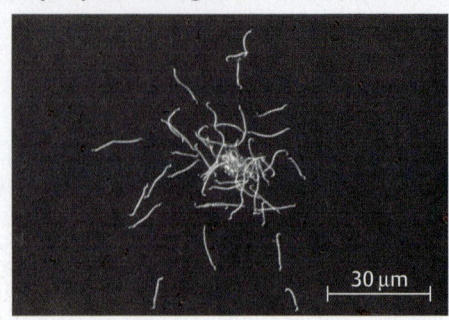

Abb. 4.**26** Serogruppe *icterohaemorrhagiae*. Kulturpräparat. Dunkelfeld.

30 µm

generalisierte Vaskulitis. Die Erreger schädigen vor allem die Endothelzellen der Kapillaren. so dass es zu erhöhter Permeabilität, hämorrhagischer Diathese und einer gestörten O_2-Versorgung der Gewebe kommt. Die Gelbsucht beruht auf einer hepatozellulären Dysfunktion ohne Nekrose. Störungen der Nierenfunktion sind auf tubuläre Schäden durch Hypoxie zurückzuführen. Klinisch unterscheidet man die **anikterische Leptospirose**, die milder verläuft, und das schwerere Krankheitsbild der **ikterischen Leptospirose (Morbus Weil)**. Im Prinzip können alle Serovare beide Krankheitsbilder verursachen. Die Serogruppe *icterohaemorrhagiae* wird allerdings beim Morbus Weil häufiger gefunden.

Bei beiden Krankheitsformen setzen nach einer Inkubationszeit von 7 – 12 Tagen Fieber mit Schüttelfrösten, Kopfschmerzen und Myalgien ein. Dieses **septische**, erste Krankheitsstadium dauert 3 – 7 Tage und wird dann durch das zweite, sog. **Immunstadium** abgelöst, das 4 – 30 Tage anhalten kann. Bei der anikterischen Leptospirose ist die wichtigste klinische Manifestation im Stadium 2 eine milde, aseptische Meningitis. Beim Morbus Weil findet man während des 2. Stadiums Funktionsstörungen der Leber und Niere, ausgedehnte Hämorrhagien, kardiovaskuläre Symptome und Bewusstseinsstörungen. Das Überstehen der Krankheit hinterlässt eine fundierte Immunität, die sich aber nur gegen die entsprechende Serovarietät richtet.

Diagnose. Ein Nachweis von Leptospiren ist mit dem **Kulturverfahren** möglich. Blut, Liquor, Urin oder Organbiopsien, die nicht mit anderen Bakterien kontaminiert sein dürfen, werden in Spezialmedien bei 27 – 30 °C während 3 – 4 Wochen bebrütet. Jede Woche muss mikroskopisch (Dunkelfeld) kontrolliert werden, ob Leptospiren gewachsen sind. Die Typisierung erfolgt serologisch in einer Lysis-Agglutinationsreaktion mit spezifischen Testseren.

Die Methode der Wahl für die Labordiagnose stellt der **Antikörpernachweis** dar. Man bestimmt im Patientenserum die nach der ersten Krankheitswoche auftretenden Antikörper mit Hilfe eines quantitativen Lysis-Aggluti-nationstests. Als Antigene werden lebende Kulturstämme der Serovare ver-wendet, die in der entsprechenden Region vorkommen. Die Reaktion wird unter dem Mikroskop abgelesen.

Therapie. Mittel der Wahl ist Penicillin G.

Epidemiologie und Prophylaxe. Leptospirosen kommen auf sämtlichen Kon-tinenten bei Mensch und Tier vor. Es handelt sich um typische Zoonosen. Wichtige Infektionsquellen sind Nagetiere sowie Haustiere, unter diesen vor allem das Schwein. Die Tiere scheiden die Erreger mit dem Urin aus. Da die Leptospiren wenig trockenresistent sind, können Infektionen nur bei Kontakt mit urinkontaminiertem, feuchtem Milieu zustande kommen. Gefährdet sind vor allem in der Landwirtschaft tätige Personen, ferner Metz-ger, Abwasserarbeiter oder Zooangestellte.

Die **Prophylaxe** besteht im Vermeiden des Kontakts mit erregerhaltigem Material, in der Bekämpfung der Muriden sowie in der Sanierung der Nutz-tierbestände. Erkrankte Menschen sowie Kontaktpersonen müssen nicht iso-liert werden. Eine kommerzielle Vakzine existiert nicht.

4.28 Rickettsia, Coxiella, Orientia und Ehrlichia

(Fleckfieber, Zeckenbissfieber, Q-Fieber, Ehrlichiosen)

■ Die zur Familie *Rickettsiaceae* gehörenden Gattungen sind kurze, kokkoi-de, sehr kleine Stäbchen, die sich nur in Wirtszellen vermehren können. Mit Ausnahme von *Coxiella* (aerogene Übertragung) werden sie durch Läuse, Zecken, Flöhe oder Milben auf den Menschen übertragen. *R. prowazekii* und *R. typhi* verursachen das Fleckfieber (engl. typhus), das mit hohem Fieber und einem fleckigen Exanthem einhergeht. Mehrere Rickettsien-Arten verur-sachen das Zeckenbissfieber (engl. spotted fever), ein milderes, fleckfieber-artiges Krankheitsbild. Das durch Milbenlarven übertragene Tsutsugamu-shi-Fieber wird durch *Orientia tsutsugamushi* hervorgerufen. Es kommt nur in Asien vor. *Coxiella burnetii* ist für das Q-Fieber, das durch eine klinisch atypisch verlaufende Pneumonie charakterisiert ist, verantwortlich. Mehrere Arten von *Ehrlichia* verursachen bei Tier und Mensch die Ehrlichiose. Die Methode der Wahl bei der Labordiagnose der verschiedenen Rickettsiosen und Ehrlichiosen ist der Antikörpernachweis, der mit verschiedenen Metho-den, vor allem der indirekten Immunfluoreszenz, geführt wird. Die Antibio-tika der Wahl bei allen Erkrankungen sind die Tetracycline. Fleckfieber und Zeckenbissfieber kommen in Europa nicht mehr vor. Das Q-Fieber ist welt-weit verbreitet. Infektionsquellen sind erkrankte Schafe, Ziegen oder Rinder. Das seltene chronische Q-Fieber (Syn. Q-Fieber-Endokarditis) hat eine schlechte Prognose. Die Ehrlichiose kommt vor allem bei Tieren vor, selten auch beim Menschen. ■

Klassifikation. Zur Familie der *Rickettsiaceae* (Trivialname: Rickettsien) gehören die Gattungen *Rickettsia, Coxiella, Orientia* und *Ehrlichia.* Rickettsien können sich nur in Wirtszellen vermehren, sind also obligate Zellparasiten. Sie kommen bei Mensch und Tier weit verbreitet vor. Einige können leichte, selbstlimitierende, andere schwer verlaufende Krankheiten des Menschen verursachen. Viele werden durch Arthropoden von Tieren auf den Menschen übertragen.

Morphologie und Kultur. Rickettsien sind kokkoide, eine Größe von 0,3 – 0,5 µm aufweisende Kurzstäbchen, die sich schwach mit der Gram-Färbung, aber gut in der Giemsa-Färbung anfärben lassen. Sie vermehren sich nur intrazellulär durch Querteilung. Ihre Kultivierung ist im Dottersack von Hühnerembryonen, in geeigneten Versuchstieren (Maus, Ratte oder Meerschweinchen) oder in Zellkulturen möglich.

Pathogenese und Klinik. Mit Ausnahme von *C. burnetii* werden Rickettsien durch Arthropoden übertragen. Dabei werden sie von den meisten Arthropoden mit den Fäzes, von den Zecken beim Saugakt auch mit dem Speichel ausgeschieden. Über Hautverletzungen gelangen die Keime in den Wirtsorganismus. *C. burnetii* wird ausschließlich durch Inhalation erregerhaltigen Staubs übertragen. Im Körper vermehren sich die Rickettsien vor allem in den Endothelzellen der Gefäße. Die Endothelzellen gehen zugrunde, wobei schubweise immer wieder neue Erreger in die Blutbahn gelangen. Lokal entstehen um die zerstörten Endothelien zahlreiche entzündliche Läsionen. Bei den Ehrlichiosen vermehren sich die Erreger in Monozyten oder Granulozyten in Membran-umschlossenen Zytoplasma-Vakuolen. Es bilden sich charakteristische Morula-Formen, die aus mehreren, aneinander klebenden Vakuolen zusammengesetzt sind.

Einige Einzelheiten der Rickettsiosen sind in Tab. 4.**13** zusammengefasst.

Diagnose. Der direkte Erregernachweis durch Kultivierung in der Zellkultur, dem Hühnerembryo oder im Versuchstier ist unzuverlässig und kann auch wegen der Gefahr von Laborinfektionen nicht empfohlen werden. Speziallabors setzen die Polymerase-Kettenreaktion zum Nachweis Erreger-spezifischer DNA-Sequenzen ein. Methode der Wahl ist jedoch der Antikörpernachweis. Dabei kommen verschiedene Teste zur Anwendung, unter denen die indirekte Immunfluoreszenz als „Goldstandard" anzusehen ist. Bei der Weil-Felix-Agglutination wird die Tatsache ausgenützt, dass Antikörper gegen Antigene von Fleckfieber-Rickettsien mit den O-Antigenen von 3 Proteusstämmen (OX-2, OX-19, OX-K) kreuzreagieren.

Therapie. Tetracycline sind die Antibiotika der Wahl. Sie führen innerhalb von 1–2 Tagen zur Entfieberung.

Epidemiologie und Prophylaxe. Das **epidemische Fleckfieber**, das früher vor allem in Osteuropa und Russland große Bedeutung hatte, ist heute aus Europa verschwunden und kommt auch in anderen Gegenden der Erde nur noch gelegentlich vor. Dagegen ist das **murine Fleckfieber** in den Tropen

Tabelle 4.13   Erreger und Krankheitsbilder der wichtigsten Rickettsiosen

Erreger	Vektor/Wirt	Krankheit	Klinik
Fleckfieber-Gruppe (engl. „typhus")			
Rickettsia prowazekii	Kleiderlaus/ Mensch	epidemisches Fleckfieber (EF)	Inkubation 10–14 Tage; hohes Fieber; 4–7 Tage nach Beginn makulöses Exanthem. Letalität ohne Therapie bis 20 %
		Morbus Brill-Zinsser	endogene Zweitinfektion durch R., die im RES persistierten; entsteht bei Abnahme der Immunität; mildere Symptomatik
R. typhi	Rattenfloh/ Ratte	murines Fleckfieber	Symptomatik wie EF, jedoch milder
Zeckenbissfieber-Gruppe (engl. „spotted fever")			
R. rickettsii	Schildzecke/ Nagetiere, Zecke	Rocky Mountains spotted fever (RMSF)	Inkubation: 6–7 Tage; Kontinua 2–3 Wochen. Makulopapulöses Exanthem an den Extremitäten
R. conori	Schildzecke/ Nagetiere	Fièvre boutonneuse	Symptomatik wie RMSF, manchmal nekrotische Läsion an Bissstelle
R. sibirica	Schildzecke/ Nagetiere	nordasiatisches Zeckenbissfieber	Symptomatik wie RMSF; manchmal nekrotische Läsion an Bissstelle
R. akari	Milbe/Nagetiere	Rickettsien-pocken	Fieber; Exanthem ähnelt dem der Windpocken
Tsutsugamushi-Fieber			
Orientia tsutsugamushi	Milbenlarven/ Nagetiere	Japanisches Fleckfieber	Symptomatik änlich dem EF; dazu lokal Läsion an Bissstelle und Lymphadenitis

Tabelle 4.**13**   *Fortsetzung:*
Erreger und Krankheitsbilder der wichtigsten Rickettsiosen

Erreger	Vektor/Wirt	Krankheit	Klinik
Q-Fieber (Query-Fieber)			
Coxiella burnetii	Staub/Schaf, Rind, Ziege, Nagetiere	Q-Fieber	Inkubation 2–3 Wochen; interstitielle (klinisch oft atypische) Pneumonie; chronisches Q-Fieber (Endokarditis) tritt Monate bis Jahre nach Primoinfektion auf; schlechte Prognose
Ehrlichiose			
Ehrlichia chaffeensis (*E. canis-* Gruppe)	Zecken/Rotwild, Hund, Mensch	Humane Monozyten-Ehrlichiose (HME). Zielzellen der Erreger vor allem Monozyten.	Alle Ehrlichiosen präsentieren sich als milde bis gelegentlich schwere, Mononukleose-ähnliche Multisystem-Erkrankung mit Kopfschmerzen, Fieber, Myalgien, Leukopenie, Thrombozytopenie, Anämie, erhöhten Transaminasen. Verschiedene Symptome von seiten des Gastrointestinaltrakts und/oder des Respirationstrakts und/oder des ZNS bei ungefähr 20-30% der Patienten.
Ehrlichia ewingii (*E. canis-* Gruppe)	Zecken/Hund, Mensch	Humane Granulozyten-Ehrlichiose (HGE). Zielzellen der Erreger vor allem Granulozyten.	
HGE-Agens. (*E. phago-cytophila-* Gruppe)	Zecken/zahlreiche Tierarten, Mensch	Humane Granulozyten-Ehrlichiose (HGE). Zielzellen der Erreger vor allem Granulozyten.	
Ehrlichia sennetsu (*E. sennetsu-* Gruppe)	Vektor unbekannt. Übertragung wahrscheinlich durch Genuss von rohem Fisch	Sennetsu-Fieber. Kommt nur in Japan vor.	

und Suptropen noch verbreitet. Die **Zeckenbissfieber** treten in bestimmten geographischen Regionen, vor allem im Frühjahr, gehäuft auf. Das **Tsutsugamushi-Fieber** kommt nur in Japan und Südostasien vor. Der Erreger wird durch blutsaugende Larven verschiedener Milbenarten übertragen. **Q-Fieber**-Epidemien kommen immer wieder einmal auch in Mitteleuropa vor. Infektionsquelle sind erkrankte Nutztiere, die die Coxiellen mit dem Urin, der Milch oder durch die Geburtswege ausscheiden. Mensch und Tier infizieren sich durch Einatmen erregerhaltigen Staubs. Gezielte prophylaktische Maßnahmen sind schwierig, da symptomlose Tiere die Erreger ausscheiden können. Aktive Immunisierung bei beruflich exponierten Personen bietet einen gewissen Schutz. Bis 1987 war man der Meinung, dass **Ehrlichiosen** nur bei Tieren vorkommen. Heute weiß man, dass sie auch beim Menschen durch Zecken übertragene Infektionen verursachen können.

4.29 Bartonella und Afipia

Bartonella

Klassifikation. Zur Gattung *Bartonella* gehören – neben weiteren – die pathogenen Spezies *Bartonella bacilliformis, B. quintana, B. henselae* und *B. clarridgeia* (nov. sp.).

Morphologie und Kultur. Morphologisch handelt es sich um kleine (0,6 – 1 μm), gramnegative, oft pleomorphe Stäbchen. Die Bartonellen können auf mit Blut oder Serum angereicherten Medien kultiviert werden.

Diagnose. Mikroskopischer Nachweis in Gewebeproben nach Spezialfärbung. Kultur während > 7 Tagen. Evtl. Amplifikation spezifischer DNA in Gewebeproben oder Blut und anschließender Sequenzierung. Antikörpernachweis mit IF oder EIA.

Therapie. Tetrazykline, Makrolide.

Epidemiologie und Prophylaxe. Das nur beim Menschen auftretende Oroyafieber wird nur in den über 800 m hoch gelegenen Gebirgstälern der westlichen und zentralen Kordilleren in Südamerika beobachtet, weil nur dort der Vektor Sandfliege vorkommt. Die Katzen-Kratz-Krankheit kommt weltweit vor. Sie wird direkt von der Katze auf den Menschen, evtl. auch indirekt mit Katzenflöhen übertragen. Die Katzen sind meist nicht erkrankt. Tab. 4.**14** zeigt Erreger und Krankheitsbilder der Bartonellosen.

Afipia felis

Afipia (von Armed Forces Institute of Pathology) *felis* ist eine vor einigen Jahren entdeckte Bakterienart, deren taxonomische Stellung noch nicht geklärt ist. Ursprünglich war man der Meinung, dass die meisten Fälle der

Tabelle 4.**14** Erreger und Krankheitsbilder der Bartonellosen

Erreger	Übertragung/ Wirt	Krankheit	Klinik
Bartonella bacilliformis	Sandfliege/ Mensch	Oroyafieber	Inkubation: 15–40 Tage; hohes Fieber; Lymphadenitis; Spleno-Hepatomegalie; hämolytische Anämie durch Lyse der von *B. bacilliformis* befallenen Erythrozyten
		Verruga peruana	multiple, warzenartige Effloreszenzen an Extremitäten, Gesicht, Mukosa; entsteht Monate nach Überstehen eines Oroyafiebers, aber auch ohne vorhergehende akute Infektion
B. quintana	Läuse/Mensch	Fünftagefieber (Syn. Wolhynisches Fieber, Trench fever)	periodische (3–8), alle 5 Tage auftretende Fieberschübe; Sepsis; bakterielle Angiomatose (s. unten); auch Endokarditis
B. henselae	von Katze auf Mensch/Katze	Katzen-Kratz-Krankheit	Lymphadenopathie; Fieber; kutane Läsion (nicht immer vorhanden)
		Sepsis, bakterielle Angiomatose	bei Patienten mit Immun-defekten (HIV); Gefäß-proliferationen an Haut und Mukosa (ähnlich Verruga peruana)
		bakterielle Peliosis hepatis/splenica	zystische, mit Blut gefüllte Läsionen in Leber und Milz
B. claridgeia		Katzen-Kratz-Krankheit	s. oben

Katzen-Kratz-Krankheit durch diesen Erreger hervorgerufen werden. Dann stellte man jedoch fest, dass diese Krankheit vorwiegend durch *Bartonella henselae* und (neu) auch durch *B. clarridgeia* verursacht wird und nur wenige Fälle *Afipia felis* zugeschrieben werden können. Die *Afipia felis*-Katzen-Kratz-Krankheit entspricht in ihrer klinischen Symptomatik der *B. henselae*-Infektion. Das Vorgehen bei der Labordiagnose ist ebenfalls identisch. Die meisten Fälle von *A. felis*-Infektionen heilen spontan ohne Antibiotikatherapie aus.

Sollte klinisch der Einsatz eines Antibiotikums notwendig sein, käme ein Tetrazyklin oder, in schweren Fällen, ein Carbapenem oder Aminoglykosid in Frage.

4.30 Chlamydia

■ Chlamydien sind obligate Zellparasiten. Sie durchlaufen bei ihrer Vermehrung einen Entwicklungszyklus, bei dem 2 Formen vorkommen. Die Elementarkörperchen (EK) sind optimal an ein Überleben außerhalb der Wirtszelle angepasst. Die Initialkörperchen (IK) sind die Form, in der sich die Chlamydien innerhalb von Wirtszellen vermehren. Die 3 humanpathogenen Spezies sind *C. psittaci*, *C. trachomatis* und *C. pneumoniae*. Zur Therapie aller Chlamydieninfektionen sind Tetrazycline und Makrolide geeignet.

C. psittaci verursacht die **Psittakose** oder **Ornithose**. Diese Zoonose ist eine generalisierte Erkrankung von Vögeln. Die Erreger gelangen durch Inhalation chlamydienhaltigen Staubs in die Lunge des Menschen und rufen nach einer Inkubation von 1 – 3 Wochen eine oft klinisch atypisch verlaufende Pneumonie hervor.

C. trachomatis kommt nur beim Menschen vor. Die Spezies verursacht folgende Krankheiten. 1. Das **Trachom**, eine chronische, follikuläre Keratokonjunktivitis. Die Erreger werden durch Schmierinfektion übertragen. 2. Die **Einschlusskonjunktivitis** des Neugeborenen sowie die **Schwimmbadkonjunktivitis**. 3. **Unspezifische Infektionen des Urogenitaltrakts** bei Mann und Frau (Urethritis, Zervizitis, Salpingitis usw.). 4. Das **Lymphogranuloma venereum**, eine vor allem in warmen Ländern vorkommende Geschlechtskrankheit.

C. pneumoniae ist für Infektionen des oberen Respirationstrakts und für eine milde **Pneumonie** verantwortlich. Außerdem wird diskutiert, dass C. pneumoniae eine Rolle in der Pathogenese der koronaren Herzkrankheit (Arteriosklerose) spielen könnte. ■

Übersicht und allgemeine Eigenschaften der Chlamydien

Definition und Klassifikation. Die in der Familie der *Chlamydiaceae* zusammengefassten Bakterien sind kleine (0,3 – 1 μm), eine gramnegative Zellwand aufweisende, obligate Zellparasiten. Chlamydien durchlaufen einen Vermehrungszyklus, bei dem 2 Formen auftreten: die Elementarkörper, die an ein Überleben außerhalb von Wirtszellen angepasst sind, sowie die Initial- oder Retikulärkörper, eine Form, in der sich die Chlamydien durch Querteilung innerhalb von Wirtszellen vermehren. Drei humanpathogene Arten sind bekannt: *C. psittaci, C. trachomatis* mit den Biovarietäten *trachoma* und *lymphogranuloma venereum*, und *C. pneumoniae*.

Morphologie und Entwicklungszyklus. 2 morphologisch und funktionell unterschiedliche Formen sind bekannt:

■ **Elementarkörper.** Die kugeligen bis ovalen, optisch dichten Elementarkörper weisen einen Durchmesser von ca. 300 nm auf. Sie stellen die infektiöse Form dar und sind für die Existenz außerhalb von Wirtszellen spezialisiert. Nach Anheftung der Elementarkörper an spezifische Rezeptoren der Wirtszellen werden sie durch Endozytose aufgenommen (Abb. 4.**27**). Innerhalb der Zelle befinden sie sich in einem endozytotischen Membranvesikel bzw. Einschluss. Im Einschluss wandeln sie sich nach einigen Stunden in die 2. Form um.

■ **Initialkörper.** Diese auch als Retikulärzelle bezeichnete kugelige bis ovale Form weist einen Durchmesser von ca. 1000 nm auf. Die Initialkörper vermehren sich durch Querteilung. Sie sind selber nicht infektiös. Am Ende des Zyklus wandeln sich die Initialkörper in Elementarkörper zurück, die Zelle platzt, und die freiwerdenden Elementarkörper können neue Zellen befallen.

Kultur. Chlamydien weisen Defekte im Energiestoffwechsel auf (fehlende ATP-Synthese), die sie durch Leistungen ihrer Wirtszellen ausgleichen. Des-

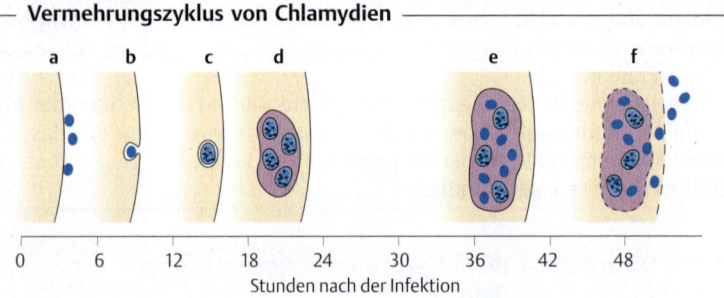

Vermehrungszyklus von Chlamydien

a   b   c   d   e   f

0   6   12   18   24   30   36   42   48
Stunden nach der Infektion

Abb. 4.**27**   Man unterscheidet 2 Formen: Elementarkörper und Initialkörper.
a Anheftung der Elementarkörper an die Zellmembran,
b Endozytose,
c Umwandlung der Elementarkörper in Initialkörper innerhalb des Endosoms,
d Vermehrung der Initialkörper durch Querteilung,
e Rückbildung einiger Initialkörper in Elementarkörper,
f Lyse der Einschlusskörper und der Zelle und Freiwerden der Initial- und Elementarkörper.

halb kann man sie nur in speziellen Zellkulturen, im Dottersack des Hühner-embryos oder in Versuchstieren kultivieren.

Chlamydia psittaci (Ornithose, Psittakose)

Pathogenese und Krankheitsbild. Die natürlichen Wirte für *C. psittaci* sind Vögel. Bei Papageien, aber auch bei anderen Vögeln, ruft diese Art Infektionen der Respirationsorgane, des Intestinaltrakts, des Genitaltrakts und der Konjunktiven hervor. Der Mensch infiziert sich durch Inhalation erregerhaltigen Staubs (Vogelkot), seltener durch Inhalation infektiöser Aerosole.

Nach einer Inkubationszeit von 1 – 3 Wochen beginnt die Ornithose mit Fieber, Kopfschmerzen und einer oft klinisch atypisch verlaufenden Pneumonie. Die Infektion kann auch mit der Symptomatik einer Erkältung und sogar klinisch stumm verlaufen. Erkrankte sind in der Regel keine Infektionsquelle.

Diagnose. Der Erreger kann aus Sputum in speziellen Zellkulturen kultiviert werden. Der kulturelle Direktnachweis ist schwierig und nur in spezialisierten Labors möglich. Die Komplementbindungsreaktion weist Antikörper gegen ein bei allen Chlamydien vorhandenes Gattungs-Antigen nach. Sie kann deshalb auch bei anderen Chlamydieninfektionen positiv ausfallen. Antikörpertest der Wahl ist die indirekte Mikro-Immunfluoreszenz.

Therapie. Tetrazykline (Doxycyclin) und Makrolide.

Epidemiologie und Prophylaxe. Die Ornithose kommt bei Vögeln weltweit vor. Sie kann auch beim Geflügel auftreten. Wird eine Ornithose beim Menschen diagnostiziert, muss nach der Quelle gefahndet und diese eliminiert werden, vor allem wenn es sich um als Haustiere gehaltene Vögel handelt.

Chlamydia trachomatis (Trachom, Lymphogranuloma venereum)

C. trachomatis ist ein Erreger, der ausschließlich den Menschen infiziert. Über die Krankheiten, die Biovare und Serovare informiert Tab. 4.**15**.

Trachom. Beim Trachom handelt es sich um eine follikuläre Keratokonjunktivitis. Die Krankheit kommt in allen Klimazonen vor, ist aber in den warmen, unterentwickelten Ländern häufiger. Es wird geschätzt, dass 400 Millionen Menschen an dieser chronischen Infektion leiden und 6 Millionen Blinde ihr Gebrechen dieser Augenkrankheit verdanken. Der Erreger wird durch direkten Kontakt und indirekt über Gegenstände des täglichen Lebens übertragen. Die zuerst akute, dann unbehandelt chronisch ablaufende Entzündung kann im Laufe von Monaten und Jahren zu der Ausbildung von Hornhautnar-

Tabelle 4.**15**   Infektionen des Menschen, verursacht durch *Chlamydia trachomatis*

Krankheit/Syndrom	Biovar	Häufigste Serovare[*]
Trachom	*trachoma*	A, B, Ba, C
Einschlusskonjunktivitis	*trachoma*	D, Da, E, F, G, H, I, Ia, J, K
Urethritis, Zervizitis, Salpingitis (Pharyngitis, Otitis media)	*trachoma*	B, C, D, E, F, G, H, I, K, L_3
Lymphogranuloma venereum (Syn. Lymphogranuloma inguinale, Lymphopathia venerea, Morbus Durand-Nicolas-Favre)	*lymphogranuloma venereum*	L_1, L_2, L_2a, L_3

[*]   bestimmt mit der Mikroimmunfluoreszenz.

ben führen, die Erblindung zur Folge haben kann. Die **Labordiagnose** wird durch mikroskopischen Nachweis von *C. trachomatis* in Konjunktivalabstrichen mit der direkten Immunfluoreszenz gestellt. Die mit dem Fluorochrom markierten monoklonalen Antikörper sind gegen das MOMP (**m**ajor **o**uter **m**embrane **p**rotein) von *C. trachomatis* gerichtet. Der Erreger kann auch in Zellkulturen kultiviert werden. Als **Therapie** kommt der systemische und lokale Einsatz von Tetrazyklinen während mehrerer Wochen in Frage.

Einschlusskonjunktivitis. Es handelt sich um eine akute, eitrige Papillarkonjunktivitis, die das Neugeborene, aber auch Kinder und Erwachsene (Schwimmbadkonjunktivitis) befallen kann. Neugeborene infizieren sich während der Geburt mit Erregern, die im Genitaltrakt der Mutter siedeln. Unbehandelt kann es wie beim Trachom zur Ausbildung eines Pannus mit anschließender Vernarbung der Hornhaut kommen. Labordiagnose und Therapie wie beim Trachom.

Genitalinfektionen. Beim Mann ist *C. trachomatis* in 30–60 % für die Nicht-Gonokokken-Urethritis (NGU) verantwortlich. Als Komplikation können Prostatitis und Epididymitis auftreten. Die Erreger werden venerisch übertragen. Infektionsquelle ist der weibliche Sexualpartner, der oft keine klinischen Symptome zeigt.

Bei der Frau kann *C. trachomatis* eine Urethritis, Proktitis oder Infektionen der Genitalorgane verursachen. Selbst Pelveoperitonitiden und Perihepatiden wurden beschrieben. Bei massiver perinataler Infektion eines Neugeborenen kann bei diesem eine interstitielle Chlamydien-Pneumonie auftreten.

Die diagnostischen Möglichkeiten sind:

1. Direktnachweis im Abstrichmaterial mit der direkten Immunfluoreszenz (*s.* bei Trachom).
2. Direktnachweis durch Amplifikation einer spezifischen DNA-Sequenz in Abstrichmaterialien und Urin.
3. Kultur in speziellen Zellkulturen.

Lymphogranuloma venereum. Diese venerische Krankheit (Syn. Lymphogranuloma inguinale, Lymphopathia venerea Durand-Nicolas-Favre, nicht zu verwechseln mit dem Granuloma inguinale, S. 317) kommt gehäuft in der Bevölkerung warmer Klimazonen vor. An der Infektionsstelle im Bereich des Genitale entsteht eine herpetiforme Primärläsion, aus der sich ein Geschwür mit begleitender Lymphadenitis entwickelt. Die Labordiagnose erfolgt im eitrigen Material aus dem Geschwür oder aus eingeschmolzenen Lymphknoten durch Kultivierung des Erregers in Zellkulturen. Antikörper können mit der Komplementbindungsreaktion oder der Mikro-Immunfluoreszenz bestimmt werden. Als Antibiotika kommen die Tetrazykline und Makrolide in Frage.

Chlamydia pneumoniae

Diese neue Chlamydienart (früher TWAR-Chlamydien) verursacht beim Menschen zumeist leichtverlaufende Infektionen der Respirationsorgane: influenzaähnliche Infektionen, Sinusitiden, Pharyngitiden, Bronchitiden, Pneumonien (atypisch). Klinisch stumme Infektionen sind häufig. *C. pneumoniae* ist nur für den Menschen pathogen. Der Keim wird durch Tröpfchen übertragen. Wahrscheinlich gehören diese Infektionen zu den häufigsten Chlamydieninfektionen des Menschen. Serologische Studien haben gezeigt, dass bis 60 % der Erwachsenen Antikörper gegen *C. pneumoniae* aufweisen. Eine spezifische Labordiagnose ist schwierig. Ein mikroskopischer Nachweis mit markierten Antikörpern gegen das LPS (fällt aber bei allen Chlamydien positiv aus) sowie die Kultivierung und Identifizierung des Erregers kann in Speziallabors durchgeführt werden. *C. pneumoniae*-spezifische Antikörper können mit der Technik der Mikro-Immunfluoreszenz bestimmt werden. Bei Primoinfektion treten messbare Titer erst nach Wochen auf und sind außerdem recht niedrig. Als Antibiotika können Tetrazykline und Makrolide eingesetzt werden. In letzter Zeit häufen sich die Hinweise darauf, dass *C. pneumoniae* ursächlich an der Entstehung der atherosklerotischen Plaque der Koronarien beteiligt ist und somit eine Rolle in der Pathogenese der koronaren Herzkrankheit spielen könnte.

4.31 Mycoplasma

■ Mykoplasmen sind Bakterien, die keine rigide Zellwand aufweisen, da ihnen die Mureinschicht fehlt. Diese Bakterien sind sehr vielgestaltig. Sie können nur nativ mit der Phasenkontrast- oder Dunkelfeldmikroskopie dargestellt werden. Mykoplasmen können auf Medien mit hohem osmotischem Druck kultiviert werden. *M. pneumoniae* verursacht häufig atypisch verlaufende Pneumonien vor allem bei Jugendlichen. 10–20 % der außerhalb des Krankenhauses erworbenen Pneumonien gehen auf diesen Erreger zurück. *M. hominis* und *Ureaplasma urealyticum* sind an unspezifischen Infektionen des Urogenitaltrakts beteiligt. Infektionen durch *Mycoplasmataceae* können durch kulturellen Nachweis oder durch Bestimmen von Antikörpern diagnostiziert werden. Antibiotika der Wahl sind die Tetrazykline sowie die Makrolide (Ausnahme: *M. hominis*). Gegen sämtliche Betalactam-Antibiotika zeigen Mykoplasmen hohe natürliche Resistenz. ■

Klassifikation. Zellwandlose Prokaryonten kommen bei Pflanzen und Tieren als Bestandteil der Normalflora, aber auch als Krankheitserreger weitverbreitet vor. Humanpathogene Arten findet man in der Familie der *Mycoplasmataceae*, und zwar unter den Gattungen *Mycoplasma* und *Ureaplasma*. Infektionen der Respirationsorgane verursacht die Spezies *M. pneumoniae*. Infektionen im Bereich des Urogenitaltraktes werden durch die fakultativ pathogenen Arten *Mycoplasma hominis* und *Ureaplasma urealyticum* hervorgerufen. Weitere Arten zählen zur apathogenen Normalflora.

Morphologie und Kultur. Die Bezeichnung Mykoplasmen bezieht sich auf die Vielgestaltigkeit dieser Erreger. Häufigste Grundform ist die kokkoide, 0,3–0,8 µm Durchmesser aufweisende Zelle. Aber auch lange, pilzartige Fäden werden beobachtet. Mykoplasmen werden am besten nativ mit dem Phasenkontrast- oder Dunkelfeldmikroskop betrachtet. Beim Anfärben zerfallen sie. Im Unterschied zu den üblichen Bakterien fehlt den Mykoplasmen eine starre Zellwand. Geißeln, Fimbrien, Pili und Kapseln sind ebenfalls nicht vorhanden. Wegen ihrer Plastizität können Mykoplasmen zumeist durch bakteriendichte Filter durchtreten. Da die Zellwand kein Murein aufweist, sind Mykoplasmen völlig unempfindlich gegenüber Antibiotika, die die Mureinsynthese hemmen (z. B. Betalactame).

Mykoplasmen können auf isotonischen, speziellen Nährmedien kultiviert werden. Nach 2–8 Tagen entwickeln sich spiegeleiartig aussehende, teilweise in den Agar hineingewachsene kleine Kolonien.

Pathogenese und Krankheitsbilder.

■ **Infektionen der Respirationsorgane.** Erreger ist *M. pneumoniae.* Der Keim wird aerogen übertragen. Die Zellen heften sich an die Epithelien von Trachea, Bronchien und Bronchiolen. Die Mechanismen, die schließlich zur Zerstörung der Epithelzellen führen, sind unbekannt. Die Infektion resultiert in einer Pneumonie mit einem entzündlichen Exsudat im Lumen der Bronchien und Bronchiolen. Die Inkubationszeit beträgt 10 – 20 Tage. Die Krankheit beginnt mit Fieber, Kopfschmerzen und einem hartnäckigen Husten. Klinisch verläuft die Infektion häufig unter dem Bild einer atypischen, d. h. auskultatorisch und perkutorisch nicht nachweisbaren Pneumonie. Differenzialdiagnostisch muss an Viruspneumonien, die Ornithose und das Q-Fieber gedacht werden. Während oder kurz nach dem akuten Infekt können Folgekrankheiten auftreten. Zu diesen zählen: Peri-, Myokarditis, Pankreatitis, Arthritis, Erythema nodosum, hämolytische Anämien, Polyneuritis und weitere.

4

■ **Infektionen des Urogenitaltrakts.** Diese werden durch *M. hominis* und *Ureaplasma urealyticum* verursacht. Diese fakultativ pathogenen Erreger kommen auch bei Gesunden als Bestandteil der Schleimhautflora vor, so dass ihre ätiologische Rolle bei ihrem Nachweis oft umstritten ist. *U. urealyticum* soll beim Mann für 10 – 20 % der Nicht-Gonokokken-Urethritis und – Prostatitis verantwortlich sein.

Diagnose. Die Erreger können auf Spezialmedien kultiviert werden. Zum direkten Nachweis von *M. pneumoniae* stehen kommerziell erhältliche Amplifikationsteste zur Verfügung. Zum Nachweis von Antikörpern gegen *M. pneumoniae* wurde früher die KBR eingesetzt, die heute durch IgM-spezifische EIAs abgelöst wurde. Antikörperteste bei Infektionen durch *M. hominis* und *U. urealyticum* haben keinen diagnostischen Wert.

Therapie. Antibiotika der Wahl sind Tetrazykline und Makrolide. *M. hominis* zeigt natürliche Resistenz gegen Makrolide, *U. urealyticum* gegen Lincomycine. Bei Urogenitalinfektionen ist eine Partnerbehandlung zu empfehlen.

Epidemiologie und Prophylaxe. *M. pneumoniae* ist weltweit verbreitet. Ausschließliche Infektionsquelle ist der Mensch. Die Erreger werden bei engem Kontakt durch Tröpfchen übertragen. Erkrankungen ereignen sich gehäuft in Familien, Schulen, Kinderheimen, Arbeits- und Militärlagern. Die Infektion tritt vermehrt im Alter von 5 – 15 Jahren auf. Ungefähr 10 – 20 % aller Pneumonien außerhalb des Krankenhauses gehen auf diesen Erreger zurück. *M. hominis* und *U. urealyticum* werden durch sexuellen Kontakt oder während der Geburt von der Mutter auf das Neugeborene übertragen. Spezielle prophylaktische Maßnahmen existieren bei allen Mykoplasmeninfektionen nicht.

4.32 Nosokomiale Infektionen

■ Nosokomiale Infektionen treten bei hospitalisierten Patients als Komplikation des Grundleidens auf. Derartige Infektionen werden im Mittel bei ungefähr 3,5 % aller hospitalisierten Patienten gefunden, in Schwerpunkt-Krankenhäusern in ungefähr 10 %, innerhalb eines Schwerpunkt-Krankenhauses in ungefähr 15–20 % bei Patienten der Intensivpflegestationen. Unter den nosokomialen Infektionen überwiegt der Harnwegsinfekt (42 %), gefolgt von der Pneumonie (21 %), dem chirurgischen Wundinfekt (16 %) und der Sepsis (8 %). Im Vordergrund der Erreger stehen die opportunistischen, gramnegativen Stäbchen sowie die Staphylokokken und Enterokokken, gefolgt von den Pilzen. Die Bakterien zeigen oft Resistenz gegen zahlreiche Antibiotika. Bei der Übertragung spielen die Hände des Medizinalpersonals eine große Rolle. Zur Bekämpfung kommen betriebliche Maßnahmen (Desinfektion; Asepsis; rationale Antibiotikatherapie; Isolierung), organisatorische Maßnahmen (Hygienekommission; Erkennen; Richtlinien; Ausbildung) sowie bauliche Maßnahmen in Frage. ■

Definition

Mit dem Begriff **nosokomiale Infektionen** werden Infektionen bezeichnet, die von hospitalisierten Patienten während des Krankenhausaufenthaltes erworben werden. Andere Bezeichnungen sind „krankenhauserworbene Infektionen", „Hospitalinfektionen", „Krankenhausinfektionen", „Infektionshospitalismus" oder „infektiöser Hospitalismus". Diese Infektionen treten also sekundär, als Komplikation der im Krankenhaus behandelten Grundleiden auf.

Erreger, Infektionen, Häufigkeit

Die Bedeutung der verschiedenen Krankheitserreger des Menschen für nosokomiale Infektionen ist unterschiedlich:

■ **Subzelluläre Strukturen.** Einzelne Fälle von Creutzfeld-Jakob durch nicht ausreichend sterilisierte Instrumente sind in der Literatur beschrieben. Derartige „Unfälle" kommen heute nicht mehr vor.

Zuverlässige Zahlen über nosokomiale Virusinfektionen existieren nicht. Es wird grob geschätzt, dass weniger als 1 % der nosokomialen Infektionen durch Viren hervorgerufen werden.

■ **Bakterien.** Diese stehen als Erreger der nosokomialen Infektionen im Vordergrund. Es handelt sich zumeist um fakultativ pathogene (opportunistische) Bakterien, die häufig Resistenz gegen zahlreiche Antibiotika aufweisen. Sie haben sich in den Krankenhäusern als sog. Krankenhausflora eingenistet. Das Resistenzmuster dieser Bakterien reflektiert die für die verschiedenen Krankenhäuser oft unterschiedlichen Regeln des Einsatzes von Antiinfektiva.

Tabelle 4.**16**   Relative Häufigkeiten der Erreger nosokomialer Infektionen (geordnet nach Häufigkeit der Erreger in der Spalte „gesamt")[1]

Bakterien	HWI[2]	RTI[2]	PWI[2]	SEP[2]	Rest[2]	gesamt
E. coli	40,5	9,9	23,3	13,2	15,6	22,40
Enterokokken	19,8	29,5	27,2	0,0	11,7	14,75
Staphylococcus aureus	3,2	25,4	45,5	15,8	13,0	11,11
Koagulase-negative Staphylokokken	4,5	9,9	14,8	34,2	10,4	8,01
Pseudomonas aeruginosa	5,4	46,5	26,0	0,0	1,3	7,65
Klebsiella sp.	4,1	20,8	15,0	10,5	3,9	6,01
Pilze	5,9	19,1	0,0	2,6	11,7	6,01
Streptococcus sp.	1,8	16,8	8,2	0,0	9,1	4,74
Proteus mirabilis	5,0	4,0	2,4	0,0	2,6	3,10
Enterobacter sp.	1,4	4,0	4,7	2,6	1,3	2,00
Serratia sp.	0,9	1,7	3,8	7,9	0,0	2,00
sonstige Enterobacteriaceae	1,9	6,3	9,7	2,6	3,9	2,00
Acinetobacter sp.	2,7	5,7	1,2	0,0	0,0	1,82
Anaerobier	0,5	0,0	4,8	0,0	0,0	1,46
sonstige grampos. Bakterien	0,0	0,0	7,3	2,6	2,6	1,28
Morganella sp.	1,4	4,0	0,0	0,0	1,3	1,09
Providentia sp.	0,9	0,0	5,0	0,0	2,6	1,09
Pseudomonadaceae (außer P. aeruginosa)	0,0	3,4	1,2	2,6	2,6	1,09
Rest (unter 1 %)	0,5	0,0	5,0	2,6	1,3	3,48

[1]   Daten (modifiziert) nach „Nosokomiale Infektionen in Deutschland – Erfassung und Prävention (NIDEP-Studie)". Band 56. Schriftenreihe des Bundesministerium für Gesundheit. Nomos Verlagsgesellschaft Baden-Baden, 1995.
[2]   HWI = Harnwegsinfekt; RTI = Infektion des tiefen Respirationstrakts; PWI = postoperativer Wundinfekt; SEP = primäre Sepsis; Rest = alle anderen Infektionen.

4

Tabelle 4.**17**   Häufigkeit (Prävalenz) der wichtigsten nosokomialen Infektionen (in %)[1]

Infektion	Innere Medizin	Chirurgie	Gynäko-logie	Intensiv-pflege	Alle Patienten
Harnwegsinfektion	1,57	1,45	0,91	2,35	1,46
Untere Atemwegs-infektion	0,63	0,30	0,09	9,00	0,72
Postoperative Wund-infektion	0,03	1,34	0,05	1,37	0,55
Primäre Sepsis	0,31	0,15	0,14	2,15	0,29
Andere Infektionen	0,52	0,74	0,27	1,96	0,62
Patienten mit mindestens einer Infektion	2,97	3,80	1,45	15,30	3,46

[1]   Zahlen aus „Nosokomiale Infektionen in Deutschland – Erfassung und Prävention (NIDEP-Studie)". Band 56. Schriftenreihe des Bundesministeriums für Gesundheit. Nomos Verlagsgesellschaft Baden Baden, 1995.

■ **Pilze.** Nosokomiale Pilzinfektionen nehmen in den letzten Jahren zu. Sie entstehen generell bei immunkompromittierten Patienten und treten gehäuft bei Neutropenie auf. 90 % werden durch *Candida*-Arten verursacht.

Die Tab. 4.**16** nennt die Erreger der wichtigsten nosokomialen Infektionen, die in einer Prävalenzstudie im Jahre 1995 in Deutschland West und Ost erhoben wurden (NIDEP-Studie).

Die Tab. 4.**17** führt die Prävalenz auf, mit der in der erwähnten Studie an einem bestimmten Stichtag nosokomiale Infektionen in 72 ausgewählten Krankenhäusern auftraten. Die Häufigkeiten und die für nosokomiale Infektionen verantwortlichen Erreger entsprechen ungefähr Daten, die auch in anderen Studien erhoben wurden. Allgemein gilt, dass Prävalenz- und Inzidenzwerte von Krankenhaus zu Krankenhaus stark schwanken können. Die Häufigkeit nosokomialer Infektionen nimmt mit der Größe des Krankenhauses zu. Innerhalb eines Krankenhauses ist die Infektionsrate auf den Intensivpflegestationen immer am höchsten.

Infektionsquellen, Infektionswege

Nosokomiale Infektionen können von der patienteneigenen Flora (endogene Infektionen) oder von äußeren Quellen (exogene Infektionen) ausgehen. **Endogene Infektionen** sind häufiger. Dabei kann der Patient die Erreger mit ins Krankenhaus bringen. Oft ist es jedoch so, dass Haut und Schleimhäute hospitalisierter Patienten in 1–2 Tagen durch spitaltypische, oft multiresistente Bakterien, die die patientenindividuelle Flora verdrängen, besiedelt werden, so dass auch die meisten endogenen Infektionen durch die spitalspezifische Flora verursacht werden. Als Infektionsquelle für **exogene Infektionen** kommt vor allem das medizinische Personal in Frage. Meist werden Keime von Patient zu Patient durch die Hand bei der medizinischen und pflegerischen Tätigkeit übertragen. Seltener ist das Personal entweder selber infiziert oder durch spitaltypische Erreger kolonisiert. Wichtige Ursachen nosokomialer Infektionen sind auch medikotechnische Eingriffe, durch die Infektionserregern der Weg ins Körperinnere gebahnt wird. Mit einem Infektionsrisiko belastet sind auch sämtliche invasiven diagnostischen Maßnahmen. Eine relativ geringe Rolle als Infektionsquelle spielt die weitere Umgebung des Patienten wie die Luft, der Boden und die Wände des Krankenzimmers.

Bekämpfung

Die Maßnahmen zur Bekämpfung und Verhütung nosokomialer Infektionen entsprechen den allgemeinen Methoden zur Bekämpfung der Infektionskrankheiten. Im Detail sind diese Maßnahmen so vielfältig, dass sie hier nicht im einzelnen aufgeführt werden können. Sie variieren auch je nach Situation in den einzelnen Krankenhäusern. Die verschiedenen Maßnahmen können vereinfacht in 3 Gruppen eingeteilt werden.

Betriebliche Maßnahmen. Unter diesem Stichwort können alle Maßnahmen bei der Therapie und Pflege der Patienten sowie bei der Reinigung zusammengefasst werden. Dazu gehören die Asepsis, die Desinfektion, die Sterilisation sowie die Reinigung. Als weitere betriebliche Vorsichtsmaßnahme sind gegebenenfalls die Isolierung von Patienten, die Infektionsquellen sind, und der sparsame und gezielte Einsatz von Antibiotika zu nennen.

Organisatorische Maßnahmen. Die Organisation der Krankenhaushygiene muss sich nach der Struktur des jeweiligen Krankenhauses richten. Wichtig für die Durchsetzung von notwendigen Maßnahmen – die ja immer mit Arbeit und Geld verbunden sind – ist die Etablierung einer Hygienekommission. Die Aufgaben der Kommission sind: Feststellen und Analyse der Ist-Situation; Festlegen der erforderlichen Maßnahmen zur Verbesserung der Hygiene durch Erlass von verbindlichen Richtlinien; Mitwirkung bei der Planung und Beschaffung betrieblicher und baulicher Einrichtungen; Mitwirkung bei der Organisation des Funktionsablaufs in verschiedenen Krankenhausbereichen; Mitwirkung bei der Unterrichtung des Personals in krankenhaushygienischen Fragen. Für diese Aufgaben sollte der Kommission eine fachspezifische Arbeitsgruppe zur Verfügung stehen. In größeren Krankenhäusern nimmt diese Aufgabe der Krankenhaushygieniker mit seinem Mitarbeiterteam wahr.

Bauliche Maßnahmen. Diese betreffen vor allem Neubauten, die nach hygienischen Kriterien zu erstellen sind. Der planende Architekt hat deshalb die Pflicht, sich von Hygienefachleuten bei der Planung beraten zu lassen. Hygienische Gesichtspunkte müssen natürlich auch bei der Sanierung von Altbauten berücksichtigt werden.

Absidia corymbifera

5 Allgemeine Mykologie

F. H. Kayser

5.1 Allgemeine Eigenschaften der Pilze

■ Pilze sind eukaryontische Mikroorganismen (Domäne Eukarya). Sie sind in der Umwelt weit verbreitet. Ungefähr nur 200 der Tausende von Arten, die das Reich der Pilze umfasst, wurden bisher als Krankheitserreger des Menschen beschrieben. Unter den pathogenen Arten verursachen weniger als ein Dutzend weit über 90 % aller Infektionen.

Morphologisches Grundelement filamentöser Pilze ist die Hyphe. Ein Geflecht verzweigter Hyphen wird Myzel genannt. Grundform der unizellulären Pilze ist die Hefe. Dimorphe Pilze kommen im parasitären Stadium zumeist als Hefe, im saprophytären Stadium in der Myzelform vor. Die Zellwand der Pilze besteht zu fast 90 % aus Kohlenhydraten (Chitin, Glucane, Mannane). Pilzmembranen sind reich an Sterolen, die in anderen biologischen Membranen nicht gefunden werden (z. B. Ergosterol). Filamentöse Pilze vermehren sich **asexuell** (Mitose) durch Wachstum und Verzweigung von Hyphen oder mit Hilfe asexueller Sporen. Hefen vermehren sich durch Sprossung. Bei der **sexuellen** Vermehrung (Meiose) entstehen Sexualsporen. Pilze, bei denen sexuelle Fruktifikationsformen bislang nicht bekannt sind oder überhaupt nicht existieren, werden **Fungi imperfecti** oder Deuteromyzeten genannt. ■

5.1.1 Definition und Taxonomie

Pilze sind Mikroorganismen, die zur Domäne der Eukarya (s. S. 5) zählen. Sie sind weniger differenziert als die Pflanzen, weisen aber einen höheren Grad der Organisation auf als die prokaryontischen Bakterien (Tab. 5.**1**). Das Reich der Pilze (*Mycota*, Fungi) umfasst mehr als 50 000 verschiedene Arten. Unter diesen wurden bisher ungefähr nur 200 als Krankheitserreger gefunden. Ungefähr nur ein Dutzend dieser „pathogenen" Spezies verursachen mehr als 90 % aller Mykosen. Viele Mykosen sind relativ harmlos, wie z. B. die Dermatomykosen. In den letzten Jahren hat jedoch die Zahl an schweren, lebens-

Tabelle 5.1 Einige Unterschiede zwischen Pilzen und Bakterien

Eigenschaften	Pilze	Bakterien
Kern (Nukleus)	eukaryontisch; Kernmembran; mehr als 1 Chromosom; Mitose	prokaryontisch; keine Membran; Nukleoid; nur 1 „Chromosom"
Zytoplasma	Mitochondrien; endoplasmatisches Retikulum; 80S-Ribosomen	keine Mitochondrien; kein endoplasmatisches Retikulum; 70S-Ribosomen
Zytoplasmamembran	Sterole (Ergosterol)	keine Sterole
Zellwand	Glucane, Mannane, Chitin, Chitosan	Murein, Teichonsäuren (Ausnahmen), Proteine
Metabolismus	heterotroph; aerob; keine Photosynthese	heterotroph; obligat und fakultativ aerob und anaerob
Größe, mittlerer Durchmesser	Hefe: $3-5-10$ µm. Schimmelpilze: nicht definierbar	$1-5$ µm
Dimorphismus	gelegentlich vorhanden	nicht vorhanden

bedrohlichen Mykosen zugenommen. Grund dafür ist die Zunahme von Patienten mit Immundefekten jeglicher Art.

Die Taxonomie der Pilze beruht im Wesentlichen auf morphologischen Merkmalen. In der Medizin hat sich eine Einteilung der Pilze durchgesetzt, die praktische Aspekte berücksichtigt. Danach werden die Pilze in Dermatophyten, Hefen, Schimmelpilze und dimorphe Pilze eingeteilt. Schimmelpilze wachsen als filamentöse Gebilde, Hefen als Einzelzellen. Dermatophyten sind die Erreger von Infektionen der Haut und ihrer Anhangsgebilde. Dimorphe Pilze können in der Hefeform oder in der Myzelform vorkommen (s. folgende Seiten).

Pilze sind kohlenstoffheterotroph. Saprobische bzw. saprophytäre Pilze beziehen ihre C-Verbindungen aus toter organischer Materie, biotrophe Pilze (Parasiten oder Symbionten) benötigen lebende Organismen als Wirt. Einige Pilze können sowohl in der saprophytären wie auch in der biotrophen Form existieren.

5.1.2 Morphologie

Bei Pilzen kommen 2 morphologische Erscheinungsformen vor (Abb. 5.**1**):

▪ **Hyphe.** Grundelement von filamentösen Pilzen. Verzweigte, tubuläre Struktur, 2 – 10μm.

▪ **Myzel.** Geflecht von Hyphen. Substratmyzel (Ernährung) dringt in Nährsubstrat ein, Luftmyzel (ungeschlechtliche Fortpflanzung) entwickelt sich oberhalb des Nährmediums.

▪ **Pilzthallus.** Gesamtheit des Myzels. Wird auch als Pilzkolonie bezeichnet.

Morphologische Grundelemente der Pilze

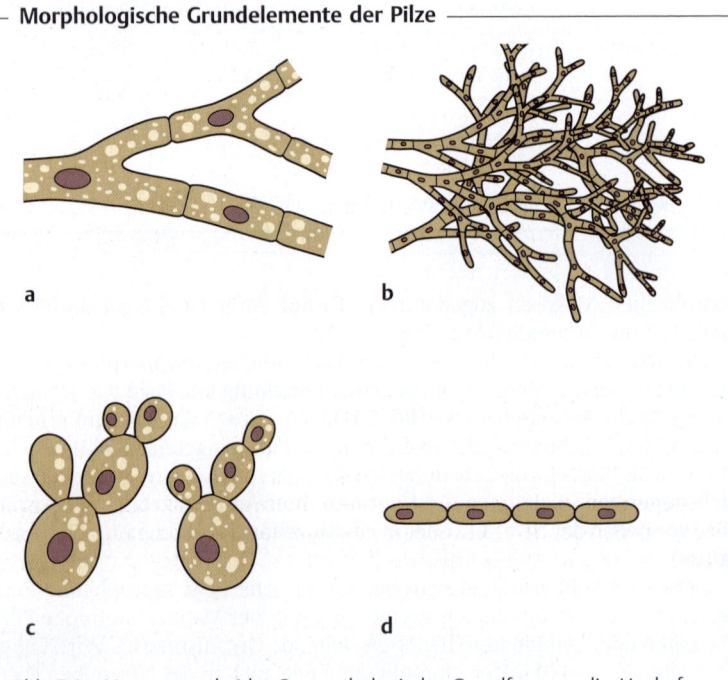

a

b

c

d

Abb. 5.**1** Man unterscheidet 2 morphologische Grundformen: die Hypheform und die Hefeform.
a Hyphe, septiert oder unseptiert;
b Myzel: Geflecht verzweigter Hyphen;
c Hefeform, sprossend (Durchmesser der Einzelzelle 3 – 5 μm);
d Pseudomyzel

■ **Hefe.** Grundelement der unizellulären Pilze. Rund bis oval. Durchmesser 3–10 µm: Als Pseudohyphen bezeichnet man mehrere, elongierte Hefezellen, die kettenförmig aneinanderhängen und so echten Hyphen ähneln.

■ **Dimorphismus.** Einige Pilze können in Abhängigkeit von den Umweltbedingungen in der Hefeform oder in der Myzelform vorkommen. Das wird als Dimorphismus bezeichnet. Dimorphe pathogene Pilze kommen im parasitären Stadium als Hefe, im saprophytären Stadium als Myzel vor.

5.1.3 Metabolismus

Alle Pilze sind C-heterotroph, d. h. sie sind auf exogene, organische C-Quellen als Nährsubstrate angewiesen. Mit nur wenigen Ausnahmen sind Pilze obligate Aerobier. Viele Arten können in einfachsten Nährmedien metabolisieren. Es existieren thermophile, psychrophile, azidophile und halophile Spezies. Die vielfältigen metabolischen Leistungen der Pilze werden in der Lebensmittelindustrie (Herstellung von Brot, Wein, Bier, Käse, Einzellerprotein) sowie in der Pharmaindustrie (Gewinnung von Antibiotika, Enzymen, Zitronensäure usw.) genutzt. Die Stoffwechselleistungen einiger Pilze können aber auch Schäden bedingen. Durch Pilzbefall können Lebensmittel, Holz, Textilien usw. zerstört werden. Pilze verursachen zahlreiche Pflanzenkrankheiten, vor allem auch Krankheiten der Nutzpflanzen.

5.1.4 Vermehrung der Pilze

Asexuelle Vermehrung. Diese umfasst die vegetative Vermehrung von Hyphen und Hefen sowie die vegetative Fruktifikation, d. h. die Bildung von asexuellen Sporen.

■ **Hyphen** verlängern sich in einer Zone unmittelbar hinter der Spitze, in der die Zellwand besonders plastisch ist. Es können auch seitliche Ausstülpungen entstehen, die zu Seitenhyphen werden, welche sich wiederum verzweigen können.

■ **Hefen** vermehren sich durch Zellsprossung. Diese beginnt mit einer Ausstülpung der Zellwand, die zur Tochterzelle, manchmal auch als Blastokonidium bezeichnet, heranwächst. Schließlich wird der Isthmus durch Ausbildung einer Querwand (= Septum) abgeschnürt. Manche Hefen vermögen sowohl als Hefen als auch als Hyphen zu wachsen (Abb. 6.**2**, S. 377).

■ **Vegetative Fruktifikation.** Dabei werden bestimmte Verbreitungsformen, die **asexuellen Sporen**, gebildet. Diese, gegenüber exogenen Noxen ziemlich resistenten, Strukturen erleichtern den Pilzen die Verbreitung in der Umwelt. Verschiedene morphologische Typen von asexuellen Sporen existieren: **Konidien, Sporangiosporen, Arthrosporen, Blastosporen**. Diese werden beim Parasitieren im Wirt nur selten ausgebildet. Dies geschieht aber in der Kultur. Die Morphologie der asexuellen Sporen ist für die Identifizierung der Pilze wichtig.

Sexuelle Fruktifikation. Die sexuelle Vermehrung der **Fungi perfecti** (Eumyceten) folgt im Prinzip demselben Muster wie die der höheren Eukaryonten. Die Kerne von 2 haploiden Partnern fusionieren und bilden eine diploide Zygote. Durch Meiose entstehen aus dem diploiden Kern haploide Kerne. Endprodukte sind die haploiden, sexuellen Sporen: **Zygosporen, Askosporen, Basidiosporen**. Sexuelle Sporen werden bei Pilzen, die im menschlichen Gewebe parasitieren, nur selten ausgebildet.

Bei vielen pathogenen Pilzen sind sexuelle Reproduktionsstrukturen nicht bekannt oder überhaupt nicht vorhanden. Diese werden als **Fungi imperfecti** (Deuteromyzeten) bezeichnet.

5.2 Allgemeine Aspekte der Pilzerkrankungen

■ Neben Pilzallergien (z. B. exogenallergischen Alveolitiden) und den Mykotoxikosen (Aflatoxikosen) sind Infektionen durch Pilze bei weitem die häufigsten Pilzerkrankungen. Die Mykosen kann man klinisch einteilen in
- **primäre Mykosen** (Kokzidioidomykose, Histoplasmose, Blastomykosen);
- **opportunistische Mykosen** (oberflächliche und tiefe Hefemykosen, Aspergillose, Mukormykosen, Phäohyphomykosen, Hyalohyphomykosen, Kryptokokkose; Penicilliose, Pneumocystiose);
- **subkutane Mykosen** (Sporotrichose, Chromo(blasto)mykose, Maduramykose);
- **kutane Mykosen** (Pityriasis versicolor, Dermatomykosen).

Über Pathogenitätsfaktoren der Pilze ist noch wenig bekannt. Die natürliche Resistenz des Makroorganismus gegenüber Pilzen beruht vor allem auf einer wirksamen Phagozytose. Die spezifische Immunität ist in der Regel zellulärer Natur. Opportunistische Mykosen entstehen vor allem bei Patienten mit Immundefekten (z. B. bei Neutropenie). Die Verfahren zur Labordiagnose von Pilzinfektionen umfassen im Wesentlichen den mikroskopischen und kulturellen Nachweis der Erreger sowie die Bestimmung spezifischer Antikörper. Zur Therapie von Mykosen können Polyene (vor allem Amphotericin B), Azole (z. B. Ketoconazol, Itraconazol, Fluconazol), Allylamine, das 5 – Fluorocytosin und weitere Substanzen eingesetzt werden. Häufig werden Antimykotika kombiniert verwendet. ■

5.2.1 Pilzallergien und Pilztoxikosen

Mykogene Allergien

Mit der Atemluft gelangen kontinuierlich Sporen ubiquitärer Pilze in den Respirationstrakt. Diese enthalten potente Allergene, gegen die anfällige Individuen mit einer starken Überempfindlichkeit reagieren können. Je nach Lokalisation entsteht eine allergische Rhinitis, ein Asthma bronchiale oder die allergische Alveolitis. Viele dieser allergischen Krankheiten sind Berufskrankheiten, z. B. die „Farmer-Lunge", die „Holzarbeiter-Lunge" und andere exogen-allergische Alveolitiden.

Mykotoxikosen

Einige Pilze können Mykotoxine produzieren. Am bekanntesten sind die Aflatoxine, die durch *Aspergillus*-Arten gebildet werden. Die Toxine werden mit Lebensmitteln aufgenommen. Möglicherweise spielt Aflatoxin B1 in der Ätiologie des primären Leberkarzinoms, das gehäuft in Afrika und Südostasien auftritt, eine Rolle.

5.2.2 Mykosen

Da Mykosen keine meldepflichtigen Krankheiten sind, ist ihre Inzidenz nicht genau bekannt. Es kann aber als sicher angenommen werden, dass **Hautmykosen** weltweit zu den häufigsten Infektionen zählen. **Primäre** und **opportunistische Mykosen** dagegen sind relativ selten. Opportunistische Mykosen haben in den letzten Jahren und Jahrzehnten zugenommen. Das hängt damit zusammen, dass diese Mykosen sich nur bei entsprechender Disposition im Wirt klinisch manifestieren. Die zunehmende Zahl von Patienten mit Immundefekten sowie der häufige Einsatz invasiver Eingriffe und aggressiver Therapien in der Medizin erklärt die ansteigende Bedeutung der Mykosen. Tab. 5.**2** fasst die wichtigsten, beim Menschen vorkommenden Mykosen zusammen. Der Einteilung liegen klinisch-praktische Gesichtspunkte zugrunde, die Klassifikation der Fungi wurde nicht berücksichtigt.

5

Tabelle 5.**2** Übersicht über die wichtigsten Mykosen des Menschen

Krankheit	Ätiologie	Bemerkungen
Primäre Mykosen (Kein Vorkommen in Mitteleuropa; importierte Fälle)		
Kokzidioidomykose	*Coccidioides immitis*	Lungenmykose. Inhalation von Sporen. Im Südwesten der USA u. in Südamerika
Histoplasmose	*Histoplasma capsulatum*	Lungenmykose. Inhalation von Sporen. Dissemination ins RES. In Amerika, Afrika, Asien
Nordamerikanische Blastomykose	*Blastomyces dermatitidis*	primäre Lungenmykose. Sekundär Streuung (Haut). in Nordamerika, Afrika
Südamerikanische Blastomykose	*Paracoccidioides brasiliensis*	primäre Lungenmykose. Sekundär Streuung
Opportunistische Mykosen		
Kandidose (Soor)	*Candida albicans*, weitere *Candida sp.*	endogene Infektion. Primär werden Schleimhäute u. Haut befallen. Sekundär Streuung
Aspergillose	*Aspergillus fumigatus* (90 %); andere Aspergillus-Arten	Aspergillosen des Respirationstrakts; Endophthalmitis; A. des ZNS; septische Aspergillose
Kryptokokkose	*Cryptococcus neoformans* (Hefe; dicke Kapsel)	Aerogene Infektion. Lungen-Kryptokokkose. Sekundär Streuung ins ZNS
Mukormykosen (Zygomykosen)	*Mucor sp.; Rhizopus sp.; Absidia sp.; Cuninghamella sp.* und andere	Rhinozerebrale, pulmonale, gastrointestinale, kutane Mukormykose
Phaeohyphomykosen (Mykosen durch „dematiöse" Pilze, auch „Schwärzepilze")	Mehr als 100 Arten bisher aufgefunden, z. B. *Curvularia sp.; Bipolaris sp; Alternaria sp.* Einbau von Melanin in die Zellwand	Subkutane Infektionen, paranasale Sinus-Infektionen, Infektionen des ZNS, auch Sepsis möglich
Pneumocystiose	*Pneumocystis carinii*	Bei Defekten der zellulären Immunität

Tabelle 5.**2**   *Fortsetzung: Die wichtigsten Mykosen des Menschen*

Krankheit	Ätiologie	Bemerkungen
Hyalohyphomykosen (Mykosen durch farblose [hyaline] Schimmelpilze)	Bisher 40 verschiedene Arten aufgefunden, z. B, *Fusarium sp.; Scedosporium sp.; Paecilomyces lilacinus*	Infektionen der Cornea und des Auges, Pneumonie, Osteomyelitis, Arthritis, Weichteil-Infektionen, auch Sepsis möglich
Hefemykosen (außer Kandidose)	*Torulopsis glabrata; Trichosporon beigelii; Rhodotorula sp.; Malassezia furfur* und weitere	Infektionen verschiedener Organe bei immunsupprimierten Patienten. Auch Sepsis möglich. *Malassezia furfur* bei Kathetersepsis von Neugeborenen und bei intravenöser Ernährung mit Lipiden
Penicilliosis	*Penicillium marneffei*	Häufigste opportunistische Infektion bei AIDS-Patienten in Südostasien. Primärer Infektionsherd in der Lunge

Subkutane Mykosen

Sporotrichose	*Sporothrix schenckii*	Dimorpher Pilz. Ulzeröse Läsionen an Extremitäten
Chromo(blasto)-mykose	*Phialophora verrucosa Fonsecaea pedrosoi Cladosporium carrionii* etc.	Schwarze Schimmelpilze. Warzenartige, pigmentierte Läsionen an Extremitäten. Tropenkrankheit
Maduramykose (Myzetom)	*Madurella mycetomi Scedosporium apiospermum* etc.	Subkutane Abszesse in Fuss- oder Handgegend. Kann auch durch Bakterien (s. S. 284) verursacht werden. In Tropen und Subtropen

Kutane Mykosen

Pityriasis (oder Tinea) versicolor	*Malassezia furfur*	Oberflächliche Infektion; harmlos; Erreger auf Fettsäuren angewiesen
Dermatomykosen Tinea pedis, T. cruris, T. capitis, T. barbae, T. unguinum, T. corporis	*Trichophyton sp. Microsporum sp. Epidermophyton sp.*	Alle Dermatophyten sind Fadenpilze. Antropophile, zoophile, geophile Arten. Immer Kontaktinfektionen

Gast-Wirt-Beziehungen. Die Faktoren, die das Entstehen, das klinische Bild, die Schwere und letztlich den Ausgang einer Mykose bestimmen, umfassen Wechselwirkungen zwischen den Determinanten der Pathogenität der Fungi auf der einen Seite und den Mechanismen der Abwehr des Wirts auf der anderen. Verglichen mit den Kenntnissen über die Pathogenese der bakteriellen Infektionen ist recht wenig über die krankmachenden Ursachen der Pilze bekannt.

Der Mensch besitzt gegen die meisten Pilze eine erhebliche unspezifische Resistenz, die auf mechanischen, humoralen und zellulären Faktoren beruht (s. Tab. 1.**6**, S. 23). Unter diesen kommt der Phagozytose durch neutrophile Granulozyten und Makrophagen die größte Bedeutung zu. Intensiver Kontakt mit Pilzen führt zum Erwerb einer spezifischen Immunität. Diese betrifft vor allem den zellulären Ast der spezifischen Immunität. Die humorale Immunität spielt in der spezifischen Abwehr nur eine untergeordnete Rolle.

Diagnose. Im Vordergrund steht der Nachweis des Erregers.

■ **Mikroskopie.** Nativpräparat: Material unter Deckglas mit 10 % KOH kurz erhitzen. Gefärbtes Präparat: Färbung mit Methylenblau, Lactophenolblau, Periodsäure-Schiff (PAS), Tusche usw.

■ **Kultur.** Auf Universal- und Selektivmedien möglich. Sabouraud-Agar enthält üblicherweise Chloramphenicol und Cycloheximid. Der pH-Wert dieses Mediums beträgt 5,6. Zur Identifizierung trägt die Morphologie, vor allem der asexuellen und, falls vorhanden, der sexuellen Reproduktionsstrukturen, bei. Biochemische Tests werden vor allem für die Identifizierung von Hefen eingesetzt. Generell haben sie aber nicht die Bedeutung wie in der Bakteriologie.

■ **Serologie.** Nachweis von Antikörpern gegen spezielle Pilzantigene im Serum des Patienten. Die Interpretation serologischer Befunde ist bei Pilzinfektionen besonders schwierig.

■ **Antigennachweis.** Bestimmung spezifischer Antigene im Untersuchungsmaterial direkt mit bekannten Antikörpern. Kann bei einigen Pilzinfektionen gemacht werden.

■ **Kutantest.** Bei einigen Pilzinfektionen können Kutanteste (Allergieteste) mit spezifischen Pilzantigenen durchgeführt werden.

Therapie. Zur spezifischen Therapie von Pilzinfektionen steht eine beschränkte Zahl von Antiinfektiva zur Verfügung.

■ **Polyene.** Binden an Sterole der Membranen, zerstören die Membranstruktur.

— Amphotericin B. Bei Systemmykosen. Fungizide Aktivität. Häufig Nebenwirkungen. Konventionelle galenische Form und (neu) verschiedene Lipid-Formen.

— Nystatin. Nur topische Anwendung bei Schleimhautmykosen.

■ **Azole.** Störung der Biosynthese des Ergosterols. Vorwiegend fungistatisch wirksam. Gastrointestinale Nebenwirkungen möglich. Leberfunktion unter Therapie kontrollieren.

— Ketoconazol. Nur orale Applikation. Bei Schleimhautmykosen und Systemmykosen. Auch bei Dermatomykosen einsetzbar.

— Fluconazol. Orale und intravenöse Applikation möglich. Bei oberflächlichen und systemischen Mykosen. Kryptokokken-Meningitis bei AIDS-Patienten.

— Itraconazol. Orale Applikation. Bei systemischen und kutanen Mykosen. Auch bei der Aspergillose.

■ **5-Fluorcytosin.** Interferiert mit DNA-Synthese (Basenanalogon). Orale Applikation. Bei Candidiasis, Aspergillose, Cryptokokkose. Resistenzentwicklung unter Therapie beachten. Kombination mit Amphotericin B (in niedriger Dosis) reduziert die Toxizität von Amphotericin B.

■ **Terbinafin.** Ein Allylamin. Orale und topische Applikation bei Dermatomykosen.

■ **Griseofulvin.** Älteres Antibiotikum. Gegen Dermatomykosen. Orale Applikation. Oft Therapie über Monate hinweg notwendig.

5

6 Pilze als Krankheitserreger

6.1 Primäre Mykosen

■ Die primären Systemmykosen sind die Histoplasmose (*Histoplasma capsulatum*), die nordamerikanische Blastomykose (*Blastomyces dermatitidis*), die Kokzidioidomykose (*Coccidioides immitis*) sowie die südamerikanische Blastomykose (*Paracoccidioides brasiliensis*). Der natürliche Lebensraum der Erreger dieser Mykosen ist der Erdboden. Sporen werden mit Staub inhaliert, gelangen in die Lunge und rufen eine primäre Lungenmykose hervor. Von Lungenherden aus können die Keime hämatogen oder lymphogen in andere Organe einschließlich der Haut gelangen und granulomatöse/eitrige Infektionsherde verursachen. Die Labordiagnose umfasst den direkten mikroskopischen und kulturellen Nachweis der Erreger sowie die Bestimmung von Antikörpern. Zur Therapie werden Amphotericin B sowie Azole eingesetzt. Alle primären Systemmykosen kommen endemisch in oft nur eng begrenzten Gebieten der Erde vor. Mitteleuropa gehört nicht dazu. Eine Übertragung von Mensch zu Mensch existiert nicht. ■

Histoplasma capsulatum (Histoplasmose)

Histoplasma capsulatum ist der Erreger der Histoplasmose, einer intrazellulären Mykose des retikuloendothelialen Systems. Das geschlechtliche Stadium dieses Pilzes wird *Emmonsiella capsulata* genannt.

Morphologie und Kultur. *H. capsulatum* ist ein dimorpher Pilz. Als Infektionserreger im Gewebe bildet er immer Hefeformen (Abb. 6.**1**). Die kleinen, oft innerhalb von Makrophagen lokalisierten Einzelzellen weisen einen Durchmesser von 2 – 3 μm auf.

Bei der Giemsa- sowie der Gram-Färbung wird die Zellwand nicht angefärbt. Die Zellen sind deshalb oft von einem optisch leeren Hof umgeben, der fälschlicherweise als Kapsel interpretiert wurde und zur Bezeichnung *H. capsulatum* Anlass gab. *H. capsulatum* lässt sich auf den für Pilzkulturen üblichen Nährmedien kultivieren. Auf Sabouraud-Agar und bei einer Temperatur von 20 – 30 °C wächst *H. capsulatum* in 2 – 3 Wochen als Myzel.

Histoplasma capsulatum

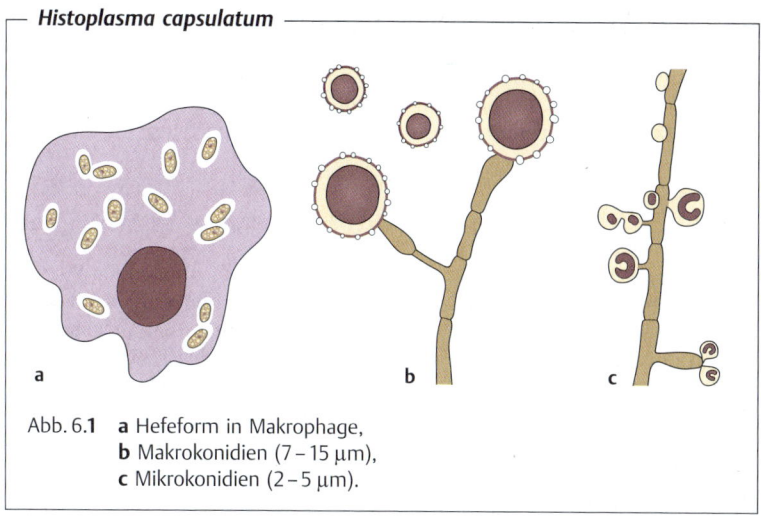

Abb. 6.1 **a** Hefeform in Makrophage,
b Makrokonidien (7 – 15 μm),
c Mikrokonidien (2 – 5 μm).

6

Pathogenese und Krankheitsbild. Der natürliche Lebensraum von *H. capsulatum* ist der Erdboden. Sporen (Konidien) gelangen durch Inhalation in den Respirationstrakt, werden von Alveolärmakrophagen aufgenommen und entwickeln sich zu Hefeformen, die sich durch Sprossung vermehren. Es entstehen kleine granulomatöse Entzündungsherde. Von primären Infektionsherden aus können die Erreger hämatogen disseminieren. Dabei ist das RES besonders stark involviert. Es kommt zu Lymphadenopathien sowie Befall von Milz und Leber. Über 90 % der Infektionen bleiben klinisch stumm. Neben prädisponierenden Momenten des Wirts spielt die Infektionsdosis für die Klinik eine große Rolle. Die Histoplasmose kann auch ausschließlich als respiratorischer Infekt ablaufen. Disseminierte Histoplasmosen treten auch bei AIDS-Patienten auf

Diagnose. Als Untersuchungsmaterial eignen sich Bronchialsekret, Urin oder Geschabsel von Infektionsherden. Für die Mikroskopie wird nach Giemsa oder Wright gefärbt und innerhalb von Makrophagen und polymorphkernigen Leukozyten nach Hefeformen gesucht. Auf Blut- oder Sabouraud-Agar angelegte Kulturen müssen mehrere Wochen bebrütet werden. Antikörper werden mit der Komplementbindungsreaktion und der Agargel-Präzipitation nachgewiesen. Ein positiver oder negativer Histoplasmin-Hauttest ist diagnostisch von zweifelhaftem Wert.

Therapie. Nur bei schweren Formen, vor allem bei der disseminierten Form, ist eine Therapie mit Amphotericin B angezeigt.

Epidemiologie und Prophylaxe. Die Histoplasmose kommt endemisch im mittleren Westen der USA, in Mittel- und Südamerika, in Indonesien und auch in Afrika vor. Von wenigen Ausnahmen abgesehen, ist Westeuropa frei von Histoplasmose. Eine Übertragung des Erregers von Mensch zu Mensch existiert nicht. Spezielle prophylaktische Maßnahmen sind nicht vorhanden.

Coccidioides immitis (Kokzidioidomykose)

Morphologie und Kultur. *C. immitis* ist ein atypisch dimorpher Pilz. Bei Kultivierung wächst der Pilz in Myzelform; im Gewebe bildet er jedoch weder klassische Sprossformen noch ein Myzel. Vielmehr findet man dickwandige, einen Durchmesser von 15–60 μm aufweisende, kugelige Gebilde (Sphaerulae), die mit wenigen bis zu 100 kugelig-ovalen Endosporen gefüllt sind.

   C. immitis kann leicht auf den üblichen Pilznährmedien kultiviert werden. Nach 5 Tagen Bebrütung entsteht eine weiße, wollige Myzelkolonie. Ein morphologisches Charakteristikum des Myzels sind die asexuellen Arthrosporen, die sich innerhalb von Hyphen abgliedern.

Pathogenese und Krankheitsbild. Die Infektion erfolgt durch Inhalation arthrosporenhaltigen Staubs. Die primäre Kokzidioidomykose ist immer in der Lunge lokalisiert, wobei von stummer Infektion (bei 60 % der Infizierten) bis zu schwerer Pneumonie die verschiedensten Formen auftreten können. Bei 5 % der Infizierten entsteht eine chronische kavernöse Lungenaffektion. In weniger als 1 % kommt es zu hämatogener Dissemination mit dem Auftreten granulomatöser Läsionen in Haut, Knochen, Gelenken und Meningen.

Diagnose. Diese umfasst den Nachweis des Erregers im Sputum, Eiter, Liquor oder in Biopsien sowie die Bestimmung von Antikörpern. In frischem Material können die typischen Sphaerulae mikroskopisch gesehen werden. Die Kultivierung des Pilzes auf Sabouraud-Agar bei 25 °C bietet keine Schwierigkeiten. Die dabei gebildeten Arthrosporen sind hochinfektiös. Deshalb ist äußerste Vorsicht angebracht. Antikörper werden mit der Komplementbindungsreaktion, der Gelpräzipitation oder der Latexagglutination nachgewiesen. Ein Coccidioidin-Hauttest misst eine zelluläre Allergie gegen Pilzbestandteile. Er dient bei Verdacht als orientierende Erstuntersuchung.

Therapie. Bei den disseminierten Formen kommt Amphotericin B in Betracht. Als Alternative oder bei klinisch weniger schweren Formen kommt ein orales Azolderivat in Frage.

Epidemiologie und Prophylaxe. Die Kokzidioidomykose kommt endemisch in wüstenartigen Gebieten von Kalifornien, Arizona, Texas, Neumexiko und Utah in den USA vor. Nur selten wird sie anderswo beobachtet. Infektionsquelle ist der an Pilzen reiche Erdboden. Auch Tiere können erkranken.

Eine Übertragung von Mensch oder Tier auf den Menschen und spezielle prophylaktische Maßnahmen existieren nicht.

Blastomyces dermatitidis (nordamerikanische Blastomykose)

Blastomyces dermatitidis ist ein dimorpher Pilz, der eine chronische granulomatöse Infektion hervorruft. Die Erreger kommen im Erdboden vor und werden durch Inhalation auf den Menschen übertragen.

Die Blastomykose verläuft primär als Lungenmykose. Sekundär kann es aufgrund hämatogener Streuung zum Befall anderer Organe einschließlich der Haut kommen. Die **Labordiagnose** erfolgt durch mikroskopischen und kulturellen Nachweis des Pilzes im Sputum, im Eiter der Hautläsionen oder im Biopsiematerial. Der Antikörpernachweis mit der Komplementbindungsreaktion oder der Agargel-Präzipitation hat nur einen beschränkten diagnostischen Wert. **Therapeutisch** kommt Amphotericin B in Frage. Unbehandelte Blastomykosen enden fast immer letal.

Die Blastomykose tritt vor allem im Mississippi-Becken sowie in den Ost- und Nordstaaten der USA auf. Sie kommt relativ häufig auch bei Tieren, vor allem Hunden vor. Eine Übertragung von Tier oder Mensch auf Anfällige ist nicht möglich. Prophylaktische Maßnahmen existieren nicht.

Paracoccidioides brasiliensis (südamerikanische Blastomykose)

Paracoccidioides brasiliensis (Syn. *Blastomyces brasiliensis*) ist ein dimorpher Pilz, der im Gewebe dickwandige, 10 – 30 µm Durchmesser aufweisende, meist mehrere Sprossungen zeigende Hefezellen bildet. Bei Kultivierung (25 °C) wächst der Pilz in der Myzelform.

Der natürliche Lebensraum von *P. brasiliensis* ist wahrscheinlich der Boden. Die Infektion des Menschen erfolgt durch Inhalation sporenhaltigen Staubs. Primäre eitrige und/oder granulomatöse Infektionsherde finden sich in der Lunge. Von diesen Herden aus kann hämatogen oder lymphogen eine Dissemination in die Haut, in Schleimhäute oder in lymphatische Organe erfolgen. Die disseminierte Parakokzidioidomykose schreitet langsam voran und endet ohne Behandlung mit dem Tod. **Therapie** der Wahl sind Azolderivate (z. B. Itraconazol). Durch die Therapie kann ein Fortschreiten des Prozesses verhindert werden. Sichere Dauerheilungen sind aber nicht bekannt. Die **Labordiagnose** stützt sich auf mikroskopischen und kulturellen Erregernachweis sowie auf Antikörperbestimmung, die mit der Komplementbindungsreaktion oder in der Gelpräzipitation gemessen werden.

6

Die Parakokzidioidomykose tritt vornehmlich in den ländlichen Gebieten Südamerikas, vor allem bei Landarbeiten, auf.

6.2 Opportunistische Mykosen (OM)

■ Opportunistische Mykosen (OM), die Haut und Schleimhäute sowie innere Organe betreffen, werden sowohl durch Hefen als auch durch Schimmelpilze verursacht. Voraussetzung für ihr Entstehen ist eine stark ausgeprägte Abwehrschwäche des Wirts. Die Kandidose stellt eine endogene Infektion dar. Viele OM sind exogene Infektionen, welche durch Pilze, deren natürlicher Lebensraum der Erdboden oder Pflanzen sind, verursacht werden. Diese Umweltpilze dringen in der Regel über den Respirationstrakt ein. Zu nennen sind die Aspergillose, die Kryptokokkose sowie die *Mucor*-Mykosen. Außer *Candida* und weiteren Hefen können auch Phäohyphomyzeten und Hyalohyphomyzeten, die nur ein sehr geringes pathogenes Vermögen aufweisen, systemische Infektionen verursachen. Bei allen OM existiert ein primärer Infektionsherd, zumeist im oberen oder unteren Respirationstrakt. Von diesem Herd aus können die Erreger hämatogen und/oder lymphogen disseminieren und andere Organe befallen. Falls möglich, sollten Infektionsherde chirurgisch entfernt werden. Zur Chemotherapie werden Antimykotika eingesetzt. Die Prognose ist, wegen der Grundkrankheit, in fast allen Fällen schlecht. ■

Candida (Soor)

Mindestens 90 % humaner *Candida*-Infektionen werden durch *C. albicans*, der Rest durch *C. parapsilosis, C. tropicalis, C. guilliermondii, C. kruzei* sowie einige weitere, seltene *Candida*-Arten hervorgerufen.

Morphologie und Kultur. Bei Gram-Färbung von Primärpräparaten erscheint *C. albicans* als grampositive, sprossende, einen Durchmesser von ca. 5 µm aufweisende, ovale Hefe. Oft können grampositive Pseudohyphen beobachtet werden. Gelegentlich findet man auch septierte Myzelien (Abb. 6.**2**).

C. albicans lässt sich auf üblichen Nährmedien kultivieren. Nach 48 h Bebrütung bilden sich auf Agarmedien runde, weißliche, eine etwas raue Oberfläche aufweisende Kolonien. Zur Differenzierung von anderen Hefen werden morphologische und biochemische Merkmale herbeigezogen.

Pathogenese und Krankheitsbilder. *Candida* kommt als Kommensale auf der Schleimhaut von Mensch und Tier vor. *Candida*-Infektionen sind demnach als endogene Infektionen zu betrachten. Die Mykosen entstehen zumeist bei Patienten mit herabgesetzter Resistenz, gehäuft vor allem bei gestörter zellu-

Candida albicans

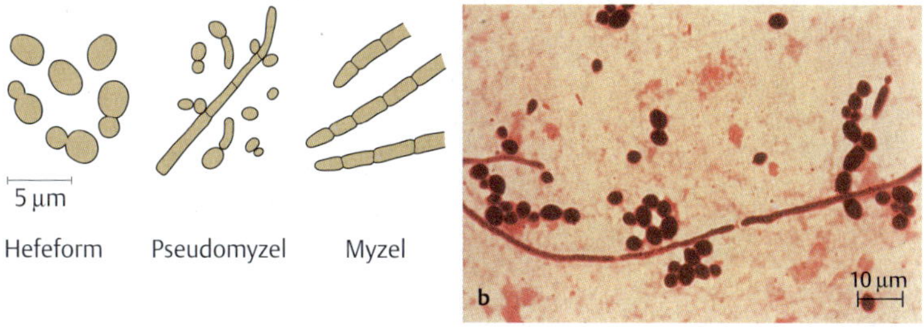

Hefeform   Pseudomyzel   Myzel

Abb. 6.**2** Candida albicans
a Morphologische Formen.
b Gram-Färbung von Sputum: Grampositive Hefezellen und Hyphen. Klinische Diagnose: Kandidose des Respirationstrakts.

lärer Immunität. Am häufigsten betroffen sind die Schleimhäute, seltener die äußere Haut und innere Organe (= tiefe Kandidose). Bei Infektionen in der Mundhöhle sieht man weiße, festhaftende Beläge auf der Wangenschleimhaut und der Zunge. Die Vulvovaginitis ähnelt pathomorphologisch dem Mundsoor. Diabetes, Schwangerschaft, Progesterongaben sowie intensive Antibiotikatherapie, die die normale Bakterienflora beseitigt, wirken prädisponierend. Die Haut wird hauptsächlich an den feuchten und warmen Teilen des Körpers infiziert. *Candida* kann sekundär die Lunge, die Nieren und weitere Organe befallen. Die *Candida*-Endokarditis und die Endophthalmitis treten bei Drogensüchtigen auf. Die chronische mukokutane Kandidose wird als Folge einer Schädigung der zellulären Immunität beobachtet (Abb. 6.**3**).

Diagnose. Präparate verschiedener Materialien werden nativ und nach Gram gefärbt mikroskopisch untersucht. *Candida* wächst auf vielen üblichen Nährmedien, besonders gut auf Sabouraud-Agar. Typische Hefekolonien werden mikroskopisch und aufgrund verschiedener Stoffwechselmerkmale identifiziert.

Der Nachweis von *Candida*-spezifischen Antigenen (z. B. freies Mannan) im Serum ist in einer Agglutinationsreaktion mit Latexpartikeln, an die monoklonale Antikörper gebunden sind, möglich. Für die Bestimmung von Antikörpern bei tiefer Kandidose werden verschiedene Methoden (Agglutination, Gelpräzipitation, Enzym-Immuno-Assays, Immunelektrophorese) eingesetzt.

Therapie. Für die topische Therapie kommen Nystatin und die Azole in Frage. Bei tiefer Candidiasis ist immer noch Amphotericin B das Mittel der Wahl, das oft auch mit 5 – Fluorocytosin kombiniert verabfolgt wird.

Klinische Erscheinungsformen einer Kandidose

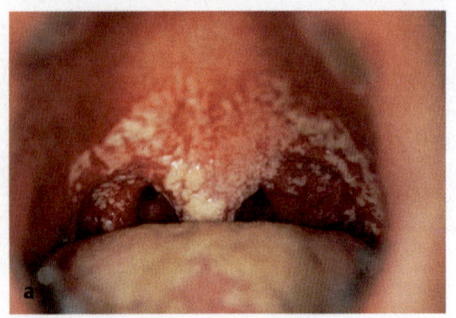

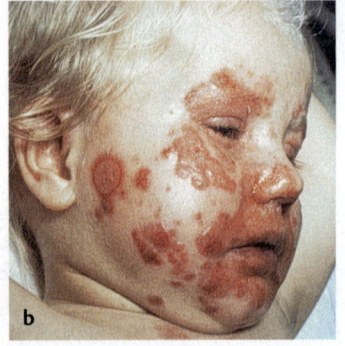

Abb. 6.3   **a** Mundsoor. Oberflächliche Infektion der Wangenschleimhaut und der Zunge durch Candida albicans bei einem AIDS-Patienten.
b Chronische mukokutane Kandidose bei einem Kind mit einem Defekt der zellulären Immunität.

Epidemiologie und Prophylaxe. *Candida*-Infektionen sind, mit Ausnahme der Kandidose des Neugeborenen, endogene Infektionen.

Aspergillus (Aspergillose)

Am häufigsten werden Aspergillosen durch *Aspergillus fumigatus* und *A. flavus* hervorgerufen. Seltener werden *A. niger*, *A. nidulans* und *A. terreus* gefunden. Aspergillen kommen ubiquitär in der Natur vor. Gehäuft treten sie auf faulenden Pflanzen auf.

Morphologie und Kultur. *Aspergillus* erkennt man in Geweben, Exsudaten oder im Sputum an den filamentösen, septierten Hyphen, die ungefähr 3 – 4 µm breit sind und Y-förmige Verzweigungen zeigen (Abb. 6.**4**).

   Aspergillus wächst rasch in Myzelform auf vielen in der klinischen Mikrobiologie gebräuchlichen Medien. Für die selektive Kultivierung ist Sabouraud-Agar geeignet.

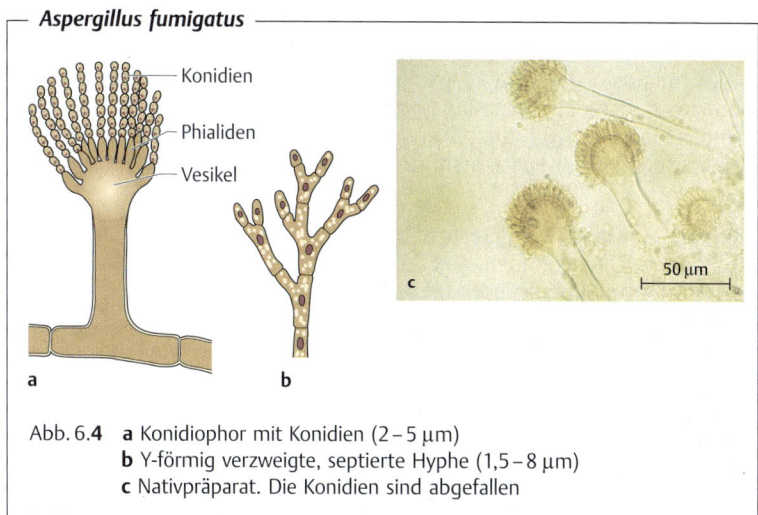

Aspergillus fumigatus

Konidien
Phialiden
Vesikel

50 µm

a   b   c

Abb. 6.4 **a** Konidiophor mit Konidien (2 – 5 µm)
b Y-förmig verzweigte, septierte Hyphe (1,5 – 8 µm)
c Nativpräparat. Die Konidien sind abgefallen

6

Pathogenese und Krankheitsbilder. Die wichtigste Eintrittspforte des Erregers ist das Bronchialsystem. Aber auch durch Verletzungen der Haut oder Schleimhäute können die Keime eindringen. Folgende Lokalisationen der Aspergillose sind bekannt:

■ **Aspergillose des Respirationstrakts.** Beim Aspergillom handelt es sich um einen umschriebenen Pilzknoten, der in der Regel in einer vorgegebenen Höhle (z. B. Kaverne) entsteht. Eine weitere Lungenaffektion ist die chronische, nekrotisierende Pneumonie. Bei Patienten mit Neutropenie, bei AIDS und bei Transplantierten tritt die akute, invasive Aspergillose der Lunge auf, die eine schlechte Prognose zeigt. Eine weitere Aspergillose der Atemwege ist die Tracheobronchitis. Aspergillen sind am häufigsten unter den Pilzen für verschiedene Sinusitis-Formen verantwortlich. Bei Atopikern kann das Asthma auf einer allergischen Aspergillus-Alveolitis beruhen.

■ **Weitere Aspergillosen.** Die Endophthalmitis entsteht 2 – 3 Wochen nach einer Operation oder einer Verletzung des Auges und führt meist zum Verlust des Auges. Die zerebrale Aspergillose entsteht nach hämatogener Streuung. Selten sind die durch Aspergillus sp. verursachte Endokarditis, Myokarditis und Osteomyelitis.

Diagnose. Da *Aspergillus* Untersuchungsmaterial kontaminieren kann, ist eine direkte Diagnose durch Nachweis des Erregers nicht so leicht. Findet man im Primärpräparat typisch verzweigte Hyphen und kann man wiederholt *Aspergillus* kultivieren, ist die Diagnose wahrscheinlich. Sicherheit erhält man, wenn in Gewebebiopsien mit der Methenaminsilber-Färbung verzweigte Hyphen festgestellt werden können.

Mit monoklonalen Antikörpern, die auf Latexpartikel aufgezogen sind, kann im Blutserum *Aspergillus*-spezifisches Antigen (Aspergillus-Galactomannan) in einer Agglutinationsreaktion bestimmt werden. Präzipitine bei Systemaspergillosen weist man am besten mit der Immunelektrophorese nach.

Therapie. Amphotericin B, rechtzeitig in hohen Dosen angewendet, wird als Mittel der Wahl angesehen. Auch die Azole können eingesetzt werden. Bei lokalisierten Infektionsherden (z. B. dem Aspergillom) ist die chirurgische Entfernung angebracht.

Cryptococcus neoformans (Kryptokokkose)

Morphologie und Kultur. Bei *C. neoformans* handelt es sich um bekapselte Hefen. Die einzelne Zelle weist einen Durchmesser von 3–5 μm auf. Sie ist von einer mehrere Mikrometer breiten Polysaccharidkapsel umgeben (Abb. 6.**5 a**).

C. neoformans lässt sich auf Sabouraud-Agar bei 30–35 °C und Bebrütung während 3–4 Tagen kultivieren (s. Abb. 6.**5 b**).

Pathogenese und Krankheitsbild. Das normale Habitat des Erregers ist ein an organischen Substanzen reicher Erdboden. Besonders häufig findet sich der Keim im Vogelmist. Eintrittspforte beim Menschen ist der Respirationstrakt. Die Keime werden inhaliert. Sie gelangen in die Lunge, wo es zu einer meist inapparent verlaufenden Lungenkryptokokkose kommt. Von primären Lungenherden aus werden die Erreger hämatogen in andere Organe transportiert, vor allem auch in das ZNS, für das *C. neoformans* eine ausgesprochene Affinität aufweist. Es entsteht die gefährliche *Meningoenzephalitis*. Die Dissemination von der Lunge aus wird vor allem durch Grundleiden, die die Infektabwehr tangieren, gefördert. Malignome und Steroidtherapie bilden häufige Prädispositionen. Auch bei AIDS-Patienten kommt es gehäuft zu einer Kryptokokkose.

Diagnose. Diese ist vor allem bei der Meningitis von Bedeutung. Die Erreger lassen sich mit der Phasenkontrastmikroskopie im Liquorsediment nachweisen. Zur Negativdarstellung der Kapsel dient das Tuschepräparat (s. Abb. 6.**5 a**). Die Kultivierung gelingt am besten auf Sabouraud-Agar ohne Zusatz von Cycloheximid. *C. neoformans* kann aufgrund spezieller Stoffwechselmerkmale (z. B. Abbau von Harnstoff) von anderen Hefen abgegrenzt und identifiziert werden. Zum Nachweis von Kapselpolysaccharid in Liquor und Serum steht ein Latexagglutinationstest zur Verfügung (Antikapsel-Antikörper, an Latexpartikel gekoppelt). Der Nachweis von Antikörpern gegen das

Cryptococcus neoformans

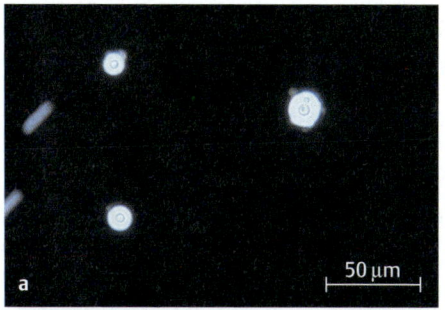

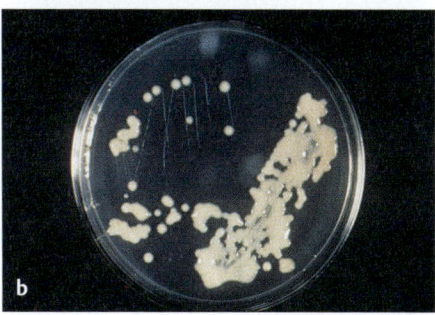

Abb. 6.**5 a** Tuschepräparat aus Liquor: Negativdarstellung der dicken Schleimkapsel um die Hefezellen. Klinische Diagnose: Kryptokokken-Meningitis.
b Kultur auf Sabouraud-Agar: Weißlich aussehende, cremige Kolonien.

50 µm

Kapselpolysaccharid wird mit einem Agglutinationstest oder mit einem Enzym-Immunosorbens-Test geführt.

Therapie. Amphotericin B gilt als Mittel der Wahl. Es wird oft in Kombination mit 5 – Fluorocytosin eingesetzt.

Epidemiologie und Prophylaxe. Genaue Zahlen über die Häufigkeit der Lungenkryptokokkose existieren nicht. Die Meningoenzephalitis kommt in einer Frequenz von 1 pro 1 Million Einwohner pro Jahr vor. Spezielle prophylaktische Maßnahmen bestehen nicht.

Mucor, Absidia, Rhizopus (*Mucor*-Mykosen)

Mucor-Mykosen werden in erster Linie durch verschiedene Arten der Gattungen *Mucor, Absidia* und *Rhizopus* hervorgerufen. Seltener findet man Arten der Gattungen *Cunninghamella, Rhizomucor* und andere als Erreger dieser opportunistischen Mykosen. Alle diese Pilze, die zur Ordnung der *Mucorales*

Mucorales (Zygomyzeten)

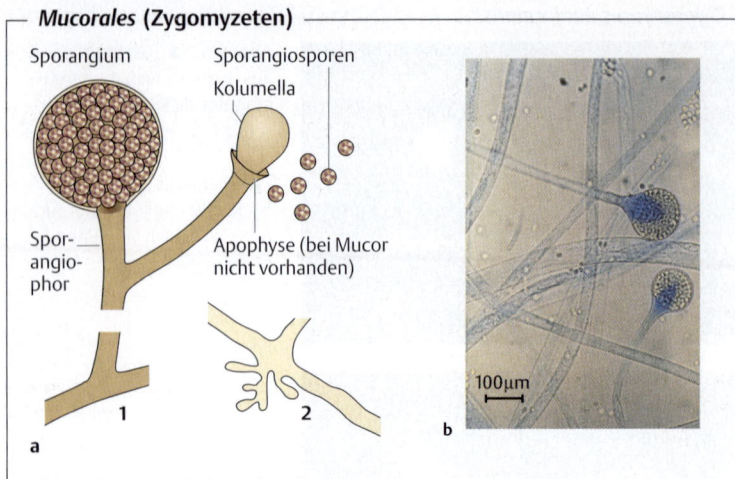

Sporangium Sporangiosporen

Kolumella

Spor-
angio-
phor

Apophyse (bei Mucor
nicht vorhanden)

1

2

a

b

100 μm

Abb. 6.**6** **a** Morphologische Elemente:
1 = Sporangium (60 – 350 μm) mit Sporangiosporen (5 – 9 μm):
2 = unseptierte Hyphe (Durchmesser 6 – 15 μm) mit Rhizoid (→ wurzelähnliche
Struktur).
b *Absidia corymbifera*: Laktophenolblaupräparat. Material von einer Kultur.

gehören, kommen ubiquitär vor. Sie werden besonders häufig auf zerfallendem, organischem Pflanzenmaterial gefunden.

Morphologie und Kultur. *Mucorales* sind Schimmelpilze, die breite, nicht-
septierte, dickwandige, in fast rechtem Winkel verzweigte Hyphen bilden
(Abb. 6.**6**). *Mucorales* können leicht kultiviert werden. Sie wachsen auf allen
gebräuchlichen Medien, wobei sie ein hohes, weißgraues bis braunes, wol-
liges Luftmyzel bilden.

Für die Kultivierung verwendet man am besten Sabouraud-Agar ohne
Zusatz von Cycloheximid.

Pathogenese und Krankheitsbilder. *Mucorales* sind typische Opportunisten,
die nur bei Patienten mit Immundefekten oder bei Stoffwechselkranken
(Diabetes) Infektionen verursachen. Die Erreger dringen mit Staub in das
betreffende Organsystem ein. Sie zeigen eine starke Affinität zu Gefäßen,
in denen sie sich vermehren und zu Thrombosierung mit anschließender In-
farktbildung führen können. Je nach Manifestation werden unterschieden:

■ **die rhinozerebrale** *Mucor*-Mykose, die von der Nase oder den Nebenhöh-
len ausgeht und auf das Gehirn übergreifen kann und vor allem bei diabe-
tischer Azidose beobachtet wird;

■ **die pulmonale** *Mucor*-Mykose, mit septischen Lungeninfarkten, die vor allem bei neutropenischen Malignompatienten unter Remissionstherapie auftritt;

■ **die sehr seltene gastrointestinale** *Mucor*-Mykose bei unterernährten Kindern, mit dem Auftreten von Infarkten im Gastrointestinaltrakt;

■ **die kutane** *Mucor*-Mykose, die sich bei Verletzungen der Haut, vor allem bei Verbrennungen, manifestiert;

■ **die disseminierte** *Mucor*-Mykose, die sich an alle Formen, vor allem aber an die pulmonale *Mucor*-Mykose, anschließen kann.

Diagnose. Die Diagnose beruht auf dem Nachweis der Gewebeinfiltration durch morphologisch typische Pilzfäden. Die Kultur der Pilze kann auf Sabouraud-Agar versucht werden. Die Identifizierung beruht allein auf morphologischen Merkmalen der Fruktifikationsorgane. Eine Diagnose durch Antikörpernachweis existiert nicht.

Therapie. Diese umfasst Amphotericin B als das Antimykotikum der Wahl, chirurgische Maßnahmen, falls indiziert, sowie die Kontrolle der Grundkrankheit.

6

Phäohyphomyzeten, Hyalohyphomyzeten, opportunistische Hefen, Penicillium marneffei

In den letzten Jahren hat die Liste klinisch relevanter Pilze, die bislang nicht als klassische Opportunisten bekannt waren, stark zugenommen. Diese Keime werden bei Patienten mit Malignomen, bei AIDS-Patienten, bei Patienten mit zytostatischer und immunsuppressiver Therapie oder massiver Therapie mit Corticosteroiden oder auch bei Patienten mit länger andauernder Therapie mit Breitspektrum-Antibiotika als Erreger aufgefunden. Die Begriffe Phäohyphomyzeten, Hyalohyphomyzeten und opportunistische Hefen wurden aus Gründen der Vereinfachung der Nomenklatur geschaffen.

Phäohyphomykosen. Hierbei handelt es sich um subkutane und paranasale Sinus-Infektionen, die durch „dematiöse" Schimmelpilze oder „Schwärzepilze" verursacht werden. Bisher wurden 60 Gattungen mit mehr als 100 Spezies als pathogene Agentien beschrieben. Gemeinsam ist ihnen, dass sie Hyphen ausbilden, die durch Einbau von Melanin in die Wand der Hyphen braunschwarz aussehen. Beispiele der zahlreichen Gattungen sind *Curvularia, Bipolaris, Exserohilum, Alternaria*. Das natürliche Habitat dieser Pilze ist der Erdboden. Sie kommen weltweit vor. Phäohyphomyzeten dringen über Hautverletzungen oder durch Inhalation von Sporen ein. Von primären Herden aus (s. oben) können die Erreger hämatogen disseminieren und andere Organe einschließlich des ZNS befallen. Klinisch ähneln die Fälle am ehesten den Mukormykosen sowie der Aspergillose. Therapeutisch kommt, falls möglich, die chirurgische Entfernung des involvierten Gewebes und der Einsatz von Antimykotika in Frage. Die Prognose ist schlecht.

Hyalohyphomykosen. Dieser Sammelbegriff kennzeichnet Mykosen, die durch hyaline (ohne Melanin) Schimmelpilze verursacht werden. Bisher wurden mehr als 40 Arten, die 23 Gattungen angehören, als Erreger aufgefunden. Beispiele einiger Gattungen sind *Fusarium, Scopulariopsis, Pseudoallescheria* und *Scedosporium*. Auch diese Pilze sind weltweit verbreitet. Hinsichtlich der Pathogenese, der Klinik, der Therapie und der Prognose gelten die bei den Phäohyphomykosen genannten Aspekte.

Opportunistische Hefemykosen. Außer der bei weitem häufigsten Gattung *Candida* können weitere Hefen Mykosen bei immunsupprimierten Patienten verursachen. Dazu zählen *Torulopsis glabrata, Trichosporon beigelii* sowie Arten der Genera *Rhodotorula, Malassezia, Saccharomyces, Hansenula* und weitere. Bei diesen „neuen" Mykosen handelt es sich aber nicht um endogene, sondern um exogene Infektionen. Klinisch und therapeutisch sind sie der Kandidose gleichzusetzen. *Malazessia furfur* verursacht gelegentlich eine Kathetersepsis bei Frühgeborenen und Personen, die parenteral mit Lipiden ernährt werden. Lipide fördern das Wachstum dieser Hefe.

Penicilliosis. Diese Pilzinfektion wird durch den dimorphen, wahrscheinlich im Erdboden vorkommenden Pilz *Penicillium marneffei* verursacht. Die *P. marneffei*-Infektion ist eine der häufigsten opportunistischen Infektionen bei AIDS-Patienten, die in Südostasien beheimatet sind oder sich dort eine Zeitlang aufgehalten haben. Die Infektionsherde sind primär in der Lunge lokalisiert. Von hier kann eine Disseminierung in andere Organe erfolgen. Die Therapie der Wahl in der akuten Phase ist Amphotericin B. Daran anschließend ist eine langzeitige prophylaktische Gabe von oralen Azolen (Itraconazol) notwendig, um Remissionen zu vermeiden.

Pneumocystis carinii (Pneumocystiose)

■ *Pneumocystis carinii* ist ein einzelliger, eukaryonter Keim, der ursprünglich zu den Protozoen gerechnet wurde, heute aber als Pilz angesehen wird. Dieser Erreger verursacht bei Personen mit Defekten der zellulären Immunität, vor allem bei HIV-Patienten, eine Pneumonie. Extrapulmonale Manifestationen kommen in einer kleinen Zahl von Fällen vor. Die Labordiagnose umfasst den direkten Erregernachweis mittels Mikroskopie, direkter Immunfluoreszenz oder der PCR. Die Therapie wird mit Co-Trimoxazol, Pentamidin oder der Kombination dieser beiden Antiinfektiva durchgeführt. ■

Pneumocystis carinii ist ein einzelliger, eukaryonter Keim, der bis vor kurzem noch zu den Protozoen gezählt wurde. Molekulare Analysen der DNA haben aber gezeigt, dass dieser Keim eher zu den Pilzen gehört, obwohl charakteristische Eigenschaften von Pilzen, wie z. B. Ergosterol in der Membran, bei *P. carinii* nicht vorkommen. Der Keim wird in der Lunge vieler Säugetierarten einschließlich des Menschen gefunden, ohne dass die Keimträger erkrankt sind. Klinisch manifeste Krankheit tritt dann auf, wenn schwere Defekte der zellulären Immunität, wie z. B. bei dem AIDS, vorliegen.

Morphologie und Entwicklungszyklus. Drei Entwicklungsformen sind bei *P. carinii* bekannt. Die **Trophozoiten** sind elliptische Zellen mit einen Durchmesser von 1,5 bis 5 μm. Es wird vermutet, dass sich die trophische Form durch Querteilung, also asexuell, vermehrt. Die sexuelle Vermehrung beginnt mit der Verschmelzung von 2 haploiden Trophozoiten zu diploiden **Sporozoiten** (Syn. Präzysten), die als ein intermediäres Stadium der sexuellen Vermehrung angesehen werden. Durch weitere Kernteilungen enthalten die Sporozoiten am Ende ihrer Entwicklung 8 Kerne. Aus diesen entstehen durch Kompartimentalisierung acht 1–2 μm Durchmesser aufweisende Sporen, die sich dann in der dritten Entwicklungsform, der 5–8 μm großen **Zyste** befinden. Aus den Zysten werden dann die Sporen freigesetzt, aus denen dann wieder die Trophozoiten entstehen.

Kultur. *P. carinii* kann nicht in Nährmedien kultiviert werden. Bis zu maximal 10 Entwicklungszyklen lässt sich der Keim in Zellkulturen vermehren. Eine ausreichende Vermehrung ist nur in Versuchstieren, z. B. der Ratte, möglich. Diese Tatsache erschwert das Studium der Biologie des Erregers und der Pathogenese und erklärt das noch unvollständige Wissen über die Erkrankung.

Pathogenese und Krankheitsbilder. Der Mensch weist gegen *P carinii* erhebliche Resistenz aus, was erklärt, dass ungefähr zwei Drittel der Bevölkerung entweder Keimträger sind oder schon einmal Kontakt mit dem Erreger hatten. Krankheit entsteht nur dann, wenn Defekte der zellulären Immunität vorliegen. Im Vordergrund bei der klinischen Manifestation steht die **interstitielle Pneumonie**. Durch starke Vermehrung des Erregers in den Alveolen kommt es zu einer Schädigung des Alveolarepithels. Die Erreger dringen ins Interstitium ein und verursachen dort die Pneumonie. Von dem primären Infektionsherd aus können bei ungefähr 1–2 % der Patienten die Keime in andere Organe gelangen und extrapulmonale *P. carinii*-Infektionen (Infektionen des Mittelohrs, des Auges, des ZNS, der Leber, des Pankreas etc.) verursachen.

Diagnose. Als Untersuchungsmaterial dienen Lungenbiopsien oder bronchoalveoläre Lavage (BAL) aus den befallenen Lungenarealen. Mit der Grocott-Silberfärbung können Zysten und mit der Giemsa-Färbung Trophozoiten

6

Pneumocystis carinii

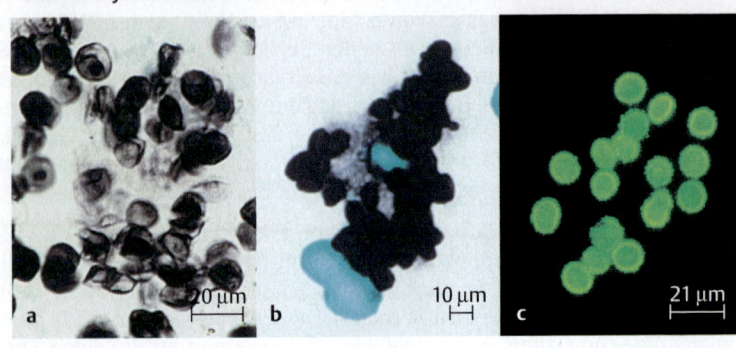

Abb. 6.**7** **a** Zysten von *P. carinii*, Grocott-Färbung;
b Hefepilze, Grocott-Färbung (zur Differentialdiagnose);
c Zysten von *P. carinii*, Nachweis mit der direkten Immunfluoreszenz und monoklonalen Antikörpern.

und Sporozoiten dargestellt werden. Die direkte Immunfluoreszenz mit markierten monoklonalen Antikörpern, die gegen ein Oberflächen-Antigen der Zysten gerichtet sind, erlaubt deren Darstellung (s. Abb. 6.**7**). Als molekularer Nachweis hat sich in letzter Zeit die Amplifikation spezifischer DNA-Sequenzen mittels PCR etabliert.

Therapie. Die akute Pneumozystiose wird mit Co-Trimoxazol (oral oder parenteral) oder Pentamidin (parenteral) oder einer Kombination dieser beiden Antiinfektiva behandelt. Pentamidin kann auch in Aerosolform eingesetzt werden, um Nebenwirkungen zu reduzieren.

6.3 Subkutane Mykosen

Pilze, die klassische subkutane Mykosen verursachen, wachsen im Boden und auf absterbenden Pflanzen. Sie dringen durch Verletzungen der Haut ins subkutane Bindegewebe ein und rufen lokale chronisch-granulomatöse Infektionen hervor. Diese Infektionen kommen vor allem in den Tropen und Subtropen vor.

Die **Sporotrichose** wird durch *Sporothrix schenckii*, einem dimorphen Pilz, der im Gewebe in Hefeform wächst, verursacht. Die Sporotrichose ist durch eine ulzeröse Primärläsion, meist an den Extremitäten sowie durch multiple subkutane Knoten und Abszesse entlang den Lymphbahnen charakterisiert.

Die **Chromomykose** (Syn. Chromoblastomykose) wird durch verschiedene Spezies schwarzer Schimmelpilze hervorgerufen. Über die Nomenklatur dieser Erreger besteht Uneinigkeit. Nach Eindringen der Sporen entwickeln sich zumeist an den unteren Extremitäten über Wochen bis Monate warzenartige, ulzerierende, granulomatöse Knoten.

Die **Maduramykose** oder das **Myzetom** wird durch eine Vielfalt von Pilzen, aber auch von fadenförmigen Bakterien (*Nocardia sp., Actinomadura madurae, Streptomyces somaliensis*) hervorgerufen. Unter den Pilzen sind zu nennen: *Madurella sp., Pseudoallescheria boydii, Aspergillus sp.* Klinisch ist das Bild durch subkutane Abszesse, meist in der Fuß- oder Handgegend, charakterisiert. Die Abszesse können sich in die Muskulatur und sogar in die Knochen ausbreiten. Fistelbildungen sind häufig.

6.4 Kutane Mykosen

Dermatophyten (Dermatomykosen)

Dermatophyten sind Pilze, die Gewebe infizieren, in denen reichlich Keratin vorkommt (Haut, Haare, Nägel).

6

Klassifikation. Die Dermatophyten umfassen 3 Gattungen: Trichophyton (mit den wichtigsten Spezies *T. mentagrophytes, T. rubrum, T. schoenleinii, T. tonsurans*; Microsporum (*M. audouinii, M. canis, M. gypseum*); Epidermophyton (*E. floccosum*). Einige der Dermatophyten sind anthropophile, andere zoophile Spezies. Der natürliche Lebensraum der geophilen Spezies *M. gypseum* ist der Erdboden.

Morphologie und Kultur. Die Dermatophyten sind filamentöse Pilze. Sie lassen sich auf Pilznährböden bei 25 – 30 °C gut kultivieren. Nach 5 – 14 Tagen entstehen zumeist wollig aussehende Kulturen unterschiedlicher Farbe (Abb. 6.**8**).

Pathogenese und Krankheitsbilder. Die Dermatomykosen sind Infektionen, die direkt durch Kontakt von Mensch zu Mensch, von Tier zu Mensch oder indirekt über unbelebte Gegenstände (Kleider, Teppiche, Feuchtigkeit und Staub in Duschen, Schwimmbädern, Garderoben, Sporthallen) übertragen werden. Die Lokalisation der primären Herde entspricht der Kontaktstelle. So sind Füße, unbedeckte Körperteile (Haare, Kopf- und Gesichtshaut) am häufigsten befallen. Verschiedene Arten können das gleiche Krankheitsbild hervorrufen. Häufige Dermatomykosen sind

■ **Tinea corporis (Ringelflechte):** *Microsporum canis* und *Trichophyton mentagrophytes.* Vorkommen auf unbehaarter Haut.

Dermatophyten

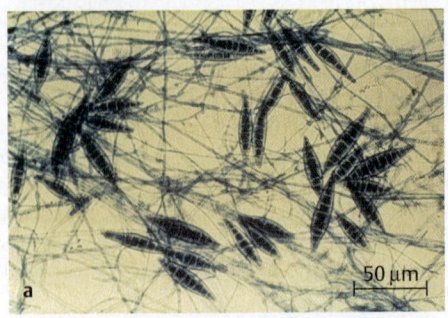

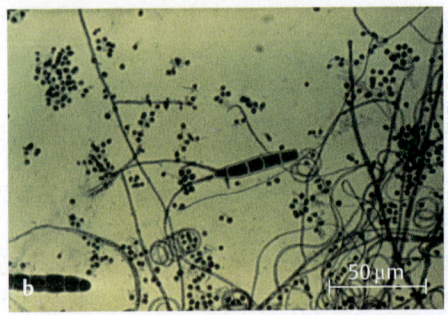

Abb. 6.**8** **a** Microsporum canis. Laktophenolblaupräparat: Große, fusiforme Makrokonidien.
b *Trichophyton mentagrophytes*. Laktophenolblaupräparat: Dünnwandige, zylindrische Makrokonidien; zahlreiche Mikrokonidien, oft in haufenförmiger Lagerung; spiralige Hyphen.

■ **Tinea pedis (Athletenfuß):** *T. rubrum*, *T. mentagrophytes* und *Epidermophyton floccosum*. Vorkommen in Interdigitalfalten.

■ **Tinea cruris**: *T. rubrum*, *T. mentagrophytes* und *E. floccosum*. Vorkommen vor allem in der Unterschenkelgegend.

■ **Tinea capitis**: *T. tonsurans* und *M. canis*. Befall des Kopfhaars.

■ **Tinea barbae**: *T. rubrum* und *T. mentagrophytes*. Flechte des Barthaars.

■ **Tinea unguium:** *T. rubrum*, *T. mentagrophytes* und *E. floccosum*. Onychomykose (= Nagelmykose).

Diagnose. Als Untersuchungsmaterial dienen Geschabsel von Haut und Nägeln sowie erkrankte Haare. Die Pilze werden nach Herstellen eines KOH-Präparats mikroskopisch nachgewiesen. Die Identifizierung beruht auf der Morphologie der Hyphen sowie der Makro- und Mikrokonidien von Pilzkulturen.

Therapie. Dermatomykosen können durch lokal applizierte, antimykotisch wirkende Präparate behandelt werden. Bei massiven Erkrankungen der Haare und vor allem der Nägel wird das orale Allylamin Terbinafin oder das Antibiotikum Griseofulvin, das nur gegen Dermatophyten wirkt, oder die Azole eingesetzt.

Epidemiologie und Prophylaxe. Dermatophyten kommen überall auf der Welt vor. Der geophile Dermatophyt *M. gypseum* führt bei intensiver und andauernder beruflicher Exposition von Erde (Gärtner) zu Krankheit. Die Prophylaxe aller Dermatomykosen besteht im Vermeiden direkter Kontakte mit dem Erreger. Regelmäßige Desinfektion von Duschen und Garderoben kann zur Prophylaxe des sehr häufigen Sportlerfußes beitragen.

Weitere kutane Mykosen

Pityriasis (oder **Tinea**) **versicolor** ist eine oberflächliche Infektion der Haut, die durch *Malassezia furfur* verursacht wird. Diese weltweite, vor allem aber in den Tropen auftretende Infektion geht mit Hypopigmentierung einher. *M. furfur* ist im Stoffwechsel auf langkettige Fettsäuren angewiesen. Der Keim gehört eigentlich zur Normalflora der Haut. Die Pathogenese ist nicht geklärt.

Tinea nigra, eine zumeist in den Tropen auftretende Krankheit, wird durch *Exophiala werneckii* hervorgerufen. Es kommt zu braunen bis schwarzen, makulösen Effloreszenzen der Haut.

Die **weiße** und **schwarze Piedra** ist eine Haarinfektion, die durch *Trichosporon beigelii* bzw. *Piedraia hortae* verursacht wird.

6

**IV
Virologie**

Herpes-simplex-Virus

7 Allgemeine Virologie

K. A. Bienz

7.1 Definition

■ Viren sind Komplexe, die aus Protein und, je nach Virusart, einem RNA-
oder DNA-Genom bestehen. Sie besitzen weder Zellstruktur noch einen
eigenen Stoffwechsel, sondern werden ausschließlich durch lebende Zellen
aufgrund der im Virusgenom festgelegten Information repliziert. ■

Viren (Einzahl: das Virus) sind **eigenständige infektiöse Einheiten**, die sich
in einer Reihe von Eigenschaften grundlegend von den übrigen Mikroorganismen unterscheiden: Sie besitzen keine Zellstruktur, sondern sind lediglich
aus Proteinen und Nukleinsäure (DNA oder RNA) aufgebaut. Sie haben keine
eigenen Stoffwechselsysteme, sondern sind für ihre Vermehrung auf die Syn-
theseleistung einer lebenden Wirtszelle angewiesen. Die Viren greifen dabei

Tabelle 7.1 Grundeigenschaften von Viren

Größe	25 nm (Picornaviren) bis 250 × 350 nm (Pockenviren). Vergleich: Auflösungsvermögen des Lichtmikroskops: 300 nm, Bakterien: 500–5000 nm. Die Größenverhältnisse sind in Abb. 7.1 dargestellt.
Genom	DNA oder RNA. Die Nukleinsäure liegt je nach Virusart als Doppel- oder Einzelstrang vor.
Aufbau	Viren sind Komplexe aus viruscodiertem Protein und Nukleinsäure; einzelne Virusarten können zellcodierte Bestandteile (Membranen, tRNA) mit sich tragen.
Vermehrung	Nur in lebenden Zellen. Das Virus liefert die Information in Form von Nukleinsäure und evtl. einigen wenigen Enzymen; die Zelle liefert die übrigen Enzyme, den Proteinsyntheseapparat, die chemischen Bausteine, die Energie und die Strukturen, an denen die Syntheseschritte ablaufen.
Antibiotika	Viren sind unempfindlich gegen Antibiotika, hingegen können sie durch Interferon und gewisse Chemotherapeutika gehemmt werden.

Größenvergleich zwischen Viren und Bakterien

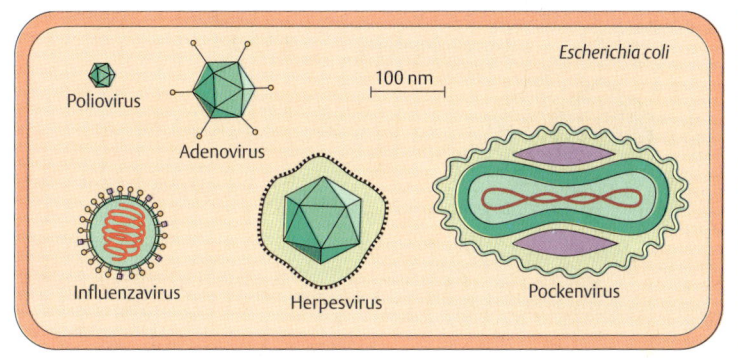

Abb. 7.**1**   Verschiedene Virusarten sind maßstabgerecht in eine *E. coli*-Zelle eingezeichnet.

---

in den normalen Zellstoffwechsel ein, indem sie ihre eigene genetische Information, die Nukleinsäure in die Wirtszelle hineinbringen. Diese akzeptiert
die Nukleinsäure und produziert daraufhin nach Anweisung der darin fest-
gehaltenen genetischen Information die einzelnen Bestandteile neuer Viren.
Anders ausgedrückt: Viren sind „vagabundierende Gene".

Viren kommen bei Bakterien (sog. „Bakteriophagen"), bei Pflanzen wie
auch bei Mensch und Tier vor. Im Folgenden werden im Wesentlichen nur
die Verhältnisse bei den menschenpathogenen Viren beleuchtet (Abb. 7.**1**).
In Tab. 7.**1** sind die Grundeigenschaften von Viren aufgeführt.

7.2   Morphologie und Aufbau

■ Das reife Viruspartikel wird auch **Virion** genannt. Es besteht aus 2, bei
gewissen Viren aus 3 Grundelementen:
— einem **Genom** aus DNA oder RNA, die doppelsträngig oder einzelsträngig,
   linear oder zirkulär und evtl. segmentiert sein kann. Eine einzelsträngige
   Nukleinsäure kann Plus- oder Minus-Polarität aufweisen;
— dem **Kapsid**, viruscodierten Proteinen, die die Nukleinsäure umschließen
   und die Antigenität des Virus bestimmen. Es kann eine kubische (Rotationssymmetrie), helikale oder komplexe Symmetrie aufweisen und ist
   aus Untereinheiten, den Kapsomeren, aufgebaut;
— evtl. der **Hülle** (Abb. 7.**2**), die das Kapsid umgibt und immer von zellulären
   Membranen abstammt. ■

Aufbau eines Viruspartikels

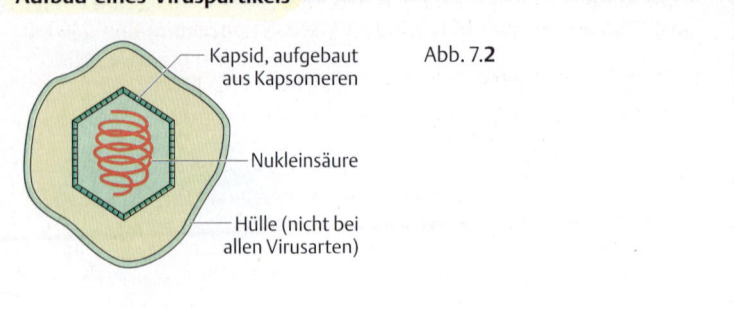

Kapsid, aufgebaut aus Kapsomeren

Abb. 7.**2**

Nukleinsäure

Hülle (nicht bei allen Virusarten)

Genom. Das Genom der Viren besteht entweder aus DNA oder RNA. Entsprechend werden die Viren in DNA- oder RNA-Viren eingeteilt (s. auch S. 398). Die Nukleinsäure der DNA-Viren ist meist doppelsträngig (ds) und je nach Virusfamilie linear oder zirkulär; die Nukleinsäure der RNA-Viren ist meist einzelsträngig (ss) (Ausnahme: Reoviren) und bei einer Reihe von Virusfamilien segmentiert. Die Viren mit ss-RNA können in zwei Gruppen unterteilt werden: Hat die RNA des Genoms die gleiche Polarität wie die virale mRNA und kann also direkt als mRNA wirken, wird sie als „Plus-Strang"-RNA und die Viren als „Plus-Strang"-Viren bezeichnet. Wenn das Genom hingegen die umgekehrte Polarität der mRNA hat, also erst nach Transkription in einen Komplementärstrang in Proteine übersetzt werden kann, spricht man von „Minus-Strang"-Viren.

Kapsid. Das Kapsid (Abb. 7.**2**) ist die „Schale" aus viruscodiertem Protein, das die Nukleinsäure umschließt und mehr oder weniger eng mit ihr assoziiert ist. Diese beiden Komponenten werden zusammen oft als Nukleokapsid bezeichnet, besonders im Falle einer engen Assoziation (z. B. bei den Myxoviren). Das Kapsid besteht aus einer wechselnden, für jede Virusgattung aber konstanten Zahl von Untereinheiten, den Kapsomeren. Dabei handelt es sich um kugel- oder zylinderförmige Gebilde, die ihrerseits aus mehreren Polypeptiden zusammengesetzt sind. Das Kapsid schützt die Nukleinsäure vor Degradation. Es ist, außer bei den hüllentragenden Viren, für die Anheftung der Viren an die Wirtszelle verantwortlich („Adsorption", s. Kap. Replikation, S. 400) und determiniert die Antigenität der Viren.

Hülle. Die Hülle (Abb. 7.**2**), die nur bei einigen Virusfamilien das Kapsid umgibt, leitet sich immer von zellulären Membranen ab (Kern- oder Zellmembran, seltener endoplasmatisches Retikulum). Bei dieser Umformung zu Hüllen werden neben zellcodierten auch virale Proteine in die Membran eingebaut, häufig als Protrusionen („spikes", „Peplomere", Abb. 7.**3**). Die Hüllen tragenden Viren adsorbieren nicht mit dem Kapsid an die Wirtszelle, sondern mit ihrer Hülle. Deren Entfernung durch organische Lösungsmittel oder Detergenzien reduziert die Infektiosität der Viren („Ätherempfindlichkeit").

Weitere Komponenten von Viruspartikeln

Verschiedene **Enzyme.** Abhängig von der Art des Genoms oder dem Infektionsmodus benötigen Viren unterschiedliche Enzyme. Bei einigen Viren sind bestimmte Enzyme Bestandteil des Viruspartikels, so beispielsweise die Neuraminidase, die beim Eindringen und Freisetzen der Myxoviren nötig ist. Weitere Beispiele sind Nukleinsäure-Polymerasen wie die RNA-abhängigen RNA-Polymerasen bei Minus-Strang-Viren, die DNA-Polymerasen bei Pockenviren und die RNA-abhängige DNA-Polymerase („reverse Transkriptase") bei Hepatitis-B und Retroviren (s. S. 401f.).

Hämagglutinin. Einige Viren (vor allem Myxo- und Paramyxoviren) sind in der Lage, verschiedene menschliche oder tierische Erythrozyten zu agglutinieren. Diese Viren tragen ein bestimmtes Oberflächenprotein (Hämagglutinin) in ihrer Hülle, das sie zur Agglutination befähigt. Die Hämagglutination kann zur quantitativen Virusbestimmung oder – im Hämagglutinations-Hemmtest – zur Virusidentifizierung und zur Antikörperbestimmung herangezogen werden (S. 422ff.). Biologisch gesehen spielt das Hämagglutinin eine entscheidende Rolle beim Anheften und Eindringen des Virus in die Wirtszelle.

Baupläne

Kubische Symmetrie (Rotationssymmetrie). Viren mit Rotationssymmetrie sind Ikosaeder (durch 20 gleichseitige Dreiecksflächen begrenzte Körper). Die Zahl der Kapsomeren pro Virion variiert von 32 – 252 und ist abhängig von der Anzahl Kapsomeren (2 – 6), die eine Kante eines gleichseitigen Dreiecks ausmachen. Die Kapsomeren müssen nicht alle unter sich gleich sein, weder morphologisch noch antigenetisch, noch in ihren biologischen Eigenschaften. Gereinigte ikosaedrische Viren lassen sich zu Kristallen zusammenlagern und damit der Röntgenkristallographie zugänglich machen. Dadurch konnte eine Reihe von Viren mit atomarer Auflösung von 2Å dargestellt werden.

Helikale Symmetrie. Eine helikale Symmetrie liegt vor, wenn eine Achse des Kapsids länger ist als die andere. Die Nukleinsäure und das Kapsidprotein sind als Ribonukleoprotein (RNP) eng miteinander verbunden, indem das Protein dicht um den Nukleinsäurefaden angeordnet ist. Dieser RNA-Protein-Komplex heißt auch Nukleokapsid und liegt als Helix innerhalb der Hülle des Virus. Abb. 7.**3b** zeigt dies bei einem teilweise aufgebrochenen Influenzavirus und Abb. 7.**3a** verdeutlicht diese Symmetrieverhältnisse schematisch.

Komplexe Symmetrie. Komplexe Baumuster sind bei den Bakteriophagen und bei den Pockenviren verwirklicht (s. Abb. 7.**1**, rechts). Die T-Bakteriophagen z. B. haben einen ikosaedrischen Kopf, in dem sich die DNA befindet, und einen röhrenartigen Schwanz, über den die DNA in die Wirtszelle injiziert wird.

7

Viren mit helikaler Symmetrie

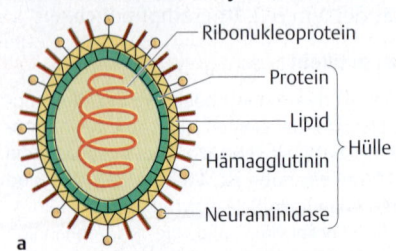

Ribonukleoprotein

Protein

Lipid

Hämagglutinin

Neuraminidase

Hülle

a

Abb. 7.**3** **a** Schematischer Aufbau am Beispiel der Myxoviren. **b** Elektronenmikroskopische Aufnahme von Influenzaviren: Die Ribonukleoprotein-Spirale (Nukleokapsid = NC) ist innerhalb der teilweise abgelösten Hülle (H) sichtbar. SP = Spikes.

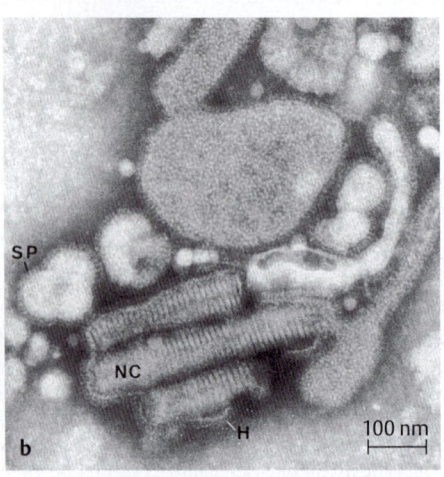

SP

NC

H

100 nm

b

7.3 Klassifizierung

■ Die taxonomische Einteilung der Viren geschieht in einem künstlichen (nicht auf der Evolution begründeten) System anhand folgender morphologischer und biochemischer Kriterien:

— **Genom:** Die Art des Genoms aus DNA oder RNA (wichtige Grobeinteilung der Viren!) sowie die Konfiguration, in der die Nukleinsäure vorliegt: einzelsträngig (ss) oder doppelsträngig (ds); bei RNA-Viren wird noch weiter in Plus- und Minuspolarität unterschieden (S. 402f);

— **Kapsidsymmetrie:** kubische, helikale oder komplexe Symmetrie;

— Vorhandensein oder Fehlen einer **Hülle**;

— **Durchmesser** des Virions oder – bei helikaler Symmetrie – des Nukleokapsids.

Ursprung und Evolution der Viren sind weitgehend unbekannt. Entsprechend muss, im Gegensatz zur Systematik der höheren Lebewesen, auf eine Evolutionssystematik verzichtet werden. Eine internationale Nomenklaturkommission fasst die Viren nach verschiedenen Kriterien in Gruppen zusammen, die analog zu systematischen Gliederungen der höheren Lebewesen auch als Familien, Gattungen und Arten bezeichnet werden. Die heute vorliegende Systematik erscheint trotz ihrer „Künstlichkeit" biologisch sinnvoll und übersichtlich (s. Tab. 7.**2**, beruhend auf Publikationen des „International Committee on Taxonomy of Viruses"). ■

7.4   Replikation

■ Eine Virusreplikation verläuft in folgenden Schritten:
— **Adsorption** des Virus an spezifische Rezeptoren an der Zelloberfläche;
— **Eindringen** des Virus und intrazelluläre Freisetzung der Nukleinsäure;
— **Vermehrung** der viralen Komponenten: viruscodierte Synthese von Kapsid- und Nichtkapsidproteinen, Replikation der Nukleinsäure durch virale oder zelluläre Enzyme;
— **Zusammenbau** von replizierter Nukleinsäure und neuem Kapsidprotein;
— **Freisetzung** der Virusnachkommenschaft aus der Zelle. ■

Wie auf S. 392 dargelegt, vermehren sich Viren nur in lebenden Wirtszellen. Im Folgenden werden die Schritte der eigentlichen Virusreplikation dargestellt (Abb. 7.**4**). Die Reaktionen der infizierten Zelle (Zytopathologie, Tumortransformation usw.) werden auf S. 408 beschrieben.

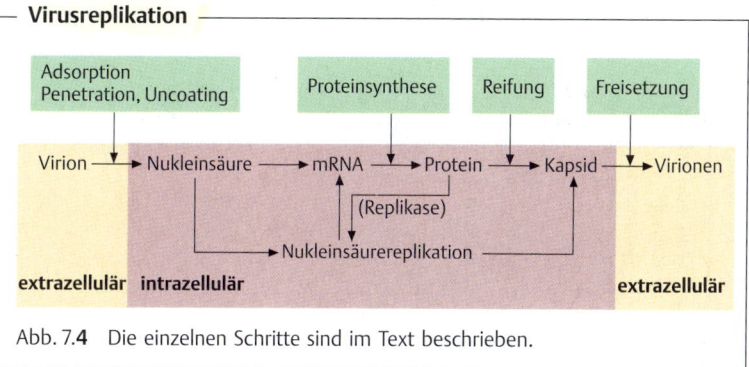

Virusreplikation

Abb. 7.**4**   Die einzelnen Schritte sind im Text beschrieben.

7

Tabelle 7.2 Virussystematik

Nukleinsäure	(Nukleo-) Kapsidsymmetrie	Hülle	Virusdurchmesser (nm)	ss/ds[1] (Polarität)	Familie	Genus	Wichtige Arten, Beispiel
DNA	kubisch	nackt	19–25	ss	*Parvoviridae*	Erythrovirus	Parvovirus B19
			55	ds	*Papillomaviridae*	Papillomavirus	Warzenvirus
			45	ds	*Polyomaviridae*	Polyomavirus	BK-, JC-Virus
			70–90	ds	*Adenoviridae*	Mastadenovirus	Adenoviren
		Hülle	27/42[2]	ss	*Hepadnaviridae*	Orthohepadnavirus	Hepatitis-B-Virus
			100/200[2]	ds	*Herpesviridae*	Simplexvirus	Herpes-simplex-Virus
						Varicellovirus	Varizellen-/Zoster-Virus
						Cytomegalovirus	Zytomegalievirus
						Roseolovirus	humanes Herpesvirus 6
						Lymphocryptovirus	Epstein-Barr-Virus
	komplex — Hülle		230 × 350	ds	*Poxviridae*	Orthopox	Variola-, Vacciniavirus
						Parapox	Orf

	Hülle/nackt[2]	Größe (nm)	Konfig.[1]	Familie	Genus	Spezies
RNA / kubisch	nackt	24–30	ss(+)	*Picornaviridae*	Enterovirus	Polio-, Echo-, Coxsackie-Viren
					Hepatovirus	Hepatitis-A-Virus
					Rhinovirus	Rhinovirus 1–117
					Parechovirus	Parechoviren
		30	ss(+)	*Astroviridae*	Astrovirus	Astroviren
		33	ss(+)	*Caliciviridae*	Calicivirus	Hepatitis-E-Virus
		60–80	ds segm.	*Reoviridae*	Coltivirus	Colorado-Zeckenfieber-Virus
					Orthoreovirus	Reovirus 1–3
					Rotavirus	Rotaviren
	Hülle	60–70	ss(+)	*Togaviridae*	Alphavirus	Sindbis-Virus
					Rubivirus	Röteln-Virus
		40	ss(+)	*Flaviviridae*	Flavivirus	Gelbfieber-Virus
					Hepacivirus	Hepatitis-C-Virus
helikal	Hülle	80–220	ss(+)	*Coronaviridae*	Coronavirus	Coronaviren
		80–120	ss segm.(–)	*Orthomyxoviridae*	Influenzavirus	Influenza-A-, -B-, -C-Virus
		150–300	ss(–)	*Paramyxoviridae*	Pneumovirus	Respiratory syncytial virus
					Paramyxovirus	Parainfluenzavirus 1 u.3
					Rubulavirus	Mumpsvirus
					Morbillivirus	Masernvirus
	Hülle	60 × 180	ss(–)	*Rhabdoviridae*	Lyssavirus	Tollwutvirus
		80 × filament.	ss(–)	*Filoviridae*	Filovirus	Marburg-, Ebolavirus
		100	ss segm. (–)	*Bunyaviridae*	Bunyavirus	Bunyamwera-Virus
					Nairovirus	Krim-Kongo-Virus
					Phlebovirus	Phlebotomus-Fieber-Virus
					Hantavirus	Hantaan-Virus
?	Hülle	50–300	ss segm. (+/–)	*Arenaviridae*	Arenavirus	LCM-, Lassa-Virus
		100	ss segm. (+)	*Retroviridae*	HTLV-Retrovirus	HTLV I und II
					Spumavirus	Spumavirus
					Lentivirus	HIV 1 und 2

7

1 = Konfiguration der Nukleinsäure: ss = einzelsträngig (single stranded), ds = doppelsträngig; 2 = ohne/mit Hülle

Adsorption. Ein Viruspartikel kann nur Zellen infizieren, die an ihrer Oberfläche die für die betreffende Virusart spezifischen „Rezeptoren" besitzen. Trifft ein Virus auf eine solche Zelle, heftet es sich entweder durch das Kapsid oder – im Falle der hüllentragenden Viren – durch Proteine der Hülle an diese Zelle an. Rezeptoren sind also dafür verantwortlich, ob eine Zelle von einem bestimmten Virus infiziert werden kann oder nicht.

Rezeptoren

Zum Teil ist die Natur der Rezeptoren bekannt. Es sind Moleküle, die eine wichtige Rolle für die Zelle oder die interzelluläre Kommunikation spielen, wie z. B. Moleküle der Immunglobulin-Superfamilie (CD4: Rezeptor für HIV; ICAM-1: Rezeptor für Rhinoviren), der Komplement-(C3-)Rezeptor, der zugleich Rezeptor für das Epstein-Barr-Virus ist, oder Glykoproteine, die Rezeptoren für Myxoviren sind. Daneben gibt es Rezeptoren, deren Funktionen für die Zelle bis jetzt nicht bekannt sind. Die Charakterisierung der Rezeptoren hat praktische Konsequenzen. Einerseits wird versucht, antivirale Therapeutika zu entwickeln, die die Adsorption der Viren an die Zelle hemmen sollen. Andererseits können Zellen oder Versuchstieren die genetische Information für bestimmte Rezeptoren eingepflanzt werden, um sie so für Viren empfänglich zu machen, gegen die sie normalerweise resistent sind. Ein Beispiel sind die poliovirusempfänglichen, transgenen Mäuse, die anstelle von Primaten in Versuchen (z. B. Impfstoffkontrolle) eingesetzt werden können.

Penetration und Uncoating. Die an die Rezeptoren der Zelloberfläche adsorbierten Viren werden nun durch Pinozytose (auch „Viropexis" genannt) in die Zelle aufgenommen (Penetration). Bei behüllten Viren kann aber auch die Hülle mit der Zellmembran fusionieren und so das Virus ins Zytoplasma entlassen. Wenn ein solches hüllentragendes Virus gleichzeitig an zwei benachbarten Zellen adsorbiert hat, kann es dabei zur Zellfusion kommen. Der nächste Schritt, das „uncoating" oder Freisetzen der Nukleinsäure aus dem Kapsid, wird offenbar mit Ausnahme der Pockenviren durch zelluläre Enzyme, vielleicht unter Beteiligung von Membranen, durchgeführt. Der genaue Mechanismus, der ja die völlige Erhaltung der Nukleinsäure einschließen muss, ist nicht bei allen Viren bekannt.

Replikation der Nukleinsäure. Entsprechend der Art und Konfiguration des Virusgenoms sind hier verschiedene Möglichkeiten zu unterscheiden (Abb. 7.5).

— **DNA-Viren:** Die Replikation viraler DNA findet im Zellkern statt (Ausnahme Pockenviren). Einige Viren (z. B. Herpesviren) besitzen eigene Replikasen. Die kleineren DNA-Viren (z. B. Polyomaviren), die keine Information für eine eigene DNA-Polymerase tragen, codieren für Polypeptide, die die zellulären Polymerasen so modifizieren, dass bevorzugt virale DNA-Sequenzen repliziert werden.

Hepadna-Viren: Das Genom besteht aus einem ssDNA-Minus-Strang und einem kurzen Plus-Strang (Abb. 7.**5e**). Vom Minus-Strang wird durch die infizierte Zelle ein RNA-Plus-Strang („Prägenom") transkribiert. Dieser wird zusammen mit einer DNA-Polymerase mit RT-Eigenschaft in Viruskapside eingebaut. Die Polymerase synthetisiert aus dem Prägenom eine komplementäre Minus-DNA und eine kurze Plus-DNA, die die Enden des Genoms „verklebt".

— **RNA-Viren:** Da eukaryontische Zellen keine Enzyme zur RNA-Replikation besitzen, muss das Virus die RNA-abhängige RNA-Polymerase(n) („Replikase") liefern. Diese Enzyme sind also auf jeden Fall viruscodierte Proteine, teilweise sind sie sogar Bestandteil des Viruspartikels.

Einzelstrang-RNA: Bei *Plus-Strang-Viren* wirkt die RNA direkt als mRNA. Die Information kann also in der Zelle sofort abgelesen und die Replikase synthetisiert werden. *Minus-Strang-Viren* müssen ihr Genom zuerst in einen Komplementärstrang transkribieren, der als mRNA wirken kann. Hier wird die Polymerase für die erste Transkription, eingepackt im reifen Virion, mit in die Zelle eingebracht. Bei ssRNA-Viren, egal ob Plus- oder Minus-Strang, werden zunächst Komplementärstränge des Genoms hergestellt (Abb. 7.**5a**, **b**), die ihrerseits wieder in Tochterstränge transkribiert werden. Diese weisen somit wieder die gleiche Polarität wie das Virusgenom auf und werden in die Virusnachkommenschaft eingebaut.

Doppelstrang-RNA: Vom Genom, das aus mehreren dsRNA-Stücken besteht (segmentiertes Genom), wird eine translatierbare Plus-Strang-RNA hergestellt. Diese wirkt zunächst als mRNA später dann auch als Matrize zur Synthese von Minus-Stang-RNA (Abb. 7.**5c**). Auch hier findet man eine RNA-abhängige RNA-Polymerase als Teil des Viruspartikels.

Retroviren: Retroviren besitzen zwar auch ein RNA-Genom in Plus-Orientierung, ihre Replikation unterscheidet sich jedoch von der anderer RNA-Viren. Das Genom besteht aus zwei einzelsträngigen RNA-Stücken von Plus-Polarität, und wird durch ein im Virion vorhandenes Enzym („reverse Transkriptase", RT) in eine komplementäre DNA transkribiert. Die DNA wird zur dsDNA vervollständigt und ins Zellgenom eingebaut. Die Transkription zu Plus-Strang-RNA führt zu viraler mRNA und Genom-RNA der Virusnachkommenschaft (Abb. 7.**5d**).

7

Replikation des Virusgenoms

7.5   Virale Proteinsynthese

Herstellung der viralen mRNA. Bei den DNA-Viren wird im Kern der Wirtszelle von einem oder beiden DNA-Strängen durch zelluläre Polymerasen mRNA transkribiert, wobei die Aufarbeitung der RNA (Splicing, Polyadenylierung usw.) wie bei der zellulären mRNA erfolgt. Ausnahme sind die Pockenviren, die sich mit Hilfe eigener Enzyme im Zytoplasma vermehren.

Bei den *Minus-Strang-ssRNA-* sowie den *dsRNA-Viren* geschieht die Transkription der Genom-RNA in mRNA durch die viralen Polymerasen, normalerweise ohne weitere Aufarbeitung des Transkripts.

Bei den *Plus-Strang-ssRNA-Viren* kann das Genom direkt als mRNA wirken.

Bestimmte Viren (Arenaviren, s. S. 483f) werden als „*Ambisense-Viren*" klassifiziert. Bei diesen codiert ein Teil des Genoms in Negativ-, ein anderer in Pluspolarität. Proteine werden dabei separat von der subgenomischen RNA translatiert, die Proteine, die in Negativorientierung codiert sind, erst nach Transkription des Minus- in einen Plus-Strang.

Für die **Translation** wird, sowohl vom Genom des eindringenden Virus als auch von der schon replizierten Nukleinsäure ausgehend, virale mRNA hergestellt.

◀ Abb. 7.5   Schematische Darstellung der Nukleinsäure-Replikation.

a Einzelstrang-RNA-Viren mit Plus-Strang-Genom: Die viruscodierte RNA-Polymerase transkribiert das Virusgenom (+) in Komplementärstränge (−) und diese weiter in neue Genom-RNA (+). Letztere wird in die Virusnachkommenschaft eingebaut.

b Einzelstrang-RNA-Viren mit Minus-Strang-Genom: Die im Virion enthaltene RNA-Polymerase transkribiert das Virusgenom (−) in Komplementstränge (+), und eine viruscodierte Polymerase transkribiert diese in neue Genom-RNA (−).

c Doppelstrang-RNA-Viren: Die viruskodierte Polymerase transkribiert, noch im teilweise dekapsidierten Viruspartikel, vom Minus-Strang des (segmentierten) doppelsträngigen Virusgenoms Komplementärstränge (+), welche zu neuem doppelsträngigem Virusgenom vervollständigt werden.

d RNA-Replikation bei den Retroviren: Die im Virion enthaltene „reverse Transkriptase" RT) transkribiert das Virusgenom (zwei Plus-RNA-Stränge) in komplementäre DNA (−); diese wird zu dsDNA vervollständigt und ins Zellgenom eingebaut. Zuvor wird die virale RNA abgebaut. Durch zelluläre Enzyme wird neue Genom-RNA (+) hergestellt.

e DNA-Replikation bei Hepadna-Viren: Durch zelluläre Transkription wird vom Virusgenom (Minus-DNA, partiell doppelsträngig) eine Plus-Strang-RNA hergestellt und diese ins neue Virion eingebaut, wo eine viruscodierte RT unter Zerstörung der RNA neue Genom-DNA (−) herstellt.

7

Die eigentliche Proteinsynthese geschieht, codiert durch die virale mRNA, mit Hilfe zellulärer Komponenten, wie tRNA, Ribosomen, Initiationsfaktoren usw. Es können bei den Viren zwei in ihrer Funktion verschiedene Protein-arten unterschieden werden:

■ die nicht am Kapsidaufbau beteiligten „Nichtkapsid-Virusproteine" („NCVP"), die häufig Enzymeigenschaften zeigen (Polymerasen, Proteasen) und deshalb früh im Replikationszyklus gebildet werden müssen,

■ und die Kapsidproteine, auch Virusproteine (VP) oder Strukturproteine genannt, die spät in der Replikation auftreten.

Steuerung der Proteinsynthese

Segmentierte Genome. Für jedes Protein existiert ein separates Nukleinsäurestück (Beispiel: Reoviren).

mRNA-Splicing. Hier wird (wie in der Zelle aus der hnRNA die Exons) aus dem primären Transkript die richtige mRNA herausgeschnitten (Beispiele: Adeno-, Retro-viren u. a.).

„Frühe" und „späte" Translation. Zu verschiedenen Zeiten im Infektionszyklus werden, evtl. von verschiedenen Strängen der viralen DNA, die verschiedenen mRNA-Moleküle hergestellt, die zur Bildung sog. früher und später Proteine führen (Beispiel: Papova-, Herpesviren).

Posttranslationelle Steuerung. Hier erfolgt ein proteolytisches Zerschneiden des primären Translationsprodukts in funktionelle Untereinheiten. Verantwortlich dafür sind virale Proteasen, die bestimmte Aminosäuresequenzen erkennen, wie z. B. die beiden Proteasen der Polioviren, die zwischen Glutamin und Glycin bzw. Tyrosin und Glycin schneiden. Solche Proteasen sind z. T. mit Röntgenkristallographie charakterisiert worden und bilden Angriffspunkte für antivirale Chemotherapeutika (Beispiel: HIV).

Virusreifung (Morphogenese). In diesem Schritt werden die viralen Kapsid-proteine und Virusgenome (die nach dem Replikationsprozess in vielfachen Kopien vorliegen) zu neuen, infektiösen Viruspartikeln zusammengesetzt. Diese werden bei verschiedenen Virusarten noch mit einer Hülle umgeben (S. 394f).

Freisetzung. Die Freisetzung der Virusnachkommenschaft kann teilweise mit der Virusreifung zusammenhängen, indem Hüllen oder Hüllenteile erst bei der Ausschleusung aus der Zelle durch „Knospung" an der Zytoplasmamem-bran erworben werden (Abb. 7.**6**). Bei den hüllenlosen Viren geschieht die Freisetzung entweder durch Lyse der infizierten Zelle oder durch mehr oder weniger kontinuierliche Exozytose der Viruspartikel.

Ausschleusung von Retroviren aus einer infizierten Zelle

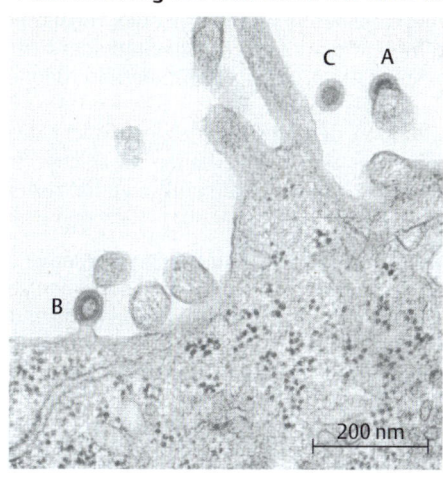

Abb. 7.**6** Elektronen-mikroskopische Aufnahme einer Virus-Ausschleusung. Der Vorgang läuft in der Reihenfolge A–B–C ab.

7.6 Genetik

◼ Das genetische Material der Viren unterliegt, wie das höherer Lebewesen auch, der Veränderung durch Mutation. Ein fehlender Korrekturmechanismus bei der Replikation („proofreading") führt dazu, dass spontane Mutationen bei den RNA-Viren viel häufiger auftreten, was wiederum eine breite genotypische Variabilität innerhalb einer Virusart („Quasispezies") mit sich bringt. Weiterhin ist beim Replikationsprozess auch eine Rekombination des genetischen Materials möglich, und zwar nicht nur zwischen verschiedenen Viren, sondern auch zwischen Wirtszelle und Virus, was in der viralen Tumorinduktion und in der Gentechnik eine Rolle spielt. Von den genetischen Veränderungen abzugrenzen sind bei Mischinfektionen zwischen den Viren auftretende gegenseitige funktionelle Beeinflussungen, wie die phänotypische Mischung, die Interferenz und die Komplementierung. ◼

Dauernde genetische Änderungen sind bei Viren, ebenso wie bei höheren Lebewesen, entweder durch Veränderungen (Mutation) oder durch Austausch (Rekombination) von genetischem Material möglich. Daneben kommen vorübergehende, nichtgenetische Wechselwirkungen zwischen Viren vor, die z. T. genetische Veränderungen vortäuschen können.

Mutation. Mutationen sind Änderungen in der Basensequenz der Nuklein-säure, was zu einer größeren oder kleineren Veränderung des zugehörigen Proteins führen kann. Sog. „stumme Mutationen" (im zweiten oder dritten Nukleotid eines Codons) haben keine Änderung in der Aminosäurensequenz des Proteins zur Folge.

Medizinisch wichtig sind Mutanten, deren Virulenz abgeschwächt, deren Antigenität und Vermehrungsfähigkeit aber noch erhalten ist. Solche Viren werden als „attenuiert" bezeichnet. Sie bilden das Ausgangsmaterial zur Her-stellung von Lebendimpfstoffen.

Rekombination. Bei der Replikation eines Virus wird eine große Menge von Kopien der viralen Nukleinsäure hergestellt. Wenn in ein und derselben Zelle zwei Virusstämme replizieren, so besteht die Chance, dass durch Bruch und Neuverbindung von Nukleinsäurestückchen oder durch Austausch von Genomsegmenten (Influenza) genetisches Material zwischen den Virus-stämmen neu verteilt wird (Rekombination). Damit erhalten einzelne der Virusnachkommen neue genetische Eigenschaften, die stabil weitervererbt werden. Durch den gleichen Mechanismus oder durch Einbau (Insertion) des ganzen oder eines Teils des Virusgenoms in das Genom der Zelle ist auch ein Austausch von genetischem Material zwischen Virus und Wirtszelle möglich.

Viren als Vektoren

Der oben erwähnte Gentransfer zwischen Viren und Wirtszellen wird ausgenutzt, um mittels Viren (in diesem Zusammenhang „Vektoren" genannt) bestimmten Zellen neue Eigenschaften zu geben. Falls die Vektor-DNA, die das gewünschte zusätzliche Gen trägt, stabil in das Wirtszellgenom integriert (z. B. Retroviren, Adeno- und adenoassoziiertes Virus), wird eine dauernde Veränderung der Wirts-zelle erreicht. Dies ermöglicht eine „Gentherapie" bei entsprechenden Funktions-störungen wie zystischer Fibrose oder Parkinsonscher Krankheit. Nichtintegrierende Vektoren (Alphaviren, z. B. Sindbis-Virus, Mengo- oder Vacciniavirus) führen zu einer vorübergehenden Expression eines bestimmten Proteins, was z. B. zur Immu-nisierung eines Wirtsorganismus benutzt werden kann. So existiert eine Schutz-impfung von freilebenden Füchsen gegen Tollwut mittels eines Vacciniavirus, welches ein Rabiesvirus-Glykoprotein exprimiert. Bei all diesen Versuchen sind natürlich die gesetzlichen Bestimmungen gewisser Länder über das Freisetzen von gentechnisch veränderten Mikroorganismen zu beachten. Es soll an dieser Stelle betont werden, dass beim Menschen nur eine somatische Gentherapie in Frage kommt. Ein gentechnisches Eingreifen in die menschliche Keimbahn wird all-gemein als unethisch abgelehnt.

■ Nichtgenetische Wechselwirkungen.

Hier werden bei einer Mischinfektion durch zwei (oder mehr) Viren verschiedene virale Komponenten ausgetauscht, oder sie ergänzen (oder stören) sich funktionell. Dies führt aber nicht zu einer stabilen Weiterverbreitung neuer Eigenschaften.

Bei der **phänotypischen Mischung** baut sich das Genom des Virus A in das Kapsid des Virus B ein, oder es wird ein Kapsid aus Komponenten von zwei (nahe verwandten) Viren hergestellt, in das ein Genom des einen oder anderen „Elternteils" eingebaut wird. Die Nachkommenschaft eines solchen „gemischten" Virus ist aber natürlich wieder die des Genotyps.

Bei der **Interferenz** hemmt ein erstinfizierendes (meist avirulentes) Virus die Replikation eines zweiten, oder die beiden Viren hemmen sich gegenseitig. Der Mechanismus der Interferenz kann auf Interferonproduktion (S. 417) oder auf einer metabolischen Veränderung in der Wirtszelle beruhen.

Bei der **Komplementierung** weisen die infizierenden Virusarten einen genetischen Defekt auf, so dass eine Replikation nicht möglich ist. Dieser Mangel wird aber durch das jeweilige „Partner"-Virus aufgehoben (sog. Helfereffekt), indem es die fehlenden Substanzen oder Funktionen zur Verfügung stellt. Es können sich auf diese Weise ein defektives und ein nichtdefektives oder zwei defektive Viren ergänzen. Beispiele: Mäusesarkomviren, denen Leukämieviren als Helfer Kapsidproteine liefern, oder das Hepatitis-D-Virus, das sich zwar selbständig repliziert, aber durch das Hepatitis-B-Virus mit Kapsidmaterial versorgt werden muss (s. Kap. 8, S. 449f).

7

„Quasispezies". Bei der Replikation der viralen RNA existiert, im Gegensatz zur DNA-Replikation, kein Korrekturmechanismus („proofreading") für Fehler beim Kopiervorgang. Das hat zur Folge, dass die Mutationsfrequenz bei RNA-Viren in der Größenordnung von 10^4 liegt, d.h. jede Kopie einer Virus-RNA von 10 000 Nukleotiden enthält durchschnittlich eine Mutation. Das bedeutet, dass bei der hohen Vermehrungsrate von Viren sehr rasch alle lebensfähigen Mutanten einer Virusart auftreten und nebeneinander existieren. Eine solche inhomogene Population wird *Quasispezies* genannt. Der Selektionsdruck (z.B. die Immunitätslage des Wirts) bewirkt dann die Auswahl der im Moment „überlebenstüchtigsten" Viren. Dieses Phänomen erklärt z.B. die beobachtete hohe Variabilität des HIV oder die Tatsache, dass eine Passage durch einen menschlichen Impfling genügt, um aus dem attenuierten Polioimpfvirus wieder neurovirulente Revertanten entstehen zu lassen.

Auftreten „neuer" Virusarten. Es scheint eine Ausnahme zu sein, dass ein harmloses oder lediglich tierpathogenes Virus durch Mutationen zu einem menschenpathogenen, aggressiven Erreger wird. Häufiger sind veränderte Umweltbedingungen für neu auftretende Erkrankungsformen verantwortlich, indem die meisten der „neuen" Viren in Wirklichkeit „alte" Viren sind, die mit ihren Wirten in einem ökologischen Gleichgewicht standen und durch Verstädterung, Migration und Verkehr sowie das menschliche Vordringen in isolierte Biotope in neue Übertragungszyklen gelangten (Beispiele hierfür sind Ebola-, Rift-Valley-Fieber-, West-Nile-, pulmonale Hanta- und Fledermaus-Rabies-Viren).

7.7 Reaktionen der Wirtszelle

■ Eine Virusinfektion kann für die betroffene Wirtszelle eine der folgenden Wirkungen haben:
— **Zytozide Infektion (Nekrose):** Es kommt zur Virusvermehrung mit daraus direkt resultierender Zellzerstörung (Zytopathologie, in Zellkulturen sog. „zytopathischer Effekt").
— **Apoptose:** Das Virus löst eine Kaskade von zellulären Vorgängen aus, die zum Zelltod („Selbstmord") der Zelle führen. Dadurch wird i.d.R. die Virusvermehrung beeinträchtigt.
— **Nichtzytozide Infektion:** Die Virusreplikation zerstört als solche die Wirtszelle nicht, hingegen kann die Zelle durch immunologische Reaktionen sekundär eliminiert werden.
— **Latente Infektion:** Das Virusgenom ist zwar in der Zelle vorhanden, aber es findet weder Virusvermehrung noch Zellzerstörung statt.
— **Tumortransformation:** Die Virusinfektion wandelt die Wirtszelle in eine Krebszelle um, wobei je nach Virus- und/oder Zellart eine Virusreplikation auftreten oder nicht auftreten kann. ■

7.7.1 Zellzerstörung (zytozide Infektion, Nekrose)

Bei vielen Virusarten stirbt die infizierte Zelle kürzere oder längere Zeit nach der Infektion ab. Diese Zellzerstörung oder „Zytopathologie" geht fast immer mit der Produktion von Virusnachkommenschaft einher. Virusproduktion gepaart mit Zellzerstörung wird auch als sog. „lytischer Viruszyklus" bezeichnet. Die Zellzerstörung, nekrotisch oder apoptotisch (s. unten), ist (neben immunologischen Phänomenen) der Grund für die im Makroorganismus beobachtete Krankheit (s. Abschnitt Pathogenese, S. 413ff).

Strukturelle Veränderungen, die zur Nekrose führen: In der infizierten Zelle sind häufig für die betreffende Virusart charakteristische, morphologische Veränderungen beobachtbar. Gut bekannt sind die in virusinfizierten Zellkulturen auftretenden Effekte, die unter dem Begriff „zytopathischer Effekt" (CPE) zusammengefasst und diagnostisch (S. 424) ausgenützt werden. Sie reichen vom Abrunden und Loslösen der Zellen von Nachbarzellen oder ihrer Unterlage über die Bildung von mehrkernigen Riesenzellen bis hin zur Vakuolisierung des Zytoplasmas und zum Auftreten von „Einschlusskörperchen". Letztere sind färberisch darstellbare, während dem viralen Vermehrungszyklus auftretende Strukturen, die aus viralem und/oder zellulärem Material bestehen, wie z. B. Viruskristalle im Kern (Adenoviren) oder Anhäufungen von Virionen und Virusmaterial im Zytoplasma (Pockenviren). Die strukturellen Veränderungen der Wirtszelle sind zwar an der nekrotischen Zellzerstörung beteiligt, sie sind aber primär für spezifisch virale Syntheseschritte notwendig. So läuft z. B. die RNA-Synthese und der Viruszusammenbau der Picornaviren nur an speziellen virusinduzierten, neugebildeten Membranstrukturen und Vesikeln ab, die sekundär dann einen CPE und schließlich den Zelltod bewirken.

Abschalt- oder „Shut-off"-Phänomene.

Eine Reihe von Viren können zelluläre Makromolekülsynthesen, von denen sie selber nicht abhängig sind, mehr oder weniger vollständig blockieren. So verhindern z. B. Herpesviren, die ihre eigene DNA-Polymerase besitzen, die zelluläre DNA-Synthese, im Gegensatz zu den Adenoviren, deren DNA-Replikation mit derjenigen der Zelle gekoppelt ist. Solche Abschaltvorgänge tragen offensichtlich zu einer raschen und effizienten Virusreplikation bei, weil damit konkurrierende zelluläre Synthesen wegfallen. Bei den Polioviren, die sowohl Transkription als auch Translation der Wirtszelle hemmen, sind für die Abschaltvorgänge virale Proteine verantwortlich, die zur Hemmung der Transkription in die Regulationsmechanismen eingreifen bzw. zur Hemmung der Translation den Initiationsfaktor eIF4GII inaktivieren, von dem die Translation der Enterovirus-mRNA unabhängig ist. Diese Abschalt- oder „Shut-off"-Phänomene haben auch einen zellpathologischen Effekt, da sie den zellulären Stoffwechsel hemmen. Sie führen aber nicht zwingend zum Absterben der Wirtszelle.

Apoptose. Zellen besitzen natürlicherweise Einrichtungen zur Selbstzerstörung (Apoptose), wobei festgelegte zytoplasmatische und nukleäre Veränderungen auftreten. Eine Infektion mit gewissen Viren kann zur Apoptose führen. Dazu muss allerdings bei schnell wachsenden Viren die Virusreplikation verlangsamt sein, so dass der energieabhängige und langsame Prozess der Apoptose ablaufen kann, bevor die Zelle durch virusinduzierte Nekrose zugrunde geht. Apoptotische Zellen werden im Körper rasch eliminiert, ohne dass es zur Entzündung kommt, weshalb virusinduzierte Apoptose früher offenbar häufig übersehen wurde. Die Apoptose kann also als Abwehrmechanismus angesehen werden, wobei allerdings bestimmte Viren in der Lage sind, die Apoptose zu hemmen.

7.7.2 Virusvermehrung ohne Zellzerstörung (nichtzytozide Infektion)

Dieser Fall tritt bei einzelnen Viren auf, die keine tiefgreifende Umstrukturierung der Wirtszelle verursachen und im Allgemeinen durch „Sprossung" an der Zelloberfläche freigesetzt werden. Diese Vermehrungsweise spielt z. B. eine Rolle bei den Oncornaviren und den Myxoviren sowie der chronischen Verlaufsform der Hepatitis B. Allerdings kann es sekundär zur Zellzerstörung kommen, wenn das Immunsystem virale Antigene auf der Zelloberfläche erkennt und daraufhin die Zelle als „fremd" vernichtet.

7.7.3 Latente Infektion

Hier ist das Virus(-genom) zwar in einer Zelle integriert, aber es werden keine neuen Viren produziert. Entsprechend ist die Zelle auch nicht geschädigt und der Makroorganismus nicht krank. Diese Form der Infektion findet sich unter anderem bei der Gruppe der Adeno- und speziell der Herpesviren, die über lange Zeit im Menschen latent bleiben können. Die Latenz gehört zur Überlebensstrategie dieser Viren, da sie dabei dem Zugriff des Immunsystems entzogen sind. Durch verschiedene auslösende Ereignisse (s. Kap. 8, S. 439) kann ein lytischer Zyklus induziert werden, der dann zu einer manifesten Erkrankung und auch zu einer Weiterverbreitung des Virus führt. Der Virusträger ist somit Reservoir für die entsprechende Virusart. Wenn diese Aktivierung des latenten Virus wiederholt auftritt, spricht man von „Rezidiven" (z. B. Herpes labialis).

7.7.4 Tumortransformation

Bei einer Reihe von Viren führt eine Infektion nicht zum Absterben, sondern zu einer Tumortransformation der Wirtszelle. Das bedeutet, dass die Zelle durch das infizierende Virus vielfache Veränderungen, z. B. der Wachstumseigenschaften, der Morphologie oder des Stoffwechsels, erfährt. Nach einer Infektion durch DNA-Tumorviren tritt entweder eine Tumortransformation ohne Virusvermehrung oder ein lytischer Zyklus auf, wobei der Typ der infizierten Zelle bestimmt, ob das eine oder das andere eintritt. Bei der Transformation nach einer Infektion mit RNA-Tumorviren kann es zur Transformation ohne Virusvermehrung kommen (nichtpermissive Infektion), oder aber die Zelle produziert neue Viren, ohne dass ihre eigene Lebensfähigkeit darunter leidet (permissive Infektion).

Tumor erzeugende Retroviren („Onkoviren")

Genomaufbau und Vermehrung der Onkoviren. Das Genom aller Onkoviren besitzt die Gene *gag* (gruppenspezifisches Antigen), *pol* (enzymatische Aktivitäten: Polymerasekomplex mit reverser Transkriptase, Integrase und Protease) und *env* (Glykoproteine der Hülle = *env*elope). Flankiert werden diese codierenden Regionen von zwei regulatorisch wichtigen Steuersequenzen (LTR = long terminal repeats, Abb. 7.**7**). Sie haben Promotor/Enhancerfunktion und sind sowohl für die reverse Transkription als auch für die Insertion des viralen Genoms in die Zell-DNA wichtig. Bestimmte Onkoviren besitzen anstatt der *pol*-Region ein sog. „*onc*-Gen" (Onkogen, d. h. ein durch Rekombination erworbener, zellulärer Genabschnitt, s. unten). Häufig ist bei diesen Viren auch die *gag*- und/oder die *env*-Region unvollständig. Diese Viren sind defektiv, d. h., sie benötigen für ihre Vermehrung ein Helfer-Virus (Komplementierung, s. S. 407). Eine Ausnahme bildet das Rous-Sarkom-Virus, das sowohl ein *onc*-Gen besitzt als auch einen vollständigen Satz der viralen Gene und das sich deshalb auch selbst replizieren kann.

Onkogene

Im Laufe der Zeit wurden in der Tumorvirologie über 100 *onc*-Gene (sog. „Onkogene") gefunden, die die Tumorviren befähigen, ihre Wirtszelle in eine Tumorzelle zu verwandeln. Die verschiedenen Onkogene werden mit Abkürzungen bezeichnet, die sich meist von der Tierspezies ableiten, aus der das Virus zuerst isoliert wurde. Weitere Untersuchungen dieser viralen Onkogene ergaben nun aber, dass es sich dabei nicht primär um virale, sondern um bei Menschen und Tieren weitverbreitete, **normale, zelluläre Gene** handelt, die von den Onkoviren in ihren Wirtszellen erworben und auf neue Zellen übertragen werden können (Transduktion). Das zelluläre Gen, das als solches nicht onkogen ist, wird **Protoonkogen** genannt.

Die **normale Funktion** der Protoonkogene hat im weitesten Sinne mit der Regulation des Zellwachstums zu tun. Ihre Genprodukte sind Wachstumsfaktoren, Wachstumsfaktor- oder Hormonrezeptoren und GTP- oder DNA-bindende Proteine. Die Protoonkogene können nun aber an der Entstehung von Tumoren mitbeteiligt sein, wenn sie zu Onkogenen **„aktiviert"** werden. Dies kann durch mehrere Mechanismen geschehen:

— Chromosomale Translokation: dabei werden Protoonkogene auf andere Chromosomen verfrachtet und somit anderen zellulären Promotoren unterstellt, was zu einer dauernden Überexpression des entsprechenden Proteins führt.
— Mutation des Protoonkogens.
— Transduktion des Protoonkogens durch ein Onkovirus. Durch den Promotor des Onkovirus kann es zur Überaktivierung (Überexpression) des Protoonkogens und damit zu einem Tumor kommen.

7

Genomorganisation der Onkoviren

Abb. 7.7 **a** Selbständig replizierende Onkoviren mit den 3 Replikationsgenen *gag*, *pol* und *env*, flankiert von den LTR-Regionen.
b Defektive Onkoviren enthalten statt der ganzen *pol*-Region und Teilen der *gag*- und *env*-Region ein *onc*-Gen.

Tumorinduktion durch Onkoviren. Beide Typen von tumorerzeugenden Retroviren – solche die kein Onkogen, damit aber intakte Replikationsgene (*gag*, *pol*, *env*, flankiert von den LTR-Regionen) besitzen und solche, die wegen der Aufnahme eines Onkogens defektiv geworden sind – können eine Tumortransformation auslösen. Onkoviren spielen für die Tumorerzeugung im Menschen allerdings eine untergeordnete Rolle.

▪ **Retroviren ohne Onkogen:** Die LTR sind sehr starke Promotoren. Da ein Retrovirusgenom an zufälliger Stelle in das Zellgenom eingebaut wird, können durch die LTR auch zelluläre Protoonkogene zu einer erhöhten Expression angeregt werden (Promotor-Insertions-Hypothese, auch Insertionsmutagenese genannt), was zur Ausbildung von Tumoren führen kann. Es handelt sich dabei um langsame Prozesse (z. B. chronische Leukämien), bei denen Co-Karzinogene eine wichtige Rolle spielen können. Die transformierten Zellen produzieren neue Viren.

▪ **Retroviren mit einem Onkogen:** Ein virales Onkogen ist immer in Bezug auf das ursprüngliche, zelluläre Protoonkogen verändert (Deletion, Mutation). Es wird zusammen mit den restlichen, vorhandenen viralen Genom(-teilen) nach Rückwärtstranskription in das Zellgenom eingebaut und unter dem Einfluss der LTR exprimiert, meist überexprimiert. Dies führt zu rasch auftretenden, akuten Malignomen, die keine neuen Viren produzieren.

Die Überproduktion von Onkogenprodukten kann durch Genprodukte von Anti-Onkogenen kompensiert werden. Verlust oder Mutation eines solchen Suppressorgens kann deshalb ebenfalls zu Tumoren führen.

DNA-Tumorviren

Auch bei den DNA-Tumorviren sind Gene gefunden worden, die eine maligne Transformation der Wirtszelle auslösen. Im Gegensatz zu den Onkogenen der Onkoviren handelt es sich hier aber um echte virale Gene, die sich im Laufe einer, wie man annimmt, viel längeren Evolution unabhängig voneinander entwickelt haben. Sie codieren für virale Regulatorproteine, die zu den sog. Frühproteinen gehören. Sie werden früh im viralen Replikationszyklus hergestellt und haben wesentliche Funktionen bei der viralen DNA-Replikation. Ihr onkogenes Potenzial beruht unter anderem darauf, dass sie an die Produkte der Tumor-Suppressorgene wie p53, Rb (Anti-Onkogene, „Anti-Transformationsproteine", s. oben) binden und damit deren Wirkung hemmen können. DNA-Viren sind für die Auslösung menschlicher Tumoren wichtiger als Onkoviren (Bsp.: HHV8, Papova-, Hepatitis B-, und Epstein Barr-Viren).

7.8   Pathogenese

■ Unter dem Begriff „Pathogenese" fasst man die Faktoren zusammen, die an der Entstehung und Entwicklung einer Krankheit beteiligt sind. Bei Viren erfolgt die Infektion parenteral oder über eine Mukosa. Die Viren vermehren sich entweder nur an der Eintrittspforte (**lokale Infektion**) oder erreichen hämatogen (lymphogen) oder über Nervenbahnen (neurogen) ihr Zielorgan, wo der größte Teil ihrer Vermehrung stattfindet (**generalisierte Infektion**). In beiden Fällen tritt als Folge der Virusreplikation eine degenerative Schädigung auf, deren Ausmaß durch die virusinduzierte Zellzerstörung bedingt ist und die das Krankheitsgeschehen bestimmt. Durch Zerstörung der infizierten Zellen können immunologische Vorgänge zur Eliminierung der Viren beitragen, aber auch den Krankheitsverlauf verschlimmern. ■

Übertragung. Viren können horizontal (innerhalb einer Gruppe von Individuen) (Tab. 7.**3**) oder vertikal (von der Mutter auf die Nachkommenschaft) übertragen werden. Die vertikale Infektion erfolgt entweder transovarial oder durch eine Infektion des Keims in utero (aszendierend oder diaplazentar). Wenn die Nachkommen bereits infiziert geboren werden, spricht man von einer konnatalen Infektion.

Eintrittspforte. Die wichtigsten Eintrittspforten für Viren sind die Schleimhäute des Respirations- und des Gastrointestinaltrakts. Die intakte Epidermis ist eine Barriere für Viren. Sie wird allerdings entweder durch die fast immer

Tabelle 7.3 Horizontale Übertragung pathogener Viren

Übertragungsart	Beispiele
Direkte Übertragung:	
– fäkal-oral (Schmierinfektion)	Enteroviren
– aerogen (Tröpfcheninfektion)	Influenzavirus
– durch engen Kontakt (Schleimhaut)	Herpes-simplex-Virus
Indirekte Übertragung	
– alimentär	Hepatitis-A-Virus
– durch Arthropoden	Gelbfiebervirus
– parenteral	Hepatitis-B-Virus

vorhandenen Mikrotraumen oder durch mechanische Inokulation (z. B. durch blutsaugende Arthropoden) überwunden.

Ausbreitung der Viren im Organismus. Es können zwei Formen der Infektion unterschieden werden:

■ **Lokale Infektion.** Hier findet die Ausbreitung der Viren nur von Zelle zu Zelle statt; die Infektion und das Krankheitsgeschehen bleiben somit auf das Gewebe in der unmittelbaren Nähe der Eintrittspforte beschränkt. Beispiel: Rhinoviren, die sich nur in den Zellen des oberen Respirationstrakts vermehren.

■ **Generalisierte Infektion.** Die Viren vermehren sich bei diesem Infektionstyp normalerweise bis zu einem gewissen Grad an der Eintrittspforte. Sie werden anschließend über *Lymphbahnen* oder *hämatogen* gestreut und erreichen direkt oder nach Infektion eines weiteren Organs ihr Zielorgan. Erst dort findet eine so starke Virusvermehrung und als Folge auch Zellzerstörung statt, dass klinische Symptome auftreten. Beispiele für solche Infektionsverläufe sind die der Enteroviren, welche sich primär im Darmepithel vermehren, dort aber keine Symptome verursachen, sondern erst in ihren Zielorganen, wie ZNS (Polioviren, Echo-Viren) oder Muskulatur (Cox-Jackie-Viren).

Eine zweite Möglichkeit der Virusausbreitung im Organismus besteht in der Wanderung der Viren entlang der *Nervenbahnen*, und zwar von der Eintrittspforte bis ins ZNS (Tollwut) oder, umgekehrt, vom Ganglion, dem Ort der Viruslatenz, bis ins Zielorgan (Herpes simplex).

Organbefall, Organtropie

Ob eine bestimmte Zellart von einer Virusart überhaupt infiziert werden kann, hängt vom Vorhandensein spezifischer Rezeptoren auf der Zelloberfläche ab (S. 400). Durch diesen Mechanismus lässt sich erklären, wieso eine Organtropie von Viren beobachtet werden kann. Allerdings ist diese Tropie eine scheinbare; korrekterweise wäre eher von empfänglichen und resistenten Zellen (und damit entsprechenden Organen) zu reden. Zu beachten ist außerdem, dass im Labor Zellen, die in Zellkulturen gezüchtet werden, ihre Empfindlichkeit oder Resistenz für gewisse Virusarten im Vergleich zu ihrem Herkunftsorgan völlig ändern können.

Infektionsverlauf. Die durch Viren ausgelösten Organschädigungen sind primär degenerativer Natur und erst sekundär sind entzündliche Reaktionen zu beobachten. Die Schwere der klinischen Symptome hängt primär vom Ausmaß der virusinduzierten (oder immunologischen, s. unten) Zellschädigung ab. Das heißt, dass der größte Teil der Viren vor dem Auftreten der Krankheitssymptome synthetisiert wird, was Konsequenzen für die Epidemiologie oder eine antivirale Therapie (S. 421) hat. Das bedeutet aber auch, dass bei einer unbedeutenden oder fehlenden Zellzerstörung die Infektion unbemerkt ablaufen kann. Man spricht in diesen Fällen von *inapparenter*, stummer oder subklinischer Infektion und stellt sie der *apparenten* Virusinfektion mit klinischen Symptomen gegenüber. Im Gegensatz zu *latenten* Infektionen (S. 410), wo keine Viruspartikel hergestellt werden, werden bei der inapparenten Infektion aber durchaus auch Viren produziert und freigesetzt.

Immunologische Vorgänge können den Verlauf der Virusinfektion mitbeeinflussen. Die Krankheit kann dabei abgeschwächt oder überwunden werden (S. 416ff). Sie kann aber auch verschlimmert werden, entweder indem mit Viren oder Teilen davon Immunkomplexe gebildet werden (Nephritis), oder indem das Immunsystem virusinfizierte Zellen erkennt und zerstört. Dies ist möglich, wenn virale Antigene in die Zellmembran eingebaut und damit auf der Zelloberfläche exprimiert werden. Von pathogenetischer Bedeutung sind diese Vorgänge, wenn die Viren an sich zu geringer oder keiner Zellzerstörung führen (S. 410).

Antikörperbedingte Krankheitsverstärkung

Die Krankheit kann auch dadurch verstärkt werden, dass Viren mit subneutralisierenden Mengen oder Arten von Antikörpern reagieren. Der Fc-Teil der an die Viren gebundenen Antikörper kann nun mit Fc-Rezeptoren von bestimmten Zellen reagieren. Damit können Zellarten infiziert werden, die primär resistent gegen das Virus sind, da sie keine Virusrezeptoren (wohl aber Fc-Rezeptoren) besitzen. Man hat für diesen Vorgang den Ausdruck „antibody dependent enhancement of viral infection" (ADE) geprägt, da die Antikörper hier infektionsverstärkend wirken. Er wurde experimentell bis heute bei vielen Viren nachgewiesen, so Herpes-, Pox-, Reo-, Flavi-, Paramyxo-, Rhabdo-, Corona-, Bunya- und HI-Viren.

7

Virusausscheidung. Die Ausscheidung der neugebildeten Viren ist vom Ort der Virusvermehrung abhängig. So werden z. B. Viren, die den Respirationstrakt befallen, mit der Atemluft (Tröpfcheninfektion) wieder abgegeben. Es ist aber zu beachten, dass bei den generalisierten Infektionen nicht nur das Zielorgan, sondern auch die primäre Virusvermehrung an der Eintrittspforte für die Ausscheidung eine Rolle spielt (Beispiel Enteroviren, welche sich primär in der Darmwand vermehren und mit dem Stuhl wieder ausgeschieden werden). Da, wie erwähnt, die Symptome bei einer viralen Erkrankung eine Folge der Zellzerstörung sind, geht die Virusproduktion – und damit auch die Virusausscheidung – dem Ausbruch der Krankheit voraus. Der Patient ist also in der Regel kontagiös, bevor er richtig erkrankt ist.

7.9 Abwehrmechanismen

■ Die Abwehrmechanismen, mit denen ein Organismus Virusinfektionen bekämpfen kann, kann man in zwei Gruppen einteilen. Für die zuerst aktiv werdende, **unspezifische Abwehr** sind die Interferone sehr bedeutend. Sie können neben ihren Wirkungen auf das Zellwachstum und die Immunantwort und -regulation eine vorübergehende Resistenz gegen eine Virusinfektion auslösen. Interferone wirken dabei nicht direkt auf Viren, sondern induzieren zelluläre Resistenzmechanismen (Synthese „antiviraler Proteine"), die mit einzelnen Schritten der Virusreplikation interferieren. Die **spezifische Abwehr** umfasst das *humorale Immunsystem*, dessen Hauptfaktor Antikörper darstellen sowie das *zelluläre System,* das vor allem von den T-Lymphozyten getragen wird. Dabei ist in den meisten Fällen die zelluläre Immunität wichtiger als die humorale. Die zelluläre Immunität kann virusinfizierte Zellen erkennen und zerstören, wenn virale Antigene auf der Zelloberfläche exprimiert werden. Die humorale kann nur extrazelluläre Viren eliminieren. ■

7.9.1 Unspezifische Abwehr

Die Mechanismen der unspezifischen Abwehr werden sofort wirksam, nachdem Krankheitserreger die äußeren Barrieren überwunden haben. Einer der wichtigsten Vorgänge der Basisabwehr besteht in der Phagozytose, der Aufnahme und anschließenden Abtötung des Erregers. Diese Mechanismen obliegen in erster Linie den Granulozyten und natürlichen Killerzellen. Daneben spielen auch pH- und Ionenänderungen sowie Fieber ein Rolle, wodurch gewisse temperatursensitive Vermehrungsschritte blockiert werden können. Unter den humoralen Faktoren ist an erster Stelle das Komplementsystem zu nennen. Hochwirksam bei der Abwehr von Virusinfektionen sind auch die Interferone, auf die im Folgenden näher eingegangen wird. Die anderen Mechanismen der unspezifischen Abwehr sind im Kapitel 2 („Grundlagen der Immunologie", S. 47ff) behandelt.

Interferon. Interferone (IFN) sind zellcodierte Proteine von ca. 20 kDa Molekulargewicht. Es werden drei Typen unterschieden (Leukozyteninterferon = IFN α, Fibroblasteninterferon = IFN β, Immuninterferon = IFN γ), von denen die Aminosäuresequenzen bekannt sind und die, dank der Gentechnik, heute praktisch unlimitiert hergestellt werden können. Die biologischen Wirkungen der Interferone sind im Wesentlichen antiviral, zellteilungshemmend für normale und maligne Zellen sowie immunmodulatorisch. Entsprechend versucht man diese Substanzen in der Klinik einzusetzen. Im Folgenden soll aber lediglich der in der Virologie wichtige Aspekt der antiviralen Aktivität besprochen werden (Abb. 7.**8**):

Eine Reihe von Substanzen kann in einer Zelle die Produktion von Interferon induzieren, so z. B. doppelsträngige RNA, synthetische oder natürliche Polynukleotide, Bakterien, verschiedene niedermolekulare Verbindungen und vor allem Viren. Alle diese Substanzen wirken gleich; sie deprimieren das zelluläre Interferon-Gen, so dass die Zelle mit der Produktion von Interferonvorstufen beginnt. Nach Glykosylierung wird das fertige Interferon an die Umgebung abgegeben; es verbindet sich nun mit dem Interferonrezeptor einer nächsten Zelle. Das Vorhandensein oder Fehlen dieses Rezeptors ent-

7

___

Synthese und Wirkung von Interferon

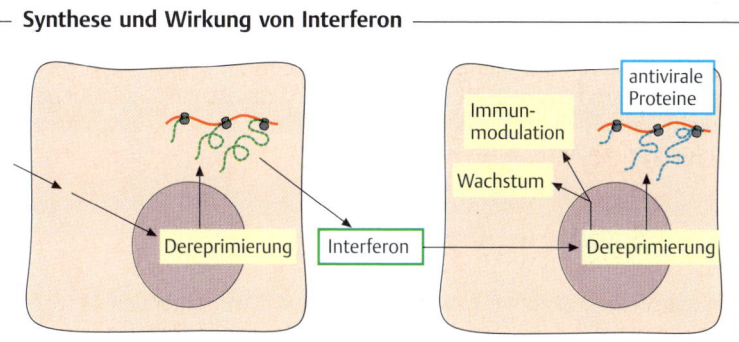

Abb. 7.**8** Eine interferoninduzierende Substanz löst in der ersten Zelle die Produktion von Interferon aus; in der zweiten Zelle induziert Interferon seinerseits u. a. die Herstellung von antiviral wirkenden Proteinen.

scheidet über die Wirkung des Interferons. Es erklärt auch die – je nach Zell- und Interferonart – mehr oder weniger ausgeprägte Spezieszspezifität. Die Wirkung von Interferon ist im Prinzip am stärksten in der gleichen Spezies, in der es produziert wurde. In der Empfänger- oder „Target-Zelle" induziert das Interferon über eine Signalkaskade die Expression der sog. „*interferon stimulated genes*" (ISG), was eine Hemmung der Virusvermehrung zur Folge hat.

Interferoninduzierte Proteine

2'5'-(A)n-Synthetase. Dieses zelluläre Enzym wird zunächst in einer inaktiven Form produziert. Es wird dann durch doppelsträngige RNA aktiviert und kann nun aus ATP Oligoadenylat polymerisieren. Diese Substanz wiederum aktiviert eine zelluläre Ribonuklease (RNase L), welche virale (aber auch zelluläre) mRNA inaktiviert.

P1/eIF-2-Kinase. Auch diese zellcodierte Kinase ist im nativen Zustand inaktiv und muss ebenfalls durch dsRNA aktiviert werden. Sie phosphoryliert nun das ribosomale Protein P1 und den Initiationsfaktor eIF2. Dies führt zu einer Hemmung der Initiation der Proteinsynthese.

Es ist nicht klar, wie zwischen viraler und zellulärer Proteinsynthese im Falle der Kinase unterschieden wird. Vielleicht hängt das mit der dsRNA zusammen, die zur Aktivierung des Enzyms notwendig ist: Diese Substanz fehlt in der nichtinfizierten Zelle und wird nur in Zellen hergestellt, die durch ein (RNA-)Virus infiziert sind, so dass die antiviralen Enzyme auch nur in den infizierten Zellen aktiviert werden können.

Mx-Protein. Die Beobachtung, dass bestimmte Mäuse resistent gegen Influenzaviren sind, führte zur Entdeckung der interferoninduzierten, 75-80 kDa großen Mx-Proteine, die von dominant vererbten Mx-Genen codiert werden. Mx-Proteine akkumulieren bei Mäusen im Zellkern und hemmen die mRNA-Synthese der Influenzaviren. Mx⁻-Mäuse gehen an Influenza zugrunde. Beim Menschen akkumulieren die Mx-Proteine im Zytoplasma, ihr Wirkungsmechanismus ist nicht bekannt.

7.9.2 Spezifische Abwehr

Die spezifische, adaptive Abwehr besteht aus dem humoralen (Antikörper produzierende B-Zellen) und dem zellulären System (T-Helferzellen und zytotoxische T-Lymphozyten). Allgemein gilt, dass Viren, bei denen virale Antigene auf der Oberfläche der infizierten Zellen erscheinen, eher die zelluläre Immunität induzieren, während Viren, die nicht zu einer Antigenitätsveränderung ihrer Wirtszelle führen, eher das humorale System aktivieren.

Humorale Immunität. Antikörper können Viren nur außerhalb ihrer Wirtszellen angreifen. Das bedeutet, dass eine in einem Organ etablierte Infektion durch Antikörper kaum mehr beeinflusst werden kann, da die Viren sich dabei direkt von Zelle zu Zelle ausbreiten. Die humorale Immunität kann also im Prinzip lediglich eine (generalisierte) Infektion verhindern, und das nur, wenn die Antikörper früh genug (z. B. infolge einer Schutzimpfung) vorhanden sind. Dabei spielen im Blut die Antikörper der Klassen IgG und IgM (vgl. Kapitel 2) eine Rolle, auf der Oberfläche von Schleimhäuten die der Klasse IgA. Die Wirkung der Antikörper auf die Viruspartikel („Neutralisation") beruht darauf, dass die Viren durch die auf ihrer Oberfläche angelagerten Antikörper sterisch an der Adsorption an die Wirtszelle gehindert werden. Die neutralisierende Wirkung von Antikörpern ist am stärksten, wenn sie mit den rezeptorbindenden Stellen auf dem Kapsid reagieren und diese blockieren, so dass das Virus nicht mehr mit den zellulären Rezeptoren (S. 400) kombinieren kann.

Zellvermittelte Immunität. Bei der Abwehr von viralen Infekten ist diese Form der Immunität wesentlich wichtiger. Dabei erkennen T-Lymphozyten (Killer-Zellen) virusinfizierte Zellen an ihren viralen Antigenen auf der Zelloberfläche und vernichten sie. Die Beobachtung, dass Patienten mit defekter humoraler Immunität im Allgemeinen besser mit Virusinfektionen fertig werden als solche mit gestörter zellulärer Antwort, unterstreicht, dass es sich bei letzterer um das wichtigere der beiden Immunsysteme handelt.

7.10 Prophylaxe

■ Die wichtigsten prophylaktischen Maßnahmen bei Virusinfektionen bilden die aktiven Schutzimpfungen. Impfstoffe aus inaktivierten Viren bieten einen in der Regel kürzeren und schwächeren Schutz als Lebendimpfstoffe. Die passive Immunisierung mit menschlichem Immunglobulin wird nur in wenigen Fällen und meistens als Postexpositionsprophylaxe durchgeführt. ■

Wertigkeit der verschiedenen Methoden. Allgemein spielt bei der Prophylaxe von Viruskrankheiten die Impfung, also die Erzeugung einer Immunität (*Immunprophylaxe*) die wichtigste Rolle. Die *Expositionsprophylaxe* umfasst nur seuchenhygienische Maßnahmen, die eine Verbreitung von Krankheitserregern verhindern sollen und hat nur für Einzelfälle ihren Wert. Die *Chemoprophylaxe*, bei der Chemotherapeutika prophylaktisch eingesetzt werden und dadurch der Stoffwechsel der Viren blockiert wird, hat zur Zeit ihre Berechtigung bei ausgewählten Patienten, die z. B. einer Immunsuppression unterzogen worden sind (s. Abschnitt Chemotherapie, S. 421).

Bei den Impfungen lassen sich grundsätzlich zwei Typen unterscheiden:

Aktive Immunisierung. Hier wird dem Körper das Antigen (Virus) entweder in inaktivierter Form zugeführt oder mit abgeschwächter Pathogenität (attenuiert), aber noch vermehrungsfähig, so dass der Körper selber eine Immunität aufbauen kann.

■ **Inaktivierte Impfstoffe.** Nach der Verabreichung sog. „Totimpfstoffe" ist die Immunität lediglich humoral und hält generell relativ kurz an; daher muss auch die Impfung mehrmals wiederholt werden (booster). Die wichtigsten heute noch verwendeten Totimpfstoffe sind Influenza-, Rabies-, gewisse Flavivirus- und Hepatitis-A- und -B-Impfstoffe. Einige inaktivierte Impfstoffe bestehen aus den wichtigsten immunogenen Proteinen des Virus. Diese sog. Spaltvakzine induzieren einen besseren Schutz und sind vor allem besser verträglich. Sie werden heute z. T. gentechnisch hergestellt.

■ **Vermehrungsfähige, attenuierte Impfstoffe.** Mit diesen Impfstoffen wird auch nach einmaliger Verabreichung eine gute und langdauernde Schutzwirkung erzielt, weil die im Impfstoff enthaltenen Viren sich im Körper vermehren können und damit nicht nur eine humorale, sondern z. T. auch eine zelluläre und eine lokale (Eintrittspforte!) Immunität induzieren. Solche „Lebendimpfstoffe" sind also, sofern sie existieren, im Allgemeinen vorzuziehen. Nachteile bestehen jedoch hinsichtlich der Haltbarkeit, der aufwendigeren Prüfung auf Kontamination mit anderen Viren, sowie der Gefahr einer Rückmutation zu pathogenen Stämmen (s. Variabilität und „Quasispezies" von Viren, S. 407).

■ **Impfstoffe mit rekombinanten Viren.** Da nur einzelne (Oberflächen-) Proteine der Viren zur schützenden Immunisierung notwendig sind, versucht man, diese durch virale Vektoren (s. S. 406) im Impfling zu exprimieren. Als Vektoren werden möglichst avirulente Virusstämme verwendet, z. B. Picorna-, Alpha- oder Poxviren. Gegen diese darf keine generelle Immunität in der Bevölkerung bestehen, damit sich der Vektor im Impfling vermehren und gleichzeitig das gewünschte Protein exprimieren kann. Zur Zeit sind noch keine solchen rekombinanten Impfstoffe beim Menschen zugelassen, und praktisch wird nur die auf S. 406 erwähnte Tollwutimpfung durch rekombiniertes Vacciniavirus bei Tieren angewandt.

■ **Impfung durch nackte DNA.** Da reine DNA in Eukaryontenzellen eingebracht (Transfektion) und ihr Informationsgehalt exprimiert werden kann, lässt sich DNA, die für entsprechende (virale) Proteine codiert, als Impfstoff verwenden. Diese Methode hat den Vorteil der leichten Herstellbarkeit und guten Haltbarkeit des Impfstoffs, befindet sich heute aber noch im Versuchsstadium.

Passive Immunisierung. Bei dieser Impfung werden Antikörper injiziert, wobei nur menschliche Immunglobuline verwendet werden. Der Schutz ist kurzdauernd und besteht im Prinzip nur gegen Viren, die eine Virämie verursachen. Die passive Immunisierung wird, meist als Postexpositionsprophylaxe, also nach erfolgter Infektion, oder in Situationen stark erhöhten Infektionsrisikos angewandt, z. B. bei Hepatitis B und bei Tollwut lokal (Bisswunde). Die Tabellen 1.**13** und 1.**14** (S. 35f) sowie Tab. 8.**7** (Tollwut, S. 491) fassen die wichtigsten Schutzimpfungen zusammen.

7.11 Chemotherapie

■ Zur Chemotherapie bei Virusinfektionen können Inhibitoren bestimmter Schritte der Virusreplikation eingesetzt werden. In der Praxis ist eine Hemmung der viralen Nukleinsäuresynthese weitaus wichtiger als die der Proteinsynthese. Das Hauptproblem ist die z. T. geringe Spezifität (Toxizität durch Beeinflussung auch des zellulären Metabolismus) und die Notwendigkeit, die Therapie sehr früh im Krankheitsablauf beginnen zu müssen. ■

Problematik der Chemotherapie. Wie auf S. 392 dargelegt, ist die Virusvermehrung völlig in den Zellmetabolismus integriert. Das Virus liefert lediglich die Information für die Proteine, die von der Zelle synthetisiert werden sollen. Diese enge Verknüpfung zwischen Viren und ihren Wirtszellen bringt prinzipielle Schwierigkeiten bei der Entwicklung von virusspezifischen Chemotherapeutika mit sich, da ein Eingriff in die viralen Synthesen notgedrungen auch die zellulären trifft. Eine Möglichkeit des spezifischen Eingriffs besteht nur dort, wo das Virus für eigene Enzyme (z. B. Polymerasen oder Proteasen) codiert, die mit viralen Substraten reagieren. Weiter ist zu beachten, dass Chemotherapeutika (Tab. 7.**4**) eigentlich vor dem Auftreten von klinischen Symptomen eingesetzt werden müssten, da der Höhepunkt der Virusvermehrung meist schon überschritten ist, wenn die Symptome einsetzen (S. 415).

Resistenzentwicklung gegen Chemotherapeutika. Zuweilen werden acyclovirresistente Stämme von Herpesviren, speziell Herpes-simplex-Viren und etwas seltener ganciclovirresistente Zytomegalieviren isoliert. Diese Viren besitzen eine durch Mutation veränderte Thymidinkinase oder eine mutierte DNS-Polymerase. Auch beobachtet man Infektionen durch resistente Herpesviren bei immundefizienten Patienten, wo nach länger andauernder Behandlung Haut- oder Schleimhauteffloreszenzen auf die Therapie nicht mehr ansprechen.

Zur Zeit existieren noch keine standardisierten Resistenzprüfungen für chemotherapeutikaresistente Viren, so dass der Aussagewert solcher Prüfun-

Tabelle 7.4 Wichtigste antiviral wirksame Chemotherapeutika

Chemotherapeutikum	Wirkung/Anwendung
Adamantanamin (Amantadin)	Hemmung des Uncoating bei Influenzaviren
Acycloguanosin (Acyclovir, Zovirax)	Hemmung der HSV- und VZV-DNA-Synthese
Dihydropropoxymethylguanosin (DHPG, Ganciclovir, Cymevene)	Hemmung der CMV-DNA-Synthese
Ribavirin	Hemmung der mRNA-Synthese und deren capping. Lassa, evtl. schwere Fälle von Paramyxo- und Myxovirus-Infektionen
Nucleosidische Inhibitoren der RT (NRTI)	Hemmung der RT bei HIV (S. 475)
Nicht-nukleosidische Inhibitoren der RT (NNRTI)	Hemmung der RT bei HIV
Phosphonoformat (Foscarnet)	Hemmung der DNA-Synthese bei Herpesviren, HIV, HBV
Protease-Inhibitoren	Hemmung der Virusreifung bei HIV
Neuraminidase-Inhibitoren	Hemmung der Freisetzung von Influenzaviren
Antisense RNA	komplementär zu viraler mRNA, blockiert diese durch Hybridisierung (Duplexbildung)

gen im Einzelfall fraglich ist. Dazu kommt, dass die in vitro festgestellten und in der Klinik beobachteten Resistenzen schlecht korrelieren.

7.12 Labordiagnose

■ Eine virologische Labordiagnose kann mit folgenden Verfahren gestellt werden:
— **mit der Virusisolierung** durch Anzüchten des Erregers in einem empfänglichen Wirt, meist der Zellkultur, selten im Versuchstier oder Hühnerembryo;
— **mit dem direkten Virusnachweis.** Dabei werden serologische, molekularbiologische oder elektronenmikroskopische Methoden benutzt,

um Viren oder Virusbestandteile direkt, d. h. ohne vorangehende Züchtung, im Untersuchungsmaterial zu identifizieren; mit der **Serodiagnose**, bei der antivirale Antikörper der IgG- oder IgM-Klassen im Patientenserum bestimmt werden.

Indikation und Methoden. Die Labordiagnostik von Viruskrankheiten ist zeitlich, finanziell und personell aufwendig. Es sollte deshalb immer sorgfältig überlegt werden, inwiefern eine solche Untersuchung indiziert ist. Die Entscheidung darüber liegt im Einzelfall beim behandelnden Arzt und soll hier nicht im Detail besprochen werden. Generell lässt sich aber festhalten, dass eine Laboruntersuchung angebracht ist, wenn die weitere Behandlung des Patienten durch eine ätiologische Diagnose beeinflusst wird, wenn ein epidemiologisches Interesse an der genauen Abklärung besteht, und wenn im Rahmen wissenschaftlicher Untersuchungen und Studien eine exakte Diagnose benötigt wird.

Die virologische Diagnostik läßt sich mit 3 grundsätzlich verschiedenen Verfahren durchführen (Tab. 7.**5**):

1. der *Virusisolierung durch Anzüchten* des Erregers in einem lebenden Wirt, meist Zellkulturen;
2. dem *direkten Virusnachweis* im Patientenmaterial, wobei Viruspartikel mittels Elektronenmikroskopie, Virusantigene mit serologischen und Virusgenom(-teile) mit molekularbiologischen Methoden identifiziert werden, und
3. dem *Antikörpernachweis* aus dem Patientenserum.

Im Folgenden werden allgemeine Richtlinien zur Virusdiagnostik aufgeführt, spezifische Details zum Nachweis einzelner Virusarten werden in den entsprechenden Abschnitten in den Kap. 8 und 12 besprochen.

Tabelle 7.**5**   Virologische Labordiagnostik

Art der Diagnostik	Methodik	Nachweis von	Vor-/Nachteil
Isolierung	Anzüchten in Zellkulturen	Infektiosität, Pathogenität	langsam, empfindliche Methode
direkter Nachweis	Elektronenmikroskopie, EIA, IF, Hybridisierung, PCR	Viruspartikel, Antigen, Genom	rasch, aber evtl. weniger empfindlich
Serologie	EIA, IF usw.	Antikörper	retrospektiv

7.12.1 Virusisolierung durch Anzüchten

Hier wird das Virus aufgrund seiner Infektiosität und Pathogenität nachgewiesen, indem man das Untersuchungsmaterial auf einen für das gesuchte Virus empfänglichen Wirt, meist Zellkulturen, überimpft. Die in der Kultur auftretenden Veränderungen (CPE, S. 408f) zeigen das Vorhandensein eines Virus an.

> **Zellkulturen**
>
> Die große Mehrheit der Viren kann in den vielen zur Verfügung stehenden menschlichen oder tierischen Zellkulturen gezüchtet werden. Die sog. primären Zellkulturen kann man aus verschiedenen Geweben frisch herstellen. Die Zellen solcher Primärkulturen können aber nur eine begrenzte Anzahl Teilungen durchführen. Zuweilen lassen sich Primärkulturen zu sog. permanenten Zell-Linien entwickeln, die in vitro unbeschränkt weitergezüchtet werden können. Bekannte Beispiele sind: HeLa-Zellen (menschliche Portiokarzinomzellen) oder Vero-Zellen (Affennierenfibroblasten). Für diagnostische Zwecke werden die Zellkulturen meistens als „Monolayer" gezüchtet, d. h. als an Glas oder Plastik adhärierender, einschichtiger Zellrasen.
>
> Die Virusvermehrung in Zellkulturen führt zu morphologischen Veränderungen der Zellen, wie Abrunden, Riesenzellbildung oder Einschlüssen (sog. zytopathischer Effekt oder CPE, s. auch S. 408f). Der Aspekt des CPE kann häufig für eine erste grobe Einteilung des gefundenen Virus diagnostisch ausgenützt werden.

Entnahme und Transport des Untersuchungsmaterials. Die Wahl des Materials richtet sich nach der Krankheit und dem vermuteten Virus (s. Kap. 8), wobei die Entnahme generell so früh als möglich im Krankheitsverlauf zu erfolgen hat, da wie auf S. 415 erwähnt die Virusproduktion den klinischen Symptomen vorausgeht. Weiter muss – möglichst steril – genügend Material entnommen werden, da die Viren fast immer nur in geringer Zahl im Untersuchungsmaterial vorhanden sind. Der Transport hat rasch und gekühlt zu erfolgen. Die Halbwertszeit von Viren außerhalb des Körpers ist vielfach kurz und muss durch Kühlung in Eis verlängert werden. Es existieren eine Reihe auch kommerziell erhältlicher Virustransportmedien. Aus Gründen der Kompatibilität mit den Labormethoden sollten sie nur nach Absprache mit dem Labor verwendet werden. Ihre Anwendung ist speziell angezeigt, wenn die Gefahr des Austrocknens des Untersuchungsmaterials besteht.

Information des Labors. Eine ausreichende Information des Labors über Krankheitsverlauf, Stadium, etc. ist äußerst wichtig im Hinblick auf eine effiziente und korrekte Untersuchung. Vor allem sind klinische Daten und Verdachtsdiagnosen unerlässlich, damit im Labor nach den für den vorliegenden Fall relevanten Viren gesucht werden kann. Es wird nicht zuletzt aus Kosten-

und Effizienzgründen selten möglich sein, nach allen überhaupt in einem Untersuchungsmaterial möglicherweise vorkommenden Viren zu fahnden.

Verarbeitung des Materials im Labor. Bevor das Material zur Züchtung auf den Wirt überimpft wird, müssen kontaminierende Bakterien mittels Antibiotika, Zentrifugation und – selten – Filtration entfernt werden. Alle diese Manipulationen würden die Gefahr des Verlusts von Viren bergen und damit die Empfindlichkeit der Untersuchung herabsetzen, was die Notwendigkeit einer sterilen Entnahme unterstreicht. In seltenen Fällen wird man auch eine Anreicherung der Viren, z. B. durch Ultrazentrifugation, versuchen.

Wahl der Wirtssysteme. Die Auswahl der zu verwendenden Wirtssysteme richtet sich wiederum nach den vermuteten (und relevanten) Viren. Auch die Beobachtungs- oder Bebrütungszeit und damit der Zeitbedarf bis zur Labordiagnose ist abhängig von der Art des nachzuweisenden Virus.

Identifizierung. Die Identifizierung der Viren geschieht zunächst anhand der beobachteten Zellveränderungen, anschließend serologisch mit Hilfe bekannter Antikörper, unter Verwendung entsprechender Methoden wie Immunfluoreszenz, Immunelektronenmikroskopie, EIA oder dem Neutralisationstest (Mechanismus der Neutralisation s. S. 419). Daneben werden zunehmend Methoden angewandt, in denen das Virusgenom mittels In-situ- oder Filterhybridisierung nachgewiesen wird.

Bedeutung. Die Bedeutung einer Virusisolierung hängt vom gefundenen Virustyp ab. In den meisten Fällen ist die Isolierung beweisend für die Ätiologie der vorliegenden Krankheit. In einigen Fällen (vor allem Herpes- und Adenovirusgruppe, s. Kap. 8) können aber auch latente Viren durch eine (ganz andere) Krankheit aktiviert werden. Damit können sie natürlich auch isoliert werden, ohne dass sie mit der beobachteten Krankheit in einem ursächlichen Zusammenhang stehen.

Die Isolierung ist zwar die empfindlichste Methode des Virusnachweises, aber es kann dennoch vorkommen, dass zuweilen Viren aus verschiedenen Gründen nicht erfasst werden. Das bedeutet, dass mit einem negativen Untersuchungsergebnis eine Infektion nicht ausgeschlossen werden kann. Weiter ist zu beachten, dass bei der Virusisolierung, von seltenen Ausnahmen abgesehen, nur die reifen, infektiösen Virionen erfasst werden und die in die Zellen eingebauten, latenten Viren sich dem Nachweis entziehen. Deshalb ist eine diagnostische Virusisolierung während der Latenz (z. B. Herpes simplex zwischen den Rezidiven) nicht möglich.

Amplifikationskultur. Hier wird in einer Zellkultur das Virus für kurze Zeit angezüchtet und diese Kultur, noch vor dem Auftreten eines CPE, mit den erwähnten Antigen- oder Genomnachweisen untersucht. Diese Technik wird häufig auch englisch als „shell vial assay" bezeichnet, weil dazu die Zellen in Shell Vials (Röhrchen mit Schraubdeckel) auf Deckgläschen gezüchtet werden. Mit dieser Anordnung kann die Sensitivität der Methode durch Aufzentrifugieren des Untersuchungsmaterials auf den Zellrasen erhöht werden. Der größte Zeitgewinn resultiert nun natürlich dann, wenn diejenigen virusspezifischen Proteine nachgewiesen werden, die früh im Infektionszyklus hergestellt werden. Deshalb werden hier vor allem die so genannten „early antigens" (Frühproteine, s. S. 404) gesucht. Mit dieser Methode lässt sich praktisch ohne Empfindlichkeitsverlust im Vergleich zur klassischen Isolierung die Zeit, z. B. für einen Zytomegalievirusnachweis, von 4–6 Wochen auf 2–5 Tage verkürzen.

7.12.2 Direkter Virusnachweis

Hier werden die Viren nicht als infektiöse Einheiten, sondern als Partikel oder Teile davon nachgewiesen. Mit verschiedenen Methoden erfolgt der Nachweis ohne Anzüchtung und Vermehrung, direkt im Patientenmaterial. In serösen Flüssigkeiten wie Bläscheninhalt bei Herpes simplex oder Varizellen/ Zoster können die Viren im Elektronenmikroskop (EM) dargestellt werden. Zu beachten ist allerdings, dass gerade das EM um den Faktor 10^5 weniger empfindlich ist als die Virusisolierung durch Anzüchten. Virusantigene können in Sekreten durch „Enzyme immuno assay" (EIA) oder passive Agglutination und in Ausstrichen durch Immunfluoreszenz mit Hilfe bekannter, evtl. monoklonaler Antikörper nachgewiesen werden. Analog wird das Virusgenom mit Filterhybridisierung oder in Ausstrichen bzw. Gewebeschnitten mit In-situ-Hybridisierung identifiziert, wobei eine zum Virusgenom komplementäre, entsprechend markierte DNA oder RNA (sog. Sonde, engl. „probe") verwendet wird.

Entnahme und Transport des Untersuchungsmaterials. Der Transport des Untersuchungsmaterials ist weniger kritisch als bei der Virusisolierung. Eine Kühlung ist meist nicht notwendig, da die Viren nicht mehr infektiös sein müssen.

- Elektronenmikroskopie. Für EM mittels Negativkontrastier-Verfahren wird das Material ohne Zusatz (Verdünnung!) ins Labor gebracht.
- Antigennachweis. Für Antigennachweise auf Immunofluoreszenzbasis müssen direkt nach der Entnahme Präparate hergestellt und fixiert werden. Für Nachweise mit EIA werden spezielle Extraktionsmedien benötigt. Da in beiden Fällen meist mit kommerziellen Kits gearbeitet wird, sollen das Vorgehen und die zu verwendenden Reagenzien mit dem Labor abgesprochen werden.
- Genomnachweis. Auch hier werden verschiedene Ansprüche an das Untersuchungsmaterial gestellt, je nachdem ob der Virusnachweis mit

In-situ-Methoden oder nach Extraktion geführt wird. Eine Absprache mit dem Labor ist unerlässlich.

Bedeutung. Ein positiver Direktnachweis hat die gleiche Bedeutung wie eine Virusisolierung. Ein negatives Resultat hat, speziell bei EM wegen der geringeren Sensitivität der Methode, sehr wenig Aussagekraft. Die Antigen- und Genomnachweise zeigen zwar eine höhere Empfindlichkeit als das EM, andererseits muss beachtet werden, dass sie selektiv nur diejenigen Viren erfassen, gegen die der verwendete Antikörper oder die Nukleinsäuresonde gerichtet ist. Hier ist also die Information des Labors von ausschlaggebender Bedeutung. (Für eine Definition der Begriffe Sensitivität und Spezifität s. S. 218f)

Virusnachweis nach biochemischer Amplifikation

Polymerase-Kettenreaktion (**PCR** Abb. 7.**9**) Diese Methode ermöglicht einen sehr empfindlichen Virusgenomnachweis. Dabei wird aus dem zu untersuchenden Patientenmaterial Nukleinsäure extrahiert. Das darin evtl. vorhandene Virusgenom wird im Falle der RNA-Viren zunächst durch reverse Transkriptase (s. S. 401f) zu DNA transkribiert. Diese DNA wird, ebenso wie die DNA der DNA-Viren, anschließend in vitro durch eine DNA-Polymerase folgendermaßen vermehrt: Nachdem man die DNA-Doppelstränge durch Erwärmen getrennt hat, gibt man zwei synthetische Oligonukleotide zu, die zu den beiden Enden des gesuchten Virusgenomabschnitts komplementär sind und entsprechend damit hybridisieren können. Die jeweils davor (in Richtung 5'-Ende) liegende DNA wird nun durch eine zugegebene Polymerase kopiert, wobei die Oligonukleotide als Primer wirken. Die neuen und alten Stränge werden wieder durch Erwärmen getrennt und die Reaktion von vorne begonnen. Durch mehrere solcher Zyklen lässt sich eine vieltausendfache Amplifikation der ursprünglichen viralen DNA erreichen. Die neusynthetisierten DNA-Stränge weisen von der zweiten Generation an eine einheitliche, definierte Länge auf und lassen sich daher durch Gelelektrophorese nachweisen. Die Spezifität der Reaktion wird verifiziert, indem man die Sequenz dieser DNA-Stränge mittels Hybridisierung oder Sequenzierung überprüft. Amplifikations- und Nachweissysteme sind heute für verschiedene Viren zunehmend kommerziell, z. T. auch mit quantitativer Aussage zur Bestimmung des „viral load", erhältlich.

7

Polymerase-Kettenreaktion

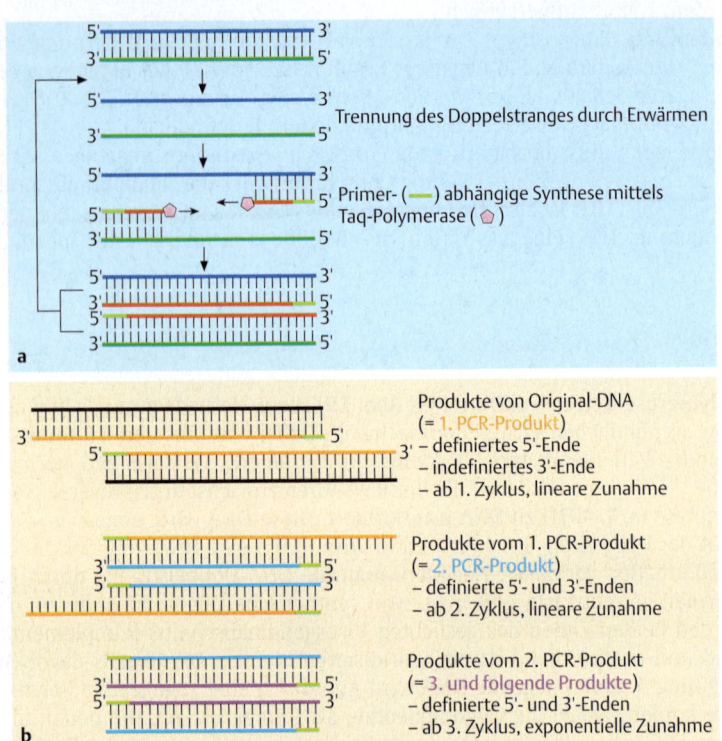

Trennung des Doppelstranges durch Erwärmen

Primer- (——) abhängige Synthese mittels Taq-Polymerase (⬠)

a

Produkte von Original-DNA
(= 1. PCR-Produkt)
– definiertes 5'-Ende
– indefiniertes 3'-Ende
– ab 1. Zyklus, lineare Zunahme

Produkte vom 1. PCR-Produkt
(= 2. PCR-Produkt)
– definierte 5'- und 3'-Enden
– ab 2. Zyklus, lineare Zunahme

Produkte vom 2. PCR-Produkt
(= 3. und folgende Produkte)
– definierte 5'- und 3'-Enden
– ab 3. Zyklus, exponentielle Zunahme

b

Abb. 7.**9** **a** Auf die durch Erwärmen getrennten DNA-Doppelstränge werden zwei Oligonukleotid-Primer hybridisiert. Eine anschließend zugegebene, hitzestabile Polymerase (z. B. Taq-Polymerase von *Thermus aquaticus*) verlängert diese Primer komplementär zum Matrixstrang. Die so entstandenen Doppelstränge werden danach wieder durch Erwärmen getrennt und die Reaktion wird wiederholt.
b Die im 1. Zyklus hergestellten DNA-Stränge (1. Generation) weisen ein definiertes 5'-Ende (entspricht dem Primer) und ein nichtdefiniertes 3'-Ende auf. Alle folgenden Tochterstränge (2. bis n-te Generation) haben eine einheitliche, definierte Länge.

7.12.3 Serodiagnose

Führt eine Virusinfektion zu humoraler Immunität (s. S. 53f und 419), können die entstehenden Antikörper zu einer Serodiagnose ausgenützt werden. Bei der Interpretation der serologischen Daten sieht man sich vor das Problem gestellt, zu entscheiden, ob die beobachteten Reaktionsausfälle für eine frische, kurrente Infektion sprechen oder für einen früheren Kontakt mit dem betreffenden Virus. Zu dieser Entscheidung können zwei Kriterien beitragen:

Der **Nachweis von IgM** (ohne IgG) ist beweisend für das Vorliegen einer frischen Primärinfektion. Ein IgM-Nachweis geschieht heute meist durch spezifisch gegen humanes IgM gerichtetes Serum im sog. Capture-Test, einem EIA (S. 136).

Um nur IgM zu erfassen, muss sehr früh im Krankheitsablauf Blut entnommen werden. Wird die Probe etwas später im Krankheitsverlauf entnommen, spricht auch der gleichzeitige Nachweis von IgG und IgM für eine frische Infektion. Es kann sich allerdings auch um die Reaktivierung einer latenten Infektion oder um eine anamnestische Reaktion handeln (= unspezifisches Ansteigen der Antikörper als Reaktion auf eine nichtverwandte Infektion), weil auch in diesen beiden Fällen IgM gebildet werden kann.

Ein **mindestens vierfacher IgG-Titeranstieg** innerhalb 10 – 14 Tagen früh bzw. ein ebenso großer Abfall später im Krankheitsverlauf wird ebenfalls als beweisend angesehen.

7

8 Viren als Krankheitserreger

K. A. Bienz

8.1 DNA-Viren

8.1.1 Viren mit einzelsträngigem DNA-Genom

Unter den Viren, die ein einzelsträngiges DNA-Genom besitzen, gibt es nur eine Familie, die *Parvoviren*, und auch hier nur einen einzigen humanpathogenen Vertreter. Die *Geminiviridae, Circoviridae* und viele weitere Familien verfügen über zirkuläre Einzelstrang-DNA, infizieren aber nur Pflanzen und selten Tiere.

Parvoviren

■ Der einzige humanpathogene Vertreter, Parvovirus B19, ist der Erreger des Erythema infectiosum (Ringelröteln) bei Kindern und Auslöser bei aplastischen Krisen von Anämiepatienten. Das Virus ist beteiligt an Gelenkerkrankungen, Embryopathien und Transplantatabstoßung nach Nierentransplantation. Diagnose: serologisch (IgG und IgM) und PCR. ■

Erreger. Die Parvoviren gehören mit 19 – 25 nm Durchmesser zu den kleinsten Viren. Sie sind ikosaedrisch, ohne Hülle und besitzen eine einzelsträngige DNA (ssDNA) als Genom. Einige Parvoviren sind nur mit Hilfe eines Helfervirus (Adeno- oder Herpesvirus) vermehrungsfähig. Parvovirus B19, das bis jetzt einzige menschenpathogene Parvovirus der Gattung Erythrovirus kann sich autonom replizieren, es benötigt also kein Helfervirus. Ebenso können dies gewisse tierpathogene Stämme bei Nagern, Hunden und Schweinen.

Pathogenese und Krankheitsbild. Das Parvovirus B19 vermehrt sich im Knochenmark in Vorstufen der Erythrozyten, welche dabei zerstört werden. Bei Patienten, die an einer Anämie (Sichelzellenanämie, chronische hämolytische Anämie) leiden, führt die Infektion zu sog. aplastischen Krisen, indem der fehlende Erythrozytennachschub eine empfindliche Unterversorgung zur Folge hat. Die Infektion verläuft beim sonst Gesunden meist asymptomatisch. Sie kann aber auch, besonders bei Kindern, eine harmlose, epidemisch auftretende Krankheit, das Erythema infectiosum (Ringelröteln oder „fünfte Krankheit") auslösen. Diese Kinderkrankheit, die früher als atypische Röteln angesehen wurde, ist durch ein plötzlich auftretendes, evtl. rezidivierendes Exanthem im Gesicht und an den Extremitäten charakterisiert. Bestimmte Arthritiden werden als Komplikation einer Parvovirus-B19-Infektion angesehen. In der Frühschwangerschaft scheint das Virus zu Aborten zu führen, und in der Spätschwangerschaft werden ihm Fetusschädigungen (Hydrops) zugeschrieben.

Diagnose. Mit einem Enzym-Immunassay können Antikörper der IgG- und IgM-Klasse nachgewiesen werden. Während der virämischen Phase, also zu Beginn der klinischen Symptome, kann das Virus mittels Elektronenmikroskopie oder PCR im Blut gefunden werden. Eine In-vitro-Züchtung des Erregers ist nicht Routine.

Epidemiologie und Prophylaxe. Der Übertragungsweg des menschlichen Parvovirus B19 ist nicht bekannt. In Analogie zu anderen Parvoviren wird Tröpfcheninfektion oder der fäkal-orale Weg angenommen. Blut und Blutprodukte sind infektiös. Entsprechend lässt sich eine hohe Durchseuchung bei Patienten, die mehrfach eine Transfusion erhalten haben, und Drogenabhängigen feststellen. Es werden keine speziellen prophylaktischen Maßnahmen empfohlen.

8.1.2 Viren mit doppelsträngigem DNA-Genom

8

Viren mit doppelsträngigem DNA-Genom weden in sechs Virusfamilien eingeteilt: *Papilloma-, Polyoma-, Adeno-, Herpes-, Pox- und Hepadnaviren.* In allen Familien, außer den Poxviren, fand man Vertreter, die Tumore auslösen können (vgl. Kapitel 7, DNA-Tumorviren).

Papillomaviren

■ Die über 70 Typen der Gattung **Papillomavirus** sind alle involviert in der Ätiologie von benignen Tumoren wie Warzen und Papillome, aber auch von Malignomen, v. a. im Genitalbereich (Zervixkarzinom). Sie lassen sich nicht züchten. Die Diagnose wird daher durch einen direkten Virusgenomnachweis und histologisch gestellt. Die Serologie spielt eine untergeordnete Rolle. ■

Erreger. Die Papillomaviren haben einen Durchmesser von 55 nm und enthalten ein dsDNA-Genom von 8 kbp. Dabei können innerhalb des zirkulären Genoms zwei Bereiche unterschieden werden: eine Region, die für die früh im Vermehrungszyklus gebildeten Regulatorproteine kodiert, und eine Region, die die Gene für die spät synthetisierten Strukturproteine umfasst. Es sind bis jetzt über 70 Papillomavirus-Typen beschrieben, die alle entweder in ihrem natürlichen oder in einem experimentellen Wirt gut- oder bösartige Tumoren induzieren.

Pathogenese und Krankheitsbild. Die Papillomaviren infizieren Zellen der äußeren Haut- und Schleimhautschichten und rufen durch lokale Zellproliferation Warzen in ihren verschiedenen Erscheinungsformen hervor (Abb. 8.**1**). Bestimmte Viren-Typen können dabei mit spezifischen pathohistologischen Warzenbildern in Verbindung gebracht werden. Die Plantar- und vulgären Warzen, die planen, juvenilen Warzen sowie die juvenilen Larynxpapillome scheinen immer gutartig zu bleiben. Karzinomatös entarten können hingegen die durch Typ 6 und 11 hervorgerufenen genitalen Warzen (Condylomata acuminata). Unter den papillomavirusbedingten Zervixdysplasien enthalten 50 % das Human Papillom-Virus (HPV) 16 und 20 % HPV 18.

Alle Warzenviren induzieren primär eine Proliferation der befallenen Zellen, wobei große Virusmengen in den Zellkernen nachgewiesen werden können. Ob es zu einer malignen Entartung kommt, ist offenbar, neben Zell- und Virustyp, abhängig vom Vorhandensein von Co-Karzinogenen. Bei Karzinomen liegt die DNA des Virus in integrierter Form im Wirtszellengenom eingebaut vor, während in prämalignen Veränderungen die Virusgenome episomal vorliegen. Die Papillomaviren besitzen Onkogene (E5-, E6- und

8

Durch Papillomaviren verursachte Warzen

Abb. 8.**1**

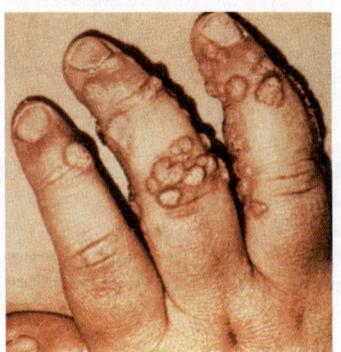

E7-Gene), die die Produkte zellulärer Tumorsuppressorgene binden: E6 bindet das p53-Genprodukt, E7 das Rb-Genprodukt (s. S. 412f).

Diagnose. Die menschlichen Papillomaviren sind nicht in vitro züchtbar. Ihr Nachweis erfolgt histologisch und, v. a. bei Malignomen, durch In-situ-Hybridisierung. Antikörperbestimmungen werden nicht routinemäßig durchgeführt und haben sehr wenig Aussagekraft.

Epidemiologie und Prophylaxe. Da im Warzengewebe Viren produziert und angesammelt werden, sind die Papillomaviren durch direkten Kontakt übertragbar. Auch eine Verschleppung von einer Körperstelle auf eine andere (Autoinokulation) ist möglich. Eine gewisse Prophylaxe kann durch hygienische Maßnahmen erreicht werden.

Polyomaviren

Bei den **Polyomaviren** ist das JC-Virus als Erreger der progressiven multifokalen Leukoenzephalopathie (PML) wichtig. Diese an sich seltene Entmarkungskrankheit hat als Folge von HIV-Infektionen eine starke Zunahme erfahren. Das Gleiche gilt für das BK-Virus, das bei Knochenmarkstransplantierten eine Rolle spielt. Die Diagnose wird durch Elektronenmikroskopie oder PCR gestellt.

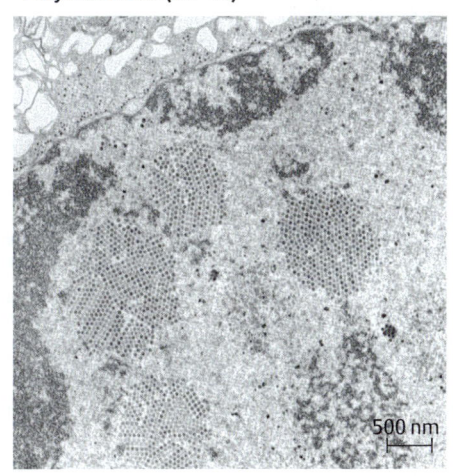

Polyomaviren (SV 40)

Abb. 8.**2** Schnitt durch Virusanhäufungen im Kern der Wirtszelle (TEM).

8

500 nm

Erreger. Die Polyomaviren lassen sich in zwei Gruppen einteilen: zum einen SV40 und SV40-ähnliche Viren (Abb. 8.**2**), wie die humanpathogenen JC- und BK-Viren, zum anderen die eigentlichen Polyomaviren, wie das Tumor erzeugende Mauspolyoma-Virus. Die Bezeichnungen JC- und BK-Virus leiten sich von den Initialen der Patienten ab, bei denen diese erstmals identifiziert wurden. Bei Tieren kommen außerdem noch eine Reihe anderer onkogener Polyomaviren vor. Der Name *Polyoma* leitet sich von der Eigenschaft ab, in vielen verschiedenen Organen Tumore erzeugen zu können.

Pathogenese und Krankheitsbild. Das JC- und das BK-Virus sind sehr weit verbreitet: Über 80 % der erwachsenen Bevölkerung besitzen Antikörper dagegen. Trotzdem sind klinische Manifestationen, wie z. B. PML, sehr selten. Bei einer Schwächung des Immunsystems können die Viren reaktiviert werden. Das JC-Virus verursacht, vor allem bei AIDS, durch Befall der Makroglia die progressive, multifokale Leukoenzephalopathie (PML), eine innerhalb eines Jahres zum Tode führende, zerstreut-herdförmige Demyelinisierung im Gehirn. Das BK-Virus kann bei Knochenmarktransplantierten eine hämorrhagische Zystitis auslösen.

Diagnose. Die JC und BK sind zwar – wenn auch unter erheblichen Schwierigkeiten – züchtbar, aber nicht für diagnostische Zwecke. Beide können durch PCR, das BK-Virus auch durch Elektronenmikroskopie aus dem Urin nachgewiesen werden. Antikörperbestimmungen sind wegen der hohen Durchseuchung praktisch bedeutungslos.

Epidemiologie. Der Übertragungsweg der menschlichen Polyomaviren ist, trotz des hohen Durchseuchungsgrads, unklar.

8

Adenoviren

■ Die insgesamt 41 Typen der **Adenoviren** können sehr verschiedene Krankheitsbilder verursachen. Wichtig sind die „grippalen Infekte" des oberen, seltener des unteren Respirationstrakts und die Augeninfektionen (follikuläre Konjunktivitis, Keratokonjunktivitis). Intestinale Infektionen werden vorwiegend durch die schwer zu züchtenden Virustypen 40 und 41 verursacht. Diagnose: Antikörpernachweis bei den respiratorischen Adenovirusinfektionen. Bei Augen- und intestinalen Infektionen ist die Serologie unzuverlässig. Bei den Augeninfektionen ist die Isolierung in Zellkulturen möglich, und die enteralen Adenoviren werden elektronenoptisch, mittels Enzym-Immunassay oder passiver Agglutination aus dem Stuhl erfasst. ■

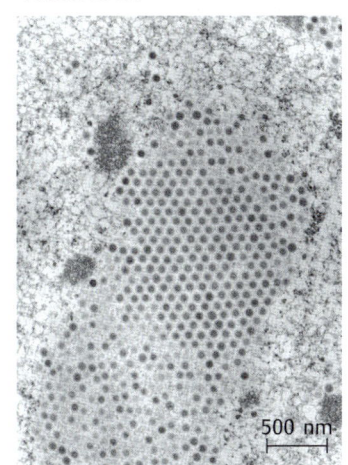

Abb. 8.**3** Viruskristalle im Kern der Wirtszelle (TEM).

500 nm

Erreger. Die Adenoviren sind unbehüllte, 70–90 nm große, ikosaedrische Viren, deren Morphogenese im Kern abläuft, wo sie auch zu großen Kristallen aggregieren (Abb. 8.**3**). Ihr Genom ist eine lineare, 36-38 kbp große Doppelstrang-DNA. Die ersten Adenoviren wurden ursprünglich in adenoidem Gewebe (Tonsillen) nachgewiesen, daher ihr Name.

Pathogenese und Krankheitsbild. Adenoviren verursachen verschiedene Krankheitsbilder, die einzeln, aber auch in Kombination auftreten können. Die wichtigsten sind Infektionen der oberen (evtl. unteren) Luftwege, des Auges und des Intestinaltraktes.

▮ Infektionen des **Respirationstraktes** äußern sich je nach infizierendem Virustyp, aber vermutlich auch entsprechend der Disposition des Infizierten, in einer Rhinitis oder abakteriellen Pharyngitis, aber auch als akute, Influenza-ähnliche Infektion oder sogar, besonders bei Kleinkindern, als u. U. tödlich verlaufende Pneumonie.

▮ Die **Augeninfektionen**, die allein, aber häufig auch kombiniert mit Pharyngitis auftreten, reichen von einer follikulären Konjunktivitis bis zu einer manchmal mit bleibender Verminderung der Sehkraft verlaufenden Keratokonjunktivitis.

▮ Bei den **intestinalen Infektionen** ist zu beachten, dass die primären Gastroenteritiden durch die Virusstämme 40 und 41 verursacht werden, die sich schwierig züchten lassen.

8

Allgemein können die Viren über Monate in den regionären Lymphknoten oder den Tonsillen persistieren und nach Reaktivierung wieder in Erscheinung treten.

Diagnose. Der Antikörpernachweis im Patientenserum steht bei den respiratorischen Adenovirusinfektionen im Vordergrund. Bei Augen- und intestinalen Infektionen ist die Serologie unzuverlässig, weil bei diesen Lokalisationen der Infektion schlecht Antikörper gebildet werden. Die Isolierung der Viren durch Anzüchten in Zellkulturen ist bei den respiratorischen Erkrankungen aus Rachenmaterial oder allenfalls Bronchialsekret und bei den Augenaffektionen aus Konjunktivalabstrichen möglich. Die enteralen Adenoviren sind nur schwierig züchtbar. Sie werden deshalb elektronenoptisch, mittels Enzym-Immunassay oder durch passive Agglutination aus dem Stuhl nachgewiesen.

Epidemiologie und Prophylaxe. Infektionsquelle ist der Mensch. Die Empfänglichkeit ist allgemein, aber die Durchseuchung setzt schon so früh im Kindesalter ein, dass Adenovirusinfektionen beim Kleinkind eine wichtigere Rolle spielen als beim Erwachsenen. Die Übertragung der respiratorischen Adenoviren erfolgt primär durch Tröpfcheninfektion, aber auch als Schmutz- oder Schmierinfektion, da das Virus auch im Stuhl ausgeschieden wird. Augeninfekte können daneben auch durch Badewasser oder, besonders die durch Adenovirus Typ 8 erregte Keratokonjunktivitis, iatrogen durch ungenügend sterilisierte augenärztliche Instrumente übertragen werden. Die enteralen Infektionen werden ebenfalls auf der fäkal-oralen Route übertragen, und zwar durch Kontakt und kaum durch Wasser oder Lebensmittel. Adenoviren sind bei Kleinkindern nach den Rotaviren (S. 476f) als zweithäufigste Erreger von Diarrhöen zu betrachten.

Herpesviren

■ Die Mitglieder dieser Virusfamilie sind morphologisch praktisch identisch, biologisch wie auch in Bezug auf die verursachten Krankheitsbilder aber recht uneinheitlich. Bezüglich des Krankheitsverlaufs ist ihnen die Eigenschaft der Reaktivierbarkeit aus der Latenz gemeinsam.

■ Das **Herpes-simplex-Virus** (HSV, zwei Serotypen) ist Erreger von bläschenförmigem Exanthem (Fieberbläschen, Herpes labialis oder genitalis), von Enzephalitiden und einer generalisierten Neugeboreneninfektion (Herpes neonatorum).

■ Das **Varizellen-/Zoster-Virus** (VZV) verursacht als Primärinfektion die Windpocken und als Rezidiv den Zoster (Gürtelrose).

■ Das **Zytomegalievirus** (CMV) ist beim immunologisch Gesunden inapparent oder harmlos, beim Immunkompromittierten hingegen können generalisierte, tödlich verlaufende Infektionen auftreten.

■ Das **Epstein-Barr-Virus** (EBV) ist der Erreger der Mononucleosis infectiosa und wird mit Lymphomen, auch dem Burkitt-Lymphom, und dem nasopharyngealen Karzinom in Zusammenhang gebracht.

■ Das **humane Herpesvirus 6** (HHV 6) ist der Erreger des Dreitagefiebers (Exanthema subitum, Roseola infantum).

Das **humane Herpesvirus 8** (HHV 8) ist der Auslöser des AIDS-assoziierten Kaposi-Sarkoms.

Diagnose: bei Herpes-simplex-, Varizellen-/Zoster- und Zytomegalievirus erfolgt der Virusnachweis durch Isolierung, Amplifikationskultur oder Direktnachweis; bei Epstein-Barr-, den humanen Herpesviren 6 und 8 sowie beim Varizellen/Zoster-Virus durch Antikörpernachweis; darüber hinaus können Herpes-simplex-, Varizellen/Zoster-, Zytomegalie- und das humane Herpesvirus 6 auch durch PCR nachgewiesen werden.

Therapie: bei Herpes-simplex-, Varizellen/Zoster- und Zytomegalie-Viren stehen wirksame und gut verträgliche Chemotherapeutika (Acyclovir, Ganciclovir) zur Verfügung. ■

8

■ **Biologie der Herpesviren**

Bei Mensch und Tier sind mehrere hundert Herpesvirusarten beschrieben, die morphologisch nicht unterscheidbar sind (Abb. 8.**4a**). Ihr Genom besteht aus dsDNA. Die Replikation der DNA sowie die Morphogenese des Viruspartikels läuft im Kern der Wirtszelle ab. Anschließend wird bei Durchtritt durch die Kernmembran die Hülle (= innere Kernmembran) geformt (Abb. 8.**4b**), wobei aber je nach Zell- und Virusart eine größere oder kleinere Anzahl Viren die Hülle erst im Zytoplasma, an der Zellmembran oder gar nicht erhält. Die Hülle ist wesentlich für die Infektiosität des Virus (s. Kap. 7, S. 394f). Es ist aber auch anzunehmen, dass sie einen gewissen Schutz vor der Immunabwehr bedeutet, da sie ja vor allem Wirtszelldeterminanten enthält.

Allen Herpesviren ist sowohl eine hohe Durchseuchungsrate (60–90 %) gemeinsam, wie auch die Fähigkeit, über lange Zeit latent im Körper bleiben zu können. Je nach Virusart persistieren sie in verschiedenen Zellen, wobei der Zelltyp ent- ▶

Fortsetzung: **Biologie der Herpesviren**

scheidend ist, ob das Virus latent bleibt oder sich repliziert. Beim Herpes-simplex-
und beim Varizellen-/Zoster-Virus werden in der Latenz keine Viruspartikel gebildet,
wohl aber eine oder wenige mRNAs und die entsprechenden Proteine. Beim Zyto-
megalie- und beim Epstein-Barr-Virus scheinen daneben auch ständig kleine Virusmengen produziert und damit dauernd eine kleine Anzahl Zellen frisch infiziert zu
werden. Es handelt sich also hier offenbar zusätzlich um eine persistierende, subklinische Infektion (S. 415). Die Reaktivierung des Virus kann durch verschiedene
Faktoren ausgelöst werden (psychischer Stress, Reize wie Sonnenbestrahlung, Fieber oder Traumen, andere Infektionen, immunsuppressive Behandlung), aber die
eigentlichen Mechanismen, die den lytischen Viruszyklus induzieren, sind unbekannt.

Die menschlichen Herpesviren, mit Ausnahme des Varizellen-/Zoster-Virus, und
viele tierische Herpesarten werden auch mit der Auslösung von Malignomen in Zusammenhang gebracht.

Bisher kennt man acht humane Herpesviren, die unterschiedliche Organe infizieren, so z. B. die Haut (Herpes-simplex-Virus Typ 1 und 2, Varizellen-
Zoster-Virus), das lymphatische System (Epstein-Barr-Virus, humane Herpesviren Typ 6, Zytomegalieviren) oder das ZNS (Herpes-simplex-Virus, Zytomegalievirus).

Herpesviren

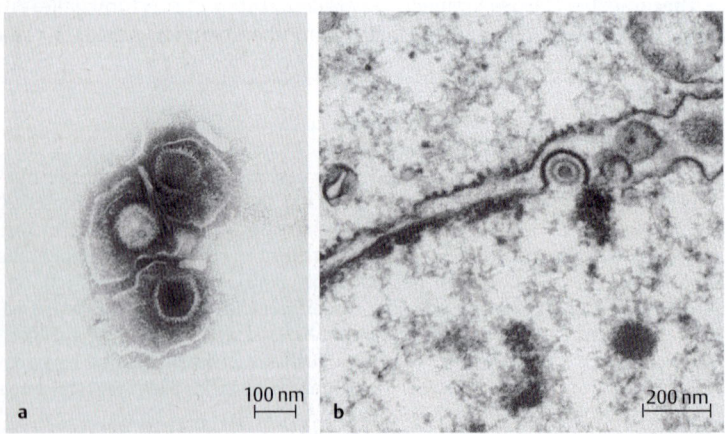

Abb. 8.4 **a** Mit Hülle, **b** im Kern der Wirtszelle; Hüllenbildung an der Kernmembran. Das nackte Virion ist 100 nm groß, mit Hülle misst das Virus bis 200 nm.

Herpes-simplex-Virus (HSV)

Erreger, Pathogenese und Krankheitsbild. Das Virusgenom codiert für etwa 90 Proteine, die man in „Sofort"- (Regulationsfunktionen), „Früh"- (DNA-Synthese) und „Spät"-Proteine (Strukturproteine) einteilt. Die Herpes-simplex-Viren werden in die beiden serologisch und biologisch (Wirtszellspektrum, Vermehrungstemperatur) unterscheidbaren Typen 1 und 2 unterteilt. Die Erstinfektion durch **Herpes simplex Typ 1** findet meist schon früh im Kindesalter statt. Die Eintrittspforte ist normalerweise die Mundschleimhaut („Oraltyp"), wobei sie sich meist als Gingivostomatitis äußert. Die Viren wandern anschließend via Axone ins ZNS, wo sie im Ganglion trigeminale (Gasseri) latent bleiben. Es sei noch einmal darauf hingewiesen, dass das Virus, wie alle Herpesviren, nach der Primärinfektion *dauernd* im Organismus bleibt. Nach Reaktivierung (endogenes Rezidiv) gelangen die Viren auf dem gleichen Weg wieder in die Peripherie, wo sie das bekannte bläschenförmige Exanthem („Fieberbläschen", Herpes labialis, Abb. 8.5) verursachen. Solche Rezidive sind trotz bestehender Immunität deshalb immer wieder möglich, weil das Virus innerhalb der Nervenzellen wandert, nicht in den interzellulären Raum gelangt und damit dem Zugriff des Immunsystems entzogen bleibt. Komplikationen sind Keratokonjunktivitis oder die mit hoher Letalität verlaufende Enzephalitis.

Die Erstinfektion mit **HSV Typ 2** findet üblicherweise im Urogenitalbereich statt („Genitaltyp") und kann trotz einer bestehenden HSV-Typ-1-Infektion erfolgen. HSV Typ 2 bleibt in den Lumbosakralganglien oder im peripheren Gewebe latent und löst von dort die Episoden manifesten Herpes genitalis aus. Neurologische Komplikationen sind sehr selten und gutartiger als bei HSV Typ 1. Hingegen ist die Infektion des Neugeborenen (Herpes neonatorum), z. B. bei Herpes genitalis der Mutter, wegen der hohen Letalität gefürchtet.

8

Herpes labialis

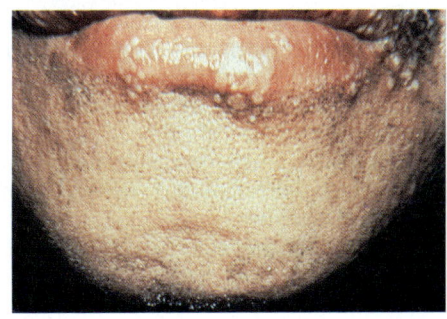

Abb. 8.5 Die Herpes-simplex-Viren (HSV) persistieren nach der Infektion latent in Nervenzellen des ZNS. Nach der Reaktivierung gelangen sie durch die Axone dieser Zellen wieder in die Peripherie und verursachen das bläschenförmige Exanthem.

Diagnose. Bei Herpes labialis oder genitalis ist der Virusnachweis durch Anzüchten aus Bläscheninhalt die Methode der Wahl. Bei einer HSV-Enzephalitis ist zu beachten, dass normalerweise der Liquor keine oder wenig Viren enthält. Die Züchtung der Viren kann in diesem Fall nur aus Gewebe (Biopsie- oder Autopsiematerial) erfolgen. Ein Virusnachweis mittels PCR aus Liquor kann versucht werden.

Der direkte Virusnachweis mittels Elektronenmikroskopie ist nur bei einem Untersuchungsmaterial mit hohem Virusgehalt anzuwenden, also in praxi bei der Untersuchung von Bläscheninhalt. Das Virus kann aber auch mit Immunfluoreszenz oder In-situ-Hybridisierung (S. 426) direkt im Patientenmaterial nachgewiesen werden, wobei allerdings das Material virusinfizierte Zellen enthalten muss und nicht einfach nur, wie bei der Isolierung oder Elektronenmikroskopie, Bläschenflüssigkeit sein darf.

Die serologische Abklärung ist bei HSV wegen der hohen Durchseuchungsrate nicht aussagekräftig.

Epidemiologie, Prophylaxe und Therapie. HSV Typ 1 wird durch Kontakt oder allenfalls als Schmierinfektion übertragen. Die Durchseuchung mit HSV beginnt deshalb schon früh im Kindesalter. Die Übertragung von HSV Typ 2 geschieht üblicherweise durch Geschlechtsverkehr, entsprechend setzt die Durchseuchung erst nach der Pubertät ein. Bei HSV ist zur Zeit keine Immunprophylaxe (Impfung) möglich, hingegen wird bei immunsupprimierten Patienten prophylaktisch Acycloguanosin eingesetzt (s. Kap. 7, S. 422).

Eine spezifische Therapie ist mit Acycloguanosin möglich. Bei der HSV-Enzephalitis ist diese Chemotherapie, rechtzeitig eingesetzt, lebensrettend.

Varizellen-/Zoster-Virus (VZV)

Erreger, Pathogenese und Krankheitsbild. Das VZ-Virus unterscheidet sich serologisch und in vielen biologischen Eigenschaften deutlich vom HSV. So ist es nur in Primatenzellen züchtbar, wo es viel langsamer wächst und stärker zellassoziiert bleibt als das HSV. Es sind keine Subtypen beschrieben.

Die Erstinfektion bei VZV läuft in der überwiegenden Mehrzahl der Fälle apparent unter dem Bild der Windpocken ab, einem schubweise auftretenden papulösen Exanthem. Eintrittspforten sind der Nasenrachenraum und die Konjunktiven. Von dort aus gelangt das Virus in einer virämischen Phase mit dem Blut in die Haut, wo das typische Exanthem entsteht. Die Krankheit hinterlässt eine gute Immunität. Bei Patienten mit Immundefekten kann eine VZV-Infektion (oder Reaktivierung, s. unten) unter Einbezug weiterer Organe (Lunge, Gehirn) sehr schwer, oft tödlich, verlaufen.

Nach dem Abklingen der Symptome der Erstinfektion persistiert das VZV latent in Spinalganglien, evtl. aber auch in anderem Gewebe. Nach Reaktivierung entsteht der Zoster (Gürtelrose) (Abb. 8.**6**). Dabei verbreitet sich das Virus wieder neurogen und bewirkt eine Neuralgie sowie die typischen Zoster-

Herpes zoster

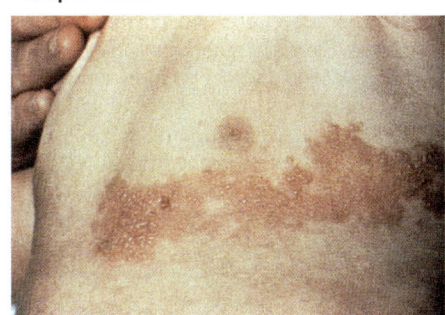

Abb. 8.**6** Die Varizellen-/ Zoster-Viren (VZV) persistieren latent in Spinalganglienzellen. Nach der Reaktivierung verursachen sie Hautefloreszenzen im dazugehörigen Dermatom.

Effloreszenzen in dem Hautsegment, das den entsprechenden sensiblen Nerven zugeordnet ist. Die Reaktivierung, durch äußere oder innere Einflüsse ausgelöst, wird durch abnehmende zelluläre Immunität gegen das VZV möglich, also bei normaler Immunitätslage typischerweise oberhalb des 45. Lebensjahres.

Diagnose. VZV kann mit einem breiten Spektrum an Methoden nachgewiesen werden, nämlich PCR, der Isolierung, dem direkten Virusnachweis mittels Elektronenmikroskopie, dem Nachweis von Virusantigen mittels Immunfluoreszenz in Gewebeproben oder Zellausstrichen und serologisch mittels Titeranstieg oder IgM-Nachweis.

Epidemiologie, Prophylaxe und Therapie. VZV, das hochkontagiös ist, wird aerogen übertragen. Die Erstinfektion, die als Varizellen verläuft, ist auch heute noch fast ausschließlich eine Kinderkrankheit. Zur Prophylaxe der Windpocken und evtl. des Zosters steht eine Impfung aus attenuierten Viren zur Verfügung. Ihre Anwendung ist zur Zeit aber umstritten. Bei immunsupprimierten Patienten kann gegen VZV auch mit Hyperimmunglobulin passiv prophylaktisch oder postexpositionell immunisiert werden. Zur Prophylaxe wie auch zur Therapie von VZV-Infektionen wird Acycloguanosin eingesetzt.

Zytomegalievirus (CMV)

Erreger, Pathogenese und Krankheitsbilder. Das CMV ist durch ein enges Wirtsspektrum und eine langsame Vermehrung – häufig unter Riesenzellbildung und langsam einsetzender, später Zytopathologie – charakterisiert.

Bei der Zytomegalie verläuft die Erstinfektion in den allermeisten Fällen inapparent, sogar wenn die Infektion früh, peri- oder postnatal erfolgt. Das Virus bleibt anschließend in mononukleären Zellen latent. Eine Reaktivierung kann asymptomatisch verlaufen, es können sich aber auch Symptome

8

zeigen, die in der Regel relativ harmlos sind, wie mononukleoseartige Krankheitsbilder oder leichtere Hepatitiden sowie weitere, fieberhafte Erkrankungen. Die Übertragung erfolgt meist als Tröpfcheninfektion, aber auch als Schmierinfektion oder beim Stillen. Wegen seiner weiten Verbreitung (über 90 % der erwachsenen Bevölkerung ist infiziert), der häufigen Reaktivierung mit zum Teil monatelanger Virusausscheidung im Speichel und im Urin sowie dem vielfältigen Krankheitsbild ist es nicht immer leicht, das CMV als ätiologische Ursache einer beobachteten Krankheit verantwortlich zu machen. Das Virus kann auch als Folge, nicht als Ursache, z. B. einer grippalen Erkrankung in Erscheinung treten, oder, pointiert ausgedrückt, der Patient ist nicht primär erkrankt, weil er eine CMV-Infektion durchmacht, sondern er hat eine floride CMV-Infektion, weil er krank ist.

Anders sind die Verhältnisse bei AIDS-, Transplantations- oder Malignompatienten, wo eine CMV-Neuinfektion oder eine Reaktivierung, ähnlich wie bei HSV und VZV, zu schwersten, generalisierten Infektionen mit letalem Ausgang führen kann; dabei sind vor allem Leber und Lunge befallen. Bei AIDS ist zusätzlich die Retinitis zu erwähnen, und im Falle Nierentransplantierter die CMV-Infektion der Mesangialzellen, die zu einer Abstoßung des Transplantats führen kann. Ebenfalls gefürchtet ist die intrauterine Infektion des Fetus, die fast ausschließlich bei einer Primärinfektion der Mutter erfolgt und in 10 % der Fälle zu z. T. schweren Missbildungen führt.

Diagnose. Zum Nachweis einer floriden CMV-Infektion ist die Amplifikationskultur (S. 425f) aus Speichel, Urin, Buffy coat oder Gewebe bzw. BAL (broncho-alveoläre lavage) geeignet. Bei Transplantationspatienten kann das Risiko einer CMV-Erkrankung durch eine immunzytochemische Überwachung der Anzahl CMV-positiver Zellen im peripheren Blut („Antigenämie-Test") abgeschätzt werden, weil die Anzahl dieser Zellen regelmäßig einige Tage vor der klinischen Manifestation ansteigt. Dies erlaubt eine fristgerechte Einleitung einer antiviralen Therapie (Ganciclovir, Foscarnet). Der Virusnachweis mit PCR muss unter Kenntnis der Empfindlichkeit der verwendeten Methodik interpretiert werden, weil u. U. auch klinisch insignifikante Virusmengen erfasst werden. Dies kann zu einer „Überdiagnose" führen, v. a. bei CMV-positiven Transplantatempfängern.

Die Serologie ist zur Abklärung einer floriden Infektion wegen der hohen Durchseuchung nicht aussagekräftig. Dazu kommt, dass bei Immuninkompetenten, bei denen diese Infektion speziell wichtig ist, die Serologie an sich problematisch sein kann. Sie hat aber ihren Stellenwert bei der Abklärung des CMV-Status bei Transplantatempfänger und -spender.

Epidemiologie, Prophylaxe und Therapie. CMV wird durch Kontakt oder allenfalls als Schmierinfektion meist schon in der Kindheit oder der Adoleszenz übertragen. Zur Prophylaxe, auch von Rezidiven, kann bei immunsupprimierten Patienten mit Hyperimmunglobulin passiv immunisiert werden. Als Therapie bei Transplantations- und vor allem bei AIDS-Patienten bewährt sich Ganciclovir und Foscarnet zur Bekämpfung der CMV-induzierten Pneumonie, Enzephalitis und Retinitis.

Epstein-Barr-Virus (EBV)

Erreger, Pathogenese und Krankheitsbilder. Das EBV hat ein enges Wirtsspektrum und zeigt eine sehr langsame Vermehrung. Es bleibt in B-Lymphozyten latent und kann zu einer Immortalisation und Tumortransformation der Zellen führen.

Das EBV wird über Schleimhäute aufgenommen. Es vermehrt sich in epithelialen Zellen des Oropharynx oder der Zervix und gelangt dann in B-Lymphozyten, wo es sich weiter vermehrt. Dies führt zum klinischen Bild der Mononucleosis infectiosa (Pfeiffer-Drüsenfieber), eine von Fieber und einer generalisierten, aber vorwiegend zervikalen Lymphknotenschwellung charakterisierten Krankheit. Daneben treten Tonsillitis, Pharyngitis und zuweilen eine leichte Leberbeteiligung auf. Auch dieses Virus bleibt, wahrscheinlich lebenslang, in (immortalisierten) B-Zellen latent.

EBV bzw. EBV-spezifische Sequenzen und Antigene werden im Burkitt-Lymphom und dem nasopharyngealen Karzinom gefunden. Das gehäufte Auftreten des Burkitt-Lymphoms in gewissen Teilen Afrikas wird auf einen Cofaktor zurückgeführt, der mit dem hyperendemischen Vorkommen von Malaria verbunden ist. Dabei verstärkt EBV die infolge der Malaria-Infektion auftretende B-Zellen-Proliferation. EBV ist auch in Zusammenhang mit Hodgkin- und T-Zell-Lymphomen gebracht worden. Auch diese Tumorformen entstehen durch das Zusammenwirken von EBV mit anderen Zellschädigungen. Die folgenden lymphoproliferativen Erkrankungen sind bei Immuninkompetenten eine Folge einer EBV-Infektion:
— eine benigne polyklonale B-Zell-Hyperplasie;
— deren maligne Transformation in ein polyklonales B-Zell-Lymphom und
— ein malignes, oligo- oder monoklonales B-Zell-Lymphom.

Diagnose. Bei einer **akuten** Mononucleosis infectiosa können neben heterogenetischen Antikörpern, die Erythrozyten von verschiedenen Tieren agglutinieren, auch Antikörper gegen verschiedene virale Antigene nachgewiesen werden:
— **VCA** (= „virales Capsidantigen"). Die Antikörper gegen VCA erscheinen früh und persistieren lebenslang;
— **EA** (= „early antigen"). Antikörper gegen EA sind nur während der aktiven Krankheit nachweisbar;
— **EBNA** (= „Epstein-Barr nukleäres Antigen"). Antikörper gegen EBNA treten erst 2–4 Wochen nach Krankheitsausbruch auf und bleiben ebenfalls lebenslänglich erhalten.

8

Eine **chronische** Mononukleose ist charakterisiert durch Antikörper gegen VCA und EA.

Die Diagnostik der lymphoproliferativen Erkrankungen (s. oben) geschieht histologisch und durch Immuntypisierung der Zellen.

Epidemiologie und Prophylaxe. EBV wird mit Speichel und Rachensekreten ausgeschieden und durch engen Kontakt („kissing disease") übertragen. Die – wie bei allen Herpesviren – hohe Durchseuchung beginnt in der Kindheit und setzt sich in der Adoleszenz fort. Zur Zeit ist weder eine Immun- noch eine Chemoprophylaxe bekannt. Bei den unter Virusvermehrung verlaufenden, lymphoproliferativen Erkrankungen ist eine Therapie mit Aciclovir und Ganciclovir möglich.

Humanes Herpesvirus (HHV) 6

Erreger, Pathogenese und Krankheitsbild. Aus Patienten mit lymphoproliferativen Krankheiten und AIDS wurde 1986 das HHV 6 isoliert. Es zeigt T-Zell-Tropismus und ist biologisch mit dem Zytomegalievirus verwandt. HHV 6 existiert in 2 Varianten, HHV 6A und HHV 6B. Die pathogenetischen Folgen einer Reaktivierung sind bei beiden Varianten bisher noch nicht beschrieben.

HHV 6B ist der Erreger des „Dreitagefiebers" (Exanthema subitum, Roseola infantum), einer fast immer harmlosen, plötzlich einsetzenden Krankheit mit hohem Fieber und typischem Exanthem bei Kleinkindern. Berichte über HHV 6-bedingte Krankheitsfälle beim Erwachsenen sind spärlich und betreffen mononukleoseähnliche Bilder („EBV-negative Mononukleose"). Daneben kann das Virus offenbar aber schwere Infektionen (Lunge, Enzephalitis) bei Knochenmarktransplantierten auslösen. HHV 6A konnte noch nicht schlüssig mit Krankheitsbildern in Zusammenhang gebracht werden.

Diagnostik und Epidemiologie. HHV 6 kann in stimulierten Nabelschnur-Lymphozyten kultiviert werden. Zur Diagnose ist der Antikörpernachweis und die PCR möglich.

Die Durchseuchung mit HHV 6 beginnt beim Kleinkind und erreicht Werte von über 90 % in der erwachsenen Bevölkerung. Das Virus bleibt in der Speicheldrüse latent, und entsprechend geschieht die Übertragung von der Mutter auf das Kind am ehesten mit Speichel.

Humanes Herpesvirus (HHV) 8

Erreger und Krankheitsbild. In jüngerer Zeit wurde HHV 8 als entscheidender Cofaktor bei Induktion des Kaposi-Sarkoms identifiziert. Dieses Malignom wurde in seiner klassischen, sporadischen Form 1872 im mediterranen Raum beschrieben. Es tritt auch nach Organtransplantation auf und stellt eine wesentliche (12 %) Todesursache bei AIDS dar.

Die Rolle von HHV 8 bei der Pathogenese des Kaposi-Sarkoms scheint in der Störung der Regulation der Zytokin- und Hormonproduktion zu bestehen. Beim Transplantations-assoziierten Kaposi-Sarkom kann die Übertragung des Virus auch durch das Transplantat erfolgen.

Diagnostik. Antikörper-Nachweis (EIA, IF, Western Blot).

Pockenviren

■ Das zur Gattung Orthopoxvirus gehörende Variolavirus, der Erreger der Pocken, kommt seit den späten 70er Jahren dank einer WHO-Impfkampagne nicht mehr natürlicherweise vor. Das **Vacciniavirus**, das Ende des 18. Jahrhunderts von E. Jenner in England als Impfvirus gegen Pocken verwendet wurde, wird heute als Vektor in der Molekularbiologie und als Hybridvirus mit Determinanten von anderen Viren in experimentellen Impfstoffen verwendet. Unter den übrigen tierpathogenen Orthopoxviren sind vor allem die Affenpoxviren für den Menschen pathogen. Die bei Tieren vorkommenden **Parapoxviren** (Melkerknoten-, Orf-Viren) werden gelegentlich auf den Menschen übertragen, wo sie harmlose Exantheme verursachen.

Das Molluscum-contagiosum-Virus kommt nur beim Menschen vor und verursacht gutartige Tumoren.

Diagnose: Ortho- und Parapoxviren: elektronenmikroskopisch, Molluscum contagiosum histologisch. ■

8

Backsteinförmiges Orthopoxvirus

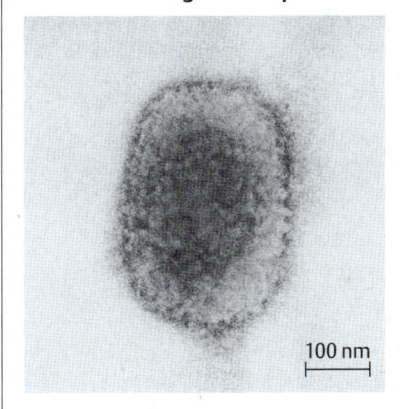

100 nm

Abb. 8.**7** Die Pockenviren sind mit einem Durchmesser von 200–350 nm gerade noch im Lichtmikroskop zu erkennen (TEM).

Erreger. Die Viren der Pockengruppe sind die größten Viren und mit 230 × 350 nm an der Grenze des Auflösungsvermögens gerade noch im Lichtmikroskop darstellbar. Sie sind komplex aufgebaut (Abb. 8.**7**) und vermehren sich als einzige DNA-Viren im Zytoplasma der Wirtszelle in einem abgegrenzten Bezirk, einer sog. „Virusfabrik" (Abb. 8.**8**).

Die Pocken (Variola) sowie die milde Verlaufsform Alastrim sind dank einer weltweiten Impfkampagne der Weltgesundheitsorganisation (WHO) im Laufe der 1970er Jahre aus der Bevölkerung verschwunden. Der letzte Pockenkranke wurde 1977 in Somalia registriert, und 1980 wurde feierlich die Ausrottung der Pocken proklamiert. Das Virus wird seither nur noch in zwei Labors aufbewahrt.

Familie der *Poxviridae*

Sie wird in mehrere Genera unterteilt:

■ die **Orthopox**-Viren mit den Variola- und Alastrimviren, dem zur Impfung gegen Pocken verwendeten Vacciniavirus, den nahe damit verwandten (aber nicht identischen) Kuhpockenviren und den Mäuse-, Kaninchen- und Affenpocken.

Weitere, ebenfalls menschenpathogene Stämme enthaltende Genera sind

■ die **Parapox**-Viren mit dem Orf- und dem Melkerknotenvirus, wobei ersteres von Schafen, letzteres von Kühen (nicht zu verwechseln mit dem Kuhpockenvirus) auf den Menschen übertragen wird:

■ die **Molluscipox**-Viren mit dem Molluscum contagiosum-Virus.

Vacciniaviren

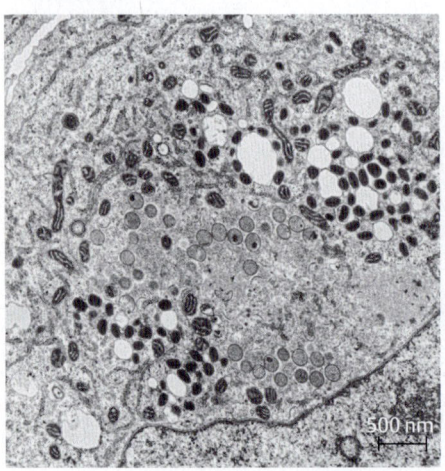

Abb. 8.**8** Die Viren, als dunkle, elektronendichte Einschlüsse zu erkennen, vermehren sich in einer abgegrenzten Region des Zytoplasmas (TEM).

500 nm

Pocken (Variola)

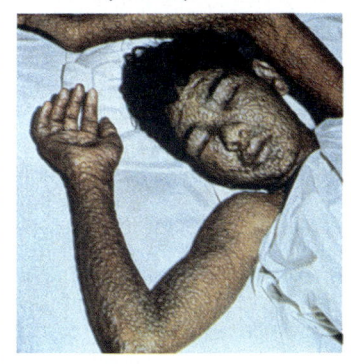

Abb. 8.**9** Im Gegensatz zu den Varizellenbläschen sind alle Pockenbläschen im gleichen Stadium.

Pathogenese und Krankheitsbild. *Variolaviren* werden aerogen übertragen. Ihre Eintrittspforte sind die Schleimhäute des oberen Respirationstrakts. Von dort gelangen sie in die lymphatischen Organe und schließlich in die Haut, wo sich die typischen Eruptionen bilden, die sich im Gegensatz zu den Varizellenbläschen alle im gleichen Stadium befinden (Abb. 8.**9**). Auch die Schleimhäute des Respirations- und Intestinaltrakts werden befallen. Die Letalität bei den Pocken (Variola major) betrug bis 40 %, bei Alastrim (Variola minor) 2 %, wobei bei den letal verlaufenden Fällen häufig eine Bronchopneumonie die Todesursache war.

Vacciniavirus ist ein eigenständiges Virus unbekannten Ursprungs und nicht etwa ein attenuiertes Variolavirus. Es wurde früher als Impfvirus gegen Pocken verwendet und führt zu pustelartigem Exanthem an der Impfstelle, meist begleitet von Fieber. Als Komplikation ist die Enzephalitis gefürchtet. Ihre Pathogenese ist nicht vollständig geklärt. Man vermutet eine Autoimmunreaktion als ausschlaggebenden Faktor. Weitere Komplikationen sind die generalisierte Vacciniainfektion und die Vacciniakeratitis. Mit der Ausrottung der Pocken durch die oben erwähnte WHO-Impfkampagne sind Vacciniainfektionen und ihre Komplikationen ebenfalls weitgehend verschwunden. In molekularbiologischen Labors allerdings werden Vacciniaviren häufig als Vektoren verwendet. Beim Umgang mit dem Virus sollte allerdings seiner inhärenten Pathogenität Beachtung geschenkt werden.

Infektionen mit *Kuhpocken-, Orf- und Melkerknotenviren* sind selten und verlaufen fast immer harmlos. Die Läsionen bleiben auf der Haut (Kontaktstelle) lokalisiert; zusätzlich beobachtet man eine lokale Lymphadenitis. Diese Infektionen sind typische Berufskrankheiten (Landwirte, Tierärzte). Das *Molluscum-contagiosum-Virus* nimmt eine Sonderstellung ein, indem

8

es bis heute nicht in vitro züchtbar ist. Eine Infektion mit diesem Virus hinterlässt auch keine Immunität. Es führt zu epidermalen, gutartigen Tumoren (Dellwarze).

Diagnose. Die Viren der Pockengruppe können relativ leicht elektronenmikroskopisch im Pustelinhalt nachgewiesen werden.

Voraussetzung ist allerdings, dass die Pusteln noch nicht eingetrocknet und nicht bakteriell superinfiziert sind. Eine morphologische Unterscheidung zwischen Ortho- und Parapoxviren ist möglich, nicht aber eine solche innerhalb der Genera. Molluscum contagiosum wird histologisch diagnostiziert.

Epidemiologie und Prophylaxe. Das Virusreservoir von Variola und Alastrim war ausschließlich der kranke Mensch. Die Übertragung erfolgte direkt aerogen und, obwohl das Virus auch in ausgetrocknetem Zustand sehr resistent ist, seltener über kontaminierte Gegenstände (Bettwäsche). Das Vacciniavirus kommt in der Natur nicht vor und wird heute allenfalls akzidentell (Laborinfektion) auf den Menschen übertragen.

Die tierischen Pockenviren werden ausschließlich durch Kontakt mit dem infizierten Tier und das Molluscum contagiosum durch Kontakt von Mensch zu Mensch übertragen.

Hepadnaviren: Hepatitis-B- und Hepatitis-D-Virus

■ Eine Hepatitis-B-Virus-(HBV)-Infektion (Vermehrungsweise s. S. 397ff.) von Leberzellen führt zur Expression von viralem Antigen auf der Zelloberfläche und als Folge davon zu immunologisch bedingter Zellschädigung mit akuter, evtl. fulminanter, chronisch-persistierender oder chronisch-aggressiver Hepatitis. Endstadien können Leberzirrhose oder hepatozelluläres Karzinom sein. Eine gleichzeitige oder spätere Superinfektion mit dem defektiven, RNA-haltigen und HBV-abhängigen Hepatitis-D-Virus (HDV, Deltaagens) verschlimmert üblicherweise den Krankheitsverlauf. Die Übertragung beider Viren geschieht durch Blut oder Körperflüssigkeiten, wobei kleinste Mengen Blut für eine Infektion genügen können.

Diagnose: immunologischer Antigen- oder Antikörpernachweis im Patientenserum. Das beobachtete Muster der Antigene oder Antikörper gibt Hinweise auf Stadium und Verlauf der Krankheit.

Prophylaxe: aktive Immunisierung mit HBV-Oberflächen-(HBs)-Antigen, postexpositionell simultan passive Immunisierung. ■

Erreger der Hepatitis B. Das *Hepatitis-B-Virus* (*HBV*) ist der Hauptvertreter der Familie der Hepadnaviren. Der Name der Familie setzt sich aus der von diesem Virus verursachten Krankheit sowie der Art seines Genoms zusammen: es verursacht die mitunter chronische Form der Leberentzündung (Hepatitis) und hat als Genom eine partiell doppelsträngige DNA (Hepadnaviren = Hepatitis-DNA-Viren). Im Vermehrungszyklus des HBV kommt eine RNA-Zwischenphase vor (Details s. Kap. 7, S. 401). Das HBV besitzt als Hülle eine zelluläre Lipiddoppelschicht, in die als Oberflächenantigen das Hepatitis-B-Surface (HBs-)Antigen, ein Polypeptid von 25 kDa und seine Vorstufen PreS1 (40 kDa) und PreS2 (33 kDa) eingebaut sind (Abb. 8.**10**). Diese Hülle umschließt das eigentliche Kapsid, bestehend aus dem Hepatitis-B-Core-(HBc-)Antigen von 21 kDa, das wiederum das Genom samt der DNA-Polymerase (eine reverse Transkriptase, S. 402) beherbergt. Das komplette, infektiöse Virion, nach seinem Entdecker auch Dane-Partikel genannt, hat einen Durchmesser von 42 nm, der Innenteil einen solchen von 27 nm. Die Vermehrung des Virus geschieht in Leberzellen. Die Dane-Partikel und das HBs-Antigen, nicht aber das HBc-Antigen, werden ins Blut abgegeben, wobei das HBs-Antigen in zwei Erscheinungsformen vorliegen kann, einem filamentösen Partikel von ca. 22 × 200 nm und sphärischen Formen von ebenfalls 22 nm Durchmesser. Ein weiteres virales Protein ist das HBe-Antigen, das eine posttranslationell verkürzte („truncated") Form des HBc-Antigens ist und nicht mehr die Fähigkeit hat, sich spontan zu Kapsiden zusammenzulagern. Es wird ebenfalls aus der Leberzelle ins Blut abgegeben.

Hepatitis-B-Virus

8

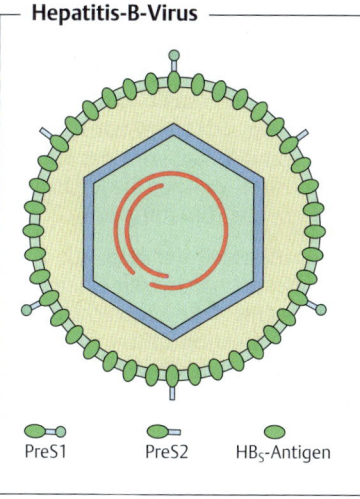

Abb. 8.**10** Das Kapsid, bestehend aus HB$_c$- und HB$_e$-Antigen, umschließt den kompletten DNA-Minus-Strang, den inkompletten Plus-Strang und die reverse Transkriptase (nicht gezeichnet). Die Hülle enthält die drei Formen des HB$_s$-Antigens: PreS1 = vollständiges Protein; PreS2 = verkürzte Form von PreS1; HB$_s$-Antigen = HB-Oberflächen-Antigen im engeren Sinne, verkürzte Form des PreS2.

PreS1   PreS2   HB$_s$-Antigen

Hepatitis-B-Virus-Mutanten

In den letzten Jahren wurden, dank verfeinerter molekularbiologischer Methoden, zunehmend HBV-Mutanten gefunden, die in bestimmten Proteinen eine oder wenige Aminosäuren ausgetauscht haben. Dabei sind HBs- oder PreS-Mutanten sog. Flucht-(„escape-")Mutanten, welche trotz bestehender Immunität durch anti-HBs-Antikörper zu einem Wiederaufflammen der Infektion oder einer Neu-infektion führen. Ähnlich können Pre-HBVc- oder HBVc-Mutanten zu einer Reakti-vierung der HBV-Replikation und damit zu einer chronischen Hepatitis B führen, da sie die Bildung des HBe-Antigens und damit den Angriffspunkt der zellulären Im-munabwehr blockieren. Diese HBc-Mutanten werden oft unter Interferon-Therapie beobachtet.

Erreger der Hepatitis D. Ein je nach geographischer Gegend sehr stark wechselnder Prozentsatz von mit HBV infizierten Personen ist auch von einem zweiten, Ende der 70er Jahre in Italien entdeckten Hepatitisvirus be-fallen, dem *Deltaagens* oder *Hepatitis-D-Virus* (*HDV*). Man hielt es ursprüng-lich für ein neues Antigen des HBV, es handelt sich aber um ein unklassifi-ziertes RNA-Virus, das für das Delta-Antigen kodiert. Sein Kapsid besteht aus HBs-Antigen, also HBV-codiertem Material; das Virus kann sich des-wegen nur in HBV-infizierten Menschen replizieren (HBV als Helfervirus).

Das Deltaagens ist 36 nm groß und enthält eine für Viren sehr kurze RNA von 1683 Nukleotiden. Diese RNA hat Minus-Polarität, ist zirkulär und erinnert in Größe und Struktur an RNA der Pflanzenviroide (S. 494f). Ihre Transkription und Replikation geschieht im Zellkern durch eine zelluläre Polymerase. Der dabei entstehende RNA-Plus-Strang enthält im Gegensatz zu Viroiden einen proteincodierenden Teil von ca. 800 Nukleotiden, der durch die Zelle zu einer mRNA aufgearbeitet wird. Das HBV codiert für zwei Proteine von 27 und 29 kDa (Deltaantigen), wobei früh im Replikationszyklus das kürzere, 195 Aminosäuren umfassende Protein hergestellt wird, welches die RNA-Replikation begünstigt. Später, nachdem sich (enzymatisch?) das Stopp-Codon der mRNA von UAG zu UGG gewandelt hat, wird das längere, 214 Aminosäuren umfassende Protein synthetisiert, welches die Replikation hemmt und die Enkapsidation der HDV-RNA in das HBs-Antigen steuert.

Pathogenese und Krankheitsbild. Die Inkubationszeit der Hepatitis B be-trägt 4–12 Wochen. Darauf folgt die akute Infektionsphase mit einem ikte-rischen oder anikterischen Verlauf und ebenfalls sehr unterschiedlicher Dauer von 2–12 Wochen. Die als Folge der HBV-Infektion auftretende Leber-zellschädigung beruht nicht primär auf einer zytopathischen Wirkung des Virus, sondern auf einer humoralen und zellulären Immunreaktion, die sich gegen die virusinduzierten Membranantigene (HBs, HBc) auf der Ober-fläche der infizierten Hepatozyten richtet. Bei 0,5–1 % der Erkrankten kommt es zu einer fulminanten, oft tödlich verlaufenden Hepatitis, bei 80–90 % verläuft die Infektion gutartig mit vollständiger Heilung und Elimination des HBV aus dem Körper, und bei 5–10 % entwickelt sich eine chronische Infektion (persistierende Virusinfektion, s. S. 410). Dabei werden schematisch 3 Formen unterschieden, die auch ineinander übergehen können:

— der gesunde HBV-Träger,
— die chronisch-persistierende Hepatitis (CPH) ohne Virusvermehrung, und schließlich
— die chronisch-aggressive Hepatitis (CAH) mit Virusvermehrung, die progredient verläuft.

Aus einer chronischen Infektion kann sich ein Karzinom (hepatozelluläres Karzinom, HCC) oder eine Leberzirrhose entwickeln, wobei die Inzidenz je nach geographischer Gegend sehr unterschiedlich ist. Das Deltaagens scheint auf den klinischen Verlauf einen ungünstigen Einfluss zu haben, indem im Allgemeinen die Krankheit aggressiver, mit schlechterer Prognose und mit mehr Komplikationen abläuft.

Diagnose. Die Hepatitis B wird durch den Nachweis der verschiedenen HBV-Antigene bzw. der gegen sie gerichteten Antikörper diagnostiziert. Beide, Antigene wie Antikörper, lassen sich im Blut des Patienten mittels eines Solidphasentests (Enzym-Immunassay) nachweisen. Die einzelnen Komponenten treten dabei nach gewissen Gesetzmäßigkeiten auf. Abb. 8.**11** zeigt die zeitliche Abfolge dieses Auftretens bei der unkomplizierten Hepatitis B. Daraus lassen sich Grundregeln der Labordiagnose bei HBV-Infektionen ableiten (Tab. 8.**1**).

Hepatitis-D-Virus wird durch den Nachweis von Deltaantigen oder evtl. anti-Delta-Antikörpern (IgM) im Blut bestimmt.

8

Tab. 8.**1** Labordiagnostik bei HBV-Infektion

Fragestellung	Nachweis
Akute Infektion	HBc-IgM, HBs-Ag
Impfimmunität	HBs-IgG
abgeheilt	HBs-IgG, HBc-IgG
chronisch, Patient infektiös	HBe- und HBs-Ag, PCR
Ausschluss von HBV	HBc-IgG negativ
unklare Serologie, Mutanten, Therapieüberwachung	quantitative PCR

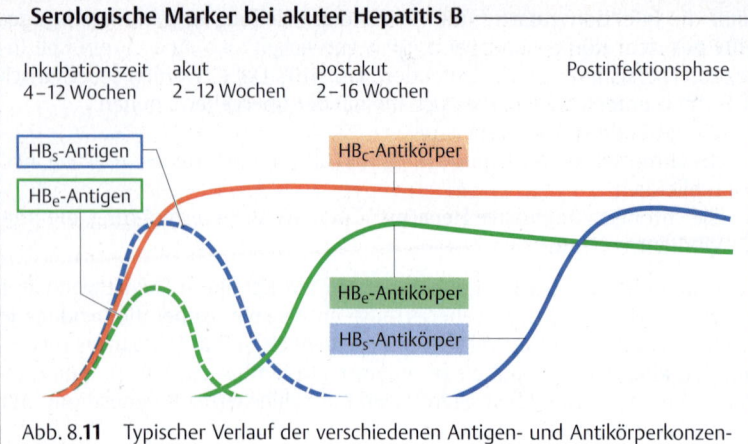

Serologische Marker bei akuter Hepatitis B

Abb. 8.**11**   Typischer Verlauf der verschiedenen Antigen- und Antikörperkonzentrationen nach der Infektion.

Chronische Hepatitis B

Die Entwicklung zu einer chronischen Hepatitis-B-Infektion kann an einem veränderten Antigen-Antikörper-Profil abgelesen werden: Die beiden Antigene HBs und HBc (auch erhöhte Transaminasen) persistieren über mehr als 6 Monate, und das Auftreten der Anti-HBe- und -HBs-Antikörper unterbleibt. Falls sich später doch noch eine Serokonversion von HBe-Antigen zu Anti-HBe-Antikörper einstellt (sog. späte Serokonversion), spricht dies für einen prognostisch günstigeren Verlauf. Zur genaueren Abklärung von chronischen Fällen muss der immunhistologische Nachweis der HBV-Antigene in Leberbiopsien herangezogen werden oder das Vorhandensein von Dane-Partikeln und damit viraler DNA mittels PCR im Serum des Patienten bestimmt werden.

Epidemiologie und Prophylaxe. Das Reservoir des HBV ist ausschließlich der Mensch. Die Übertragung geschieht parenteral, entweder durch Blut oder durch HBV-haltige Körperflüssigkeiten (Sexualverkehr), die in Kontakt mit Schleimhäuten oder (Mikro)läsionen der Haut kommen. Bei der Übertragung durch Blut genügen kleinste Mengen, wie sie an mit Blut kontaminierten Gegenständen wie Spritzennadeln, Ohrstechern, Tätowierinstrumenten usw. zu finden sind. Durch die konsequente Untersuchung der Blutspender auf HBs-Antigen ist die Hepatitis B als Folge von Bluttransfusionen stark zurückgegangen, aber trotzdem bilden Patienten, die zahlreiche Transfusionen erhalten haben oder auf Dialysen angewiesen sind, eine besondere Risikogruppe. Ebenso gelten Angehörige von Medizinalberufen, die mit Blut in Kontakt kommen, als Risikogruppe, und es soll in Erinnerung gerufen werden, dass alle Blutproben als potenziell infektiös zu gelten haben und nur mit Wegwerfhandschuhen verarbeitet werden dürfen. Speziell gefährdet sind bekanntlich auch Drogensüchtige, die sich Drogen einspritzen.

Da zur Zeit bei HBV noch keine wirklich erfolgreiche Chemotherapie existiert, empfiehlt die WHO eine generelle Hepatitis-B-Prophylaxe durch eine aktive Immunisierung mit HBs-Antigen. Bei plötzlichem, hohem Infektionsrisiko (akzidentelle Inokulation mit infektiösem Material) sollen nicht sicher immune Personen simultan auch passiv mit menschlichem Anti-HBs-Antiserum geimpft werden, und zwar möglichst innerhalb von Stunden nach dem Kontakt.

Das HBV lässt sich bis jetzt nicht in vitro züchten. Das zur Impfung verwendete Antigen kann aus menschlichem Blut isoliert werden. Das Auftreten von AIDS hat aber zu emotionellen, faktisch jedoch unbegründeten Widerständen gegen diesen Impfstoff geführt. Da es mit Hilfe der Gentechnik gelungen ist, das HBs-Antigen durch Hefepilze synthetisieren zu lassen, steht jetzt ein alternativer Impfstoff zur Verfügung.

Prophylaxe: Auffrischung gegen Hepatitis B. Um einen genügenden Impfschutz aufrechtzuerhalten, wurde während einiger Zeit eine periodische Wiederimpfung, speziell für Risikopersonen, empfohlen. Da bei allen einmal erfolgreich Geimpften nach erneutem Kontakt sehr rasch wieder eine Immunität aufgebaut wird („immunologisches Gedächtnis", s. S. 100), wurde diese Empfehlung aber heute in verschiedenen Ländern durch die folgende abgelöst:

Nach einer Immunisierung nach klassischem Schema (0, 1 und 6 Monate) soll innerhalb von 1 – 3 Monaten der anti-HBs-Antikörpertiter bestimmt werden. Für Responder (Titer 100 IE/l) ist keine Auffrischimpfung notwendig. Für Hypo- und Non-Responder (Titer > 100 IE/l) soll mit max. 3 weiteren Impfungen versucht werden einen Titer von 100 IE/l zu erreichen.

8

8.2   RNA-Viren

8.2.1   Viren mit einzelsträngigem RNA-Genom in Plusstrang-Orientierung

Es sind sechs Virusfamilien bekannt, die ein einzelsträngiges RNA-Genom in Plusstrang-Orientierung besitzen: die Picorna-, die Calici-, die Toga-, die Corona-, die Flavi- und die Retroviren.

Picornaviren

■ Die humanmedizinisch wichtigen Genera der Picornaviren sind die

— **Enteroviren** mit den Polioviren (Kinderlähmung) und den Coxsackie- und Echo-Viren,

— **Parechoviren** Typ 1 und 2

— **Hepatoviren** mit dem Hepatitis-A-Virus und

— **Rhinoviren** (Erreger des Schnupfens).

Die Übertragung der Entero-, Parecho- und Hepatoviren geschieht fäkal-oral. Die Viren vermehren sich zunächst im Darm, von wo sie via Blut ihr „Zielorgan" erreichen. Charakteristisch ist eine hohe Zahl inapparenter Infektionen.

Die Rhinoviren werden durch Tröpfcheninfektion übertragen und bleiben streng in der Mucosa der oberen Luftwege lokalisiert.

Diagnose: Entero- und Parechoviren durch Isolierung in Zellkulturen oder mittels PCR; Hepatitis A serologisch (IgM) und Rhinoviren, wenn überhaupt, durch Isolierung.

Prophylaxe: Poliogrundimmunisierung mit Tot-, gefolgt von Lebendimpfstoff; Hepatitis A mit Totimpfstoff; bei Rhinoviren Expositionsprophylaxe. ■

Die Picornaviren (Abb. 8.**12**: Polioviren) gehören zu den bestuntersuchten Viren. Der Name *Picorna* ist eine Abkürzung, die für zwei Eigenschaften der Virusfamilie steht: es sind kleine (*pico*) Viren mit RNA-Genom (-*rna*). Die RNA ist an ihrem 3′-Ende polyadenyliert und besitzt am 5′-Ende kein Cap, sondern ein viruscodiertes, ca. 2 kDa großes, basisches Protein, das VPg (**v**irus **p**rotein, **g**enome-linked). Sie besteht aus ca. 7500 Basen, die 2207 codierende Triplets bilden (Poliovirus). Die Kombination der Ribosomen mit der RNA geschieht nicht wie bei Zell-mRNA am Cap des 5′-Endes (Scanning-Modell), sondern intern in der ca. 750 Nukleotide langen nicht-translatierten Region (NTR), die vor dem kodierenden Teil liegt. Das Translationsprodukt dieser RNA ist ein Vorläufer-Polyprotein von ca. 250 kDa, das noch während oder sofort nach seiner Synthese proteolytisch in etwa 20 einzelne, funktionelle Proteine zerlegt wird. Am N-terminalen Ende des Polyproteins finden sich die Kapsidproteine, in der mittleren Region Proteine, die bei der Ausprägung der Strukturen für die RNA-Replikation und der Ausbildung des CPE eine Rolle spielen (S. 408f) und im C-terminalen Teil Proteine mit enzymatischem Charakter (Protease zur proteolytischen Zerlegung des

Polioviren

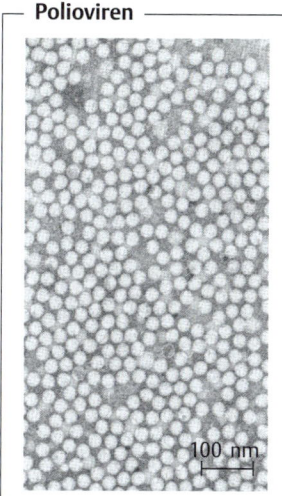

Abb. 8.**12**   Die 24–30 nm großen Polioviren sind die Erreger der Kinderlähmung.

100 nm

primären Translationsprodukts, s. oben, und die RNA-abhängige RNA-Polymerase, s. S. 401) sowie das VPg, das Primer-Funktion für die RNA-Synthese hat.

Bei den menschenpathogenen Picornaviren unterscheidet man verschiedene Genera: die Entero- und Parechoviren, die Hepatoviren und die Rhinoviren.

Enteroviren (Polio, Coxsackie, Echo) und Parechoviren

Erreger. Die Gattung der aus dem Verdauungstrakt isolierten Enteroviren umfasst die Arten
— Poliovirus (Erreger der Kinderlähmung) mit 3 Serotypen,
— Coxsackie-Virus der Gruppe A mit 22 Serotypen,
— Coxsackie-Virus der Gruppe B mit 6 Serotypen,
— Echo-Virus mit 34 Serotypen,
— die Enteroviren Nummer 68 bis 71.

Die Gattung *Parechovirus* umfasst die Arten Parechovirus Typ 1 und Typ 2.

Pathogenese und Krankheitsbilder. Die Entero- und Parechoviren werden per os aufgenommen und vermehren sich zunächst im lymphatischen Gewebe des Rachenraumes und später vor allem in der Darmwand. Anschließend erreichen sie auf dem Blutweg ihr „Zielorgan" (z. B. ZNS, Muskeln, Herz, Leber), und es kommt zur Organmanifestation. Letztere tritt allerdings nur in einem kleinen Prozentsatz der Fälle ein; die weitaus meisten Infektionen verlaufen asymptomatisch. Die immer auftretende Virämie ist aber der Grund, weshalb auch symptomlose Entero- und Parechovirusinfektionen eine gute Immunität hinterlassen. Die manifesten Infektionen verlaufen häufig uncharakteristisch und mit schwach ausgeprägten klinischen Symptomen. Ein und derselbe Virustyp kann dabei verschiedene Symptome verursachen, und umgekehrt kann ein klinisches Symptom von mehreren Virustypen ausgelöst werden. In neuerer Zeit sind auch schwere Komplikationen, v. a. nach hand-, foot- and mouth-disease (HFMD, Tab. 8.2) und vor allem in Südostasien beschrieben worden.

Die folgenden Krankheitsbilder sind bei Entero- und Parechoviren beschrieben (Tab. 8.2):

Tab. 8.2 Entero- und Parechoviren: klinische Syndrome

Virusarten	wichtigste Syndrome
Polioviren	Kinderlähmung, Paralyse, aseptische Meningitis, Enzephalitis
Coxsackie-Viren A & B, Echoviren, Enterovirus 68 – 70	Meningitis, Paralyse, Pharyngitis (Herpangina), Pneumonie, Hepatitis, makuläre und vesikuläre Exantheme, einschließlich „hand-, foot- and mouth-disease" (HFMD)
Coxsackie-Viren B	zusätzlich: Myalgie, Pleurodynie (Bornholm-Krankheit), Peri- und Myocarditis, Pankreatitis, Diabetes
Enterovirus 71	akute hämorrhagische Konjunktivitis, HFMD
Parechovirus 1 & 2	respiratorische und gastrointestinale („Sommerdiarrhö") Infektionen

Diagnose. Die Labordiagnose erfolgt durch PCR oder Anzüchten der Viren aus Liquor, Rachenabstrich oder -spülwasser, in jedem Fall aber auch mit bester Erfolgschance aus Stuhl. Die Serodiagnose spielt eine untergeordnete Rolle.

Epidemiologie und Prophylaxe. Bei den Enteroviren ist der Mensch das Reservoir. Die Übertragung erfolgt direkt (Schmutz- und Schmierinfektion) oder aber über Lebensmittel und Wasser, bei hohem Hygienestandard spielt auch die Tröpfcheninfektion eine Rolle. Eine spezielle Prophylaxe bei den Coxsackie- und Echoviren ist weder praktikabel noch im Allgemeinen notwendig.

Zur Prophylaxe der Poliomyelitis wurde 1954 durch Salk ein abgetöteter Impfstoff (IPV, inaktivierte Poliovakzine) eingeführt, bestehend aus den drei mit Formalin inaktivierten Poliovirustypen. Fünf Jahre später war der Lebendimpfstoff (OPV, orale Poliovakzine nach Sabin) erhältlich, der einzeln oder kombiniert die drei lebenden, aber nicht mehr neurovirulenten Poliovirusstämme enthält. Die von der WHO geplante weltweite Ausrottung der Poliomyelitis scheint mit diesem Impfstoff möglich zu sein, wie Beispiele in verschiedenen Ländern, namentlich ganz Südamerika, zeigen.

Polio-Impfstoffe: Vor- und Nachteile

Der **abgetötete Impfstoff** hat den Vorteil einer guten Haltbarkeit und praktisch vollständigen Sicherheit, aber den Nachteil, dass er teuer ist, 3-mal injiziert werden muss und einen u. U. schlechteren oder zumindest kürzeren Schutz verleiht als der attenuierte. An verbesserten (**e**nhanced, eIPV) Impfstoffen wird gearbeitet.

Der **Lebendimpfstoff** hat den Vorteil, dass er per os verabreicht wird, billig und sehr effizient ist und den Nachteil der Thermolabilität, was in tropischen Ländern zu deutlich weniger Serokonversionen (mehr Impfversager) führt. Ein weiterer Nachteil sind die seltenen ($1 : 1 \times 10^6$) paralytischen Fälle (Impfzwischenfälle, vaccination associated paralytic poliomyelitis, VAPP) als Folge einer Impfung. VAPP hat in Industrieländern eine höhere Inzidenz als die durch Wiltyp-Poliovirus hervorgerufene Poliomyelitis, was mehrere Länder bewogen hat, wieder, zumindest für die Grundimmunisierung, auf IPV umzustellen.

Hepatoviren (Hepatitis-A-Virus)

Erreger. Das Hepatitis-A-Virus weicht in manchen Charakteristika von den Enteroviren, zu denen es lange gezählt wurde, ab. Es ist nur nach langer Adaptation in Zellkulturen zu züchten. Bis jetzt ist nur ein Serotyp bekannt.

Pathogenese und Krankheitsbild. Die Klinik der Hepatitis A, der sog. epidemischen oder infektiösen Hepatitis, unterscheidet sich im Prinzip nicht von derjenigen der Hepatitis B (S. 450). Fast immer ist der Verlauf gutartig; es sind nur wenige fulminante (z. T. letale) oder chronische Fälle beschrieben. Die Pathogenese entspricht zunächst derjenigen der Enteroviren, wobei das Hepatitis-A-Virus sich im Darm vermehrt und dann, nach einer kurzen Virämie, die Leber als „Zielorgan" befällt. Bei der Krankheitsauslösung spielen aber, weitgehend im Gegensatz zu den Enteroviren und ähnlich wie bei Hepatitis B, immunologische Prozesse eine Rolle.

Diagnose. Die Diagnose wird durch einen IgM-Nachweis gestellt, da diese Antikörper im Serum des Patienten regelmäßig so früh vorhanden sind, dass ein Fehlen von Hepatitis-A-Antikörpern zu Beginn der klinischen Erkrankung eine Hepatitis A ausschließt.

Epidemiologie und Prophylaxe. Die Übertragung geschieht durch Lebensmittel oder Wasser sowie in Form von Schmutz- und Schmierinfektion. Bei der Hepatitis A besteht ein ausgesprochenes Süd-Nord-Gefälle, sie ist in Mitteleuropa eine eigentliche Reisekrankheit geworden. Eingeschleppte

8

Fälle führen aber häufig zu kleinen Ausbrüchen in Familien oder Schulen. Zur HAV-Prophylaxe existiert eine aktive Immunisierung mit abgetötetem Impfstoff.

Rhinoviren

Erreger. Die Genomorganisation und die Vermehrungsweise der Rhinoviren (bis heute 117 Serotypen) entspricht weitgehend derjenigen der Enteroviren, von denen sie sich durch ihre Säureempfindlichkeit und ihre leicht höhere Dichte unterscheiden.

Pathogenese und Krankheitsbild. Die Rhinoviren, die Erreger des banalen Schnupfens, infizieren die Schleimhäute des Nasen- und Rachenraums. Sie bleiben dort streng lokalisiert und verursachen keine generalisierte Infektion. Seltenerweise können sie, vor allem bei Kindern, eine Bronchitis oder Bronchopneumonie verursachen. Das Krankheitsbild wird häufig durch bakterielle Superinfektionen verschlimmert.

Diagnose. Bei einer Rhinovirusinfektion wird man nur in Spezialfällen eine Labordiagnose benötigen. Die Viren sind in Zellkulturen züchtbar.

Epidemiologie und Prophylaxe. Die Rhinoviren werden direkt, z. B. über kontaminierte Hände, teils auch durch Tröpfcheninfektion übertragen. Beim Kontakt von Mensch zu Mensch scheint eine mechanische Inokulation (Einbringen in den Nasen- oder Rachenraum mit den Fingern) eine Rolle zu spielen. Rhinoviren kommen weltweit vor, gehäuft in den Wintermonaten. Die nur kurz dauernde, typenspezifische Immunität, zusammen mit dem großen Typenreichtum, erklärt die häufig wiederkehrenden Schnupfenepisoden im Leben jedes Einzelnen. Experimentell wurde gezeigt, dass es sich aber immer um exogene Infektionen handelt, nicht um Reaktivierungen durch Kälte, Nässe usw. Als Prophylaxe kommt höchstens Expositionsprophylaxe durch Meiden von Menschenansammlungen in Frage.

Astro- und Caliciviren; Hepatitis E

■ Die 28–30 nm großen Astroviren und die 30–35 nm großen Caliciviren sind virale Enteritiserreger bei Kleinkindern. Humanpathogene Verteter sind z. B. die Norwalk-Viren und das Hepatitis-E-Virus (HEV). Letzterer kommt epidemisch und endemisch in asiatischen, mittelamerikanischen und afrikanischen Ländern vor. Es wird fäkal-oral, vor allem über Trinkwasser, übertragen und ist außer für Schwangere relativ gutartig. Hepatitis E gilt als Reisekrankheit. ■

Einzelfälle oder kleinere Ausbrüche von Enteritiden werden gerne unspezifiziert als Virusinfektionen bezeichnet. Neben nicht erkannten bakteriellen Infektionen kommen als virale Erreger Adeno-, Rota-, Astro- und Caliciviren in Frage, wobei die Systematik der zwei Letzteren noch unsicher ist.

Astroviren

Erreger. Das 28–30 nm große Astrovirus verdankt seinen Namen dem sternartigen Aussehen. Es enthält eine ca. 7500 Nukleotide umfassende RNA von Plus-Polarität und scheint in seiner Replikationsstrategie den Picornaviren nahe zu stehen.

Pathogenese und Krankheitsbild. Die tierischen und menschlichen Astroviren werden in Zusammenhang mit fast immer harmlosen Durchfallerkrankungen gebracht, wobei aber die ätiologische Rolle dieser Viren durchaus nicht immer geklärt ist. Astroviren scheinen wenig pathogen zu sein. An dieser Stelle sei darauf hingewiesen, dass die Rolle von Viren bei Enteritiden allgemein häufig überschätzt wird.

Diagnose. Elektronenmikroskopie.

Epidemiologie. Astroviren sind weltweit verbreitet. Sie infizieren eher jüngere Kinder oder durch andere Krankheiten geschwächte, ältere Leute.

Caliciviren

Erreger. Caliciviren sind 30–35 nm groß, besitzen nur ein Kapsidprotein und eine polyadenylierte RNA von 7500 Nukleotiden mit einem VPg am 5'-Ende. Ihre Oberfläche besitzt eine charakteristische Struktur und weist kleine, kelchartige (calyx = Kelch), regelmäßig angeordnete Vertiefungen auf, die dem Kapsid die Form eines Davidsterns verleihen.

Man teilt Caliciviren auf Grund ihrer Genomähnlichkeiten in die klassischen humanen Caliciviren (HuCV) und die üblicherweise als „SRSV" (= small round-structured viruses) bezeichneten Viren ein. Diese Namensgebung kommt von der ersten Identifizierung des Virus als „kleine runde Viruspartikel" mittels Elektronenmikroskopie. Die SRSV werden ihrerseits in zwei Subtypen I und II unterteilt. Typ I umfasst unter anderem das Norwalk-Virus und eine Reihe ähnlicher, nach dem geographischen Ort ihres Auftretens benannten Viren, die z. T. antigenetisch vom Norwalk-Virus verschieden sind.

Krankheitsbild. Die Caliciviren verursachen Enteritiden. Sie sind neben den Rota- (S. 477) und den Adenoviren (S. 434) bei Kindern die häufigsten viralen Enteritiserreger und führen, vor allem in den Wintermonaten, immer wieder zu kleineren Epidemien (winter vomiting disease).

Diagnose. Elektronenmikroskopie oder Antigennachweis im Stuhl.

Epidemiologie. Zwei Drittel der erwachsenen Bevölkerung der gemäßigten Zone besitzen Antikörper gegen das Norwalk-Virus. SRSV werden immer wieder im Zusammenhang mit kleineren Epidemien und Familienausbrüchen beschrieben. Der Übertragungsweg ist beim Norwalk-Virus untersucht und verläuft neben der direkten fäkal-oralen Route auch über Wasser und ungekochte Lebensmittel.

Hepatitis-E-Virus (HEV)

Erreger. In Asien, Mittelamerika und Teilen Afrikas kommt eine infektiöse Leberentzündung vor, die offensichtlich fäkal-oral übertragen wird. Das RNA-Genom des verantwortlichen Agens wurde neuerdings sequenziert und das Virus, das Hepatitis-E-Virus (HEV), den Caliciviren zugeordnet. Es kommt in mind. 13 Varianten, die in 3 Gruppen zusammengefasst werden, vor. HEV lässt sich bis jetzt nicht in vitro züchten.

Pathogenese und Krankheitsbild. Die Klinik der Hepatitis E ist eher gutartig und ähnlich derjenigen der Hepatitis A. Sie zeigt keine Chronizität. Bei Schwangeren im 3. Trimenon verläuft die Infektion allerdings mit einer Letalität von 10–40 %.

Diagnose. Es existiert ein Antikörpernachweis auf Enzym-Immunassay-Basis. Seine Spezifität ist aber, offenbar wegen Kreuzreaktionen mit anderen Caliciviren, umstritten. Die Diagnose wird häufig auch klinisch und anamnestisch (Reisen in Endemiegebiete) gestellt.

Epidemiologie. HEV führt in den oben erwähnten Ländern immer wieder zu recht großen Ausbrüchen. Die Infektionen lassen sich dabei auf kontaminiertes Trinkwasser zurückführen. Nach Mitteleuropa wird Hepatitis E als Reisekrankheit eingeschleppt, jedoch offenbar seltener als Hepatitis A. Eine spezifische Prophylaxe existiert nicht.

Togaviren

■ Die Familie der Togaviren beinhaltet zwei Genera: Die von Arthropoden übertragenen **Alphavirus**-Infektionen treten bei uns hauptsächlich nach Reisen in die Tropen und Subtropen auf. Ihre Klinik ist variabel, schließt aber fast immer Gelenkschmerzen (Arthralgien) ein. Die Gattung **Rubiviren** enthält als wichtigste Virusart das Rötelnvirus, das neben der meist harmlosen Kinderkrankheit im ersten Trimenon der Schwangerschaft schwere Embryopathien verursachen kann. ■

Erreger. Unter dem Begriff Togaviren wurden früher verschiedene Virusarten, einschließlich der heutigen Flaviviren zusammengefasst. Heute gehören zu den Togaviren, neben den veterinär-medizinisch wichtigen Pestiviren, die Rubiviren mit nur 1 Art, dem Rötelnvirus, und die Alphaviren mit 25 Arten. Die reisemedizinisch wichtigsten Alphaviren sind das Chikungunya-Virus (Afrika, Asien), das Sindbis-Virus (Afrika, Asien, Australien), das Ross-River-Virus (Australien, Ozeanien) und das Mayaro-Virus (Südamerika). Ihre Übertragung von infizierten Tieren auf den Menschen geschieht durch blutsaugende Mücken.

Die Togaviren besitzen ein ikosaedrisches Kapsid und eine eng anliegende Hülle, wobei die Größe des Kapsids 35–40 nm, die des ganzen Virions 60–65 nm beträgt. Das Genom der Togaviren ist eine einzelsträngige, polyadenylierte RNA von Plus-Polarität. Bei der Replikation entsteht nicht nur neue Genom-RNA von ca. 40S, sondern auch ein subgenomisches Teilstück, eine 26S-RNA, die für die Kapsidproteine kodiert. Die Freisetzung der Viren erfolgt durch Abschnüren („budding") an der Zelloberfläche.

Pathogenese und Krankheitsbild. Die durch Arthropoden übertragenen Alphaviren, Zoonosen der tropischen und subtropischen Regionen, führen häufig zu asymptomatischen oder gutartig verlaufenden Infektionen mit Fieber, Exanthem und Gelenkschmerzen. Gelegentlich treten jedoch langdauernde (Monate, evtl. Jahre) Arthralgien und Polyarthritiden, u.U. mit Gelenkdestruktionen auf. Daneben kommen seltener Enzephalitiden und Meningoenzephalitiden vor, die aber eine hohe Letalität aufweisen.

Die durch direkten Kontakt übertragenen Röteln (Rubiviren) sind für Kinder und Jugendliche eine harmlose exanthematische Krankheit, die in fast der Hälfte der Fälle inapparent verläuft. Das Virus vermehrt sich zunächst in lymphatischen Organen an der Eintrittspforte, dem Nasen-Rachen-Raum und führt dann zu einer Virämie, die schon vor dem Exanthem auftritt. Bei Schwangeren gelangt das Virus auf diesem Weg über die Plazenta in den Embryo, was besonders in den 3 ersten Schwangerschaftsmonaten zu Missbildungen oder dem Fruchttod führen kann. Diejenigen Organe, die sich gerade in einem empfindlichen Stadium ihrer Entwicklung befinden, zeigen am ehesten Auswirkungen der Rötelninfektion. Am häufigsten werden Taubheit, Katarakt, Herzfehler, Mikrozephalie und Spina bifida beobachtet. Ein intrauteriner Fruchttod tritt meistens durch eine Myokardschädigung ein. Deshalb ist eine durch IgM-Nachweis oder Antikörpertiteranstieg nachgewiesene Rötelninfektion im ersten Trimenon Grund zur Vornahme eines Schwangerschaftsabbruchs.

8

Diagnose. Für die Alpha- wie die Rubiviren wird man die Serodiagnose anwenden. Auch stehen Enzym-Immunassay-Methoden zur Verfügung, die eine Bestimmung der IgM ermöglichen.

Prophylaxe. Gegen einzelne Alphaviren, wie auch gegen Röteln, existieren Impfstoffe. Die Rötelnprophylaxe ist primär eine Prophylaxe der Rötelnembryopathie. Da 10–15 % der jungen Erwachsenen noch Röteln-empfänglich sind und da ein Lebendimpfstoff mit wenig Nebenwirkungen und gutem Immunisierungsvermögen erhältlich ist, werden die Kinder (Mädchen und Knaben!) noch vor der Pubertät durchgeimpft. Es kann dabei wegen der guten Verträglichkeit des Impfstoffs auf eine vorherige Aufnahme des Immunstatus verzichtet werden.

> **Arboviren:**
>
> Ursprünglich wurde der Begriff „Arboviren" (arthropode-borne viruses) als Synonym für Togaviren verwendet. Da dieser Begriff jedoch lediglich auf der Übertragung der Viren durch Arthropoden beruht, es aber in verschiedenen Virusfamilien (u. a. Toga- und Flaviviren) Vertreter gibt, die so übertragen werden, wird diese Bezeichnung nicht mehr als Taxon benutzt.

Flaviviren

■ Zur Flavivirus-Familie gehören die Gattungen Flavi-, Hepaci- und Pestivirus. Viren der Gattung **Flavivirus** (Prototyp: Gelbfiebervirus [lat.: flavus = gelb] werden von Arthropoden übertragenen. Sie lösen einen biphasischen Krankheitsverlauf mit z. T. schweren Folgen (hämorrhagisches Fieber mit hoher Letalität) aus. In südlichen und östlichen Ländern sind diese Viren von großer medizinischer Bedeutung, in Europa kommt nur ein Vertreter, der Erreger der Zeckenenzephalitis, vor.

Die **Hepaciviren (Hepatitis-C-** [HCV] und **-G-Viren)** werden nicht von Arthropoden übertragen. HCV wird vor allem durch Blut (Transfusion, Blutprodukte, intravenöser Drogenkonsum) übertragen und zeigt sehr häufig chronische Verlaufsformen (70 %), einschließlich Leberzirrhose und hepatozellulärem Karzinom. Das Hepatitis-G-Virus (HGV) ist dem HCV verwandt und noch wenig charakterisiert.

Pestiviren sind nur veterinärmedizinisch wichtig. ■

Flaviviren sind morphologisch einheitliche Viren mit ikosaedrischem Kapsid und enganliegender Hülle mit Protrusionen. Die Größe des Kapsids beträgt ca. 30 nm, die des ganzen Virions 45 nm. Das Genom der Flaviviren ist eine einzelsträngige Plus-Strang-RNA von ca. 10 kb. Sie codiert für 3 Struktur- und 7 Nichtstrukturproteine, wobei eine co- und posttranslationelle Aufarbeitung der Proteine (cleavage, S. 404), ähnlich wie bei den Picornaviren, beschrieben wurde. Die Morphogenese des Virus findet am endoplasmatischen Retikulum statt, in dessen Lumen die fertigen Viren hineinsprossen. Für das Hepatitis-C-

Virus (HCV), das nicht in vitro gezüchtet werden kann, sind diese Charakteristika nicht direkt nachgewiesen.

Die Pestiviren verursachen schwere Tierseuchen (z. B. Schweinepest). Sie werden nicht durch Arthropoden übertragen.

Flavivirus (von Arthropoden übertragene Flaviviren des Gelbfieber-Typs)

Erreger. Zu den Flaviviren gehören 63 Arten, darunter das Prototypvirus der Familie, das Gelbfiebervirus, das Dengue-Virus und das Virus der europäischen Zeckenenzephalitis (Frühsommer-Meningoenzephalitis, FSME). Die reisemedizinisch wichtigen Flaviviren sind in Tab. 8.**3** zusammengestellt.

Tabelle 8.**3** Übersicht über die wichtigsten von Arthropoden übertragenen Flaviviren

Virusart	Überträger	geographische Verbreitung	Syndrom
Dengue	Moskito (*Aëdes, Stegomyia*)	Westafrika, Pazifik, Süd- und Südostasien, Karibik, Venezuela, Kolumbien, Brasilien	Dengue-Syndrom, DHF, DSS
Gelbfieber	Moskito (*Aëdes*)	West- und Zentralafrika, Süd- und Zentralamerika	hämorrhagisches Fieber
japanische B-Enzephalitis	Moskito (*Culex*)	Ost-, Südost- und Südasien, Westpazifik	Enzephalitis
St.-Louis-Enzephalitis	Moskito (*Culex*)	Nord- und Mittelamerika, Brasilien und Argentinien	Enzephalitis
West-Nile-Fieber	Moskito (*Culex*), Zecken (Argasiden)	Ost- und Westafrika, Süd- und Südostasien, Mittelmeerstaaten, neu auch USA	Dengue-Syndrom Enzephalitis
Zeckenenzephalitiden (zentraleuropäische* und russische)	Zecken (*Ixodes*)	Zentraleuropa, Russland	Enzephalitis

* Synonym: Frühsommer-Meningoenzephalitis (FSME)

8

Pathogenese und Krankheitsbild. Die durch Arthropoden übertragenen Flaviviren lösen Krankheitsbilder unterschiedlichen Schweregrades aus. Typischerweise verlaufen die Infektionen biphasisch mit einer ersten, wenig charakteristischen Phase mit Fieber, Kopf- und Muskelschmerzen und evtl. einem Exanthem (Dengue-artiges Syndrom). In dieser Phase besteht eine ausgesprochene Virämie. Die Krankheit, die in diesem Stadium häufig nicht als Flavivirusinfektion erkannt wird, kann nun beendet sein oder aber nach 1–3 Tagen in ein zweites, schwereres Krankheitsbild übergehen, ein hämorrhagisches Fieber, das mit Blutungen und intravasaler Gerinnung einhergeht und eine hohe Letalität aufweist. Beim Denguefieber wird diese Verlaufsform zunehmend häufiger beobachtet und je nach Ausprägung Dengue-hämorrhagisches Fieber (DHF) oder Dengue-Schock-Syndrom (DSS) genannt.

Dengue-hämorrhagisches Fieber (DHF)/Dengue-Schock-Syndrom (DSS)

Ein Grund für die zunehmend schweren Dengue-Manifestationen wird in der heutigen Mobilität der Bevölkerung gesehen, durch die immer mehr Menschen nach dem Überstehen einer Dengue-Infektion in ein geographisches Gebiet, in dem ein anderer Dengue-Serotyp vorherrscht, gelangen. Jetzt tritt die „antikörperbedingte Krankheitsverstärkung" ein („antibody dependend enhancement of viral infection", ADE, s. S. 415), indem die neuen Viren zwar mit Antikörpern der Erstinfektion beladen, aber nicht neutralisiert, sondern im Gegenteil via Fc-Rezeptoren in Zellen aufgenommen werden, was zu DHF und DSS führt. Derselbe Mechanismus kann auch bei Kindern im 1. Lebensjahr, die noch Antikörper von der Mutter besitzen, zu solchen schweren Erkrankungen führen.

8

Diagnose. Die Flaviviren führen immer zu einer Virämie (Übertragung durch Blut saugende Arthropoden!). Sie können aus dem Blut durch Überimpfen auf Zellkulturen oder auf Säuglingsmäuse isoliert werden. Bei Fällen mit letalem Ausgang kann die Isolierung aus Lebergewebe vorgenommen werden. Die Viren sind aber recht labil, und ihre Identifizierung kann, wegen der antigenen Kreuzreaktionen zwischen den Arten, langwierig sein, so dass die Serologie (Titeranstieg oder IgM-Bestimmung) im Vordergrund steht.

Epidemiologie und Prophylaxe. Bei den durch Arthropoden übertragenen Flaviviren hat sich in den meisten Fällen ein Zyklus zwischen dem Vertebratenwirt (Säugetiere, Vögel) und dem Überträger (Stechmücken und -fliegen, Zecken) herausgebildet, der für das Virus effizient und für die Wirte relativ unschädlich ist. Der Vertebratenwirt zeigt häufig wenig Krankheitszeichen und übersteht die Infektion gut mit einer kurzdauernden Virämie. Während dieser Zeit infiziert sich der Blut saugende Überträger, der daraufhin das Virus mit dem Speichel ausscheidet und lebenslänglich infektiös bleibt. Bei Zecken ist auch eine transovarielle Weitergabe des Virus möglich. Der Mensch ist für das Virus eine Sackgasse und nimmt normalerweise nicht an diesem Kreislauf teil. Ausnahmen bilden Dengue und das urbane Gelbfieber.

Für das Dengue-Virus ist nur der Mensch als Hauptwirt bekannt. Beim Gelbfieber existieren zwei Formen: das rurale oder Dschungelgelbfieber mit dem Kreislauf Affe – Stechmücke – Affe (oder gelegentlich Mensch) und die urbane Form, bei der die Menschen als Hauptwirte und Aedesmücken als Überträger auftreten. Diese Form nimmt immer mehr zu, weil dem Überträger zunehmend Brutplätze (kleinste Wassertümpel, wie z. B. leere Konservendosen in Müllansammlungen) zur Verfügung stehen. Eine weitere „neue" (besser: neuaufgetretene) Infektionskrankheit ist die West-Nile-Virus-Infektion, die zum ersten Mal in den USA (New York) im Jahre 1999 beobachtet wurde, offenbar eingeschleppt durch Zugvögel. Der Grund für diese Änderung in der geographischen Verteilung des Virus resp. infizierter Vögel ist nicht bekannt.

Impfstoffe existieren gegen Gelbfieber (Lebendvakzine) und gegen die europäische Zeckenenzephalitis (Totimpfstoff).

Hepaciviren (Hepatitis C und G)

Erreger. Nach Bluttransfusionen traten immer wieder Hepatiden auf, die weder als Hepatitis A (S. 457) noch als Hepatitis B (S. 448) identifiziert werden konnten und die deswegen „Non-A-non-B-(NANB-)Hepatiden" genannt wurden. 1988 ist die Entdeckung eines der NANB-Hepatitisviren, des Hepatitis-C-Virus (HCV) mit Hilfe der Molekularbiologie elegant auf folgende Weise geglückt: Aus dem Plasma eines infizierten Schimpansen wurde RNA extrahiert, mittels reverser Transkriptase cDNA hergestellt, diese kloniert und Proteine exprimiert. Etwa 1 Million Klone wurden auf ihre Reaktivität mit Seren von Patienten mit chronischer NANB-Hepatitis geprüft. Nachdem auf diese Weise ein Protein gefunden wurde, das mit Anti-NANB-Antikörpern reagierte, wurde die entsprechende klonierte DNA als Sonde benutzt, um weitere, überlappende virale Genstücke zu identifizieren. Sie gehören zu einem Virus mit Plus-Strang-RNA von ca. 10 kb, das den Flaviviren zugeordnet wird und mehrere Gentypen umfasst. Eine ähnliche Strategie führte zur Identifizierung eines weiteren Flavivirus, das Hepatiden verursacht und Hepatitis-G-Virus (HGV) genannt wird.

Pathogenese und Krankheitsbild. Die Hepatitis C ähnelt in vielem der Hepatitis B. Allerdings verläuft sie viel häufiger als persistente Infektion (85 %) und in 70 % als chronische Hepatitis, die innerhalb von 20 Jahren zur Leberzirrhose und in weiteren 10 Jahren zum hepatozellulären Karzinom (HCC) führt. Der Grund für die hohe Viruspersistenz wird im Entgehen der Immunabwehr durch die hohe Mutabilität (Quasispezies der RNA-Viren, S. 407) gesehen.

8

Diagnose. Die Diagnose der Hepatitis C geschieht durch Antikörpernachweis, wobei ein Enzym-Immunassay mit gentechnisch hergestellten Virusproteinen benützt wird. Eine Bestätigung des Resultats ist durch ein Western-Blot möglich. Ein RNA-Nachweis geschieht durch RT-PCR, wobei der Therapieverlauf mittels einer quantitativen PCR verfolgt werden kann.

Epidemiologie und Prophylaxe. Die Inzidenz von HCV beträgt in Europa ca. 0,3 %, wobei die Tendenz in der jüngeren Bevölkerung rückläufig ist. Bis 50 % der akuten Hepatitiden sind HCV-Infektionen. Die Übertragung geschieht durch Blut und Blutprodukte; speziell gefährdet sind Dialysepatienten, Medizinalpersonal und Drogenkonsumenten. Perinatale Übertragung ist möglich, hingegen scheint Sexualkontakt kein Risikofaktor zu sein. Bei einem wesentlichen Teil der Infektionen ist der Übertragungsweg nicht klar, man spricht von Haushalt-Übertragung oder „community acquired infection". Die Möglichkeiten einer Expositionsprophylaxe sind die gleichen wie bei Hepatitis B; eine Immunprophylaxe existiert nicht. Als Therapie wird Interferon verabreicht, was bei persistierenden Infektionen, besonders auch in Kombination mit Ribavirin (Tab. 7.**5**), zur Elimination des Virus und damit zur Verhinderung der Leberzirrhose und des HCC führen kann.

Coronaviren

■ Die Coronaviren, die bei Tieren weit verbreitet sind, lösen im Menschen schnupfenartige Infektionen des oberen Respirationstrakts aus.

Diagnose: serologisch oder EM, wenn überhaupt. ■

8

Coronavirus

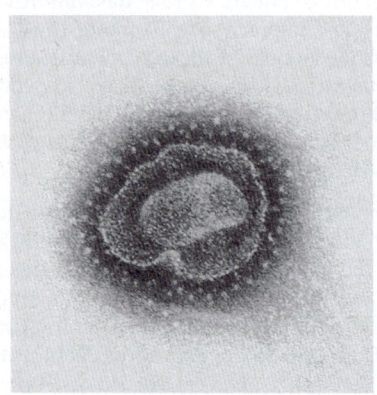

Abb. 8.**13** Auf der pleomorphen Hülle von 80–220 nm Durchmesser sitzen in regelmäßigen, relativ großen Abständen „spikes" mit keulen- oder trommelschlegelartigen Auftreibungen.

Erreger. Die Familie der *Coronaviridae* umfasst ein Genus mit mehreren Virusarten, die Vertebraten infizieren können. Der Name (corona = Kranz) leitet sich vom Aussehen der Viren ab (Abb. 8.**13**). Die ursprüngliche Einteilung der Coronaviren erfolgte nur aufgrund dieser morphologischen Merkmale, konnte dann aber mit molekularbiologischen Kriterien bestätigt werden.

Nur eine Coronavirusart (humanes Coronavirus), die wenigstens zwei Serotypen und wahrscheinlich einer Reihe von serologischen Varianten umfasst, ist menschenpathogen. Die übrigen Coronaviren infizieren verschiedene Tierarten wie Hund, Katze, Rind, Schwein, Nager und Geflügel.

Genom und Virusreifung

Das Genom besteht aus der längsten bekannten Plus-Strang-RNA von über 30 kb, die als helikales Ribonukleoprotein in die Hülle eingebaut ist. Bei der RNA-Replikation entstehen 7 subgenomische Plus-Strang-mRNAs, die je für ein virales Strukturprotein codieren. Die Virusmaturation geschieht im rauen endoplasmatischen Retikulum nach Entfernung zellulärer und dem Einbau viraler Proteine in die Membranen. Anschließend werden die Viren in den Golgi-Apparat transportiert. Der Mechanismus der Virusfreisetzung ist unbekannt.

Pathogenese und Diagnose. Coronaviren verursachen banale respiratorische Infekte, wobei die Infektion auf die Flimmerepithelien von Nase, Trachea und Alveolen beschränkt bleibt. Sie sind für ca. 30 % der Erkältungskrankheiten verantwortlich.

Die Immunität ist offenbar IgA-abhängig und kurzzeitig. Reinfektionen sind entsprechend häufig, wobei aber auch die antigenetische Variabilität des Virus eine Rolle spielen könnte. Es wurden auch beim Menschen verschiedentlich enterale Coronaviren beschrieben, deren Morphologie derjenigen des respiratorischen Coronavirus ähnlich ist. Ihre Pathogenität und damit ihre Rolle bei Diarrhöen ist aber ungeklärt. Das respiratorische Virus kann in Organkulturen menschlicher Trachea oder in menschlichen diploiden Zellen gezüchtet werden. Die Virusisolierung für diagnostische Zwecke ist üblicherweise zu aufwendig. Hingegen ist eine Serodiagnose mittels Komplementbindungsreaktion, Immunfluoreszenz oder Enzym-Immunassay und ein Virusnachweis mittels Elektronenmikroskopie möglich.

Retroviren

Retroviren besitzen ein Enzym, das ssRNA in doppelsträngige DNA umschreiben kann, die Reverse Transkriptase. Diese Aktivität spiegelt sich in der Bezeichnung „Retroviren" wider. Der Einbau der so aus dem Virusgenom gebildeten DNA in das Wirtszellgenom ist die Voraussetzung für die Replika-

8

tion. Gewisse Retroviren können auch Zellen transformieren. Aufgrund dieses onkogenen Potenzials und dem RNA-Genom dieser Erreger wurde für sie auch das Kunstwort Oncornaviren geschaffen (s. Kap. 7).

An menschenpathogenen Retroviren sind z. Z. die beiden Typen HTLV I und II (**h**uman **T**-cell **l**eukemia **v**irus) und HIV-1 und -2 (**h**uman **i**mmunodeficiency **v**irus) bekannt. Die Ersteren sind Erreger von T-Zell-Malignomen, die Letzteren des „acquired immune deficiency syndrome" oder AIDS.

AIDS beginnt nach einer mittleren Inkubationszeit von 10 Jahren durch eine Abnahme der T-Helferzellen. Durch den Zusammenbruch der zellulären Immunität kommt es zum Auftreten typischer opportunistischer Infektionen (Pneumocystis-Pneumonie, Pilz- und Mykobakterien-Infektionen, CMV- und anderer Virusinfektionen), aber auch von Lymphomen und dem Kaposi-Sarkom. Die Übertragung geschieht durch Geschlechtsverkehr, durch Blut und Blutprodukte, sowie prä- und perinatal.

Diagnose: Die HIV-Infektion wird routinemäßig serologisch (Antikörper oder evtl. Virusantigen) nachgewiesen, die Menge zirkulierender Viren (viral load) durch quantitative RT-PCR. Die Diagnose „AIDS" setzt einen positiven HIV-Infektionsnachweis voraus und wird klinisch gestellt.

Therapie: Inhibitoren der reversen Transkriptase und der Protease.

Prophylaxe: Expositionsprophylaxe beim Kontakt mit Blut (Drogenkonsum, Medizinalpersonal) und beim Geschlechtsverkehr. Postexpositionsprophylaxe und in der Schwangerschaft durch Chemotherapeutika.

Erreger. In die Familie „Retroviridae" werden alle RNA-Viren mit einer während ihres Vermehrungszyklus vorkommenden „Rückwärtstranskription" von RNA zu DNA (RNA-abhängige DNA-Synthese) eingeordnet (S. 401). Lange Zeit waren nur tierpathogene Retroviren bekannt. Diese sind die Ursache für viele Tumorarten beim Tier. Seit 1980 sind aber auch Retroviren beim Menschen gefunden worden. Die Familie der Retroviren umfasst 7 Gattungen, davon 3 humanmedizinisch wichtige:

— **HTLV-BLV-Retroviren,** mit den HTL-Viren I und II und dem bovinen Leukämie-Virus,
— **Spumaviren,** die mit 2 (wahrscheinlich) vom Menschen stammenden Viren nur bei Tieren vorkommen, und
— **Lentiviren,** mit dem HIV 1 und 2 des Menschen, weiter dem Maedivirus [Pneumonie] und Visnavirus [Enzephalomyelitis] der Schafe, ziegen- und pferdepathogenen Viren und tierischen Immundefizienz-Viren.

Bei Erwachsenen mit T-Zell-Leukämien wurde 1980 zum ersten Mal ein menschenpathogenes Retrovirus isoliert. Man bezeichnete es als HTLV I (**h**umanes **T**-Zell-Leu**ä**mie-**V**irus) und isolierte kurze Zeit später ein Virus aus Haarzell-Leukämien, das man als HTLV II bezeichnete.

HTLV I wird außer bei erwachsenen Patienten mit T-Zell-Malignomen auch bei neurologischen Erkrankungen (Myelopathien) gefunden. HTLV II scheint mit T-Zell-Malignomen und anderen lymphoproliferativen Krankheiten assoziiert zu sein. Seine ätiologische Rolle dabei wird aber z. T. noch diskutiert.

Im Folgenden sollen die humanmedizinischen Aspekte des HIV einschließlich seiner Relation zum „**a**cquired **i**mmune **d**eficiency **s**yndrome" (AIDS) zusammengefasst werden.

Das Virus-RNA-Genom, das in das Genom der Wirtszelle integriert wird, enthält folgende Gene und Regulationssequenzen (s. Abb.8.**14**):

Gene, die für die Virusreplikation unentbehrlich sind:

— *tat*-Gen: „transactivation transcription", erhöht die Transkription und damit die Expression viraler Proteine durch Bindung an die TAR-Region im LTR;
— *rev*-Gen: postranskriptioneller Aktivator für splicing und Transport viraler mRNA (Herstellung von Strukturproteinen);
— *LTR*-Abschnitt: Promotoren und Enhancer-Elemente;

Strukturgene:

— *gag*-Gen: gruppenspezifisches Antigen;
— *pol*-Gen: codiert für die reverse Transkriptase, eine Protease und die Integrase;
— *env*-Gen: Glykoproteine (gp) der Hülle;

Gene, die für die Virusreplikation nicht essenziell sind:

— **Virus-Infektions-Faktor** (*vif*): erhöht die Infektiosität des Virus;
— **„negativer" Faktor** (**nef**): kann die virale Transkription je nach Umständen hemmen oder aktivieren; Einfluss auf T-Zell-Aktivierung; Verminderung der CD4 – Expression;
— *vpr:* steuert Replikationsgeschwindigkeit;
— *vpx:* nur bei HIV II; steuert Replikationsgeschwindigkeit;
— *vpu:* nur bei HIV I; hilft bei Virusfreisetzung, erhöht CD4-Turnover.

8

Aufbau und Genomorganisation des HIV

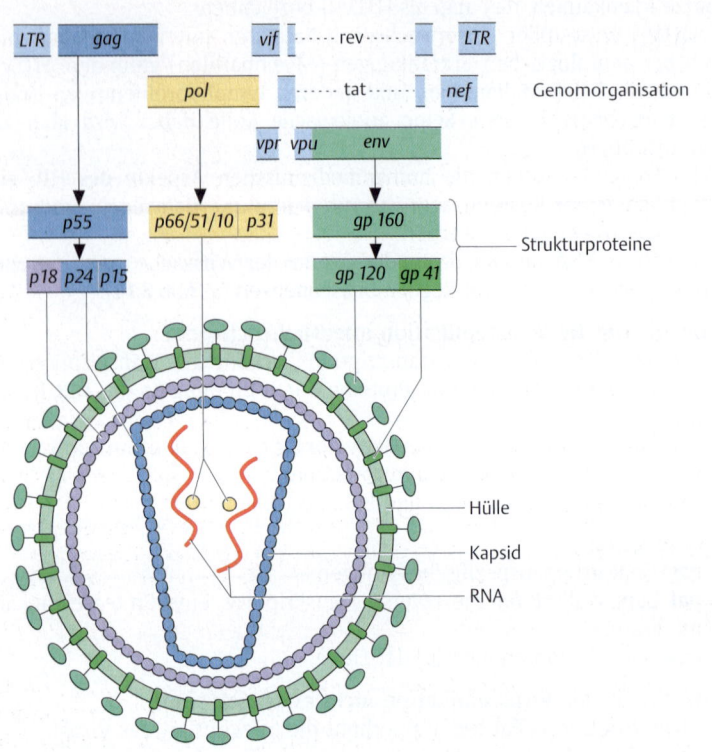

Abb. 8.**14**

Gen	Genprodukt	Funktion
Strukturgene:		
gag	p55	Nukleokapsid, Vorläufer von p18, p24, p15
	p18	Matrixprotein
	p24	Kapsidprotein
pol		Polymeraseregion
	p66/51/10	reverse Transkriptase/RNase/Protease
	p31	Integrase
env	gp160	Glykoprotein, Vorläufer von gp120, gp41
	gp120	Oberflächenprotein (bindet an CD4-Molekül der Wirtszelle)
	gp41	Transmembranprotein

Regulatorgene s. Text.

Humanes Immundefizienz-Virus (HIV)

HIV-Replikation

Das HIV kann T4-Lymphozyten, aber auch andere Zellen, die den CD4-Marker an ihrer Oberfläche tragen, infizieren. Das CD4-Molekül ist der Hauptrezeptor für das HIV, genauer für sein gp120 (Abb. 8.**14**). Daneben wird entweder der Chemokinrezeptor CCR5 (makrophagentrope HIV-Stämme „R5") oder CXCR4 (T-zelltrope „X4" Stämme) als Corezeptor benutzt. Personen mit (homozygot) fehlendem CCR5 sind stark resistent gegen eine HIV-Infektion. Je nach Virusstamm spielt eine Reihe weiterer Corezeptoren eine Rolle. Das HIV wird dann von der Zelle aufgenommen. Nach dem Uncoating erfolgt im Zytoplasma die reverse Transkription. Die weitere Virusvermehrung verläuft im Prinzip so, wie auf S. 401 für Retroviren dargestellt. Das Zusammenspiel der vielen beteiligten Steuerungsgene ist für die lange Viruslatenz und die nachfolgende Virusreplikation verantwortlich (s. a. Abb. 8.**14**).

Die Replikation des HIV verläuft als lytischer Zyklus, führt also zur Zerstörung der Wirtszelle, was für Retroviren eine Ausnahme darstellt. Allerdings ist der Mechanismus der Zellzerstörung nicht vollständig geklärt. Durch X4-Stämme werden Zellfusionen induziert (Synzytienbildung). Diese Vorgänge treten spät in der Infektion auf und sind assoziiert mit der Progression zu AIDS. R5-Stämme induzieren keine Synzytien, sind früh im Infektionsablauf vorhanden und hauptsächlich verantwortlich für die Übertragung von HIV. Neben virusinduzierter Zellzerstörung (S. 408) scheint auch Apoptose eine wichtige Rolle bei der Elimination der CD4-positiven Zellen zu spielen.

Pathogenese und Krankheitsbild. 1981 wurde AIDS als eigenständige Krankheit des Immunsystems beschrieben. Der Krankheit liegt eine Unterdrückung der zellvermittelten Immunität zugrunde, was durch einen Verlust der CD4-positiven T-Helferzellen zustande kommt.

Die Erstinfektion bleibt entweder inapparent oder verläuft als „akutes retrovirales Syndrom" mit Konjunktivitis, Pharyngitis, Exanthem und Lymphadenopathie, evtl. verbunden mit einer transitorischen Meningoenzephalitis. Dabei wird p24-Antigen (Abb. 8.**14**) im Serum nach ca. 14 Tagen, d. h. vor dem Auftreten von Antikörpern, nachweisbar. Diesem Stadium schließt sich eine lange (es werden Inkubationszeiten von 10 Jahren angegeben) Zeit der klinischen Inapparenz an, während der der Träger klinisch unauffällig ist, aber ansteckend sein kann. Das HI-Virus kann in CD4-T-Lymphozyten und in Makrophagen, auch in den Langerhans-Zellen der Haut, latent bleiben, daneben findet aber offenbar dauernd eine Virusvermehrung statt, vor allem in lymphatischen Organen.

Nach Absinken der CD4-Lymphozyten und Ansteigen der Viruszahl (viral load, s. unten) im peripheren Blut kommt es zum Stadium der Lymphadenopathie. Anschließend zeigen sich klinisch opportunistische Infektionen, häu-

8

fig kombiniert mit Lymphomen, dem sonst seltenen Kaposi-Sarkom, oder der sog. AIDS-Enzephalopathie (subakute AIDS-Enzephalitis, AIDS-Demenz). Ähnliche neurologische Symptome können auch, im Gefolge der HIV-induzierten Immunsuppression, durch Toxoplasma oder Papovaviren (als PML, s. S. 434) oder durch Lymphome ausgelöst werden. Tab. 8.**4** zeigt die CDC-(Centers for Disease Control-)Klassifikation der verschiedenen Stadien der HIV-Infektion. Die Zahl der CD4-positiven T-Zellen und das Auftreten von sog. AIDS-definierenden Krankheiten bestimmen, ob ein HIV-positiver Patient als AIDS-Fall betrachtet wird (Tab. 8.**4**). Die Wahrscheinlichkeit für das Auftreten einer AIDS-definierenden Krankheit steigt mit CD4–Zellzahlen unter 200 stark an.

Labordiagnose. Zur Zeit stehen folgende Möglichkeiten für den Nachweis einer HIV-Infektion (nicht gleichzusetzen mit AIDS-Krankheit, s. oben) zur Verfügung:

■ **HIV-Antikörpernachweis.** Als Screening-Tests stehen heute Enzym-Immunassays mit gentechnisch bzw. synthetisch hergestellten Virusantigenen zur Verfügung (Screeningtests der 1.–3. Generation). Jedes positive Resultat muss durch einen alternativen Test (Western-Blot, s. S. 129 und Abb. 2.**24**, S. 132, p24-Antigen-Nachweis) bestätigt werden. Screeningtests der 4. Generation erlauben simultan, Antikörper gegen HIV 1 und 2 sowie p24-Antigen nachzuweisen (Kombinationstest) und sind damit auch geeignet, noch Antikörper-negative Primoinfektionen zu finden.

■ **HIV-Antigennachweis.** Hier wird im Serum ein Virusprotein, meist das Kapsidprotein p24, nachgewiesen. Schon 2 Wochen nach Infektion wird p24-Antigen im Serum nachweisbar und nach 8–12 Wochen verschwindet es wieder. Nach einer klinisch stabilen Latenz kann HIV-Antigen Monate oder Jahre später wieder nachweisbar werden (transitorisch oder persistierend). Dieses erneute Auftreten von HIV-Antigen ist meist vom Erscheinen von AIDS gefolgt, es wird also als prognostisch ungünstig angesehen.

■ **HIV-Schnelltest.** Zur raschen Diagnostik in Praxen, Krankenhäusern oder Beratungsstellen stehen Antikörper-Schnelltests mit den gleichen Spezifikationen wie 3. Generationstests zur Verfügung.

■ **PCR.** Die heute wichtigste Anwendung der Polymerase-Kettenreaktion (PCR, s. S. 427) ist die Bestimmung des sog. „viral load", wobei mittels einer kommerziellen quantitativen RT-PCR (RT für Reverse Transkriptase) unter Einbezug von zugesetzten Standardmengen von HIV-RNA (Quantifizierungsstandard) die Zahl der Virus-RNA-Moleküle pro ml Blut bestimmt wird. Diese Untersuchung gibt eine prognostische Aussage darüber, wie hoch das Risiko für eine Progression zu AIDS (Auftreten einer AIDS-definierenden Erkrankung) ist. Weiter erlaubt sie den Erfolg einer Therapie mit RT- und Proteasehemmern festzustellen.

Tab. 8.**4** AIDS-Falldefinitionen für Erwachsene

CD4⁺-T-Zellen/µl	Klinische Zustände		
	A	**B**	**C**
>500	A1	B1	**C1**
200–499	A2	B2	**C2**
<200	**A3**	**B3**	**C3**

A3, B3 und C1-3 bedeutet AIDS-Fall

Klinische Zustände

A: Asymptomatisch oder akute (primäre) HIV-Infektion; persistierende generalisierte Lymphadenopathie (LAS)

B: Symptome, die auf verminderte zelluläre Abwehr schließen lassen, aber ohne AIDS-definierende Krankheiten.

C: AIDS-definierende Krankheiten:

Viren
HSV: chron. Ulcus, Ösophagitis, Bronchitis, Pneumonie
VZV: generalisierter Zoster
CMV: Retinitis, Enzephalitis, Pneumonie, Colitis
JC-Virus: progressive multifokale Leukoenzephalopathie (PML)
HIV: Enzephalitis
HIV: wasting syndrome

Bakterien
rekurrierende Salmonellen-Sepsis
rekurrierende Pneumonie
Mycobacterium tuberculosis, pulmonal und extrapulmonal
opportunistische Mycobakterien (M. avium etc.), disseminiert oder extrapulmonal

Protozoen
Cryptosporidium: chron. Diarrhö
Isospora belli: chron. Diarrhö
Toxoplasma gondii: Enzephalitis

Pilze
Candida: Ösophagitis, Pneumonie, Bronchitis
Histoplasma, Cryptococcus neoformans, Coccidiosis: extrapulmonal, disseminiert
Pneumocystis carinii: Pneumonie

Malignome
Kaposi-Sarkom
invasives Zervix-Karzinom
B-Zell-Lymphome (EBV-positiv)

8

Heute wird folgendes praktisches Vorgehen in der HIV-Diagnostik empfohlen: Zur Diagnose einer HIV-Infektion sollte zuerst ein HIV-Antikörper-Screening-Test durchgeführt werden. Ist dieser positiv, sollte zwecks Resultat-Bestätigung und Ausschluss einer Serumverwechslung eine zweite Serumprobe untersucht werden. Ist der Screening-Test negativ, jedoch ein begründeter Verdacht auf eine HIV-(Primo-)Infektion vorhanden, kann HIV-Antigen, evtl. im Kombinationstest, bestimmt werden.

Epidemiologie und Prophylaxe. Die Übertragung des HIV geschieht durch Blut und Blutprodukte sowie durch Geschlechtsverkehr. Von der Mutter auf das Kind wird das Virus intrauterin, perinatal oder durch Muttermilch übertragen. Hingegen nicht nachgewiesen ist eine Infektion durch Speichel oder Insektenstiche. Entsprechend werden heute drei Verhaltensregeln zur Nichtweiterverbreitung des HIV propagiert: Bei jedem Geschlechtsverkehr qualitativ gute Kondome benutzen, bei i. v. Drogenkonsum nur sterile Spritzen und Nadeln verwenden und diese niemals austauschen oder weitergeben, und schließlich sollen Paare, bei denen ein Partner HIV-positiv ist, eine ungeplante Schwangerschaft vermeiden.

An einer aktiven Schutzimpfung wird verschiedentlich intensiv gearbeitet, und mehrere Impfungen stehen heute vor Feldversuchen, wobei entweder Spaltvakzine (S. 420), genomfreie Partikel, attenuierte Viren, nackte DNA oder inaktivierte Vollviren zur Diskussion stehen. Das Gebiet ist aber zu sehr im Fluss, um hier im Detail abgehandelt zu werden.

Therapie. Auch Therapie-Empfehlungen ändern sich laufend, wobei das Ziel besteht, so früh wie möglich die Virusmenge auf möglichst tiefe Werte (<50 RNA-Kopien/ml) zu senken. Dadurch kann das Auftreten von klinischen Symptomen hinausgezögert werden, bestehende Symptome zum Verschwinden gebracht und die Resistenzentwicklung der HI-Viren verlangsamt oder unterbunden werden.

Generell wird heute beim initialen, retroviralen Syndrom eine Therapie erwogen. Im symptomlosen Stadium A wird bei CD4 – Zellzahlen unter 350 eine Therapie empfohlen, bei Zahlen über 350 nur bei erhöhtem viral load (Therapie erwägen bei 5000, empfohlen bei >30 000 RNA-Kopien/ml). Eine weitere Therapie-Indikation stellt eine Schwangerschaft einer HIV-positiven Frau dar.

Es stehen heute drei **Substanzklassen für eine HIV-Therapie** zur Verfügung (s. auch S. 421f).

– **Nucleosidische (resp. nukleotidische) Inhibitoren** der Reversen Transkriptase (NRTI) (Bsp.: Azidothymidin AZT, Lamivudin 3TC; Didanosin DDI, u. a.): Es handelt sich hierbei um Nucleosidanaloga, die sich an das aktive Zentrum des Enzyms binden und in die DNA-Stränge eingebaut werden, was zum Kettenabbruch führt.

– **Nicht-nukleosidische Inhibitoren** der Reversen Transkriptase (NNRTI) (Bsp.: Efavirenz EFV, Nevirapin NVP, u. a.). Auch diese Klasse hemmt die Herstellung viraler cDNA durch die Reverse Transkriptase (S. 401), verhindert jedoch nicht die Virusproduktion durch schon infizierte Zellen.

– **Protease-Inhibitoren** (PI) (Bsp.: Indinavir IDV, Ritonavir RTV, Saquinavir SQV, u. a.): PI hemmen die virale Protease und damit die Virusreifung.

■ Kombinationstherapie bei HIV-Infektion:

Zur Vermeidung resistenter HIV-Varianten verabreicht man in der Regel eine Kombination von mindestens 3 Medikamenten aus mindestens 2 verschiedenen Substanzklassen. Folgende Kombinationen sind heute etabliert:

a) ein PI und zwei NRTI;

b) ein NNRTI und zwei NRTI;

c) zwei PI und ein oder zwei NRTI;

d) ein PI und ein NNRTI evtl. mit ein oder zwei NRTI;

e) drei NRTI

Die besten Langzeitergebnisse scheinen a) und b) zu liefern.

Zur Prophylaxe anderer, auch opportunistischer Infektionen können bei HIV-Infizierten, vor allem Kindern ohne Symptome, die üblichen Impfstoffe verwendet werden. Lediglich bei Polio wird die Verwendung des Totimpfstoffs empfohlen. Bei Personen mit AIDS-Symptomen sollen generell keine Lebendimpfstoffe verwendet werden.

■ Vorsichtsmaßnahmen für Medizinalpersonal

Für das Medizinalpersonal muss betont werden, dass HIV nicht hochkontagiös ist und die gleichen Vorsichtsmaßnahmen wie bei Hepatitis B als genügend erachtet werden, also das Tragen von Handschuhen bei allen Situationen, bei denen ein Kontakt mit Blut möglich ist. Sind Spritzer zu erwarten, sollen auch Maske und Brille getragen werden.

Wenn trotzdem eine Exposition (akzidentelle Injektion inkl. Stichverletzung, Kontamination einer Wunde oder Schleimhaut mit HIV-haltigem Material) stattgefunden hat, so ist neben einer energischen Wundtoilette und Desinfektion die sofortige Einleitung einer Kombinationstherapie mit ein PI und zwei NRTI für 2 – 4 Wochen angezeigt.

8

8.2.2 Viren mit doppelsträngigem RNA-Genom

Reoviren

■ Reoviren besitzen ein segmentiertes, doppelsträngiges RNA-Genom. Unter den Reoviren sind die Rotaviren humanmedizinisch die bedeutendsten. Sie sind Erreger von Diarrhöen bei Kleinkindern und älteren Personen, aber auch mit z. T. schweren Folgen bei Immunsupprimierten.

Diagnose: Reo: Isolierung; Rota: Antigennachweis oder Elektronenmikroskopie, da die Isolierung dieser Viren in Zellkulturen keine Routinemethode ist. ■

Erreger. Der Name *Reovirus* ist eine Abkürzung für „respiratory enteric orphan virus", was darauf hinweist, dass man bei der Entdeckung des Virus keine Erkrankungen damit assoziieren konnte (orphan = Waise). In der Familie der Reoviren finden sich neben den pflanzen- und tierpathogenen Stämmen 3 Genera, die auch humanpathogene Vertreter beherbergen:
— die **Coltiviren**, die eine große Zahl veterinärmedizinisch wichtige Virusarten und das menschenpathogene Virus des Colorado-Zeckenfiebers umfassen;
— die **Reoviren** im engeren Sinne mit drei Serotypen;
— die **Rotaviren** mit den Gruppen A bis F, die wiederum in Untergruppen, Serotypen und Elektrophärotypen (s. unten) unterteilt werden. Das Genom der Rotaviren besteht aus elf Segmenten doppelsträngiger RNA. Jedes Segment codiert für ein Virusprotein. Bei anderen Reoviren codieren manche Segmente für zwei oder drei Proteine.

Pathogenese und Krankheitsbild.
— **Coltiviren.** Das Colorado-Zeckenfieber ist eine fast immer mild verlaufende Krankheit mit Fieber, Myalgien, Übelkeit und Erbrechen, selten leichten Enzephalitiden.
— **Reoviren.** Die Beziehung dieser Viren zu Krankheiten ist immer noch unklar. Sie sollen, vor allem bei Kindern, den Respirations- und Intestinaltrakt befallen können. Da aber diese Viren auch sehr häufig bei symptomlosen Personen gefunden werden, ist eine Zuordnung zu Krankheitsbildern schwierig.
— **Rotaviren.** Mitte der 70er Jahre wurden diese Viren als Durchfallerreger bei Säuglingen und Kleinkindern erkannt (Abb. 8.**15**). Sie sind der häufigste Grund für Diarrhöen bei Kindern im Alter zwischen 6 Monaten und 2 Jahren. Wie in neuerer Zeit gefunden wurde, spielen sie aber auch eine Rolle in höherem Alter und vor allem bei Immunsupprimierten (Knochenmarktransplantierten), wo sie schwere Krankheitsbilder auslösen können. Rotaviren

werden per os oder evtl. durch Tröpfcheninfektion aufgenommen, vermehren sich in den Dünndarmzotten und führen zu Durchfall mit der Gefahr der Exsikkose.

Diagnose. Das Colorado-Zeckenfieber kann serologisch und die Reovirusinfektionen können durch Isolierung der Erreger in Zellkulturen diagnostiziert werden. Die Rotaviren lassen sich für diagnostische Zwecke nicht ohne weiteres in Zellkulturen züchten. Der Nachweis geschieht elektronenmikroskopisch oder als Antigennachweis mit Hilfe auch kommerziell erhältlicher Solidphasentests (EIA) oder passiver Agglutination. Eine Typisierung der verschiedenen Rotavirusstämme kann elegant durch eine Analyse der elektrophoretischen Mobilität der 11 dsRNA-Stränge des Virusgenoms durchgeführt werden.

Epidemiologie. Das Reservoir der säuglingspathogenen Rotaviren ist der Mensch. Die Durchseuchung ist mit dem Schuleintritt praktisch 100 %, aber ein Trägertum und Reinfektionen sind trotz vorhandener Immunität möglich. In Entwicklungsländern gehören Durchfallerkrankungen zu den wichtigsten Todesursachen von Kleinkindern; 20 % davon sind Rotavirus-bedingt. In der gemäßigten Zone spielen die Rotaviren weniger für Einzelfälle als vor allem in Krankenhäusern und Kleinkinderheimen, vornehmlich im Winter, eine Rolle. Auf Gegenständen und auf der Haut (Hände!) überleben Rotaviren lange und werden daher von Erkrankten oder gesunden Trägern sehr rasch weiterverbreitet. Die beste Prophylaxe besteht in der Einhaltung einer peinlich genauen Hygiene.

--- Rotaviren ---

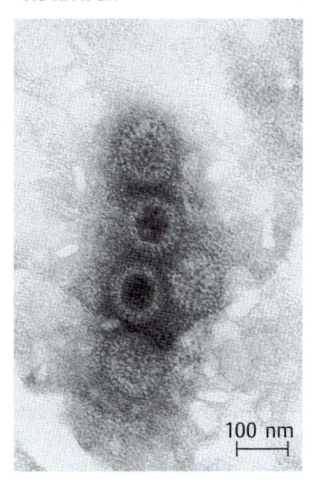

100 nm

Abb. 8.**15** TEM-Aufnahme von Rotaviren aus dem Stuhl eines durchfallkranken Säuglings. Alle Viren der Reofamilie haben ein doppeltes Kapsid von ikosaedrischer Form. Das äußere Kapsid hat einen Durchmesser von ca. 70 nm, das innere einen von ca. 40 nm. Es enthält das segmentierte RNA-Genom, das – je nach Virusart – aus 10 – 12 doppelsträngigen Untereinheiten besteht.

8

8.2.3 Viren mit einzelsträngigem RNA-Genom in Minus-Orientierung

Unter den Vertretern der Viren, die ein RNA-Genom mit negativer Orientierung besitzen, unterscheidet man sechs Virusfamilien: die Orthomyxo-, die Bunya-, die Arena-, die Paramyxo-, die Rhabdo- und die Filoviren. Sie benötigen, wie alle RNA-Viren, eine RNA-abhängige-RNA-Polymerase, die als Teil des Viruspartikels bei der Infektion mit in die Zelle gelangt.

Orthomyxoviren

■ Vertreter dieser Familie sind die verschiedenen Influenza-A-Viren. Dieser Typ ist von den drei Influenzavirustypen der wichtigste. Er ist der Erreger von Epidemien und Pandemien, da seine Antigenitätsstruktur in kleinerem Rahmen durch Punktmutation (häufiger) und in größerem Ausmaß durch Rekombination (seltener) wechselt. Typ B kommt eher endemisch und Typ C sehr selten vor. Influenzaviren sind die klassischen Grippeerreger, wobei die Klinik sehr häufig durch bakterielle Superinfektionen mitbestimmt wird.

Diagnose: Isolierung in der Zellkultur, später im Krankheitsablauf Serologie.

Prophylaxe: Totimpfstoff für gefährdete, z. B. kreislaufkranke Personen. ■

8

Erreger. In dieser Familie kennt man ein Genus, *Influenzavirus*, mit den 3 Typen Influenza A, B und C. Davon ist Influenza A das wichtigste und am häufigsten auftretende Influenzavirus. Es verursacht immer wieder Epidemien und in größeren Abständen sogar eigentliche Pandemien, im Gegensatz zum Influenzavirus B, das eher endemisch vorkommt und wenig zu eigentlichen Ausbrüchen führt. Influenza C ist ein selten isoliertes Virus, das vor allem Jugendliche infiziert. Es spielt medizinisch gesehen eine untergeordnete Rolle.

Aufbau und Vermehrung

Alle Influenzatypen sind gleich aufgebaut (s. Abb. 7.**3**, S. 396) und zeigen einen ausgesprochenen Pleomorphismus. Im Menschen und bei Frischisolaten findet man z. T. mehrere Mikrometer lange, filamentöse und nach einigen Laborpassagen mehr und mehr runde Formen. Das Genom der Influenzaviren ist segmentiert und besteht aus 8 separaten RNA-Abschnitten mit Minus-Polarität, von denen jeder für ein eigenes Protein codiert. Sie bilden zusammen mit dem Nukleoprotein ▶

■ *Fortsetzung:* **Aufbau und Vermehrung**

das helikale Nukleokapsid. Damit eng assoziiert ist der RNA-Polymerase-Komplex, der aus 3 hochmolekularen Proteinen mit unterschiedlicher Funktion besteht. Das Nukleokapsid ist seinerseits in ein Protein (sog. Membran- oder Matrixprotein) eingebettet. Umgeben wird das Virus von einer Hülle, die aus Lipiden der Zellmembran mit eingelagerten viralen Proteinen (Hämagglutinin und Neuraminidase, verantwortlich für Infektiosität und für Freisetzung aus der Zelle) besteht. Beide Proteine sind als Protrusionen („spikes") elektronenmikroskopisch auf der Virusoberfläche darstellbar.

Die Vermehrung der Influenzaviren geschieht, wie auf S. 401 für die Minus-Strang-Viren besprochen, wobei das **Cap** der viralen mRNA durch einen einzigartigen Mechanismus beschafft wird. Zunächst wird durch ein Protein des Polymerasekomplexes das Cap, zusammen mit 10 – 13 Nukleotiden, von zellulären RNA-Molekülen abgespalten. Diese kurze, captragende Sequenz dient als Primer bei der Synthese der viralen mRNA. Damit beginnt die virale mRNA mit einem zellulären Cap und einem kleinen Stück zellulärer RNA. Die enge Verflechtung zellulärer und viraler Transkription zeigt sich auch in der Tatsache, dass die RNA-Synthese der Myxoviren im Kern der Wirtszelle und nicht, wie sonst bei den RNA-Viren, im Zytoplasma abläuft.

Pathogenese und Krankheitsbild. Die aerogen übertragenen Influenzaviren vermehren sich normalerweise zunächst in den Schleimhäuten des Nasopharynx, was nach einer Inkubationszeit von 24 – 72 Std. zu Pharyngitis, allenfalls zu einer Tracheobronchitis führt. Ein Lungenbefall kann in der Folge einer Infektion der oberen Luftwege oder aber auch unter ihrer Umgehung stattfinden, wobei der zweite Fall prognostisch im Allgemeinen ungünstiger ist. Eine reine Grippepneumonie ist selten. Die Regel sind bakterielle Superinfektionen mit Staphylo-, Strepto-, Pneumokokken und Haemophilus. Diese Infektionen, früher normalerweise die Todesursachen bei Grippe (*Haemophilus influenzae* bei der „spanischen Grippe" 1918) sind mit Antibiotika beherrschbar.

Diagnose. Influenzaviren können durch Anzüchten in Zellkulturen isoliert werden, wenn das Untersuchungsmaterial sehr früh, d. h. in den ersten 1 – 2 Krankheitstagen, entnommen wird. Zur Virusisolierung eignen sich Rachenspülwasser und -abstriche. Die letzteren müssen sofort nach der Entnahme zur Vermeidung des Austrocknens in ein entsprechendes Transportmedium gegeben werden. Die Identifizierung der gezüchteten Viren geschieht durch Ausnützung der hämagglutinierenden Eigenschaften der Myxoviren im Hämagglutinations-Hemmtest oder durch Immunofluoreszenz.

Wenn der Zeitpunkt der Materialentnahme für eine Virusisolierung verpasst wurde, kann die Diagnose serologisch gestellt werden. Dazu wird ein Antikörpertiteranstieg im Patientenserum nachgewiesen.

Epidemiologie. Influenza-A-Viren sind genetisch variabel. Kleinere Antigenveränderungen treten fortwährend auf (antigenic drift, Quasispezies, S. 407)

8

Tabelle 8.**5**   Klassifizierung und Antigenstruktur der Influenza-A-Viren

Virusprototyp	Vorherrschend von – bis	Antigenformel	
		Hämagglutinin (H)	Neuraminidase (N)
A/WS/33 A/PR8/34	1932 – 1946	H0	N1
A/Cambridge/46 A/F/M1/47	1946 – 1957	H1	N1
A/Singapore/57	1957 – 1968	H2	N2
A/Hongkong/68	1968	H3	N2
A/USSR/77	1977	H1	N1

und werden durch Selektion von Punktmutanten im Hämagglutinin unter immunologischen Druck erklärt. Größere Veränderungen (antigenic shift) erklären die periodisch auftretenden Influenza-A-Epidemien und -Pandemien (Tab 8.**5**).

Antigenic shift

Man nimmt an, dass ein Antigenic shift durch Austausch von Genabschnitten zwischen verschiedenen Influenzastämmen auf folgende Weise entsteht: Es bestehen 2 große Reservoirs für Influenza-A-Viren, der Mensch und bestimmte (Wasser-)Vogelarten, wobei im Letzteren Influenza-A-Viren mit 13 Hämagglutinin und 9 Neuraminidasearten in fast allen Kombinationen vorkommen. Mischinfektionen mit tierischen und menschlichen Typen finden im Schwein statt, was durch bestimmte landwirtschaftliche Praktiken begünstigt wird, z. B. in Asien, wo Enten- und/oder Schweinehaltung mit Fischzucht kombiniert wird. Damit ist eine Vermehrung verschiedener Virusstämme im gleichen Wirt und Infektionen einer Zelle durch 2 Stämme möglich, was in der Folge eine genetische Rekombination zwischen verschiedenen Influenza-A-Stämmen bewirken kann. Tab. 8.**5** zeigt die antigenen Veränderungen des Hämagglutinins und der Neuraminidase, die das menschliche Influenza-A-Virus seit den 30er Jahren durchgemacht hat.

Prophylaxe und Therapie. Für die Grippeprophylaxe stehen ein inaktivierter Adsorbatimpfstoff und z. T. Spaltimpfstoffe (neuerdings mit intranasaler Applikation) zur Verfügung. Die Impfung wird vor allem bei beruflich exponierten Personen sowie älteren oder speziell durch Herz-Kreislauf-Leiden vorgeschädigten Menschen empfohlen.

Therapeutisch können neben Amantadin, welches das uncoating des Virus hemmt, neuerdings auch Neuraminidase-Hemmer eingesetzt werden. Sie verkürzen die Krankheitsdauer, indem sie die Freisetzung der Viren aus den Wirtszellen und ihre Weiterverbreitung im Körper blockieren.

Bunyaviren

Die **Bunya- und Phlebovirus-Arten** werden durch Arthropoden übertragen und sind Erreger gutartiger fieberhafter Infekte, seltener von Infektionen des ZNS und von hämorrhagischem Fieber. Alle Bunyaviren besitzen ein in drei Segmente gegliedertes, einzelsträngiges RNA-Genom in Negativ-Orientierung. Bestimmte Typen der Hantaviren sind die Erreger des „hämorrhagischen Fiebers mit renalem Syndrom" (HFRS), andere Typen lösen das „Hantavirus pulmonale Syndrom" (HPS) aus. Die Hantaviren-Arten werden aerogen von Mäusearten auf den Menschen übertragen.

Diagnose: serologisch.

Prophylaxe: Expositionsprophylaxe.

Erreger. Die Familie der Bunyaviridae umfasst mehr als 200 Virusarten, darunter die 4 menschenpathogenen Genera Bunya-, Nairo-, Phlebo- und Hantavirus. Die Bunyaviren sind sphärisch, 80–110 nm groß und besitzen Hüllen mit Spikes, die an Membranen des glatten endoplasmatischen Retikulums gebildet werden. Das Genom besteht aus 3 Minus-Strang-RNA-Segmenten, wobei jedes Segment einen separaten Ribonukleoproteinkomplex bildet, so dass das Virion als Eigenart 3 helikale Nukleokapside enthält.

8

Pathogenese und Krankheitsbild.

Gattung Bunyavirus: Diese Viren werden durch Arthropoden übertragen und verursachen benigne Enzephalitiden, wie die kalifornische Enzephalitis und die Infektion durch das La-Crosse-Virus, beide in den USA vorkommend, oder das Oropouchevirus in Brasilien.

Gattung Nairovirus: Menschenpathogen ist hier vor allem der Erreger des Krim-Kongo-hämorrhagischen Fiebers (Crimean-Congo-Virus), dessen Letalität bis zu 50 % beträgt. Das Virus ist in Südosteuropa, Zentralasien, China, Arabien und Afrika endemisch und wird durch Zecken, aber auch durch direkten Kontakt mit infizierten Tieren oder Patienten übertragen.

Gattung Phlebovirus: Darunter sind die Erreger des benignen Pappataci- oder Phlebotomusfiebers („sandfly fever"), das in Europa (Italien, Jugoslawien), Nordafrika, Asien und Südamerika vorkommt und durch Phlebotomusmücken (Schmetterlingsmücken) übertragen wird.

Das Rift-Valley-Fieber (RVF), eine akute, fieberhafte Erkrankung, selten mit hämorrhagischem Fieber, wird durch Mücken übertragen und tritt endemisch in Afrika auf, in der Regel nach einer Epizootie bei Nutztieren. Die Ansteckung erfolgt dann auch durch Aerosole (Schlachten). Epidemien mit über 200 000 Erkrankungsfällen in Ägypten, 25 000 Fällen im Senegal, sowie Epidemien in Somalia, Kenya und im Sudan wurden beschrieben.

■ **Gattung Hantavirus** enthält mehrere Arten (oder Serotypen) von Viren (Tab. 8.6), die man nach den klinischen Symptomen, die sie verursachen, in 2 Gruppen einteilen kann:

■ die Erreger der **Nephropathia epidemica** (NE) und des **hämorrhagischen Fiebers** mit renalem Syndrom (HFRS),

■ und des **Hantavirus pulmonalen Syndroms** (HPS).

Die Infektionsquelle sind Nager (Mäuse und Ratten) und die Infektion erfolgt durch Inhalation von Aerosolen von Urin, Fäzes und Speichel der Tiere. Bei der NE und beim HFRS kommt es, nach influenzaähnlichen Symptomen, zur Beeinträchtigung der Nierenfunktion. Beim HPS kommt es zu einem rasch progredienten, akuten Atemnotsyndrom mit Lungenödem, das in 60 % letal verläuft.

Diagnose. Die Virusisolierung aus dem Blut ist möglich, aber langwierig und für die Routinediagnostik zu aufwendig. Die Serologie (IgM-Nachweis) ist die Methode der Wahl, allerdings ist sie bei den Bunyaviren zuweilen schwierig zu interpretieren, weil viele Virusarten stark wechselnde antigenetische Varianten ausbilden.

Epidemiologie und Prophylaxe. Die Bunya- und Phleboviren werden durch blutsaugende Arthropoden übertragen, wobei entweder ein Zyklus nur

Tabelle 8.6 Serotypen der Hantaviren

Serotyp	Syndrom	geographische Verbreitung
Hantaan	HFRS, schwere Form	Asien, Südosteuropa
Belgrad	HFRS, schwere Form	Südosteuropa
Puumala	NE	Mittel- u. Nordeuropa
Seoul	HFRS, milde Form	weltweit
Sin nombre u. a.	HPS	USA, Kanada
Louisiana	HPS	USA Ostküste

zwischen Mensch und Überträger oder aber, wie bei den Toga- und Flaviviren, ein vom Menschen unabhängiger Kreislauf Warmblüter – Arthropode – Warmblüter existiert, in dem der Mensch eine Sackgasse darstellt. Hantaviren werden von Nagern, in denen die Viren apathogen lebenslänglich persistieren, aerogen auf den Menschen übertragen. Auch die neuesten Isolate der HPS-Erreger sind offenbar schon lange in den entsprechenden Reservoirtieren vorhanden und wurden gelegentlich auf Menschen übertragen, wie retrospektive Analysen von Blut- und Gewebeproben zeigten. Ihr gehäuftes Auftreten wird mit einer plötzlichen Mäuseplage erklärt. Die Prophylaxe besteht in einer Expositionsprophylaxe (Vermeiden von Insektenstichen und Nagerkontakt). Gegen das Rift-Valley-Fieber existiert eine aktive Impfung.

Arenaviren

■ Die Arenaviren haben als „Ambisense-Viren" Genomteile mit Minus- und solche mit Plus-Polarität. Dabei ist es durchaus möglich, dass auf einem Segment (segmentiertes Genom) beide Codierungsrichtungen vorkommen. Ihr Reservoir ist in Nagern, von wo aus sie Menschen infizieren können. Eine Infektion mit LCM-Virus (**l**ymphozytäre **C**horio**m**eningitis) ist normalerweise harmlos, mit dem afrikanischen Lassa- oder den südamerikanischen Junin- und Machupoviren hingegen mit hoher Letalität (hämorrhagisches Fieber) behaftet.

Diagnose: Lassa: Virusisolierung in Speziallabors von höchster Sicherheitsstufe (biosafety level 4). LCM: Serologie.

8

Erreger. Die meisten Mitglieder der Familie der Arenaviren sind erst seit den 60er Jahren bekannt, ihr Prototyp, das Virus der lymphozytären Choriomeningitis (LCM), aber 30 Jahre länger. Das Studium dieses Virus hat viel zum Verständnis der infektionsbedingten Immunpathologie, aber auch der zellvermittelten Immunität allgemein beigetragen.

Unter den Arenaviren sind das LCM-Virus (Europa, Amerika), das Lassavirus (Afrika) und die Junin- und Machupoviren (Südamerika) menschenpathogen. Alle Arenaviren sind sphärisch bis pleomorph und 50–300 nm groß (Mittel 110–130 nm). Sie bestehen aus einer von der Plasmamembran abgeleiteten Hülle mit „spikes", die eine im Ultradünnschnitt granuliert erscheinende Innenstruktur umschließt. Diese Granula haben der Virusfamilie den Namen (arenosus = sandig) gegeben. Sie werden als Wirtszellribosomen angesehen. Das Virion enthält mindestens 3 Stränge Wirts-RNA, neben den 2 viralen RNA-Segmenten.

■ Ambisense-Genom

Das Genom der Arenaviren enthält Genomteile, die in Plus-, sowie solche, die in Minus-Polarität vorliegen (Ambisense-Anordnung, s. S. 403). Es ist folgendermaßen aufgebaut: Der kleinere S-Teil (s = small) codiert im 3′-Teil als Minus-Strang-RNA für das Nukleokapsid-Protein (NP) und im 5′-Teil als Plus-Strang-RNA für ein virales Glykoprotein. Jedes Protein wird separat von subgenomischer RNA translatiert, das in Negativ-Orientierung codierte NP erst nach Transkription in eine Plus-Strang-RNA. Der L-Teil (L = large) codiert am 3′-Ende in Minus-Strang-Orientierung für die virale Polymerase und am 5′-Ende in Plus-Strang-Orientierung für ein regulatorisches, RNA-bindendes Protein.

Pathogenese und Krankheitsbild. Bei allen menschenpathogenen Arenaviren ist die Infektionsquelle primär bei Nagetieren zu suchen. Die Aufnahme geschieht per os, aerogen oder evtl. auch über Hautkontakt. Es besteht zunächst eine ausgesprochene Virämie, der sich Organmanifestationen anschließen. Bei LCM sind diese meist harmlos, grippeartig, können aber auch zu Meningitis oder Enzephalomyelitis mit – selten – tödlichem Ausgang führen. Das Lassavirus ist pantrop. Es führt zu einem hämorrhagischen Fieber mit hoher Letalität, wobei fast alle inneren Organe befallen werden. Der Tod tritt unter Schock und Anoxie ein. Das Krankheitsbild von Junin- und Machupo-Virusinfektionen ist ähnlich. Eine Beteiligung des ZNS ist häufiger, und die Letalität ist offenbar etwas niedriger als beim Lassavirus.

Diagnose. Im Akutstadium können die Arenaviren aus dem Blut des Patienten isoliert werden. Postmortal erfolgt die Isolierung am besten aus der Leber. Bei den hämorrhagischen Fiebern, vor allem dem Lassafieber, ist die extrem hohe Infektiosität des Blutes bei dessen Handhabung (Aerosolbildung!) zu beachten. Die Isolierung gelingt relativ leicht in Zellkulturen. Sie ist aus Sicherheitsgründen aber auf Labors mit den entsprechenden „High-security"-Einrichtungen beschränkt (z. B. CDC, Atlanta, Georgia, USA).

Eine Serodiagnose ist mit den üblichen serologischen Techniken ebenfalls möglich.

Epidemiologie und Prophylaxe. Alle Arenaviren sind in Nagern endemisch und werden von ihnen auf Menschen übertragen.

Für keines der erwähnten Viren existiert eine spezifische Immunprophylaxe. Was die Expositionsprophylaxe betrifft, so ist zu beachten, dass das LCM-, das Junin- und das Machupovirus nicht von Mensch zu Mensch übertragen werden, wohl aber das Lassavirus. Bei der Pflege lassakranker Patienten ist deshalb größte Vorsicht geboten. So werden, neben Verwendung spezieller Kleidung und Gesichtsmasken durch das Personal, Unterdruckplastikzelte zur Unterbringung der Patienten empfohlen. Zur Therapie wird Ribavirin und humanes Immunglobulin eingesetzt.

Paramyxoviren

■ Diese Familie enthält die Gattungen

■ **Paramyxovirus** mit den Parainfluenzaviren;

■ **Rubulavirus** mit dem Mumpsvirus;

■ **Morbillivirus** mit dem Masernvirus;

■ **Pneumovirus** mit dem respiratorischen Synzytialvirus (RS);

■ **nicht klassifizierte Paramyxoviren** Hendra, Nipah.

Die klinischen Manifestationen umfassen respiratorische Infekte (Parainfluenza, Pseudokrupp, Mumps, RS, Nipah, Hendra), Parotitis und Infektionen anderer drüsiger Organe (Mumps), Exanthem (Masern) und ZNS-Infektionen (Mumps, Masern, Nipah, Hendra).

Prophylaxe: Masern und Mumps Lebendimpfstoff, übrige Paramyxoviren keine Immunprophylaxe. ■

Erreger. Die Familie der *Paramyxoviridae* ist biologisch und in Bezug auf die pathogenetischen Eigenschaften recht heterogen. Sie umfasst 2 Subfamilien:

Parainfluenzavirus

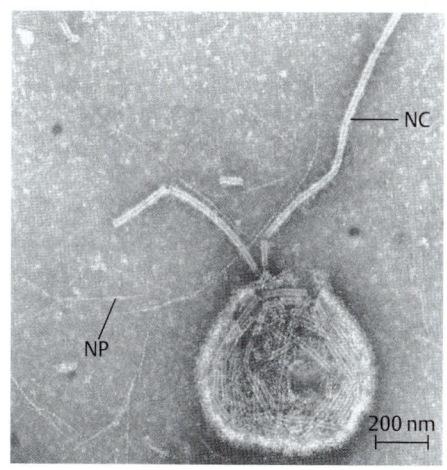

NC

NP

200 nm

Abb. 8.**16** Die Hülle ist aufgerissen, so dass das helikale Nukleokapsid (NC) austritt. NP: Primärspirale des Nukleoproteins (TEM).

8

■ **Paramyxovirinae** mit den Gattungen
– *Paramyxovirus* mit den humanpathogenen Arten Parainfluenzavirus Typ 1 und 3;
– *Rubulavirus* mit dem Mumpsvirus und den Parainfluenzaviren Typ 2 und 4;
– *Morbillivirus* mit dem humanpathogenen Masernvirus, mehreren tierpathogenen Arten, die bei verschiedenen Tieren (Hunde [„Staupe"], Katzen, Rindern, Seehunden, Delphinen, Schildkröten) schwere respiratorische Infekte verursachen und
– die nicht klassifizierten, nahe verwandten tier- und menschenpathogenen *Hendra-* und *Nipah-Viren.*

■ **Pneumovirinae,** Gattung *Pneumovirus* mit wahrscheinlich mehreren Typen des RS-Virus (= **r**espiratory **s**yncytial **v**irus).

■ **Aufbau der Paramyxoviren**

Alle Paramyxoviren sind ähnlich aufgebaut (Abb. 8.**16**). Sie sind pleomorph. Die kleinsten Formen sind 120–150 nm groß (mit Ausnahme des etwas kleineren RS-Virus), und sie besitzen eine Hülle, die das Nukleokapsid umschließt. Das Genom besteht aus einer kontinuierlichen, einzelsträngigen RNA von negativer Polarität. Die Hülle leitet sich aus der Zellmembran ab. Darin eingebaut sind verschiedene virale, als „spikes" sichtbare Proteine, aufgrund derer die Einteilung in die verschiedenen Gattungen erfolgte. Die Parainfluenza- und Mumpsviren besitzen zwei Spikes-Arten, die einen enthalten das Hämagglutinin (besitzen also Hämagglutinationsaktivität), gekoppelt mit Neuraminidase (HN-Protein), und die anderen das sog. Fusions(F-)Protein, verantwortlich für die Fusion der Hülle mit der Zellmembran. Die Masernviren enthalten keine Neuraminidase, die Pneumoviren nur das F-Protein.

Pathogenese und Krankheitsbild.

■ Die **Parainfluenzaviren** führen vor allem bei Kleinkindern zu grippeartigen Erkrankungen, die gelegentlich in einer Bronchitis oder sogar Pneumonie resultieren. Zuweilen kommt es zum bedrohlichen Bild eines Kruppsyndroms. Bakterielle Superinfektionen sind häufig. Auch Reinfektionen kommen oft vor und sind in der Regel harmlos.

■ Beim **Mumpsvirus** kommt es nach der Vermehrung des Virus im Respirationstrakt zu einer Virämie und dann vor allem zu einer Parotitis und nicht selten auch zu einer Mumpsmeningitis. Als Komplikation tritt der Befall verschiedener drüsiger Organe auf. So ist speziell eine bei Infektionen nach der Pubertät auftretende Orchitis zu erwähnen.

■ **Masern.** Die Pathogenese der Masern ist nicht gut bekannt. Man nimmt an, dass das Virus sich nach einer primären Vermehrung in lymphatischem Gewebe in zwei Schüben hämatogen verteilt. Danach erscheinen auf der

Masernexanthem

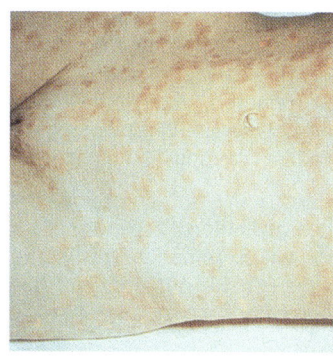

Abb. 8.**17** Das typische Exanthem manifestiert sich vermutlich im 2. hämatogenen Verteilungsschub der Morbilliviren.

Mundschleimhaut ein Enanthem und die „Koplik-Flecken", worauf sich unter erneutem Fieberanstieg das typische Masernexanthem manifestiert (Abb. 8.**17**). Komplikationen sind hier Otitis als bakterielle Superinfektion, weiter Pneumonie und Enzephalitis. Eine selten (1 : 1 Million) auftretende Spätfolge ist die subakute sklerosierende Panenzephalitis (SSPE), bei der sich Nukleokapside in den Gehirnzellen akkumulieren, wobei aber wegen fehlenden Matrixproteins keine oder wenig Virusnachkommen gebildet werden. Die Krankheit tritt zwischen dem 2. und 21. Lebensjahr auf und führt meist innerhalb von 6–12 Monaten unter Gedächtnisdefekten und Persönlichkeitsveränderungen zum Tod.

■ **Nipah- und Hendravirus**-Infektionen sind Zoonosen des südostasiatischen (Nipah) resp. australischen (Hendra) Raums. Beide Infektionen führen zu Enzephalitiden mit relativ hoher (bis 40 %) Letalität und zu z. T. schweren interstitiellen Pneumonien.

■ **RS-Viren** führen vor allem bei Kleinkindern bis zum Alter von 6 Monaten, selten bis zu 2 Jahren zu einer Bronchiolitis oder zu einer Pneumonie. Der Immunstatus scheint eine wichtige Rolle beim Krankheitsverlauf zu spielen. Man hat festgestellt, dass nach einer Impfung mit abgetötetem Impfstoff (ähnlich wie bei Masern) die Krankheit schwerer verläuft. Es wird vermutet, dass dies durch Antikörper, im Falle der Kleinkinder durch die diaplazentar erworbenen mütterlichen Antikörper, bewirkt wird. Andererseits sind auch Immunsupprimierte, z. B. Knochenmarktransplantierte, durch RSV bedroht.

Diagnose. Für Paramyxoviren sind neben der Serodiagnose z. T. sensitive Direktnachweise auf Immunfluoreszenz- oder Enzym-Immunassay-Basis erhältlich. Paramyxoviren vermehren sich gut in Zellkulturen menschlicher Herkunft.

8

Epidemiologie. Paramyxoviren werden durch Tröpfcheninfektion übertragen. Die Durchseuchung der Bevölkerung (außer für Nipah und Hendra) ist schon im Kindesalter sehr groß; so beträgt sie für die Parainfluenzaviren vom Typ 1 – 3 bei den 10-Jährigen 90 %.

Nipah- und Hendraviren werden, als Zoonosen, von Tieren (Nipah: Schwein, Hendra: Pferd) auf den Menschen übertragen. Verschiedene Tiere können mit den Viren infiziert sein, Fledermäuse (Pteropus) scheinen jedoch für beide Viren das Reservoir zu bilden.

Prophylaxe. Für Masern und Mumps stehen **attenuierte** Lebendimpfstoffe zur Verfügung. Der **abgetötete** Impfstoff soll wegen seiner oben erwähnten aggravierenden Wirkung nicht verwendet werden. Bei den übrigen Parainfluenzaviren existieren z. Z. noch keine Impfstoffe.

Rhabdoviren

■ Unter den Rhabdoviren sind die Lyssaviren Genotyp 1 – 7 von humanmedizinischer Bedeutung. Sie werden durch den Biss eines infizierten Tieres mit dem Speichel übertragen und führen zu einer, einmal ausgebrochen, immer letalen Enzephalitis (Tollwut, Rabies). Reservoir für Typ 1 sind global Wildtiere (Füchse etc.) und Fledermäuse (silvatische Tollwut), in Asien auch Hunde (urbane Tollwut). Typen 2 – 7 sind auf Europa, Asien, Afrika und Australien beschränkt und haben ihr Reservoir v. a. in Fledermäusen.

Diagnose: Direktnachweis mit IF in Korneazellen und Hautbiopsien, post mortem auch Isolierung aus dem Gehirn.

Prophylaxe: Wegen der wochen-, evtl. monatelangen Inkubationszeit ist (außer für Typ 2 – 4) eine postexpositionelle Prophylaxe mit kombinierter aktiver (Totimpfstoff) und passiver (humanes Immunglobulin) Impfung möglich. Eine präexpositionelle Prophylaxe gefährdeter Personen geschieht mit Totimpfstoff. ■

Erreger. Die humanmedizinisch wichtigen Rhabdoviren werden in 7 Genotypen eingeteilt. Typ 1 ist der klassische, weltweit auftretende Typ, der in zwei Formen vorkommt: dem „Straßenvirus", wie es aus Mensch und Tier isoliert wird, und dem auf Pasteur zurückgehenden „virus fixe". 1882 hatte Pasteur die Tollwut intrazerebral auf Kaninchen übertragen und nach fortlaufender Passagierung des Virus in Kaninchen einen Tot-Impfstoff entwickelt. Durch die Hirn-Hirn-Passagen in den Labortieren wurde das „virus fixe" so an Hirngewebe adaptiert, dass es sich nicht mehr in extraneuralem Gewebe vermehren kann. Die Typen 2 – 4 wurden in Afrika, die Typen 5 und 6 aus europäischen und Typ 7 aus australischen Fledermäusen isoliert.

Die Rhabdoviren sind stäbchenförmig, 60 × 180 nm groß, mit einem geraden und einem abgerundeten Ende („geschossförmig") und besitzen eine mit „spikes" versehene Hülle, die ein Nukleokapsid ähnlich dem der Myxoviren umgibt. Das Genom besteht aus Minus-Strang-RNA.

Pathogenese und Krankheitsbild. Tollwutviren werden fast immer durch den Biss, manchmal auch durch Kratzer, eines tollwütigen Tieres übertragen (Ausnahme s. unten). Das Virus vermehrt sich zunächst an der Eintrittspforte in Muskel- und Bindegewebe und wandert dann den Nervenfasern entlang in das ZNS, wo eine weitere Virusvermehrung stattfindet. Auf dem gleichen Weg verbreitet sich das Virus, ausgehend vom ZNS, in periphere Organe, wie vor allem die Speicheldrüse, aber auch in die Kornea und die Nieren. Das eigentliche Krankheitsbild bestimmt eine Enzephalitis, die, einmal ausgebrochen, für Mensch und Tier tödlich verläuft.

Klinischer Verlauf der Tollwut

Die Krankheit verläuft in 3 Stadien. Das erste Prodromalstadium geht mit Kribbeln und Brennen an der Eintrittspforte (Bisswunde), Übelkeit, Erbrechen und evtl. melancholischer Verstimmung einher. Im 2. Stadium, dem Exzitationsstadium, stehen Krämpfe und Spasmen des Pharynx und Larynx im Vordergrund, was einen sehr schmerzhaften Schluckakt zur Folge hat. Die Spasmen können durch den bloßen Anblick von Wasser ausgelöst werden („Hydrophobie"). Aber auch geringe andere akustische und optische Reize können zu unverhältnismäßigen Reaktionen mit Krampf- und Wutanfällen, Schlagen, Beißen und Schreien führen. Der Tod tritt frühestens nach 3–4 Tagen ein. Es kann sich aber auch das 3., das Lähmungsstadium, anschließen, bei dem es nach einer aufsteigenden Paralyse unter Asphyxie zum Exitus kommt. Die Therapie ist lediglich symptomatisch, und da der Patient die Krankheit bei vollem Bewusstsein erlebt, werden vor allem Medikamente zur Linderung der Schmerz- und Angstzustände eingesetzt. Die Krankheit verläuft bei Mensch und Tier im Prinzip gleich, wobei bei Tieren die Verhaltensweisen oft auffällig verändert sein können. Wilde Tiere verlieren dabei ihre Scheu vor dem Menschen, und zahme Haustiere werden aggressiv. Verläuft die Krankheit mit einem Exzitationsstadium, spricht man von „wilder Wut", fehlt dieses, von „stiller Wut".

8

Diagnose. Intra vitam wird die Labordiagnose durch die Untersuchung eines Abklatschpräparates der Kornea oder in Hautbiopsien mittels Immunfluoreszenz gestellt. Post mortem können Tollwutviren im Gehirn von Mensch und Tier durch Verimpfen von Hirngewebe oder Speichel auf Säuglingsmäuse oder Zellkulturen nachgewiesen werden.

Eine Serodiagnose ist wegen der spät einsetzenden Antikörperproduktion nicht praktikabel; die serologische Untersuchung wird aber zur Überprüfung des Impfschutzes benützt. Technisch kann ein Enzym-Immunassay oder ein Neutralisationstest (RFFIT, rapid fluorescent focus inhibition test = Hemmung der mittels Immunfluoreszenz nachweisbaren fokalen Virusvermehrung in Zellkulturen) benützt werden. Für die Labordiagnose sind Speziallabors zuständig.

Epidemiologie. Lyssavirus Typ 1 ist in Nordamerika und Europa in Wildtieren (silvatische Tollwut) und in gewissen tropischen Gebieten auch in Haustieren, vor allem Hunden, endemisch (urbane Tollwut). Das Reservoir der übrigen Lyssavirustypen sind Blut saugende, aber auch Frucht und Insekten fressende Fledermäuse.

Das Virus wird mit dem Speichel des erkrankten oder am Ende der Inkubation stehenden Tieres ausgeschieden und gelangt durch Kratz- oder Beißwunden in andere Tiere oder den Menschen. Eine Übertragung durch mit Speichel kontaminierte Gegenstände ist wegen der Labilität des Virus äußerst selten. Eine Mensch-zu-Mensch-Übertragung ist bisher nicht nachgewiesen, mit Ausnahme jener Fälle von Hornhautverpflanzungen, bei denen der Spender unerkannt mit Tollwut infiziert war.

Prophylaxe. Wegen der langen Inkubationszeit der Tollwut, die beim Menschen je nach Lokalisation und Schwere der Bisswunde einige Wochen, aber auch mehrere Monate betragen kann, ist eine postexpositionelle Impfprophylaxe möglich. Die Impfung geht auf Pasteur zurück, der einen abgetöteten Impfstoff aus Neuralgewebe infizierter Tiere verwendete. Dies führte häufig zu ernsten Nebenreaktionen mit allergischen Enzephalomyelitiden. Heute werden Vakzinen benutzt, die in diploiden menschlichen embryonalen Zellen (HDCV = **h**uman **d**iploid **c**ell **v**accine), Hühnerfibroblasten oder Entenembryonen hergestellt werden. Mit diesen Impfstoffen sind keine Zwischenfälle mehr beschrieben worden, so dass die frühere Scheu vor der Tollwutimpfung nicht mehr berechtigt ist.

Das Vorgehen nach einer Tollwutexposition richtet sich nach der Art des Kontaktes, der Art und dem Zustand des beißenden Tieres und der epidemiologischen Situation (Tab. 8.**7**). Ein Biss, eine Kontamination einer Wunde mit Speichel und das Belecken der Mukosa gilt als Exposition, nicht aber einfacher Kontakt wie Streicheln. In endemischen Regionen gilt jedes Tier, das unprovoziert beißt, als tollwutverdächtig.

Die postexpositionelle Prophylaxe beginnt mit einer rigorosen Wundtoilette, wobei die wichtigste Maßnahme ein gründliches Auswaschen der Wunde mit Wasser, Seife und Desinfektionsmittel ist. Anschließend wird eine passive Immunisierung mit 20 IU/kg menschlichen Rabiesimmunglobulins (RIG) durchgeführt, wobei die Hälfte der Dosis um die Wunde instilliert und die andere Hälfte intramuskulär injiziert wird. Gleichzeitig wird eine aktive Immunisierung mit 6 Dosen HDVC begonnen, von denen je eine am Tage 0, 3, 7, 14, 30 und 90 ebenfalls i. m. verabreicht wird. In Tab. 8.**7** sind die zur Zeit empfohlenen Maßnahmen zusammengestellt.

Merke: die postexpositionelle Impfung ist offenbar bei den afrikanischen Virusstämmen (Typ 2 – 4) wirkungslos.

Personen mit erhöhtem Tollwutrisiko können auch präexpositionell prophylaktisch mit 3 Dosen HDCV immunisiert werden. Die postexpositionelle Prophylaxe beschränkt sich dann auf eine Wundtoilette und Injektionen von HDCV.

Bei Tieren ist eine postexpositionelle Prophylaxe unpraktikabel; entsprechend sind vor allem Hunde und Katzen mit der lebenden Vakzine aus Enten-

Tabelle 8.**7**   Tollwut: Postexpositionsprophylaxe (nach: Empfehlungen der Weltgesundheitsorganisation [WHO], Genf, Stand 1992)

Tierart, epidemiologische Situation	**Zustand der Tiere**	**Behandlung der exponierten Person**[1]
Haustier Endemiegebiet:	–	HDCV und RIG[2]
nicht aus Endemiegebiet:		
Hund, Katze	gesund, kann für 10 Tage beobachtet werden	keine; wenn das Tier während der Beobachtungszeit Tollwut entwickelt, sofort HDCV/RIG
	tollwutverdächtig oder tollwütig, unbekannt, entkommen	HDCV und RIG
anderes Haustier	–	je nach epidemiologischer Situation
Wildtier Wildkarnivoren, Fledermäuse	immer als tollwütig anzusehen, bis zu negativem Laborbefund	HDCV und RIG
andere Wildtiere:		
aus Endemiegebiet	–	HDCV und RIG
nicht aus Endemiegebiet	–	je nach epidemiologischer Situation

HDCV: human diploid cell vaccine (aktive Impfung); RIG: Rabiesimmunglobulin menschlicher Herkunft (passive Impfung).
[1] Die Behandlung besteht in der Verabreichung von RIG und HDCV (s. Text). Die WHO-Empfehlungen erlauben bei leichter Exposition (Belecken der Haut) auch die Verwendung von HDCV allein.
[2] Abbruch der Behandlung, wenn das Tier beobachtet werden kann und während 10 Tagen gesund bleibt.

8

embryonen generell zu immunisieren. Bei freilebenden Tieren (Füchsen) wird mit gutem Erfolg die orale Impfung durch ausgelegte Köder durchgeführt. Falls dazu attenuiertes Rabiesvirus verwendet wird, gilt ein Kontakt mit dem Impfstoff als Tollwutexposition und die postexpositionelle Prophylaxe ist durchzuführen. Bei der Verwendung von rekombiniertem Vacciniavirus gilt dies nicht; auf die Pathogenität des Vacciniavirus wurde jedoch auf S. 447 hingewiesen.

Filoviren (Marburg- und Ebolavirus)

■ Unter dem Namen Filoviren werden 2 verwandte afrikanische Viren zusammengefasst, das Marburg- und das Ebolavirus, die zu hämorrhagischen Fiebern mit hoher Letalität führen. Die wenigen beschriebenen Marburg-Ausbrüche scheinen im Zusammenhang mit Affen zu stehen. Ebola-Ausbrüche scheinen zunehmend häufig zu werden. Das Reservoir der Filoviren ist nicht bekannt.

Diagnose durch Antigennachweis, EM und Anzüchten. ■

Erreger. Das Marburgvirus wurde erstmals 1967 bei 3 gleichzeitigen Ausbrüchen unter Laborpersonal in Marburg, Frankfurt und Belgrad isoliert. Die Erkrankten waren mit der Verarbeitung von Organen von Cercopithecus-Affen (Grünen Meerkatzen) aus Uganda beschäftigt. Marburg- wie Ebolaviren bestehen aus fadenförmigen, bis 14 μm langen, z.T. sogar verzweigten und konstant 80 nm dicken Partikeln, deren Oberfläche eine Hülle aus Wirtszellmembran mit viralen Spikes bildet. Das Genom besteht aus einer Minus-Strang-RNA, die in einem helikalen Nukleokapsid von 50 nm Durchmesser untergebracht ist.

Pathogenese und Krankheitsbild. Marburg- und Ebolavirus rufen als Krankheitsbilder sog. hämorrhagische Fieber hervor. Zunächst treten Fieber, Kopf- und Halsschmerzen, Konjunktivitis und Durchfall auf, gefolgt von einer Beteiligung von Leber, Niere, ZNS, und schließlich, als Folge einer Verbrauchskoagulopathie, ausgedehnte Blutungen und terminal Schockzustände. Pathologisch-anatomisch zeigen fast sämtliche Organe Hämorrhagien und Fibrinablagerungen.

Diagnose. Virusisolierungen sollten nur in Laboratorien mit speziellen Sicherheitseinrichtungen durchgeführt werden. Der Virusnachweis gelingt entweder elektronenoptisch aus Blut oder fluoreszenzserologisch aus Gewebeproben. Eine Anzüchtung ist in Zellkulturen möglich. Auch eine Serodiagnose ist durchführbar.

Epidemiologie und Prophylaxe. Das Reservoir der Marburg- und Ebolaviren ist unbekannt. Nach dem erwähnten Marburgvirus-Ausbruch 1967 unter Laborpersonal traten Marburgviren nur noch in Afrika auf. Das Ebolavirus, benannt nach einem Fluss in Zaire, führte zu mehreren Ausbrüchen in Afrika, von 1976 bis heute, in denen eine Letalität von 50–90 % beobachtet wurde. Auch in Affenkolonien in den USA und Italien wurden Ebolainfektionen eingeschleppt.

Bei der Pflege von Marburg- und Ebolapatienten werden heute nicht mehr Schutzanzüge und Unterdruckzelte (wie bei Lassafieber) empfohlen, da die Übertragung von Mensch zu Mensch durch Ausscheidungen (Schmierinfektion) oder Blut und nicht aerogen erfolgt. Trotzdem ist bei Autopsien und Laborarbeit die hohe Infektiosität von allfälligen Aerosolen aus Patientenmaterial zu beachten.

8.3 Subvirale Erreger: Viroide und Prionen

■ **Viroide** sind phytopathologisch wichtige, nichtcodierende RNA-Moleküle, die als „Anti-sense-RNA" in die Zellregulation eingreifen. Das Hepatitis-D-Virus hat eine teilweise strukturelle Ähnlichkeit mit Viroiden.

Prionen bestehen aus einem zellcodierten Protein (PrP: Prion-Protein), welches konformationell und durch Punktmutation verändert ist. Sie sind infektiös und können normales, zelluläres PrP in die pathologische Konfiguration überführen. Sie lösen die spongiformen Enzephalopathien (Creutzfeldt-Jakob-Erkrankung [CJD] in ihrer klassischen und neuen Variante (nvCJD), das Gerstmann-Sträussler-Scheinker-[GSS-]Syndrom) sowie Tierkrankheiten (Scrapie, BSE) aus, die durch Neuronenvakuolisation und -verlust sowie durch sog. amyloide Plaques charakterisiert sind.

Prophylaxe: Expositionsprophylaxe (iatrogene und alimentäre Übertragung). ■

Viroide

Bei der Untersuchung von Pflanzenkrankheiten wurden Ende der 60er Jahre die Viroide entdeckt. Diese bestehen aus infektiöser, nackter ssRNA, die zirkulär geschlossen ist und durch ausgedehnte Basenpaarung einen stäbchenförmigen Strang von 50 nm Länge darstellt. Diese RNA ist 10-mal kleiner als die kleinste Virusnukleinsäure und besteht, je nach Art, aus nur 250–350 Nukleotiden. Sie wirkt nicht als mRNA und codiert nicht für Proteine. Ihre Vermehrungsweise ist unbekannt, geschieht aber sicher durch zelluläre Enzyme.

Viroide lösen eine Reihe ökonomisch wichtiger Pflanzenkrankheiten aus. Als Pathogenitätsmechanismus wird z. Z. folgende Hypothese diskutiert: Viroide besitzen komplementäre Sequenzen zur zellulären 7S-RNA, welche zusammen mit 6 Proteinen das „signal-recognition particle" ausmacht. Dieses Partikel steuert die posttranslationelle Membraninsertion von Proteinen. Viroide können demnach als „Antisense-RNA" mit der Funktion der 7S-RNA und damit dem Membranaufbau interferieren.

Der einzige humanmedizinische wichtige Erreger, der strukturell mit Viroiden verwandt ist, ist das Hepatitis-D-Virus (HDV, Deltaagens, s. S. 450). HDV besteht aus einer viroidähnlichen, ebenfalls ringförmigen RNA, in die zusätzlich eine für das Deltaantigen codierende RNA in Minus-Polarität eingefügt ist.

Prionen

Erreger. Ursprünglich fiel auf, dass die physikalischen Eigenschaften von bestimmten Enzephalopathie-Erregern von denen von Viren sehr verschieden sind. So war vor allem die Widerstandsfähigkeit gegen Sterilisationsverfahren und gegen Bestrahlung sehr hoch. In der Folge wurde gefunden, dass diese Erreger – in völligem Gegensatz zu Viren und Viroiden – zur Ausübung ihrer Infektiosität und Pathogenität nur des Proteins und keiner Nukleinsäure bedürfen. Daher wurde der Ausdruck „Prion" geprägt, der sich von „proteinaceous infectious particle" ableitet. Intensive Suche nach im Partikel vorhandener Nukleinsäure blieb erfolglos.

Prionen sind fehlgefaltete Formen eines zellulären Proteins. Sie bestehen nur aus einem einzigen Protein (PrP = Prion-Protein), das natürlicherweise z. B. an der Oberfläche von Neuronen vorkommt. Die für dieses Protein von ca. 35 kDa codierende Region liegt in einem einzigen Exon und stammt von einem zellulären Gen, das im gesunden wie im kranken Hirn gleicherweise exprimiert wird. Das krankheitsassoziierte PrP (das bestuntersuchte Prion ist der Erreger von Scrapie, sein Protein wird PrP^{sc} [sc = Scrapie] genannt) ist eine mutierte, leicht verkürzte (27–30 kDa) Form des normalen PrP^c (c = cell). Es unterscheidet sich vom normalen PrP^c dadurch, dass es eine geänderte Konfiguration besitzt, weitgehend resistent gegen Proteasen ist und eher im Zellinnern akkumuliert.

Pathogenese. Das infektiöse PrP^{sc} kann die Umwandlung des natürlich vorkommenden PrP^c in PrP^{sc} bewirken, was zu einer autokatalytischen Kettenreaktion mit der vorwiegenden Bildung des pathologischen Proteins führt. Entsprechend können Mäuse, denen das Gen für PrP fehlt (gentechnisch hergestellte „knock-out" Mäuse), nicht mit dem pathologischen PrP^{sc} infiziert werden. Ausfällungen von größeren Mengen des pathologischen Proteins können als sog. amyloide Plaques im Gehirn betroffener Menschen und Tiere mikroskopisch dargestellt werden.

Krankheitsbild. Die folgenden Enzephalopathien werden als Prioneninfektionen betrachtet:

Beim Menschen:

- Creutzfeldt-Jakob-Erkrankung [CJD, D = disease],
- neue Variante der CJD [nvCJD oder vCJD],
- Gerstmann-Sträussler-Scheinker-Erkrankung [GSS],
- Kuru.

Bei Tieren:

- Scrapie- oder Traberkrankheit (Schafe, Ziegen),
- transmissible mink encephalopathy [TME] (Nerze),
- wasting disease (Hirsche),
- bovine spongiforme Enzephalopathie [BSE, „Rinderwahnsinn"] (Rinder).

Alle diese Krankheiten werden als übertragbare spongiforme Enzephalopathien bezeichnet und sind charakterisiert durch jahrelange Inkubationszeiten, lange Krankheitsdauer (1 bis mehrere Jahre beim Menschen) und tödlichen Verlauf unter Bewegungsstörungen (Tier) und fortschreitender Demenz (Mensch). Histologisch findet man im Gehirn keine Entzündung, sondern eine Vakuolisierung der Neuronen, Neuronenverluste, Proliferation der Gliazellen und die amyloiden Plaques (s. oben).

Diagnose. Die Diagnose wird histologisch gestellt. Da keine Immunantwort gegen die pathologischen PrP auftritt, kann keine Serodiagnose gemacht werden. Das pathologische Protein kann jedoch immunologisch mit Hilfe monoklonaler Antikörper in Biopsiematerial von lymphatischem Gewebe nachgewiesen werden.

8

Epidemiologie. Die CJD, die sporadisch (1 : 1 Million pro Jahr) auftritt, entsteht jedesmal durch Mutationen im PrP^c neu. Die Krankheit kann iatrogen (Hirnelektroden, Hornhautverpflanzung) übertragen werden. Die Pathogenität des GSS-Prions (PrP^{gss}) beruht auf einer einzigen Aminosäureänderung, allerdings scheinen genetische Faktoren für die Erkrankung zu prädisponieren, da eine familiäre Form existiert. Kuru wurde in Neu-Guinea durch kannibalistische Riten verbreitet, wahrscheinlich ausgehend von einem CJD-Fall. Es existiert heute nicht mehr.

Auch bei Tieren ist eine alimentäre Übertragung möglich, so wurde PrP^{sc} durch Verfütterung von aus scrapieinfizierten Schafen hergestelltem Tiermehl auf Rinder übertragen, was dann zum Auftreten von BSE führte. Obwohl im Prinzip die Übertragung von Prionen von einer Spezies auf die andere nicht leicht ist, gelangten BSE-Prionen alimentär auch auf den Menschen. Dies führte zum Auftreten von nvCJD. Der Infektionsweg wurde durch strukturelle Analysen von BSE- und nvCJD-Prionen bestätigt.

Seit 1995, als der erste Patient an nvCJD starb, sind bis Ende 2000 51 tödlich verlaufene Fälle von nvCJD bekannt geworden. Anders als bei der klassischen CJD tritt diese Krankheit auch bei jungen Menschen auf, allerdings wird die Inzidenz von nvCJD bei alten Leuten durch Demenzen anderer Genese verschleiert. Das zu erwartende Ausmaß der nvCJD-Epidemie als Folge der BSE-Epidemie ist zur Zeit Gegenstand ausführlicher Diskussionen.

Als Folge des Auftretens dieser neuen Krankheit wurde in verschiedenen Ländern ein Verbot der Verfütterung von Tiermehl an bestimmte Nutztiere (v. a. Wiederkäuer) erlassen.

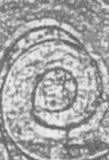

V
Parasitologie

Trichinella spiralis

9   Protozoen

J. Eckert

Allgemeines zu Parasiten. Ein Parasit (Parasitos: Mitesser, Schmarotzer) ist ein Lebewesen, das in einer mehr oder weniger engen Beziehung zu einem artverschiedenen Organismus (= Wirt) steht, auf dessen Kosten lebt und die grundsätzliche, jedoch nicht jederzeit realisierte Fähigkeit zur Auslösung von Schadwirkungen besitzt. Im weiteren Sinne bezieht sich der Begriff „Parasit" auf alle Organismen mit derartigen Eigenschaften, doch wird er im medizinischen Bereich auf eukaryontische Krankheitserreger beschränkt, von denen die wichtigsten zu den Protozoen (Einzeller, Urtiere) (Kap. 9), Helminthen („Eingeweidewürmer", parasitische „Würmer") (Kap. 10) und Arthropoden (Gliederfüßer) (Kap. 11) gehören. Parasiten sind Ursache zahlreicher Krankheiten (= Parasitosen) des Menschen, von denen einigen eine herausragende Bedeutung zukommt, z. B. der Malaria. In Mitteleuropa sind neben einheimischen auch importierte Parasitosen (Tropen- und Reisekrankheiten) praktisch bedeutsam.

In den folgenden Kapiteln wird eine Auswahl wichtiger Parasitosen des Menschen vorgestellt. Zusätzlich sind in Tab. 1.**10** (S. 29f) durch Parasiten verursachte Zoonosen aufgeführt.

Protozoen sind eukaryontische, einzellige, von einer Zellmembran umschlossene, etwa 1–300 μm große, heterotrophe Mikroorganismen, die einen oder selten 2 Zellkerne besitzen (während der Vermehrung auch Vielkernigkeit). Die Vermehrung erfolgt nur ungeschlechtlich durch Zwei- oder Vielfachteilungen der Zelle, oder auch im Rahmen geschlechtlicher Fortpflanzungsprozesse. Protozoen weisen bezüglich der Zellorganellen im Vergleich zu anderen Eukaryonten verschiedene Besonderheiten auf. So haben viele Protozoenarten nur ein einziges Mitochondrion, das sogar auch ganz fehlen kann (*Giardia*, Trichomonaden, Microsporidien), und es sind spezifische Organellen vorhanden, z. B. Apikomplex, Kinetoplast und Glykosomen (Erläuterungen bei den einzelnen Gruppen von Protozoen). Der Fortbewegung dienen Flagellen, Zilien oder Pseudopodien. Einige Arten bilden widerstandsfähige Stadien (Zysten, Oozysten), in denen die Parasiten in der Außenwelt längere Zeit überleben können.

Tabelle 9.1 Übersicht zur Taxonomie der im Text erwähnten Protozoen

| Stamm | Ordnung | Gattung |
Klasse	Unterordnung	
Sarcomastigophora		
Zoomastigophorea	Kinetoplastida	*Trypanosoma, Leishmania*
	Diplomonadida	*Giardia, Enteromonas*
	Trichomonadida	*Trichomonas, Pentatrichomonas, Dientamoeba*
	Retortamonadida	*Chilomastix*
Lobosea	Amoebida	*Entamoeba, Iodamoeba, Endolimax, Acanthamoeba, Balamuthia*
	Schizopyrenida	*Naegleria*
Apicomplexa		
Sporozoa	Eucoccidiida	
	Eimeriina	*Toxoplasma, Isospora, Cyclospora, Sarcocystis, Cryptosporidium*
	Haemosporina	*Plasmodium*
	Piroplasmida	*Babesia*
Microspora		
Microsporea	Microsporida	*Brachiola, Encephalitozoon, Enterocytozoon, Microsporidium, Nosema, Pleistophora, Trachipleistophora, Vittaforma*
Ciliophora		
Ciliata	Trichostomatida	*Balantidium*
Incerta[1]		*Blastocystis*

[1] Unsichere taxonomische Stellung

Allgemeines zu Protozoen

Nach heutiger Auffassung bilden die Protozoen innerhalb des Imperiums Eukaryonta (= Eukaryota) eine eigene Gruppe, die weder zu den Tieren (Animalia) noch zu einer anderen Gruppe von Eukaryonten (Chromista, Pilze, Pflanzen) gehört und phylogenetisch, morphologisch sowie biologisch sehr heterogen ist. Zur Einteilung der Protozoen in taxonomische Einheiten (Reich, Stamm, Ordnung usw.) gibt es derzeit kein allgemein anerkanntes System, sondern divergierende Vorschläge. So wird die bisherige Gruppe der Protozoen in die Reiche Archezoa und Protozoa oder in die Reiche Microspora und Mastigota aufgeteilt. In einige Lehrbücher hat eine von Hausmann und Hülsmann (1996) vorgeschlagene Taxonomie Eingang gefunden, die aber die Amoebozoa keiner taxonomischen Gruppe zuordnen kann. Wegen solcher und anderer Unsicherheiten wird in diesem Buch vorerst die traditionelle Taxonomie beibehalten und der Leser auf die Spezialliteratur verwiesen (Hausmann und Hülsmann, 1996, s. S. 687).

9.1 Trypanosoma

Erreger der Afrikanischen Trypanosomose (Schlafkrankheit) und der Amerikanischen Trypanosomose (Chagas-Krankheit)

■ *Trypanosoma brucei gambiense* und *Trypanosoma brucei rhodesiense* verursachen die Afrikanische Trypanosomose (Schlafkrankheit) des Menschen, die sich u. a. in Fieber und Meningoenzephalitis manifestiert. In einer eher chronisch verlaufenden Form (*T. gambiense*) tritt diese Krankheit vorwiegend in West- und Zentralafrika auf, in akuter Form (*T. rhodesiense*) in Ost- und Südostafrika. Die Erreger werden durch den Stich von Tsetse-Fliegen (Glossinen) übertragen, Antilopen sowie andere Wild- und Haustiere sind Erregerreservoire mit unterschiedlicher Bedeutung. *Trypanosoma cruzi*, der Erreger der Amerikanischen Trypanosomose (Chagas-Krankheit), kommt beim Menschen und zahlreichen Wirbeltieren in Mittel- und Südamerika vor und wird durch den Kot von Raubwanzen übertragen. In der Bekämpfung der Chagas-Krankheit sind in den letzten Jahren beachtliche Erfolge erzielt worden. ■

Allgemeines. Die Gattung *Trypanosoma* (trypanon: Bohrer, soma: Körper) gehört zur Familie *Trypanosomatidae* (Ordnung *Kinetoplastida*) (Tab. 9.**1**). Ein Charakteristikum dieser Familie ist, dass während der Entwicklung in Vertebraten und Vektoren (Insekten) unterschiedliche Formen auftreten. Morphologisch werden spindelförmige, mit einer Geißel ausgerüstete Stadien (trypomastigot, epimastigot, promastigot) und ein rundliches, amastigotes Stadium unterschieden (Abb. 9.**1b**). Die trypomastigote Form der Gattung *Trypanosoma* weist folgende Merkmale auf (Abb. 9.**1a**): Zentral gelegener

---

Trypanosomatidae

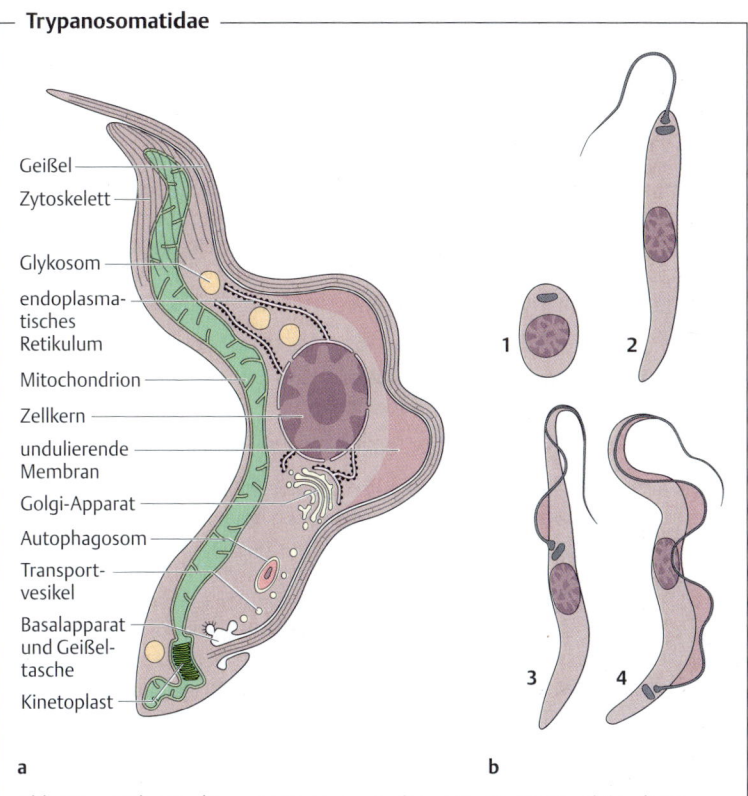

Geißel
Zytoskelett

Glykosom

endoplasma-
tisches
Retikulum

Mitochondrion

Zellkern

undulierende
Membran

Golgi-Apparat

Autophagosom

Transport-
vesikel

Basalapparat
und Geißel-
tasche

Kinetoplast

a   b

Abb. 9.**1** **a** Ultrastruktur von *Trypanosoma* (trypomastigote Form) (nach Warren KS, ed. Immunology and Molecular Biology of Parasitic Infections. 3rd ed. Boston: Blackwell; 1993). **b** Entwicklungsformen: **1** amastigot, **2** promastigot, **3** epimastigot, **4** trypomastigot.

Kern, ein langgestrecktes Mitochondrion, das im hinteren Teil den Kinetoplasten enthält, einen cristaefreien Bereich mit besonders dichter Anhäufung von DNA. In der Nähe, aber außerhalb des Mitochondrions, liegt die Basis der Geißel, die aus einem Basalkörper im Plasma entspringt, zunächst von der Geißeltasche umgeben ist, dann an die Oberfläche hervortritt und als Zuggeißel nach vorn zieht. Dabei heftet sie sich stellenweise an die Zelloberfläche an und faltet diese bei Bewegung zu einer lichtmikroskopisch sichtbaren „undulierenden Membran" aus. Eine Besonderheit der Kinetoplastida stellen die von einer Membran umschlossenen Glykosomen dar, die Enzyme der Glykolyse enthalten. Die Zelle wird von einer Elementarmembran umschlossen, die bei den im Blut auftretenden Stadien mit einer Glykokalix bedeckt ist (s. unten). Dicht an die innere Zellwand angelagert sind spiralig angeordnete Mikrotubuli, die ein Zytoskelett bilden (weitere Zellorganellen s. Abb. 9.**1a**). Bei der epimastigoten und der promastigoten Form sind Kinetoplast und Geißelursprung in Kernnähe bzw. an das Vorderende verschoben; in der amastigoten Form ist elektronenmikroskopisch eine reduzierte Geißel nachweisbar, die jedoch nicht an die Zelloberfläche hervortritt (Abb. 9.**1b**).

Die Vermehrung der *Trypanosomatidae* erfolgt durch longitudinale Zweiteilung. Bei *Trypanosoma brucei brucei* (s. unten) gibt es Hinweise für einen Genaustausch während der Entwicklung im Vektor (= sexueller Prozess).

Trypanosoma brucei gambiense und Trypanosoma brucei rhodesiense

Erreger der Afrikanischen Trypanosomose (Schlafkrankheit)

Erregerarten und Vorkommen. Die Erreger der Schlafkrankheit werden als Unterarten von *Trypanosoma brucei* angesehen und heißen daher taxonomisch korrekt *Trypanosoma brucei gambiense* und *Trypanosoma brucei rhodesiense*. Zur Vereinfachung werden sie im folgenden Text kurz als *T. gambiense* und *T. rhodesiense* bezeichnet. Diese beiden Arten unterscheiden sich morphologisch weder untereinander noch von *Trypanosoma brucei brucei*, einem Erreger der Nagana der Haustiere, der für den Menschen nicht infektiös ist. Eine Differenzierung der Unterarten ist aufgrund biologischer Kriterien (u. a. Wirtsspezifität, Empfindlichkeit gegen Humanserum) sowie durch Isoenzym- und DNA-Analysen möglich.

Die Schlafkrankheit tritt nur in Afrika südlich der Sahara auf, etwa zwischen dem 14. nördlichen und dem 20. südlichen Breitengrad, und ist an die Verbreitungsgebiete der Überträger (Tsetse-Fliegen) gebunden (Abb. 9.**2**). Gegenwärtig sind in heterogen verteilten Endemiegebieten in 36 afrikanischen Ländern etwa 300000 bis 500000 Menschen infiziert. Die Zahl der jährlich diagnostizierten neuen Fälle (1999: 45000) entspricht nicht der Realität, da die Dunkelziffer sehr hoch ist (WHO, 2000). In manchen Gebieten ist die Schlafkrankheit in den letzten Jahren verstärkt und epidemieartig aufgetreten (Abb. 9.**2**). Für Reisende ist das Infektionsrisiko bei Kurzaufenthalten in Endemiegebieten zwar gering, doch werden bei Touristen immer wieder Fälle von Schlafkrankheit diagnostiziert.

Entwicklung. *T. gambiense* und *T. rhodesiense* parasitieren in Vertebraten extrazellulär im Blut oder in anderen Körperflüssigkeiten (Abb. 9.**3**). Im Blut des Menschen treten die trypomastigoten Formen pleomorph auf (Abb. 9.**4**): bei ansteigender Parasitämie als schlanke Formen von 25 – 40 µm Länge mit einem das Vorderende überragenden Geißelende, die sich durch Längstei-

Verbreitung der Schlafkrankheit in Afrika

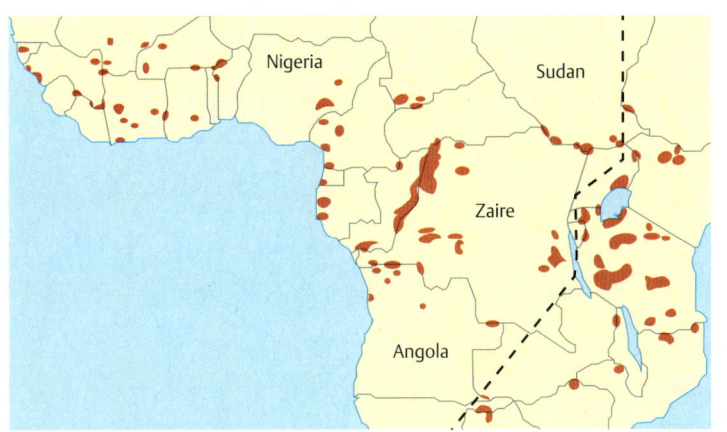

Abb. 9.**2** Westlich der unterbrochenen Linie vor allem *Trypanosoma gambiense*, östlich der Linie *T. rhodesiense*. (Nach WHO Tech. Rep. Ser. 881, Geneva: World Health Organization, 1998.)

Trypanosoma brucei rhodesiense

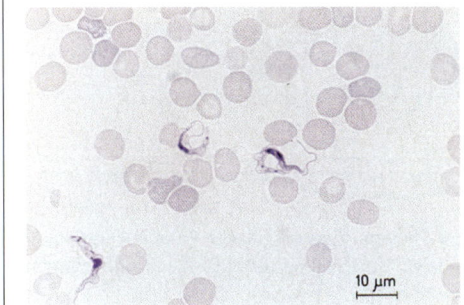

Abb. 9.**3** Giemsa-Färbung eines Blutausstrichpräparats.

9

lung vermehren, und bei abklingender Parasitämie als kurze, plumpere, etwa 12 – 25 µm lange Formen ohne freies Geißelende, die sich im Blut nicht teilen, aber für Glossinen (Tsetse-Fliegen) infektiös sind. Lichtmikroskopisch sind die Trypanosomen im Giemsa-gefärbten Blutausstrich als spindelförmige Gebilde mit zentral gelegenem Zellkern, punktförmigem, am Hinterende lokalisierten Kinetoplasten (beide violett gefärbt) und undulierender Membran

Trypanosoma gambiense und *rhodesiense:* Entwicklungszyklus

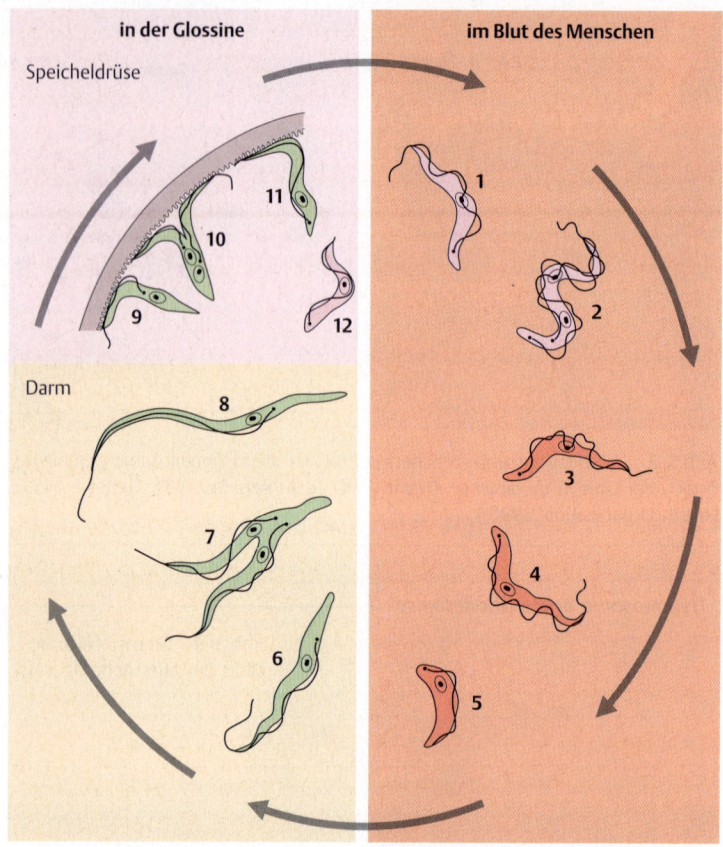

Abb. 9.**4** **Blut des Menschen: 1** Trypomastigote, schlanke Form mit varianten-spezifischem Oberflächenantigen (VOA); **2** Teilungsform; **3–4** schlanke Formen mit anderem Typ von VOA; **5** kurze Form.
Darm der Glossine: 6–8 prozyklische Formen ohne VOA (Vermehrung durch Längsteilung).
Speicheldrüse der Glossine: 9–10 epimastigote Formen am Epithel: **11** trypo-mastigote Form ohne VOA (erneute Vermehrung); **12** trypomastigote Form mit VOA (= metazyklische Form). (Nach Vickerman K, Barry JE. In: Kreier JP, Baker JR, eds. Parasitic Prozozoa. Vol. 2. San Diego: Academic Press; 1992:94.)

erkennbar (Abb. 9.**3**). Die Zelloberfläche der Blutformen ist mit einer etwa 10 – 15 nm dicken Schicht eines bestimmten Typs eines Glykoproteins bedeckt, das gegen ein neues ausgetauscht werden kann. Daher spricht man von variantenspezifischen Oberflächenantigenen (VOA), deren Expression durch etwa 1000 Gene gesteuert wird und Grundlage der Antigenvarianz ist (s. unten).

Die von Glossinen (Tsetse-Fliegen) beim Blutsaugen an einem infizierten Wirt aufgenommenen Trypanosomen durchlaufen in den Insekten innerhalb von 15 – 35 Tagen einen komplizierten Entwicklungs- und Vermehrungszyklus (Abb. 9.**4**). Die daraus hervorgehenden Stadien können bei einer weiteren Blutmahlzeit mit dem Speichel in die Haut eines Wirtes inokuliert werden. Infizierte Glossinen sind während ihrer gesamten Lebensdauer (bis zu 6 Monaten) in der Lage, die Erreger zu übertragen.

Epidemiologie. Epidemiologisch bestehen zwischen *T. gambiense* und *T. rhodesiense* Unterschiede (Tab. 9.**2**). Wesentlich dabei ist, dass *T. rhodesiense* in einem latent-enzootischen Zyklus bei Wild- und Haustieren existiert und normalerweise durch Glossinen von Tier zu Tier und seltener auch auf den Menschen übertragen wird. Dagegen wird *T. gambiense* durch Glossinen vorwiegend von Mensch zu Mensch übertragen, doch wurden auch verschiedene Tierarten als Reservoire von *T. gambiense*-Stämmen identifiziert.

Krankheitsbild. Die Schlafkrankheit manifestiert sich in einer initialen Phase als fieberhafte Allgemeinerkrankung mit Lymphadenopathie und ist später

Tabelle 9.**2** Epidemiologische Unterschiede zwischen *Trypanosoma gambiense* und *T. rhodesiense*

Parameter	*T. gambiense*	*T. rhodesiense*
Verbreitung:	West- und Zentralafrika	Ost- und Zentralafrika
Überträger:	*Glossina palpalis*-Gruppe: Feuchtbiotope	*G. morsitans*-Gruppe: Savannenbiotope
Übertragungsorte:		
▨ Häufig fokal:	an Flüssen, Seen, Wasserstellen usw.	—
▨ Weniger lokalisiert:	in feuchten Waldgebieten	Savannen
Dominierende Zyklen:	Mensch → Mensch	Wild- und Hauswiederkäuer, andere Wildtiere → Mensch
Erreger-Reservoire (für bestimmte Stämme):	Schwein, Rind, Schaf, Hund, wenige Antilopenarten	Antilopenarten, Rind, Schaf, Ziege, Warzenschwein, Löwe, Hyäne, Hund u. a.

9

durch meningoenzephalitische Symptome gekennzeichnet. Im Infektionsverlauf sind zwei Stadien zu unterscheiden: Das febrilglanduläre oder hämolymphatische Stadium 1 und das meningoenzephalitische Stadium 2. Diese Unterscheidung ist im Hinblick auf die Therapie wichtig. Im Stadium 1 vermehren sich die Trypanosomen nach der Übertragung zunächst in der Gewebeflüssigkeit an der Stichstelle. Als Reaktion darauf kann innerhalb von 2–4 Tagen eine entzündliche, ödematöse Schwellung entstehen, der Primäraffekt oder Trypanosomenschanker, der innerhalb von etwa 3 Wochen verschwindet. Nach etwa 2 Wochen gehen die Erreger zunächst in die Blutbahn und in das Lymphsystem und später im 2. Stadium in das Zentralnervensystem über. Weitere Angaben zur Erkrankung sind in Tab. 9.**3** zusammengefasst.

Tabelle 9.**3**   Infektionsverlauf und Krankheitsbild bei der Schlafkrankheit

Stadium, Verlauf und Symptome	*T. gambiense*	*T. rhodesiense*
1. Stadium: Febril-glanduläre oder hämolymphatische Phase		
▪ Trypanosomenschanker	bei Afrikanern: < 5 % bei Europäern: um 20 %	um 50 %
▪ Parasitämie-Beginn:	2–3 Wochen p. i.	1–2 Wochen p. i.
▪ Art der Parasitämie:	niedrig, intermittierend	hoch, oft anhaltend
▪ Parasitämie-assoziierte Symptome:	Fieber, Schüttelfrost, Kopfschmerzen, Gelenk- und Muskelschmerzen, flüchtige Ödeme, Gewichtsverlust, allgemeine Lymphadenopathie (Schwellung der Lymphknoten am Nacken = Winterbottom-Zeichen); Störungen der Herzfunktion (besonders bei *T. rhodesiense*-Infektion), Anämie, Thrombozytopenie, erhöhte IgM-Spiegel im Serum	
▪ Verlauf:	chronisch (auch akut bei Nicht-Immunen)	
2. Stadium: Meningoenzephalitische Phase		
▪ Eindringen der Erreger in das ZNS:	4–6 Monate p. i. oder später	oft bereits nach wenigen Wochen
▪ Symptome:	progrediente Zeichen der Meningoenzephalitis, epileptiforme Krämpfe, später Somnolenz, Apathie, Koma. Pleozytose im Liquor, erhöhte Gesamtprotein- und IgM-Spiegel.	
Krankheitsdauer beider Stadien:	Monate bis > 6 Jahre	selten > 3–7 Monate

9

Pathogenese und Immunologie. Der Infektionsverlauf ist durch aufeinander folgende Wellen von Parasitämien gekennzeichnet, die durch Populationen von Trypanosomen wechselnder Antigenität ausgelöst werden (= Antigenvarianz, s. oben). Parallel zur ansteigenden Parasitämie treten IgM-Antikörper auf, die gegen ein bestimmtes variantenspezifisches Oberflächenantigen (VOA) der Trypanosomen gerichtet sind und jenen Teil der Erregerpopulation eliminieren, der Träger dieses VOA ist. Danach klingt die Parasitämie ab, doch vermehren sich Trypanosomen mit einem anderen VOA, es werden erneut spezifische Antikörper gebildet usw. Die Antigenvarianz ist eine von verschiedenen Strategien der Trypanosomen, sich der Immunabwehr des Wirtes zu entziehen (= Immunevasion). Etwa zur Zeit der Elimination einer VOA-Variante der Trypanosomen steigen die Konzentrationen von IgG-Antikörpern, auch werden Immunkomplexe gebildet.

An der Genese der Schlafkrankheit sind viele Faktoren beteiligt, unter anderem die Aktivierung von Kallikrein, Kinin, Komplement und des Gerinnungssystems durch zirkulierende Immunkomplexe (Folgen: erhöhte Gefäßpermeabilität, Ödembildung, Hämostase, Gewebshypoxie, Gewebeschäden, disseminierte intravasale Gerinnung), ferner Anämie, Ablagerung von Immunkomplexen in Nieren und anderen Organen, Immunsuppression, endokrine Störungen und Schädigungen des ZNS. Die Trypanosomen regen CD8⁺-T-Zellen und Makrophagen zur Bildung von IFN-γ bzw. TNF an. IFN-γ stimuliert die Vermehrung der Trypanosomen, TNF trägt zur Immunsuppression bei und kann auch Gewebeschädigungen auslösen.

Diagnose. Besonders wichtig ist der direkte Erregernachweis im Blut, Lymphknotenpunktat und bei zerebraler Form im Liquor (Abb. 9.**3**). Im Blut können Trypanosomen im Nativpräparat und in Giemsa-gefärbten Ausstrichen bzw. in „Dicken Tropfen" nachgewiesen werden (S. 648). Da häufig nur geringe Parasitämien vorliegen, sind nötigenfalls Anreicherungsverfahren einzusetzen, z. B. die Mikrohämatokrit-Zentrifugationstechnik, die Anionenaustausch-Chromatographie oder die QBC-Technik (S. 555). Weitere Möglichkeiten sind der kulturelle Nachweis und der Inokulationstest bei Mäusen (geeignet für *T. rhodesiense*). Die Untersuchung von Lymphknotenpunktat ist besonders bei Infektion mit *T. gambiense* von diagnostischem Wert. Zum Nachweis oder Ausschluss einer Infektion des ZNS ist Liquor zu entnehmen, zu zentrifugieren und das Sediment auf Trypanosomen zu untersuchen. Im Blut zirkulierende Antikörper lassen sich mit verschiedenen Methoden nachweisen (S. 127ff). Für epidemiologische Untersuchungen hat sich der Card Agglutionation Trypanosomiasis Test (CATT) gut bewährt. Indikatoren des Stadiums 2 sind das Vorhandensein von Trypanosomen und/oder erhöhte Leukozyten-, Protein- und IgM-Werte im Liquor.

Therapie. Die medikamentöse Behandlung der Schlafkrankheit ist mit großen Problemen verbunden, da nur wenige wirksame Medikamente zur Verfügung stehen, ziemlich häufig erheblichen Nebenwirkungen auftreten und auch mit Arzneimittel-resistenten Erregern zu rechnen ist. Im Stadium 1 wird die *T. gambiense*-Infektion vorwiegend mit Pentamidin (Pentacarinat) behandelt, die *T. rhodesiense*-Infektion mit Suramin (Bayer 205). Im 2. Stadium (liquorpositive Fälle) sind diese Medikamente nicht wirksam, so dass die recht toxische Arsenverbindung Melarsoprol (Arsobal) eingesetzt werden muss. Als Nebenwirkung ist besonders eine Enzephalopathie gefürchtet, die bei 1 – 10 % der mit Melarsoprol behandelten Patienten auftritt und letal verlaufen kann. Die Behandlung von Patienten mit Schlafkrankheit sollte möglichst durch Spezialisten erfolgen.

Prophylaxe und **Bekämpfung**. Für Touristen sind individuelle Prophylaxemaßnahmen gegen die tagaktiven (!) Glossinen wichtig: Haut weitgehend durch Kleidung abdecken, unbedeckte Hautpartien mit Repellents behandeln (s. Malaria, S. 562f), Innenraum von Autos auf Tsetse-Fliegen inspizieren und mit Insektiziden aussprühen. In Bekämpfungsprogrammen werden die Glossinen durch gezieltes Versprühen von Insektiziden und in neuerer Zeit vermehrt durch Fangen in farblich und olfaktorisch für Glossinen attraktiven, insektizidbeladenen Fliegenfallen bekämpft.

Trypanosoma cruzi

Erreger der Amerikanischen Trypanosomose (Chagas-Krankheit)

Vorkommen. Die Chagas-Krankheit des Menschen kommt in Zentral- und Südamerika vor und wird durch *Trypanosoma cruzi* verursacht (1908 durch Chagas entdeckt). Dieser Erreger zirkuliert in silvatischen Endemieherden zwischen Wirbeltieren und Insekten (Raubwanzen) und wird durch letztere auch auf den Menschen übertragen. Bis vor wenigen Jahren reichten die Endemiegebiete der Chagas-Krankheit von Mexiko bis zum südlichen Argentinien. Durch Bekämpfungsmaßnahmen konnte in den letzten Jahren die Erregerübertragung auf den Menschen in einigen Ländern stark reduziert oder unterbunden werden (Argentinien, Brasilien, Chile, Paraguay, Uruguay). Die Zahl der infizierten Personen wird derzeit auf 16 – 18 Millionen geschätzt (WHO, 2000).

Erreger und Entwicklung. Im natürlichen Zyklus nehmen Raubwanzen trypomastigote Formen von *T. cruzi* bei einer Blutmahlzeit an infizierten Wirten (Wirbeltiere, Mensch) auf. Im Darm der Überträger durchlaufen die Erreger einen Wandel von epimastigoten, sich stark vermehrenden Stadien zu trypomastigoten Formen, die nach 6 – 7 Tagen mit dem Kot ausgeschieden werden. Bei erneutem Blutsaugen an einem Wirt setzen infizierte Raubwanzen Kot ab, aus dem die trypomastigoten Formen durch Läsionen der Haut (z. B. Stichstellen der Wanzen) oder Schleimhaut (z. B. Konjunktiva) in den Körper gelangen.

Im Körper des Menschen werden die Erreger von Makrophagen phagozytiert, oder sie dringen in andere Zellen ein, hauptsächlich in Muskelzellen (Herz, Skelett, glatte Muskulatur) und in die Neuroglia. In den Zellen wandeln sie sich in amastigote Formen (1,5 – 4,0 μm) um und vermehren sich durch Zweiteilung. Die mit bis zu 500 Parasiten angefüllten Zellen werden als „Pseudozysten" bezeichnet. Nach ungefähr 5 Tagen nehmen die Erreger über epimastigote Stadien wieder die trypomastigote Form an und gehen ins Blut zurück, worauf sich die Zellinfektion wiederholt.

Das im Blut infizierter Wirte (Mensch, Säugetiere) auftretende *T. cruzi* ist 16 – 22 μm lang. Es besitzt ein zugespitztes Hinterende und einen großen Kinetoplasten. Im Blut erfolgt keine Vermehrung.

Epidemiologie. Die Raubwanzen (Familie Reduviidae) leben am Tage in Schlupfwinkeln und kommen nachts zum Blutsaugen hervor. Ihre natürlichen Habitate sind Nester, Höhlen und andere Aufenthaltsorte von Wirbeltieren, von deren Blut sie sich ernähren. Einige Arten der Raubwanzen (z. B. *Triatoma infestans, Rhodnius prolixus, Panstrongylus megistus*) haben domestische Habitate erobert (auch in Städten!) und kommen in einfachen menschlichen Behausungen vor. Über 150 Arten von Wild- und Haussäugetieren können Träger von *T. cruzi* sein. Davon sind u. a. Hund, Katze, Nagetiere, Huhn, Opossum und Gürteltiere epidemiologisch wichtig. Außer durch Raubwanzen kann *T. cruzi* von Mensch zu Mensch durch Bluttransfusion, diaplazentar und durch Organtransplantate übertragen werden

Krankheitsbild und Pathogenese. Als Reaktion auf den Erregereintritt durch die Haut bzw. die Konjunktiva kommt es bei einem Teil der Infizierten zu einer lokalen, entzündlichen Hautreaktion (Chagom) oder zur Konjunktivitis mit Lidödem (Romana-Zeichen). In der akuten Phase der Erkrankung treten nach einer Inkubation von 7 – 30 Tagen nur bei 1 – 2 % der Infizierten Symptome auf: Fieber, Ödeme, Lymphknotenschwellung, Hepato- und Splenomegalie, Myokarditis und seltener Meningoenzephalitis. Etwa ab 8 – 10 Wochen nach der akuten Phase verläuft die Infektion latent; im Serum sind Antikörper nachweisbar, und in 20 – 60 % der Fälle auch Erreger (durch Xenodiagnose). Die chronische Phase folgt oft erst 10 – 20 Jahre nach der akuten und äußert sich in Kardiopathie (Megakor, 30 % der Fälle), Schäden des Verdauungstraktes (Megaösophagus, Megakolon u. a., 6 %) und neurologischen Störungen (3 %).

Wichtige Prozesse der Pathogenese sind immunologisch induzierte Zerstörungen von Ganglienzellen des autonomen Nervensystems, die Antigen von *T. cruzi* adsorbiert haben (Folgen: Funktionsstörungen und Megabildungen verschiedener Organe) und Entzündungsprozesse, vor allem am Myokard, wahrscheinlich ausgelöst durch Autoimmunreaktionen. Latent bestehende Infektionen mit *T. cruzi* können bei AIDS aktiviert werden.

9

Diagnose. In der akuten Phase sind im peripheren Blut frühestens 1 – 2 Wochen nach der Infektion Trypanosomen nachweisbar (Blutausstriche, „Dicke Tropfen", Zentrifugation in Hämatokritröhrchen, Blutkultur; Sensitivität 60 – 100 %). In der chronischen Phase gelingt der Erregernachweis mit den üblichen Methoden nur noch selten oder nicht mehr (Sensitivität < 10 %). Hilfsmittel zur Erfassung geringer Parasitämien sind die Xenodiagnose (xenos: fremd) (trypanosomenfreie Raubwanzen werden an infektionsverdächtigen Patienten zum Blutsaugen angesetzt, oder sie saugen Patientenblut durch eine Membran; nach einigen Wochen Untersuchung der Raubwanzen auf Trypanosomen) oder der spezifische DNA-Nachweis mittels PCR. Differenzialdiagnostisch ist die apathogene Art *Trypanosoma rangeli* zu berücksichtigen. Außerdem stehen serologische Verfahren zur Verfügung, denen besonders in der chronischen Phase eine diagnostische Bedeutung zukommt (Tab. 11.**5**, S. 652f).

Therapie und Prophylaxe. In der Frühphase der Infektion sind mit Nifurtimox (Lampit) und Benznidazol (Radanil) Heilungsraten um 80 % erzielt worden. Bei beiden Präparaten treten häufig Nebenwirkungen auf. Der Prophylaxe dienen u. a. die Vektorbekämpfung mit Insektiziden, Verbesserungen der Wohnverhältnisse, individueller Schutz vor Stichen der Raubwanzen durch Gebrauch von Moskitonetzen (s. Malaria, S. 560f) sowie Maßnahmen zur Verhinderung der Infektionen durch Bluttransfusion und Organtransplantation.

9.2 Leishmania

Erreger der Leishmaniose

■ Die Leishmanien werden durch Sandmücken (Phlebotomen) übertragen und verursachen in warmen Regionen folgende Hauptformen von Leishmaniosen: Viszerale Leishmaniose (Kala-Azar) (VL), kutane Leishmaniose (Orientbeule) (KL) sowie Haut- und Schleimhautleishmaniose (HSL). In Mitteleuropa hat die Leishmaniose als Importkrankheit sowie als HIV-assoziierte Infektion praktische Bedeutung. ■

Vorkommen. Verschiedene Formen der Leishmaniose kommen in warmen Regionen von 88 Ländern in Asien, Afrika, Europa (Mittelmeerländer!) und Lateinamerika vor (Abb. 9.**5**). Die Zahl der jährlichen Neuerkrankungen wird auf 1,5 – 2 Millionen geschätzt (0,5 Mio. VL, 1 – 1,5 Mio. KL und HSL). Geographische Verbreitung und Zahl der Fälle zeigen eine zunehmende Tendenz (WHO, 2000).

Erreger und Entwicklung. Die zahlreichen (etwa 15) humanpathogenen Arten der Gattung *Leishmania* sind morphologisch nicht unterscheidbar. Zur

Verbreitung von Leishmaniosen

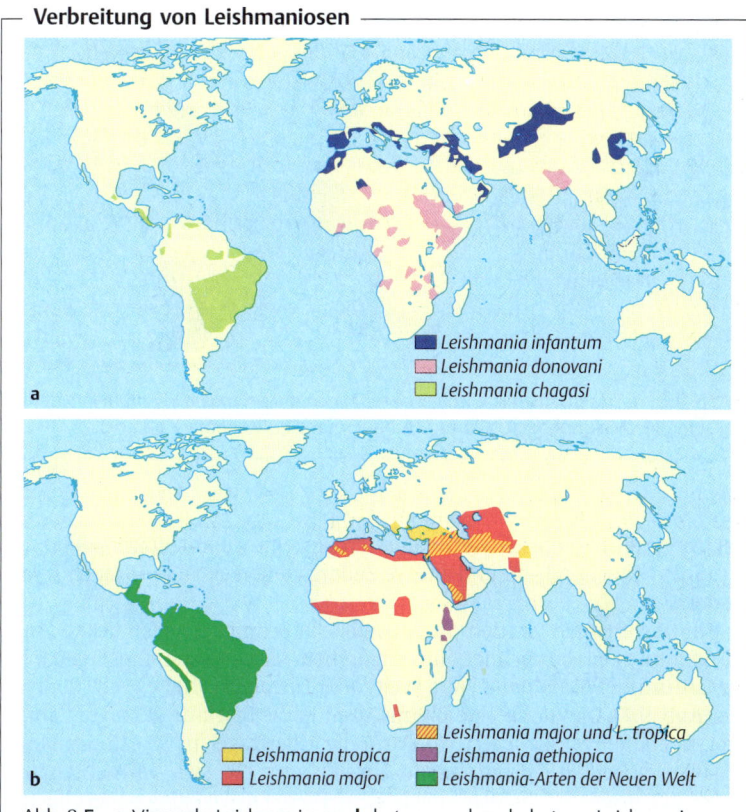

Leishmania infantum
Leishmania donovani
Leishmania chagasi

a

Leishmania tropica
Leishmania major
Leishmania major und L. tropica
Leishmania aethiopica
Leishmania-Arten der Neuen Welt

b

Abb. 9.**5** **a** Viszerale Leishmaniosen, **b** kutane und mukokutane Leishmaniosen. (Nach Bryceson ADM. In: Cook GC, ed. Manson's Tropical Diseases. 20th ed. London: Saunders; 1996:1217–1219.)

9

Differenzierung dienen biologische Kriterien, Laboranalysen (vor allem Isoenzymmuster, DNA-Analyse), die unterschiedlichen Krankheitsbilder und epidemiologische Gegebenheiten (Tab. 9.**4**, S. 514f).

Im Menschen und Wirbeltier parasitieren die Leishmanien in mononukleären phagozytischen Zellen (Makrophagen, Monozyten, Langerhans-Zellen) als amastigote Stadien und sind lichtmikroskopisch nach Giemsa-Färbung als rundovale Zellen von 2–5 µm Durchmesser mit einem Zellkern und einem kleinen, stäbchenförmigen Kinetoplasten erkennbar (Abb. 9.**6**).

― Leishmanien ―――――――――――――――――

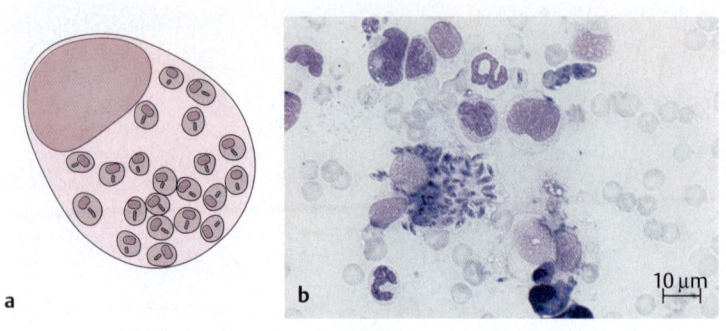

Abb. 9.**6** **a** Leishmanien in einem Makrophagen. **b** *Leishmania infantum* in einem platzenden Makrophagen; Giemsa-Färbung eines Knochenmarkausstrichs.

Elektronenmikroskopisch werden außerdem eine rudimentäre Geißel, ein einzelnes Mitochondrion und andere Zellorganellen sichtbar (s. auch *Trypanosoma*).

Die Leishmanien werden durch weibliche Schmetterlingsmücken (auch als Sandmücken bezeichnet; im Englischen falsch „sand flies" genannt) der Gattungen *Phlebotomus* (Alte Welt) oder *Lutzomyia* (Neue Welt) übertragen (Abb. 9.**7**). Die durch eine Blutmahlzeit in die Insekten gelangten amastigoten Stadien wandeln sich im Darm der Überträger in 10–15 μm lange, schlanke, begeißelte promastigote Formen um, die sich vermehren und schließlich in den Stechrüssel einwandern. Diese Entwicklung dauert bei tropischen Temperaturen 5–8 Tage. Beim Blutsaugen infizierter Mücken gelangen die promastigoten Formen aus dem Stechrüssel in einen neuen Wirt (Wirbeltier, Mensch). Dort binden sie an ihrer Oberfläche Wirtskomponeten (IgM, Komplement, Erythrozytenrezeptor) und koppeln mit deren Hilfe an Rezeptoren von Makrophagen an; sie werden danach phagozytiert und in ein Phagolysosom eingeschlossen, wo sie vor der Wirkung lysosomaler Enzyme u. a. durch Substanzen in ihrer Zellmembran geschützt sind. In kurzer Zeit (12–14 h) wandeln sich die promastigoten in amastigote Stadien um, die schließlich innerhalb des Phagolysosoms von einer parasitophoren Vakuole umgeben sind und sich durch Zweiteilungen vermehren. Die amastigoten Stadien werden in einem Exozytose-ähnlichen Vorgang freigesetzt und infizieren neue Zellen.

Krankheitsbild und Immunologie. Die wichtigsten Leishmaniose-Formen des Menschen sind in Tab. 9.**4** zusammengestellt. Hervorzuheben ist, dass

Leishmania infantum: Entwicklungszyklus

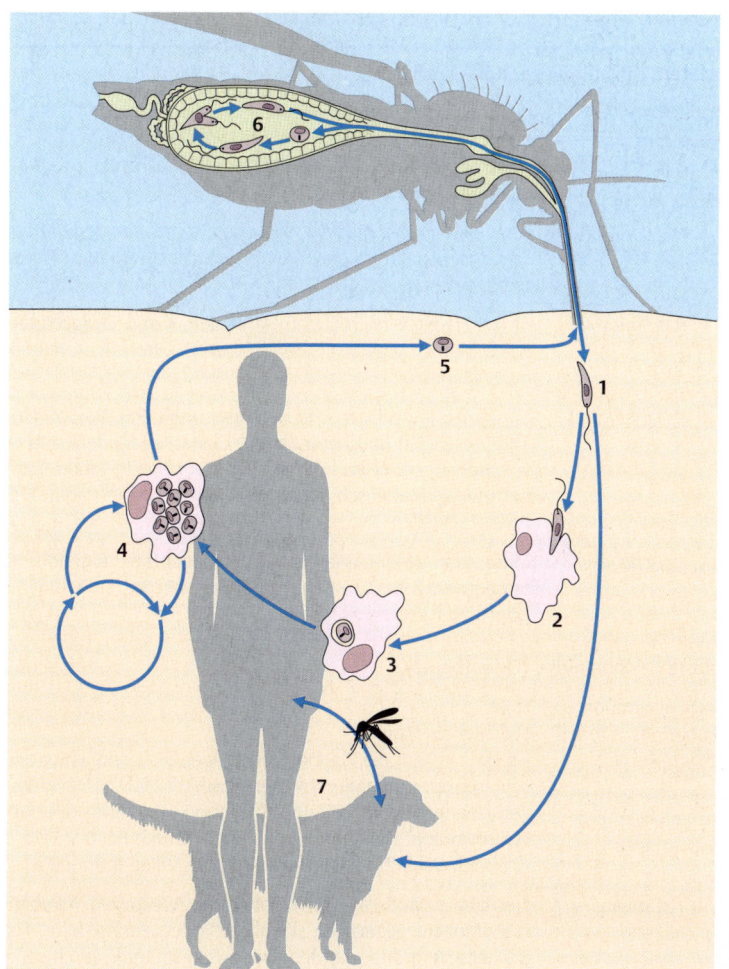

Abb. 9.**7** **1** Inokulation von promastigoten Stadien durch Sandmücke; **2** Aufnahme des Parasiten durch Phagozyten (Langerhans-Zellen, dendritische Zellen, Makrophagen); **3** amastigote Form in parasitophorer Vakuole eines Makrophagen; **4** Vermehrung amastigoter Formen in einem Makrophagen; **5** Aufnahme amastigoter Formen beim Blutsaugen durch Sandmücke; **6** Umwandlung in promastigote Form und Vermehrung im Insekt; **7** Hund als Reservoirwirt.

9

Tabelle 9.4 Leishmaniose-Formen des Menschen[1]
Zeichenerklärung: (L.): Untergattung *Leishmania*, (V.): Untergattung *Viannia*.

Viszerale Leishmaniose (Kala-Azar)[2]

Hauptlokalisation:	Innere Organe, seltener Haut.
Inkubation:	Meist 3–6 Monate, auch wenige Wochen bis Jahre.
Leitsymptome:	Fieber, Splenomegalie, Hypergammaglobulinämie, progrediente Anämie.

- *L. (L.) donovani:* Asien: Indien, Bangladesh, südliches Nepal. Vorwiegend bei Erwachsenen. Erregerreservoir[3]: Mensch. Überträger: *Phlebotomus*-Arten.

- *L. (L.) donovani:* Afrika: Hauptsächlich Sudan, Äthiopien, Kenia. Erregerreservoire: Mensch, Hund (Feliden, Nager?)[3]. Überträger: *Phlebotomus*-Arten.

- *L. (L.) infantum:* Mittelmeerraum (Iberische Halbinsel bis Türkei, Nordafrika), Mittlerer Osten und Zentralasien, China. Bei Kindern und Erwachsenen; bei Erwachsenen auch Hautmanifestation. Erregerreservoire: Mensch, Hund, Wildkaniden. Überträger: *Phlebotomus*-Arten.

- *L. (L.) chagasi:* Mittel- und nördl. Südamerika. Vorwiegend bei Jugendlichen. Erregerreservoire: Mensch, Hund, Fuchsarten, (Opossum?). Überträger: *Lutzomyia*-Arten.

Kutane Leishmaniose (Orientbeule)

Hauptlokalisation:	Haut.
Inkubation:	Wochen bis Monate.
Leitsymptome:	An Hautstellen, die Phlebotomen zugänglich sind, Entwicklung solitärer oder multipler, trockener, später evtl. geschwürig zerfallender Papeln; selten Ausbreitung in Lymphgefäße und Lymphknoten. Heilung unter Narbenbildung. Bei *L. major*- und *L. tropica*-Infektion entwickelt sich eine solide Immunität.

- *L. (L.) major:* Nordafrika, Mittlerer Osten, Sahelzone, Westasien. Inkubation: bis 2 Monate. „Feuchte", „ländliche" oder „zoonotische" Form. Schnelle Vergrößerung der Hautläsion, späterer geschwüriger Zerfall und Heilung innerhalb von 6 Monaten. Erregerreservoire: Nagetiere. Überträger: *Phlebotomus*-Arten.

- *L. (L.) tropica:* Mittelmeerraum, Südwest-Asien bis Indien. Inkubation: 2–24 Monate. „Trockene", „städtische" oder „anthroponotische" Form. Entwicklung der Läsion und Persistenz länger als bei *L. major*. Erregerreservoir: Mensch. Überträger: *Phlebotomus*-Arten.

Tabelle 9.**4** *Fortsetzung: Leishmaniose-Formen des Menschen*

▪ *L. (L.) aethiopica*	Äthiopien, Kenia. Kutane Leishmaniose. Erregerreservoire: Klipp- und Buschschliefer. Überträger: *Phlebotomus*-Arten.

Amerikanische Haut- und Schleimhautleishmaniose

Hauptlokalisation:	Haut, Schleimhaut.
Leitsymptome:	Hautveränderungen ähnlich der Orientbeule, bei einigen Formen jedoch Tendenz zur Ausbreitung in Schleimhäute und zu starker Gewebezerstörung.
▪ *L. (L.) mexicana*-Komplex	Südl. USA (Texas), Gebiete in Zentralamerika und nördl. Südamerika. Verschiedene Unterarten des Erregers. Destruktive kutane Form. Erregerreservoire: Waldnager. Überträger: *Lutzomyia*-Arten.
▪ *L. (V.) braziliensis*-Komplex	Gebiete in Zentral- und Südamerika. Verschiedene Unterarten des Erregers. Mukokutane Form ("Espundia"). Erregerreservoire: Waldnager, Faultier, Opossum. Überträger: *Lutzomyia*-Arten.
▪ *L. (V.) peruviana*[3]	Peru (Anden). Kutane Form ("Uta"). Erregerreservoir: Hund. Überträger: *Lutzomyia*.

[1] Weitere Informationen bei Palmer et al. (1998) und Cox et al. (1998).
[2] Kala (hindustani), Azar (persisch) = Kalar-Azar = Schwarze Krankheit (wegen Hyperpigmentierung der Haut durch die Infektion).
[3] Erregerreservoire: epidemiologisch wichtige Wirte, von denen Erreger durch Vektoren auf den Menschen übertragen werden können. In Klammern mit Fragezeichen: Bedeutung fraglich.
[4] *L. chagasi* und *L. infantum* weisen viele Gemeinsamkeiten auf; daher wird vermutet, dass *L. infantum* in Hunden aus Europa nach Südamerika gelangt ist.

9

bei der KL und HSL die Erreger im Allgemeinen auf Läsionen der Haut bzw. der Haut und Schleimhaut beschränkt bleiben. Läsionen der KL können zwar lange persistieren, neigen aber zur Selbstheilung, während bei verschiedenen Formen der HSL die Tendenz zu destruktiven Veränderungen besteht. Dagegen können bei der VL die Leishmanien das gesamte mononukleäre Phagozytensystem in verschiedenen Organen befallen (Milz, Leber, Lymphknoten, Knochenmark, Blutmonozyten usw.) und Infektionen verursachen, die ohne Behandlung gewöhnlich letal verlaufen.

Eine Erklärung für diese Unterschiede bieten neuere Erkenntnisse der tierexperimentellen Grundlagenforschung, nach denen der Infektionsverlauf von der Aktivierung verschiedener Subpopulationen von T-Lymphozyten durch *Leishmania*-Antigene abhängt. Die Aktivierung von T_{H1}-Zellen ist mit der Produktion von INF-γ verbunden, das Makrophagen aktiviert, die über einen NO-Mechanismus Leishmanien abtöten und damit eine Schutzwirkung entfalten. Hingegen werden bei der Aktivierung von T_{H2}-Zellen größere Mengen IL4 und IL10 gebildet, die eine Hemmung der NO-Aktivität bewirken und damit die Elimination von Leishmanien einschränken oder verhindern. Außerdem wird die Produktion von Antikörpern stark erhöht, die aber bei der Abwehr der Parasiten keine wesentliche Rolle spielen. In Übereinstimmung damit stehen Befunde an Patients: Bei KL wurden hohe Konzentrationen von INF-γ nachgewiesen, bei schwerer VL aber erhöhte Spiegel von IL4 und IL10 und niedrige Konzentrationen von INF-γ. Ähnlich ist die Situation bei schweren Formen der HSL. Demnach bewirkt die zellvermittelte Immunabwehr bei KL eine gute Schutzwirkung, dagegen ist die Abwehr bei fortgeschrittener VL und gewissen Formen der HSL mehr oder weniger stark supprimiert. Bei zusätzlicher Schädigung dieser Immunabwehr durch AIDS kann eine latente *Leishmania*-Infektion aktiviert werden und einen fulminanten symptomatischen Verlauf nehmen. In Endemiegebieten ist für AIDS-Patienten das Risiko einer Infektion mit Leishmanien 100 bis 1000fach erhöht. Die meisten (rund 50 %) der bisher (1990 – 1998) erfassten Fälle von AIDS-assoziierten Leishmaniosen sind aus Endemiegebieten von *L. infantum* im südwestlichen Europa (Italien, Frankreich, Spanien, Portugal) gemeldet worden (weitere z. B. aus Indien, Afrika und Lateinamerika) (WHO, 1999). Außer *L. infantum* wurden bei AIDS-Patienten auch Coinfektionen mit anderen *Leishmania*-Arten gefunden (z. B. *L. donovani*, *L. braziliensis*, *L. tropica*).

Epidemiologie. Kurze Hinweise zur Epidemiolgie finden sich in Tab. 9.**4**. In Mitteleuropa verdient die Leishmaniose als Reisekrankheit Beachtung, vor allem die aus Mittelmeerländern importierte VL. In letzter Zeit traten in verschiedenen Regionen große Epidemien von VL auf, z. B. im südlichen Sudan mit 100 000 Todesfällen in einer Bevölkerung von < 1 Million (WHO, 2000).

Diagnose. Die ätiologische Diagnose der VL erfolgt durch direkten Erregernachweis aus Punktionsmaterial von Lymphknoten oder Knochenmark (bei HIV-Patienten auch in der angereicherten Leukozytenfraktion des Blutes) in Giemsa-gefärbten Ausstrichen (unsicher!), in Kulturen (in denen sich Promastigote entwickeln) oder durch die PCR. Kultur und PCR haben eine hohe, etwa gleichwertige Sensitivität. Ferner sind im Serum eines großen Teiles der immunkompetenten Patienten (um 99 %) Antikörper nachweisbar, aber 40 – 50 % der Patienten mit HIV-Coinfektion sind seronegativ (Tab. 11.**5**, S. 652f).

Bei den Hautleishmaniosen wird die Diagnose meist klinisch gestellt. Die ätiologische Verifizierung erfolgt durch direkten Erregernachweis (s. o.) in Ausstrichen und/oder Probeexzisaten aus den Randgebieten der veränderten Hautbezirke. Nur bei einem kleinen Teil der Fälle lassen sich serologisch Antikörper nachweisen.

Therapie und Prophylaxe. Zur Behandlung der VL werden vor allem Antimonpräparate (Glucantime) eingesetzt, zum Teil auch in Kombination mit Allopurinol (Allopur u. a.), Pentamidin (Pentacarinat) oder Amphotericin B (Fungizone). Die Rückfallrate ist relativ hoch, besonders bei HIV-Patienten. In einigen Studien hat sich Miltefosin, ein zur Tumortherapie neu entwickeltes Alkylphospholipid, als gut wirksam erwiesen. Verschiedene Formen von KL (u. a. *L. major* und *L. tropica*) sind durch Injektion von Antimonpräparaten in die Läsionen zu beeinflussen; mukokutane Leishmaniose (*L. braziliensis*) wird systemisch u. a. mit Antimonpräparaten (s. o.), Amphotericin B (Fungizone) oder Pentamidin (Pentacarinat) behandelt. Eine wirksame Chemoprophylaxe gibt es bisher nicht. Wichtig ist daher der Schutz vor den Stichen der Phlebotomen mit kleinmaschigen, insektizidimprägnierten „Moskitonetzen" (S. 561). Die Überträger werden mit Insektiziden und durch Beseitigung ihrer Brutstätten bekämpft.

9.3 Giardia intestinalis

Erreger der Giardiose, Lambliose

■ *Giardia intestinalis* (Synonyma: *Giardia lamblia, G. duodenalis*) ist ein weltweit verbreiteter, auch in Europa relativ häufig vorkommender Dünndarmparasit des Menschen, der Enteritiden verursachen kann. Die Infektion erfolgt peroral durch Aufnahme von Zysten. Verschiedene Säugetierarten sind Reservoirwirte. ■

Vorkommen. *G. intestinalis* ist weltweit verbreitet mit Prävalenzraten in der europäischen Normalbevölkerung um 3 – 4 % und mit sehr hohen Raten bis 50 % in vielen Entwicklungsländern. Besonders betroffen sind Kinder bis zum Alter von 5 Jahren.

Erreger und Entwicklung. Morphologisch sind vegetative Stadien (Trophozoiten) und Zysten zu unterscheiden. Die auf der Schleimhaut des Dünndarmes (selten auch der Gallenblase) lebenden Trophozoiten ähneln einer längsgespaltenen Birne. Sie sind 9 – 21 μm lang und 5 – 12 μm breit, besitzen 8 Geißeln, zwei zu beiden Seiten der Längsachse gelegene Kerne und zwei gebogene Mediankörper (Abb. 9.**8** und 9.**11a**). Ihre Dorsalfläche ist gewölbt, die flache Ventralseite ist vorne zu einer Adhäsionsscheibe vertieft. Die Vermehrung erfolgt durch Längsteilung der Trophozoiten, die in der Lage sind, variantenspezifische Oberflächenproteine zu produzieren. *G. intestinalis* bildet ovale Zysten (8 – 18 × 7 – 10 μm), die 4 Kerne, Geißeln und sichelförmige Mediankörper enthalten. Die Zysten (seltener Trophozoiten) werden im Stuhl ausgeschieden. Der Entwicklungszyklus von *G. intestinalis* ist in Abb. 9.**8** dargestellt.

9

Giardia intestinalis: **Entwicklungszyklus**

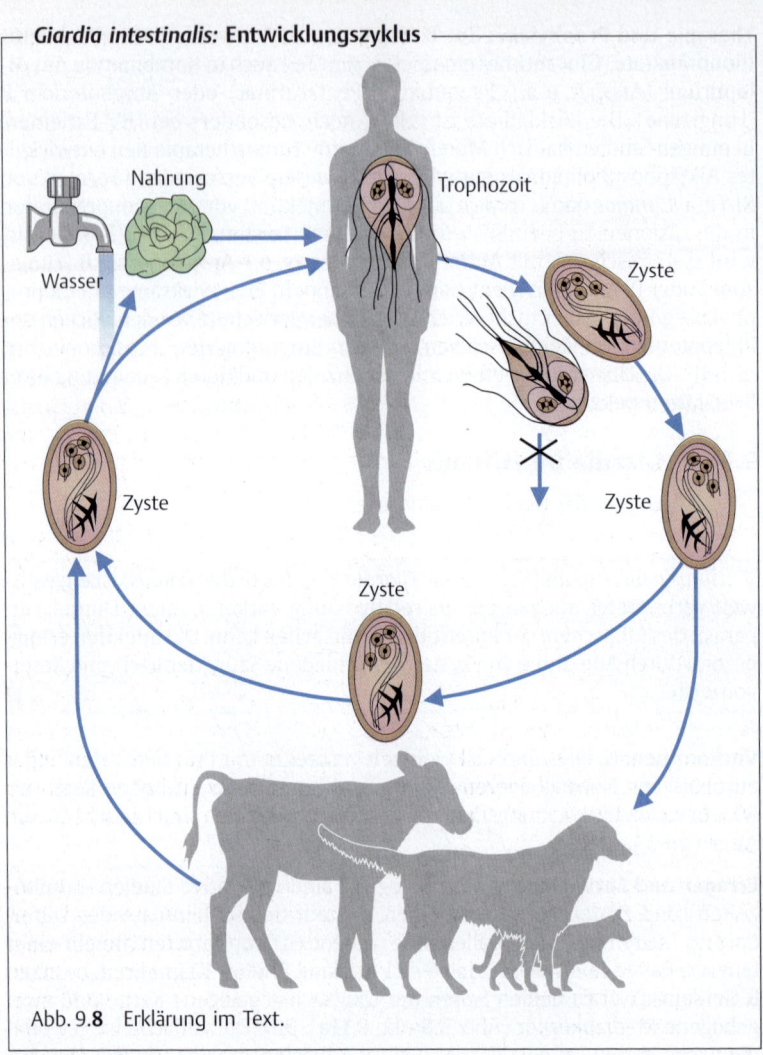

Nahrung

Wasser

Trophozoit

Zyste

Zyste

Zyste

Zyste

Abb. 9.**8** Erklärung im Text.

Epidemiologie. Zur Gattung *Giardia* gehören mehrere Arten (*G. duodenalis, G. muris, G. agilis* u. a.), die sich morphologisch und molekularbiologisch unterscheiden. Aus Menschen und verschiedenen Arten von Haus- und Wildsäugetieren gewonnene *Giardia*-Isolate sind morphologisch einheitlich und entsprechen *G. duodenalis*. Dabei handelt es sich jedoch um eine genetisch heterogene Art, die aufgrund von Isoenzym- und DNA-Analysen in verschiedene Genotypen aufgeteilt werden kann. Einige identische Genotypen wurden sowohl bei Menschen als auch bei Haustieren (z. B. Rind, Schaf, Hund) gefunden. Daraus und aus anderen Fakten lässt sich der vorläufige Schluss ziehen, dass zumindest einige Stämme von *G. duodenalis* von Wirbeltieren auf den Menschen übertragbar sind und es sich bei der Giardiose um eine Zoonose handelt. Der Mensch stellt offenbar das wichtigste Erregerreservoir dar, gewisse Säugetierarten werden als zusätzliche Infektionsquellen angesehen.

Für die Verbreitung der Infektion sind die im Stuhl ausgeschiedenen Zysten verantwortlich, die in feuchter Umgebung bei 21 °C bis zu 3 Wochen, in kühlem Wasser (8 °C) etwa 3 Monate lebensfähig bleiben, während die Trophozoiten sehr hinfällig sind. Die Ansteckung erfolgt per os, wobei Zysten auf fäko-oralem Weg von Person zu Person (innerhalb von Familien, Kindergärten, unter Homosexuellen u. a.) oder durch Trinkwasser und Nahrungsmittel übertragen werden. In den USA und einigen anderen Ländern sind zahlreiche trinkwasservermittelte, epidemische Ausbrüche von Giardiose beschrieben worden, von denen lokal bis zu 7000 Personen betroffen waren.

Pathogenese und Krankheitsbild. *G. intestinalis* kann im Dünndarm Entzündungserscheinungen und andere morphologische Veränderungen sowie Resorptionsstörungen verursachen. Auch Infektionen der Gallenblase wurden beschrieben. Die Pathogenese ist unklar; neue Daten liefern Hinweise für die Produktion toxinähnlicher Proteine durch *Giardia*.

Die Infektion verläuft häufig symptomlos; der Erreger kann innerhalb weniger Wochen spontan eliminiert werden, aber auch jahrelang persistieren. Bei der Elimination oder Persistenz könnte die Fähigkeit zur Bildung variabler Oberflächenproteine eine Rolle spielen. Patienten mit manifester Infektion zeigen chronisch-rezidivierende Durchfälle, Steatorrhö und Anzeichen von Malabsorption, ferner Oberbauchschmerzen, Erbrechen, gelegentlich auch Fieber und Gewichtsabnahme.

Diagnose, Therapie und Prophylaxe. Das Standardverfahren zur Diagnose ist die Stuhluntersuchung mit Hilfe der SAFC-Technik auf Zysten und (seltener) Trophozoiten (S. 648). Trophozoiten können auch im Duodenalaspirat nachgewiesen werden. Neuerdings stehen auch IFAT- und ELISA-Kits zur Detektion *Giardia*-spezifischer struktureller und löslicher Antigene zur Verfügung. Zur Chemotherapie werden Nitroimidazolverbindungen eingesetzt, u. a. Metronidazol (Clont, Elyzol, Flagyl), Ornidazol (Tiberal) und Tinidazol (Fasigyn) sowie die Benzimidazolverbindung Albendazol (Zentel). Die Prophylaxe entspricht der bei Amöbose (S. 529). Bei Hunden und Katzen induzierte eine experimentell eingesetzte Vakzine eine gute Schutzwirkung.

9

9.4 Trichomonas vaginalis

Erreger der Trichomonose

■ *Trichomonas vaginalis* ist eine recht häufige, weltweit verbreitete, mehrgeißelige Flagellatenart, die vorwiegend beim Geschlechtsakt übertragen wird und bei Frauen Vaginitis sowie bei Männern Urethritis verursacht. ■

Vorkommen. Weltweit wird die Zahl der Neuinfektionen auf 170 Millionen pro Jahr geschätzt (WHO, 1998). In entwickelten Ländern sind in der Normalbevölkerung etwa 5 – 20 % der Frauen infiziert, bei Männern liegen die Infektionsraten meist unter 5 %.

Erreger, Entwicklung und Epidemiologie. *Trichomonas vaginalis* ist ein birnenförmiges Protozoon von 10 – 20 µm Länge und 2 – 14 µm Breite (Abb. 9.**9**). Am vorderen Pol entspringen aus einem Basalapparat 5 Geißeln, von denen 4 nach vorne frei aus der Zelle austreten, während eine den Randfaden der undulierenden Membran bildet, die nur bis kurz über die Zellmitte nach hinten reicht. Ein aus Mikrotubuli bestehender Achsenstab (Axostyl) tritt am Hinterende als freie Spitze aus der Zelle hervor. Der ovale Zellkern liegt im vorderen Teil des Protozoons. Trichomonaden sind anaerobe Protozoen, die als besondere Organellen Hydrogenosomen besitzen, die H_2 als Stoffwechselprodukt bilden.

T. vaginalis besiedelt die Schleimhäute des Urogenitaltraktes und vermehrt sich durch longitudinale Zweiteilung. Zur Bildung von Zysten sind Trichomonaden nicht befähigt; dagegen werden abgerundete, bewegungslose Formen beobachtet, die degenerierende Stadien ohne epidemiologische Bedeutung darstellen.

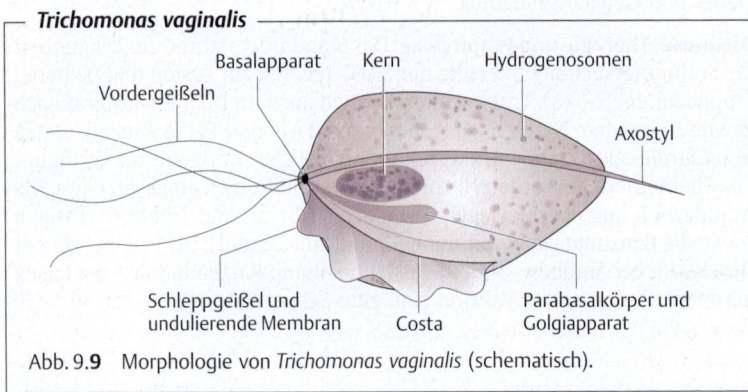

Trichomonas vaginalis

Basalapparat · Kern · Hydrogenosomen · Vordergeißeln · Axostyl · Schleppgeißel und undulierende Membran · Costa · Parabasalkörper und Golgiapparat

Abb. 9.**9** Morphologie von *Trichomonas vaginalis* (schematisch).

Reservoir für *T. vaginalis* ist nur der Mensch. Die Erregerübertragung erfolgt vorwiegend beim Geschlechtsverkehr. Etwa 2 – 17 % der weiblichen Säuglinge von infizierten Müttern erwerben die Infektion perinatal.

Die Tenazität von *T. vaginalis* an der Außenwelt ist gering, doch können sie in Wasser von nicht chlorierten Thermalbädern vereinzelt bis zu 5 Stunden und in Leitungswasser mit dem üblichen Chlorzusatz 5 Minuten bis zu 24 h überleben; in Schwimmbadwasser mit erhöhtem Chlorzusatz (44 mg/l) gehen sie in wenigen Minuten zugrunde. Übertragungsmöglichkeiten durch feuchte Badekleidung, Schwämme, Handtücher usw. sowie Infektionen in nicht chlorierten Thermalbädern oder schlecht gewarteten Schwimmbecken sind nicht ganz auszuschließen, dürften jedoch nach den vorliegenden Kenntnissen kaum von Bedeutung sein.

Krankheitsbild. Bei der Frau besiedelt *T. vaginalis* in erster Linie die Schleimhaut der Vagina und seltener der Zervix. In etwa 20 – 50 % der Fälle verläuft die Infektion symptomlos, doch kann es nach einer Inkubationszeit von 2 – 24 Tagen zur Vaginitis kommen. Dabei entsteht ein eitriger dünnflüssiger, gelblicher Ausfluss, in dem Trichomonaden, Eiterzellen und Bakterien nachweisbar sind. Die Erreger dringen in etwa 75 – 90 % der Fälle auch in die Harnröhre ein, wo sie ebenfalls Entzündungserscheinungen hervorrufen können, gelangen aber nur in Ausnahmefällen in die Harnblase und den Uterus. Beim Mann verläuft die Infektion meistens symptomlos (50 – 90 %); sie kann aber zu einer manifesten Urethritis führen, selten mit Befall der Prostata und der Samenblasen. Die Infektion induziert keine ausgeprägte Immunität.

Diagnose. Zum Nachweis von Trichomonaden wird frisch entnommenes Sekret aus Vagina oder Urethra nach Vermischen mit physiologischer Kochsalzlösung im Deckglaspräparat mikroskopisch untersucht. Dabei lassen sich die Erreger an der typischen Form und an der taumelnden Bewegung leicht erkennen. Hingegen sind Rundformen von Trichomonaden kaum von Leukozyten zu unterscheiden. In Ausstrichen können die Trichomonaden auch nach Giemsa-Färbung oder im Immunfluoreszenz-Test mit monoklonalen Antikörpern nachgewiesen werden. Die sichersten Ergebnisse erbringt die Kultivierung in flüssigen Spezialmedien. Gut bewährt hat sich das „In Pouch-Test-System" (BioMed Diagnostics), das in zwei flexiblen Plastikkammern Kulturmedium enthält und die kombinierte mikroskopische und kulturelle Untersuchung ermöglicht. Weitere Spezialverfahren sind der Nachweis von Antigen (ELISA) oder DNA (PCR).

Therapie und Prophylaxe. Der Behandlung haben sich stets beide Geschlechtspartner zu unterziehen. Dafür stehen u. a. folgende spezifisch wirksame Nitroimidazolpräparate zur Verfügung, die oral – bei der Frau auch zusätzlich vaginal – anwendbar sind: Metronidazol (Arilin, Flagyl, Clont), Tinidazol (Fasigyn) und Ornidazol (Tiberal). In der frühen Schwangerschaft sind diese Mittel kontraindiziert. Die Vorbeugungsmaßnahmen entsprechen denen bei anderen venerischen Krankheiten.

9.5 Entamoeba histolytica und andere Darmamöben

Erreger der Amöbose (Entamöbose, Amöbiasis)

■ Von verschiedenen, im Darm des Menschen parasitierenden Amöbenarten ist *Entamoeba histolytica* als Erreger der weltweit verbreiteten, vor allem aber in warmen Ländern häufigen Entamöbose von großer Bedeutung. Die vegetativen Stadien (Trophozoiten) von *E. histolytica* leben im Dickdarm und bilden enzystierte Stadien (Zysten), die mit den Fäzes ausgeschieden werden. Durch diese Zysten wird die Infektion von Mensch zu Mensch übertragen. Die Trophozoiten von *E. histolytica* können in die Darmwand eindringen und auf dem Blutweg in die Leber sowie in andere Organe gelangen und klinische Formen der Amöbose hervorrufen, am häufigsten die Darmamöbose ("Amöbenruhr") und die Leberamöbose ("Amöbenleberabszess"). Die Diagnose der Darminfektion erfolgt primär durch Erregernachweis im Stuhl, bei Verdacht auf invasive, intestinale oder extraintestinale Infektionen mit *E. histolytica* kann außerdem die serologische Untersuchung auf Antikörper wichtige Hinweise geben. Morphologisch ist *E. histolytica* nicht von der apathogenen *Entamoeba dispar* unterscheidbar (Sammelbegriff für beide Arten: *E. histolytica*/*E.dispar*-Komplex). ■

Vorkommen. In endemischen Gebieten Afrikas, Asiens sowie Mittel- und Südamerikas sind bis zu 70–90 % der Bewohner Träger von *E. histolytica*/*E. dispar*, in den USA und Europa etwa 1–4 %. Weltweit wird die Zahl der jährlichen Neuerkrankungen auf 48 Millionen geschätzt, die der Todesfälle auf etwa 70 000 (WHO, 1998).

Erreger. Erreger der Amöbose ist die pathogene *Entamoeba histolytica*. Diese Art und die apathogene *E. dispar* sind morphologisch identisch, sie lassen sich aber durch Zymodem- und DNA-Analysen sowie mit Hilfe monoklonaler Antikörper unterscheiden. Beide Arten treten in Form von Trophozoiten (= vegetative Stadien) und Zysten auf (Abb. 9.**10** u. 9.**11c**).

■ Die **Trophozoiten** von *E. histolytica* sind Zellen variabler Form und Größe (10–60 μm), die meist ein einziges, breites Pseudopodium (= Ausstülpung von Zellmembran und Zytoplasma) bilden, das oft rasch in Bewegungsrichtung ausgestülpt wird. Charakteristisch für die Gattung Entamoeba ist der im gefärbten Präparat ringförmig erscheinende Kern mit zentralem Kernkörperchen und an der Kernmembran angelagerten Chromatingranula. In Gewebe eingedrungene Trophozoiten enthalten oft phagozytierte Erythrozyten.

■ Die kugelförmigen, unbeweglichen **Zysten** (10 – 16 μm) sind mit einer widerstandsfähigen Hülle versehen und enthalten zunächst je eine einkernige Amöbe, in Vakuolen abgelagertes Glykogen und zigarrenförmige sog. Chromidialkörper. Durch Kernteilung entstehen dann zweikernige und später die vierkernigen, infektionsfähigen Zysten (Abb. 9.**11**c). Die Zysten werden allein oder gemeinsam mit Trophozoiten im Stuhl infizierter Personen ausgeschieden.

Entwicklung und Pathogenese. Die Entwicklung von *E. histolytica* ist in Abb. 9.**10** dargestellt.

■ **Symptomatische intestinale Amöbose.** Nach peroraler Aufnahme einer reifen Zyste von *E. histolytica* wird im Dünn- oder Dickdarm die vierkernige Amöbe frei, aus der durch Teilung 4 oder 8 einkernige Trophozoiten hervorgehen, die sich weiter vermehren und Zysten bilden können (Abb. 9.**10**). Die Trophozoiten parasitieren im Dickdarm auf der Schleimhaut oder im Darmlumen. Sie haben ein hohes Potenzial zur Invasion und Zerstörung von Gewebe, das auf folgenden Eigenschaften und Vorgängen beruht: Anheftung von Trophozoiten an Darmzellen durch Vermittlung von Oberflächenlektinen, Abtötung von Zellen durch porenbildende Peptide (Amoebapor der Typen A – C) und Auflösung der extrazellulären Matrix durch Cystein-Proteasen. Die Amöben sind dadurch in der Lage, in die Darmwand einzudringen, wo sie sich vermehren und pathologische Veränderungen hervorrufen (Nekroseherde, Geschwüre, Entzündungsreaktionen) (s. unten).

■ **Asymptomatische intestinale Amöbose.** Meist durch *E. dispar* verursacht, seltener durch *E. histolytica*. Die Charakterisierung von *E. dispar* als „apathogen" ist nicht ganz korrekt, da sie bei Versuchstieren leichte Darmläsionen verursachen kann. *E. dispar* hat zwar sehr ähnliche Fähigkeiten zur Adhäsion an Wirtszellen wie *E. histolytica*, doch produziert sie nur geringe Mengen von Amoebapor A und B, den besonders potenten Typ C aber gar nicht. Ferner fehlen *E. dispar* einige Gene, die für bestimmte Cystein-Proteasen codieren; die Aktivität gewisser Proteasen ist im Vergleich zu *E. histolytica* stark reduziert.

9

■ **Extraintestinale Amöbose.** Von der Darmwand aus ist eine hämatogene Streuung von *E. histolytica* in andere Organe möglich, am häufigsten in die Leber (Abb. 9.**10**). Infolge der Zerstörung von Parenchymzellen entstehen zunächst kleine Nekroseherde, sog. Abszesse, die allmählich an Umfang zunehmen und große Teile der Leber erfassen können. Bakterien sind nur in etwa 5 % der Fälle beteiligt, weshalb in der Peripherie des Herdes gewöhnlich nur geringe Entzündungsreaktionen auftreten. Im Zerfallsherd befindet sich eine meist bakteriologisch sterile, bräunliche oder gelbliche, eiterähnliche Flüssigkeit oder nach deren Eindickung eine nekrotische Masse; Amöben sind oft nur in der Zone des Übergangs zum intakten Lebergewebe nachweisbar. Leberabszesse brechen manchmal in die Pleurahöhle oder in die Lunge durch;

seltener führt eine hämatogene Aussaat von Amöben zur Besiedelung von Milz, Gehirn und anderen Organen. Hautamöbose besteht am häufigsten in der Perianalgegend, ausgehend von Rektumveränderungen.

Epidemiologie. Erregerreservoir für *E. histolytica* ist vor allem der Mensch (selten Affen, Hunde, Katzen). Die Infektion erfolgt durch reife Zysten, die durch kontaminierte Nahrungsmittel (Obst, Gemüse), Trinkwasser oder fäkalienkontaminierte Hände übertragen werden. Fliegen und Schaben können Zysten von den Fäzes eines Ausscheiders auf Lebensmittel verschleppen und so als Zwischenträger fungieren. Die Zysten besitzen im Gegensatz zu den Vegetativformen in feuchter Umgebung eine beachtliche Tenazität (bei 28–34 °C etwa 8 Tage, bei 10 °C etwa einen Monat); bei Austrocknung und Temperaturen über 55 °C gehen sie in kurzer Zeit zugrunde. Der übliche Chlorzusatz zum Trinkwasser reicht zur Abtötung der Zysten nicht aus. Für *E. dispar* sind Affen als Reservoirwirte nachgewiesen.

Krankheitsbild. Die Infektion mit *E. histolytica* kann bereits 2–4 Wochen nach der Infektion oder erst nach einer monate- bis jahrelangen symptomfreien Zeit zu Krankheitserscheinungen führen:

■ **Intestinale Formen**
— **Asymptomatische intestinale Form.** *E. histolytica* kann die Darmschleimhaut besiedeln, sich vermehren und längere Zeit persistieren, ohne invasiv zu werden und Veränderungen zu verursachen. Da die apathogene *E. dispar* häufiger vorkommt als *E. histolytica*, dürfte die Mehrzahl der asymptomatischen Infektionen auf die erstgenannte Art zurückzuführen sein. Im Stuhl werden dabei Trophozoiten und häufiger Zysten des *E. histolytica/E. dispar*-Typs ausgeschieden, im Serum sind meist keine Antikörper gegen *E. histolytica*-Antigen nachweisbar.
— Die **invasive intestestinale Form** ist Folge der Invasion der Darmwand durch die pathogene *E. histolytica* und Ausdruck einer Erkrankung des Dickdarmes. Die betroffenen Darmabschnitte (Kolon, Zäkum, Rektum, gelegentlich terminales Ileum) weisen eng begrenzte oder mehr flächenhafte Veränderungen unterschiedlicher Intensität auf, die von ödematöser Schwellung und Rötung über stecknadelkopfgroße Herde mit zentraler Nekrose bis zu größeren, tief in die Darmwand vordringenden, flaschen-

9

Abb. 9.**10**   **1** Zyste von *E. histolytica* nach peroraler Aufnahme im Magen; **2** Schlüpfen der Amöbe aus der Zyste; **3** Teilungsstadium der Amöbe; **4** aus der Teilung hervorgegangener einkerniger Trophozoit; **4a** invasives Stadium mit phagozytierten Erythrozyten, extraintestinal; **4b** Läsionen in der Darmwand; **5** Zystenbildung; **6** mit dem Stuhl ausgeschiedene Zysten und verschiedene Übertragungswege; **7** perorale Aufnahme von Zysten.   ▶

Entamoeba histolytica: **Entwicklungszyklus**

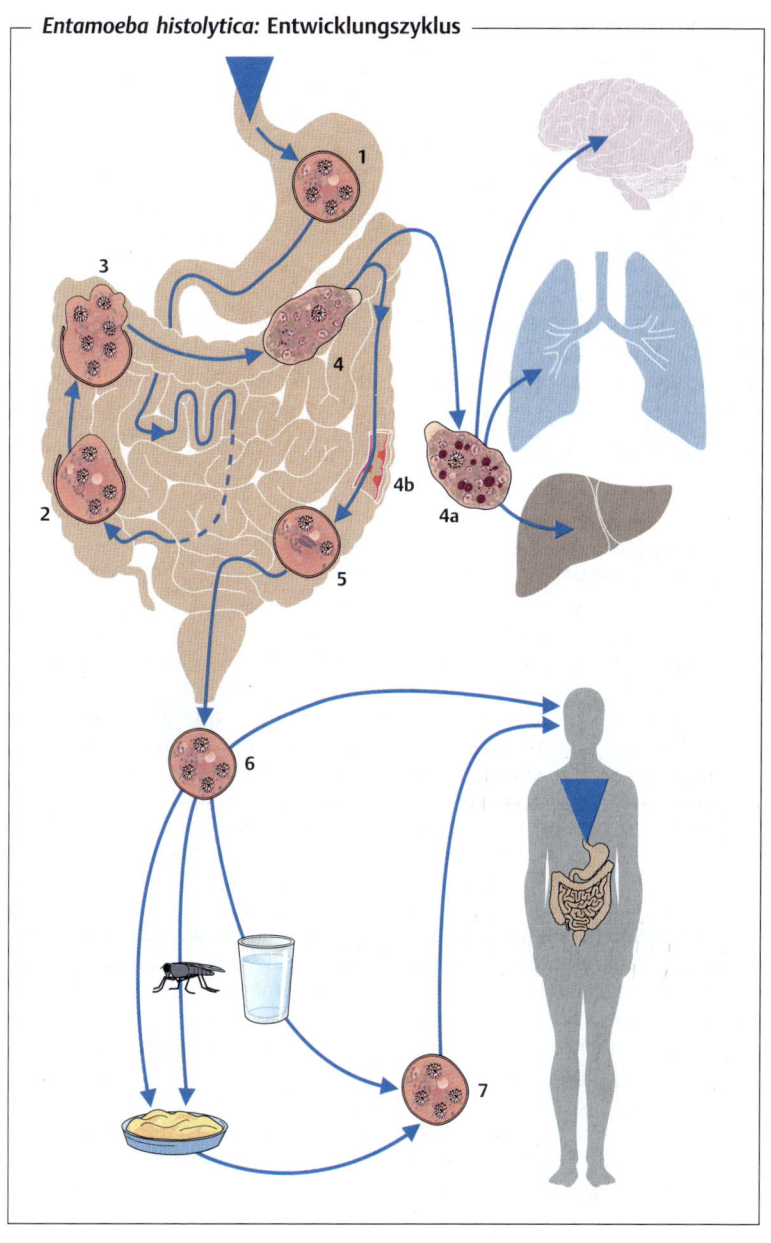

Differenzialdiagnose von Darmprotozoen

förmigen Geschwüren mit aufgewulsteten Rändern sowie großen Zerfallsherden reichen. Die Geschwüre perforieren gelegentlich in die Peritonealhöhle. Heilungsvorgänge mit Narbenbildung können zur Verengung des Darmlumens und starke Entzündungsreaktionen zur tumorartigen Verdickung der Darmwand führen (= Amöbom). Die **akute Krankheit** beginnt meist mit Abdominalbeschwerden und Durchfallepisoden unterschiedlicher Dauer, wobei anfänglich breiiger, dann zunehmend schleimiger und auch blutiger tingierter „himbeergeleeartiger" Stuhl abgesetzt wird, in dem sich Amöben nachweisen lassen, u.a. auch erythrozytenhaltige Trophozoiten. In diesen Fällen treten in der Regel Antikörper im Serum auf. Die Symptome können spontan zurückgehen, doch entwickelt sich nicht selten eine über Monate oder Jahre anhaltende, rezidivierende **chronische Kolitis**.

◀ Abb. 9.**11**

a *Giardia intestinalis* (pathogen):
Trophozoiten: 9 – 21 × 5 – 12 µm;
Zysten: 8 – 14 × 8 – 10 µm (s. a. S. 517).

b *Dientamoeba fragilis* (apathogen oder fakultativ pathogen):
Trophozoiten: 5 – 15 µm, 3/4 der Stadien mit zwei Kernen, der Rest mit einem;
Karyosom aus 4 – 6 Granula;
Zysten: keine.

c *Entamoeba histolytica* (pathogen):
Trophozoiten: kleine Form (**1**) 10 – 20 µm, mit *Entamoeba*-Kern und wenigen bak-
terienhaltigen Vakuolen; größere Form (**2**) 20 – 60 µm, mit phagozytierten
Erythrozyten; (**3**) Zysten: 10 – 16 µm, 1 – 4 Kerne. Im Bild zweikernige Zysten
mit Glykogenvakuole und balkenförmigen Chromatoiden (**4**) eine vierkernige
Zyste.

Entamoeba dispar (apathogen): von *E. histolytica* morphologisch nicht unterscheidbar (s. Text).

Entamoeba hartmanni (**5**) (apathogen): ähnlich wie *E. histolytica*, jedoch kleiner.
Trophozoiten und Zysten ca. 3 – 10 µm.

d *Entamoeba coli* (apathogen):
Trophozoiten: mit *Entamoeba*-Kern, 10 – 50 µm, meist viele Vakuolen mit Bakterien
und Partikeln;
Zysten: 15 – 25 µm, 1 – 8 Kerne, Chromatoide schlank, splitterförmig.

e *Iodamoeba bütschlii* (apathogen):
Trophozoiten: 6 – 20 µm, Kern mit großem, zentral gelegenem oder der Kern-
membran anliegendem Karyosom;
Zysten: 5 – 18 µm, 1 Kern, selten 2.

f *Endolimax nana* (apathogen):
Trophozoiten: 6 – 15 µm, Kern mit Karyosom;
Zysten: gewöhnlich oval, 8 – 12 µm lang.

g *Mikrosporidien* (pathogen):
Sporen: sehr klein (!), je nach Art 1 – 3,5 µm lang, oval, in Chromotropfärbung
nach Weber Sporen oft nicht homogen gefärbt (s. a. Abb. 9.**20c**, S. 564);

h *Blastocystis hominis* (fakultativ pathogen?):
Einzelzellen: 5 – 20 µm.

i *Cryptosporidium parvum* (pathogen):
Oozysten: 4 – 5 µm (s. a. Abb. 9.**14c**, S. 540).

j *Cyclospora cayetanensis* (pathogen):
Oozysten: 8 – 10 µm, kugelig, in frischem Stuhl unversport; nach Sporulation mit
2 Sporozysten und je 2 Sporozoiten (s. a. Abb. 9.**14a, b**, S. 540).

k *Sarcocystis sp.* (pathogen):
Sporozyste: 14 × 9 µm; Oozyste: 20 × 13 µm.

l *Isospora belli* (pathogen):
Oozyste: 20 – 33 × 10 – 19 µm.

9

■ **Extraintestinale Formen**

— Extraintestinale Formen entstehen nach vom Darm ausgehender hämatogener Streuung von *E. histolytica*. Am häufigsten ist der sog. „**Leberabszess**", der sich bei einem Teil der Infizierten entwickeln kann. Zu beachten ist, dass nur bei rund 10 % der Patienten mit Leberabszess gleichzeitig eine Amöbenkolitis vorliegt; dabei sind mit koproskopischen Methoden häufig keine Amöben im Stuhl zu finden. Der Leberabszess löst zum Teil hohes, remittierendes Fieber, Oberbauchschmerzen, Lebervergrößerung, Zwerchfellhochstand, allgemeine Schwäche und andere Symptome aus. Große und nicht rechtzeitig behandelte Leberabszesse führen oft zum Tode. Antikörper sind in einem großen Teil der Fälle (um 95 %) nachweisbar (s. auch Diagnose). Weitaus seltener sind **andere Formen** der extraintestinalen Amöbose, u. a. der Befall von Lunge, Gehirn und Haut.

Immunität. Reinfektionen sind möglich, da im Verlauf einer Infektion kein ausreichender Immunitätsschutz entsteht. Bei invasiver, durch *E. histolytica* verursachter intestinaler und extraintestinaler Amöbose sind in der Regel Antikörper im Serum nachweisbar.

Diagnose

■ **Intestinale Amöbose**

— **Koproskopische Diagnose.** Zur Diagnose der intestinalen Amöbose wird eine körperwarme Stuhlprobe sofort in SAF- Lösung fixiert (S. 648) und nach Aufbereitung im Labor mikroskopisch untersucht. Bei einmaliger Stuhluntersuchung ist die Sensitivität mit 50 – 60 % gering; sie steigt bis auf 95 %, wenn Stuhlproben von 3 aufeinanderfolgenden Tagen untersucht werden. Da *E. histolytica* und *E. dispar* mikroskopisch nicht unterscheidbar sind, wird ihr Nachweis unter dem Sammelbegriff *E. histolytica/ E. dispar*-Komplex zusammengefasst.

— **Differentialdiagnose.** Wichtig ist die differenzialdiagnostische Abgrenzung des *E. histolytica/E.dispar*-Komplexes von im Stuhl enthaltenen Darmepithelien, Granulozyten, Makrophagen und Pilzen sowie von weiteren, apathogenen Darmprotozoen (Amöben: *Entamoeba coli*, *E. hartmanni*, *E. polecki*, *Iodamoeba bütschlii*, *Endolimax nana*; Flagellaten: *Dientamoeba fragilis*, *Enteromonas hominis*) (Abb. 9.**11**). *D. fragilis* wird von einigen Autoren als potenziell pathogen eingestuft. In Stuhlproben wird häufig *Blastocystis hominis* (Abb. 9.**11h**) nachgewiesen, ein teils als Pilz und teils als Protozoon angesehener Darmbewohner, dem von einigen Autoren eine gewisse Bedeutung als Durchfallerreger zugesprochen wird. Zu beachten ist, dass verschiedene Medikamente die Ausscheidung von Darmprotozoen im Stuhl beeinträchtigen.

— **Unterscheidung von** *E. histolytica* und *E. dispar*. In Speziallabors wird neuerdings eine PCR eingesetzt, die einen direkten Nachweis dieser Amöbenarten in Stuhlproben und ihre Differenzialdiagnose ermöglicht.

— **Nachweis von Koproantigen.** Antigen von *E. histolytica* lässt sich in Stuhlproben mit einem auf monoklonalen Antikörpern basierenden ELISA mit guter Sensititvität (um 90 %) nachweisen.

— **Serologischer Antikörpernachweis.** Bei 95 – 100 % der Patienten mit Amöben-Leberabszess sind serologisch Antikörper nachweisbar. Dies ist auch häufig bei invasiver, durch *E. histolytica* verursachter Darmamöbose der Fall. Hingegen treten bei Infektionen mit *E. dispar* wesentlich seltener Antikörper auf. Bei Nachweis von Stadien des *E. histolytica/E. dispar*-Komplexes im Stuhl kann diese Tatsache zur Differenzialdiagnose von invasiver und nichtinvasiver intestinaler Amöbose genutzt werden.

Extraintestinale Amöbose. Die extraintestinale Amöbose ist mit Hilfe klinischer Methoden (Ultraschall, Computertomographie u. a.) sowie durch serologischen Antikörpernachweis zu diagnostizieren (s. oben).

Therapie. Bei symptomatischen intestinalen und extraintestinalen Formen der Amöbose sind Nitroimidazol-derivate-Mittel gut wirksam, bei symptomloser Darmamöbose dagegen die nur im Darmlumen wirksamen Kontaktamöbizide (z. B. Furamid) (Tab.9.**5**). Außer der kausalen Chemotherapie sind evtl. weitere Maßnahmen notwendig, z. B. bei Leberabszessen chirurgische Eingriffe und symptomatische Behandlung.

Prophylaxe. Reisenden ist zu empfehlen, in Endemiegebieten Trinkwasser durch Abkochen oder Filtration (z. B. mittels Katadyn-Filtern) zu entkeimen, auf den Genuss von Salaten zu verzichten, nur selbst geschältes Obst zu essen und bei der Nahrungsumstellung vorsichtig zu sein. Eine Möglichkeit zur Chemoprophylaxe besteht nicht.

Tabelle 9.**5**   Chemotherapie bei Amöbose (Auswahl)

Gruppe	Wirkstoff	Handelspräparate*	Indikation
Kontaktamöbizide	Diloxanidfuroat Paromomycin	Furamid Humatin	asymptomatische Zystenausscheider, Nachbehandlung der symptomatischen intestinalen Form
Kontakt- und Gewebsamöbizide	Nitroimidazole: Metronidazol Ornidazol Tinidazol	Flagyl, Clont u. a. Tiberal Fasigyn	extraintestinale und symptomatische intestinale Formen

*Applikation: per os

9

9.6 Naegleria, Acanthamoeba und Balamuthia

Erreger von Naegleriose, Acanthamöbose und Balamuthiose

Freilebende Amöben der Gattungen *Naegleria*, *Acanthamoeba* und *Balamuthia* können zum Parasitismus in Vertebraten übergehen und auch beim Menschen Erkrankungen verursachen. Morphologische Merkmale dieser Amöben sind: Kern mit großem Karyosom, Fehlen von Chromatingranula an der Kernmembran (s. Entamoeba). Trophozoiten: *Naegleria fowleri* (15 – 30 µm) mit breiten Pseudopodien, bildet in Wasser begeißelte Stadien; *Acanthamoeba* spp. (24 – 56 µm) spitze „Filopodien"; *Balamuthia mandrillaris* (12 – 60 µm) unregelmäßig verzweigte Pseudopodien. Alle Gattungen bilden Zysten.

Naegleria. Naegleria fowleri verursacht die „Primäre Amöben-Meningoenzephalitis" (PAM). Diese Amöbenart kommt in weltweiter Verbreitung in Süßwasser vor, vorwiegend in erwärmtem Wasser, z. B. in Schwimmbecken, Vorratsbehältern oder thermisch belasteten Flüssen und Seen.
Die Infektion von Menschen erfolgt auf nasalem Wege durch trophozoitenhaltiges Wasser, z. B. beim Schwimmen oder Duschen. Die vom Riechepithel entlang den Nervenbahnen in das ZNS eindringenden Amöben verursachen nach einer Inkubationszeit von 2 – 7 (selten bis 15) Tagen eine perakute bis akute, meist letal verlaufende Meningoenzephalitis, vorwiegend bei Kindern und Jugendlichen. Sporadische Fälle sind von allen Kontinenten bekannt. In wenigen Fällen wurden mit Amphoterizin B (Fungizone) Behandlungserfolge erzielt.

Acanthamoeba. Von den Acanthamöben sind *Acanthamoeba culbertsoni* und einige andere Arten potentiell humanpathogen. Diese weltweit verbreiteten Amöben kommen in Erde, Sand, Staub (auch in Häusern), in der Luft sowie in Wasser (auch in Leitungswasser) vor. Die Zysten können sogar in Trockenheit einige Jahre überleben und durch Staub verbreitet werden. Das Einatmen von Zysten mit Staub gilt als wichtiger Übertragungsweg. Acanthamöben besiedeln häufig die Nasenschleimhaut von Menschen, sie wurden auch von der Mundschleimhaut, aus Hautläsionen und von der Kornea isoliert. Von einer Eintrittspforte aus können sie auf dem Blutweg das ZNS und andere Organe besiedeln.
Acanthamoeba-Infektionen des Menschen verlaufen häufig symptomlos. Immer wieder werden Fälle von Keratitis beobachtet, vor allem bei Linsenträgern (kultureller Nachweis der Amöben in Spülflüssigkeit von Konjunktiva und Kontaktlinsen). Verhütung: nur sterile Linsenspülflüssigkeit verwenden. Bei seltenen generalisierten Infektionen können Acanthamoeben eine „Granulomatöse Amöben-Enzephalitis" (GAE) sowie granulomatöse Veränderungen der Lunge und anderer Organe hervorrufen, vor allem bei immundefizienten Patienten. *Balamuthia mandrillaris* kann ebenfalls GAE verursachen.

9

9.7 Toxoplasma gondii

Erreger der Toxoplasmose

■ *Toxoplasma gondii* ist der weltweit verbreitete Erreger einer Zoonose mit hoher Prävalenz in der Bevölkerung (regional und altersabhängig bis 80 %). Menschen infizieren sich durch perorale Aufnahme von Oozysten, die von Endwirten (Katzen) ausgeschieden werden, oder durch Verzehr von Fleisch, das *Toxoplasma*-Zysten enthält. Wenn sich Frauen während der Schwangerschaft erstmalig mit Toxoplasmen infizieren, ist eine diaplazentare Übertragung des Erregers auf den Fötus möglich, die schwerwiegende Folgen haben kann (u. a. Missbildungen, Augenschäden, Erkrankungen im Kindesalter). Bei Frauen, die bereits vor Eintritt der ersten Schwangerschaft infiziert sind und Antikörper im Serum aufweisen (etwa 35 – 45 %), besteht dagegen kein Risiko für den Fötus. Latente Infektionen können bei Immundefizienz (z. B. bei AIDS-Patienten) aktiviert werden und zu zerebraler oder generalisierter, symptomatischer Toxoplasmose führen. Zur Vorbeugung gegen die Auswirkungen pränataler Infektionen sind serologische Vorsorgeuntersuchungen bei Schwangeren wichtig. ■

Vorkommen. *T. gondii* ist weltweit verbreitet. Seine geringe Wirtsspezifität befähigt den Erreger zur Infektion eines breiten Artenspektrums warmblütiger Vertebraten (u. a. Mensch, Schaf, Schwein, Rind, Pferd, Hund, Katze, wildlebende Säugetiere, Vogelarten). Nach Schätzungen dürfte bis zu einem Drittel der Weltbevölkerung mit *T. gondii* infiziert sein, allerdings mit starken altersabhängigen und regionalen Schwankungen. In der Schweiz erwiesen sich nach einer 1995 publizierten seroepidemiologischen Studie von 4000 Personen im Alter von 1 – 70 Jahren im Durchschnitt 52 % als infiziert mit folgenden Seroprävalenzraten in verschiedenen Altersgruppen: 1 – 19 Jahre: 24 %, 20 – 39 Jahre: 43 % und 40 – 70 Jahre: 69 %. Von rund 9000 schwangeren Frauen waren 46 % infiziert. In anderen Ländern Europas wurden bei Frauen im gebärfähigen Alter teils höhere, teils niedrigere Seroprävalenzraten festgestellt. Auch bei verschiedenen Tierarten finden sich hohe Durchseuchungsquoten (s. Epidemiologie).

Erreger. Von *T. gondii* sind verschiedene Stämme bekannt, die sich in der Virulenz sowie in gewissen biologischen und genetischen Eigenschaften unterscheiden. Im Entwicklungszyklus tritt *T. gondii* in verschiedenen Stadien auf:

■ **Endozoiten** (Tachyzoiten) (Abb. 9.**12a, b**) sind Proliferationsformen, die sich innerhalb einer parasitophoren Vakuole in kernhaltigen Zellen des Wirtes durch Endodyogenie schnell vermehren. Dabei entstehen innerhalb einer Mutterzelle zwei Tochterindividuen. Die Endozoiten sind sichelförmige

9

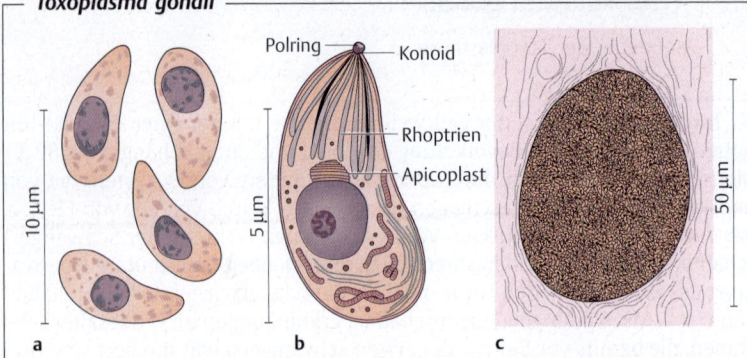

Toxoplasma gondii

Abb. 9.12 **a** Endozoiten, **b** Ultrastruktur eines Endozoiten, **c** Zyste mit Zystozoiten.

(„bogenförmige"; toxon: Bogen) Zellen, etwa 4–7 μm lang und 2–4 μm breit. Am vorderen Pol befindet sich ein Apikalkomplex, der im Wesentlichen aus dem Konoid (= konische Struktur aus spiralig angeordneten Mikrotubuli), mehreren Polringen und den Rhoptrien besteht (Abb. 9.**12a,b**). Der Apikalkomplex spielt beim Eindringen des Parasiten in eine Wirtszelle eine Rolle. Der Kern liegt in der hinteren Zellhälfte. Nach neueren Untersuchungen enthält die Zelle außer dem chromosomalen und dem mitochondrialen Genom ein weiteres Genom aus zirkulärer DNA (35 kb), das in einer besonderen Zellorganelle lokalisiert ist, die als Apicoplast bezeichnet wird, aus mehreren Membranen und zentralem Vesikel besteht und in Kernnähe liegt. Vermutlich ist der Apicoplast im Verlauf der Evolution aus Plastiden endosymbiontischer Grünalgen hervorgegangen. Darauf weisen mit dem Apicoplasten assoziierte Stoffwechselwege hin, z. B. der Shikimate-Stoffwechsel, der von Pflanzen und verschiedenen Mikroorganismen bekannt ist. Der Apicoplast kommt auch bei anderen Apikomplexa (*Plasmodium, Sarcocystis*, wahrscheinlich auch *Cryptosporidium*) vor und bietet vielleicht spezifische Angriffspunkte für neue Medikamente. Endozoiten lassen sich in Versuchstieren und in Gewebekulturen zur Vermehrung bringen. An der Außenwelt sind sie sehr hinfällig; nach peroraler Aufnahme überstehen sie die Magenpassage im Allgemeinen nicht.

Zystozoiten (Bradyzoiten) sind durch langsame Vermehrung innerhalb von Zysten gebildete Stadien (4–8 × 2–4 μm). Die Zysten entwickeln sich intrazellulär in verschiedenen Geweben (s. unten), sie haben eine relativ widerstandsfähige Wand, werden bis zu 150 μm groß und können bis zu mehrere Tausend Zystozoiten enthalten (Abb. 9.**12c**). Im Wirt haben sie eine lange Lebensdauer. Menschen und Tiere können sich durch perorale Aufnahme zystenhaltigen Fleisches infizieren (Abb. 9.**13**).

■ **Oozysten** sind rundliche, mit einer resistenten Hülle ausgestattete, ca. 9 × 14 µm große Dauerstadien, die als Endprodukt eines im Darmepithel von katzenartigen Tieren ablaufenden geschlechtlichen Zyklus entstehen, eine Zygote enthalten und mit dem Kot ausgeschieden werden (Abb. 9.**13**). Innerhalb von 2–4 Tagen erfolgt die Sporulation, bei der 2 Sporozysten mit je 4 Sporozoiten entstehen. Sporulierte Oozysten sind für Menschen und Tiere infektiös.

Entwicklung. In der Entwicklung von *T. gondii* werden eine enteroepitheliale, eine externe und eine extraintestinale Phase unterschieden (Abb. 9.**13**).

■ Die **enteroepitheliale Phase** mit Ausbildung von Geschlechtsformen (Gamogonie) vollzieht sich nur in Endwirten. Als solche sind nur die Hauskatze und einige andere, epidemiologisch aber unbedeutende katzenartige Tierarten bekannt. In Zwischenwirten (Schwein, Schaf, viele andere Tierarten) oder in Fehlwirten (z. B. Mensch) findet nur eine extraintestinale Entwicklung statt. Nach peroraler Erstinfektion einer Katze mit *Toxoplasma*-Zysten in rohem Fleisch entwickeln sich im Dünndarmepithel zunächst ungeschlechtliche Vermehrungsformen und später geschlechtlich differenzierte Stadien und Oozysten. Letztere werden frühestens nach einer Präpatenzzeit von 3–9 Tagen im Kot ausgeschieden. Infizieren sich Katzen mit sporulierten Oozysten, ist die Präpatenzzeit auf 20–35 Tage verlängert, da vor der Entwicklung im Darm eine extraintestinale ungeschlechtliche Vermehrung der Toxoplasmen stattfindet (s. unten). Die Ausscheidung von Oozysten hält nur wenige Tage bis etwa 3 Wochen an, kann aber sehr intensiv sein (im Verlauf der Patenz bis zu 600 Millionen Oozysten pro Tier!).

■ **Externe Phase.** Die im Katzenkot ausgeschiedenen Oozysten sporulieren bei Zimmertemperatur innerhalb von 2–4 Tagen und werden dadurch infektiös. In feuchter Umgebung bleiben sie bis zu 5 Jahre infektiös, durch die üblichen Desinfektionsmittel werden sie nicht abgetötet. Bei Temperaturen über 55 °C sterben sie in wenigen Minuten ab.

■ **Extraintestinale Phase.** Diese Phase schließt sich an eine perorale Infektion mit Oozysten oder Zysten an und kommt bei Zwischenwirten (Hund, Schaf, Schwein, andere Säugetiere, Vögel) und Fehlwirten (Mensch), aber auch bei Endwirten (Katze) vor. Vom Darm aus gelangen die Toxoplasmen im Blut oder der Lymphe in verschiedene Organe und vermehren sich in kernhaltigen Wirtszellen, vorzugsweise im retikulohistiozytären System, in der Muskulatur und im ZNS. Durch wiederholte Endodyogenie entstehen in der sich erweiternden Wirtszelle bis zu 32 Tochterindividuen, bis die Zelle platzt. Die dabei frei werdenden Endozoiten befallen benachbarte Zellen.

9

Toxoplasma gondii: **Entwicklungszyklus**

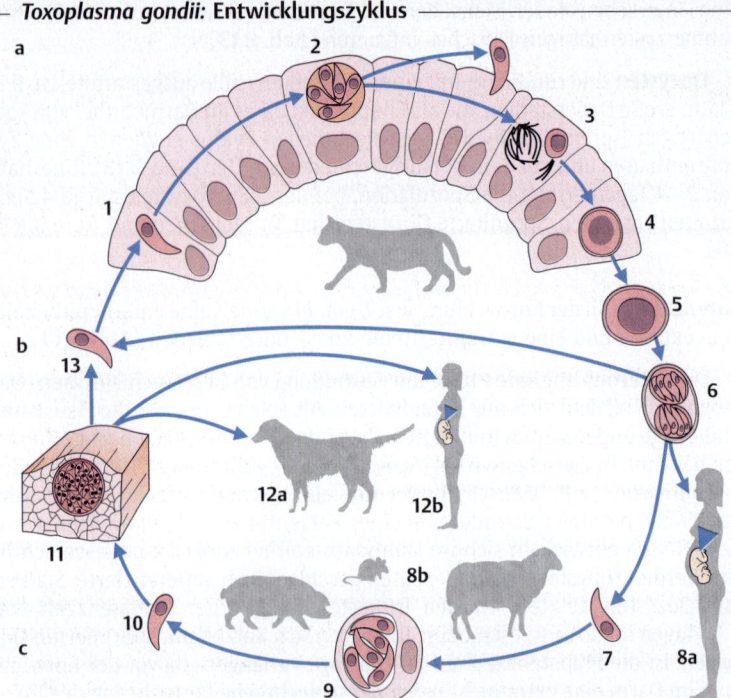

Abb. 9.**13** **a Entwicklung im Endwirt (Katze):** Enteroepitheliale Phase mit Aus-
bildung von Geschlechtsformen: **1** In Epithelzelle des Dünndarms eingedrungenes
Toxoplasma; **2** ungeschlechtliches Vermehrungsstadium mit Merozoiten (diese
Vermehrung kann über mehrere Generationen erfolgen). Der Pfeil deutet an,
dass bei Infektion der Katze mit Oozysten vor der enteralen eine extraintestinale
Entwicklung stattfindet; **3** Ausbildung der Geschlechtsformen (Gamogonie) und
Bildung der Zygote; **4** Oozyste.
b Externe Phase mit Sporogonie: 5 Im Kot der Katze ausgeschiedene, unsporu-
lierte Oozyste; **6** sporulierte Oozyste mit 2 Sporozysten und 4 Sporozoiten.
c Entwicklung im Zwischenwirt (Säugetiere, Vögel, Mensch): Extraintestinale
Phase, nur ungeschlechtliche Vermehrung des Parasiten: **7** Im Organismus freige-
wordener Sporozoit nach oraler Aufnahme von Oozysten; **8a** Infektion des Menschen; **8b** Infektion verschiedener Tierarten; **9** ungeschlechtliche Vermehrungsstadien (Endozoiten = Tachyzoiten) in einer Körperzelle; **10** freier Endozoit; **11** Zyste
mit Zystozoiten (= Bradyzoiten) in der Muskulatur; **12a** Infektion eines Hundes mit
Toxoplasma-Zysten im Fleisch von Tieren; **12b** Infektion des Menschen mit *Toxoplasma*-Zysten; **13** Infektion der Katze mit infektiösen Stadien aus Zysten im Fleisch
oder mit Oozysten.

Diese Vorgänge führen im befallenen Gewebe zu fokalen Nekrosen und entzündlichen Reaktionen. Im Rahmen einer Generalisation kann es zur Besiedlung der Plazenta und etwa 3–4 Wochen später auch zur Infektion des Fötus kommen. Relativ früh im Verlauf der Infektion entstehen Zysten, die in ihrer Umgebung keine entzündlichen Reaktionen hervorrufen. Solche Zysten (= Gewebezysten) findet man vor allem im ZNS, in der Skelett- und Herzmuskulatur, aber auch in der Retina, der Uteruswand und in anderen Organen. Sie können jahrelang am Leben bleiben, ohne den Wirt merklich zu schädigen.

Immunität. Durch verschiedene *Toxoplasma*-Antigene werden humorale und zelluläre Reaktionen der Immunabwehr ausgelöst, die nach einer Primärinfektion einerseits zur Antikörperbildung und andererseits zur Limitierung der Vermehrung von Endozoiten führen. Mit der ziemlich rasch einsetzenden Bildung von Zysten entziehen sich die Toxoplasmen der Immunabwehr (= Immunevasion). Sie sind dadurch in der Lage, in immunkompetenten Wirten über viele Jahre latent zu persistieren, und erhalten durch die permanente Präsentation von Antigenen einen Immunitätsstatus aufrecht, der vor erneuter Infektion schützt.

Die Immunabwehr beruht hauptsächlich auf zellulären Mechanismen und der Bildung von γ-Interferon. Zystozoiten sind in der Lage, aus Zysten (auch ohne Zystenruptur) zu emigrieren, sie werden jedoch bei bestehender Immunkompetenz lokal, manchmal unter Bildung von Satellitenzysten, inaktiviert. Bei zellulärer Immundefizienz entfällt diese Kontrolle, und die latente Infektion geht in eine akute, manifeste Toxoplasmose über. Damit steht im Einklang, dass bei AIDS-Patienten die latente *Toxoplasma*-Infektion gewöhnlich dann aktiviert und symptomatisch wird, wenn die Zahl der CD4$^+$-Zellen auf Werte unter 200 pro μl abfällt.

Pathogenese und Krankheitsbild. Fokal nekrotisierende und entzündliche Prozesse sowie immunpathologische Vorgänge bilden die Grundlage für die Pathogenese und das vielgestaltige Krankheitsbild der Toxoplasmose, bei der man postnatal und pränatal erworbene Formen unterscheidet.

Formen der postnatalen Toxoplasma-Infektion

▌ **Primärinfektion bei Immunkompetenten.** Häufigste Form ohne klinische Manifestation, erkennbar an spezifischen Antikörpern im Serum. Die Infektion kann lebenslang persistieren und bei Immunsuppression exazerbieren. Bei etwa 1 % der Infizierten im Halsbereich subakute Lymphadenitis.

▌ **Primärinfektion während der Schwangerschaft.** Kann zu pränataler Infektion des Fötus führen und somit besondere Bedeutung erlangen (s. pränatal erworbene Toxoplasmose).

■ **Primärinfektion bei Immunsupprimierten.** Bei Immundefizienz (erhebliche Störungen der CD4+- und CD8+-T-Zellfunktionen) und immunsuppressiven Therapien (z. B. bei Organtransplantation) fieberhafte Allgemeinerkrankung mit makulopapulösem Exanthem, generalisierter Lymphadenitis, nekrotisierender interstitieller Pneumonie, Hepatosplenomegalie, Myokarditis, Meningoenzephalitis, Augenschäden und anderen Erscheinungen. Unbehandelt hohe Letalität.

■ **Reaktivierungs-Toxoplasmose bei Immundefizienz.** Örtliche oder generalisierende Reaktivierung einer *Toxoplasma*-Infektion, ausgehend von Gewebezysten. Am häufigsten sind zerebrale Manifestationen (bis etwa 40 % der Patienten im manifesten AIDS-Stadium), u. a. mit multiplen Koagulationsnekrosen, kleinherdigen Blutungen und Umgebungsödem. Seltener (etwa 15 % der Fälle) sind andere Organsysteme betroffen, z. B. Myokard und Lungen.

Pränatal erworbene Toxoplasmose

Vorkommen. Die pränatale Infektion des Fötus tritt nur bei Frauen auf, die sich während der Schwangerschaft *erstmalig* mit Toxoplasmen infizieren! Bei Frauen, die zu Beginn der Schwangerschaft bereits latent infiziert sind und Antikörper (IgG) aufweisen, besteht keine Gefahr der pränatalen Infektion des Fötus.

Inzidenz. Die Rate der verifizierten Erstinfektionen bei Schwangeren wurde 1995 in Deutschland, Österreich und der Schweiz auf 0,5–0,7 % geschätzt. In einem Teil dieser Fälle ist mit einer pränatalen Infektion des Fötus zu rechnen, wobei das Infektionsrisiko für den Fötus im ersten Trimenon geringer ist als in den folgenden. Die Häufigkeit der Toxoplasmose bei Neugeborenen (= pränatale Toxoplasmose) liegt in verschiedenen europäischen Ländern bei 0,1 %–0,3 %. In einigen Ländern ist diese Rate niedriger, z. B. in Österreich (0,01 %), wo seit vielen Jahren obligatorische Überwachungsuntersuchungen bei Schwangeren durchgeführt werden (Näheres bei Aspöck 2000, s. S. 686).

Mögliche Folgen der pränatalen Infektion:

■ 10 % klinisch gravierende Fälle, davon 85 % Gehirnschäden
(u. a. Hydrozephalus, intrazerebrale Verkalkungen), 15 % perinataler Tod,

■ 15 % mildere Symptomatik (99 % Chorioretinitis, 1 % Gehirnschädigung),

■ 75 % subklinische Fälle (15 % keine Schädigung, 85 % Chorioretinitis).

Die Kinder der letztgenannten Gruppe erscheinen bei der Geburt klinisch unauffällig, doch können später im Säuglings- und Kleinkindalter Anzeichen von Hirn- und Augenschäden sowie andere Symptome auftreten.

Diagnose. Bei **immunkompetenten Erwachsenen** wird die Toxoplasmose vorwiegend serologisch durch Nachweis parasitenspezifischer IgG- und IgM-Antikörper diagnostiziert (Tab. 11.**5**, S. 652f). IgM-Antikörper sind bereits etwa 1 Woche nach der Erstinfektion nachweisbar, sie erreichen innerhalb von 2–4 Wochen Maximalwerte und sinken im Verlauf einiger Wochen bis weniger Monate unter die Nachweisgrenze; in einigen Fällen persistieren sie länger in niedrigen Titerstufen. IgG-Antikörper treten etwas später auf, erreichen nach 2 bis 4 Monaten Maximalwerte und persistieren über viele Jahre. Hohe oder ansteigende IgG-Titer bei gleichzeitigem Nachweis von IgM sind Anzeichen für eine akute Erstinfektion. Die isolierte **okuläre Toxoplasmose** ist serologisch meist nicht erfassbar.

Bei **immundefizienten Patienten** sind serologische Befunde wegen der verminderten Antikörperproduktion oft nicht aussagekräftig. Die bei Reaktivierungstoxoplasmose häufig auftretende zerebrale Form der Infektion wird daher in der Regel mit bildgebenden Verfahren diagnostiziert.

Im Rahmen der **pränatalen Diagnostik** wird in zunehmendem Maße die PCR zum direkten Erregernachweis aus Fruchtwasser eingesetzt. Der Nachweis von *Toxoplasma*-DNA in diesem Verfahren ist ein sicherer Beweis für die Infektion des Fötus und hat entsprechende Konsequenzen bezüglich Chemotherapie oder anderer Maßnahmen. Schwierig, aber besonders wichtig ist die Diagnose der **pränatal erworbenen Toxoplasmose** bei Neugeborenen. Da IgG-Antikörper von der Mutter diaplazentar auf das Kind übertragen werden, bietet ihr Nachweis keine verlässlichen diagnostischen Anhaltspunkte. IgM ist nur bei etwa 50 % der pränatal infizierten Kinder nachweisbar. In Verdachtsfällen kann versucht werden, den Erreger mittels PCR in Blut oder Liquor nachzuweisen.

Therapie. Behandlungsbedürftig sind akute oder subakute, klinisch manifeste Infektionen bei Kindern und Erwachsenen sowie symptomatische oder asymptomatische Erstinfektionen bei Schwangeren. Bei akuter Erstinfektion während der Schwangerschaft kann durch eine sofort eingeleitete Chemotherapie das Infektionsrisiko für das werdende Kind unterbunden werden. In dieser Indikation werden verschiedene Behandlungsschemata empfohlen, z. B.: In der Zeit von der Diagnose bis zum Ende der 15. Schwangerschaftswoche Spiramycin (Rovamycin) täglich für 4 Wochen und in der Periode ab der 16. Schwangerschaftswoche für 4 Wochen täglich Pyrimethamin (Daraprim) mit Sulfadiazin sowie zusätzlich Folsäure (Leucovorin). Zur Behandlung der Toxoplasmose bei AIDS gibt es ebenfalls verschiedene Empfehlungen , z. B. Pyrimethamin/Sulfadiazin oder Pyrimethamin/Clindamycin. (Näheres s. Aspöck, 2000, s. S. 686).

Epidemiologie und Prophylaxe. Der Mensch kann sich durch perorale Aufnahme rohen, zystenhaltigen Fleisches oder sporulierter Oozysten infizieren.

9

Ferner wird *T. gondii* diaplazentar und auch bei Transplantation infizierter Organe auf nicht infizierte Empfänger übertragen.

In Europa sind etwa 1 – 6 % der Katzen Ausscheider von Oozysten. Schafe und Ziegen sind häufig mit Toxoplasmen infiziert; bei Schweinen ist die Prävalenz in Betrieben mit hohem Hygienestandard stark rückläufig, wie neuere Untersuchungen zeigen. Rinder galten bisher als selten infiziert, doch wurde kürzlich in der Schweiz bei 1 – 6 % der untersuchten Tiere (n:350) *Toxoplasma*-DNA mittels PCR nachgewiesen. Die epidemiologische Bedeutung dieses Befundes ist noch unklar. Gewisse Wildtierarten (z. B. Wildschwein) sind relativ häufig infiziert, dagegen wesentlich seltener Pferde und Hühner. Milch und Eier gelten nicht als Ansteckungsquelle.

Im Fleisch überleben Toxoplasma-Zysten bei 4 °C bis 3 Wochen. Bei Tiefgefriertemperaturen von – 20 °C gehen die Zystozoiten innerhalb von 3 Tagen, durch Erhitzen auf 70 °C innerhalb weniger Minuten zugrunde. *Toxoplasma*-Oozysten sind sehr umweltresistent; sie können durch Hitze (70 °C) rasch abgetötet werden.

Werdende Mütter sollten nur durch gründliches Erhitzen oder Tiefgefrieren vorbehandeltes Fleisch zu sich nehmen. Ein zu intensiver Kontakt mit Katzen ist möglichst zu meiden. Im Haus stehende Kotkästen von Katzen sind täglich zu reinigen und mit kochendem Wasser auszuwaschen (Gummihandschuhe tragen!). Einer Infektion der Katzen kann durch Verfüttern gekochten Fleisches (Dosenfleisch) vorgebeugt werden. Von besonderer Bedeutung zur Vorbeuge gegen pränatale Toxoplasmose sind serologische Vorsorgeuntersuchungen bei Schwangeren, die in einigen Ländern obligatorisch durchgeführt werden, z. B. in Österreich, und zwar eine Kontrolle pro Trimenon (Aspöck, 2000).

9.8 Isospora

Erreger der Isosporose

Erreger der Isosporose des Menschen ist *Isospora belli*. Nach peroraler Aufnahme sporulierter Oozysten und Freisetzung von Sporozoiten erfolgt die weitere Entwicklung (Schizogonie, Gamogonie) im Epithel des oberen Dünndarmes und führt zur Ooyzstenbildung. Bei AIDS-Patienten wurden enzystierte Sporozoiten in verschiedenen extraintestinalen Organen gefunden (Lymphknoten, Leber, Gallenblase, Milz).

I. belli kann schwere klinische Symptome verursachen, vor allem bei AIDS-Patienten, u. a. persistierenden Durchfall, Steatorrhö, Cholezystitis, Gewichtsverlust und Fieber. Diagnose durch Nachweis unsporulierter Oozysten (20 – 30 µm lang) im Stuhl (Abb. 9.11l, S. 526) oder von Entwicklungsstadien in Darmbiopsien. Zur Behandlung wird Cotrimoxazol (Bactrim) in erhöhter Dosis empfohlen.

9.9 Cyclospora cayetanensis

Erreger der Cyclosporose

Erreger und Vorkommen. *Cyclospora cayetanensis* ist erst 1994 als Sporozoon (Familie Eimeriidae) identifiziert worden. Verbreitung in verschiedenen Ländern aller Kontinente, allgemeine Prävalenz gering, Auftreten saisonal, bei Kindern und Erwachsenen, auch bei AIDS-Patienten.

Morphologie und Entwicklung. Infektion per os mit sporulierten Oozysten in Nahrungsmitteln oder Trinkwasser. Entwicklung in Enterozyten des Duodenums und Jejunums, wahrscheinlich 2 Generationen von Schizonten, nach Gamogonie Bildung von 8–10 μm großen, kugeligen Oozysten. Präpatenz etwa 1 Woche, Oozysten werden unversport im Stuhl ausgeschieden, sie sporulieren in der Außenwelt innerhalb von 5–12 Tagen und werden somit infektiös. Die versporten Oozysten enthalten 2 Sporozysten mit je 2 Sporozoiten (Abb. 9.**11j**, S. 526).

Krankheitsbild. Villusatrophie, Kryptenhyperplasie und entzündliche Veränderungen der Darmschleimhaut. Inkubation etwa 1 Woche, bei Immunkompetenten selbstlimitierende Diarrhö (Dauer etwa 2–3 Wochen) mit Appetitverlust, Blähungen und Unwohlsein, meist ohne Fieber; bei immundefizienten Patienten kann die Diarrhö monatelang anhalten.

Diagnose und Therapie. Nachweis der Oozysten in Stuhlproben mit Anreicherungsverfahren und in Stuhlausstrichen nach Färbung (u. a. modifizierte Ziehl-Neelsen-Färbung, modifizierte Karbolfuchsinfärbung); sie sind leicht mit Oozysten von Cryptosporidien zu verwechseln (Abb. 9.**14**); im UV-Licht weisen sie Autofluoreszenz auf, keine Reaktion mit monoklonalen Antikörpern gegen *Cryptosporidium*. Therapie: Cotrimoxazol (Bactrim).

9.10 Sarcocystis

Erreger der Sarcocystiose

Erreger, Entwicklung und Epidemiologie. Beim Menschen sind *Sarcocystis hominis* und *S. suihominis* als Darmparasiten bekannt. Die Infektion erfolgt durch Aufnahme rohen oder ungenügend erhitzten Fleisches vom Rind oder Schwein, das häufig Muskelzysten der genannten Arten enthält. Im Dünndarm werden aus den Muskelzysten Zystozoiten freigesetzt, die in der Lamina propria ohne Einschaltung einer ungeschlechtlichen Vermehrung eine Gamogonie durchlaufen. Diese Entwicklung führt zur Bildung dünnwandiger Oozysten, die bereits in der Darmwand sporulieren. Nach Platzen der hinfälligen Oozystenwand werden in der Regel freie Sporozysten im Stuhl

— **Cyclospora und Cryptosporidium** —

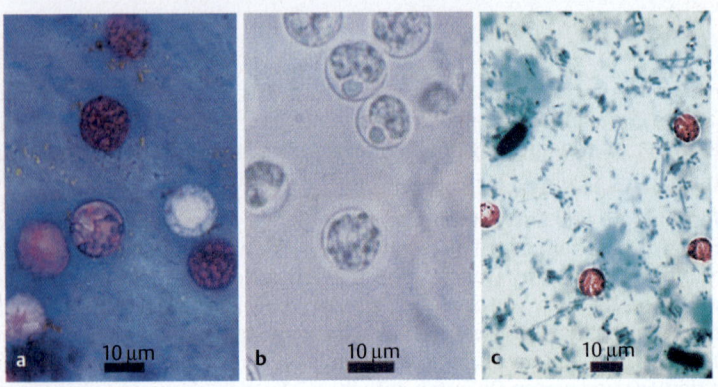

Abb. 9.**14**   **a** Oozysten von *Cyclospora cayetanensis* im Stuhlausstrich, modifizierte Ziehl-Neelsen-Färbung. **b** Oozysten von *Cyclospora*, ungefärbt nach Isolation aus Stuhl. **c** Oozysten von *Cryptosporidium parvum* im Stuhlausstrich. Färbung wie bei **a.** (**b** und **c** aus Bench Aids for the Diagnosis of Intestinal Parasites. Genf: WHO; 1995.)

ausgeschieden, die 4 Sporozoiten enthalten. Diese sind für Zwischenwirte infektiös. Für *S. hominis* und *S. suihominis* werden Präpatenzzeiten von 14 – 18 bzw. 11 – 13 Tagen angegeben. Bei Untersuchung größerer Bevölkerungsgruppen in Deutschland (n: etwa 1500) und Frankreich (n: 3500) erwiesen sich 1,6 % bzw. 2 % als Ausscheider von Sarcocystis.

Krankheitsbild, Diagnose, Therapie und Prophylaxe. Beide Arten können innerhalb von 24 Stunden nach Verzehr zystenhaltigen Fleisches kurzdauernde (6 – 48 Stunden) Krankheitserscheinungen hervorrufen, wie Nausea, Erbrechen und Diarrhö sowie leichtes Fieber. *S. suihominis* ist pathogener als *S. hominis*.

   Der Darmbefall mit *Sarcocystis* kann durch Nachweis von Sporozysten (14 × 9 μm) und seltener von Oozysten (ca. 20 × 13 μm) (Abb. 9.**11k**, S. 526) im Stuhl mit Hilfe des SAFC-Verfahrens oder der Flotationsmethode diagnostiziert werden (S. 648). Die beiden *Sarcocystis*-Arten lassen sich dabei nicht unterscheiden. Eine wirksame Chemotherapie ist noch nicht bekannt. Die Prophylaxe besteht im Kochen oder Tiefgefrieren (20 °C für 3 Tage) des Rind- und Schweinefleisches.

9.11   Cryptosporidium

Erreger der Cryptosporidiose

■ Die durch *Cryptosporidium parvum* verursachte Cryptosporidiose ist eine Zoonose. Menschen infizieren sich durch perorale Aufnahme infektiöser Oozysten, es besteht aber auch die Möglichkeit der endogenen Autoinfektion. Bei immunkompetenten Personen verläuft die Infektion latent oder als selbstlimitierende Durchfallerkrankung. Hingegen kann es bei AIDS-Patienten zu lange anhaltenden, choleraähnlichen, lebensbedrohlichen Diarrhöen kommen. ■

Erregerarten und Vorkommen. Derzeit sind 8 Arten der Gattung *Cryptosporidium* bekannt, die vorwiegend als Parasiten des Darmes (selten der Lunge und anderer Organe) bei Menschen sowie zahlreichen Arten von Säugetieren, Vögeln, Reptilien und Fischen vorkommen. Beim Menschen und vielen Säugetierarten (Wiederkäuer, Hund, Katze, Kaninchen, Nager u. a.) parasitiert *Cryptosporidium parvum*. Diese Art umfasst mindestens 7 Genotypen, von denen bei immunkompetenten Menschen bisher 2 nachgewiesen wurden, und zwar die Genotypen „Mensch" (M) und „Rind" (R). Bei HIV-infizierten Patienten sind zusätzlich zu den Genotypen M und R der Genotyp „Hund" (H) sowie die Arten *Cryptosporidium felis* (Wirt: Katze) sowie *Cryptosporidium meleagridis* und *Cryptosporidium baileyi* (Wirte: Vögel) gefunden worden. Aufgrund dieser Fakten und der gut dokumentierten Übertragung von *C. parvum* von Kälbern auf Menschen ist die Cryptosporidiose als Zoonose einzustufen.

Die Cryptosporidiose ist weltweit verbreitet. Die mittleren Prävalenzen sind in entwickelten und unterentwickelten Ländern unterschiedlich und betragen bei immunkompetenten Personen mit Diarrhö um 2 % bzw. 6 % und bei HIV-positiven Patienten 14 % bzw. 24 %. In der letztgenannten Gruppe sind auch Prävalenzen über 50 % bekannt. Unter den Haustieren weisen junge Kälber besonders hohe Prävalenzraten auf (nicht selten 20 % – 100 %).

9

Morphologie und Entwicklung. *C. parvum* parasitiert vorwiegend im Dünndarm und bildet Oozysten von 4 – 5 μm Durchmesser. Nach peroraler Aufnahme infektiöser Oozysten, die 4 Sporozoiten enthalten, dringen die im Verdauungstrakt freigesetzten Sporozoiten in den Mikrovillussaum des Dünndarms ein, wo sie sich intrazellulär, innerhalb einer parasitophoren Vakuole dicht unter der Zellmembran, entwickeln. Diese Lokalisation ist für Cryptosporidien charakteristisch (Abb. 9.**15**). Nach Ausbildung von Schizoten des Typs I mit 8 Merozoiten können Letztere neue Zellen befallen. Im weiteren Verlauf entstehen Meronten des Typs II mit 4 Merozoiten, aus denen geschlechtliche Stadien hervorgehen (Gamogonie). Diese führt zur Ausbildung von etwa 80 % dickwandiger und 20 % dünnwandiger Oozysten. Die Oozysten sporulieren

Cryptosporidium: Entwicklungszyklus

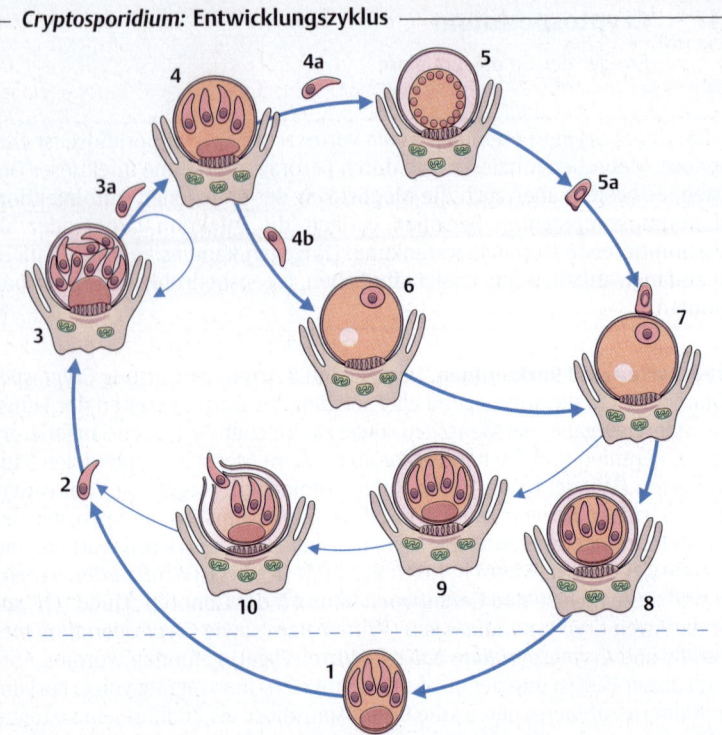

Abb. 9.**15** **1** Infektiöse Oozyste; **2** Sporozoit vor dem Eindringen in einen Entero-zyten; **3** Schizont Typ I mit 8 Merozoiten; **3a** freier Merozoit; **4** Schizont Typ II mit 4 Merozoiten; **4a,b** freie Merozoiten; **5** Mikrogamont; **5a** Mikrogamet; **6** Makro-gamont; **7** Makrogamet, der von einem Mikrogameten befruchtet wird; **8** dick-wandige Oozyste (wird im Stuhl ausgeschieden); **9 – 10** dünnwandige Oozyste, aus der im Darm des Wirts Sporozoiten freigesetzt werden (Autoinfektion). (Nach Current.)

bereits im Darm, sie enthalten dann 4 freie (d. h. nicht von einer Sporozyste umschlossene) Sporozoiten und sind in diesem Zustand infektiös. Die dünn-wandigen Oozysten können, wie Untersuchungen an Tieren zeigten, im Wirt platzen und Sporozoiten freisetzen, die endogene Autoinfektionen verursa-chen. Mit den nach kurzer Präpatenz (2 – 4, gelegentlich bis 12 Tage) in den Fäzes ausgeschiedenen dickwandigen Oozysten können sich neue Wirte in-fizieren. Es wird vermutet dass lange persistierende Infektionen bei immun-defizienten Personen auf endogene Autoinfektionen durch Sporozoiten aus dünnwandigen Oozysten oder auf Merozoiten aus Schizonten des Typs I zurückzuführen sind.

Epidemiologie. Infektionsquellen für den Menschen sind Cryptosporidien ausscheidende Personen und Tiere, vor allem Kälber und wahrscheinlich seltener andere Tierarten. Die Übertragung der Oozysten erfolgt direkt föko-oral oder über kontaminierte Nahrungsmittel oder Trinkwasser. Die Oozysten von *C. parvum* bleiben in kühlem Wasser monatelang lebensfähig. Daher ist zu erklären, dass bei fäkaler Kontamination und mangelhafter Aufbereitung des Trinkwassers große Epidemien entstehen können. Eine solche ereignete sich z. B. 1993 in Milwaukee (USA), von der 403 000 Personen betroffen waren. Abwasser enthielt bis zu 13 000 Oozysten, Oberflächenwasser bis zu 112 Oozysten pro Liter. Die infektiöse Dosis für einen Menschen beträgt nur 30 – 100 Oozysten.

Krankheitsbild. Die Cryptosporidien besiedeln vorwiegend den Dünndarm, wo sie Zerstörungen der Mikrovilli, Verkürzung und Schwellung der Zotten, Zottenfusionen sowie zellige Infiltrationen der Mukosa verursachen können. Schweregrad und Krankheitsverlauf sind vom Immunstatus des Infizierten abhängig.

■ **Immunkompetente Personen.** Die Infektionen verlaufen latent oder führen nach Inkubationszeiten von 5 – 28 Tagen zu akuten, selbstlimitierenden, meist milden Erkrankungen von 1 – 26 Tagen Dauer mit Durchfall und verschiedenen Allgemeinsymptomen.

■ **Immundefiziente Patienten.** Chronischer Krankheitsverlauf mit schweren Diarrhöen und lange anhaltender Erregerausscheidung, z. B. bei AIDS-Patienten. Die Diarrhö ist wässrig, voluminös, choleraähnlich und oft mit anderen Symptomen (Bauchschmerzen, Nausea, Erbrechen, leichtes Fieber u. a.) assoziiert. Bei HIV-Patienten werden Cryptosporidien auch in anderen Lokalisationen gefunden (Gallenblase, Gallen- und Pankreasgänge, Ösophagus, Magen, Dickdarm, Respirationstrakt).

Diagnose, Therapie und Prophylaxe. *Cryptosporidium*-Oozysten werden in Stuhlausstrichen meist durch Färbeverfahren (z. B. modifizierte Ziehl-Neelsen-Färbung) (Abb. 9.**11i**, S. 526, Abb. 9.**14c**, S. 540) oder durch Immunfluoreszenz mit Hilfe monoklonaler Antikörper diagnostiziert, seltener durch Flotationsverfahren oder Antigen-Nachweis im ELISA. Die Therapie ist symptomatisch, da Medikamente mit erwiesener kausaler Wirkung bisher nicht zur Verfügung stehen. Spiramycin, Paromomycin und andere Substanzen waren in kontrollierten Studien un- oder teilwirksam, Nitazoxanid (Heliton) zeigte eine Teilwirkung, die noch der Überprüfung bedarf.

9

Zur Verhütung der Infektion sind zu empfehlen: Hygiene beim Umgang mit Erregerausscheidern (Menschen, Tiere) und Untersuchungsmaterial sowie in gewissen Gebieten Verbesserung der kommunalen Trinkwasseraufbereitung. Die Oozysten sind gegen die üblichen Konzentrationen von Chlor oder Ozon im Trinkwasser resistent, sie lassen sich aber durch Hitze (> 70 °C) in wenigen Minuten abtöten.

9.12   Plasmodium

Erreger der Malaria

■ Malaria, die häufigste tropische Parasitose, ist in Mitteleuropa als Reisekrankheit von praktischem Interesse. Die Infektion wird durch Plasmodien (*Plasmodium vivax, P. ovale, P. malariae, P. falciparum*) verursacht, die durch den Stich von *Anopheles*-Mücken übertragen werden. Da sich die Malaria zunächst in uncharakteristischen Symptomen (Kopfschmerzen, Mattigkeit, Übelkeit, Fieber) manifestiert, und die unbehandelte Malaria tropica (Erreger: *P. falciparum*) nach kurzer Zeit letal verlaufen kann, ist es wichtig, möglichst rasch durch mikroskopischen Erregernachweis im Blut eine ätiologische Diagnose zu stellen und eine wirksame Behandlung einzuleiten. Bei Reisen in Malariagebiete sind prophylaktische Maßnahmen (Schutz vor Mückenstichen, Chemoprophylaxe) unerlässlich. ■

Vorkommen. Die Malaria ist eine der bedeutendsten Infektionskrankheiten des Menschen, die nach Angaben der WHO (1998, 2000) in 101 Ländern oder Territorien vorkommt, vor allem in Afrika südlich der Sahara, ferner in Asien, Ozeanien, Zentral- und Südamerika und in der Karibik. Etwa 2,4 Milliarden Menschen (40 % der Weltbevölkerung) leben in Malariagebieten. Den Stand der Malariaverbreitung von 1999 (WHO, 2000) zeigt Abb. 9.**16**. Jährlich sind 300–500 Millionen neue Malariafälle und 1,5–2,7 Millionen Todesfälle zu verzeichnen (davon 1 Million Todesfälle bei Kindern im tropischen Afrika!). In Europa sind in der Periode 1985–1995 pro Jahr etwa 7 000 importierte Malariafälle gemeldet worden, doch sind diese Angaben lückenhaft.

Erreger. Beim Menschen kommen 4 *Plasmodium*-Arten vor, die verschiedene Formen der Malaria verursachen:

■ *Plasmodium vivax*: Malaria tertiana

■ *Plasmodium ovale*: Malaria tertiana

■ *Plasmodium malariae*: Malaria quartana

■ *Plasmodium falciparum*: Malaria tropica

Verbreitung der Malaria

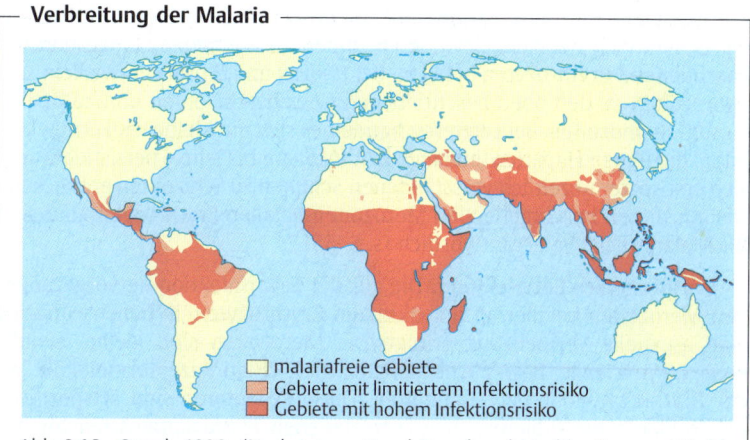

□ malariafreie Gebiete
■ Gebiete mit limitiertem Infektionsrisiko
■ Gebiete mit hohem Infektionsrisiko

Abb. 9.**16** Stand: 1999. (Nach International Travel and Health, Geneva: World Health Organization, 2000.)

Die einzelnen *Plasmodium*-Arten lassen sich während der im Menschen ablaufenden erythrozytären Phase ihrer Entwicklung lichtmikroskopisch im gefärbten Blutausstrich identifizieren und differenzialdiagnostisch voneinander abgrenzen (Abb. 9.**18**, S. 548f). In verschiedenen Stadien (Sporozoit, Merozoit, Ookinet) sind elektronenmikroskopisch ein Apikalkomplex und andere Merkmale der Apicomplexa erkennbar (s. Toxoplasma S. 532).

Entwicklung. Der Entwicklungszyklus der Malariaplasmodien ist mit einem Generationswechsel (ungeschlechtliche/geschlechtliche Vermehrung) und einem obligaten Wirtswechsel verbunden, der sich zwischen Mensch und *Anopheles*-Mücke abspielt (Abb. 9.**17**). Die Entwicklung im Menschen (asexuelle Entwicklung) verläuft wie folgt:

■ **Exoerythrozytäre Entwicklung.** Die Ansteckung erfolgt durch den Stich weiblicher *Anopheles*-Mücken, die sich zuvor an einem Plasmodien-Träger infiziert haben und bei einer erneuten Blutmahlzeit am Menschen die als Sporozoiten bezeichneten spindelförmigen infektiösen Stadien in die Blutbahn oder in Lymphspalten inokulieren. Zur Infektion eines Menschen reichen sehr wenige Sporozoiten aus (etwa 10 bei *P. falciparum*). Innerhalb von 15–45 Minuten nach der Inokulation gelangen die Sporozoiten aller *Plasmodium*-Arten auf dem Blutweg zur Leber und dringen in Hepatozyten ein, in denen eine asexuelle Vermehrung stattfindet. Dabei entwickeln sich die Sporozoiten zu vielkernigen, recht großen (30–70 µm) Schizonten (= Meronten, Gewebeschizonten), aus denen nach zytoplasmatischer Teilung je 2 000 (*P. malariae*) bis 30 000 (*P. falciparum*) Merozoiten hervorgehen. Diese

Entwicklung dauert 6 (*P. falciparum*) bis 15 (*P. malariae*) Tage. Kurz danach werden durch Platzen der Gewebeschizonten die Merozoiten freigesetzt, die anschließend Erythrozyten befallen. Bei *P. vivax* und *P. ovale* entwickeln sich Sporozoiten zu den oben beschriebenen Gewebeschizonten und zusätzlich zu sog. Hypnozoiten. Bei Letzteren handelt es sich um kleine, einkernige Gebilde, die in den Hepatozyten lange Zeit (Monate bis Jahre) persistieren und sich erst später in zeitlich verschiedenen Schüben zu Schizonten entwickeln. Die aus diesen hervorgehenden Merozoiten befallen Erythrozyten und sind für Malariarückfälle verantwortlich (s. S. 551).

■ **Erythrozytäre Entwicklung.** Die aus der Leberinfektion hervorgegangenen Merozoiten befallen in der Blutbahn Erythrozyten, in denen zunächst eine asexuelle Vermehrung erfolgt. Die Merozoiten sind kleine, ovoide, etwa 1,5 μm lange, bewegliche Gebilde, die sich an Rezeptormoleküle auf der Erythrozytenoberfläche anheften. Diese Rezeptoren sind artspezifisch und erklären die Präferenz der verschiedenen *Plasmodium*-Arten für bestimmte Zelltypen: Von *P. malariae* werden vorwiegend ältere Erythrozyten befallen, von *P. vivax* und *P. ovale* Retikulozyten und von *P. falciparum* junge und ältere Erythrozyten. Nach der Anheftung an Rezeptoren dringen die Merozoiten in die Erythroyzyten ein und werden im Zytoplasma in eine membranbegrenzte parasitophore Vakuole eingeschlossen.

Der frisch in den Erythrozyten eingedrungene Erreger (< 12 Stunden) erscheint lichtmikroskopisch im Giemsa-gefärbten Blutausstrich ringförmig mit dünnem Zytoplasmasaum, einer zentralen Nahrungsvakuole und randständig gelegenem, dunkel gefärbtem Kern. Dieses Stadium ist bei allen 4 *Plasmodium*-Arten sehr ähnlich (Abb. 9.**18**, S. 548f). Die Ringformen wachsen zu Schizonten heran, die als Nahrung Glukose und Hämoglobin aufnehmen. Letzteres wird nach Abtrennung der durch die Plasmodien genutzten Aminosäuren zu einem braunschwarzen Pigment (Hämozoin) abgebaut

Abb. 9.**17**   **a Im Menschen: 1** Sporozoit aus infizierter *Anopheles*-Mücke; **2** Entwicklung in der Leber; **2a** primäre Gewebeschizonten und Schizogonie in Hepatozyten (bei allen *Plasmodium*-Arten); **2b** Hypnozoiten und spätere Schizogonie in Hepatozyten (nur bei *P. vivax* und *P. ovale*); **3** schizogene Weiterentwicklung in Erythrozyten; **3a** Entwicklung geschlechtlich differenzierter Plasmodien (weibliche Makrogametozyten und männliche Mikrogametozyten).
b In der *Anopheles*-Mücke: 4 Aufnahme von Makro- und Mikrogametozyten durch blutsaugende Mücke; **5** Befruchtung von Makrogameten (rundlich) durch Mikrogameten (länglich); **6** befruchteter Makrogamet (Ookinet) in der Darmwand der Mücke; **7** Oozyste mit Sporozoiten in der Darmwand; **8** Infektionstüchtige Sporozoiten in der Speicheldrüse. (Nach Peters W. Chemotherapy and Drug Resistance in Malaria. Vol. 1. London: Academic Press; 1987:16.) ▶

Malariaplasmodien: Entwicklungszyklus

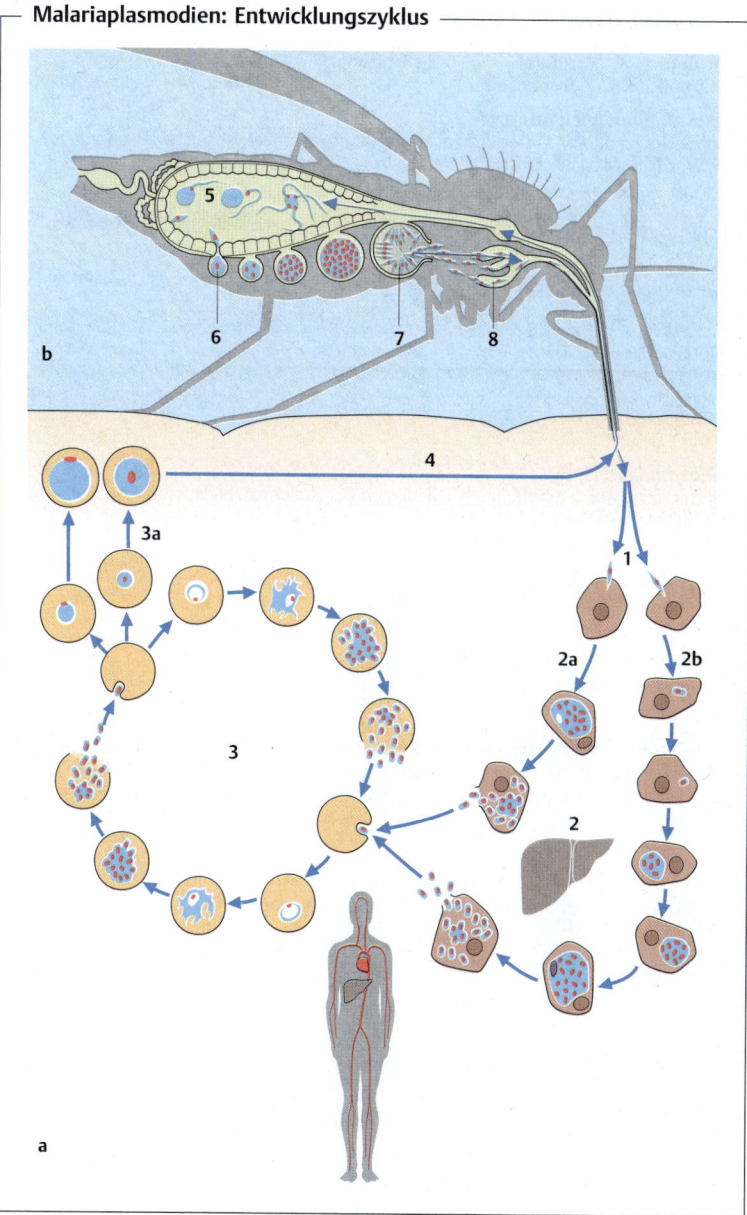

b

5

6   7   8

4

3a

1

2a   2b

3

2

a

9

Malariaplasmodien: Differenzialdiagnose im Blutausstrich

A: Junger Trophozoit	B: Älterer Trophozoit	C: Schizont	D: Makro-gametozyt	E: Mikro-gametozyt

Plasmodium falciparum

Infizierter Erythrozyt: Größe und Form normal, multipler Befall häufiger als bei anderen *Plasmodium-Arten*, selten Maurer-Flecken

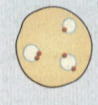 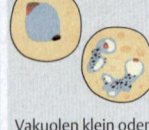 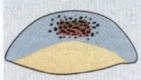 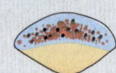

| kleine Ringe, 1/3 bis 1/5 des EDM, häufig Doppel-kerne, schmaler Plasmasaum, Vakuole klein | Vakuolen klein oder fehlend, Pigment zerstreut oder in Klumpen | 8–24 Merozoiten, manchmal mehr, Pigment meist peripher | sichelförmig, Kern kompakt und zentral, Pigment um Kern ange-ordnet | sichelförmig, plumper als D, Kern größer und weniger kompakt |

Plasmodium vivax

Infizierter Erythrozyt ab Stadium B: häufig größer als normal, oft mit roter Schüffner-Tüpfelung

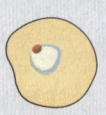 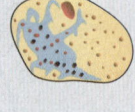 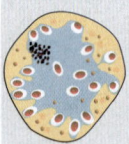 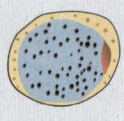 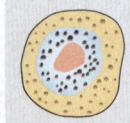

| Ringe von 1/3 bis 1/2 des EDM, Vakuole groß, Plasmasaum schmal | große Ringe oder un-regelmäßig zerklüf-tete Gebilde mit diffus verteiltem Pigment | 12–24 Merozoiten, 1 bis 2 Pigment-klumpen peripher oder zentral | rundlich, größer als EDM, Kern klein und exzen-trisch, Pigment diffus verteilt | rundlich, Kern größer als bei D, zentral oder ex-zentrisch, Pigment feiner als bei D und diffus verteilt |

Abb. 9.**18** EDM = Erythrozytendurchmesser. (Nach Geigy R, Herbig A. Erreger und Überträger tropischer Krankheiten. Basel: Verlag für Recht und Gesellschaft; 1995.)

und in der Nahrungsvakuole des Parasiten abgelagert. Nach Vielfachteilung zerfällt der Schizont in eine je nach *Plasmodium*-Art unterschiedliche Anzahl (6–36) von Merozoiten, die nach Zerstörung des Erythrozyten in das Blutplasma gelangen und nach Infektion anderer Erythrozyten den asexuellen Zyklus erneut beginnen. Die Schizogoniezyklen verlaufen nach einer kurzen Initialphase in regelmäßigen Zeitintervallen und dauern bei *P. vivax, P. ovale* und *P. falciparum* 48 Stunden und bei *P. malariae* 72 Stunden. Da beim Platzen der Schizonten und beim Massenzerfall roter Blutkörperchen Fieber ausge-

Malariaplasmodien: Differenzialdiagnose im Blutausstrich

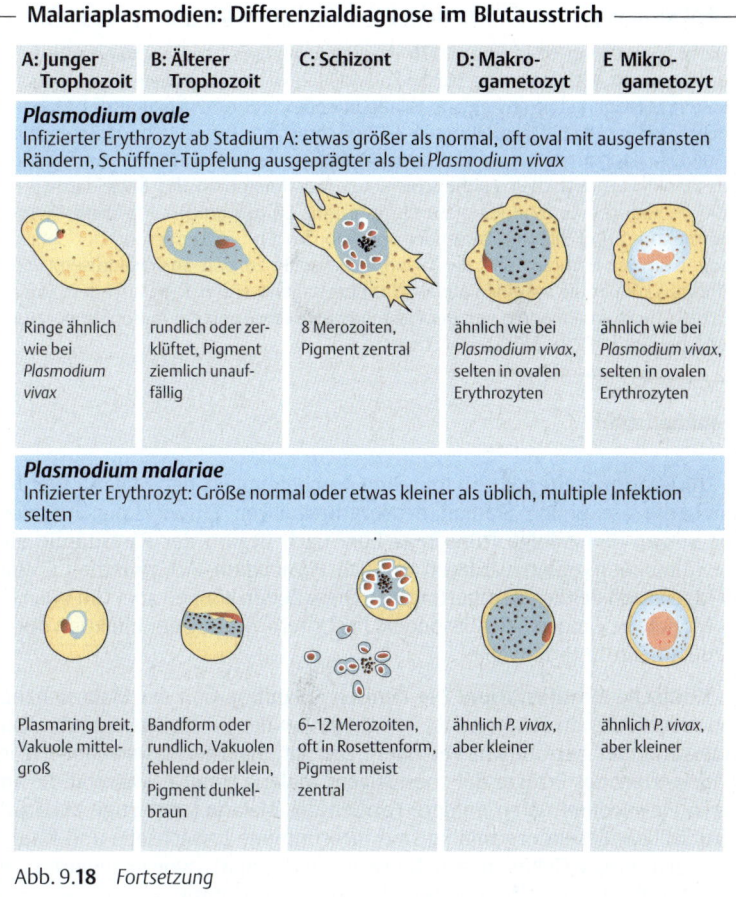

A: Junger Trophozoit	B: Älterer Trophozoit	C: Schizont	D: Makro-gametozyt	E Mikro-gametozyt

Plasmodium ovale
Infizierter Erythrozyt ab Stadium A: etwas größer als normal, oft oval mit ausgefransten Rändern, Schüffner-Tüpfelung ausgeprägter als bei *Plasmodium vivax*

| Ringe ähnlich wie bei *Plasmodium vivax* | rundlich oder zerklüftet, Pigment ziemlich unauffällig | 8 Merozoiten, Pigment zentral | ähnlich wie bei *Plasmodium vivax*, selten in ovalen Erythrozyten | ähnlich wie bei *Plasmodium vivax*, selten in ovalen Erythrozyten |

Plasmodium malariae
Infizierter Erythrozyt: Größe normal oder etwas kleiner als üblich, multiple Infektion selten

| Plasmaring breit, Vakuole mittelgroß | Bandform oder rundlich, Vakuolen fehlen oder klein, Pigment dunkelbraun | 6–12 Merozoiten, oft in Rosettenform, Pigment meist zentral | ähnlich *P. vivax*, aber kleiner | ähnlich *P. vivax*, aber kleiner |

Abb. 9.**18**   *Fortsetzung*

9

löst wird, kommt es zu bestimmten Verlaufsformen der Fieberkurven („Wechselfieber").

■ Nach einer oder mehreren Schizogoniegenerationen entwickeln sich jeweils einige Plasmodien zu Geschlechtsformen, und zwar zu den männlichen Mikrogamonten (= Mikrogametozyten) und den weiblichen Makrogamonten (= Makrogametozyten). Diese Geschlechtsformen persistieren eine Zeitlang im Blut (bei *P. vivax* 1 Tag, bei *P. falciparum* bis 22 Tage) und sterben ab, wenn sie nicht von blutsaugenden *Anopheles*-Weibchen aufgenommen werden.

Entwicklung in der Stechmücke (sexuelle Entwicklung u. Sporogonie)

Diese Entwicklung ist in Abb. 9.**17b** dargestellt und wird hier stichwortartig beschrieben. Im Mitteldarm der Mücke Entwicklung von meist 8 einkernigen, begeißelten Mikrogameten aus einem Mikrogamonten und Umwandlung des Makrogamonten in einen Makrogameten → Verschmelzung eines Mikrogameten mit einem Makrogameten zu einer beweglichen Zygote (= Ookinet) → Ansiedlung des Ookineten zwischen Epithelschicht und Basalmembran des Mitteldarms → morphologische Umwandlung zur Oozyste (40–60 µm groß) → in dieser Kernvermehrung und Bildung Tausender von Sporozoiten → Wanderung der Sporozoiten in der Hämolymphe durch die Leibeshöhle zu den Speicheldrüsen. Von dort aus können sie auf einen neuen Wirt übertragen werden. Die Dauer des Zyklus in der Mücke ist abhängig von der Plasmodienart sowie von der Außentemperatur und beträgt bei 20–28 °C 8–14 Tage.

Krankheitsbild

■ **Inkubationszeiten.** Die klinischen Erscheinungen der Malaria werden durch die asexuellen Stadien der erythrozytären Entwicklung ausgelöst und setzen demzufolge frühestens kurz nach Beginn der Parasitämie ein. Die Inkubationszeiten variieren je nach *Plasmodium*-Art zwischen 7 und 35 Tagen nach der Erregerübertragung. Diese Zeiten können aber um Wochen bis Monate verlängert sein, besonders bei Unterdrückung der Infektion durch medikamentöse Prophylaxe.

■ **Klinische Manifestation.** Die klinische Manifestation der Malaria hängt von verschiedenen Faktoren ab, vor allem von der Erregerart und vom Immunstatus der betroffenen Personen. Die pathogenste *Plasmodium*-Art ist *P. falciparum*, der Erreger der „bösartigen" Malaria tropica, während die anderen *Plasmodium*-Arten mildere Formen der Malaria („gutartige Malaria") verursachen. Besonders anfällig sind nichtimmune Erwachsene und Kinder aus malariafreien Gebieten (z. B. Touristen aus Europa) sowie in endemischen Gebieten Kinder im Alter von 6 Monaten bis zu 3 Jahren.

■ **Initialsymptome.** Die Malaria beginnt mit unspezifischen, einige Tage anhaltenden Initialsymptomen, u. a. mit Kopf- und Gliederschmerzen, allgemeiner Abgeschlagenheit, Frösteln und gelegentlich Übelkeit sowie anfänglich kontinuierlichem oder unregelmäßig intermittierendem Fieber. Diese Symptome können leicht mit denen eines grippösen Infekts verwechselt werden!

■ **Fiebertypen.** Einige Tage bis eine Woche nach Beginn der Parasitämie erfolgt eine Synchronisierung des Schizogoniezyklus, der bei *P. vivax*, *P. ovale* und *P. falciparum* innerhalb von 48 Stunden und bei *P. malariae* in 72 Stunden abläuft. In gleichen Zeitintervallen treten Fieberanfälle auf, d. h. am Tag 1 und dann wieder nach 48 Stunden, d. h. am Tag 3 (daher „Malaria tertiana") oder am Tag 1 und dann nach 72 Stunden, d. h. am Tag 4 (daher „Malaria quartana"). (Das System dieser Benennung geht auf den römischen Brauch zurück, das Heute als Tag 1, das Morgen als Tag 2 usw. zu bezeichnen.) Besonders muss darauf hingewiesen werden, dass bei Malaria tropica das Fieber häufig nicht einem typischen Rhythmus entspricht.

■ **Klassischer Malariaanfall.** Nach anfänglichem Temperaturanstieg auf etwa 39 °C tritt in Verbindung mit peripherer Vasokonstriktion Schüttelfrost auf (Dauer etwa 10 Min. bis 1 Std.), die Temperatur steigt weiter auf 40 – 41 °C an (Dauer des Fieberstadiums 2 – 6 Std.), worauf periphere Vasodilatation und Schweißausbruch folgen. Die Anfälle ereignen sich meist in den Nachmittags- und Abendstunden. Nach Abklingen des Anfalls und Rückgang des Fiebers fühlt sich der Patient wieder wohl, bis der nächste Anfall einsetzt. Bei schwerer Malaria tropica kann es jedoch zu Kreislaufstörungen mit Kollaps sowie zu deliriösen Zuständen ohne Fieber kommen (= algide Malaria).

■ **Infektionsverlauf und Rückfälle.** Die Malariaanfälle wiederholen sich in Intervallen, bis die Erregervermehrung in den Erythrozyten durch Chemotherapie oder die Wirtsimmunität unterdrückt wird. Bei Persistenz von Erregern im Organismus sind längere Zeit (Monate bis Jahre) nach der Infektion Rückfälle möglich. Diese können einerseits aus persistierenden erythrozytären Formen hervorgehen (= Rekrudeszenzen) oder durch Reaktivierung von Hypnozoiten (S. 546) verursacht werden (= Rezidive).

Formen der Malaria

■ **Malaria tertiana** (verursacht durch *P. vivax* oder *P. ovale*)

Inkubationszeit:	9 – 20 Tage, auch bis mehrere Wochen oder Monate.
Parasitämie:	im Allgemeinen niedrig, bis maximal etwa 1 – 2 %.
Verlauf:	meist gutartig („benigne Malaria"). Fieberstadium von etwa 3 – 4 Stunden Dauer, Wiederauftreten nach 48 Stunden. Dauer der unbehandelten Erkrankung 3 – 8 Wochen und länger.
Rückfälle:	häufig Rezidive, auch nach Monaten bis zu 5 Jahren, Achtung: Gefahr von Fehldiagnosen!
Besonderheiten:	„Tertiana quotidiana" ist durch tägliche Fieberanfälle gekennzeichnet und kommt bei Überlagerung der Zyklen zweier Parasitenpopulationen zustande.

■ **Malaria quartana** (verursacht durch *P. malariae*)

Inkubationszeit:	15 – 40 Tage (= i. d. R. länger als bei anderen Arten).
Parasitämie:	im Allgemeinen niedrig, bis maximal etwa 1 %.
Verlauf:	meist gutartig. Fieberstadium von 4 – 5 Stunden Dauer, Wiederauftreten alle 72 Stunden. Dauer der

9

	unbehandelten Erkrankung 3 – 24 Wochen und länger.
Rückfälle:	häufig Rekrudeszenzen, auch nach Monaten bis Jahrzehnten (30 Jahre). Achtung: Gefahr von Fehldiagnosen!
Besonderheiten:	Nephrotisches Syndrom, vor allem bei Kindern in Afrika.

■ **Malaria tropica** (verursacht durch *P. falciparum*). **Bösartige Malaria!!!**

Inkubationszeit:	7 – 15 Tage und länger.
Parasitämie:	oft hoch, bis 20 % und mehr!!
Verlauf:	Initialsymptome oft ausgeprägter als bei anderen Formen. Rascher, gravierender Verlauf bei nichtimmunen Personen, ohne Behandlung hohe Letalität (50 – 60 % bei Mitteleuropäern).
	Fieber nach kurzer Anfangsphase hoch, kontinuierlich oder mit Rhythmus < 48 Stunden, selten periodisch mit Intervallen von 48 Stunden. Dauer der unbehandelten Erkrankung 2 – 3 Wochen.
Rückfälle:	Rekrudeszenzen selten, meist innerhalb eines Jahres.
Besonderheiten:	**schwere Komplikationen möglich**, vor allem zerebrale Malaria (u. a. Konvulsionen, Seh- und Koordinationsstörungen, Bewusstseinstrübung, Koma); schwere normozytische Anämie; Lungenödem und Ateminsuffizienz; Niereninsuffizienz; gastrointestinale Störungen; Kreislaufschock; Hypoglykämie; Flüssigkeits- und Elektrolytimbalanzen; Spontanblutungen; disseminierte intravasale Koagulation; Hyperpyrexie (39,5 – 42 °C); Hämoglobinurie („Schwarzwasserfieber"); Hyperparasitämie.

■ **Mischinfektionen**

Mischinfektionen mit 2 *Plasmodium*-Arten treten etwa in 3 – 4 % aller Erkrankungsfälle auf, was Besonderheiten im Krankheitsverlauf bedingen kann.

Pathogenese und Pathologie. Die klinischen Erscheinungen der Malaria werden durch die erythrozytären Entwicklungsstadien der Plasmodien ausgelöst und beruhen auf multifaktoriellen pathogenetischen Vorgängen, die viele Organe betreffen. Hier können nur einige Aspekte dargestellt werden, vor allem in Bezug auf die Malaria tropica.

■ **Rolle von Zytokinen.** Bei der erythrozytären Schizogonie und der damit verbundenen Ruptur von Erythrozyten werden Malaria-Antigene (Phospho- und Glykolipide) freigesetzt, die Makrophagen und Monozyten zur Produktion von Tumornekrose-Faktor (TNFα) und anderer Zytokine (IL-1, IL-6, IL-8 u. a.) stimulieren. Damit assoziiert sind Fieberanfälle, an deren Auslösung vermutlich auch Hämozoin beteiligt ist. Die Zytokinproduktion wird außerdem durch IFN-γ ausgelöst, das im Rahmen einer immunologischen T_{H1} - Reaktion entsteht. Eine besondere Bedeutung in der Pathogenese wird dem TNFα zugesprochen, da die Konzentration dieses Zytokins im Blut mit dem Schweregrad der *P. falciparum*-Infektion korreliert und es in höheren Konzentrationen Fieber induziert, die Erythropoese hemmt, die Erythrophagozytose stimuliert und verschiedene unspezifische Symptome auslöst, wie Nausea, Erbrechen und Diarrhö. In niedrigen Konzentrationen kann TNFα zur Abtötung der intrazellulären Parasiten beitragen. Verschiedene Zytokine (s. oben) wirken mit TNFα synergistisch oder induzieren auch andere Reaktionen.

▪ **Anämie.** Ein wichtiger Faktor in der Pathogenese, vor allem bei der Malaria tropica, ist die Anämie, die durch Zerfall von Erythrozyten bei der Schizogonie, vermehrte Elimination infizierter und nicht infizierter Erythrozyten in der Milz, Hemmung der Erythropoese durch TNFα und andere Faktoren verursacht wird.

▪ **Zytoadhärenz und Rosettenbildung.** Mit heranreifenden Schizonten von *P. falciparum* infizierte Erythrozyten heften sich in verschiedenen Organen an das Endothel von Blutgefäßen an, vor allem im Bereich postkapillärer Venulen. Dieser Vorgang beruht auf einer Interaktion stammspezifischer Liganden der Parasiten mit Rezeptoren des Wirtes. Während der Entwicklung von *P. falciparum* von der Ringform zum heranreifenden Schizonten entstehen knopfförmige Vorwölbungen der Erythrozytenmembran, unter denen hochmolekulare (200–300 kDa) Proteine angereichert und dann an der Oberfläche präsentiert werden. Diese so genannten Erythrozytenmembran-Proteine von *P. falciparum* (PfEMP) binden an unterschiedliche endotheliale Rezeptoren, u. a. an „intercellular adhesion molecules" (ICAM), Thrombospondin, E-Selectin (ELAM) und ein Molekül CD36. Für die Zytoadhärenz im Gehirn sollen vor allem ICAM-1 und ELAM-1 verantwortlich sein, die in diesem Organ vermehrt gebildet werden und die durch TNFα und andere Zytokine induzierbar sind. Außerhalb des Gehirns ist offenbar der Rezeptor CD36 am wichtigsten. Die PfEMP-Antigene, für die etwa 150 Gene codieren, sind variabel und spielen bei der Immunevasion der Erreger eine Rolle. Für die Plasmodien bietet die Zytoadhärenz den Vorteil, dass dadurch ein Teil der Population der Elimination in der Milz entgeht; andererseits hat sie pathogenetische Folgen: Behinderung der lokalen Mikrozirkulation des Blutes sowie des Gas- und Stoffaustausches, durch die Anämie verstärkte Hypoxie des Gewebes und schließlich Zell- und Organschädigungen, die sich vor allem im Gehirn gravierend auswirken. Bei der Rosettenbildung handelt es sich um eine Zusammenballung von mit *P. falciparum* infizierten und nicht infizierten Erythrozyten, die auf ähnlichen Mechanismen wie die Zytoadhärenz beruht.

9

■ **Andere Vorgänge (Auswahl).** Durch den Zerfall von Erythrozyten und Parasiten und die dadurch ausgelöste Produktion von TNFα werden phagozytierende Zellen des retikulohistiozytären Systems aktiviert. Zeichen dafür sind die im Verlauf der Erkrankung auftretende Milzschwellung sowie die vermehrte Elimination von Erythrozyten in der Milz (s. Anämie). Nierenschäden werden bei akuter Malaria tropica durch Zytoadhärenz in den Kapillaren und tubuläre Nekrose verursacht, bei Malaria quartana sind sie auf Ablagerung von Immunkomplexen in den Nierenkapillaren zurückzuführen.

■ **Pathologische Veränderungen.** Diese sind besonders gut bei der Malaria tropica bekannt. Man findet im Gehirn durch infizierte Erythrozyten verstopfte Kapillaren (besonders auffallend ist das Pigment in den Plasmodien), Hämorrhagien sowie an obturierten Gefäßen Nekroseherde, die von einer entzündlichen Reaktion umgeben sind (= Dürcksche Granulome). Weitere Veränderungen können in Milz und Leber (u. a. Schwellung, Hyperplasie phagozytierender Zellen, die Plasmodien und Pigment enthalten), Herz, Lunge, Nieren und anderen Organen vorhanden sein.

Resistenz und Immunität. Bestimmte Bluteigenschaften sind Ursachen einer erhöhten natürlichen Resistenz gegen Malaria. So ist die intraerythrozytäre Entwicklung von *P. falciparum* bei verschiedenen Hämoglobinopathien (HbS, HbE, HbF, HbC), bei Glucose-6-Phosphat-Dehydrogenase-Mangel (GPDM) und β-Thalassämie reduziert. Andererseits sind Personen mit GPDM gegen bestimmte Antimalariamittel (Chinin, 8-Aminochinoline) empfindlicher. Personen, denen das „Duffy"-Blutgruppenantigen fehlt, sind gegen *P. vivax* resistent, aber für *P. ovale* empfänglich. Bei Milchdiät wird die Entwicklung der Malariaparasiten in den Erythrozyten partiell gehemmt, bedingt durch mangelnde Zufuhr von p-Aminobenzoesäure (Vitamin H_1). Dementsprechend nimmt die Malaria einen milderen Verlauf, z. B. bei Säuglingen.

Im Laufe der Malariainfektion setzen im Wirtsorganismus Immunitätsmechanismen ein, die sich allerdings nicht in einem völligen Schutz, jedoch in einer erhöhten Widerstandsfähigkeit gegenüber neuen Infektionen äußern. Dementsprechend ist der Krankheitsverlauf in stark durchseuchten Bevölkerungspopulationen ein anderer als bei Personen, die der Infektion weniger häufig oder erstmalig ausgesetzt sind. In endemischen Gebieten sind vor allem Kinder im Opfer der Malaria, während die Krankheit in höheren Altersstufen seltener und in abgeschwächter Form auftritt. Säuglinge von Müttern, die Malaria überstanden haben, erkranken in den ersten Lebensmonaten meist nicht, da Antikörper diaplazentar übertragen werden und die Milchdiät eine gewisse Schutzwirkung hat. Andererseits können durch maternale Antikörper nicht geschützte Kinder sehr schwer erkranken, weil sich die eigene Immunabwehr erst allmählich entwickelt. Besonders gefährdet sind auch nicht immune Reisende aus malariafreien Gebieten.

9

Die von den Plasmodien im Menschen ausgelöste Immunität entwickelt sich langsam und ist spezifisch gegen bestimmte Stämme und Stadien der Plasmodien gerichtet, die zur Antigenvarianz befähigt sind. Eine besonders wichtige Komponente der allgemeinen Immunreaktion scheint jene zu sein, die durch asexuelle Blutformen ausgelöst wird und bei erneuter Infektion protektiv wirkt. Bezüglich weiterer Einzelheiten sei auf die Spezialliteratur verwiesen. Seit vielen Jahren wird an der Entwicklung von Impfstoffen gegen Malaria gearbeitet, bisher aber ohne ausreichenden Erfolg.

Epidemiologie. Für die vektorielle Übertragung der Malaria sind einige Wochen anhaltende Mindesttemperaturen von 16 – 18 °C erforderlich, als optimal gelten Temperaturen zwischen 20 und 30 °C und hohe Luftfeuchtigkeit. Weitere Voraussetzungen für den Zyklus sind ein epidemiologisch relevantes Erregerreservoir in der Bevölkerung und das Vorhandensein geeigneter Vektoren.

Überträger der Malariaparasiten sind weibliche Stechmücken von etwa 60 Arten der Gattung *Anopheles* (*Anopheles gambiae*-Komplex u. a.). Die Larven- und Puppenstadien dieser Mücken entwickeln sich in stehenden Gewässern, oft in der Nähe der Behausungen von Menschen. Die Anophelen sind während der Dämmerung und der Nacht aktiv, die Weibchen stechen sowohl im Freiland als auch innerhalb von Gebäuden. Oft tritt die Malaria in Abhängigkeit von der Regenzeit auf, die den Mücken gute Entwicklungsmöglichkeiten bietet. Meistens tritt die Malaria in endemischer Form auf, sie kann aber auch epidemischen Charakter annehmen. Die Häufigkeit von Erkrankungen ist großen Schwankungen unterworfen. Dabei spielt die Immunitätslage der Bevölkerung eine wesentliche Rolle (s. Immunität). Reisemedizinische Aspekte der Epidemiologie werden im Kapitel Prophylaxe (S. 557f) besprochen.

Malariaplasmodien können auch diaplazentar sowie durch Bluttransfusion (Lebensfähigkeit in Blutkonserven um 5 Tage, selten länger) und bei der Injektion von Drogen bei Verwendung kontaminierter Kanülen übertragen werden.

9

Diagnose. Ätiologisch gesichert wird die klinische Diagnose durch den Nachweis von Malariaparasiten im Blut (Abb. 9.**18**). Kapillarblut wird vor Beginn einer Chemotherapie und möglichst vor dem Einsetzen eines Fieberanfalles entnommen und in dünnen Ausstrichen sowie parallel dazu in „Dicken Tropfen" nach Giemsa-Färbung mikroskopisch untersucht (S. 649). Im Blut sind Entwicklungsstadien von *P. falciparum*, *P. vivax* und *P. ovale* frühestens 5 – 8 Tage nach der Infektion nachweisbar, bei *P. malariae* nach 13 – 16 Tagen. Als Anreicherungsverfahren für Plasmodien kann das QBC-Verfahren („Quantitative Buffy Coat Method") eingesetzt werden. Seit einigen Jahren stehen zur Diagnose der *P. falciparum*-Infektion auch Schnelltests (ParaSight, Mala-Quick) zur Verfügung, mit denen im Vollblut ein spezifisches Antigen (HRP2) des Parasiten mit Hilfe eines monoklonalen Antikörpers mit sehr hoher Sensitivität und Spezifität nachgewiesen werden kann. Ein anderer Schnelltest (OptiMAL) zur Diagnose aller *Plasmodium*-Arten beruht auf dem Nachweis spezifischer Laktatdehydrogenase.

Spezifische Antikörper sind im Serum bei Erstinfizierten frühestens 6 – 10 Tage nach Krankheitsbeginn feststellbar (Tab.11.**5**, S. 652f). Daher ist der serologische Antikörpernachweis zur Diagnose des akuten Malariaanfalles nicht geeignet, er stellt aber zum Nachweis länger bestehender Infektionen und zur Identifikation von Blutspendern, die mit Plasmodien infiziert sind, ein wertvolles Hilfsmittel dar. Für Forschungszwecke lassen sich die verschiedenen *Plasmodium*-Arten auch durch DNA-Nachweis mittels PCR identifizieren.

Therapie. Erstmalig infizierte Patienten (z. B. Europäer nach kurzfristigem Tropenaufenthalt) können akut und schwer erkranken. Daher ist ein schnelles therapeutisches Eingreifen und eine intensive klinische Überwachung erforderlich, besonders bei akuter Malaria tropica (Notfall!). Eine Übersicht über verschiedene Antimalariamittel und ihr Wirkungsspektrum enthält Tab. 9.**6**. Zum sehr komplexen Gebiet der Malariatherapie können hier nur einige Grundsätze dargestellt werden.

◾ **Behandlung der akuten Erkrankung.** Die klinischen Symptome der Malaria werden durch die asexuellen Formen des erythrozytären Schizogoniezyklus hervorgerufen. Zur Erzielung einer klinischen Heilung ist daher die Beseitigung dieser Stadien durch sog. Schizontenmittel (= Schizontizide) erforderlich (Tab. 9.**6**). In dieser Indikation werden bevorzugt rasch wirkende Schizontizide eingesetzt, wie Chinin, Mefloquin und Halofantrin (in einigen Ländern auch Artesiminin-Derivate), außerdem Chinin mit Doxycyclin (vor allem bei komplizierter Malaria tropica) und verschiedene Kombinationspräparate (Tab.9.**6**). Einige der letztgenannten Präparate wirken auch gegen Plasmodienstämme mit Chloroquin- oder Multiresistenz. Wegen der heute weit verbreiteten Erregerresistenz gegen Chloroquin hat dieses früher häufig zur Therapie eingesetzte Medikament an Bedeutung verloren.

◾ **Rezidivverhütung (= radikale Therapie).** Von den Schizontenmitteln werden die latenten Gewebeformen (Hypnozoiten) von *Plasmodium vivax* und *P. ovale* in der Leber nicht erfasst. Zur Rezidivverhütung können die Gewebeformen im Anschluss an die Behandlung des akuten Anfalles durch Primaquin beseitigt werden (Tab. 9.**6**). Diese Rezidivprophylaxe ist bei *P. falciparum* und *P. malariae* nicht nötig, da Hypnozoiten fehlen.

Arzneimittelresistenz. Ein Problem wachsender Bedeutung stellt die Resistenz von Malariaplasmodien gegen bestimmte Medikamente dar, die in die Grade I (niedrig) bis III (hoch) eingeteilt wird. Sie ist vor allem bei der Malaria tropica von praktischer Bedeutung. Hinweise über die Regionen, in denen resistente *P. falciparum*-Stämme festgestellt wurden, geben Tab. 9.**7** und Abb. 9.**19**. In Therapie und Prophylaxe muss dieses Problem bei der Auswahl der

Tabelle 9.**6** Antimalariamittel (Auswahl)

Wirkstoffgruppe und Wirkstoffe (P): zur Prophylaxe eingesetzt	Handelspräparate (Auswahl)	A_B	G_B	S_L	H_L
Arylaminoalkohole					
▪ Chinin	Chin CL, Chin SO, Chininum Quinine	+	VMO	○	○
▪ Lumefantrin	s. Kombinationspräparate	+	+	kA	kA
▪ Mefloquin (P)	Lariam, Mephaquin	+	VMO	○	○
4-Aminochinoline					
▪ Chloroquin (P)	Chlorochin, Nivaquine, Resochin, Weimerquin	+	VMO	○	○
8-Aminochinoline					
▪ Primaquin	Primac, Primaquine	+/−	+	+	+
Naphthochinone					
▪ Atovaquon	s. Kombinationspräparate	+	kA	kA	kA
Phenanthrenmethanole					
▪ Halofantrin	Halfan	+	○	○	○
Sesquiterpenlactone					
▪ Artemisinin (= Qinghaosu)	kein Handelspräparat in Europa	+	?	○	○
▪ Artemether	s. Kombinationspräparate	+	kA	kA	kA
▪ Artesunate	Artesunate, Plasmotrim	+	kA	kA	kA
Sulfone/Sulfonamide					
▪ Dapson	Dapsone, Sulfona	+	○	F	○
▪ Sulfadoxin (P)	s. Kombinationspräparate	F	○	○	○
Biguanide					
▪ Proguanil (P)	Paludrine (s. auch Kombinationspräparate)	+	○	F	○

9

Tabelle 9.**6** *Fortsetzung: Antimalariamittel (Auswahl)*

Wirkstoffgruppe und Wirkstoffe (P): zur Prophylaxe eingesetzt	Handelspräparate (Auswahl)	Wirkungsspektrum[1]			
		A_B	G_B	S_L	H_L
Diaminopyrimidine					
▪ Pyrimethamin (P)	Daraprim, Malocide (s. auch Kombinationspräparate)	+	○	○	○
Antibiotika (Tetracycline)					
▪ Doxycyclin (P)	Doxycyclin, Supracyclin, Vibramycin	F	○	F	○
Kombinationspräparate					
▪ Atovaquon + Proguanil	Malarone	+	kA	+	○
▪ Artemether + Lumefantrin	Riamet	+	+	kA	○
▪ Chloroquin + Proguanil	Savarine (P)	+	VMO	F	○
▪ Sulfadoxin[2] + Pyrimethamin[3]	Fansidar (P)	+	○	○	○
▪ Sulfadoxin[2] + Pyrimethamin[3] + Mefloquin	Fansimef	+	VOM	○	○

[1] Wirkungsspektrum: A_B: Asexuelle Stadien (Schizonten) im Blut; G_B: Reife Gametozyten im Blut; H_L: Hypnozoiten von *P. vivax* und *P. ovale* in der Leber. S_L: Gewebeschizonten in der Leber
Grad der Wirksamkeit: +: wirksam; +/–: mäßig wirksam; ?: Wirkung fraglich; ○: keine Wirkung. F: wirksam gegen *P. falciparum*; VOM: wirksam gegen *P. vivax, P. ovale, P. malariae.* kA: keine Angaben
[2] Dihydropteroatsynthetase-Hemmer (= Sulfonamide und Sulfone)
[3] Dihydrofolatreduktase-Hemmer (= Antifolate)

Mittel und der Dosierung berücksichtigt werden. Zur Resistenzprüfung stehen In-vitro-Methoden zur Verfügung.

Prophylaxe. Vor einer Reise in ein Malariagebiet sollten Reisende rechtzeitig über das Infektionsrisiko am Zielort und über Vorbeugungsmaßnahmen informiert werden. Reisemedizinische Auskünfte erteilen u. a. Fachärzte für

Tabelle 9.**7** Beispiel für den Einsatz von Medikamenten zur Chemoprophylaxe und zur Notfallmedikation nach Risikozonen[1]

Risikozonen	Medikamente zur Prophylaxe	Medikamente zur Notfallmedikation
A: Risiko gering und saisonal: Malaria tertiana kann vorkommen; *P. falciparum* fehlt oder ist gegen Chloroquin empfindlich	Chloroquin	keine
	keine	Chloroquin
B: Risiko meist gering: Malaria nicht sehr häufig, Malaria tertiana häufiger als Malaria tropica; Chloroquin allein schützt gegen *P. vivax* und verleiht in Kombination mit Proguanil einen gewissen Schutz gegen *P. falciparum*	Chloroquin + Proguanil oder Mefloquin	keine
	keine	Mefloquin
C: Meist hohes Risiko: In vielen Gebieten des tropischen Afrika, in Teilen des Amazonasgebietes und Asiens, Malaria tropica häufig, hochgradige Cloroquin- oder Multiresistenz von *P. falciparum* weit verbreitet.	1. Wahl: Mefloquin (Docycylin)[2]	keine
	2. Wahl: Doxycyclin	Mefloquin oder Atovaquone + Proguanil
	3. Wahl: Chloroquin + Proguanil	Mefloquin oder Atovaquone + Proguanil

[1] Modifiziert und ergänzt nach: International Travel and Health. Geneva: Wrld. Hlth. Organization, 2000, und anderen Quellen.

[2] In bestimmten Gebieten von Südostasien (Grenzgebiete Kambodscha/Myanmar/ Thailand).

9

Tropenmedizin, tropenmedizinische und parasitologische Institute und Fachgesellschaften sowie Impfstellen. Die WHO in Genf publiziert detaillierte Unterlagen: „International Travel and Health" (WHO, 2000). Entsprechende Informationen sind auch im Internet abrufbar (WHO: http://www.who.int; Deutschland: http://www.crm.de; http.//www.dtg.mwn.de; Österreich: http://www.reisemed.at; Schweiz: http://www.safetravel.ch). **Zu beachten ist, dass die Empfehlungen zur Malariaprophylaxe in den einzelnen Ländern variieren und raschen Änderungen unterliegen**.

— **Malaria-Risikozonen** —————————————————

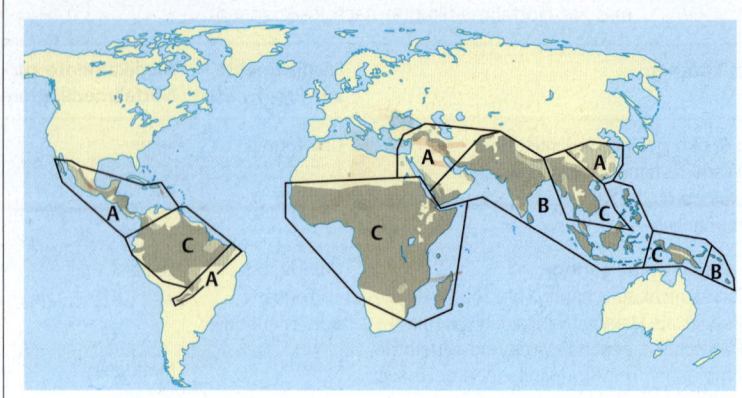

Abb. 9.**19**   Erklärung s. Tab. 9.**7** (Nach International Travel and Health. Geneva: World Health Organization, 2000.)

Vorbeugemaßnahmen sind für Aufenthalte in Malariagebieten von **Afrika, Mittel**- und **Südamerika** und **Asien** indiziert. Als Hochrisikogebiet ist vor allem **Afrika südlich der Sahara** anzusehen. Innerhalb eines Endemiegebietes kann das Infektionsrisiko saisonal, lokal und in Abhängigkeit von der Aufenthaltsdauer des Reisenden schwanken oder auch fehlen. Die prophylaktischen Maßnahmen müssen darauf abgestimmt werden.

Zur **Verhütung von Erkrankungen an Malaria** bestehen folgende Möglichkeiten:

— Mückenabwehr,
— medikamentöse Prophylaxe (= Chemoprophylaxe),
— Notfallbehandlung (sog. „standby therapy").

Hauptziel dieser Maßnahmen ist der Schutz vor der lebensbedrohenden Malaria tropica.

■ **Mückenabwehr (Expositionsprophylaxe):** Angesichts der weitverbreiteten Arzneimittelresistenz von Plasmodien ist die Mückenabwehr in Ergänzung zur Chemoprophylaxe besonders wichtig. Bei deren Durchführung ist zu beachten, dass die *Anopheles*-Mücken ab Beginn der Dämmerung **nachts aktiv** sind und sowohl im Freien als auch innerhalb von Gebäuden stechen (in der Regel nicht in künstlich klimatisierten Räumen). In Städten ist das Risiko, von *Anopheles* gestochen zu werden, im Allgemeinen geringer als in ländlichen Gebieten, oder es fehlt ganz (Ausnahme: gewisse Städte im tropischen Afrika und in Indien). Folgende Schutzmaßnahmen sind zu empfehlen:

— In der Dämmerung und nachts **Kleidung** tragen (lange Ärmel, lange Hosen), die Mückenstiche möglichst verhindert. Kleidung mit rasch wirkendem Insektizid (Pyrethrin, z. B. Tyrax) besprühen.
— Unbedeckte Hautstellen mit einem **Repellent** einreiben oder besprühen (Mittel mit 20 % Diäthyl-m-Toluamid als Wirkstoff: Anti Brumm, Anti Brumm forte, Autan, Kik, Ulthrathon u. a., Wirkungsdauer 3 – 5 Stunden).
— Räume gegen Mücken **abschirmen** (Fenster und Türen schließen, engmaschige Gitter vor Fenstern und Türen).
— Sitzstellen der Mücken im Raum mit **Insektizid** besprühen, Insektiziddispenser mit auswechselbaren Insektizidplättchen oder Pyrethroid-Rauchspiralen einsetzen.
— Betten durch Moskitonetze abschirmen (besonders zum Schutz von Säuglingen und Kleinkindern wichtig!).
— Durch Imprägnation der Bettnetze mit einem Insektizid (Pyrethroide: Permethrin, Deltamethrin) lässt sich die Wirksamkeit steigern.

■ **Chemoprophylaxe und Notfallbehandlung.** Die **Chemoprophylaxe** besteht in der regelmäßigen Einnahme von Antimalariamitteln vor Beginn, während und eine Zeitlang nach dem Aufenthalt im Malariagebiet. Je nach Angriffspunkt des verwendeten Medikaments unterscheidet man eine „suppressive" und eine „kausale" Prophylaxe. Erstere unterdrückt das Entstehen klinischer Erscheinungen durch Beeinflussung der asexuellen Stadien in den Erythrozyten, Letztere greift auch die Gewebeschizonten von *P. falciparum* in der Leber an und verhindert somit den erythrozytären Zyklus. Die meisten der derzeit eingesetzten Mittel haben eine suppressive Wirkung (Tab. 9.**6**). Bei Kurzaufenthalten in gewissen Gebieten mit geringem Infektionsrisiko ist es unter bestimmten Bedingungen vertretbar, auf die Chemoprophylaxe zu verzichten und ein Antimalariamittel als **Notfallmedikament** mitzuführen. Damit ist eine Selbstbehandlung durchzuführen, wenn malariaverdächtige Symptome auftreten und innerhalb von 12 Stunden kein Arzt erreichbar ist. Die Mitnahme eines Notfallmedikamentes ist auch dann zu erwägen, wenn ein hohes Infektionsrisiko mit *P. falciparum* (besonders mit multiresistenten Stämmen) besteht und unsicher ist, ob die durchgeführte Chemoprophylaxe einen ausreichenden Schutz bieten wird. Bei diesen Maßnahmen sind die folgenden Hinweise besonders zu beachten:
— **Eine garantiert sicher wirksame Chemoprophylaxe gibt es derzeit nicht. Daher muss unverzüglich ein Arzt konsultiert werden, wenn während oder nach Abschluss der Chemoprophylaxe Fieber auftritt.**
— Für die Chemoprophylaxe und Notbehandlung müssen ganz bestimmte, von Spezialisten empfohlene Antimalariamittel eingesetzt werden. Diese können Nebenwirkungen verursachen.

9

— Besonders wichtig ist eine **spezialisierte Beratung** der Reisenden unter besonderer Berücksichtigung der individuellen Situation (allgemeiner Gesundheitszustand, Schwangere, Alte, Kleinkinder, Allergiker usw.) und der Gegebenheiten im Zielgebiet.

— **Beginn** der Chemoprophylaxe: *spätestens 1–2 Wochen vor der Einreise* in ein Malariagebiet, weil diese Zeitspanne die Erkennung eventueller Nebenwirkungen, entsprechende Gegenmaßnahmen und einen Wechsel der Medikamente ermöglicht.

— **Dauer** der Chemoprophylaxe: *während* und *4 Wochen nach dem Aufenthalt* im Malariagebiet (bei Malarone nur 1 Woche). Diese Maßnahme richtet sich gegen das Auftreten der Malaria tropica, doch werden die Hypnozoiten von *P. vivax* und von *P. ovale* nicht erfasst (evtl. Behandlung zur Rezidivverhütung mit 8-Aminochinolinen, s. o.).

— Die **Einnahme der Medikamente** erfolgt mit Flüssigkeit nach den Mahlzeiten. Die vorgeschriebenen Dosierungen, die Intervalle für die Medikation und Anwendungsbeschränkungen (z. B. für Schwangere) sind streng zu beachten.

■ Beispiele für die Chemoprophylaxe und den Einsatz von Notfallmedikamenten. Als Lehrbeispiele sind die modifizierten und ergänzten Empfehlungen der WHO aufgeführt (Tab. 9.**7**). Zu beachten ist, dass die Empfehlungen einzelner Länder erheblich von den Angaben in der Tabelle abweichen können! Diese Maßnahmen sind in verschiedenen Risikozonen unterschiedlich (Abb. 9.**19**) und gelten für Kurzaufenthalte in Malariagebieten bis zu 3 Monaten Dauer und für nichtimmune Personen. Bei Langzeitaufenthalten (über 3 Monate) wird empfohlen, die Prophylaxe wie bei Kurzaufenthalten zu beginnen und sich nach Einreise in ein Endemiegebiet über längerfristige Maßnahmen ärztlich beraten zu lassen.

Bekämpfung. Hauptmaßnahmen sind die *Anopheles*-Bekämpfung durch gezieltes Besprühen von Wohn- und Stallräumen mit Insektiziden und die gleichzeitige Chemoprophylaxe bei der Bevölkerung. Seit einigen Jahren werden vermehrt insektizidimprägnierte Bettnetze (s. oben) eingesetzt, die sowohl das Infektionsrisiko für die Bevölkerung als auch die Mückenpopulation reduzieren können. Impfstoffe gegen Malaria stehen noch nicht zur Verfügung.

9.13 Babesia

Erreger der Babesiose

Babesien sind Blutprotozoen aus der Ordnung der Piroplasmida, die bei Haus- und Wildtieren in Ländern aller Kontinente ziemlich häufig vorkommen und durch Schildzeckenarten übertragen werden. Sie parasitieren in Erythrozyten und sind im gefärbten Blutausstrich nachweisbar, meist in Form kleiner Ringe oder einzelner oder doppelter Tropfen (etwa 2–2,5 μm lang). Im Gegensatz zu Plasmodien enthalten sie kein Pigment (Hämozoin). Gelegentlich kommen Infektionen mit Babesien auch beim Menschen vor, vor allem bei splenektomierten Patienten. Als Ursachen wurden *Babesia microti* aus Nagetieren, *B. divergens* aus Rindern und bisher unbekannte Babesien identifiziert, die verwandtschaftliche Beziehungen zu *B. gibsoni* aus dem Hund aufweisen. Solche Infektionen können malariaähnliche Symptome hervorrufen.

9.14 Microsporida

Erreger der Microsporidose

■ Microsporida haben vor allem als „opportunistische Parasiten" bei HIV-Patienten klinische Bedeutung. Am wichtigsten sind *Enterocytozoon bieneusi* und *Encephalitozoon intestinalis*. Die Übertragung erfolgt durch charakteristische Sporen. Über die Epidemiologie ist nur sehr wenig bekannt. ■

Erreger. Der Stamm Microspora umfasst rund 140 Gattungen und 1300 Arten sporenbildender Protozoen mit intrazellulärer Entwicklung, die bei zahlreichen Arten wirbelloser Tiere (z. B. bei Insekten) und bei Vertretern aller Klassen von Vertebraten parasitieren. Das Fehlen von Mitochondrien, Peroxisomen und typischer Golgimembranen sowie prokaryonten-ähnliche Ribosomen weisen darauf hin, dass die Microspora während einer frühen Phase der Evolution von Prokaryonten zu Eukaryonten als eigener Zweig hervorgegangen sind. Ein Charakteristikum der Microspora ist die einzigartige Morphologie der Sporen (s. u.).

Die bereits seit Mitte des vorigen Jahrhunderts bekannten Microspora haben als humanpathogene Erreger erst im Rahmen der AIDS-Epidemie klinische Bedeutung erlangt. Beim Menschen sind bisher 8 Gattungen und 12 Arten nachgewiesen worden (Tab. 9.**1**, S. 499).

Morphologie und Entwicklung. Die Microsporidien vermehren sich intrazellulär durch wiederholte, ungeschlechtliche Zwei- oder Vielfachteilung (= Merogonie) und bilden im Anschluss an diese Phase Sporen (= Sporogonie) (bei

Thelohania auch sexuelle Stadien). Dabei liegen die Entwicklungsstadien frei im Zytoplasma der Wirtszelle (*Enterocytozoon, Nosema*) oder innerhalb einer parasitophoren Vakuole (*Encephalitozoon*); bei anderen Gattungen (*Pleistophora, Trachipleistophora*) sind die intrazellulären Stadien durch eine amorphe Schicht (Pansporoblastschicht) vom Zytoplasma getrennt. Die Sporogonie beginnt mit der Bildung von Sporonten, die aus Zellen der Merogonie hervorgehen und durch eine dickere Zellwand gekennzeichnet sind. Nach Teilung des Sporonten in Sporoblasten kommt es zur morphologischen Differenzierung der Sporen.

Diese Sporen haben eine typische Feinstruktur (Abb. 9.**20a, b**). Die zweischichtige Sporenwand (Exo- und Endospore) umschließt ein einkerniges (selten zweikerniges) Erregerstadium, das als Sporoplasma oder Amöboidkeim bezeichnet wird und einen komplexen Expulsionsapparat, bestehend aus einem aufgewundenen Schlauch (= Polfaden, besser Polschlauch) und einem membranösen Verankerungsapparat (Polaroplast). Die Größe der Sporen der humanpathogenen Microsporidien-Arten schwankt zwischen etwa 1 und 4 µm. Diagnostisch wichtig sind die Anzahl und die Lagerung der Windungen des Polschlauches, wie sie im Schnittbild bei der elektronenmikroskopischen Untersuchung sichtbar werden (Abb. 9.**20a, b**).

Die Sporen gelangen in den Fäzes, im Urin oder im Sputum ins Freie, wo sie einige Wochen überleben können. Nach peroraler Aufnahme durch einen geeigneten neuen Wirt schwillt der Polarplast an, es entsteht in der Spore

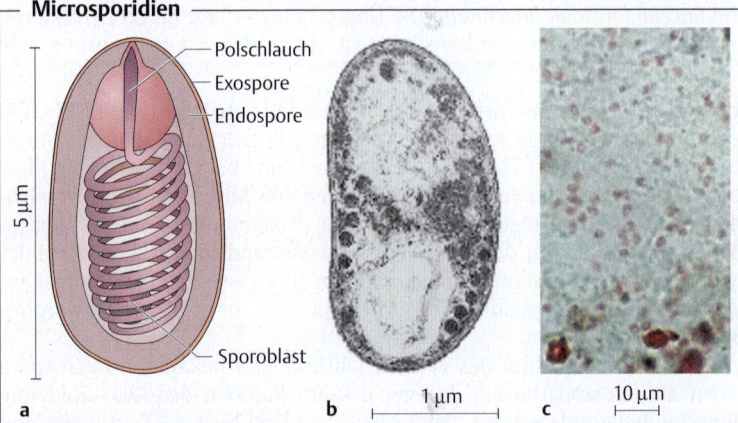

Microsporidien

Polschlauch
Exospore
Endospore

5 µm

Sporoblast

a   b   1 µm   c   10 µm

Abb. 9.**20** **a** Spore (nach Binford CH, Connor D, ed. Pathology of Tropical and Extraordinary Diseases. Vol. 1. Washington: Armes Forces Institute of Pathology; 1987:336); **b** unreife Spore von *Encephalitozoon hellem* (TEM); **c** Sporen von *Enterocytozoon bieneusi* im Stuhlausstrich, Chromotropfärbung nach Weber.

erhöhter Innendruck, und der bis zu 100 μm lange Polschlauch wird rasch herausgeschleudert. Wenn die Spitze des Polschlauches die Wand eines Enterozyten penetriert, wandert der Amöboidkeim durch den hohlen Schlauch in die Wirtszelle ein. Die Microsporidien vermehren sich dann lokal in Zellen der Darmwand oder sie invadieren von dort aus andere Organe. Aerogene Infektionen sind bei einigen Gattungen wahrscheinlich; bei Tieren ist die diaplazentare Übertragung von *Encephalitozoon* gesichert.

Die Mechanismen der Erregerverbreitung im Körper sind noch unklar. In Zellkulturen können Microsporidien durch Ausschleudern des Polschlauches und Injektion des Amöboidkeimes benachbarte Zellen eines Gewebes befallen. In vitro werden Microsporidien durch Makrophagen und andere Wirtszellen (sog. nichtprofessionelle Phagozyten: Epithel- und Endothelzellen, Mesenchymzellen) phagozytiert. Es wird vermutet, dass sie innerhalb solcher Zellen im Körper verbreitet werden können.

Krankheitsbild. Klinisch relevant sind die Microsporidien fast ausschließlich bei immundefizienten Personen, vor allem bei AIDS-Patienten. Die durch die einzelnen Arten verursachten Krankheitsformen und einige diagnostische Hinweise sind in den folgenden Übersichten zusammengefasst.

■ *Enterocytozoon bieneusi*

Vorkommen: wahrscheinlich weltweit; bei etwa 2–50 % von HIV-Patienten mit chronischer Diarrhö, nach Einführung der neuen antiretroviralen Therapie wurden rückläufige Prävalenzen beobachtet; selten auch bei immunkompetenten Personen. Schweine, Hunde und Katzen sind kürzlich als Ausscheider von *E. bieneusi* identifiziert worden, Affen (Makaken) sind empfänglich. *E. bieneusi*-Stämme aus Menschen können experimentell auf Tiere (Schwein, Ratte, Affe) übertragen werden; sie weisen untereinander und im Vergleich zu Stämmen aus Tieren genetische Unterschiede auf. Ob Tiere als Ansteckungsquelle für Menschen epidemiologisch eine Rolle spielen, ist noch nicht bekannt.

Lokalisation: vorwiegend im Dünndarm in Enterozyten an Villusspitzen, seltener auch im Kolon sowie in Gallengängen und Gallenblase. Intrazelluläre Lage im Plasma ohne parasitophore Vakuole. Symptome: chronische Diarrhö, auch Cholangiopathie, asymptomatische Infektionen kommen vor. Diagnose: Nachweis sehr kleiner Sporen ($1,1–1,6 \times 0,7–0,9$ μm) in gefärbten Stuhlausstrichen. Sporen mit 4–7 Windungen des Polschlauches, angeordnet in Doppelreihe (bei anderen Arten nur eine Reihe!).

9

■ *Encephalitozoon intestinalis* (früher *Septata intestinalis*)

Vorkommen: bei HIV-Patienten, aber seltener als *Enterocytozoon bieneusi*; (in einer deutschen Studie bei 2 % von 97 Patienten). Hinweise auf Tierreservoire liegen vor, sind aber noch nicht gesichert.

Lokalisation: vorwiegend im Dünndarm in Enterozyten, Lamina propria, Fibroblasten, Makrophagen und Endothelzellen, auch disseminiert, u. a. in Gallenwegen, Luftwegen und Nieren. Innerhalb der Zelle Lage in „Kammern", die von Septen umgrenzt werden (daher früher: *Septata*).

Symptome: chronische Diarrhö wie bei *E. bieneusi*, andere Symptome entsprechend Organlokalisation. Diagnose: Sporennachweis im Urin oder Stuhl. Sporen etwas größer als bei *E. bieneusi* ($1,5-2,0 \times 1,0-1,2$ µm), 4–7 Windungen des Polschlauches.

■ *Encephalitozoon cuniculi*

Vorkommen: weltweit; häufig bei Haus- und Wildkaninchen, außerdem bei vielen anderen Tierarten (Nagetiere, Hund, Katze, Fuchsarten, Affen) beschrieben; selten bei HIV-Patienten. Von drei bekannten Erregerstämmen sind bisher zwei (Kaninchen- und Hundestamm) beim Menschen nachgewiesen (= Zoonose).

Lokalisation und Symptome: Entwicklung intrazellulär in parasitophorer Vakuole. Bei Kaninchen vorwiegend in Nierentubuli und ZNS. Bei HIV-Patienten mit disseminierter Infektion, u. a.: Hepatitis, Peritonitis, Nephritis, Pneumonie, Sinusitis und Enzephalitis.

Diagnose: Nachweis von Sporen im Urin und in Organproben. Sporen $2,5-3,2 \times 1,2-1,6$ µm, mit 4–6 Windungen des Polschlauches, morphologisch nicht von *E. hellem*-Sporen zu unterscheiden (s. *E. hellem*).

■ *Encephalitozoon hellem*

Vorkommen: selten, bei HIV-Patienten.

Lokalisation und Symptome: Keratokonjunktivitis, Sinusitis, Bronchitis, Pneumonie, Nephritis, Harnwegsinfektion, dissemenierte Infektion.

Diagnose: Morphologisch mit *E. cuniculi* identisch, Unterscheidung immunologisch und molekularbiologisch möglich.

■ **Andere humanpathogene Arten**

Brachiola (früher *Nosema*) *connori* (disseminiert in inneren Organen), *Nosema ocularum* (Kornea), *Microsporidium africanum, M. ceylonensis* (Kornea),

Vittaforma corneae (früher Nosema corneum) (Kornea), *Pleistophora* sp. (Skelettmuskel) *Trachipleistophora hominis* (Skelettmuskel, Nasenschleimhaut), *Trachipleistophora anthropophthera* (Herz- und Skelettmuskel, Leber, Gehirn).

Epidemiologie. Epidemiologisch ist über Microsporidien wenig bekannt. Ihre Sporen können in der Außenwelt einige Wochen überleben, gegen Hitze sind sie relativ widerstandsfähig, durch 70 % Ethanol werden sie in 10 Min. abgetötet. Bei *E. cuniculi* besteht ein Erregerreservoir in Tieren; Isolate dieses Erregers aus Kaninchen und Menschen sind morphologisch, immunologisch und genetisch identisch. Schweine, Hunde und Katzen können Träger und Ausscheider *E. bieneusi* sein, doch ist ihre epidemiologische Bedeutung noch unklar.

Diagnose. Direkter Erregernachweis unter Berücksichtigung der artspezifischen Besonderheiten (s. Abb. 9.**11g**, 9.**20c**). *Encephalitozoon-* und *Nosema*-Arten lassen sich in verschiedenen Zellarten kulturell anzüchten und anreichern. Daraus gewonnenes Material ist für die Identifikation von Arten oder Stämmen durch Antigenanalyse (Westernblot) oder PCR wichtig. Bisher ist es nicht gelungen, *Enterocytozoon* in vitro zu züchten. Serologische Verfahren zum Antikörpernachweis sind noch in Evaluation und spielen derzeit in der praktischen Diagnostik eine untergeordnete Rolle.

Therapie und Prophylaxe. Nach kasuistischen Berichten wirkt sich die Behandlung mit Albendazol (Zentel) bei enteralem und auch systemischem Befall mit *Encephalitozoon*-Arten klinisch und parasitologisch günstig aus; gegen *Enterocytozoon bieneusi* ist das Mittel weniger wirksam.

9.15 Balantidium coli

Erreger der Balantidiose

9

Balantidium coli ist ein weltweit verbreiteter Ziliat von sehr variabler Größe (30 – 300 µm lang), der als Dickdarmbewohner bei Affen, Ratten und besonders bei Schweinen häufig, bei Menschen allerdings selten vorkommt und gelegentlich Dickdarmentzündungen mit Geschwürbildung verursacht. Die Übertragung von Wirt zu Wirt erfolgt auf fäko-oralem Weg durch kugelförmige Zysten (40 – 60 µm). Die Diagnose beruht auf dem Nachweis von Zysten oder der vegetativen Formen. Therapeutisch sind Tetrazykline und Metronidazol wirksam.

10 Helminthen

J. Eckert

Helminthen (helmins: Wurm) sind parasitisch lebende Metazoen aus den Tierstämmen Plathelminthes (Plattwürmer), Nematoda (Rundwürmer) und Acanthocephala (Kratzer). Letztere sind als Parasiten des Menschen von geringer Bedeutung. Eine Übersicht zur Taxonomie der im Text berücksichtigten Gruppen bietet Tab. 10.**1**, S. 570.

Eier und Larven wichtiger Helminthen

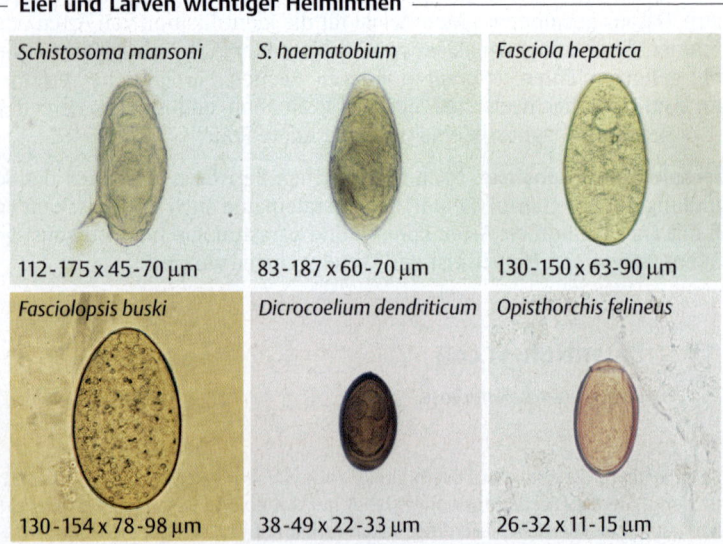

Schistosoma mansoni	S. haematobium	Fasciola hepatica
112-175 x 45-70 µm	83-187 x 60-70 µm	130-150 x 63-90 µm
Fasciolopsis buski	Dicrocoelium dendriticum	Opisthorchis felineus
130-154 x 78-98 µm	38-49 x 22-33 µm	26-32 x 11-15 µm

Abb. 10.**1** Differenzialdiagnose der Eier wichtiger Helminthen (Trematoden, Zestoden und Nematoden) sowie der Larven von *Strongyloides stercoralis*. Abbildungen sind nicht im gleichen Maßstab, daher Größenangaben beachten! (Aufnahmen von *Hymenolepis* und *Enterobius*: H. Mehlhorn, Düsseldorf.)

Eier und Larven wichtiger Helminthen

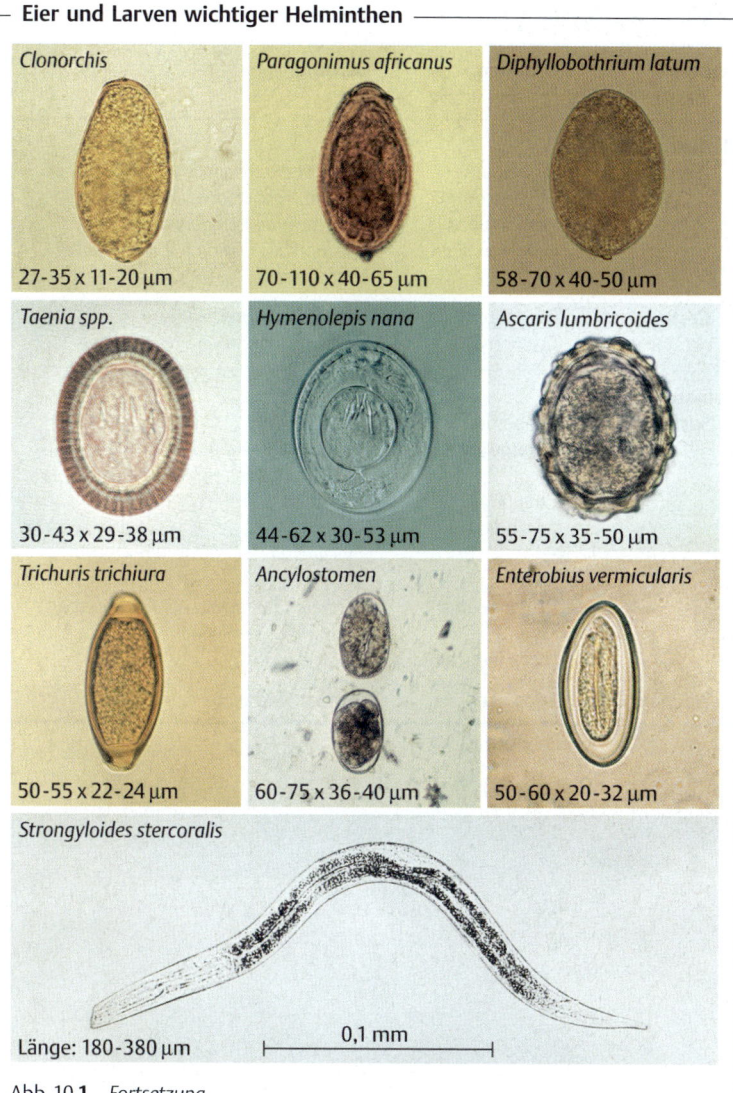

Abb. 10.**1** *Fortsetzung*

Tabelle 10.1   Übersicht zur Taxonomie der im Text erwähnten Helminthen

Stamm ■ Klasse	Ordnung ■ Überfamilie	Gattung
Plathelminthes		
■ **Trematoda**	Strigeida	*Schistosoma, Bilharziella, Trichobilharzia*
	Echinostomida	*Fasciola, Fasciolopsis, Echinostoma*
	Plagiorchiida	*Dicrocoelium, Paragonimus*
	Opisthorchiida	*Opisthorchis, Clonorchis, Heterophyes, Metagonimus*
■ **Cestoda**	Pseudophyllida	*Diphyllobothrium*
	Cyclophyllida	*Taenia, Echinococcus, Hymenolepis*
Nematoda		
■ **Secernentea**	Rhabditida	*Strongyloides*
	Strongylida	*Ancylostoma, Necator, Trichostrongylus, Angiostrongylus (= Parastrongylus)*
	Oxyurida	*Enterobius*
	Ascaridida	*Asacaris, Toxocara, Baylisascaris, Anisakis, Phocanema, Contracaecum*
	Spirurida	
	■ Filarioidea	*Wuchereria, Brugia, Loa, Onchocerca, Mansonella, Dirofilaria*
	■ Dracunculoidea	*Dracunculus*
■ **Adenophorea**	Enoplida	*Trichuris, Trichinella*

10

10.1 Plathelminthen

10.1.1 Trematoda (Saugwürmer)

Allgemeines. Die meisten der bei Menschen parasitierenden Trematodenarten sind dorsoventral abgeplattet und haben eine ovale bis lanzettförmige Gestalt, einige haben andere Körperformen, z. B. die fadenartigen Schistosomen. Als Haftorgane dienen Saugnäpfe (trema: Loch, Öffnung), und zwar ein Mundsaugnapf, der die Mundöffnung umgibt und mit dem Ösophagus sowie dem blind endenden Darm in Verbindung steht, und ein ventral gelegener Bauchsaugnapf. Die Körperoberfläche ist von einem kernhaltigen, oberflächlich zu einem Synzytium verschmolzenen Integument bedeckt, durch das Stoffe aus der Umgebung aufgenommen werden können. Die meisten Arten sind Zwitter; nur bei den Schistosomen sind die Geschlechter getrennt. Im Entwicklungszyklus fungieren Schnecken als erste und bei einigen Arten Arthropoden oder Fische als zweite Zwischenwirte.

Schistosoma (Pärchenegel)

Erreger der Schistosomose oder Bilharziose

▪ Die Schistosomose (Bilharziose) ist mit etwa 200 Millionen infizierter Personen eine der häufigsten Tropenkrankheiten, deren Verbreitung an das Vorkommen bestimmter Zwischenwirte (Süßwasserschnecken) gebunden ist. Die Infektion des Menschen erfolgt bei Hautkontakt mit stehenden oder langsam fließenden Gewässern (Süßwasser) durch Eindringen von *Schistosoma*-Zerkarien in die Haut. *Schistosoma haematobium* verursacht die Blasenschistosomose, *S. mansoni*, *S. japonicum*, *S. intercalatum* und *S. mekongi* sind Erreger der Darmschistosomose und anderer Formen der Erkrankung. Die Diagnose kann ätiologisch durch Nachweis von *Schistosoma*-Eiern im Stuhl oder Urin sowie von spezifischen Antikörpern im Serum gesichert werden.
▪

10

Erregerarten und Vorkommen. Nach dem deutschen Arzt Th. Bilharz, der 1851 *Schistosoma haematobium* im Blutgefäßsystem des Menschen entdeckte, wird die Schistosomose auch als Bilharziose bezeichnet. Die Schistosomose kommt in 74 tropischen oder subtropischen Ländern von Afrika, Südamerika und Asien endemisch vor (Abb. 10.**2**). Die Zahl der mit Schistosomen infizierten Menschen wird auf 200 Millionen geschätzt (WHO, 1996, 2000).

┌─ **Verbreitung von Schistosomen** ─┐

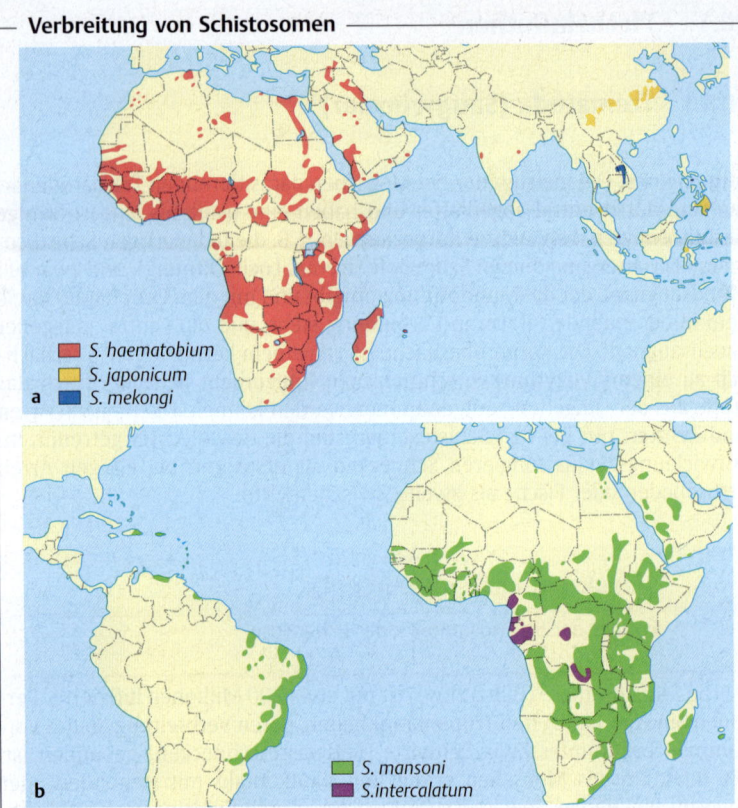

S. haematobium
S. japonicum
a S. mekongi

S. mansoni
S.intercalatum
b

Abb. 10.**2** **a** *Schistosoma haematobium, S. japonicum* und *S. mekongi;* **b** *S. mansoni* und *S. intercalatum.* (Nach WHO Technical Report Series No. 830. Genf: World Health Organization, 1993.)

Die wichtigsten humanpathogenen Arten sind *Schistosoma haematobium* (Verbreitung: Afrika, Naher Osten, fragliche Herde in Indien), *S. mansoni* (Afrika, Karibik, Länder an der südamerikanischen Ostküste) und *S. japonicum* (Südostasien und Westpazifik, vor allem China, Indonesien, Philippinen, nicht mehr in Japan). *S. intercalatum* tritt fokal in Zentral- und Westafrika auf, *S. mekongi* kommt in Laos und Kambodscha vor.

Morphologie und Entwicklung. Die einzelnen *Schistosoma*-Arten lassen sich aufgrund morphologischer Kriterien voneinander unterscheiden (Tab. 10.**2**).

Das relativ dicke Männchen formt mit den Seitenrändern des Körpers eine ventrale Rinne (Canalis gynaecophorus) und schließt das mehr fadenförmige Weibchen darin ein. Dadurch erscheint der Körper des Männchens wie längsgespalten (schizein: spalten; soma: Körper) (Abb. 10.**3**). Die adulten Parasiten

Tabelle 10.**2**   *Schistosoma*-Arten des Menschen[1]

Schistosoma-Art und Länge (mm)	Hauptlokalisation der Adultstadien[2]	Eier: Merkmale, Maße und Ausscheidung (A)	Z: Zwischenwirte (Schnecken), R: Tiere als Reservoirwirte[3]
S. haematobium ♂: 7 – 15 ♀: 9 – 20	Venengeflechte im kleinen Becken (Harnblase u. a.)	spindelförmig mit Endstachel, 83 – 187 × 60 – 70 µm. A: Harn, selten Stuhl	Z: *Bulinus*-Arten. R: (Affen)
S. intercalatum ♂: 11 – 14 ♀: 13 – 24	Mesenterialvenen	spindelförmig mit Endstachel, 140 – 240 × 50 – 85 µm. A: Stuhl[4]	Z: *Bulinus*-Arten. R: (Schafe, Ziegen)
S. mansoni ♂: 6 – 10 ♀: 7 – 15	Mesenterialvenen	spindelförmig, mit Seitenstachel, 112 – 175 × 45 – 70 µm. A: Stuhl	Z: *Biomphalaria*-Arten. R: (Affen, Nagetiere)
S. japonicum ♂: 7 – 20 ♀: 10 – 26	Mesenterialvenen	elliptisch, Seitenstachel winzig oder fehlend, 70 – 100 × 50 – 65 µm. A: Stuhl	Z: *Oncomelania*-Arten. R: Rind, Büffel, Schwein, Hund, Nagetiere u. a.
S. mekongi ♂: 10 – 18 ♀: 14 – 20	Mesenterialvenen	elliptisch, Seitenstachel winzig oder fehlend, 50 – 65 × 30 – 55 µm. A: Stuhl	Z: *Neotricula*-Arten. R: Hund

[1] Modifiziert nach Davis in Cook (1996) und WHO: Tech.Rep.Ser. No.830. Geneva: Wrld. Hlth. Org., 1993.

[2] Lokalisation nicht absolut spezifisch; adulte Stadien auch in Gefäßen der Leber, Lunge und seltener in anderen Organen.

[3] In Klammern: Von untergeordneter oder lokaler Bedeutung.

[4] Im Gegensatz zu *S. haematobium* nach Ziehl-Neelsen anfärbbar.

Schistosoma mansoni-Pärchen

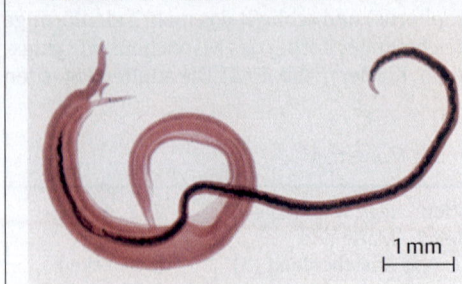

Abb. 10.**3** Das fadenförmige Weibchen befindet sich in einer Rinne im Körper des Männchens.

1 mm

leben im Lumen von Venen. Angaben zu den verschiedenen *Schistosoma*-Arten sind in Tab. 10.**2** zusammengefasst, Abb. 10.**4** (S. 575) zeigt den Entwicklungszyklus.

Die geschlechtsreifen *Schistosoma*-Weibchen legen, bevorzugt in den kleinen Venen des Darmes oder des Urogenitaltraktes, täglich je nach Art etwa 100–3500 Eier mit einem unreifen Mirazidium (= Wimperlarve) ab, das während des Aufenthalts im Wirt innerhalb von 6–10 Tagen heranreift und etwa 3 Wochen lebensfähig bleibt (Abb. 10.**4**).

Am Ablageort liegen die Eier in den kleinen Venen kettenförmig aufgereiht. Ein Teil der Eier penetriert die Gefäßwand sowie das umliegende Gewebe und erreicht schließlich das Lumen der Harnblase oder des Darmes (im Körper verbleibende Eier: s. Pathogenese). Am Penetrationsvorgang sind Enzyme beteiligt, die vom Mirazidium produziert und durch Mikroporen in der Eischale in die Umgebung ausgeschieden werden. Im Stuhl oder Harn gelangen die Eier einige Wochen nach der Infektion an die Außenwelt (s. unten). Geraten sie dabei ins Süßwasser, schlüpfen die Mirazidien aus der Eihülle und beginnen mit der Suche nach einem geeigneten Zwischenwirt (Abb. 10.**4**).

Als Zwischenwirte fungieren verschiedene Gattungen und Arten von Süßwasserschnecken (Tab. 10.**2**), in denen sich aus den eingedrungenen Mirazidien durch ungeschlechtliche Vermehrung über Mutter- und Tochtersporozysten zahlreiche Zerkarien entwickeln, die frühestens 3–6 Wochen nach der Infektion beginnen ins Wasser auszuschwärmen. Die ca. 340–520 µm langen Zerkarien sind morphologisch vor allem durch den gegabelten Ruderschwanz charakterisiert. Die frei umherschwimmenden oder an der Wasseroberfläche haftenden Zerkarien dringen bei Kontakt mit einem Menschen mit Hilfe ausgeschiedener Enzyme und intensiver Bewegungen innerhalb weniger Minuten in die Haut ein, selten auch in die Schleimhaut bei Aufnahme von Zerkarien mit Wasser. Im Verlauf des Infektionsvorganges verliert die Zerkarie den Schwanz, sie streift die oberflächliche Glykokalix ab, bildet ein neues Integument aus und wird damit zum Schistosomulum.

Schistosoma mansoni: Entwicklungszyklus

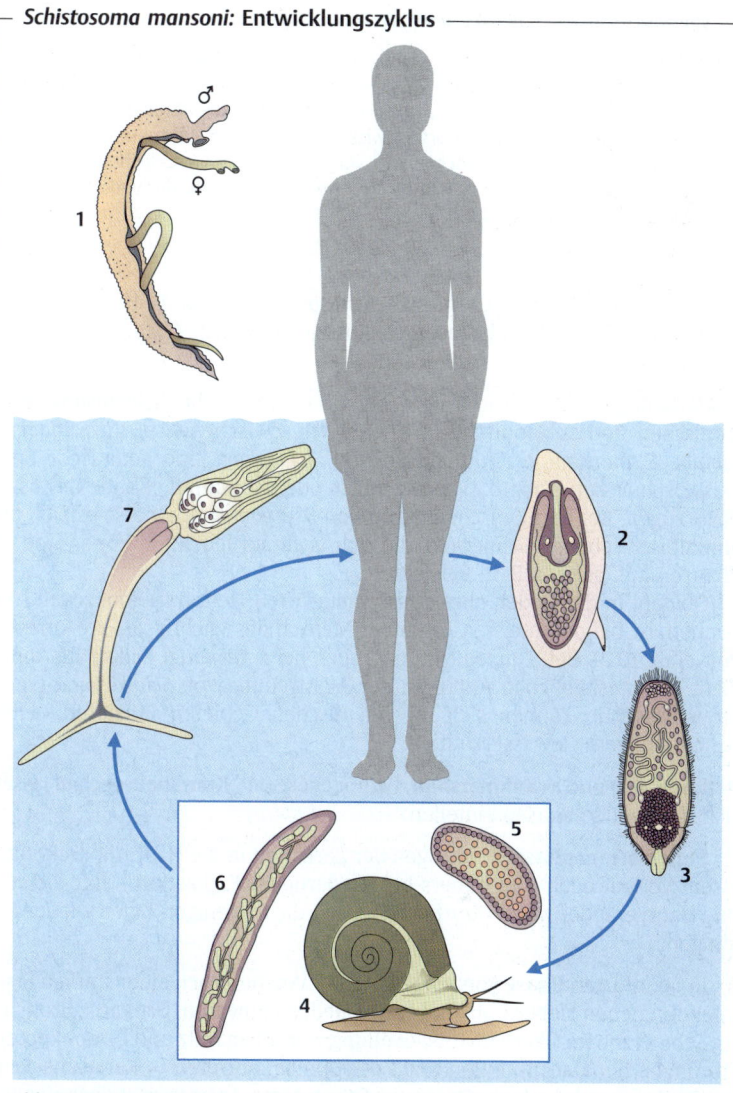

Abb. 10.**4** **1** Männchen und Weibchen; **2** Ei mit Mirazidium; **3** Mirazidium; **4** Zwischenwirt (*Biomphalaria glabrata*); **5** Sporozyste; **6** Tochtersporozyste mit Zerkarien; **7** Gabelschwanzzerkarie. (Nach Piekarski G. Medizinische Parasitologie in Tafeln. 2. Aufl. Berlin: Springer: 1973.)

10

Wanderung der Schistosomen im Menschen

Infektion → Schistosomula durchwandern das subkutane Gewebe → Aufsuchen venöser Kapillaren oder Lymphgefäße → Wanderung über venösen Kreislauf in die rechte Herzkammer und die Lunge → hämatogen in die intrahepatischen Verzweigungen der Pfortader → dort Entwicklung zu adulten Würmern und Paarbildung aus Männchen und Weibchen kurz vor Erreichen der Geschlechtsreife → retrograde Wanderung der Paare in die Mesenterialvenen oder die Venengeflechte des kleinen Beckens (Tab. 10.**2**).

Die Präpatenzzeit beträgt je nach *Schistosoma*-Art etwa 4–10 Wochen. Im Endwirt überleben die Schistosomen durchschnittlich 2–5 Jahre, einzelne jedoch 20–40 Jahre.

Epidemiologie. Als autochthone Infektion kommt die Schistosomose in tropischen und subtropischen Gebieten vor. Zwischenwirte für *S. haematobium, S. mansoni, S. intercalatum* und *S. mekongi* sind aquatische Süßwasserschnecken (Tab. 10.**2**), die stehende oder langsam fließende Gewässer bevorzugen. Bei den Zwischenwirten von *S. japonicum* handelt es sich um amphibisch lebende Schnecken, die sich auch auf feuchtem Boden und an Pflanzen aufhalten, z. B. in Reisfeldern.

Obwohl in die Zyklen aller *Schistosoma*-Arten Tiere mit einbezogen sein können, ist bei den meisten Arten der Mensch das wichtigste Erregerreservoir (Tab. 10.**2**). Bei *S. japonicum* und auch bei *S. mekongi* haben allerdings Tiere einen erheblichen Anteil an der Ausstreuung von *Schistosoma*-Eiern. Tropenreisende können sich in endemischen Gebieten infizieren, selbst bei einmaligem Gewässerkontakt.

Pathogenese und Krankheitsbild. Pathogenese und Krankheitsverlauf lassen sich in folgende Phasen einteilen:

■ **Penetrationsphase:** Eindringen der Zerkarien in die Haut mit reaktionslosem Verlauf oder – besonders bei wiederholter Exposition – mit Juckreiz und Hautveränderungen (Erythem, Papeln), die in wenigen Tagen wieder abklingen.

■ In der **akuten Phase** können etwa 2–10 Wochen nach einer starken Erstinfektion neben Fieber u. a. Kopf- und Gliederschmerzen, Urtikaria, Bronchitis, Schmerzen im Oberbauch, Schwellung von Leber, Milz und Lymphknoten, Störungen der Darmfunktion und Eosinophilie auftreten (= Katayama-Syndrom). Aufgrund der Freisetzung von *Schistosoma*-Antigenen steigen die Antikörperspiegel (IgM, IgG, IgA) im Serum rasch an, und es werden Immunkomplexe gebildet, die in den Nieren Glomerulopathien verursachen können. Diese Erscheinungen bestehen einige Tage bis zu mehreren Wochen. Gewöhnlich werden *Schistosoma*-Eier zu Beginn dieses Stadiums noch nicht

10

ausgeschieden (s. Präpatenzzeiten). Bei schwacher Infektion verläuft diese Phase in der Regel latent oder subklinisch.

■ **Chronische Phase:** Mit der Eiablage durch die *Schistosoma*-Weibchen und nach einer Inkubationszeit von etwa 2 Monaten oder länger beginnt die pathogenetisch bedeutsamste Phase. Ein erheblicher Anteil der abgelegten Eier (bis 50 %) verbleibt in den Körpergeweben des Menschen, und zwar nicht nur in der Nähe des Ansiedlungsortes der Würmer (Harnblase, Darm), sondern nach Verschleppung über den Blutkreislauf auch in entfernteren Lokalisationen (vor allem in Leber und Lunge, seltener im ZNS, in der Haut und in anderen Organen), wo sie in kleinen Gefäßen stecken bleiben.

Die etwa 3 Wochen lebensfähigen Mirazidien produzieren Antigene (Proteine, Glykoproteine), die durch die Eischale ins Gewebe austreten und auch noch nach Absterben der Wimperlarve in den Eiern vorhanden sind. Nach Stimulation von T-Lymphozyten entstehen unter Mitwirkung von Zytokinen granulomartige Reaktionsherde (sog. „Pseudotuberkel"). Dabei gruppieren sich um einzelne oder mehrere zentral gelegene Eier vor allem Makrophagen, neutrophile und eosinophile Granulozyten sowie Fibroblasten (Abb. 10.**5**). Diese Herde können konfluieren und Ausgangspunkt größerer, granulomatöser Wucherungen sein, die in das Lumen von Blase oder Darm hineinragen. Die im Gewebe abgelagerten Eier sterben innerhalb von etwa 3 Wochen ab. Sie werden abgebaut oder verkalken, während die Granulome durch Bindegewebe ersetzt werden. Damit entstehen in zunehmendem Maße fibröse Veränderungen.

Entsprechend der Lokalisation der Veränderungen lassen sich verschiedene **Hauptformen der Schistosomose** unterscheiden:

■ **Blasenschistosomose (Blasenbilharziose):** Erreger *S. haematobium*. Inkubation 10 – 12 Wochen oder länger, Morbiditätsrate hoch, bis zu 50 – 70 %.

─ *Schistosoma*-**Granulom in der Leber** ──────────────

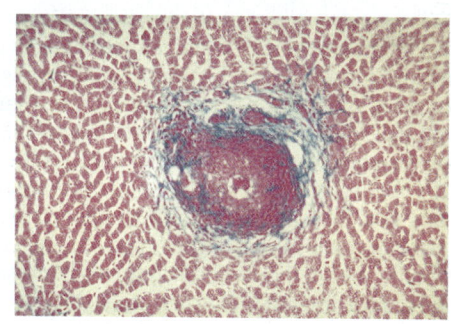

Abb. 10.**5** Im Zentrum des Granuloms ist der Anschnitt eines Eies zu sehen.

10

Hämaturie (vorwiegend der letzten Harnportion), Miktionsbeschwerden, Hyperämie, zunehmende Fibrose, 1–2 mm große Knötchen, Nekrosen, Geschwüre und Verkalkung der Blasenwand, Pyelo- und Hydronephrose, Strikturen der Urethra, Veränderungen an den Geschlechtsorganen. In manchen Gebieten wird die Entstehung von Blasenkrebs durch die Infektion mit *S. haematobium* begünstigt.

■ **Darmschistosomose (Darmbilharziose):** Erreger hauptsächlich *S. mansoni* und *S. japonicum*, auch *S. mekongi* (selten Rektumveränderungen durch *S. haematobium*). Inkubation 4–12 Wochen (akute Phase), Monate bis Jahre (chronische Phase). Initialer Infektionsverlauf selten klinisch manifest (s. oben: Katayama-Syndrom), meist latent oder subklinisch. In chronischer Phase fast ausschließlich Dickdarmveränderungen mit Hyperämie, granulomatösen Knötchen, Papillomen („Bilharziome"), Ulzerationen, Blutungen und zunehmender Fibrose; auch Bauchschmerzen und blutige Diarrhö.

■ **Weitere Formen:** Erreger der **hepatolienalen Form** ist vor allem *S. japonicum*, seltener *S. mansoni.* Die durch Eier verursachte Fibrose um die Pfortaderäste in der Leber („Tonpfeifenstielfibrose" nach Symmers) führt u. a. zur Behinderung des Blutflusses, portaler Hypertonie, Splenomegalie, Aszites sowie zu Hämorrhagien im Verdauungskanal. **Lungenschistosomose** wird vor allem bei schweren Infektionen mit *S. mansoni* beobachtet, seltener bei Infektionen mit den anderen Arten (einschließlich *S. haematobium*). **Zerebrale Schistosomose** ist bei *S. japonicum*-Befall relativ häufig (bei 2–4 %).

■ **Zerkariendermatitis.** Hautveränderungen (Juckreiz, Rötung, Quaddeln, Papeln) bei Menschen, verursacht durch (wiederholtes) Eindringen von Zerkarien von Schistosomatiden, die in Vögeln (z. B. *Bilharziella, Trichobilharzia*) oder Säugern (z. B. *Schistosoma spindale*) parasitieren. Die Infektion tritt in Süß- oder Brackwasser weltweit auf und wird als „Badedermatitis" („swimmer's itch") bezeichnet. Die Symptome klingen in der Regel nach einigen Tagen ab. Zerkarien humanpathogener Schistosomen können ähnliche, meist mildere, Symptome hervorrufen.

Immunität. In der Bevölkerung endemischer Gebiete steigen Prävalenz und Intensität der *Schistosoma*-Infektionen bis zum 15. Lebensjahr, danach erfolgt ein Rückgang, gewöhnlich verbunden mit reduzierter Eiausscheidung. Dem liegt ein Immunitätsstatus zugrunde, der als „concomitant immunity" bezeichnet wird. Dabei ist der Wirt gegen eine erneute Infektion mit Zerkarien ganz oder teilweise geschützt, die bereits im Körper etablierten Schistosomen werden aber nicht eliminiert und können Jahre bis Jahrzehnte überleben.

Die Immunabwehr richtet sich gegen die in den Körper eingedrungenen, wenige Stunden alten Schistosomula, die auf ihrer Oberfläche eigene Antigene präsentieren. Durch Vermittlung spezifischer Antikörper, die gegen solche Antigene gerichtet sind, und/oder Komplement können junge Schistosomula abgetötet werden, vor allem durch Eosinophile und Makrophagen. Sobald die Schistosomula die Lunge erreicht haben, sind sie gegen solche zytotoxischen Reaktionen resistent. Ursache dafür ist, dass die älteren Schistosomula in der Lage sind, Wirtsantigene (z. B. Blutgruppen- oder Histokompatibilitätsantigene) zu akquirieren sowie wirtsähnliche Makromoleküle zu synthetisieren und sich damit oberflächlich zu maskieren (= molekulare Mimikry), so dass sie der Immunabwehr entgehen (= Immunevasion). Daneben sind noch andere mögliche Mechanismen der Immunevasion beschrieben worden, z. B. das Abstreifen von Teilen des Integuments und die Ausscheidung immunsuppressiver Substanzen.

Der aktuelle Immunstatus von *Schistosoma*-infizierten Personen wird offenbar mitbestimmt durch das Verhältnis von Antikörpern, welche die oben erwähnten zytotoxischen Immunreaktionen fördern (IgE, evtl. IgA) oder aber hemmen (IgM, IgG_2 oder IgG_4).

Diagnose. Nach Ablauf der Präpatenz, d. h. frühestens 4–10 Wochen nach der Infektion, ist der Nachweis von Eiern im Stuhl oder im Urinsediment möglich (Abb. 10.**1**, S. 568, Tab. 10.**2**, S. 573). Die Eier lassen sich auch in Biopsien der Darm- oder Blasenwand feststellen. Immundiagnostische Verfahren (Tab. 11.**5**, S. 652) sind besonders nützlich zur Feststellung der Infektion vor Beginn der Eiausscheidung (wichtig bei Tropenrückkehrern!). Bei Blasenschistosomose ist der Nachweis der Mikrohämaturie mittels Teststreifen ein wichtiges diagnostisches Hilfsmittel. In epidemiologischen Studien hat sich die klinische Untersuchung mit Hilfe portabler Ultraschallgeräte als sehr sensitive Methode zur Feststellung von Veränderungen der Leber und des Urogenitaltraktes erwiesen.

Therapie. Mittel der Wahl zur Chemotherapie der Schistosomose ist Praziquantel (Biltricide), das eine hohe Wirksamkeit gegen alle *Schistosoma*-Arten hat und gut verträglich ist.

Bekämpfung und Prophylaxe. Die Bekämpfung der Schistosomose beruht heute vorwiegend auf der planmäßigen medikamentösen Behandlung bestimmter Bevölkerungsgruppen. Dadurch lassen sich Morbidität und Mortalität sowie die Eiausscheidung deutlich reduzieren. Hygienische oder organisatorische Maßnahmen (Bau von Aborten, Verbesserung der Wasserversorgung u. a.) haben zum Ziel, die Ausstreuung von *Schistosoma*-Eiern und Kontakte mit verseuchten Gewässern zu reduzieren. Zur individuellen Prophylaxe ist in *Schistosoma*-Gebieten Hautkontakt mit natürlichen oder künstlichen Gewässern (Süßwasser) zu vermeiden. Möglicherweise mit Zerkarien kontaminiertes Trinkwasser muss abgekocht, chloriert oder durch Filtration dekontaminiert werden.

10

Fasciola-Arten

Fasciola hepatica (Großer Leberegel) und
F. gigantica (Riesenleberegel)

Erreger der Fasciolose

■ *Fasciola hepatica* und *F. gigantica* sind häufige Gallengangsparasiten von Hauswiederkäuern. In ihrem Entwicklungszyklus dienen Süßwasserschnecken als Zwischenwirte. Menschen infizieren sich akzidentell durch Genuss von Pflanzen (z. B. Wasserkresse), an denen infektiöse Stadien (Metazerkarien) der Parasiten haften. ■

Vorkommen. *Fasciola hepatica* ist ein weltweit verbreiteter, bedeutsamer Parasit von Hauswiederkäuern, der aber auch andere Tierarten befällt. Sporadischer oder endemischer *F. hepatica*-Befall bei Menschen wurde bisher aus rund 50 Ländern/Regionen aller Kontinente gemeldet (WHO, 1999). Aus Asien und Afrika sind auch Infektionen des Menschen mit dem bis zu 7,5 cm langen Riesenleberegel (*F. gigantica*) bekannt. Die Zahl der mit *F. hepatica* oder *F. gigantica* infizierten Personen wird auf 2,4 Millionen geschätzt (WHO, 1995).

Erreger, Entwicklung und Epidemiologie. *F. hepatica* ist ein abgeplatteter, einem Lorbeerblatt ähnlicher Parasit, etwa 2–5 cm lang und maximal 1 cm breit. Besondere Kennzeichen sind der vom übrigen Körper etwas abgesetzte „Kopfkonus" und die starke Verzweigung verschiedener innerer Organe (Abb. 10.**6a**).

Die adulten Leberegel parasitieren in den Gallengängen. Sie produzieren große (etwa 130 × 85 μm), goldgelb gefärbte, gedeckelte Eier (Abb. 10.**1**, S. 568), die über die Gallenwege und den Darmkanal des Wirtes an die Außenwelt gelangen. Unter günstigen Bedingungen entwickelt sich innerhalb einiger Wochen im Ei eine bewimperte Larve, das Mirazidium, welches ausschlüpft und in eine Süßwasserschnecke (in Mitteleuropa *Lymnaea truncatula*) eindringt und sich zur Sporozyste umformt. Über weitere, ungeschlechtliche Vermehrungsstadien (Redien) entstehen schließlich mit einem Schwanz versehene Zerkarien, die in das Wasser ausschwärmen. Nach kurzer Zeit setzen sie sich an Pflanzenteilen fest, wo sie sich enzystieren und damit zu infektionsfähigen Metazerkarien heranreifen, die mit pflanzlicher Nahrung von Endwirten aufgenommen werden können. Beim Menschen stellt der Genuss metazerkarienbehafteter Wasserkresse eine der möglichen Infektionsquellen dar.

Die im Dünndarm schlüpfenden juvenilen Leberegel durchdringen die Darmwand und wandern über die Peritonealhöhle in die Leber ein. Nach

Leberegel

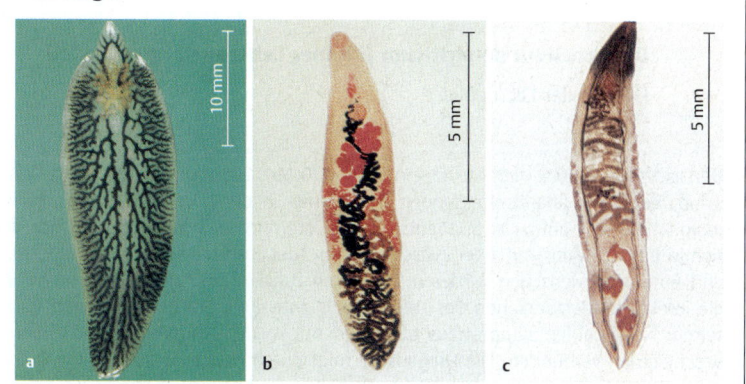

Abb. 10.**6** **a** *Fasciola hepatica*, adultes Stadium mit blutgefüllten Darmverzweigungen; **b** *Dicrocoelium dendriticum*, adultes Stadium; **c** *Opisthorchis felineus*, adultes Stadium (Aufnahme a: K. Wolff, Zürich; c: V. Kumar, Antwerpen).

einer etwa 6 – 7 Wochen langen Migration durch das Leberparenchym gelangen die Parasiten schließlich in die Gallenwege, wo sie geschlechtsreif werden. Frühestens 2 – 3 Monate nach der Infektion beginnt die Eiausscheidung.

Krankheitsbild. Die Infektion kann inapparent verlaufen oder nach einer Inkubationszeit von 4 – 6 Wochen mit Abdominalschmerzen, Hepatomegalie, Fieber, Leukozytose und Eosinophile (akute Phase) sowie mit hepatocholangitischen Erscheinungen (chronische Phase) und Anämie einhergehen. Gelegentlich wandern die Parasiten auch in andere Organe ein.

Diagnose. Leukozytose, Eosinophilie und Erhöhung leberspezifischer Enzyme im Serum sind vor allem während der Wanderphase der Leberegel zu erwarten. Der Nachweis der Eier (Abb. 10.**1**, S. 568) im Stuhl oder Duodenalsaft gelingt frühestens 2 – 3 Monate nach der Infektion. Bei Patienten aus Asien sind differenzialdiagnostisch Eier der Dünndarmparasiten *Echinostoma* und *Fasciolopsis* (Abb. 10.**1**) zu berücksichtigen, die denen von *Fasciola* sehr ähneln. Der Nachweis von Antikörpern im Serum (Tab. 11.**5**, S. 652f.) und von Koproantigen im Stuhl sind weitere diagnostische Möglichkeiten.

Therapie und Prophylaxe. Mittel der Wahl ist Triclabendazol (Fasinex) (Präparat aus der Veterinärmedizin, neuerdings in einigen Ländern ad usum humanum registriert, von der WHO empfohlen). Durch Verzicht auf den Verzehr roher Wasserkresse und anderer möglicherweise mit Metazerkarien behafteter Pflanzen kann die Infektion vermieden werden.

10

Dicrocoelium

Dicrocoelium dendriticum (Kleiner Leberegel, Lanzettegel)

Erreger der Dicrocöliose

Der Lanzettegel (0,5–1,0 × 0,2 cm) (Abb. 10.**6b**), ein Gallengangsparasit von Schaf, Rind u. a. pflanzenfressenden Tieren, tritt in der nördlichen Hemisphäre regional gehäuft auf (u. a. Süddeutschland, Österreich, Schweiz) und entwickelt sich in einem Zyklus mit zwei Zwischenwirten (gehäusetragende Landschnecken und Ameisen). Menschen infizieren sich durch zufällige Aufnahme von Ameisen, die infektiöse Metazerkarien des Lanzettegels enthalten. Solche Infektionen sind selten; sie verlaufen symptomlos oder sind mit milden Abdominal- und Leberbeschwerden verbunden. Die Diagnose erfolgt durch Nachweis der Eier im Stuhl (etwa 40 × 25 µm, oval, dunkelbraun, enthalten ein Mirazidium mit zwei runden „Keimkernen") (Abb. 10.**1**, S. 568). Der Verzehr befallener Rinder- oder Schafleber kann zur Eiausscheidung im Stuhl führen, ohne dass eine Infektion vorliegt (Darmpassage). Differenzialdiagnostisch sind die Eier von *Opisthorchis* und *Clonorchis* in Betracht zu ziehen (Abb. 10.**1**). Chemotherapeutisch erwies sich in Tierversuchen Praziquantel als wirksam (s. auch Opisthorchiose).

Opisthorchis und Clonorchis (Katzenleberegel und Chinesischer Leberegel)

Erreger der Opisthorchiose bzw. der Clonorchiose

■ Leberegel der Gattungen *Opisthorchis* und *Clonorchis* kommen vor allem in Fluss- und Binnenseegebieten in Asien und Osteuropa vor, *Opisthorchis* auch weiter westlich bis nach Norddeutschland. In den Zyklus sind zwei Zwischenwirte eingeschaltet (Wasserschnecken, Fische). Die Infektion erfolgt mit Rohfisch, der infektiöse Stadien (Metazerkarien) enthält. Die Diagnose basiert vor allem auf dem Nachweis von Eiern im Stuhl oder Duodenalaspirat. ■

Erreger und Vorkommen. Die Vertreter dieser Gattungen ähneln in Größe (Länge: 1–2 cm) und Form dem Lanzettegel (*Dicrocoelium dendriticum*). Unterscheidungsmerkmale bieten Lage und Struktur der Hoden (ophisten: hinten; orchis: Hoden; klon: Zweig) (Abb. 10.**6c**).

Opisthorchis und *Clonorchis* kommen in Fluss- und Binnenseegebieten endemisch vor: *Opisthorchis felineus* in Eurasien (Russland, Kasachstan, Ukraine; Endemieherde auch in Baltischen Staaten, im nördlichen Polen und in Norddeutschland), *Opisthorchis viverrini* in Thailand und Laos, *Clonor-*

chis sinensis im fernöstlichen Russland und in weiteren asiatischen Gebieten (u. a. China, Taiwan, Vietnam, Korea). Die Zahl der mit *Opisthorchis* und *Clonorchis* infizierten Personen wird auf 17 Millionen geschätzt, etwa 350 Millionen sind infektionsgefährdet (WHO, 1995).

Entwicklung und Epidemiologie. Endwirte von *Opisthorchis*- und *Clonorchis*-Arten sind fischfressende Säugetiere (Katze, Hund, Schwein u. a.) sowie der Mensch, in denen die Trematoden die Gallengänge besiedeln. Die Entwicklung ist an verschiedene Arten von Wasserschnecken (*Bithynia* u. a.) als erste und Süßwasserfischarten als zweite Zwischenwirte gebunden. Die infektiösen Metazerkarien befinden sich in der Muskulatur der Fische und gelangen beim Genuss roher Fischgerichte in den Darm des Endwirtes und von dort über den Ductus choledochus in die Gallengänge. Die Präpatenzzeit beträgt 4 Wochen.

Pathogenese und Krankheitsbild. Befall mit *Opisthorchis* und *Clonorchis* verursacht Wucherungen des Gallengangepithels, zystenartige Erweiterungen und fibröse Verdickungen der Gallengänge sowie Bindegewebsvermehrung im Leberparenchym. In Endemiegebieten von *C. sinensis* und *O. viverrini* wurde eine Häufung von Gallengangkarzinomen festgestellt. Klinische Symptome bei stärkerem Befall sind u. a. variables Fieber, hepato-cholangitische Symptome mit Hepatomegalie, Leukozytose, Schmerzen im Oberbauch und Durchfall.

Diagnose, Therapie und Prophylaxe. Diagnose durch Nachweis der Eier (26 – 32 µm lang) im Stuhl oder im Duodenalsaft (Abb. 10.**1**, S. 568f). Differenzialdiagnostisch sind Eier von *Heterophyes heterophyes*, *Metagonimus yokogawai* und anderer Trematodenarten zu berücksichtigen. Serumantikörper lassen sich bei einem Teil der Infizierten nachweisen. Zur Behandlung ist Praziquantel (Biltricide) das Mittel der Wahl, auch kann Albendazol (Zentel) eingesetzt werden. Eine sichere Prophylaxe bildet das Kochen oder Braten der Fische, da die Metazerkarien bereits bei 70 °C absterben, oder das Tiefgefrieren bei 10 °C für 5 Tage (WHO, 1995).

Paragonimus (Lungenegel)

Erreger der Paragonimose

10

■ Lungenegel der Gattung *Paragonimus*, endemisch in Gebieten Asiens, Afrikas und Amerikas, parasitieren in Zysten der Lunge und verursachen ein tuberkuloseähnliches Krankheitsbild. Nach Entwicklung in zwei Zwischenwirten (Süßwasserschnecken und Krebse) können infektiöse Stadien (Metazerkarien) beim Verzehr roher Krebse auf Menschen übergehen. Eier der Parasiten sind im Sputum oder Stuhl nachweisbar. ■

Vorkommen. Als Parasiten bei Menschen sind mindestens 9 *Paragonimus*-Arten bekannt, die in Ost- und Südostasien (*Paragonimus westermani*, *Paragonimus heterotremus* u. a. Arten), im westlichen und südlichen Afrika (*Paragonimus africanus* und *Paragonimus uterobilateralis*), in Nordamerika (*Paragonimus kellicotti*) sowie in Mittel- und Südamerika (*Paragonimus mexicanus* u. a.) vorkommen. Die Zahl der Infizierten wird auf etwa 21 Millionen geschätzt (WHO, 1995).

Erreger, Entwicklung und Epidemiologie. Mit ihrer plumpen, kaffeebohnen-ähnlichen Körpergestalt weichen die etwa 7 – 15 mm langen *Paragonimus*-Arten im Aussehen von anderen Trematoden ab. Ansiedlungsort der geschlechtsreifen Parasiten sind zystenartige Erweiterungen in der Lunge, die in der Regel mit dem Bronchialbaum in Verbindung stehen. Die von den adulten Würmern abgesetzten, gelbbraun gefärbten, gedeckelten Eier (etwa 80 × 50 μm) gelangen in die Luftwege und werden mit dem Sputum oder im Stuhl an die Außenwelt befördert (Abb. 10.**1**). Die weitere Entwicklung vollzieht sich im Wasser, wo im Ei ein Mirazidium entsteht, das ausschlüpft und in einen Zwischenwirt eindringt. In den als erste Zwischenwirte dienenden Süßwasserschnecken (*Semisulcospira* und zahlreiche andere Gattungen) entstehen eiförmige Zerkarien mit kurzem Schwanz. Die Zerkarien enzystieren sich im zweiten Zwischenwirt (Krustazeen: Krebsen/Krabben) und entwickeln sich somit zu infektiösen Metazerkarien. Werden diese beim Verzehr roher Krustazeen von einem geeigneten Endwirt aufgenommen, schlüpfen die jungen Trematoden im Dünndarm aus und wandern durch die Peritonealhöhle zum Diaphragma und schließlich in die Lunge. Die Präpatenzzeit beträgt 2 – 3 Monate. Vom normalen Wanderweg abgekommene Parasiten können in verschiedene Organe gelangen (z. B. Gehirn oder Haut). Mit dem Blut ausgeschwemmte Eier induzieren in verschiedenen Organen entzündliche Granulome.

Abgesehen von Menschen spielen krebsfressende Säugetiere (Feliden, Kaniden, Schweine u. a.) als Erregerreservoire epidemiologisch eine wesentliche Rolle. Junge Lungenegel können sich in der Muskulatur von Schweinen und anderen „Transportwirten" ansiedeln und beim Verzehr rohen Fleisches dieser Tiere in den Menschen gelangen.

Krankheitsbild. Klinisch stehen im typischen Fall Lungenerscheinungen (chronischer Husten, blutiger Auswurf, Thorakalschmerz) im Vordergrund, doch können auf dem normalen Weg wandernde oder verirrte Parasiten auch Abdominal-, Leber- und Pankreasbeschwerden, ZNS-Störungen oder Hautveränderungen (Schwellungen, Knoten) hervorrufen.

Diagnose, Therapie und Prophylaxe. Die ätiologische Diagnose erfolgt durch den Nachweis der Eier im Sputum oder im Stuhl (Abb. 10.**1**, S. 569) und von Antikörpern im Serum (Tab. 11.**5**, S. 652f.). Differenzialdiagnostisch ist insbesondere die Tuberkulose zu berücksichtigen. Chemotherapie: Praziquantel (Biltricide) (1. Wahl) oder Triclabendazol (s. *Fasciola*, S. 581). Eine sichere Vorbeugemaßnahme ist das Kochen der Krabben- und Krebsgerichte.

10.1.2 Cestoda (Bandwürmer)

Allgemeines. Im Dünndarm des Menschen können verschiedene Bandwurmarten (kestos: Band) aus der Gruppe der niederen (*Pseudophyllida*) bzw. der höheren (*Cyclophyllida*) Zestoden parasitieren. Diese Zestodenarten sind Zwitter und bestehen aus dem Kopf (Skolex), einer ungegliederten Wachstumszone und einer Kette von Gliedern (Proglottiden). Da Verdauungsorgane fehlen, werden Nährstoffe durch das resorbierende Integument aufgenommen. Die Entwicklung der Zestoden verläuft über einen oder zwei Zwischenwirte.

Der Mensch ist auch für Larvenstadien (Finnen, Metazestoden) verschiedener Bandwurmarten empfänglich. Sie entwickeln sich in Körpergeweben und entfalten im Allgemeinen eine größere Schadwirkung als die intestinalen Stadien der Zestoden.

Taenia-Arten

Erreger von Taeniose und Cysticercose

Die Taeniose ist eine Dünndarminfektion des Menschen mit *Taenia*-Arten. Für *T. saginata* sind die Zwischenwirte Rinder, in deren Muskulatur sich Metazestoden (Finnen, Cysticercen) entwickeln, die mit rohem Fleisch vom Menschen aufgenommen werden können. Die Infektion verläuft inapparent oder mit milden intestinalen Symptomen. Bei *T. solium* entwickeln sich die Metazestoden in Muskeln vom Schwein und akzidentell auch im Menschen (ZNS, Augen, Muskulatur, Haut), bei dem sie die Cysticercose hervorrufen. *T. saginata asiatica* ist mit *T. saginata* nahe verwandt, die Finnen siedeln sich aber vorwiegend in der Leber von Schweinen und Wiederkäuern an.

10

Taenia saginata (Rinderfinnenbandwurm)

Erreger der *T. saginata*-Taeniose

Vorkommen. Diese Art ist kosmopolitisch verbreitet; die Zahl der infizierten Menschen wird auf etwa 40–60 Millionen geschätzt. Ein Indikator für die Häufigkeit ist die Prävalenz der durch *T. saginata* verursachten Cysticercose des Rindes (in Europa durchschnittlich etwa 0,3–6 %, in einigen außereuropäischen Regionen bis über 50 %).

Erreger, Entwicklung und Epidemiologie (s. Abb. 10.**8**, S. 588). *T. saginata* (taenia: Band; saginatus: gemästet) wird bis zu 10 m lang und hat einen Skolex mit 4 Saugnäpfen, aber ohne Hakenkränze. Die Proglottiden am Ende der Gliederkette sind länger als breit, jede enthält einen baumartig verzweigten Uterus mit 80 000–100 000 Eiern (= gravide Glieder) (Abb. 10.**7c,d**). Die Eier werden bei der Abtrennung einer Proglottis von der Bandwurmkette im Darmlumen oder erst an der Außenwelt frei. Sie sind klein (Durchmesser ca. 30–40 μm) und rund (Abb. 10.**1**, S. 559). Die äußere Hülle bildet eine dicke, bräunlich gefärbte, radiär gestreifte Embryophore, im Inneren befindet sich eine mit 3 Hakenpaaren bewehrte Onkosphäre. Die Tenazität der Eier ist beträchtlich; sie können in feuchtem Milieu wochen- bis monatelang infektiös bleiben. In den Fäzes von *Taenia*-infizierten Menschen gelangen sie direkt oder über Abwasser auf Weideflächen oder Futtermittel. Nach Aufnahme der Eier durch Rinder (oder Büffel) schlüpfen im Dünndarm die Onkosphären aus. Sie wandern in die Darmwand ein und werden durch den Blutstrom in die quergestreifte Muskulatur transportiert, wo sie inner-

---

Zestoden

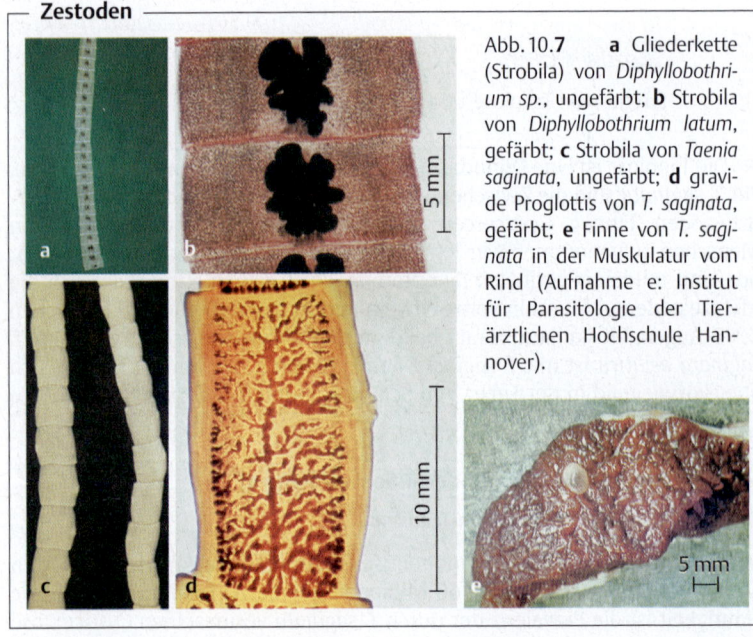

Abb. 10.**7** **a** Gliederkette (Strobila) von *Diphyllobothrium sp.*, ungefärbt; **b** Strobila von *Diphyllobothrium latum*, gefärbt; **c** Strobila von *Taenia saginata*, ungefärbt; **d** gravide Proglottis von *T. saginata*, gefärbt; **e** Finne von *T. saginata* in der Muskulatur vom Rind (Aufnahme e: Institut für Parasitologie der Tierärztlichen Hochschule Hannover).

5 mm

10 mm

5 mm

halb von 3 – 4 Monaten zu den infektionstüchtigen, etwa erbsengroßen Metazestoden oder Finnen (= Cysticercus bovis) heranwachsen, die mit Flüssigkeit gefüllte Blasen mit je einer Skolexanlage darstellen (Abb. 10.**7e**).

Der Mensch infiziert sich durch Aufnahme rohen oder halbrohen, finnenhaltigen Rindfleisches. Im Dünndarm stülpt die Finne den Skolex aus, heftet sich an der Mukosa des oberen Dünndarmabschnittes an und wächst zum adulten Bandwurm heran, der Jahre bis Jahrzehnte am Leben bleiben kann. Etwa 2 – 3 Monate nach der Infektion werden die ersten graviden Glieder abgestoßen, die dann in den Fäzes erscheinen oder auch ohne Defäkation den Darm verlassen können. Die Glieder sind noch eine Zeitlang aktiv beweglich und wandern häufig aus dem Stuhl aus.

Pathogenese und Krankheitsbild. *T. saginata* kann bei einem Teil der Infizierten im Dünndarm morphologische Veränderungen (Zottendeformation, Proliferation der Enterozyten, zellige Infiltration der Mukosa u. a.) sowie Funktionsstörungen hervorrufen. Im Blut tritt manchmal Eosinophilie auf. In etwa 25 % der Fälle verläuft die Infektion symptomlos. Krankheitszeichen sind u. a. Nausea, Erbrechen, Oberbauchschmerzen, Durchfall oder Obstipation und Hungergefühl. Erneute Infektionen sind möglich, da sich keine ausreichende Immunität ausbildet.

Diagnose. Der *Taenia*-Befall lässt sich leicht diagnostizieren, wenn die etwa 1,5 – 2 cm langen und 0,7 cm breiten Glieder im Stuhl abgehen (Abb. 10.**7 c, d**). Eine Artbestimmung an den graviden Proglottiden ist morphologisch oft nicht möglich, sie gelingt heute aber mit Hilfe der PCR. Die unregelmäßig im Stuhl ausgeschiedenen Eier von *T. saginata* lassen sich von den *T. solium*-Eiern nicht unterscheiden (Abb. 10.**1**, S. 569). Mit einem ELISA können im Stuhlsaft Koproantigene nachgewiesen und dadurch Infektionen auch dann diagnostiziert werden, wenn weder Proglottiden noch Eier zur Ausscheidung gelangen.

Therapie und Prophylaxe. Zur Chemotherapie ist das hochwirksame Praziquantel (Cesol) Mittel der Wahl. Albendazol (Zentel), Mebendazol (Vermox) oder Paromomycin (Humatin), sind in der Wirkung weniger zuverlässig. Schwerpunkte der prophylaktischen Maßnahmen sind die Abwasserreinigung und die Erfassung der Finnenträger bei der Schlachttieruntersuchung. Stark finniges Fleisch ist ungenießbar, in schwach finnigem werden die Bandwurmfinnen durch Tiefgefrieren abgetötet. Eine individuelle Prophylaxe besteht im Verzicht auf den Verzehr von rohem und nicht tiefgefrorenem Rindfleisch.

10

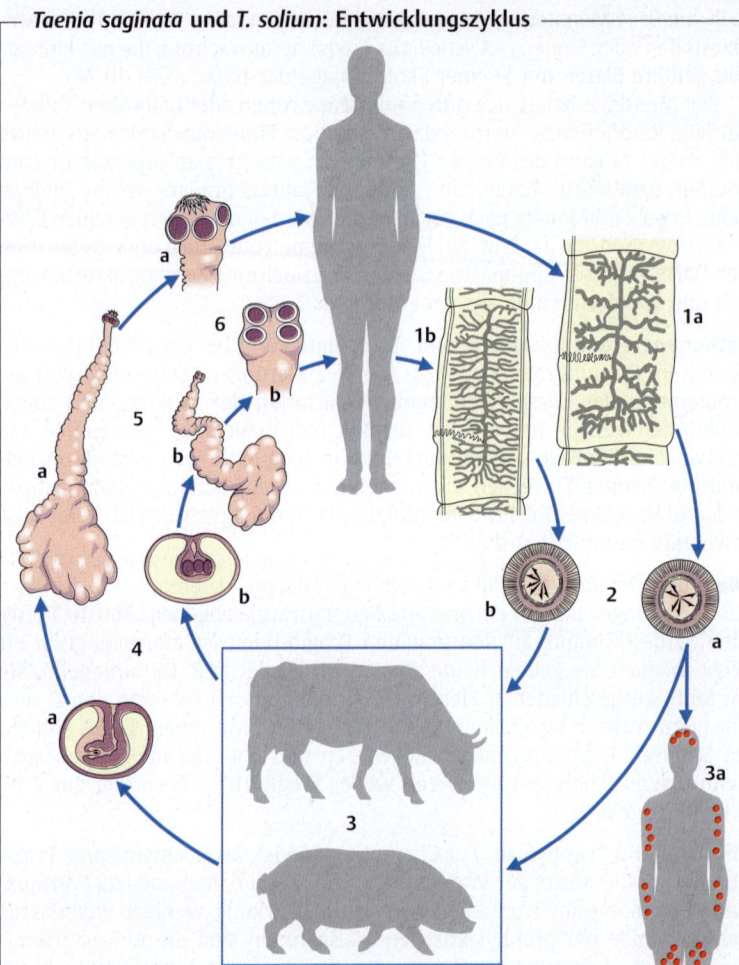

Taenia saginata und *T. solium*: Entwicklungszyklus

Abb. 10.**8**   **1a,b** Eihaltiges, gravides Glied von *T. solium* (**a**) und *T. saginata* (**b**); **2** freie *Taenia*-Eier; **3** natürliche Zwischenwirte für *T. saginata* (Rind) und *T. solium* (Schwein); **3a** Mensch als Fehlwirt für *T. solium*; **4a,b** infektionstüchtige Finnen von *T. solium* (**a**) und *T. saginata* (**b**); **5a,b** gleiche Finnen mit ausgestülpter Kopfanlage; **6a,b** „bewaffneter" Kopf von *T. solium* (**a**) und „unbewaffneter" von *T. saginata* (**b**) aus dem Dünndarm des Menschen. (Nach Piekarski G. Medizinische Parasitologie in Tafeln. 2. Aufl. Berlin: Springer: 1973.)
Rote Punkte im Menschen: Hinweise zur Lokalisation der Finnen von *T. solium*.

Taenia saginata asiatica

Erreger der asiatischen Taeniose

In Ost- und Südostasien (Korea, Taiwan, Philippinen, Thailand, Indonesien, Malaysia) kommt als Dünndarmparasit des Menschen eine *Taenia*-Form vor, die nach genetischen Untersuchungen mit *T. saginata* sehr nahe verwandt ist und eine Unterart dieser Spezies darstellt (= *T. saginata asiatica*). Diese Unterart unterscheidet sich von *T. saginata* in einigen morphologischen Merkmalen; ihre Finnen entwickeln sich vorwiegend in der Leber von Schweinen, aber auch in Rind, Ziege und Affenarten.

Taenia solium (Schweinefinnenbandwurm)

Erreger der *T. solium*-Taeniose und der Cysticercose

Vorkommen. *T. solium* tritt vor allem in unterentwickelten ländlichen Gebieten von Zentral- und Südamerika, Afrika und Asien endemisch auf, sporadisch auch in den USA sowie in West-, Ost- und Südeuropa. In Mexiko sind 0,1 bis 7 % der ländlichen Bevölkerung Träger des adulten Bandwurmes, und bis zu 25 % der Schweine sind mit Finnen von *T. solium* befallen. In nichtendemischen Gebieten (z. B. Mitteleuropa) werden in zunehmendem Maße importierte Fälle von Cysticercose diagnostiziert.

Erreger und Entwicklung. *T. solium* (solium von sosl, arabisch: Kette) ist mit 3–4 m Länge kleiner als *T. saginata*. Der Skolex von *T. solium* hat außer den 4 Saugnäpfen ein mit doppeltem Hakenkranz bewaffnetes Rostellum (Abb. 10.**8**). In den graviden Gliedern ist die Anzahl der Seitenäste des Uterus mit 7–13 gewöhnlich kleiner als bei *T. saginata* (meistens mehr als 15).

Die Entwicklung verläuft ähnlich wie bei *T. saginata*, doch ist für *T. solium* das Schwein Zwischenwirt, in dem sich die Finne (Cysticercus cellulosae) in 2–3 Monaten zur Infektionsreife entwickelt.

Pathogenese und Krankheitsbild. Der Befall des Darmes mit *T. solium* verursacht keine oder nur geringfügige Störungen, ähnlich wie bei einer Infektion mit *T. saginata*.

Diagnose, Therapie, Prophylaxe und Bekämpfung. Für die Diagnose und Therapie gelten die für *T. saginata* gegebenen Empfehlungen. Die Infektion mit *T. solium* lässt sich durch Kochen oder Tiefgefrieren (- 20 °C für mindestens 24 h) des Schweinefleisches verhüten. Maßnahmen zur Bekämpfung in Endemiegebieten sind Massenbehandlungen der Bevölkerung mit Praziquantel sowie die Verbesserung der Hygiene und der Schlachttieruntersuchung.

10

Cysticercose

Erreger und Epidemiologie. Die als Cysticercus cellulosae bezeichneten Finnen von *T. solium* können sich in verschiedenen Organen des Menschen ansiedeln (Abb. 10.8) und das Krankheitsbild der Cysticercose verursachen. Die Infektion erfolgt unter unhygienischen Bedingungen durch die perorale Aufnahme von Eiern aus den Fäzes von Bandwurmträgern (exogene Autoinfektion oder Fremdinfektion). Andererseits ist es möglich, dass im Verdauungskanal des Menschen Eier aus graviden Proglottiden frei werden und die ausgeschlüpften Onkosphären eine Infektion verursachen (endogene Autoinfektion). In einigen Ländern Lateinamerikas, Asiens und Afrikas ist die Cysticercose des Menschen häufig, wie hohe Seroprävalenzraten bis über 10 % und Sektionsbefunde anzeigen.

Krankheitsbild. Besonders gravierend ist die Cysticercose des zentralen Nervensystems (Neurocysticercose) oder des Auges (okuläre Cysticercose). Im ZNS siedeln sich die Finnen vorwiegend im Großhirn an (Ventrikel, Subarachnoidalraum), seltener im Rückenmark; sie können epileptiforme Anfälle, erhöhten intrakranialen Druck und andere neurologische Symptome verursachen. Die Finnen entwickeln sich auch in der Unterhaut, im Herzen und in der Skelettmuskulatur.

Diagnose. Bei Lokalisation der Finnen in der Haut kann die Palpation erste Hinweise für das Vorliegen einer Cysticercose liefern. Hilfsmittel zur Feststellung des Befalls innerer Organe sind bildgebende Verfahren und immundiagnostische Methoden (Tab. 11.5, S. 652f.). Bei Verwendung von gereinigten Glykoprotein-Antigenen aus Metazestoden von *T. solium* lassen sich bei Patienten mit zerebraler Cysticercose in über 90 % der Fälle Antikörper im Serum mit Hilfe des Westernblot nachweisen.

Therapie. Praziquantel (Cesol) in Kombination mit Kortikosteroiden hat sich in einem erheblichen Teil der behandelten Fälle (auch bei Neurocysticercose) als wirksam erwiesen, wenn die Finnen noch nicht verkalkt waren. Diese Therapie erfordert eine gute Überwachung der Patienten. Auch Albendazol (Zentel) wird zur Therapie eingesetzt.

10

Echinococcus

Erreger der Echinococcose

■ Die wichtigsten Arten der Gattung *Echinococcus* sind *Echinococcus granulosus* (Darmparasit vor allem des Hundes) und *E. multilocularis* (Darmparasit von Fuchsarten, selten von Hund und Katze), die beide auch in Europa vorkommen und deren Metazestoden die zystische Echinococcose bzw. die alveoläre Echinococcose des Menschen verursachen. Die Infektion des Menschen erfolgt durch perorale Aufnahme der *Echinococcus*-Eier, aus denen sich bei zystischer Echinococcose Metazestoden in Form flüssigkeitsgefüllter, größerer Blasen entwickeln, vor allem in Leber und Lunge. Bei alveolärer Echinococcose wird primär fast immer die Leber befallen, in der die Metazestoden in Form kleinblasiger Konglomerate tumorähnlich proliferieren; sekundär kann Metastasierung in andere Organe erfolgen. Zur Diagnose werden bildgebende Verfahren und immundiagnostische Methoden eingesetzt. Die Behandlung erfolgt chirurgisch und/oder chemotherapeutisch. ■

Erreger-Arten. *Echinococcus*-Arten sind kleine Bandwürmer, die im Dünndarm von Karnivoren parasitieren und Eier produzieren, die an die Außenwelt gelangen. Nach peroraler Aufnahme solcher Eier entwickeln sich in den natürlichen Zwischenwirten (verschiedene Säugetierarten) und akzidentell auch im Menschen sowie anderen Fehlwirten (diese spielen im Entwicklungszyklus keine Rolle) pathogene Larvalstadien (Finnen, Metazestoden). Zur Zeit sind 4 *Echinococcus*-Arten anerkannt, und zwar *Echinococcus granulosus, E. multilocularis, E. vogeli* und *E. oligarthrus*, die alle humanpathogen sind.

Echinococcus granulosus (Gefährlicher Hundebandwurm)

Erreger der zystischen Echinococcose (ZE)

Vorkommen. *E. granulosus* ist weltweit verbreitet und kommt u. a. in Ost- und Südosteuropa, in Mittelmeerländern, im Nahen Osten, in Nord- und Ostafrika, in Südamerika sowie in verschiedenen Gebieten Asiens und Australiens häufig vor. In Nord- und Mitteleuropa ist der Parasit selten geworden; die Mehrzahl der dort diagnostizierten Fälle von ZE des Menschen ist importiert, vor allem aus Mittelmeerländern. In manchen Gebieten kommen *E. granulosus* und *E. multilocularis* gemeinsam vor.

Morphologie und Entwicklung

■ **Adultstadium.** *E. granulosus* ist ein 4 – 7 mm langer Bandwurm mit häkchenbewehrtem Skolex und typischerweise 3 (2 – 6) Proglottiden. Ein auffallendes Merkmal ist der mit seitlichen Aussackungen versehene Uterus, der bis zu 1500 Eier enthält (Abb. 10.**10a**).

■ **End- und Zwischenwirte.** Wichtigster Endwirt für *E. granulosus* ist der Hund; regional spielen auch andere Kaniden (Schakal, Dingo und andere Wildkaniden) eine Rolle. Als Zwischenwirte fungieren herbi- und omnivore Vertebraten, vor allem Haustiere (Wiederkäuer, Schwein, Pferd, Kamel), in manchen Gebieten auch Wildtiere.

10

Echinococcus granulosus und *E. multilocularis*: Entwicklungszyklus

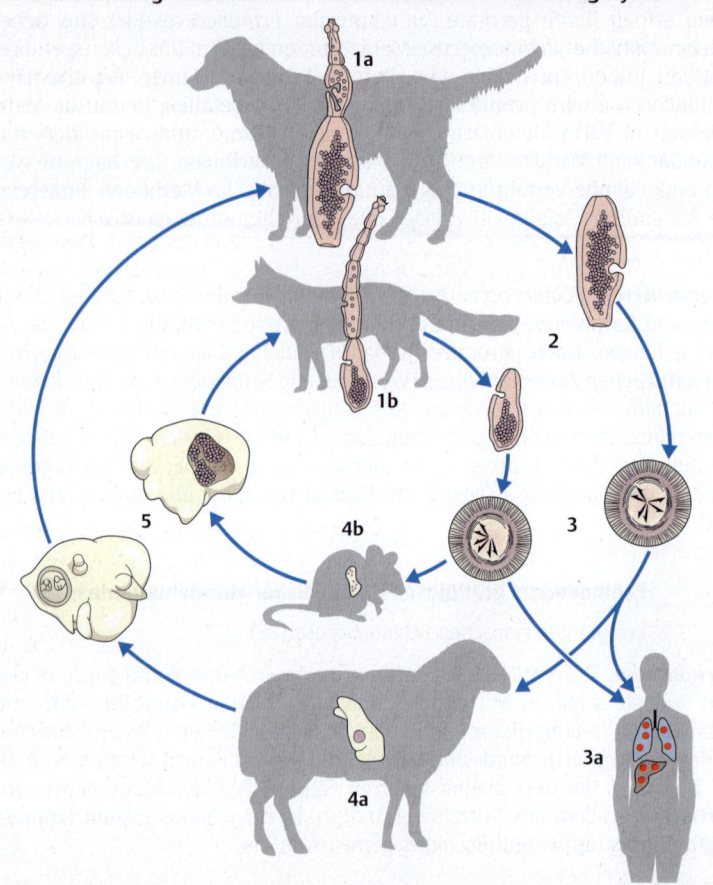

Abb.10.**9** **1a,b** Adulte Parasiten in Endwirten: *E. granulosus* im Hund, *E. multilocularis* im Rotfuchs (selten Hund und Katze); **2** eihaltige, gravide Glieder; **3** *Echinococcus*-Eier, Infektion natürlicher Zwischenwirte oder des Menschen (Fehlwirt) (**3a**); **4** natürliche Zwischenwirte: für *E. granulosus*; Schaf, Rind, Pferd und andere Ungulaten (**4a**), für *E. multilocularis*: Nagetiere (**4b**); **5** Finnen (Metazestoden) in der Leber der Zwischenwirte.
Rote Punkte im Menschen: Hinweise zu den häufigsten Organlokalisationen der Finnen (s. auch Text).

Entwicklungszyklus (Abb. 10.**9**). Im Dünndarm der Endwirte leben die erwachsenen Bandwürmer etwa 6 Monate, nur wenige bis zu 2 Jahren (Abb. 10.**10**c). Aus graviden Proglottiden werden bereits im Darm Eier freigesetzt und mit dem Kot ausgeschieden, oder sie gelangen innerhalb der Bandwurmglieder in die Außenwelt. Die Eier (Durchmesser ca. 30 – 40 µm) sind fast kugelig, enthalten eine Onkosphäre und haben eine radiär gestreifte Hülle. Sie sind von den Eiern der *Taenia*-Arten der Fleischfresser und des Menschen morphologisch nicht zu unterscheiden (vgl. Abb. 10.**1**, S. 569). Die Infektion von Zwischenwirten, Menschen oder anderen Fehlwirten erfolgt durch perorale Aufnahme von Eiern. Aus diesen werden im Dünndarm die Onkosphären frei, sie dringen in die Darmwand ein und gelangen auf dem Blutweg die Leber, zum Teil auch in die Lunge und in andere Organe. Aus den Onkosphären entstehen zunächst kleine Bläschen, die allmählich zu Finnen (= Metazestoden) heranwachsen.

Die **Finne** von *E. granulosus* (auch als „Hydatide" bezeichnet; hydatis = Wasserblase) stellt im typischen Fall eine mit Flüssigkeit gefüllte, ein- oder mehrkammerige Blase dar, deren Wand aus der inneren, zellulären Keimschicht und der äußeren, azellulären Lamellarschicht (= Kutikularschicht) besteht und außen von einer vom Wirt stammenden Bindegewebeschicht umschlossen ist (Abb. 10.**10**d,**f**). Frühestens 5 – 6 Monate nach der Infektion entstehen an der Keimschicht Brutkapseln und in jeder von ihnen bis über 20 Kopfanlagen (Protoskolezes) mit 4 Saugnäpfen und doppeltem Hakenkranz (Abb. 10.**10**h). Nach Platzen der dünnen Brutkapseln findet man freie Protoskolezes in der Hydatidenflüssigkeit. Letztere bilden zusammen mit Brutkapseln, deren Trümmern und Kalkkörperchen den sog. „Hydatidensand". Die Größe der Finnen ist abhängig von ihrem Alter und anderen Faktoren. Im Menschen liegt ihr Durchmesser meist bei 1 – 15 cm, sie kann aber zwischen wenigen Millimetern und 20 cm schwanken. Im Menschen findet man relativ häufig Finnen, die kleinere Tochterblasen enthalten.

Der Entwicklungskreislauf ist dann geschlossen, wenn Karnivoren mit Schlachtabfällen (Innereien) oder Beutetieren Finnen von *E. granulosus* aufnehmen, die reife Protoskolezes enthalten, aus denen sich im Dünndarm innerhalb von 5 – 8 Wochen geschlechtsreife Stadien entwickeln.

Epidemiologie. Von *E. granulosus* existieren verschiedene Stämme, die sich morphologisch, biologisch und genetisch unterscheiden, zum Teil auch in ihrer Infektiosität für den Menschen. Weltweit am wichtigsten und für die Mehrzahl der Fälle beim Menschen verantwortlich ist der sog. „Schafstamm", der sich in einem Zyklus zwischen Hund und Schaf (und einigen anderen, aber weniger bedeutsamen Zwischenwirten) entwickelt.

Der Mensch infiziert sich durch perorale Aufnahme von *Echinococcus*-Eiern bei direktem Kontakt mit den Bandwurmträgern oder indirekt durch

10

Echinococcus granulosus und *E. multilocularis*

kontaminierte Nahrungsmittel oder Trinkwasser. Die *Echinococcus*-Eier sind in feuchtem Milieu monatelang lebensfähig und können auch überwintern. Bei Austrocknung sterben sie rasch ab. Sie lassen sich durch Hitze (75 – 100 °C) in wenigen Minuten und durch Tiefgefrieren bei 70 bis 80 °C innerhalb von 4 bzw. 2 Tagen abtöten; die üblichen chemischen Desinfektionsmittel sind unwirksam.

Die mittlere Inzidenz der ZE schwankt in Ländern oder Regionen des Mittelmeergebietes etwa zwischen 1 – 10 neuen klinischen Fällen pro 100 000 Einwohner und Jahr, erreicht aber in anderen Endemiegebieten (z. B. Südamerika, China) auch höhere Werte (> 40 Fälle/100 000 Einwohner).

Pathogenese und Krankheitsbild. Einige klinische Parameter der ZE des Menschen sind in Tab. 10.**3** vergleichend zur alveolären Echinococcose (AE) dargestellt.

Die ZE verläuft initial und in einem Teil der Fälle (bis 30 %) dauerhaft asymptomatisch, besonders wenn nur kleine, gut abgekapselte oder verkalkte Zysten vorliegen. Symptome treten nach Monaten oder Jahren dann auf, wenn eine oder mehrere Zysten durch ihre Größe, ihr expansives Wachstum und ihre Lokalisation die Organfunktionen beeinträchtigen (Tab. 10.**3**). Akute Symptome können nach spontaner, traumatisch oder intraoperativ verursachter Zystenruptur auftreten, wobei das Freiwerden antigenhaltiger Hydatidenflüssigkeit Erscheinungen des anaphylaktischen Schocks auslösen kann. Außerdem besteht dabei die Gefahr der Ausstreuung von Protoskolezes, aus denen sich im Menschen neue Zysten entwickeln können (= sekundäre zystische Echinococcose). Zystenrupturen können aber auch zu Spontanheilungen führen.

Diagnose. Die Diagnose beruht auf der Feststellung der Zysten mit Hilfe bildgebender Verfahren (Ultrasonographie, Computertomographie, Thorax-Röntgen u. a.) in Verbindung mit dem serologischen Antikörpernachweis (Tab. 11.**5**, S. 652f.). Spezifische Antikörper treten bei ca. 90 – 100 % der Patienten mit zystischer Leberechinococcose auf, aber nur bei ca. 60 – 80 % der Fälle mit Lungenechinococcose. Auf die diagnostische Punktion von Zysten sollte

◄ Abb. 10.**10** **a** *Echinococcus granulosus*, adult; **b** *E. multilocularis*, adult; **c** Darm von Hund mit *E. granulosus*; **d** zystische Echinococcose des Menschen: Mutterzyste von *E. granulosus* in der Leber mit Tochterzysten; **e** alveoläre Echinococcose in der Leber; **f** Zyste von *E. granulosus*: histologischer Schnitt durch die Zystenwand; **g** Schnitt durch *E. multilocularis* in der Leber des Menschen; **h** isolierte Kopfanlagen von *E. granulosus*; **i** Schnitt durch Metazestoden von *E. multilocularis* mit Kopfanlagen aus einem Nagetier. (Aufnahme d: A. Akovbiantz, Waidspital Zürich.)

Tabelle 10.**3** Klinische Parameter zur zystischen und alveolären Echinococcose des Menschen[1]

Klinische Parameter	Zystische Echinococcose Erreger: *E. granulosus*	Alveoläre Echinococcose Erreger: *E. multilocularis*
Inkubationszeit:	Monate bis einige Jahre	> 5 – 15 Jahre
Finne:		
▪ typische Form:	Zysten (s. Text)	alveoläre Konglomerate (s. Text)
▪ Wachstum:	expansiv	infiltrativ, wie bösartiger Tumor
primär betroffene Organe:	Leber (60 – 70 %), Lunge (15 – 25 %), seltener Milz, Nieren, Muskel, ZNS u. a. ca. 70 % der Patienten mit solitären Zysten	Leber (98 – 100 %)
Komplikationen:	sekundäre Echinokokkose[2] vor allem Peritoneal- und Pleurahöhle	Metastasierung in Abdominalorgane, Lunge, Gehirn, Knochen u. a.
Manifestation der Erkrankung in Altersgruppen: Mittelwert und (Extremwerte[3])	38 Jahre (3 – 86)	> 54 Jahre (20 – 84)
Symptome:	abhängig von Lokalisation, Größe und Zahl der Zysten	abhängig von Ausdehnung der Veränderungen in Leber und anderen Organen
▪ Leber:	Oberbauchschmerzen, Hepatomegalie, Cholestase, Gelbsucht u. a.	Oberbauchschmerzen, Gelbsucht, Gewichtsverlust, auch Fieber, Anämie
▪ Lunge:	Thorakalschmerzen, Husten, Auswurf, Dyspnoe u. a.	Thorakalschmerz u. a.
▪ ZNS:	neurologische Symptome	neurologische Symptome
Letalität bei unbehandelten Patienten:	keine genauen Angaben	sehr hoch: > 94 – 100 %

[1] Weitere Informationen bei Amman und Eckert: Gastroenterol. Clin. N. Amer. 1996: 25:655-689.
[2] Erklärung siehe Text.
[3] Nach einer Studie in der Schweiz.

wegen der oben beschriebenen Risiken (sekundäre Echinococcose, anaphylaktische Reaktionen) verzichtet werden.

Therapie. Durch chirurgische Entfernung der Echinococcenzysten ist Heilung möglich. Inoperable Patienten (z. B. bei multiplem Befall von Leber und Lunge) können chemotherapeutisch mit Albendazol (Zentel) oder Mebendazol (Vermox 500 mg) behandelt werden. Dabei ist in ca. 30 % der Fälle mit Heilung und ca. 30–50 % mit Besserung zu rechnen (WHO, 1996). Eine weitere, noch in Evaluation befindliche Therapiemöglichkeit ist PAIR (**P**uncture-**A**spiration-**I**njection-**R**easpiration): Nach Punktion der Zysten (beachte: nicht alle Zysten sind zur Punktion geeignet, z. B. Lungenzysten!) unter Ultraschallkontrolle wird ein großer Teil der Hydatidenflüssigkeit abgesaugt, dann ein adäquates Volumen 95 % Äthanol in die Zystenhöhle injiziert, 15 Min. darin belassen und wieder abgesaugt. Bei sachgerechter Ausführung von PAIR gelingt es häufig, durch Äthanol die Keimschicht und die Protoskolezes abzutöten; es fehlen jedoch noch Langzeiterfahrungen. Daher wird zur Zeit empfohlen, PAIR mit einer medikamentellen Kurzzeitbehandlung zu kombinieren (WHO, 1996).

Bekämpfung und Prophylaxe. Die Bekämpfung der ZE des Menschen beruht auf regelmäßigen Massenbehandlungen der Hunde gegen *E. granulosus*, der Verhinderung des Zugangs von Hunden zu Innereien von Haus- und Wildtieren sowie auf der zahlenmäßigen Kontrolle der Hundepopulation. In Endemiegebieten ist besondere Hygiene beim Umgang mit Hunden angezeigt.

Echinococcus multilocularis (Gefährlicher Fuchsbandwurm)

Erreger der alveolären Echinococcose (AE)

E. multilocularis ist in der nördlichen Hemisphäre weit verbreitet, mit Endemiegebieten in Europa, Asien (Türkei, Iran, Russland und angrenzende Staaten bis Japan) und Nordamerika (Alaska, Kanada, nördliche und zentrale Staaten der USA) (Abb. 10.**11**). Auch in Deutschland, Österreich und in der Schweiz ist der Parasit weit verbreitet mit Prävalenzen bei Füchsen bis über 50 %.

Morphologie und Entwicklung

■ **Adultstadium.** *E. multilocularis* erreicht nur eine Länge von etwa 2–4 mm, er hat typischerweise 5 Proglottiden (2–6) und ist durch einen sackförmigen Uterus charakterisiert, der bis zu 200 Eier enthält (Abb. 10.**10b**).

■ **Endwirte, Zwischenwirte und Fehlwirte.** Für *E. multilocularis* sind Rot- und Polarfuchs die bedeutendsten Endwirte, doch können auch andere Wildkarnivoren (z. B. Kojote) sowie auch Hund und Katze Träger dieser Bandwurmart sein. Als Zwischenwirte fungieren hauptsächlich Nagetiere (Feldmaus, Schermaus, Bisam u. a.). Fehlwirte sind der Mensch sowie verschiedene Tierarten, wie Affenarten, Haus- und Wildschwein und sogar Hunde.

10

Verbreitung von *Echinococcus multilocularis*

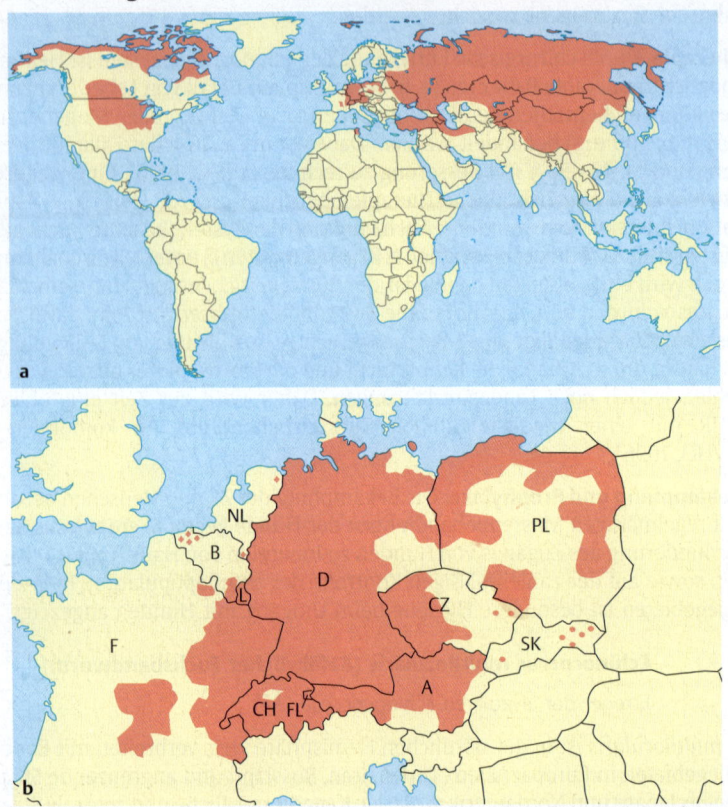

Abb. 10.**11 a** Approximative globale Verbreitung (Stand: 1999); **b** Approximative Verbreitung in Mitteleuropa (Stand: 1999) (© Institut für Parasitologie, Universität Zürich, J. Eckert, F. Grimm und H. Bucklar). A: Österreich, B: Belgien, CH: Schweiz, CZ: Tschechische Republik, D: Deutschland, F: Frankreich, FL: Fürstentum Liechtenstein, L: Luxemburg, NL: Niederlande, PL: Polen, SK: Slowakische Republik. Neuerdings Nachweis von Herden in Dänemark und auf der norwegischen Svalbard-Inselgruppe im Nordpolarmeer.

■ **Entwicklungszyklus.** Der Zyklus von *E. multilocularis* verläuft ähnlich wie bei *E. granulosus* (Abb. 10.**9**). In natürlichen Zwischenwirten entwickeln sich in der Finne (Beschreibung siehe unten) im Verlauf von 40–60 Tagen Protoskolezes. Werden Zwischenwirte, die Finnen mit Protoskolezes enthalten, von einem Endwirt verzehrt, wächst im Dünndarm eine neue Bandwurmgeneration heran, die bereits nach 26–28 Tagen infektionstüchtige Eier produzieren kann.

▨ Die **Finne** von *E. multilocularis* besteht aus einem Konglomerat von alveolärer Struktur, zusammengesetzt aus mikroskopisch kleinen bis maximal ca. 3 cm großen Bläschen, die von Granulations- oder Bindegewebe umschlossen sind. Der Aufbau des Einzelbläschens entspricht im Prinzip dem bei Finnen von *E. granulosus*, doch enthalten sie meist eine gallertige Masse. Zur Bildung von (wenigen) Protoskolezes kommt es bei *E. multilocularis*-Finnen im Menschen nur selten (bis 10 % der Fälle) (Abb. 10.**10e, g, i**).

Pathogenetisch bedeutsam ist die Tatsache, dass die Einzelbläschen durch exogene Sprossung proliferieren und von der Keimschicht dünne, zelluläre Ausläufer wurzelartig in das umliegende Gewebe eindringen. Vermutlich führen davon abgelöste und durch den Kreislauf verbreitete Zellverbände zur Bildung von Fernmetastasen, z. B. im Gehirn oder in Knochen. Demnach verhält sich die Finne wie ein bösartiger Tumor. Im Menschen erreichen die Finnenkonglomerate Durchmesser bis zu 20 cm, sie können zentral nekrotisieren und eine Zerfallshöhle aufweisen.

Epidemiologie. In Europa entwickelt sich *E. multilocularis* vorwiegend in einem silvatischen Zyklus mit dem Rotfuchs als Endwirt, der die Hauptinfektionsquelle für Menschen darstellt. Hunde und Katzen können durch Verzehr finnenhaltiger Kleinsäuger zu Trägern von *E. multilocularis* werden. In der Außenwelt sind die Eier von *E. multilocularis* ähnlich resistent wie jene von *E. granulosus*. Für die Übertragung der Eier auf den Menschen kommen verschiedene Wege in Betracht, doch ist noch nicht bekannt, welche die wichtigsten sind:

▨ Die Kontamination der Hände mit Eiern von *E. multilocularis* beim Berühren von Endwirten (Fuchs, Hund, Katze), an denen solche Eier haften, oder bei Arbeiten mit Erde oder Pflanzen, die durch Kot von Endwirten mit Eiern kontaminiert sind;

▨ die Aufnahme kontaminierter Nahrungsmittel (Wildbeeren, Gemüse, Fallobst usw.) oder kontaminierten Trinkwassers.

10

Trotz des häufigen Vorkommens und der weiten Verbreitung von *E. multilocularis* bei Füchsen ist die Inzidenz der alveolären Echinococcose des Menschen derzeit gering. Die in den letzten Jahren in Frankreich, Deutschland, Österreich und in der Schweiz ermittelten (landesweiten oder regionalen) Inzidenzen schwankten zwischen 0,02 und 1,4 neuen Fällen pro 100 000 Einwohner und Jahr. Nicht auszuschließen ist allerdings, dass die wachsenden Fuchspopulationen, die vermehrte Besiedlung von Städten mit Füchsen und andere Faktoren in Zukunft zu einer Steigerung der Inzidenz führen könnten.

Pathogenese und Krankheitsbild. Die initiale Phase verläuft immer asymptomatisch. Nach einer langen Inkubationszeit von meist 10–15 Jahren kann sich die Infektion klinisch in einer Lebersymptomatik manifestieren, die jener bei einem bösartigen Tumor ähnelt (Tab. 10.**3**). Der Krankheitsverlauf ist schleichend-chronisch mit einer Dauer von einigen Wochen bis mehreren Jahren. Die Letalitätsrate ist bei unbehandelten Patienten hoch und kann über 94 % erreichen. Spontanheilungen sind möglich, doch ist deren Häufigkeit nicht bekannt.

Diagnose. Das diagnostische Vorgehen bei AE entspricht dem bei ZE. Für den serologischen Antikörpernachweis stehen besonders sensible und spezifische Methoden zur Verfügung (ELISA, Westernblot) (Tab. 11.**5**, S. 652f.).

Therapie. Die totale Entfernung des Parasiten durch radikale Operation bietet Heilungsaussichten, ist aber nur selten möglich (bei 20–40 % der klinisch manifesten Fälle). Da wegen des infiltrativen Wachstums der Finne von *E. multilocularis* nie mit Sicherheit festgestellt werden kann, ob alle Teile des Parasiten entfernt worden sind, muss auch nach vermeintlicher Radikaloperation eine Chemotherapie mit Mebendazol (Vermox 500 mg) oder Albendazol (Zentel) von mindestens 2 Jahren Dauer und eine Überwachung des Patienten bis zu 10 Jahren angeschlossen werden. Jahrelange oder lebenslange Dauertherapie ist in inoperablen Fällen notwendig (WHO, 1996). Diese Therapie ist aufwendig und teuer. Langzeitstudien haben gezeigt, dass die Chemotherapie in Kombination mit anderen medizinischen Maßnahmen bei der Mehrzahl der Patienten zur signifikanten Lebensverlängerung und Steigerung der Lebensqualität führt.

Bekämpfung und Prophylaxe. Zur medikamentösen Bekämpfung von *E. multilocularis* in der Fuchspopulation werden derzeit Versuche unternommen, doch steht noch kein etabliertes, wirksames Verfahren zur Verfügung. Zur persönlichen Prophylaxe werden in Endemiegebieten besondere Vorsichtsmaßnahmen beim Umgang mit potenziell infizierten Füchsen und anderen Endwirten empfohlen. Weiterhin kann man sich durch gründliches Waschen oder besser das Kochen niedrig wachsender Wild- und Kulturpflanzen und von Fallobst vor dem Verzehr sowie durch Waschen der Hände nach Erdarbeiten schützen. Personen, die Kontakt mit nachweislich oder wahrscheinlich infizierten Endwirten hatten, häufig mit Füchsen umgehen oder einem anderen konkreten Infektionsrisiko ausgesetzt waren oder sind, können vorsorgliche Blutuntersuchungen auf Antikörper gegen *E. multilocularis* durchführen lassen (Ziele: Ausschluss oder Früherkennung der Infektion).

Echinococcus vogeli und E. oligarthrus

Erreger der polyzystischen Echinococcose

Diese beiden in Mittel- und Südamerika vorkommenden Arten entwickeln sich in Wildtierzyklen (Waldhund, Paka bzw. Wildfeliden, Aguti, Paka u. a.). Sie verursachen beim Menschen die seltene polyzystische Echinococcose mit Befall der Leber, Lunge und anderer Organe.

Hymenolepis

Hymenolepis nana (Zwergbandwurm)

Erreger der Hymenolepiose (Zwergbandwurmbefall)

Vorkommen, Morphologie und Entwicklung. *Hymenolepis nana* (1 – 4 cm, selten bis 9 cm lang, 1 mm breit) ist ein weltweit verbreiteter Dünndarmparasit mit den höchsten Prävalenzraten in warmen Ländern und bei Kindern. Endwirte sind Nagetiere und Mensch. Die Infektion erfolgt durch perorale Aufnahme von Eiern, aus denen im Dünndarm Onkosphären schlüpfen, die in die Zotten eindringen und sich dort zu Larven (Zystizerkoiden) entwickeln. Diese kehren in das Darmlumen zurück und entwickeln sich in 2 – 3 Wochen zu adulten Bandwürmern. Außerdem ist bei *H. nana* auch eine Entwicklung mit Einschaltung eines Zwischenwirts möglich (Insekten: Flöhe, Speckkäfer usw.). Die nahe verwandte Art *Hymenolepis diminuta* (10 – 60 cm) kommt beim Menschen seltener vor. An der Entwicklung dieser Art sind stets Zwischenwirte (Flöhe, Käfer, Schaben usw.) beteiligt.

Krankheitsbild und Diagnose. Die Infektion verläuft oft latent, manchmal treten unbestimmte Magen- und Darmbeschwerden auf. Die Eier (elliptisch, etwa $60 \times 50\ \mu m$, Abb. 10.**1**, S. 569) werden bereits im Darm frei und sind mit den üblichen Stuhluntersuchungen nachweisbar.

Therapie und Prophylaxe. Zur Behandlung werden Praziquantel (Cesol) oder Albendazol (Zentel) eingesetzt. Allgemeine Hygienemaßnahmen und Behandlung der befallenen Personen dienen der Prophylaxe.

10

Diphyllobothrium

Diphyllobothrium latum („Fischfinnenbandwurm")

Erreger der Diphyllobothriose

Vorkommen, Erreger und Entwicklung. Der in Binnenseegebieten von Europa (vor allem Russland, Finnland, Skandinavien, selten Deutschland,

Schweiz, Italien u. a.), Asien und Amerika vorkommende Bandwurm parasitiert im Dünndarm des Menschen und fischfressender Säugetiere wie Schwein, Hund und Katze. Der 2–15 m lange Parasit trägt am Kopf zwei schlitzförmige Sauggruben und setzt sich aus zahlreichen (bis 4000) Proglottiden zusammen (Abb. 10.**7a,b**, S. 586). Die ovalen, goldgelb gefärbten und mit einem Deckel versehenen Eier (ca. 70 × 50 μm) ähneln denen von Trematoden (Abb. 10.**1**, S. 569). Die Entwicklung erfolgt über Kleinkrebse als erste und Süßwasserfische als zweite Zwischenwirte. Der Mensch infiziert sich durch Verzehr roher oder ungenügend erhitzter Fische, die infektiöse Stadien (Plerozerkoide) des Bandwurmes enthalten. Die Entwicklung zum geschlechtsreifen Bandwurm kann in 18 Tagen abgeschlossen sein.

Krankheitsbild. Klinisch verläuft der *Diphyllobothrium*-Befall häufig symptomlos, oder es bestehen leichte gastrointestinale Beschwerden. Bei etwa 2 % der Bandwurmträger tritt eine Anämie auf, die auf den Entzug von Vitamin B_{12} durch den Bandwurm zurückzuführen ist.

Diagnose, Therapie und Prophylaxe. Die Diagnose erfolgt durch den Einachweis im Stuhl; manchmal gehen auch Proglottiden ab. Zur Therapie eignet sich Praziquantel (Cesol). Prophylaktische Maßnahmen sind die Hygienisierung der Abwässer und der Verzicht auf ungenügend erhitzte Fischspeisen. Die Plerozerkoide können durch Kochen oder Tiefgefrieren (24 Std. bei 18 °C oder 72 Std. bei 10 °C) abgetötet werden.

10.2 Nematoda (Rundwürmer oder Fadenwürmer)

Allgemeines. Die Nematoden (nema: Faden) sind spindelförmige, unsegmentierte, wenige Millimeter bis etwa 1 m lange und getrenntgeschlechtliche Parasiten, die mit einem komplex aufgebauten Integument und einem Verdauungstrakt ausgestattet sind. Die Männchen sind meist kleiner als die Weibchen und mit Begattungsorganen ausgerüstet, die arttypische Merkmale aufweisen. Die Entwicklung verläuft vom Ei über 4 Larvenstadien zu den adulten Nematoden und ist mit 4 Häutungen verbunden. Einige Arten benötigen für ihre Entwicklung einen Zwischenwirt.

10.2.1 Intestinale Nematoden

■ *Ascaris lumbricoides* (Spulwurm), Hakenwürmer (*Ancylostoma*-Arten und *Necator americanus*) und *Strongyloides stercoralis* (Zwergfadenwurm) sind Dünndarmparasiten des Menschen, *Trichuris trichiura* (Peitschenwurm) und *Enterobius vermicularis* (Madenwurm) parasitieren im Dickdarm. Infektionswege und Entwicklungszyklen sind bei diesen Parasiten unterschiedlich. In warmen Ländern erworbene Infektionen mit *S. stercoralis* können über viele Jahre latent persistieren, bei Immundefizienz aktiviert werden und zu lebensbedrohlichen systemischen Infektionen führen. Daher ist in Verdachtsfällen eine sorgfältige diagnostische Abklärung erforderlich. ■

Ascaris lumbricoides (Spulwurm)

Erreger der Ascariose

Vorkommen. Der Spulwurm des Menschen ist weltweit verbreitet. Die Zahl infizierter Personen wird auf 1,38 Milliarden geschätzt (WHO, 1998). Hauptendemiegebiete sind Länder in Südostasien, Afrika und Lateinamerika mit Prävalenzraten von ca. 10–90 %. In Mitteleuropa sind autochthone Infektionen selten.

Erreger und Entwicklung. Die im Dünndarm lebenden adulten Askariden (ascaris: Eingeweidewurm) sind 15–40 cm lang, etwa bleistiftdick und gelblich-rosa gefärbt (Abb. 10.**12**). Die geschlechtsreifen Spulwurmweibchen produzieren täglich bis zu 200 000 Eier, die mit den Fäzes in ungefurchtem Zustand ausgeschieden werden. Die etwa 60×45 µm großen, rund-ovalen Eier sind durch eine dicke Schale mit bräunlicher Färbung und unregelmäßiger Oberflächenstruktur charakterisiert (Abb. 10.**13**). Bei optimalen Temperaturen von 20–25 °C sowie ausreichender Feuchtigkeit und Sauerstoffzutritt entwickelt sich im Ei innerhalb von etwa 3–6 Wochen eine infektionsfähige Larve.

Die Ansteckung des Menschen erfolgt peroral durch Aufnahme larvenhaltiger Eier. Die im oberen Dünndarm ausgeschlüpften Larven dringen in Venen der Darmwand ein. Sie gelangen im Blutstrom zunächst in die Leber

---

Ascaris lumbricoides

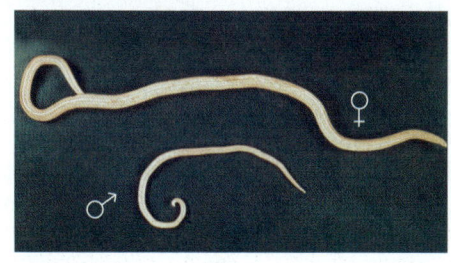

Abb. 10.**12** Männchen und Weibchen von *Ascaris*.

10

und 4 – 7 Tage nach der Infektion zur Lunge, wo sie das Kapillarnetz verlassen und in die Alveolen einwandern. Über Trachea und Pharynx („trachealer Wanderweg") erreichen sie schließlich den Verdauungskanal, wo im Dünndarm die weitere Differenzierung zu Adulten erfolgt. Die Präpatenzzeit dauert 7 – 9 Wochen. Die Lebensdauer der Parasiten beträgt 12 – 18 Monate.

Epidemiologie. Erregerreservoir ist der Mensch. Die ausgeschiedenen Eier sind in feuchter Umgebung (z. B. Erde, Abwasser) jahrelang lebensfähig, gegen Austrocknung sind sie jedoch empfindlich. Die infektionstüchtigen *Ascaris*-Eier können mit kontaminierten Nahrungsmitteln, mit Erde (Geophagie

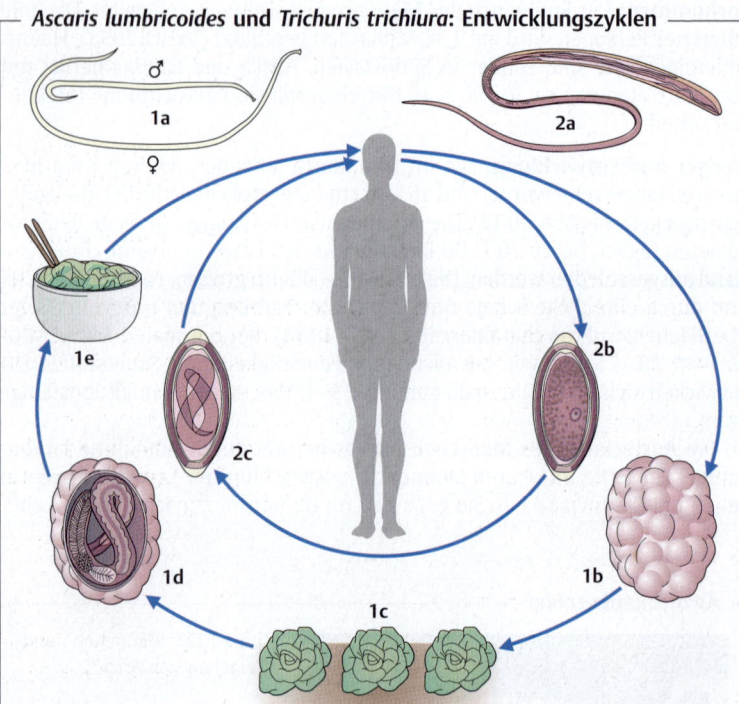

Ascaris lumbricoides und **Trichuris trichiura: Entwicklungszyklen**

Abb. 10.**13** **1a** Adulte Stadien von *A. lumbricoides*; **1b** frisch ausgeschiedenes Ei, noch nicht infektiös; **1c** Kontamination von Gemüse mit Eiern; **1d** infektiöses Ei mit Larve; **1e** Aufnahme infektiöser Eier mit kontaminierter Nahrung. **2a** Adultes Stadium von *T. trichiura*; **2b** frisches ausgeschiedenes Ei, nicht infektiös; **2c** infektiöses Ei mit Larve. (Bei *T. trichiura* bestehen ähnliche Übertragungswege wie bei *Ascaris*.)

bei Kindern!) und seltener im Trinkwasser in den Menschen gelangen. In Endemiegebieten sind Prävalenz und Intensität des *A. lumbricoides*-Befalles bei Kindern am höchsten.

Pathogenese und Krankheitsbild. Leichter Befall verläuft häufig latent. Bei stärkeren Infektionen treten während der **Wanderphase der Larven** in der Lunge Hämorrhagien und entzündliche Infiltrationen auf, die im Röntgenbild als Verschattungen in Erscheinung treten (Löffler-Syndrom). Zugleich liegt oft eine Bluteosinophilie vor. Dieses Syndrom kann mit Husten, Dyspnoe und leichtem Fieber einhergehen. Während der **intestinalen Phase** der Infektion kommt es nur bei einem Teil der Infizierten zu klinischen Erscheinungen: Abdominalbeschwerden mit Nausea, Erbrechen, Schmerzen und Durchfall. Gelegentlich wandern Askariden in den Magen, in den Pankreasgang oder in die Gallenwege ein und verursachen entsprechende Symptome. Die Infektion oder häufiger Kontakt mit den flüchtigen *Ascaris*-Antigenen (Laborpersonal!) kann zur Allergie führen.

Diagnose. Der Befall mit geschlechtsreifen Spulwürmern lässt sich durch den Nachweis der Eier im Stuhl feststellen (Abb. 10.**1** u. 10.**13**). Wandernde *Ascaris*-Larven sind serologisch durch Antikörpernachweis (vor allem spezifisches IgE) erfassbar, doch wird diese Möglichkeit in der Praxis kaum genutzt.

Therapie und Bekämpfung. Pyrantel (Cobantril), Mebendazol (Vermox) und Albendazol (Zentel) sind gegen Darmstadien von *Ascaris* hochwirksam. Wanderstadien werden bei üblicher Dosierung nicht erfasst. Wegen möglicher Nachschübe ist daher die Behandlung nach 2 – 3 Wochen zu wiederholen. Allgemeine Hygienemaßnahmen wie Abwasserreinigung, gute Körper- und Nahrungsmittelhygiene (Waschen von Obst und Gemüse, Kochen der Nahrungsmittel usw.) sowie regelmäßige anthelminthische Behandlungen befallener Personen in endemischen Gebieten dienen der Vorbeuge und Bekämpfung (s. auch Filariosen S. 618).

Trichuris trichiura (Peitschenwurm)

Erreger der Trichuriose

Vorkommen. *Trichuris trichiura* kommt bei Menschen und Affen vor. Dieser Parasit ist zwar weltweit verbreitet, doch findet man ihn – wie *Ascaris lumbricoides* – am häufigsten in feuchtwarmen Gebieten mit niedrigem Hygienestandard (Prävalenz um 2 – 90 %). Die Zahl der Infizierten wird auf 1 Milliarde geschätzt (WHO, 1998).

Erreger, Entwicklung und Epidemiologie (Abb. 10.**13**). Mit dem Namen „Peitschenwurm" ist die Gestalt dieser 3 – 5 cm langen Nematoden charakterisiert, deren Körper aus einem haardünnen Vorderteil und einem dickeren, peitschenstielähnlichen Hinterabschnitt besteht. Die adulten Nematoden leben im Dickdarm, vorwiegend im Zäkum. Die Weibchen scheiden pro Tag 2 000 – 14 000 dickschalige, gelbbraun gefärbte, etwa 50 – 55 μm lange Eier aus, die an ihrer typischen zitronenförmigen Gestalt und den hyalinen Polpfröpfen leicht identifizierbar sind (Abb. 10.**1**, S. 569). Innerhalb weniger Wochen entwickelt sich im Ei eine infektiöse Larve. In feuchtem Milieu bleiben *Trichuris*-Eier monate- bis jahrelang lebensfähig.

Nach peroraler Aufnahme infektionstüchtiger Eier schlüpfen die Larven im Darmkanal, sie wandern in die Schleimhaut ein und kehren nach einer etwa 10-tägigen histotropen Phase in das Darmlumen zurück, wo sich die adulten Stadien entwickeln und mit dem haardünnen Vorderkörper in der Mukosa verankert bleiben. Die Präpatenzzeit beträgt $2\frac{1}{2}$ bis 3 Monate, die Lebensdauer der Parasiten bis zu einigen Jahren.

Feuchtwarmes Klima und unhygienische Lebensweise begünstigen die Infektion, die auf den gleichen Wegen wie bei *Ascaris* erfolgt.

Pathogenese und Krankheitsbild. Die mit dem dünnen Vorderteil in der Schleimhaut verankerten Peitschenwürmer nehmen Blut auf. Schwache Infektionen verursachen keine Störungen. Bei starkem Befall mit einigen hundert bis mehreren tausend Peitschenwürmern entstehen katarrhalische oder hämorrhagische Dickdarmentzündungen.

Diagnose, Therapie und Bekämpfung. Der *Trichuris*-Befall wird durch den Einachweis im Stuhl diagnostiziert (Abb. 10.**1**, S. 569). Wirksame Medikamente sind Albendazol (Zentel) und Mebendazol (Vermox). Prophylaxe und Bekämpfung s. Ascariose.

Ancylostoma und Necator (Hakenwürmer)

Erreger der Ancylostomatidose (Hakenwurmbefall)

Erreger und Verbreitung. *Ancylostoma duodenale, A. ceylanicum* und *Necator americanus* sind Dünndarmparasiten des Menschen und Erreger von Enteritis und Anämie. Die Infektion erfolgt vorwiegend perkutan. Als Ursache einer eosinophilen Enteritis bei Menschen ist *Ancylostoma caninum* des Hundes identifiziert worden. Larven verschiedener Hakenwurmarten von Hunden und anderen Karnivoren können beim Menschen in die Haut eindringen und das Krankheitsbild der „Larva migrans externa" hervorrufen (S. 629).

Vorkommen. Der Hakenwurmbefall des Menschen ist vor allem in den Subtropen und Tropen verbreitet (u. a. Südeuropa, Afrika, Asien, südliche USA, Zentral- und Südamerika). Die Anzahl infizierter Personen beträgt etwa 1,25 Milliarden (WHO, 1998). In Mitteleuropa findet man Hakenwürmer vor allem bei Rückkehrern aus den Tropen oder bei Gastarbeitern aus südlichen Ländern.

10

Morphologie, Entwicklung und Epidemiologie (Abb. 10.**14**). Die Hakenwürmer des Menschen sind 0,7 – 1,8 cm lange Nematoden mit hakenförmig nach dorsal abgebogenem Vorderende (ankylos: krumm; stoma: Mund; necator: Töter). Ihre große Mundkapsel trägt am Eingang zahnartige Strukturen (*Ancylostoma*) oder schneidende Platten (*Necator*). Die von den Weibchen im Dünndarm abgesetzten dünnschaligen, wenige Furchungszellen enthaltenden ovalen Eier (etwa 60 µm lang) gelangen mit den Fäzes ins Freie. Hier entsteht in etwa 1 – 2 Tagen die Erstlarve, welche die Eihülle verlässt und sich nach 2 Häutungen zur infektionsfähigen Drittlarve entwickelt. Da bei der

Entwicklungszyklus von Hakenwürmern

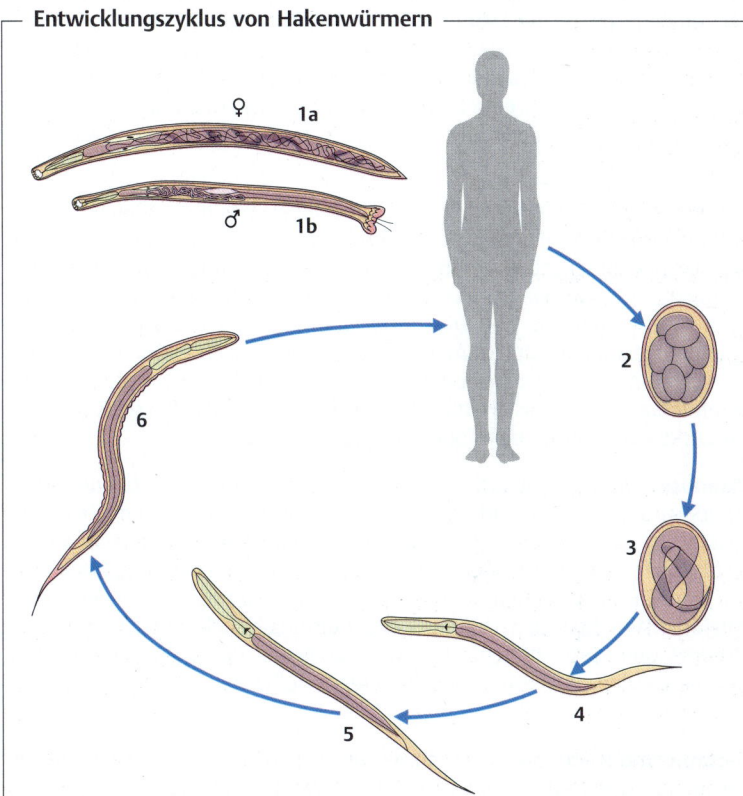

Abb. 10.**14**   **1** Weiblicher und männlicher Hakenwurm; **2** im Stuhl ausgeschiedenes Hakenwurmei mit Furchungszellen (Blastomeren); **3** Entwicklung der Larve I im Ei; **4** ausgeschlüpfte Larve I; **5** Larve II; **6** Larve III mit Scheide, infektiöses Stadium.

10

2. Häutung die abgelöste Kutikula nicht abgeworfen wird, ist die Drittlarve von einer besonderen Hülle, der sog. „Scheide", umschlossen. Diese Larven sind gegen Trockenheit empfindlich; in feuchtem Boden oder in Wasser bleiben sie jedoch etwa 1 Monat lebensfähig. Höhere Temperaturen (Optimum: 20–30 °C) und ausreichende Feuchtigkeit begünstigen die Entwicklung in der Außenwelt.

Die Ansteckung des Menschen erfolgt vorwiegend auf perkutanem Weg. Arbeiten in Reisfeldern, Barfußgehen auf kontaminiertem Grund und ähnliche Faktoren begünstigen die Infektion. Während des Eindringens in die Haut entledigen sich die Larven der Scheide und wandern in Lymph- und Blutgefäße ein. Im Blutstrom gelangen sie über die rechte Herzkammer zur Lunge und auf dem „trachealen Wanderweg" (vgl. *Ascaris*) in den Dünndarm, wo sie geschlechtsreif werden. Die Präpatenzzeit beträgt 5–7 Wochen oder länger (Grund: verzögerte Entwicklung der Larven). Nach oraler Infektion ist wahrscheinlich auch eine direkte Entwicklung im Darm ohne Körperwanderung möglich. Die Lebensdauer der Parasiten im Darm des Menschen kann 1–15 Jahre betragen.

Krankheitsbild. Hakenwürmer sind Blutsauger, sie beschädigen mit der Mundkapsel die Schleimhaut und induzieren Entzündungserscheinungen. Die Darmveränderungen bedingen Durchfall mit blutigen Beimengungen, Steatorrhö, Appetitmangel, Nausea, Blähungen und Bauchschmerzen. Allgemeine Erscheinungen sind die durch ständigen Blutverlust entstehende Eisenmangelanämie, durch Albuminaustritt verursachte Ödeme und der aus verminderter Nahrungsaufnahme und aus Absorptionsstörungen resultierende Gewichtsverlust. Häufig besteht Bluteosinophilie. Ein schwacher Befall wirkt sich klinisch nicht oder nur geringfügig aus.

Diagnose. Die Diagnose erfolgt durch den Nachweis der Eier bei der Stuhluntersuchung. Die Eier sind dünnschalig und oval; sie enthalten in frischem Zustand nur 2–8 Furchungszellen (Abb. 10.**1** u. 10.**14**). Bei Eiern in älteren Stuhlproben liegt eine größere Anzahl Furchungszellen vor, so dass sie nicht von den Eiern der selten vorkommenden *Trichostrongyliden*-Arten unterscheidbar sind. In diesem Fall muss eine Kultur zur Züchtung der Drittlarven angelegt und eine Differenzialdiagnose aufgrund der Larvenidentifikation gestellt werden. Im Serum sind bei einem Teil der Infizierten Antikörper nachweisbar.

Therapie und Bekämpfung. Medikamente mit guter Wirkung gegen Hakenwürmer sind Pyrantel (Cobantril), Mebendazol (Vermox) und Albendazol (Zentel). Zur Vorbeugung und Bekämpfung können folgende Maßnahmen ergriffen werden: die planmäßige medikamentöse Behandlung der Bevölkerung in Endemiegebieten, die Eindämmung der Ausstreuung von Hakenwurmeiern durch sachgerechte Beseitigung der Fäkalien und Abwässer sowie die Einschränkung der perkutanen Infektion durch Tragen von festen Schuhen (s. auch Filariosen, S. 614f).

Strongyloides

Strongyloides stercoralis und S. fuelleborni (Zwergfadenwürmer)

Erreger der Strongyloidose

Erreger und Vorkommen. *Strongyloides stercoralis*, ein Parasit von Mensch, Hund und Affen, kommt vorwiegend in feuchtwarmen Gebieten vor, selten in Zonen mit gemäßigtem Klima (z. B. Süd- und Osteuropa). Weltweit sind etwa 50–100 Millionen Personen infiziert (WHO, 1995). *Strongyloides fuelleborni* ist hauptsächlich ein Parasit von Affen in Afrika, parasitiert aber auch im Menschen.

Morphologie, Entwicklung und Epidemiologie (Abb. 10.**15**). Parasitisch existieren nur *Strongyloides*-Weibchen, die 2–3 mm lang sind und in der Epithelschicht des Dünndarmes leben, wo sie parthenogenetisch Eier erzeugen. Bereits während der Darmpassage schlüpfen aus den Eiern Erstlarven (0,2–0,3 mm Länge) aus, die im Stuhl ausgeschieden werden. (Bei Befall mit *S. fuelleborni* erfolgt Ausscheidung von Eiern.) Innerhalb weniger Tage entwickeln sich aus den Erstlarven die infektionsfähigen Drittlarven.

Unter gewissen Bedingungen kann sich aus den Erstlarven eine freilebende Generation von Männchen und Weibchen entwickeln. Aus den befruchteten Eiern der Weibchen dieser Generation gehen wiederum Geschlechtsformen oder aber infektionsfähige Larven hervor. Aufgrund dieser exogenen Vermehrung ist eine massive Umweltkontamination mit *Strongyloides*-Larven möglich. Die Drittlarven sind gegen Austrocknung sehr empfindlich; bei ausreichender Feuchtigkeit bleiben sie 2–3 Wochen lang lebensfähig.

Der parasitische Abschnitt des Entwicklungszyklus ähnelt dem der Hakenwürmer, da auch bei *Strongyloides* die Infektion perkutan erfolgt und die Larven ihren Ansiedlungsort im Dünndarm auf dem trachealen Wanderweg erreichen. Die Präpatenzzeit beträgt mindestens 17 Tage. Auch eine Übertragung von *Strongyloides*-Larven durch die Muttermilch ist möglich.

Als Besonderheit ist die Möglichkeit der Autoinfektion zu erwähnen. Die Erstlarven vermögen sich bereits im Darmkanal oder in der Analspalte in infektiöse Larven umzuwandeln und vom Dickdarm oder der perianalen Haut aus in den Organismus einzudringen. Durch ständige Autoinfektionen kann die Infektion bei Immunkompetenten über viele Jahre unbemerkt persistieren (s. unten).

10

Reservoir für *S. stercoralis* ist vorwiegend der Mensch; von Affen und Hunden ausgehende Infektionen sind zwar auch möglich, aber unbedeutend.

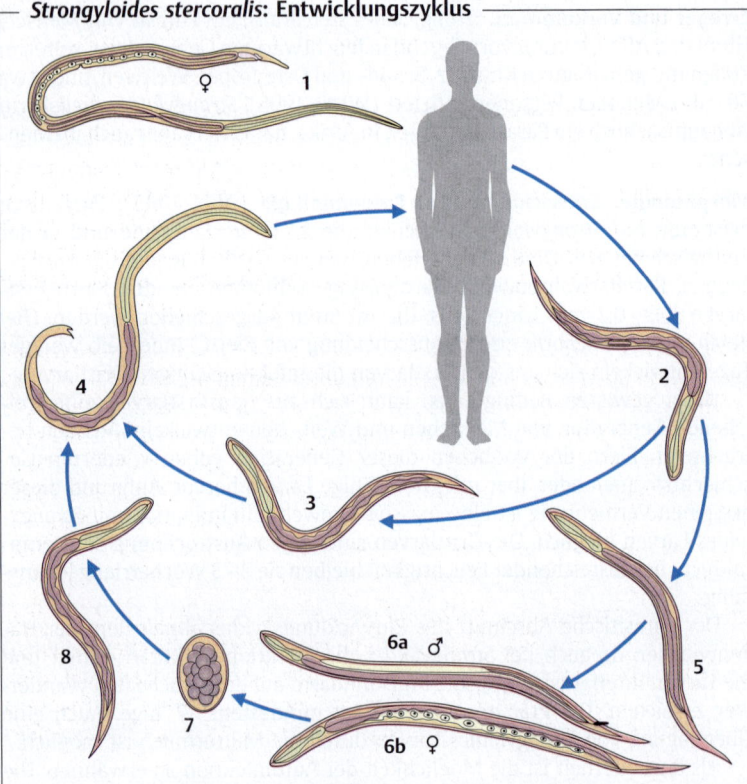

Strongyloides stercoralis: Entwicklungszyklus

Abb. 10.**15**　**1** Weibchen von *Strongyloides* aus dem Dünndarm; **2** im Stuhl ausgeschiedene Larve I; **3** Larve II; **4** infektiöse Larve III; **5** Entwicklung der Larve I über vier Häutungen zu adulten Stadien (**6**); **6a** freilebendes Männchen; **6b** freilebendes Weibchen; **7** Ei von der freilebenden Generation; **8** aus dem Ei geschlüpfte Larve, die sich durch zwei Häutungen zur infektiösen Larve entwickelt (wie 4).

Pathogenese und Krankheitsbild

Hautveränderungen treten besonders bei sensibilisierten Personen beim Eindringen der Larven von *Strongyloides*-Arten in Erscheinung. Larven tierpathogener *Strongyloides*-Arten können das Bild der „Larva migrans externa" erzeugen (S. 629).

In der **Lunge** rufen die Wanderlarven Hämorrhagien und entzündliche Reaktionen hervor, die sich klinisch in Husten und pneumonischen Symptomen manifestieren.

Während der **intestinalen Phase** verursacht Strongyloides bei starkem Befall katarrhalische, ödematöse oder ulzerative Enteritiden und auch Kolitiden.

Systemische Infektion. Der *Strongyloides*-Befall kann infolge von Autoinfektionen über viele Jahre latent persistieren. Bei Störungen der Immunabwehr, z. B. bei AIDS oder Behandlungen mit Immunsuppressiva, kann es zur Aktivierung der Parasitenvermehrung und zu massiven systemischen Infektionen kommen, bei denen *Strongyloides*-Larven in der Kolonwand, in der Wand der Mesenterialgefäße, in den Gallengängen oder in anderen Organen gefunden werden. Besonders in solchen Fällen sind auch geschlechtsreife Weibchen in der Lunge, seltener in anderen Organen anzutreffen.

Diagnose. Der Nachweis der Larven (Abb. 10.**1**, S. 569) von *S. stercoralis* mittels Baermann-Trichter und/oder Larvenkultur gelingt bei etwa 60 – 70 % der Infizierten (Einachweis im Flotationsverfahren bei *S. fuelleborni*). Bessere Resultate sind bei der Untersuchung von Duodenalsaft zu erwarten. Bei etwa 85 % der immunkompetenten Personen, die Larven von *S. stercoralis* im Stuhl ausscheiden, lassen sich Antikörper im Serum nachweisen (Tab. 11.**5**, S. 652f.). Bei Befall mit anderen Helminthen, vor allem mit Filarien, treten Kreuzreaktionen auf, die sich aber durch Verwendung rekombinanter Proteine als Antigene im ELISA vermeiden lassen.

Therapie und Prophylaxe. Therapeutisch werden vor allem Albendazol (Zentel), Mebendazol (Vermox) und neuerdings Ivermectin (Stromectol) eingesetzt. Die Maßnahmen zur Prophylaxe sind ähnlich wie bei Hakenwürmern. Bei Tropenrückkehrern sind vor Einleitung immunsuppressiver Maßnahmen (z. B. Nierentransplantation) gründliche Untersuchungen auf *Strongyloides*-Befall wichtig.

10

Enterobius

Enterobius vermicularis (Madenwurm)

Erreger der Enterobiose (Oxyuren-Befall)

Vorkommen. Der Madenwurm kommt in allen Teilen der Welt vor, er ist auch ein häufiger Parasit in Zonen gemäßigten Klimas und in entwickelten Ländern. Am häufigsten befallen sind Kinder im Alter von 5 – 9 Jahren und Erwachsene zwischen 30 und 50 Jahren.

Erreger, Entwicklung und Epidemiologie. Der zu den Oxyuren gehörende *Enterobius vermicularis* hat eine auffallend weiße Farbe. Die Männchen sind 2 – 5 mm lang; die Weibchen messen 8 – 13 mm. Der Körper der Weibchen endet in einem dünnen, spitzen Schwanz (daher: „Pfriemenschwänze"). Die geschlechtsreifen Madenwürmer leben auf der Mukosa des Dickdarmes sowie des unteren Dünndarmes. Nach der Kopulation sterben die Männchen bald ab. Die Weibchen wandern zum Anus, passieren meist nachts den Sphinkter und wandern danach auf der Perianalhaut umher, wobei jedes Weibchen ca. 10 000 Eier ablegt, die von einer klebrigen Eiweißschicht umhüllt sind und dadurch an der Haut haften. Bei starkem Befall werden oft zahlreiche lebende Madenwürmer ausgeschieden und sind als bewegliche Gebilde auf der Oberfläche der Fäzes leicht erkennbar.

Die Eier (etwa 50 × 30 μm) sind leicht asymmetrisch, längsoval und dünnschalig (Abb. 10.1). Ihre klebrige Oberfläche begünstigt das Haften der Eier an der Haut und an Gegenständen. Frisch abgelegte Eier enthalten einen Embryo, der sich bei Hauttemperatur in etwa 2 Tagen zur infektionsfähigen Erstlarve entwickelt. Von der Haut abgefallene Eier bleiben in feuchter Umgebung 2 – 3 Wochen lebensfähig.

Die Ansteckung erfolgt vorwiegend auf peroralem Wege, und zwar durch digitale Übertragung der Eier von der Analgegend oder von Gegenständen zum Mund. Die klebrigen Eier bleiben an Spielzeug und Gebrauchsgegenständen haften oder werden im Staub aufgewirbelt und so verbreitet. Im Darmkanal schlüpfen aus den aufgenommenen Eiern Larven, die sich durch mehrere Häutungen innerhalb von 5 – 6 Wochen zur Geschlechtsreife entwickeln. Weiterhin scheint die Möglichkeit einer „Retroinfektion" zu bestehen. In diesem Falle sollen infektionsfähige Larven bereits am Anus frei werden und in den Darm zurückwandern.

Pathogenese und Krankheitsbild. Die auf der Mukosa des Dickdarmes lebenden Madenwürmer sind ziemlich harmlos. Gelegentlich dringen Entwicklungsformen in die Wand des Dickdarmes und der Appendix, in die Vagina, den Uterus, den Eileiter und die Bauchhöhle ein und verursachen Entzündungserscheinungen.

Enterobius erzeugt vor allem einen starken Juckreiz. Nervöse Störungen, Entwicklungsverzögerung, Gewichtsabnahme, Appetitverlust und andere unspezifische Erscheinungen können die Folge sein. In der Analgegend entstehen Kratzeffekte und ekzematöse Hautveränderungen, die sich manchmal auf die gesamte Körperhaut ausbreiten.

Diagnose. Die aufgrund der klinischen Symptome gestellte Verdachtsdiagnose kann durch den Nachweis von spontan mit den Fäzes abgegangenen Madenwürmern und durch die Feststellung der an der Perianalhaut abgelegten Eier gesichert werden (Abb. 10.**1**). Zum Einachweis genügen die üblichen Stuhluntersuchungsmethoden nicht; am besten hat sich die „Klebestreifenmethode" bewährt (S. 649).

Therapie und Prophylaxe. Zur Behandlung sind folgende Mittel geeignet: Albendazol (Zentel), Mebendazol (Vermox), Pyrantel (Cobantril, Helmex) und Pyrviniumembonat (Molevac). Reinfektionen sind leicht möglich. Daher muss die Behandlung in der Regel ein- bis mehrfach wiederholt und auf alle potenziellen Parasitenträger (z. B. Mitglieder einer Familie, eines Kindergartens) ausgedehnt und mit Prophylaxe-Maßnahmen kombiniert werden. Ziel der Prophylaxe ist die Verhinderung der Eiausstreuung durch Waschen der Perianalhaut (besonders am Morgen), Abdecken der Perianalhaut mit Salben, Sauberhalten der Hände, Auskochen der Wäsche und Reinigung kontaminierter Gegenstände mit heißem Wasser.

10.2.2 Infektionen der Gewebe und des Gefäßsystems mit Nematoden

In dieser Gruppe werden die Filarien, der Medinawurm und *Trichinella* besprochen. Ferner sind Infektionen berücksichtigt, deren Ursache Larven verschiedener Nematodenarten sind.

Filarioidea (Filarien)

Erreger von Filariosen

■ Die zur Überfamilie Filarioidea (Ordnung Spirurida) gehörenden Nematodengattungen werden hier unter dem Sammelbegriff Filarien zusammengefasst und die durch sie verursachten Krankheiten als Filariosen bezeichnet. In der Entwicklung der Filarien fungieren Mücken oder Fliegen als Zwischenwirte und Überträger. Die Filariosen sind in subtropischen und tropischen Regionen endemisch; in anderen Gebieten treten sie gelegentlich als importierte Fälle auf. Die bedeutendste Filariose ist die Onchocercose, deren Erreger *Onchocerca volvulus* durch Kriebelmücken übertragen wird. Mikrofilarien dieser Art können schwere Hautveränderungen und Augenschäden bis zur Blindheit verursachen. Die Diagnose der Onchocercose erfolgt klinisch, durch Nachweis von Mikrofilarien in der Haut und in den Augen sowie von Antikörpern im Serum. Weitere Filarioseformen sind die Lymphatische Filariose (Ursache: *Wuchereria bancrofti, Brugia*-Arten) und die Loaose (Ursache: *Loa loa*). *Dirofilaria*-Arten von Tieren können vor allem Lungen- und Hautveränderungen beim Menschen verursachen (s. S. 617). ■

Allgemeines. Die Filarien sind fadenförmige (filum: Faden) Nematoden. Die Länge der Adultstadien (= Makrofilarien) der beim Menschen vorkommenden Arten schwankt zwischen 2 und 50 cm, wobei die Weibchen größer sind als die Männchen. Die Weibchen setzen embryonierte Eier ab oder gebären Larven, die als Mikrofilarien bezeichnet werden. Die Mikrofilarien sind etwa 0,2 – 0,3 mm lange, schlangenförmige Gebilde, die von der ausgedehnten Eihülle umgeben bleiben (bescheidete Mikrofilarien) oder aus dieser schlüpfen (unbescheidete Mikrofilarien) (Abb. 10.**17**). Sie erscheinen vorwiegend in der Haut oder im Blut (Tab. 10.**4**).

Aufgrund des zeitlichen Auftretens der Mikrofilarien im peripheren Blut unterscheidet man nichtperiodische Filarienarten, deren Mikrofilarien stets nachweisbar sind, von den periodischen Spezies, bei denen ein Maximum der Mikrofilariendichte im Blut während der Nacht (nachtperiodisch) oder am Tag (tagperiodisch) besteht. In Anpassung an die Schwankungen der Mikrofilarämie fungieren nacht- oder tagaktive Insekten als Zwischenwirte.

Entwicklung von Filarien

Insekt: → Aufnahme von Mikrofilarien bei Blutmahlzeit → Entwicklung in Thoraxmuskulatur über 2 Häutungen zur infektiösen Larve → Wanderung zu Mundwerkzeugen und bei nächster Blutmahlzeit Übergang in die Haut eines Wirtes.
Mensch: → Wanderung zu definitiven Lokalisationen und Weiterentwicklung über 2 weitere Häutungen zur Geschlechtsreife.

Wuchereria bancrofti und Brugia-Arten

Erreger der Lymphatischen Filariose

Erreger und Vorkommen. An Lymphatischer Filariose, verursacht durch *Wuchereria bancrofti* oder *Brugia*-Arten, leiden in 80 Ländern etwa 120 Millionen Menschen (je ein Drittel in Indien und Afrika, die restlichen in Südasien, der Pazifikregion und Südamerika) und 1,1 Milliarden sind einem Infektionsrisiko ausgesetzt (WHO, 2000). (Tab. 10.**4**.) Für *W. bancrofti* und die am weitesten

Tabelle 10.**4** Filarienarten des Menschen

Art und Länge (cm)	Verbreitung	Übertäger	Lokalisation der Adulten	Mikrofilarien: Kennzeichen und Auftreten[1]	Pathologie
Wuchereria bancrofti ♂: 2,4–4,0 ♀: 5,0–10,0	Südostasien, Pazifik, trop. Afrika, Karibik, trop. Südamerika	**Mücken:** *Culex, Anopheles, Aedes*	Lymphsystem	244–296 µm, bescheidet. Blut, nacht-, tag- oder subperiodisch[2]	Lymphangitis und -adenitis, Elephantiasis
Brugia malayi ♂: 2,2–2,5 ♀: 4,3–6,0	Süd- und Ostasien	**Mücken:** *Anopheles, Aedes, Mansonia*	Lymphsystem	177–230 µm, bescheidet. Blut, nacht- oder subperiodisch	Lymphangitis und -adenitis, Elephantiasis
Brugia timori	Indonesien	**Mücken:** *Anopheles*		nachtperiodisch	
Loa loa ♂: 3,3–3,4 ♀: 5,0–7,0	Tropisches Afrika	**Fliegen:** *Chrysops*	subkutanes Bindegewebe	250–300 µm bescheidet. Blut, tagperiodisch	Hautschwellungen, Befall der Konjunktiva
Onchocerca volvulus ♂: 2,0–4,5 ♀: 23–50	Afrika, Zentral- und Südamerika	**Mücken:** *Simulium*	subkutanes Bindegewebe	221–358 µm, unbescheidet. Haut, nicht periodisch	Hautknoten, Dermatitis, Augenveränderungen
Mansonella perstans ♂: 4,5 ♀: 7,0–8,0	Afrika, Südamerika	**Mücken:** *Culicoides*	Peritoneal- und Pleurahöhle	190–200 µm, unbescheidet. Blut, nachtsubperiodisch	meist apathogen
Mansonella streptocerca ♂: [3] ♀: [3]	Tropisches Afrika	**Mücken:** *Culicoides*	subkutanes Bindegewebe	180–240 µm, unbescheidet. Haut, nicht periodisch	Hautödem, Dermatitis
Mansonella ozzardi ♂: [3] ♀: 6,5–8,1	Zentral- und Südamerika	**Mücken:** *Culicoides*	Peritonealhöhle	173–240 µm, unbescheidet. Blut (nicht periodisch)	meist apathogen

[1] Nähere Angaben zur Differenzierung der Mikrofilarien in Abb. 10.**1**.
[2] Subperiodisch: wenig ausgeprägte Periodizität.
[3] Es liegen keine genauen Angaben vor.

10

verbreiteten *Brugia*-Stämme sind nur Menschen natürliche Endwirte, für einige *Brugia*-Stämme aber auch Tiere (Katzen, Hunde und Affen).

Entwicklung und Epidemiologie. Zwischenwirte für *W. bancrofti* und *B. malayi* sind Stechmückenarten verschiedener Gattungen mit Nacht- oder Tagaktivität (Tab. 10.**4**). Die Entwicklung infektiöser Larven in den Insekten ist nur bei hoher Temperatur und Luftfeuchtigkeit möglich; bei *Wuchereria bancrofti* dauert sie bei 28 °C etwa 12 Tage. Nach der Infektion eines Menschen siedeln sich Filarien in den Lymphgefäßen und in den Lymphknoten an, wo sie geschlechtsreif werden. Mikrofilarien (Mf) treten im Blut frühestens nach 3 Monaten (*B. malayi, B. timori*) bzw. nach 7–8 Monaten (*W. bancrofti*) auf. Angaben über ihre Kennzeichen sind der Tab. 10.**4** und der Abb. 10.**17** zu entnehmen. Die adulten Parasiten leben mehrere Jahre.

Pathogenese und Krankheitsbild. Die durch *W. bancrofti* und *Brugia*-Arten verursachten pathologischen Zustände sind einander sehr ähnlich. Erste Krankheitserscheinungen können bereits einen Monat nach der Infektion auftreten; meist dauert jedoch die Inkubationszeit 5–12 Monate oder länger. Die möglichen Verlaufsformen lassen sich wie folgt zusammenfassen:

■ **Symptomlose Infektion**, jedoch mit Mikrofilarämie, die jahrelang persistieren kann.

■ **Symptomatische akute Infektion:** Entzündlich-allergische Reaktionen im Lymphsystem, ausgelöst durch Filarien → Schwellung von Lymphknoten, Lymphangitis, rezidivierende Fieberschübe, allgemeines Unwohlsein, Schwellungen an Beinen, Armen, Skrotum, Mammae, Funikulitis, Orchitis.

■ **Symptomatische chronische Infektion:** chronisch-obstruierende Veränderungen des Lymphsystems → Behinderung/Blockade des Lymphflusses und Erweiterung von Lymphgefäßen („Lymphvarizen") → derbe, durch Bindegewebszubildung verursachte Schwellungen von Lymphknoten, Extremitäten (vor allem der Beine), („Elephantiasis"), des Skrotums usw., Haut verdickt (Abb. 10.**16**). Beim Platzen von Lymphgefäßen Lymph- oder Chylurie, Chylozele usw. Dieses Krankheitsbild entwickelt sich bei Einheimischen langsam innerhalb von 10–15 Jahren nach der akuten Phase, bei Eingewanderten im Allgemeinen früher.

10

Abb. 10.**16** **a** Befall mit *Wuchereria bancrofti*: Elephantiasis; **b** Befall mit *Loa loa*: Lidschwellung; **c** Onchocercose: Hautknoten, verursacht durch *Onchocerca volvulus*; **d** Erblindung durch *O. volvulus*; **e** *Trichinella spiralis*; Larven in der Muskulatur der Ratte; **f** *Larva migrans externa*. (Aufnahmen a, b, d: Tropeninstitut Tübingen, c: Tropeninstitut Amsterdam; f Dermatologische Klinik der Universität Zürich.) ▶

Nematodenbefall

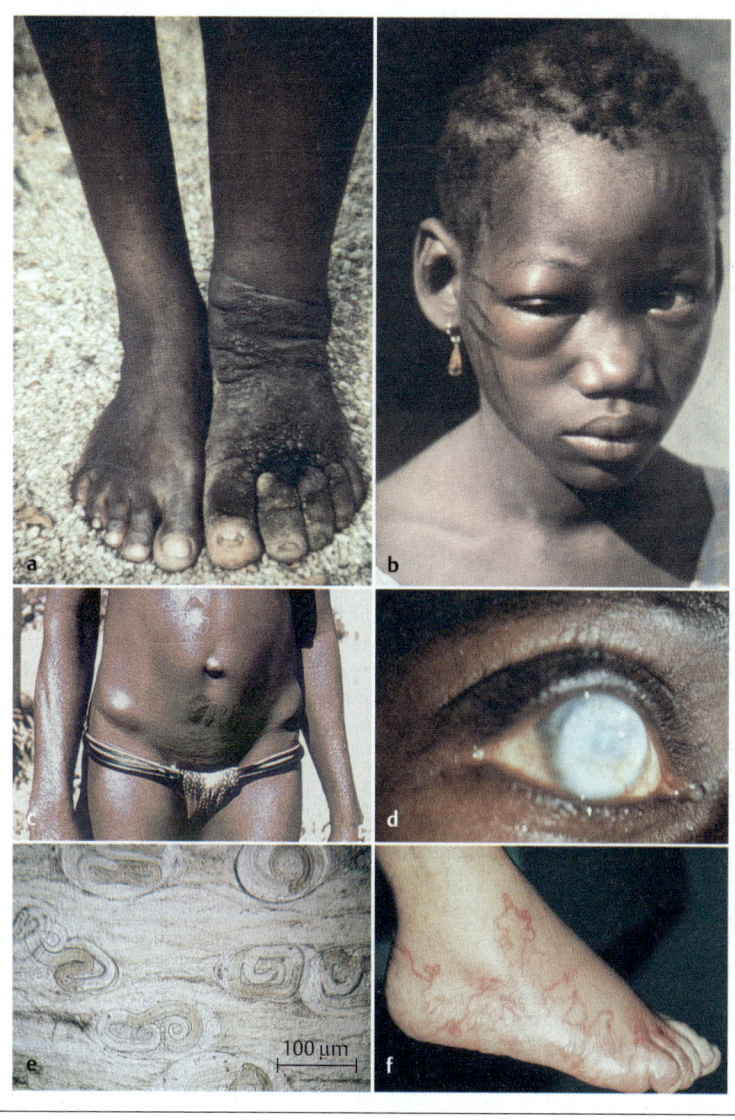

100 μm

■ **Tropische, pulmonale Eosinophilie:** Syndrom mit Husten, asthmoiden Lungenbeschwerden, hoher Bluteosinophilie, Lymphknotenschwellung und hohen Konzentrationen von Serumantikörpern (einschließlich IgE) gegen Filarienantigene. Keine Mikrofilarien im Blut nachweisbar, zum Teil aber in Lymphknoten und Lunge. Es handelt sich um eine allergische Reaktion auf Antigene von Filarien.

Diagnose. Die Diagnose kann aufgrund der klinischen Erscheinungen (oft Eosinophilie!) und des Nachweises von Mikrofilarien im Blut (Blutentnahme nötigenfalls nachts) gestellt werden. Die Mikrofilarien der verschiedenen Arten lassen sich in gefärbten Ausstrichen differenzieren (Tab. 10.**4**, Abb. 10.**17**) und auch durch DNA-Proben artspezifisch identifizieren. Nester mit adulten Würmern sind durch Ultrasonographie lokalisierbar, besonders bei Männern im Skrotalbereich. Serologisch sind Antikörper (gruppenspezifische Antikörper, spezifisches IgE und IgG-Subklassen) und zirkulierende Antigene nachweisbar (Tab. 11.**5**, S. 652f.). Einen beachtlichen Fortschritt stellt die Entwicklung eines speziellen ELISA und eines Schnelltests (ICT Filariasis Card Test) dar, durch die zirkulierende Antigene von *W. bancrofti* mit hoher Sensitivität und Spezifität erfasst werden, auch bei „okkulten" Infektionen, bei denen keine Mikrofilarien im Blut erscheinen.

Therapie. Mikrofilarien lassen sich durch Behandlung mit verschiedenen Medikamenten effizient eliminieren (s. Bekämpfung). Dabei können, besonders bei hoher Mikrofilarämie, erhebliche, vorwiegend allergisch bedingte Nebenwirkungen auftreten. Gegen Makrofilarien (*Wuchereria* und *Brugia*) hat Diethylcarbamazin (Banocide, Notezine) bei mehrtägiger und wiederholter Applikation zumindest eine Teilwirkung. Gleiches gilt bezüglich *Wuchereria* auch für Albendazol (Zentel) bei mehrwöchiger Anwendung. Ivermectin tötet Makrofilarien nicht ab, reduziert aber die Fruchtbarkeit der Weibchen.

Bekämpfung und Prophylaxe. Die WHO hat sich 1997 zum Ziel gesetzt, die Lymphatische Filariose auszurotten. Hauptsäule der Bekämpfung ist die Massenbehandlung der Bevölkerung mit mikrofilariziden Mitteln, wie Diethylcarbamazin (DEC), Ivermectin und Albendazol. Durch gleichzeitige und einmalige Verabreichung zweier Wirkstoffe (Albendazol mit DEC oder Ivermectin) lässt sich der Mikrofilarienbefall der Bevölkerung für die Dauer eines Jahres bis zu 99 % senken. Eine weitere wirksame Möglichkeit ist die Langzeitmedikation mit geringen Dosen von DEC im Kochsalz. Vom Masseneinsatz von Albendazol und Ivermectin erwartet man längerfristig auch einen Kontrolleffekt auf intestinale Nematoden (*Ascaris*, Hakenwürmer, *Strongyloides*, *Trichuris*). Zur individuellen Prophylaxe gelten die Empfehlungen zum Schutz vor Mückenstichen wie bei der Malaria.

Mikrofilarien verschiedener Filarienarten

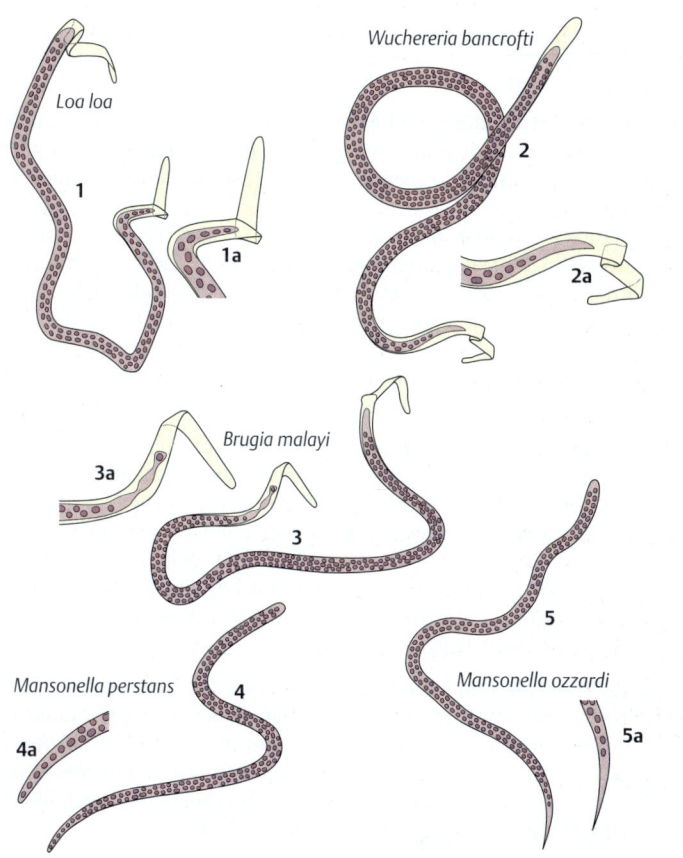

Abb. 10.**17** Differenzialdiagnose der im Blut des Menschen nachweisbaren Mikrofilarien: Bescheidet, groß: **1** *Loa loa*: Schwanzende (**1a**) mit mehreren Kernen; **2** *Wuchereria bancrofti*: Schwanzende (**2a**) ohne Kerne; **3** *Brugia malayi*: Schwanzende (**3a**) mit Einzelkern. Ohne Scheide, kleiner: **4** *Mansonella perstans*: Schwanzende (**4a**) abgerundet mit dicht, oft in Mehrfachreihen gelagerten Kernen bis fast zur Schwanzspitze; **5** *Mansonella ozzardi*: Schwanzende (**5a**) spitz, Spitze frei von Kernen.

10

Loa

Loa loa

Erreger der Loaose, Loiasis, *Loa loa*-Infektion

Vorkommen, Entwicklung und Epidemiologie. Mit dieser als „Wanderfilarie" bezeichneten Filarie sind in tropischen Regenwaldgebieten von Afrika (West- und Zentralafrika, Gebiete im Sudan) 13 Millionen Menschen infiziert (WHO, 1995).

Die adulten (Tab. 10.**4**) und die präadulten Parasiten leben im Unterhautbindegewebe, in dem sie umherwandern. Die Mikrofilarien treten periodisch auf und halten sich tagsüber im peripheren Blut auf (Tab. 10.**4**, Abb. 10.**17**). Dementsprechend sind tagaktive Fliegenarten aus der Gruppe der Bremsen (Tabanidae, *Chrysops*-Arten) Zwischenwirte. Die Präpatenzzeit beträgt 5–6 Monate. In einigen Fällen erscheinen auch bei länger bestehender Infektion keine Mikrofilarien im Blut. Die adulten Filarien leben mehrere Jahre.

Pathogenese und Krankheitsbild. Krankheitserscheinungen können 2–12 Monate nach der Infektion auftreten. Sie sind wahrscheinlich vorwiegend allergisch bedingt. Die im Bindegewebe umherwandernden Filarien verursachen an Gliedmaßen, Gesicht und Körper ödematöse Hautschwellungen („Calabar"- oder „Kamerun-Schwellungen") und juckende Knötchen (Abb. 10.**16b**). Die Infektion ist oft von einer Bluteosinophilie begleitet. Einwanderung eines Parasiten unter die Konjunktiva hat Tränenfluss, Rötungen und andere Symptome zur Folge.

Diagnose, Therapie und Prophylaxe. Diagnose: Nachweis typischer Symptome, von adulten Parasiten in der Unterhaut oder in der Konjunktiva und von Mikrofilarien im peripheren Blut (Blutentnahme während des Tages) (Tab. 10.**4**, Abb. 10.**17**). Therapie mit Diethylcarbamazin (Banocide, Notezine), das Mikrofilarien abtötet und nach längerer Therapiedauer auch Makrofilarien schädigt. (Beachte mögliche Nebenwirkungen.)

Mansonella-Arten

Hinsichtlich der differenzialdiagnostisch zu berücksichtigenden *Mansonella*-Arten sei auf Tab. 10.**4** und Abb. 10.**17** verwiesen.

Onchocerca

Onchocerca volvulus

Erreger der Onchocercose

Diese Filarienart ist Erreger der Onchocercose, die sich hauptsächlich in Hautveränderungen, Lymphadenopathie und Augenschäden manifestiert. Letztere bedingen die besondere Bedeutung der Infektion.

Vorkommen. *Onchocerca volvulus* kommt endemisch in 36 Ländern im tropischen Afrika (Atlantikküste bis zum Roten Meer) und im südlichen Arabien (Jemen) sowie in 6 Ländern von Mittel- und Südamerika vor (Mexiko, Guatemala, Kolumbien, Venezuela, Brasilien, Ecuador). Derzeit sind etwa 17,6 Millionen Personen infiziert und 267 000 durch Onchocercose erblindet (WHO, 1998, 2000). Die WHO koordiniert seit 1974 in 11 afrikanischen Ländern und seit 1991 in 6 Ländern Lateinamerikas erfolgreich verlaufende Bekämpfungsprogramme (s. unten).

Entwicklung. Die adulten Onchocercen leben frei im Binde- und Fettgewebe, meist jedoch knäuelartig aufgewunden innerhalb von Bindegewebsknoten in der Subkutis oder in tieferen Gewebsschichten (Abb. 10.**16c**). Die Lebensdauer der geschlechtsreifen Parasiten erstreckt sich bis zu 15 Jahren.

Die *Onchocerca*-Weibchen produzieren Mikrofilarien, die in Gewebsspalten der Knoten und der Haut leben. Vom Ansiedlungsort der Weibchen aus wandern sie in den Lymphspalten der Dermis in andere Hautpartien und befallen auch die Augen, vor allem beim Sitz der Knoten am Kopf oder in der oberen Körperregion. Über die Lymphbahnen können die Mikrofilarien in den Blutstrom eindringen und auch im Urin, im Sputum und in der Zerebrospinalflüssigkeit erscheinen. Die relativ großen Mikrofilarien haben keine Scheide (Tab. 10.**4**); ihre Lebensdauer im Menschen beträgt 6 – 30 Monate.

Zwischenwirte und Überträger sind Simuliiden (Kriebelmücken, sog. „black flies"). Die Entwicklung der von den Kriebelmücken auf den Menschen übertragenen Infektionslarven bis zur Geschlechtsreife nimmt viele Monate in Anspruch. Mikrofilarien sind in der Haut meist nach 12 – 15 Monaten (7 – 24 Monate) nachweisbar (Präpatenzzeit).

Epidemiologie. Reservoir für *O. volvulus* ist nur der Mensch. Die Onchocercose tritt herdförmig entlang der Flussläufe auf, in denen sich die Larven und Puppen der Kriebelmücken entwickeln. In Bezug darauf wird die durch Onchocercose verursachte Blindheit auch „Flussblindheit" („river blindness") genannt.

Pathogenese und Krankheitsbild. Pathogenetisch lassen sich Reaktionen gegen adulte Parasiten und gegen Mikrofilarien unterscheiden. Diese Reaktionen werden durch den Immunstatus des Infizierten beeinflusst.

10

■ **Reaktionen gegen adulte Parasiten:** Einschluss adulter Filarien in fibröse Knoten (Onchozerkome) von meist 0,5–2 cm (manchmal bis 6 cm) Durchmesser in Subkutis an Beckenkamm, Rippen, Kopfhaut usw., seltener in tieferliegendem Gewebe. Knotenbildung etwa 1–2 Jahre nach der Infektion, sie verursacht keine oder nur geringe Beschwerden (Abb. 10.**16c**).

■ **Reaktionen gegen Mikrofilarien:** Mikrofilarien erscheinen etwa 12–15 (7–24) Monate nach der Infektion in der Haut. Erste Symptome treten nach ca. 15–18 Monaten auf: u. a. Pruritus, Verlust der Hautelastizität mit hängenden Hautfalten, Papeln, Depigmentierung und Lymphknotenschwellungen; Bluteosinophilie kann vorhanden sein.

■ **Augenveränderungen:** „Schneeflockenartige" Hornhauttrübungen, im späteren Stadium sklerosierende Keratitis, die die häufigste Erblindungsursache ist, Chorioretinitis sowie Neuritis und Atrophie der Sehnerven; Tendenz zum bilateralen Auftreten dieser Schäden (Abb. 10.**16d**).

Diagnose

■ **Adulte Parasiten.** Onchocerkome lassen sich durch Palpation und Ultrasonographie identifizieren. Der Parasitennachweis kann durch operative Entfernung und Untersuchung von Hautknoten erbracht werden.

■ **Mikrofilarien** sind in der Haut nach Ablauf der Präpatenzzeit mit Hilfe der „Skin-snip"-Methode nachweisbar (s. S. 651). Zum artspezifischen Nachweis von *Onchocerca*-DNA (Oncho-150 repeat) in Hautproben steht heute eine PCR zur Verfügung. Lebende oder tote Mikrofilarien lassen sich in der Kornea oder in der vorderen Augenkammer mit Hilfe der Spaltlampe oder eines Ophthalmoskops feststellen. Ferner können mit verschiedenen Methoden und Antigenen (u. a. mit rekombinanten Antigenen) Antikörper im Serum nachgewiesen werden (Tab. 11.**5**, S. 652f.).

Therapie. *Onchocerca*-Knoten können operativ entfernt werden. Gegen Makrofilarien wirkt das recht toxische Suramin (Bayer 205), das aber nicht mehr eingesetzt wird. Kürzlich wurde entdeckt, dass *O. volvulus, Wuchereria bancrofti, Brugia*-Arten und einige andere Filarienarten Endosymbionten der Gattung *Wolbachia* (Rickettsiales) enthalten, die durch Weibchen transovarial an die folgende Generation weitergegeben werden. Tierversuche ergaben, dass bei der Behandlung mit Tetrazyklinen sowohl die Endosymbionten als auch die Filarien geschädigt wurden. Daraus könnte sich ein neuer Therapieansatz entwickeln. Ivermectin ist in niedriger Dosierung gegen Mikrofilarien hochwirksam (s. Prophylaxe) und hat in höherer Dosis und bei wiederholter Applikation auch einen gewissen Effekt gegen Makrofilarien.

Prophylaxe und Bekämpfung. Ein gewisser Schutz vor Stichen durch Kriebelmücken kann durch entsprechende Kleidung und Einreiben der Haut mit

Repellents erreicht werden (s. Malaria). Durch Einleiten von Insektiziden in Fließgewässer zur selektiven Vernichtung der Entwicklungsstadien von Simulien konnten in großen, von der WHO in Westafrika durchgeführten Programmen regional beachtliche Bekämpfungserfolge erzielt werden. Seit 1987 werden in Endemiegebieten Massenbehandlungen der Bevölkerung mit niedrigen Dosen von Ivermectin (Mectizan) (0,15 mg/kg Körpergewicht) 1 – 2 mal pro Jahr vorgenommen. Dadurch kann die Mikrofilariendichte in der Haut des Menschen für die Dauer bis zu 12 Monaten drastisch gesenkt werden. Auch Mikrofilarien in den Augen werden beeinflusst. Dadurch werden Erkrankungen verhütet und die Erregerübertragung reduziert oder ganz unterbunden. Durch simultanen Einsatz von Vektorkontrolle und Massenbehandlungen mit Ivermectin ist in 7 der 11 afrikanischen Länder, die sich an dem oben erwähnten Bekämpfungsprogramm beteiligt haben, das Parasitenreservoir in der Bevölkerung eliminiert worden (WHO, 2000). Für dieses von der WHO koordinierte Programm stellt die Herstellerfirma Ivermectin kostenlos zur Verfügung. In weiteren Bekämpfungsaktionen soll die Massenbehandlung mit Ivermectin 1 × pro Jahr langfristig weitergeführt, aber auf die Vektorbekämpfung verzichtet werden (WHO, 2000).

Dracunculus medinensis (Medina-, Guinea- oder Drachenwurm)

Erreger der Dracunculose, Medinawurmkrankheit

Die Männchen von *Dracunculus medinensis* sind 1 – 4 cm lang, die Weibchen 50 – 100 cm. Letztere leben im subkutanen Bindegewebe, zu 90 % an Füßen oder Beinen; sie wandern etwa 10 – 12 Monate nach der Infektion unter die Hautoberfläche und verursachen die Bildung einer Blase, die nach einigen Tagen platzt. Bei Wasserkontakt der befallenen Hautpartie strecken die Weibchen ihr Vorderende etwas hervor und entlassen zahlreiche Larven, die von Flohkrebsen (*Cyclops*) aufgenommen werden und sich in ihnen zu infektiösen Larvenstadien entwickeln. Die Infektion des Menschen erfolgt durch Aufnahme von Trinkwasser, das infizierte Zwischenwirte enthält. Vom Darm des Menschen wandern die Parasiten ins Bindegewebe. Die Diagnose erfolgt i. d. R. aufgrund der klinischen Erscheinungen (Ulkus an Extremitäten, in ca. 30 % bakterielle Sekundärinfektionen).
Seit Anfang der 1980er Jahre führt die WHO ein Bekämpfungsprogramm durch, das vorwiegend auf der Aufklärung der Bevölkerung und der Filtration des Trinkwassers mit einfachen Tuchfiltern oder mit Nylonfiltern beruht. Die jährliche Inzidenz ist von 3,5 Millionen Fällen 1986 auf etwa 96 000 im Jahr 1999 zurückgegangen (WHO, 2000). Derzeit kommt die Dracunculose noch in 13 afrikanischen Ländern südlich der Sahara vor. In einigen, früher endemischen Ländern ist die Parasitose offiziell getilgt (Indien, Pakistan) oder die Übertragung sehr stark reduziert (Jemen, Chad, Kenia u. a.).

10

Trichinella

Erreger der Trichinellose

■ Menschen können sich durch Aufnahme von rohem Fleisch (vom Schwein, Wildschwein, Pferd und anderen Tierarten) mit Larven verschiedener *Trichinella*-Arten infizieren. Aus den Larven entwickeln sich Adultstadien, die den Dünndarm besiedeln, wo die Weibchen Larven produzieren, die von der Darmschleimhaut aus über die Lymph- und Blutbahn in die Skelettmuskulatur gelangen, dort in Muskelzellen eindringen und sich einkapseln (Ausnahme: *Trichinella pseudospiralis*). Das Krankheitsbild der Trichinellose wird durch intestinale und muskuläre Symptome geprägt. Die Diagnose der Trichinellose erfolgt durch Muskelbiopsie und durch Antikörpernachweis im Serum. ■

Erreger-Arten und Vorkommen. Aufgrund typischer Enzymmuster, DNA-Sequenzen und biologischer Merkmale wurden bisher 6 *Trichinella*-Arten beschrieben, die unterschiedliche, zum Teil auch überlappende Verbreitungsgebiete haben (Tab. 10.**5**).

Die am weitesten verbreitete und wichtigste Art ist *Trichinella spiralis*, die sich in einem vorwiegend domestischen Zyklus entwickelt. In Europa ist die Prävalenz von *Trichinella* im Allgemeinen gering. Dennoch kam es seit 1975 in mehreren Ländern (u. a. Deutschland, Frankreich, Italien, Spanien, England, Polen) immer wieder zu Ausbrüchen von Trichinellose , von denen kleinere und größere Personengruppen (bis etwa 650) betroffen waren.

Morphologie und Entwicklung (Abb. 10.**18**). Die Männchen von *Trichinella spiralis* sind ca. 1 – 2 mm lang und die Weibchen ca. 2 – 4 mm. Ein markantes Merkmal ist der zweiteilige Ösophagus mit einem vorderen muskulösen und einem hinteren Teil, der aus Drüsenzellen („Stichozyten") besteht. Die Längenmaße der anderen Arten liegen in der gleichen Größenordnung; sie sind morphologisch nicht differenzierbar, mit Ausnahme von *T. pseudospiralis*, bei der die Kapselbildung bei den Muskellarven fehlt (s. unten).

Die Entwicklung wird hier exemplarisch für *T. spiralis* beschrieben. Die Infektion des Menschen oder anderer Wirte erfolgt durch Aufnahme von Fleisch, das eingekapselte infektiöse *Trichinella*-Larven enthält (Abb.10.**16e**). Unter dem Einfluss der Verdauungssäfte werden diese frei und siedeln sich in Epithelzellen des Dünndarmes an, wo innerhalb weniger Tage nach 4 Häutungen geschlechtsreife Stadien entstehen. Nach der Kopulation sterben die Männchen bald ab; die Weibchen leben etwa 4 – 6 Wochen. Jedes Weibchen setzt etwa 200 – 1500 Larven ab (um 100 µm lang), die in die Lamina propria eindringen. Auf dem Lymph-Blut-Weg gelangen die Larven in Organe und Körpergewebe. Eine Weiterentwicklung erfolgt jedoch nur

10

Tabelle 10.**5** *Trichinella*-Arten[1]

Trichinella-Arten und Verbreitung	Zyklustyp[2] und wichtige Wirte (Auswahl)	Resistenz bei −30 °C 12 h
T. spiralis	*Vorwiegend synanthrop, auch silvatisch.*	
Weltweit	Hausschwein, Ratte, Pferd, Wildschwein, Kamel, Hund, Rotfuchs, Bär, Mensch	keine
T. britovi	*Vorwiegend silvatisch, auch synanthrop.*	
Gemäßigte Klimazone der paläarktischen Region	Rotfuchs, Wolf, Schakal, Marderhund, Wildkatze, Bären, Dachs, Marder, Nager, Hausschwein, Wildschwein, Pferd, Mensch	mittel
T. murrelli	*Silvatisch, auch synanthrop.*	
Gemäßigte Klimazone von Nordamerika (USA)	Bär, Waschbär, Rotfuchs, Koyote, Wildkatze (*Felis rufus*), Pferd, Mensch	keine
T. nativa	*Vorwiegend silvatisch, auch synanthrop.*	
Arktische und subarktische Gebiete (nördlich der −6 °C Januarisotherme)	Polarfuchs, Rotfuchs, Eisbär, Wolf, Marderhund, Schakal, Hund, Wildschwein, Mensch.	hoch
T. nelsoni	*Silvatisch.*	
Afrika südlich der Sahara, Asien (Kasachstan)	Hyäne, Warzenschwein, Wildschwein, Hausschwein, Mensch	keine
T. pseudospiralis Australien, Indien, Kaukasus, Kasachstan, USA,	*Silvatisch.* Beutelmarder, Waschbär, Korsak-Fuchs, Nager, Vogelarten (Raubvögel u. a.), Mensch	keine

[1] Modifiziert nach Eckert und Hiepe (1998): Nova Acta Lopoldina, 79: 99 – 120 (dort Quellenangaben).
[2] Am Zyklus sind vor allem Haustiere (synanthroper = domestischer Zyklus) oder Wildtiere (silvatischer Zyklus) beteiligt.

in der quergestreiften Skelettmuskulatur, in der sie frühestens 5 – 7 Tage nach der Infektion anzutreffen sind.

Die Larven dringen in Muskelfasern ein, die dadurch gewöhnlich nicht zerstört werden. Etwa 2 Wochen p. i. beginnt die befallene Muskelzelle, den Parasiten durch Ablagerung hyalinen und fibrillären Materials innerhalb

Trichinella spiralis: Entwicklungszyklus

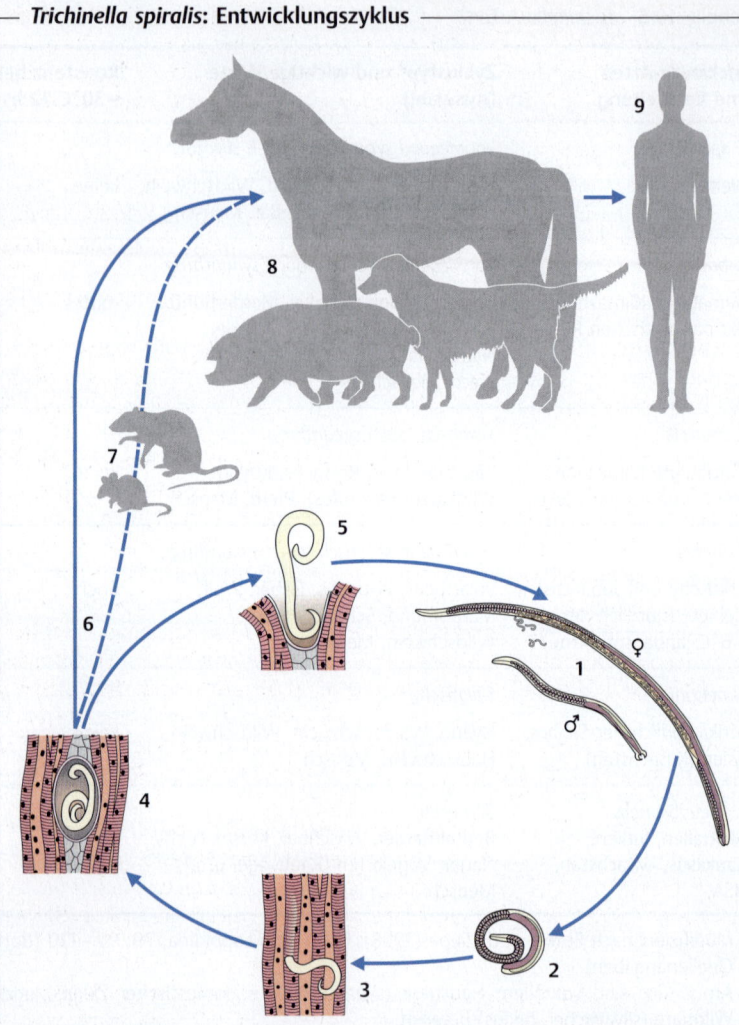

Abb. 10.**18** **1** Männchen und Weibchen im Dünndarm eines Wirtes; **2** von Weibchen produzierte Larve; **3** Larve beim Eindringen in Muskelzelle; **4** in Muskulatur eingekapselte Larve; **5** Freiwerden der Larve aus der Kapsel nach peroraler Aufnahme durch einen Wirt; **6** Infektion von Wirten mit Muskellarven; **7** Nager als Wirte; **8** Haustiere als Wirte; **9** Übertragung der Parasiten auf den Menschen durch trichinellöses Fleisch.

des Sarkolemms einzukapseln. Die Kapselbildung ist nach 4–6 Wochen abgeschlossen. Die ca. 0,2–0,9 mm langen Kapseln haben eine ovale, zitronenförmige Gestalt; an den Polen bilden sich Granulationsgewebe bzw. Fettzellen (Abb. 10.**16e**). Von den Polen ausgehend, kann die Kapsel allmählich verkalken.

Die *Trichinella*-Larven liegen zunächst gestreckt in der Muskelzelle; bis zur 3. Woche p. i. rollen sie sich spiralig ein (diese Einrollung fehlt bei *T. pseudospiralis*). In diesem Zeitraum erreichen sie nach weiterer Differenzierung die Infektiosität. Eingekapselt sind sie im Wirt jahrelang lebensfähig (Nachweis beim Menschen bis zu 31 Jahren). Der Entwicklungskreislauf schließt sich bei Aufnahme infektiöser Muskeltrichinellen durch einen anderen Wirt.

Epidemiologie. In vielen Ländern existiert die Trichinellose als „Naturherdinfektion" in einem silvatischen Zyklus unter wildlebenden Tieren, vor allem Wildkarnivoren. Solche Zyklen haben *T. nativa*, *T. britovi*, *T. nelsoni* und *T. pseudospiralis* (Tab. 10.**5**), sie kommen aber auch bei *T. spiralis* vor. Der Mensch kann sich aus solchen Zyklen infizieren, wenn er z. B. trichinellöses und nicht genügend erhitztes Fleisch von Wildschwein und Bär verzehrt. Silvatische Zyklen können auf die „Naturherde" beschränkt bleiben, ohne auf Hausschweine oder andere Haustiere überzugreifen. Eine solche Situation liegt bezüglich *T. britovi* z. B. in der Schweiz vor. Infektionen des Menschen erfolgen am häufigsten aus dem domestischen Zyklus mit *T. spiralis*.

Eingekapselte Muskeltrichinellen sind sehr widerstandsfähig. In faulendem Fleisch bleiben sie mindestens 4 Monate infektiös. Bei Kühlung (2–4 °C) überleben sie in der Muskulatur 300 Tage; durch Tiefgefrieren bei 25 °C werden sie innerhalb von 10–20 Tagen abgetötet. Dies gilt jedoch nicht für die kälteresistente Art *T. nativa*, deren Muskellarven selbst bei -20 °C viele Monate infektiös bleiben (Tab. 10.**5**). Hitze wirkt schnell letal, Trocknen und Pökeln jedoch nicht.

Infektionsquellen für den Menschen sind rohe und ungenügend erhitzte oder gefrorene Fleischprodukte von Tieren, vorwiegend von Haus- und Wildschweinen sowie von Pferden, seltener von Bären, Hunden und anderen Tierarten. Infektionen sind auch mit trichinellösem Trocken- und Pökelfleisch möglich.

10

Krankheitsbild. Grad und Dauer der klinischen Erscheinungen hängen von der Infektionsdosis und der Vermehrungsrate der Trichinellen ab. Schon 50–70 Larven von *T. spiralis* vermögen beim Menschen Krankheitserscheinungen auszulösen. Die anderen Arten scheinen etwas weniger humanpathogen zu sein. Im Infektionsverlauf sind 2 Phasen zu unterscheiden:

■ **Intestinale Phase:** Inkubation: 1–7 Tage. Symptome: Nausea, Erbrechen, gastrointestinale Störungen, mit Durchfall, leichtem Fieber und anderen Symptomen. Latenter Verlauf ist möglich.

■ **Extraintestinale Phase:** Inkubation 7 Tage oder länger. Symptome, verursacht durch Einwanderung der *Trichinella*-Larven in die Körpergewebe: Myositis mit Muskelschmerzen und -steifheit, Atem- und Schluckbeschwerden, Fieber, Lid- und Gesichtsödem, Hautxanthem. Gefürchtete Komplikationen sind Myokarditis und Meningoenzephalitis. Bluteosinophilie, erhöhte Aktivität von Lactatdehydrogenase, Myokinase und Kreatinphosphokinase im Serum und Kreatinurie sind weitere Charakteristika. Dauer dieser Phase etwa 1–6 Wochen. Darauf folgt häufig Genesung, es können aber auch über längere Zeit rheumatoide Erscheinungen oder andere Beschwerden (z. B. Herzmuskelschäden) bestehen bleiben. Todesfälle sind selten.

Diagnose. Eine Diagnose während der intestinalen Phase ist schwierig und gelingt nur selten durch Nachweis von Trichinellen im Stuhl oder Duodenalsaft. Während der extraintestinalen Phase sind *Trichinella*-Larven in Muskelbiopsieproben nachweisbar (mikroskopisch im Quetschpräparat oder histologisch, DNA-Nachweis mit PCR). Ab der 3. Woche p. i. treten Serumantikörper auf (Tab. 11.**5**, S. 652f.). Klinisch-chemische Befunde (s. oben) liefern weitere diagnostische Hinweise.

Therapie und Prophylaxe. Zur Therapie werden Mebendazol (Vermox 500 mg) und Albendazol (Zentel) in Kombination mit Prednisolon (zur Kontrolle allergischer Reaktionen) empfohlen (WHO, 1995). Hitze über 80 °C tötet Trichinellen im Fleisch ab. Am sichersten ist ausreichendes Kochen oder Braten. (Tiefgefrieren evtl. unsicher, s. oben!) Prophylaktische Fleischuntersuchungen bei Haus- und Wildtieren auf *Trichinella*-Befall sowie die Vermeidung der Verfütterung roher Fleischabfälle an Hausschweine oder andere empfängliche Haustiere sind wichtige Maßnahmen der Bekämpfung.

10.2.3 Infektionen durch Nematodenlarven

■ „Larva migrans externa" und „Larva migrans interna" sind durch wandernde Nematodenlarven verursachte Erkrankungen. Erstere ist eine Hauterkrankung, meist ausgelöst durch Larven tierpathogener Hakenwurmoder *Strongyloides*-Arten. Bei der „Larva migrans interna" wandern Nematodenlarven in inneren Organen, z. B. bei der Toxocarose. Dabei erfolgt die Infektion durch perorale Aufnahme infektiöser Eier von Spulwürmern der Gattung *Toxocara*, die im Kot von Hunden, Füchsen oder Katzen in die Umwelt gelangen (u. a. Infektionsgefahr für Kinder auf kontaminierten Spielplätzen!). Die Wanderlarven von *Toxocara* können im Menschen Schädigungen von Leber, Lunge, ZNS und Auge verursachen. Anisakiose, Angiostrongylose und Dirofilariose sind weitere Beispiele. ■

Larva migrans externa oder Larva migrans cutanea (LMC) („Hautmaulwurf", „creeping eruption")

Erreger. Als LMC bezeichnet man ein Syndrom, das durch die Wanderung larvaler Parasiten in der Haut von Fremdwirten entsteht. Für den Menschen sind ätiologisch vor allem Hakenwurmarten von Hund und Katze (u. a. *Ancylostoma braziliense, Ancylostoma caninum*) sowie *Strongyloides*-Arten verschiedener Wirte (Säugetiere, Mensch) von Bedeutung. Auch Larven von Insekten (*Hypoderma, Gasterophilus* u. a.) kommen als Ursache in Betracht.

Krankheitsbild. Die infektiösen Larven der oben erwähnten Hakenwurmarten können bei Kontakt mit kontaminiertem Boden (z. B. an Badestränden) in die Haut des Menschen (Füße, Hände, andere Körperregionen) eindringen und in der Dermis umherwandern. Dadurch entstehen Papeln, gewundene und entzündlich veränderte Bohrgänge sowie Juckreiz (Abb. 10.**16f**). Selten dringen die Larven weiter in den Körper vor, in dem sie im Allgemeinen nicht geschlechtsreif werden (s. jedoch S. 606). In der Haut vermögen die Larven einige Wochen bis Monate zu persistieren, dann sterben sie ab (Insektenlarven als Ursache s. S. 644ff.).

Diagnose und Therapie. Die Diagnose kann meist aufgrund des klinischen Bildes gestellt werden, an dem die Vielzahl der etwa 1 – 2 mm breiten und mehrere Zentimeter langen Bohrgänge besonders auffällig ist. Zur Behandlung werden empfohlen: lokale Applikation von Thiabendazol-Salbe (15 %ig), Betupfen mit Ivermectin-Lösung, Vereisen mit Ethylchlorid-Spray oder perorale Behandlung mit Albendazol (Zentel).

Larva migrans interna oder Larva migrans visceralis (LMV)

Erreger. Als Erreger dieser Erkrankung sind vor allem Larven verschiedener Spulwurmarten von Haus- und Wildtieren wichtig: u. a. *Toxocara canis* vom Hund und Fuchs, *T. mystax* von der Katze, *Baylisascaris procyonis* vom Waschbären und Spulwurmarten (Anisakidae) von Meeressäugern. Als Beispiele aus dieser Gruppe werden hier die Toxocarose und Anisakiose besprochen. Auch die Angiostrongylose und die Dirofilariose können zu diesem Krankheitskomplex gezählt werden.

10

Toxocara

Erreger der Toxocarose

Verbreitung, Entwicklung und Epidemiologie. In allen Teilen der Welt sind Hunde, Katzen und Füchse, besonders Jungtiere, häufig mit adulten *Toxocara*-Spulwürmern befallen. Diese leben im Dünndarm und scheiden gewöhnlich große Mengen von Eiern aus. Im Freien entwickelt sich im Ei innerhalb von 2–3 Wochen eine infektionsfähige Larve. Die Ansteckung des Menschen erfolgt durch die akzidentelle perorale Aufnahme infektionstüchtiger Eier (Geophagie, kontaminierte Nahrungsmittel). Besonders gefährdet sind Kleinkinder. In vielen Städten innerhalb und außerhalb Europas ist ein ziemlich hoher Kontaminationsgrad öffentlicher Anlagen und von Kinderspielplätzen (Sandkästen: > 1 bis 50 %) mit *Toxocara*-Eiern nachgewiesen worden. Durch serologische Untersuchungen mit einem spezifischen ELISA wurden in Deutschland, Österreich und der Schweiz bei gesunden Personen mittlere Antikörperprävalenzen von etwa 1–8 % nachgewiesen, bei einigen Bevölkerungsgruppen aber höhere Werte bis 30 %.

Nach der Infektion verlassen die *Toxocara*-Larven im Dünndarm die Eihüllen, dringen in die Darmwand ein und gelangen auf dem Blutweg in Leber, Lunge, ZNS, Auge, Körpermuskulatur und andere Organsysteme. Werden die Larven im Kapillarfilter festgehalten, verlassen sie das Gefäßsystem und beginnen eine Wanderung im betroffenen Organ. Folgen davon sind Blutungen und Gewebszerstörungen sowie entzündliche Reaktionen mit Bildung granulomatöser Herde. Lebende Larven werden in allen Organen außer dem ZNS bindegewebig eingekapselt, doch können sie die Kapsel verlassen und weiterwandern. Die Larven sind in der Lage, jahrelang am Leben zu bleiben (bei Affen mindestens 10 Jahre). Nur äußerst selten entwickeln sich im Darm des Menschen adulte *Toxocara*-Stadien.

Krankheitsbild. Die LVM verläuft in den meisten Fällen latent. Klinisch manifeste Fälle werden am häufigsten bei Kindern im Alter von 2–5 Jahren beobachtet. Die klinischen Symptome hängen von der Lokalisation und dem Grad pathologischer Veränderungen ab, sie sind unspezifisch und vielfältig: Eosinophilie, Leukozytose, Hepatomegalie, kurze Fieberepisoden, milde gastrointestinale Störungen, asthmatische Attacken, pneumonische Erscheinungen, Lymphadenopathie, urtikarielle Hautveränderungen, zentralnervöse Störungen mit Lähmungserscheinungen oder epileptiformen Anfällen. Augenbefall tritt in allen Altersgruppen auf und äußert sich in granulomatöser Chorioretinitis, Glaskörpertrübung und anderen Veränderungen. Häufig wird okuläre Toxocarose ohne Anzeichen einer viszeralen Infektion beobachtet.

Diagnose. Verdacht auf Toxocarose besteht bei persistierender Eosinophilie und anderen oben beschriebenen Erscheinungen. Die ätiologische Abklärung erfolgt durch serologische Untersuchungen auf spezifische Antikörper. Dazu stehen sehr sensitive und spezifische Verfahren zur Verfügung (ELISA, Westernblot) (Tab. 11.**5**, S. 652f.). Positive Seroreaktionen sind bereits 4 Wochen nach der Infektion zu erwarten.

Therapie und Prophylaxe. Therapeutische Maßnahmen mit Albendazol (Zentel) sind auf symptomatische Fälle zu beschränken. Die Prophylaxe besteht in der Bekämpfung des *Toxocara*-Befalles bei Hunden und Katzen, besonders bei Jungtieren, und der Reduktion der Umweltkontamination, besonders von Kinderspielplätzen, durch Kot von Hunden, Katzen und Füchsen.

Anisakis

Erreger der Anisakiose

> *Anisakis* und verwandte Spulwurmgattungen (*Phocanema, Contracaecum*), leben im Darm von Meeressäugern oder -vögeln. Larven dieser Parasiten, die mit rohem Seefisch in den Menschen gelangen, sind als Erreger eosinophiler Granulome des Magen-Darm-Traktes bekannt („Heringswurmkrankheit"). In den letzten Jahren sind die meisten Fälle aus Japan beschrieben worden. Eine sichere Verhütung der Infektion ist durch Erhitzen oder Tiefgefrieren der Fische möglich (-20 °C mindestens 12 – 24 Stunden).

10

Angiostrongylus

Erreger der Angiostrongylose

Der im südlichen Asien und der Pazifikregion vorkommende, in der Lunge von Ratten parasitierende *Angiostrongylus cantonensis* (Synonym: *Parastrongylus cantonensis*) wurde als Ursache einer eosinophilen Meningoenzephalitis des Menschen identifiziert. Larvalstadien des Parasiten sind im Gehirn, Rückenmark und Auge zuvor erkrankter Personen nachgewiesen worden. Die Infektion erfolgt durch Verzehr roher Zwischenwirte (Schnecken) und Transportwirte (Krebstiere), die infektiöse Larven von *A. cantonensis* enthalten.

Der in den USA, Zentral- und Südamerika sowie Afrika vorkommende *Angiostrongylus costaricensis* (Synonym: *Parastrongylus costaricensis*) parasitiert in Mesenterialgefäßen von Baumwollratten und anderer Vertebraten. Beim Menschen führt die Infektion durch akzidentelle Aufnahme larvenhaltiger Zwischenwirte (Schnecken) zur Ansiedlung von Parasiten in den Mesenterialgefäßen und zur Entstehung entzündlicher Granulome der Darmwand. Eine Ausscheidung von Larven im Stuhl erfolgt nicht, da die Parasiten zwar Eier produzieren, aus denen aber keine Larven schlüpfen.

Dirofilaria

Erreger der Dirofilariose

Larven von *Dirofilaria immitis* und *Dirofilaria repens*, die im Adultstadium in Hunden, Katzen und Wildkarnivoren parasitieren, werden gelegentlich durch Stechmücken auf den Menschen übertragen. Dabei siedeln sich unreife Stadien von *D. immitis* vorwiegend in der Lunge an und verursachen 1–4 cm große Rundherde, während die Stadien von *D. repens* meist in nodulären Herden der Subkutis anzutreffen sind. Die Mehrzahl der autochthonen Fälle ist aus Italien, Frankreich und Griechenland bekannt, importierte Fälle auch in anderen Ländern (Deutschland, Österreich, Schweiz u. a.).

11 Arthropoden

Bei den meisten der parasitisch lebenden Arthropoden (Gliederfüßer) handelt es sich um Ektoparasiten, die sich ständig oder zeitweise an einem Wirt aufhalten und als sog. Lästlinge, als Erreger von Hautkrankheiten und/oder als Vektoren von Viren, Bakterien, Protozoen oder Helminthen eine erhebliche medizinische Bedeutung besitzen. Einige Arten oder Entwicklungsstadien von Arthropoden sind in der Lage, in tiefere Gewebeschichten der Haut, in Körperöffnungen oder in Wunden einzudringen und sich ähnlich wie Endoparasiten zu verhalten. Im folgenden Kapitel wird nur eine kleine

Tabelle 11.1 Übersicht zur Taxonomie der im Text erwähnten Arthropoden

Unterstamm ◾ Klasse	Ordnung* ◾ Unterordnung	Gattung
Chelicerata		
◾ **Arachnea**	Ixodida (Zecken)	*Ixodes, Dermacentor, Rhipicephalus, Haemaphysalis*
	Mesostigmata[1] (Milben)	*Dermanyssus*
	Prostigmata[2] (Milben)	*Cheyletiella, Neotrombicula*
	Astigmata[3] (Milben)	*Sarcoptes, Notoedres, Psoroptes, Tyrophagus, Tyroglyphus, Glyciphagus, Dermatophagoides*
Tracheata (= Antennata)		
◾ **Insecta**	Anoplurida (Läuse)	*Pediculus, Phthirus*
	Heteropterida (Wanzen)	*Cimex, Oeciacus, Triatoma, Rhodnius, Panstrongylus*
	Dipterida (Zweiflügler)	
	◾ Nematocerina (Mücken)	*Anopheles, Culex, Aedes, Simulium, Phlebotomus, Lutzomyia*
	◾ Brachycerina (Fliegen)	*Glossina, Musca, Sarcophaga, Calliphora, Wohlfahrtia, Lucilia, Dermatobia, Cordylobia, Hypoderma, Gasterophilus*
	Siphonapterida (Flöhe)	*Pulex, Ctenocephalides, Ceratophyllus, Archaeopsylla, Xenopsylla, Tunga u. a.*

*Synonyma: [1]Gamasida [2]Actinedida [3]Acaridida.

11

Auswahl der medizinisch wichtigen Arthropoden vorgestellt (Tab. 11.**1**), vor allem jene, die in Mitteleuropa von Bedeutung sind. Bezüglich näherer Angaben sei auf die Literatur verwiesen (s. S. 686f.).

11.1 Arachnea

Zecken (Ixodida)

Allgemeines. Die Ordnung der Ixodida umfasst 2 Familien, und zwar die *Argasidae* (Lederzecken) und die *Ixodidae* (Schildzecken). Letztere haben weltweit die größte Bedeutung. Hier können nur die Ixodidae berücksichtigt werden.

In West- und Mitteleuropa gibt es rund 20 Schildzeckenarten, die den Gattungen *Ixodes, Rhipicephalus, Dermacentor* und *Haemaphysalis* angehören. Die wichtigste Art ist *Ixodes ricinus* („Holzbock"), die etwa 90 % der gesamten Zeckenfauna ausmacht. Daher werden Menschen in Mitteleuropa am häufigsten von *I. ricinus* und nur gelegentlich von anderen Zeckenarten befallen.

Ixodes ricinus

Überträger der Erreger von Zeckenborreliose und Zeckenenzephalitis

■ *Ixodes ricinus*, auch „ Holzbock" genannt, ist die häufigste Schildzeckenart in Mitteleuropa, der als Vektor der Erreger von Zeckenborreliose, Zeckenenzephalitis (Frühsommer-Meningoenzephalitis, FSME) und anderen Erregern eine besondere Bedeutung zukommt. In der Haut haftende Zecken sollten möglichst rasch mechanisch entfernt werden, um das Infektionsrisiko zu mindern. ■

Morphologie. *Männchen*: Etwa 2–3 mm lang mit stärker chitinisiertem Schild, der den ganzen Rücken bedeckt. *Weibchen*: 3–4 mm, vollgesogen bis 12 mm lang. Rückenschild bedeckt nur den vorderen Teil des Körpers (Abb. 11.**1a**). Adulte und Nymphen (Letztere etwa 1 mm lang) haben 4 Beinpaare, die kleineren Larven (etwa 0,5 mm lang) nur 3 Beinpaare. Die Zecken besitzen stechende Mundwerkzeuge (daher Zeckenstich und nicht Zeckenbiss!)

Biologie. Während ihrer Entwicklung sind die verschiedenen Stadien von *I. ricinus* auf Blutmahlzeiten an Vertebraten angewiesen. Nach Auswahl einer geeigneten Ansitzstelle auf einem Wirt stechen die weiblichen Zecken ihre

Am Menschen parasitierende Arthropoden

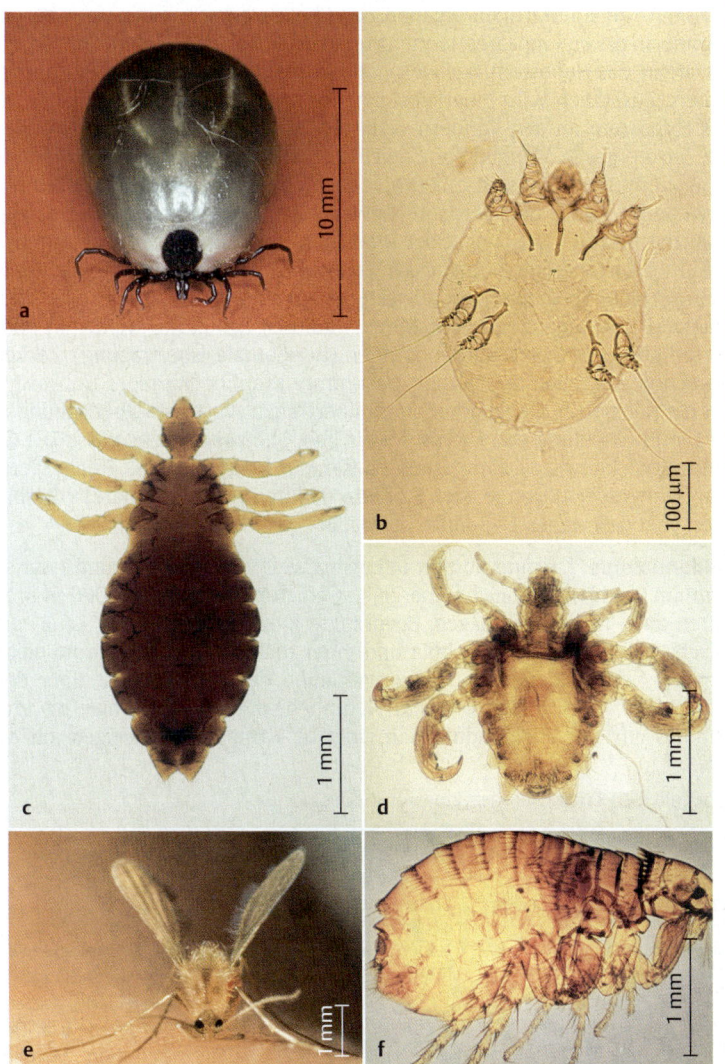

Abb. 11.**1** **a** *Ixodes ricinus*, vollgesogenes Weibchen; **b** *Sarcoptes scabiei*, Weibchen; **c** Kleiderlaus; **d** Filzlaus; **e** Sandmücke (*Phlebotomus papatasi*) beim Blutsaugen; **f** Hundefloh (*Ctenocephalides canis*). (Aufnahme e: H.M. Seitz, Institut für Medizinische Parasitologie, Bonn.)

11

Mundwerkzeuge innerhalb von etwa 10 Minuten in die Haut bis in die Subkutis ein. Mit stilettartigen Organen, den Cheliceren, schneiden sie dabei eine Wunde, in die ein unpaares, tannenzapfenähnliches, mit Widerhaken besetztes Organ, das Hypostom, nachgeschoben wird, das die Zecke in der Haut verankert. Zusätzlich wird eine Substanz, der sog. Zement, ausgeschieden, die das Hypostom an den Rändern verkittet. Während des Saugaktes sondern die Zecken große Mengen von Speichel ab, der u. a. zytolytische und gerinnungshemmende Substanzen enthält. Beim Saugen nehmen die Zecken Blut, Gewebeflüssigkeit und verdaute Gewebeteile auf. Während einer solchen Mahlzeit nimmt das Gewicht der Weibchen stark zu, und sie sehen im prall gefüllten Zustand einem Rizinussamen ähnlich. Epidemiologisch wichtig ist, dass mit dem Speichel Krankheitserreger aufgenommen und bei einer Blutmahlzeit des folgenden Entwicklungsstadiums der Zecke wieder in einen Vertebraten inokuliert werden können (horizontale Übertragung). Zeckenweibchen sind auch in der Lage, bestimmte Krankheitserreger transovarial auf die nächste Zeckengeneration zu übertragen (vertikale Übertragung).

Die Entwicklung von *I. ricinus* ist in Tab. 11.**2** zusammengefasst. Die Gesamtentwicklungszeit kann durch Phasen der Inaktivität und Hungerperioden (Hungervermögen je nach Stadium maximal 13 – 37 Monate) unterbrochen sein und daher 1 – 3 Jahre betragen.

Epidemiologie. *I. ricinus* kommt in Europa weit verbreitet vor, und zwar sowohl im Flachland als auch in bergigen Gebieten bis um 800 – 1000 m ü. M., selten auch in höheren Lagen. Bevorzugte Biotope sind Nadel-, Laub- und Mischwälder mit viel Unterholz und einer dichten Grünzone. Dort halten sich die verschiedenen Entwicklungsstadien der Zecken dicht über dem Boden (vor allem die Larven und Nymphen) oder etwas höher (bis etwa 80 – 100 cm, vor allem Adulte) an Gräsern, Farnen und Zweigen auf, wo

Tabelle 11.**2**   Entwicklungszyklus von *Ixodes ricinus*

	Ei →	Larve →	Nymphe →	Imago
Habitat:	Boden	Boden und Pflanzen, Blutsaugen am Wirt		
Wirtsgruppen:	–	Nager, Vögel, (Mensch)[2]	Vögel, Säuger[1], Mensch	Haus- und Wildwiederkäuer, Hunde, Katzen, Pferde u. a. Tierarten[1], Mensch
Dauer des Blutsaugens in Tagen	–	2 – 6	3 – 7	5 – 14

[1] Viele verschiedene Wirtstierarten: in Europa etwa 35; [2] selten

sie auf geeignete Wirte lauern. Beim Vorbeiziehen der Wirte lassen sie sich auf diese fallen oder an deren Haut abstreifen. *I. ricinus* wird bei Temperaturen von 7 – 10 °C aktiv. Die Maxima der Zeckenaktivität sind im Mai/Juni und August/Oktober zu verzeichnen.

Die große epidemiologische Bedeutung von *I. ricinus* beruht vor allem auf der Vektorfunktion für die Erreger der Zeckenborreliose (*Borrelia spp.*, S. 337ff.) und der Zeckenenzephalitis (Frühsommer-Meningoenzephalitis) (FSME-Virus, S. 463f.).

Diagnose. Der Befall mit *I. ricinus* wird makroskopisch diagnostiziert, eventuell mit Hilfe einer Lupe. Die Artbestimmung muss durch einen Spezialisten erfolgen. Nicht selten weisen Stichreaktionen, vor allem das bei Borreliose auftretende Erythema chronicum migrans, indirekt auf früheren Zeckenbefall hin.

Maßnahmen gegen Zeckenbefall. Zur Vorbeuge sollten Zeckenbiotope mit dichtem Unterholz, Farnen und hohen Gräsern möglichst gemieden werden. Beim Aufenthalt in Zeckenbiotopen ist es empfehlenswert, zweckmäßige Kleidung zu tragen: Schuhe, lange Socken, lange Hosen (evtl. Hosenbeine in die Socken stecken), dicht schließende, lange Ärmel. Das Besprühen der Kleidung (Socken, distale Ränder von Hosenbeinen und Ärmeln) mit Akariziden kann zusätzlichen Schutz verleihen, besonders wenn dafür Pyrethroide eingesetzt werden, die eine gewisse Repellentwirkung haben (z. B. Flumethrin: Baygon). Auf die Haut aufzutragende Repellents (s. Malaria) wirken gegen Zecken meist nur unzureichend.

Nach Aufenthalt in einem Zeckenbiotop den Körper und die Gliedmaßen absuchen und bei Feststellung von Zecken diese möglichst rasch mechanisch entfernen (Zecken nicht vorher mit Öl oder anderen Stoffen betupfen!). Etwaige Stichstellen sind in den nächsten 4 Wochen auf Zeichen von Rötung (Erythem), Schwellung und Entzündung zu beobachten. Das Auftreten eines „wandernden", sich vergrößernden Erythems (Erythema migrans) ist ein sicheres Zeichen für eine Infektion mit *Borrelien*. Dieses Erythem tritt aber nur bei einem Teil der Infizierten auf.

Milben

Sarcoptes scabiei

Erreger der Scabies (Krätze)

11

■ *Sarcoptes scabiei var. hominis* ist die Ursache der Scabies des Menschen, die sich durch starken Juckreiz, Milbengänge in der Epidermis sowie Knötchen und Pusteln manifestiert. Die Ansteckung erfolgt von Mensch zu

Mensch. Auch verschiedene Milbenarten von Tieren können sich auf der Haut des Menschen ansiedeln, ohne sich zu vermehren, und Symptome der „Pseudoscabies" verursachen.

Vorkommen. In Europa ist die durch *Sarcoptes scabiei var. hominis* verursachte Scabies des Menschen nicht häufig, sie tritt aber immer wieder auf, gelegentlich epidemisch in Schulklassen, Familien, Altersheimen und anderen Gruppen (s. Epidemiologie).

Morphologie und Biologie. *Sarcoptes scabiei*: Etwa 0,2 – 0,5 mm lange Milben mit ovoidem Körper. Adulte und Nymphen mit 4 Beinpaaren (Abb. 11.**1b**), Larven mit 3 Beinpaaren. Nach Übertragung auf den Menschen dringen die Milbenweibchen in die Epidermis ein und beginnen gewundene Gänge anzulegen, die gewöhnlich 4 – 5 mm und manchmal auch bis zu 10 mm lang werden. Bereits wenige Stunden danach beginnt die Ablage von Eiern, aus denen nach einigen Tagen die sechsbeinigen Larven schlüpfen. Durch weitere Differenzierung in Verbindung mit Häutungen entstehen aus den Larven zunächst Protonymphen (Nymphe I), dann Telonymphen (Nymphe II) und schließlich die adulten Männchen und Weibchen. Die gesamte Entwicklung dauert etwa 2 – 3 Wochen. Die Lebensdauer der Weibchen beträgt 4 – 6 Wochen.

Epidemiologie. Die Übertragung erfolgt bei engen Kontakten (Sexualpartner, Familienangehörige, Schulkinder, Pflegepersonal) von Mensch zu Mensch. Die Milbenweibchen wandern dabei auf die Haut eines neuen Wirtes über. Mittelbare Übertragbarkeit durch Kleidung (Unterwäsche), Bettzeug usw. spielt eine untergeordnete Rolle, ist aber bei Bekämpfungsmaßnahmen in Betracht zu ziehen. Ohne den Wirt sterben die Milben in der Regel innerhalb weniger Tage ab. Von Tieren ausgehende Ansteckungen mit Milben ereignen sich bei engem Hautkontakt zwischen Tier und Mensch.

Krankheitsbild. Ein frühes Zeichen eines erstmaligen Befalles mit *Sarcoptes*-Milben ist die **Primäreffloreszenz** mit bis zu 2 – 4 mm, manchmal bis 10 mm langen Milbengängen, die fadenförmig und unregelmäßig gewunden wie ein Bleistiftstrich aussehen. Am Ende des Milbenganges befindet sich in einer kleinen Auftreibung ein Milbenweibchen.

Nach einer Latenzzeit von etwa 4 – 5 Wochen, in der sich eine durch Milbenantigene induzierte Überempfindlichkeit entwickelt, kommt es zum **Scabies-Exanthem**, das sich durch lokalen oder generalisierten **Juckreiz** manifestiert, der sich vor allem abends bei Bettwärme bemerkbar macht. Als Hautveränderungen entwickeln sich ein papulöses oder papulovesikuläres Exanthem und Läsionen durch Kratzeffekte. Diese Veränderungen finden sich bei Erwachsenen vorwiegend in den Interdigitalräumen, an den Fingerseitenflächen, Handgelenken, Fußknöcheln und in der Genitalregion, bei Kindern gelegentlich auch im Gesicht.

Eine besondere Form der Erkrankung ist die **Scabies crustosa** (früher: Scabies norvegica), die bei Patienten mit gestörter Immunabwehr auftritt. Sie fällt durch starke krustöse, schuppende Veränderungen besonders im Kopf- und Halsbereich auf und ist hochansteckend, weil sich die Milben massenhaft vermehren.

Diagnose und Bekämpfung. Anamnese und klinisches Bild sind für die Diagnose wichtig, die durch die Identifikation der Parasiten ätiologisch bestätigt wird (Abb. 11.**1b**). Mit einem Skalpell wird eine Papel tangential abgetragen, das Material in 10 %iger Kalilauge mazeriert und aufgehellt und anschließend mikroskopisch auf Milben untersucht. Milben können auch nach Skarifikation der Haut mit Hilfe einer Nadel oder durch Aufdrücken eines Tesafilmstreifens aus Gängen isoliert werden. Die Behandlung erfolgt an mehreren Tagen durch topische Anwendung von γ-Hexachlorcyclohexan (= Lindan) (Jacutin-Gel) oder Crotamiton (Eurax) (Vorschriften der Hersteller genau beachten!). Eine neue Möglichkeit ist die perorale Therapie mit Ivermectin (Stromectol). Die Unter- und Bettwäsche ist bei mindestens 50 °C zu waschen.

Andere Milben

Milben aus den Ordnungen Astigmata (z. B. *Sarcoptes scabiei var. suis, S. scabiei var. canis, Notoedres cati, Psoroptes ovis*), Prostigmata (z. B. *Cheyletiella*, Neotrombicula) oder Mesostigmata (z. B. *Dermanyssus*), parasitieren bevorzugt an Wirbeltieren (meist Haustieren), können jedoch auch auf den Menschen übergehen. Dort siedeln sie sich vorübergehend auf oder in der Haut an, ohne sich zu vermehren, und verursachen verschiedenartige, mit Juckreiz einhergehende Hautveränderungen, die sich meist spontan zurückbilden, wenn Reinfestationen ausbleiben. Wichtig ist die Verhinderung der Infestation durch Behandlung der milbentragenden Tiere und nötigenfalls von deren Umgebung.

Einige Gruppen freilebender Milben sind als Erreger von Allergien bedeutsam. Die sog. Vorratsmilben (z. B. *Glyciphagus, Tyrophagus, Tyroglyphus*) entwickeln sich vor allem in pflanzlichen Substraten (Getreide, Mehl usw.) und können bei Menschen Rhinopathie, Asthma bronchiale und Hautexantheme („Bäckerekzem") verursachen, wenn milbenhaltiger Staub wiederholt in Hautkontakt kommt oder inhaliert wird. Weit verbreitet und recht häufig treten in Wohnungen mehrere Arten von Hausstaubmilben auf (vor allem *Dermatophagoides pteronyssinus*), die eine wichtige Ursache der „Hausstauballergie" (Dermatitis, Inhalationsallergie) darstellen.

11

11.2 Insekten

Läuse (Anoplurida)

Erreger der Anopluridose (Pediculose), des Läusebefalles

■ In Mitteleuropa kommen Kopf- und Filzläuse häufiger vor als allgemein angenommen wird. Daher müssen sie bei der Diagnose von Hauterkrankungen berücksichtigt werden. ■

Arten. Beim Menschen kommen 2 Arten von Läusen vor, von denen eine in 2 Unterarten aufgeteilt wird (Tab. 11.**3**). Davon sind in Mitteleuropa die Kopf- und die Filzlaus von praktischer Bedeutung. Der Befall mit Läusen wird auch als Pediculose bezeichnet.

Allgemeine Morphologie und Biologie. Läuse sind dorsoventral abgeplattete, etwa 1,5 – 4 mm lange, flügellose Insekten mit reduzierten Augen, kurzen (fünfgliedrigen) Antennen, stechend-saugenden Mundwerkzeugen und kräftigen Klammerfüßen zum Festhalten an Haaren (Abb. 11.**1c**).

Die Entwicklung der Läuse geht von den Eiern aus (auch als Nissen bezeichnet), die an den Haaren mit einem Kitt angeheftet werden. Die Entwicklung führt dann durch Wachstum und Häutungen über 3 Larvenstadien zu den Adulten. Die Läuse leben ständig am Wirt, Männchen und Weibchen sind hämatophag und benötigen häufig Blutmahlzeiten. Da sich die Läuse streng wirtsspezifisch verhalten, kommen Tiere als Ansteckungsquelle für den Läusebefall des Menschen nicht in Betracht.

Medizinische Bedeutung. Alle Läusearten sind in der Lage, Erreger verschiedener Krankheiten zu übertragen, u. a.: *Rickettsia prowazekii* (Fleckfieber); *R. typhi* (murines Fleckfieber); *Bartonella quintana* (Wolhynisches

Tabelle 11.**3**   Läuse des Menschen

Art	Hauptlokalisation (Aufenthalt der Läuse und Eiablage)
Pediculus humanus capitis (Kopflaus)	Behaarte Kopfhaut, seltener Bartbereich oder behaarte Stellen des Oberkörpers
Pediculus humanus corporis (Körper- oder Kleiderlaus)	Säume, Nähte und Falten von Kleidern
Phthirus pubis (Filz- oder Schamlaus)	Behaarter Schambereich, selten Abdominal-, Axillar- u. Bartregion sowie Augenbrauen und Augenwimpern

Fieber) und *Borrelia recurrentis* (epidemisches Rückfallfieber). Epidemiologisch am wichtigsten ist in Ländern außerhalb Europas die Übertragung von *R. prowazekii* durch Kleiderläuse. In Mitteleuropa beruht die Bedeutung der Läuse nicht auf ihrer Vektorfunktion, sondern auf ihrer direkten Schadwirkung durch die Stiche (s. unten).

Pediculus humanus capitis (Kopflaus)

Morphologie und Biologie. Körper längsoval, Länge 2,2–4,0 mm, von der Kleiderlaus morphologisch nur schwer zu unterscheiden. Nissen 0,5–0,8 mm lang. Lokalisation der Läuse vorwiegend im Bereich des **Kopfhaares**, gelegentlich auch an anderen behaarten Stellen des Kopfes oder Oberkörpers, Eiablage an der Haarbasis in Hautnähe, Entwicklungsdauer vom Ei bis zu den Adulten 17 Tage. Lebensdauer der Adulten am Menschen etwa 1 Monat, in der Umwelt bei Zimmertemperatur bis zu 1 Woche.

Vorkommen und Epidemiologie. Weltweite Verbreitung; in Mitteleuropa zwar nicht häufig, doch kommt es immer wieder zu epidemieartigem Auftreten des Kopflausbefalles, vor allem in Schulen und Kindergärten, Heimen, in Gruppen verwahrloster Personen usw. Am häufigsten sind Kinder (besonders Mädchen) und Frauen befallen. Etwa 60 % der Personen weisen einen geringen Befall mit < als 10 adulten Läusen auf, bei anderen liegen höhere Befallsraten vor (bis über 1000 Läuse). Nach offiziellen Statistiken hat der Kopflausbefall in Großbritannien zwischen 1971 und 1991 etwa 7fach zugenommen; 1997 waren in Bristol 18,7 % von rund 1000 Schülern befallen.

Die Übertragung erfolgt *vorwiegend* direkt durch engen Körperkontakt (Mutter-Kind-Kontakte, spielende Kinder usw.), aber auch mittelbar durch Mützen, Kissen, Kopfstützen, Spieltiere usw.

Krankheitsbild

▪ Juckreiz und Kratzeffekte im Bereich des behaarten Kopfes, Nissen an Haaren nachweisbar, vor allem retroaurikulär;

▪ zum Teil Dermatose der Kopfhaut, vor allem an der nuchalen Haargrenze: zunächst kleinpapulös, später nässend und verkrustend;

▪ gelegentlich auch generalisierende Dermatose in anderen Körperbereichen, verursacht durch allergische Reaktionen auf Läuse-Antigene;

▪ objektivierbare und subjektive Symptome können in bis zu 20 % der Fälle fehlen.

Diagnose. Feststellung der Symptome und Nachweis (direkt oder mit Lupe) von Läusen und/oder von Nissen, die bevorzugt im Schläfen-, Ohren- und Nackenbereich zu finden sind.

11

Wichtig sind epidemiologische Abklärungen bezüglich der möglichen Ansteckungsquellen (z. B. in Schulen). In einigen Ländern gibt es Vorschriften zur Bekämpfung des Läusebefalles in Schulen und anderen Gemeinschaftseinrichtungen.

Therapie. Bei Befall von Gruppen sind immer alle Kontaktpersonen in die Behandlung einzubeziehen, z. B. ganze Schulklassen und die Familienmitglieder läusebefallener Schüler. Zur Therapie stehen verschiedene insektizide Wirkstoffe zur Verfügung, u. a. Pyrethrum (Goldgeist forte, A-Par), Permethrin (Loxazol), Malathion (Prioderm, Lusap) und γ-Hexachlorcyclohexan [γ-HCH] (= Lindan) (Jacutin). (Beachte: Mögliche Insektizidresistenz der Läuse!) Die Behandlung ist unter genauer Beachtung der Gebrauchsanweisung für die Präparate durchzuführen und nach 7 – 10 Tagen zu wiederholen. Unterstützend können die Spülung der Haare mit lauwarmem 5 %igem Essigwasser und die mechanische Entfernung von Nissen mit einem „Läusekamm" wirken.

Bekämpfung. Mit Läusen in Kontakt gekommene Kleidungsstücke, Kissen usw. sind zu entwesen (Wäsche bei 60 °C waschen, Kleidung und Gegenstände in dicht mit Klebeband verschlossenen Plastikbeuteln 4 Wochen aufbewahren oder einen Tag bei –10 bis 15 °C gefrieren, Polstermöbel, Matratzen usw. mit Staubsauger gründlich reinigen und nötigenfalls entwesen (dazu Fachkräfte konsultieren).

Pediculus humanus corporis (Kleiderlaus)

Vorkommen, Morphologie und Biologie. In Mitteleuropa sehr selten. Körper längsoval. Länge: 2,7–4,7 mm, von der Kopflaus nur schwer unterscheidbar (Abb. 11.**1c**). Lokalisation vorwiegend an der **Kleidung**, wo Nissen an Kleiderfasern abgelegt werden. Die Läuse kommen nur zum Blutsaugen an den Wirt. Entwicklungsdauer etwa 3 Wochen, Lebensdauer am Wirt in der Regel 4 – 5 Wochen, selten bis zu 2 Monaten; in der Umwelt bei 10 – 20 °C etwa 1 Woche und bei 0 – 10 °C ca. 10 Tage lebensfähig.
Klinik, Diagnose und Bekämpfung. Stichreaktionen am Körper, besonders im Bereich der Unterwäsche, weisen auf Läusebefall hin. Zur Diagnose wird die Kleidung auf Nissen und Läuse inspiziert. **Bekämpfung s. Kopflaus.**

Phthirus pubis (Filz- oder Schamlaus)

Vorkommen, Morphologie und Biologie. Die Filzlaus kommt in Mitteleuropa relativ häufig vor. Erwachsene sind häufiger befallen als Kinder und Männer häufiger als Frauen. Von der Kopf- und Kleiderlaus deutlich unterscheidbar: Klein, Länge 1,3 – 1,6 mm, Körperform" „trapezoid" oder „krabbenähnlich" (Abb. 11.**1d**).Vor allem in behaarten Partien des **Scham- und Perianalbereiches**, seltener im Abdominalbereich, an Haaren der Brustwarzen, an Barthaaren sowie Augenbrauen und Augenwimpern. Entwicklungsdauer 3 – 4 Wochen. Vom Wirt getrennt, sterben Filzläuse bei Zimmertemperatur innerhalb von 2 Tagen.

Epidemiologie. Die Übertragung der Filzläuse erfolgt fast ausschließlich durch engen Körperkontakt (Geschlechtsverkehr bei Erwachsenen, Kontakte von Eltern mit ihren Kindern). Eine mittelbare Übertragung durch gemeinsame Benutzung von Betten, Wäsche usw. ist möglich, spielt jedoch eine untergeordnete Rolle.

Krankheitsbild

▨ Juckreiz und Kratzeffekte in der Schamgegend oder in anderen Lebensbereichen der Läuse (s. oben).

▨ Bei einigen Patienten typische, wenige Millimeter bis 1 cm große, schieferblaue Flecken (Maculae coeruleae. Macula = Fleck; coeruleus = blau, schwärzlich).

Diagnose, Therapie und Bekämpfung. Nachweis von Läusen und Nissen im Schambereich und möglichen anderen Lokalisationen durch Adspektion (Lupe!). Die Behandlung erfolgt mit Lindan (Jacutin-Gel), Malathion (Prioderm, Lusap) oder anderen Wirkstoffen (s. auch Kopflaus). Wichtig ist, die Kontaktpersonen zu ermitteln und nötigenfalls zu behandeln.

Wanzen (Heteroptera)

Die weltweit verbreitete Bettwanze (*Cimex lectularius*) (Familie: Cimicidae) kommt in Mitteleuropa selten vor und wird daher bei der Diagnose von Hautveränderungen oft nicht in Erwägung gezogen. Bettwanzen saugen am Menschen Blut und verursachen, besonders bei wiederholtem Befall, hämorrhagische oder urtikariell-papulöse Stichreaktionen, bei denen oft eine Anordnung in Gruppen oder Reihen auffällt. Die Wanzen sind etwa 3 – 4 mm lang, ihr Körper ist dorsoventral abgeflacht, die Flügel sind stark reduziert, der lange Stechrüssel kann ventral unter den Körper geklappt werden. Die Entwicklung vom Ei über 5 Larvalstadien bis zu den adulten Tieren dauert unter optimalen Bedingungen etwa 1 $\frac{1}{2}$ Monate, kann aber bis zu einem Jahr verlängert sein. Während ihrer Entwicklung und für die Eiproduktion benötigen die Wanzen mehrere Blutmahlzeiten. Ihr Hungervermögen bis zu einem Jahr ermöglicht ihnen eine lange Persistenz in Räumen, wo sie sich tagsüber in Schlupfwinkeln (unter Matratzen, hinter Möbeln, in Ritzen der Wand usw.) verborgen halten und nachts zum Blutsaugen hervorkommen. Diagnose: Hautveränderungen und Nachweis der Wanzen in der Umgebung. Therapie symptomatisch,

Bekämpfung durch Raumentwesung. Selten stechen auch andere Wanzen den Menschen, z. B. die Schwalbenwanze (*Oeciacus hirundinis*), die aus Vogelnestern in Wohnungen einwandern kann. Wanzen der Familie Reduviidae (Gattungen *Triatoma*, *Rhodnius* u. a.) spielen als Überträger der Chagas-Krankheit eine Rolle (s. S. 508).

Mücken und Fliegen (Nematocerina und Brachycerina)

■ Viele Arten von Mücken und Fliegen sind Überträger von Krankheitserregern. Sie verursachen Stichreaktionen in der Haut, Maden von Fliegen können sich sogar in der Haut, in Wunden sowie in Körperöffnungen ansiedeln und erhebliche Gewebeschäden verursachen. ■

Rolle als Vektoren. Viele Arten von Mücken sind wichtige Vektoren von Krankheitserregern, z. B. *Anopheles*-Mücken von Erregern der Malaria oder Phlebotomen (Schmetterlingsmücken) (Abb. 11.**1e**) von Erregern der Leishmaniose (s. Kapitel 9). Außerdem übertragen Stechmücken auch zahlreiche andere Erreger, z. B. Virus-Arten, und dies nicht nur in den Tropen, sondern auch in Mitteleuropa.

Ähnliches gilt auch für zahlreiche Arten von Fliegen, z. B. für Glossinen, die Vektoren der Erreger der Schlafkrankheit. Fliegen sind auch in der Lage, verschiedenartige Erreger (Bakterien, Parasiten) mechanisch zu verschleppen.

Stichreaktionen. Stiche von Mücken und Fliegen können mehr oder weniger ausgeprägte Primärreaktionen in der Haut verursachen (z. B. Freilandmücken der Gattung *Aedes* oder Kriebelmücken der Familie Simuliidae) oder auch allergische Hautreaktionen hervorrufen.

Myiasis. Larven (Maden) verschiedener Fliegenarten können sich in der Haut, in Hautläsionen und in Körperöffnungen ansiedeln und Gewebeschäden verursachen. Solche Erkrankungen werden als Myiasis bezeichnet. Dabei sind verschiedene Formen zu unterscheiden, von denen die wichtigsten in Tab. 11.**4** zusammengefasst sind. In Mitteleuropa waren in den letzten Jahren vermehrt Fälle von importierter Myiasis und autochthoner Wundmyiasis zu verzeichnen. Diagnose: Adspektion und Identifikation der Larven. Therapie: mechanische Entfernung der Parasiten, Bekämpfung von Sekundärinfektionen, in besonderen Fällen orale Therapie mit Ivermectin (Stromectol) (inoffizielle Indikation).

Steril aufgezogene Maden gewisser Fliegenarten (*Lucilia* spp.) werden gelegentlich zur Behandlung schwer heilender und nekrotisierender Haut-

Tabelle 11.**4**   Wichtige Formen der Myiasis des Menschen

Form der Myiasis	Art des Befalles	Erreger (Gattungen) (Auswahl)
Hautmyiasis		
Furunkulöse Myiasis	Beulenbildung durch Larven	*Dermatobia, Cordylobia*
„Hautmaulwurf"	Tunnelbildung durch Larven in Epidermis	*Hypoderma, Gasterophilus*
Wundmyiasis	Ablage von Eiern oder Larven in Wunden	*Sarcophaga, Calliphora, Musca, Wohlfahrtia, Lucilia*
Andere Formen		
Nasopharyngeale, okuläre, aurikuläre und urogenitale Myiasis	Ablage von Eiern oder Larven in Nasenöffnungen, Auge, Gehörgang, Vulva usw.	*Sarcophaga, Calliphora, Musca, Wohlfahrtia, Lucilia*

läsionen an Patienten eingesetzt; die Maden bewirken oft eine schnelle Wundreinigung.

Flöhe (Siphonapterida)

Erreger des Flohbefalles

■ Der „Menschenfloh" (*Pulex irritans*) ist selten, doch werden Menschen häufig von verschiedenen Flicharten befallen, die bevorzugt an Tieren parasitieren. Klinisch sind Stichreaktionen in der Haut feststellbar, die Erreger sind an Tieren oder in deren Umgebung zu suchen und zu bekämpfen. Tropenreisende können von Sandflöhen (*Tunga penetrans*) befallen werden. ■

Arten und Vorkommen. Von den weltweit beschriebenen rund 2500 Flicharten kommen etwa 100 in Mitteleuropa vor, von denen die medizinisch wichtigen vorwiegend den Familien der Pulicidae und Ceratophyllidae angehören. Der als „Menschenfloh" bekannte *Pulex irritans* ist selten anzutreffen, doch werden Menschen häufig von Flicharten befallen, die bevorzugt an Tieren parasitieren z. B. vom Hundefloh (*Ctenocephalides canis*), Katzenfloh (*Ctenocephalides felis*), Igelfloh (*Archaeopsylla erinacei*) oder Vogelfloh (*Ceratophyllus gallinae*). Alle Flicharten haben eine geringe Wirtsspezifität und können daher sowohl verschiedene Tierarten als auch den Menschen befallen.

Aufgrund ihrer Lebensweise nehmen die Sandflöhe (Familie Tungidae) eine Sonderstellung ein. Davon ist die im tropischen Afrika sowie in Zentral-

11

und Südamerika vorkommende Art *Tunga penetrans* die wichtigste. In Mitteleuropa wird Sandflohbefall nicht selten bei Tropenreisenden beobachtet.

Flöhe der Familien Pulicidae und Ceratophyllidae

Morphologie. Flöhe dieser Gruppe sind ca. 2–5 mm lang, seitlich abgeplattet, flügellos und mit 3 Beinpaaren ausgestattet, wobei die Hinterbeine besonders kräftig als Sprungbeine entwickelt sind. Die Mundwerkzeuge sind vom stechend-saugenden Typ, die Antennen kurz. Am Kopf und am ersten Brustsegment können Stachelkämme (Ctenidien) ausgebildet sein (Abb. 11.**1f**).

Entwicklung. Flöhe dieser Gruppe sind Ektoparasiten bei Menschen und verschiedenen Tierarten. Sie nehmen häufig eine Blutmahlzeit auf, die zur Eiablage während 1–3 Monaten benötigt wird. Die meisten Eier fallen vom Wirt ab und entwickeln sich in Schlupfwinkeln weiter (z. B in Fußbodenspalten, unter Teppichrändern, Liegekissen von Hunden und oder Katzen, in Vogelnestern). Die Entwicklung verläuft vom Ei über 3 Larvenstadien und 1 Puppenstadium bis zu den Adulten und dauert unter optimalen Bedingungen 3–4 Wochen; sie kann sich jedoch in Abhängigkeit von den Umweltbedingungen um Wochen verzögern. Die Lebensdauer erwachsener Flöhe schwankt zwischen einigen Wochen bis zu 1 Jahr, wobei große Hungerperioden eingeschaltet sein können, Eier und Puppen überleben bis zu 8 bzw. 5 Monaten. Daher können in Wohnungen Populationen von Hunde- und Katzenflöhen monatelang persistieren, wenn keine Bekämpfungsmaßnahmen durchgeführt werden.

Epidemiologie. Die Flöhe dieser Gruppe sind periodische Ektoparasiten, deren Adultstadien sich vorwiegend am Wirt aufhalten, während die Larven und Puppen in der Umgebung ihrer Wirte im sog. „Nestbereich" leben. Flöhe fungieren in gewissen Regionen als Vektoren für Viren, Bakterien, Rickettsien, Protozoen und Helminthen. Am wichtigsten sind Flöhe (meistens Flöhe von Nagern der Gattung *Xenopsylla*, aber auch andere) als Überträger des Pest-Erregers, *Yersinia pestis* (S. 301 f.).

Krankheitsbild. Die Hautreaktionen auf Flohstiche lassen sich in verschiedene Phasen einteilen:

- **Frühreaktion**: In 5–30 Minuten nach dem Stich bildet sich unter Juckreiz um eine punktförmige Hämorrhagie (Stichstelle) eine Rötung (Erythem) mit oder ohne zentrale Quaddel.

- **Spätreaktion**: Nach 12–24 Stunden Bildung von juckenden Papeln mit umgebendem Erythem (bis Handtellergröße), manchmal mit zentralem Bläschen oder eitriger Pustel; Persistenz der Reaktionen bis 1–2 Wochen.

■ **Prädilektionsstellen für Veränderungen**: Extremitäten, Hals, Nacken, Schultern, selten Stamm. Reaktion in der Regel multipel in Gruppen, zum Teil in Reihen angeordnet.

Diagnose und Bekämpfung. Die Diagnose wird aufgrund der Hautveränderungen und der Anamnese gestellt. Am Körper des Menschen sind Flöhe nur selten zu finden. Wichtig ist die Feststellung des Flohbefalles an potenziellen Tierwirten (Hund, Katze, Igel, Vögel usw.) oder in ihrer Umgebung und die Identifikation der gefundenen Flöhe. Die genaue Identifikation der Flöhe ermöglicht gezielte Bekämpfungsmaßnahmen.

Flöhe der Familie Tungidae (Sandflöhe)

Tunga penetrans

Erreger der Tungose

Morphologie und Biologie. *Tunga penetrans*, der Sandfloh, befällt Menschen und verschiedene Tierarten, z. B. Hunde. Die Männchen, junge Weibchen und andere Entwicklungsstadien leben im sandigen Boden. Die begatteten Weibchen sind sehr aktiv und versuchen, einen Wirt zu erreichen. Ist dies der Fall, dringen sie mit dem Vorderende voran in die Haut ein und schwellen innerhalb von 1 – 2 Wochen von ursprünglich 1 – 2 mm Länge stark an, manchmal bis auf Erbsengröße. Sie legen während etwa 2 Wochen Eier und sterben dann ab.

Krankheitsbild

■ Läsionen vor allem an den Fußsohlen und zwischen den Zehen, seltener an anderen Körperstellen.

■ Bildung bis erbsengroßer, schmerzhafter, geröteter Knötchen mit kraterförmiger, zentraler Eindellung. Entzündliche und manchmal eitrige Infiltration des Herdes.

Diagnose, Therapie und Prophylaxe. Die Diagnose kann aufgrund der recht charakteristischen Hautveränderungen gestellt und durch parasitologische und/oder histologische Untersuchungen des aus den Herden entfernten Materials bestätigt werden. Die Behandlung besteht in der mechanischen Entfernung des Flohweibchens unter Lokalanästhesie und Bekämpfung der Sekundärinfektion. Zur Prophylaxe wird empfohlen, die Füße durch gut abschließende Schuhe zu schützen.

11

Anhang zu den Kapiteln 9 – 11

Labordiagnose von Parasitosen

Dieser Abschnitt enthält Kurzinformationen zur Einsendung von Untersuchungsmaterial und zu den heute bestehenden Möglichkeiten der Diagnostik von Parasitosen. Bezüglich näherer Angaben sei auf die Spezialliteratur verwiesen (s. S. 686f. Mehlhorn et al., 1995; WHO 1995, Garcia und Bruckner, 1997; Aspöck et al., 1998/99).

■ Von besonderer Wichtigkeit für das Untersuchungslabor sind neben den üblichen Patientendaten Angaben über vorausgegangene Auslandsaufenthalte, insbesondere Aufenthalte in den Tropen, sowie Hinweise auf klinische Symptome und Vorbehandlungen.

Materialeinsendung

Eine sachgerechte Materialeinsendung ist eine wichtige Voraussetzung für ein zuverlässiges Untersuchungsergebnis! Dazu sind spezielle Anweisungen von offiziell anerkannten (akkreditierten) Untersuchungslabors anzufordern. Für Untersuchungen auf verschiedene Parasiten ist folgendes Material geeignet:

Stuhl

■ **Darmprotozoen (Entamoeba, Giardia, Cryptosporidium, Sarcocystis, Cyclospora, Microsporidien):** Stuhl konserviert in SAF- Lösung. Etwa 1 g frischen (lebenswarmen!) Stuhl zu 10 ml SAF- Lösung zufügen (SAF: **S**odium-acetate-**A**cetic-acid-**F**ormalin), intensiv schütteln und einsenden. Bei negativem Befund und weiterbestehendem Verdacht Untersuchung 1- bis 2-mal an verschiedenen Tagen wiederholen. Es können auch zur Erstuntersuchung 2 – 3 Proben von verschiedenen Tagen eingesandt werden. Einsenderöhrchen mit Lösung vom Labor anfordern. Für die Einsendung und Verarbeitung von Stuhlproben gibt es Test-Kits im Handel.

11

Wichtig: Die Einnahme von Medikamenten kann die Ausscheidung von Darmprotozoen beeinträchtigen!

■ **Helminthen-Eier (ohne Enterobius):** 1–2 Proben von SAF-Stuhl oder besser 10–20 g Nativstuhl. Mit größeren Mengen von Nativstuhl können Anreicherungsverfahren durchgeführt und dadurch die Nachweismöglichkeiten verbessert werden.

■ **Enterobius-(Oxyuren-)Eier:** Klebestreifen auf Objektträgern. Durchsichtigen Klebestreifen von etwa 4 cm Länge und 1 cm Breite morgens auf Perianalhaut drücken, abziehen, mit Klebeschicht glatt auf Objektträger pressen und einsenden oder selbst mikroskopisch untersuchen.

■ **Larven von** *Strongyloides* oder Hakenwürmern: Etwa 10–20 g Nativstuhl (ungekühlt) zur Durchführung des Auswanderverfahrens nach Baermann und einer Larvenkultur.

■ **Koproantigene:** Zum Nachweis von Antigenen, die im Stuhl ausgeschieden werden (Koproantigene), stehen heute für *Giardia* und *Cryptosporidium* kommerziell erhältliche Kits (ELISA oder für Immunfluoreszenz-Tests) zur Verfügung. Die Materialeinsendung richtet sich nach den Vorschriften der betreffenden Tests und ist von dem Untersuchungslabor zu erfragen. Gleiches gilt für den in Speziallabors durchgeführten Koproantigennachweis bei anderen Parasitosen (z. B. *Taenia*-Befall).

Blut

■ **Erreger der Malaria:**
Wichtig: Blutentnahme vor einer Malaria-Therapie, möglichst zu Beginn eines Fieberanfalles. Material auf dem schnellsten Weg an das Labor senden!

5–10 ml EDTA-Blut (zur Untersuchung auf *Plasmodium falciparum*-Antigen und Anfertigung von Blutausstrichen und „Dicken Tropfen"). Wenn möglich, zusätzlich 2–4 dünne, lufttrockene Blutausstriche (zur Färbung nach Giemsa und Nachweis/Identifikation der *Plasmodium*-Art(en).

■ **Andere Blutprotozoen** (Trypanosomen, Babesien): 5–10 ml EDTA-Blut.

■ **Mikrofilarien:** 5–10 ml Blut mit EDTA. Wichtig: Periodizität der Mikrofilarien (Tab. 10.4, S. 615) beachten entsprechend Blutentnahme in der Nacht oder während des Tages.

11

Serum

■ **Antikörper gegen verschiedene Parasiten:** 2 – 5 ml Serum oder 5 – 10 ml Vollblut (beides ohne Zusätze) (s. auch Tab. 11.**5**, S. 652f.).

Liquor

■ **Antikörper gegen** *Taenia solium* (Verdacht auf Cysticercose): 1 – 2 ml Liquor ohne Zusätze.

■ **Trypanosomen:** 1 – 2 ml Liquor ohne Zusätze

Bronchial-Proben

■ **Microsporidien und Pneumocystis carinii:** Induziertes Sputum oder 20 ml Bronchiallavage.

Urin

■ *Schistosoma*-Eier und Microsporidien: Urinsediment (etwa 20 ml) eines 24-Stunden-Absatzes.

Kultureller Nachweis

■ **Viszerale Leishmaniose:** Punktionsmaterial von Lymphknoten oder Knochenmark unter sterilen Entnahmebedingungen sofort in Kulturmedium überführen, das vom Labor angefordert werden kann.

■ **Hautleishmaniose:** Gewebe von den Randpartien der Läsion entnehmen (nach oberflächlicher Desinfektion) und in Kulturmedium überführen.

■ **Acanthamoeben:** 1 – 2 ml der zur Spülung von Kontaktlinsen verwendeten Flüssigkeit oder Flüssigkeit einer Konjunktivalspülung ohne Zusätze.

Material für die Polymerase-Ketten-Reaktion (PCR)

Die PCR (s. S. 427) wird heute zum Nachweis oder zur Identifikation verschiedener Arten von Parasiten eingesetzt, z. B. von Leishmanien, Toxoplasmen, Microsporidien, *Pneumocystis carinii, Echinococcus*, und Mikrofilarien. Dazu können – je nach Parasitenart – Punktat-, Biopsie- oder Gewebeproben, Blut (mit Zusatz von EDTA oder Heparin), Sputum oder anderes Material in nativem Zustand eingesandt werden. Für gewisse Proben (Rücksprache mit dem Labor) eignet sich auch die Fixierung in 70 %igem Äthanol.

Gewebeproben und Parasiten

▨ **„Skin snip"**: Zum Nachweis von Mikrofilarien in der Haut. Etwa 5 mm^2 große Hautprobe mit Nadel und Skalpell oberflächlich und ohne Eröffnung von Blutgefäßen am Beckenkamm, Oberschenkel oder an anderer geeigneter Stelle entnehmen, sofort in 0,9 %ige NaCl-Lösung überführen und an Labor per Express einsenden oder überbringen.

▨ **Operationspräparate und Biopsien**: In üblicher Weise in 4 %igem Formalin fixieren oder fertige Schnittpräparate einsenden.

▨ **Parasiten**: Bandwurmteile, Trematoden und Nematoden in etwas Flüssigkeit (physiologische Kochsalzlösung) einlegen, Arthropoden in 70 %igem Äthanol fixieren. Einsendung anderer Parasiten nach Rücksprache mit dem Labor.

Methoden der Immun- und Molekulardiagnostik

Eine Reihe von Parasitosen ist mit Hilfe immunologischer Verfahren (Nachweis von Antikörpern oder zirkulierenden Antigenen im Serum oder von Koproantigen im Stuhl) und/oder durch DNA-Nachweis in der PCR diagnostizierbar. Dazu bietet Tab. 11.**5** eine Übersicht.

11

Tabelle 11.**5** Immun- und Molekulardiagnostik von Parasitosen des Menschen: Auswahl einiger Möglichkeiten und etablierter Methoden

Parasitose	Nachweismöglichkeiten und Verfahren		
	Antikörper-Nachweis[1]	Antigen-Nachweis	DNA-Nachweis
Afrikanische Trypanosomose (Schlafkrankheit)	IFAT, ELISA, HA		
Amerikanische Trypanosomose (Chagaskrankheit)	IFAT, ELISA, HA		PCR (Blut)
Leishmaniose			
■ viszerale	IFAT, ELISA		PCR (Blut, Biopsie)
■ kutane/mukokutane	(IFAT, ELISA)		PCR (Biopsie)
Giardiose		IFAT, ELISA (Stuhl)	
Amöbose (Entamoebose)			
■ intestinale	ELISA, IFAT	ELISA (Stuhl)	PCR (Stuhl)
■ extraintestinale	ELISA, IFAT		
Toxoplasmose	ELISA, IFAT, SFT, KBR, ISAGA, WB, IgG-Aviditätstest		PCR (Fruchtwasser, Plazenta u. a.)
Cryptosporidiose		ELISA, IFAT (Stuhl)	
Malaria	IFAT	Schnelltest (Blut)[2]	PCR (Blut)
Microsporidiose			PCR (Stuhl, Urin u. a.)
Schistosomose	IFAT, ELISA		
Fasciolose	IFAT, ELISA	ELISA (Stuhl)	
Opisthorchiose	ELISA		
Paragonimose	ELISA, HA		
Echinococcose	ELISA, IFAT, WB		PCR (Metazestoden)
Cysticercose	WB, ELISA		
Taeniose		ELISA (Stuhl)	PCR (Proglottiden)
Toxocarose	ELISA, WB		
Filariose	ELISA, IFAT	ELISA (Serum)	

11

Tabelle 11.**5** *Fortsetzung: Immun- und Molekulardiagnostik von Parasitosen des Menschen*

| Parasitose | Nachweismöglichkeiten und Verfahren | | |
	Antikörper-Nachweis	Antigen-Nachweis	DNA-Nachweis
Onchocercose	ELISA, IFAT		
Trichinellose	ELISA, IFAT, WB		PCR (Biopsie)
Strongyloidose	ELISA, IFAT, WB		
Ascariose	ELISA		
Anisakiose	ELISA		

[1] In Klammern: Verfahren mit geringer Aussagekraft

[2] Schnelltest zum Nachweis *Plasmodium*-spezifischer Antigene oder von Lactatdehydrogenase

Abkürzungen: **ELISA:** Enzyme-linked Immunosorbent Assay; **HA**: Hämagglutination; **IFAT**: Indirekter Fluoreszenz-Antiköper-Test; **ISAGA**: Immunosorbent Agglutination Test; **KBR:** Komplementbindungsreaktion; **PCR**: Polymerase-Ketten-Reaktion; **SFT**: Sabin-Feldman-Test; **WB**: Westernblot (= Immonoblot).

11

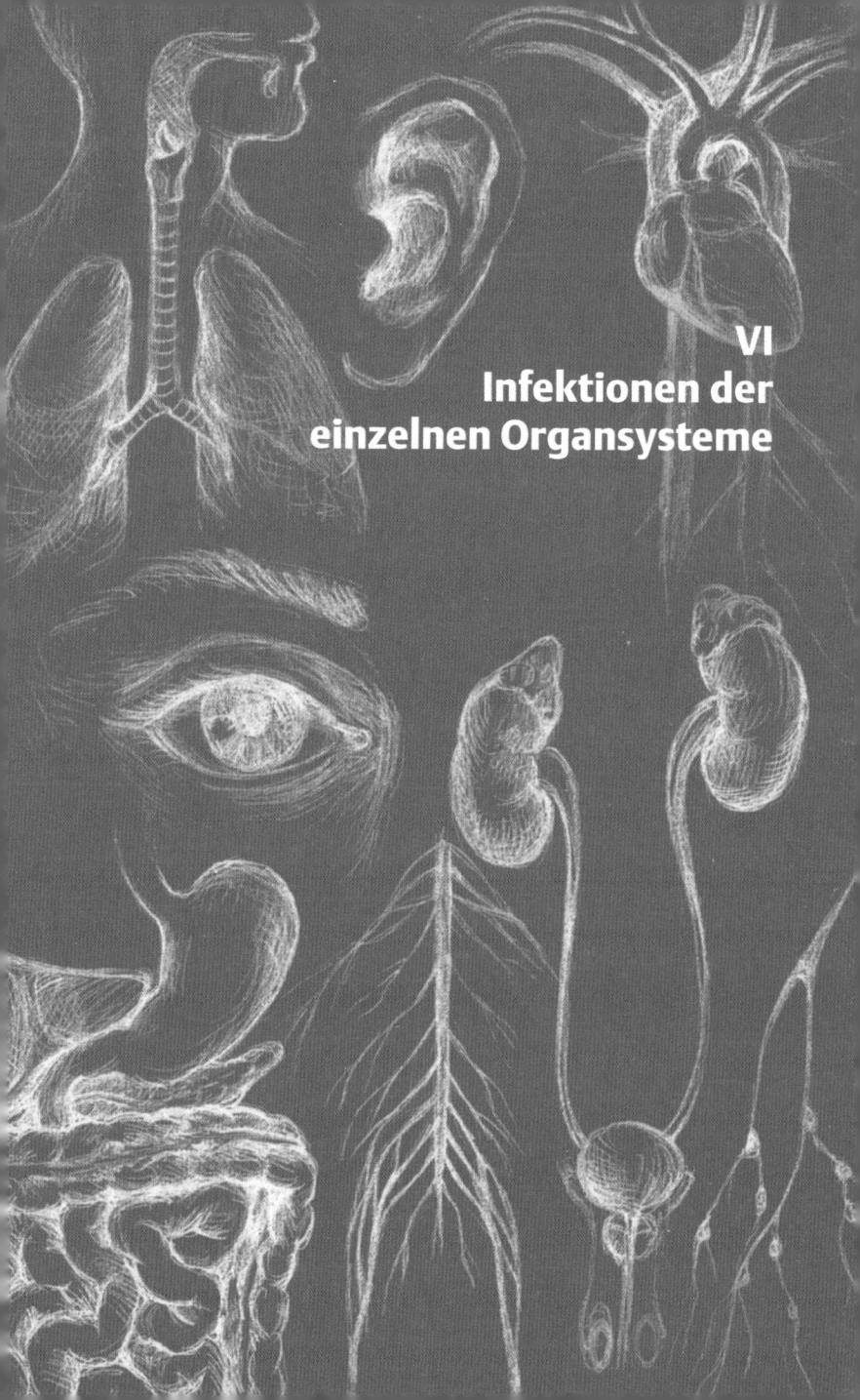

**VI
Infektionen der
einzelnen Organsysteme**

Die medizinische Mikrobiologie vermittelt die Grundlagen vom Entstehen der Infektionskrankheiten. Da Infektionskrankheiten durch infektiöse Erreger verursacht werden, steht zwangsläufig das pathogene Agens im Vordergrund der Thematik. Dementsprechend beruht der Aufbau aller Lehrbücher der medizinischen Mikrobiologie auf der Systematik der Mikroorganismen. Auch im vorliegenden Lehrbuch wurde nicht anders verfahren. Die klinische Praxis stellt jedoch andere Anforderungen. Dort wird der Arzt mit einem Problem konfrontiert, das ein Organ oder Organsystem betrifft. Eine Kurzinformation über die in Frage kommenden Erreger wäre deshalb nützlich.

Die medizinische Mikrobiologie umfasst, neben der Aufgabe, die Grundlagen vom Entstehen der Infektionskrankheiten dazulegen, eine weitere, für die Patientenbetreuung unmittelbar relevante Anforderung, nämlich die Labordiagnose der Infektionskrankheiten. Um die Lücke zwischen dem notwendigen Grundlagenwissen einerseits und mehr praktischen Aspekten der ärztlichen Tätigkeit andererseits zu füllen, wurde deshalb das Kapitel 12 geschaffen. Die in Tabellenform gehaltenen Informationen zur Ätiologie und Labordiagnose sind in 12 Abschnitte, die Infektionen der wichtigsten Organe und Organsysteme umfassen, gegliedert. Falls mehrere Organsysteme durch eine Infektion betroffen sind, wird die spezifische Krankheit bei dem System aufgeführt, das am schwersten und/oder am häufigsten befallen ist oder an dem sich die Krankheit besonders deutlich manifestiert. Die Erreger werden dann aber zusätzlich bei den weiteren Organmanifestationen ebenfalls genannt. In den Tabellen sind die jeweils häufigsten Erreger fett hervorgehoben. Ausführliche Informationen über die klinischen Aspekte der Infektionskrankheiten, die über die Ätiologie und Labordiagnose hinausgehen, können den Lehrbüchern der inneren Medizin oder Spezialbüchern über Infektionskrankheiten (s. Literatur am Schluss des Buches) entnommen werden. Das labordiagnostische Vorgehen zur Abklärung der verschiedenen Infektionen musste in den Tabellen kurz gehalten werden. Der Arzt muss sich ohnehin bei der Abklärung einer Infektion auf die Methoden beziehen, die sein Labor für ihn bereit hält, denn jedes Labor bietet den Ärzten einen laborspezifischen Set an Tests an. Das gilt vor allem für die zahlreichen möglichen Tests zum Antikörpernachweis (= Serologie). Die wichtigsten serologischen Tests sind aber bei den betreffenden Erregern in diesem Buch aufgeführt.

12

12 Ätiologie und Labordiagnose in tabellarischer Übersicht

F.H. Kayser, J. Eckert und K.A. Bienz

Tabelle 12.1 **Oberer Respirationstrakt**

Infektion	Wichtigste Erreger[*]	Labordiagnose
Rhinitis (Schnupfen)	**Rhinoviren** Coronaviren Myxoviren Adenoviren	Labordiagnose nicht empfohlen
Sinusitis	*Streptococcus pneumoniae* *Haemophilus influenzae* *Staphylococcus aureus* *Moraxella catarrhalis* (Kinder) *Streptococcus pyogenes* selten Anaerobier	Mikroskopie und Kultur aus Sinussekret/Eiter (Punktat) oder aus Sinusspülflüssigkeit
	Myxoviren Adenoviren	Serologie
	Rhinoviren Coronaviren	Labordiagnose nicht empfohlen
Pharyngitis/Tonsillitis/ Gingivitis/Stomatitis		
Viren	**Adenoviren** Myxoviren RS-Virus Rhinoviren Coronaviren	evtl. Isolierung oder Direktnachweis aus Rachenspülflüssigkeit oder Nasensekret; Serologie
Herpangina	Coxsackie-Viren Gruppe A	evtl. Isolierung
Gingivitis/ Stomatitis	Herpes-simplex-Virus	Isolierung Serologie
infektiöse Mononukleose	**Epstein-Barr-Virus**	Serologie
	Zytomegalievirus	Kultur aus Rachenspülflüssigkeit und Urin; Serologie

[*] Häufige Erreger sind fett hervorgehoben.

12

Fortsetzung Tabelle 12.**1** **Oberer Respirationstrakt**

Infektion	Wichtigste Erreger	Labordiagnose
Bakterien	**Streptococcus pyogenes** selten Streptokokken der Gruppen B, C oder G	Kultur von Abstrich; evtl. Antigennachweis im Abstrichmaterial
Angina Plaut-Vincent	**Treponema vincentii +** anaerobe Mischflora	Mikroskopie von Abstrich
akute nekrotisierende ulzeröse Gingivosto- matitis	**Treponema vincentii +** anaerobe Mischflora	Mikroskopie von Abstrich
Diphtherie (Krupp)	**Corynebacterium diphtheriae**	Kultur von Abstrich
Laryngotracheobronchitis (Pseudokrupp)	**Parainfluenzaviren** **Influenzaviren** **Respiratory-syncytial-Virus** **Adenoviren** Enteroviren	Isolierung aus Rachenspül- flüssigkeit oder Bronchial- sekret, kombiniert mit Sero- logie
	Rhinoviren	Labordiagnose nicht empfohlen
Epiglottitis	**Haemophilus influenzae** (meist Serovar „b") Seltener: Streptococcus pneumoniae Staphylococcus aureus Streptococcus pyogenes	Blutkultur. Kultur aus Ab- strich (cave Atemstillstand)

Tabelle 12.**2** **Tiefer Respirationstrakt**

Infektion	Wichtigste Erreger	Labordiagnose
akute Bronchitis/ Bronchiolitis	**Respiratory-syncytial-Virus** **Parainfluenzaviren** **Influenzaviren Typ A** Adenoviren	Serologie, kombiniert mit Isolierung aus Rachenspül- flüssigkeit oder Bronchial- sekret
	Rhinoviren	nicht empfohlen
	Mycoplasma pneumoniae Chlamydia pneumoniae	Serologie Evtl. Serologie

12

Fortsetzung Tabelle 12.**2** **Tiefer Respirationstrakt**

Infektion	Wichtigste Erreger	Labordiagnose
Pertussis	*Bordetella pertussis*	Kultur; spezielle Material-entnahme und Transport beachten. Direkte Immunfluoreszenz
chronische Bronchitis (akute Exazerbation)	***Streptococcus pneumoniae*** *Haemophilus influenzae* *Moraxella catarrhalis*	Kultur aus Sputum oder Bronchialsekret
Tuberkulose	***Mycobacterium tuberculosis*** andere Mykobakterien	Mikroskopie und Kultur (Dauer: 3–6–8 Wochen)
Pneumonie *Viren* (15–20%)	**Parainfluenzaviren** (Kinder) **Respiratory-syncytial-Virus** (Kinder) **Influenzaviren** **Adenoviren**	Serologie, kombiniert mit Isolierung aus Rachenspül-flüssigkeit oder Bronchial-sekret oder Antigennachweis im Nasensekret
	Epstein-Barr-Virus Zytomegalievirus (ZMV) (bei Transplantat-Patienten) Masernvirus	Serologie Serologie, kombiniert mit Isolierung aus Rachenspül-flüssigkeit oder Bronchial-sekret; bei Verdacht auf ZMV-Pneumonie Zellkultur. Antigen- oder DNA-Nach-weis. Serologie
	pulmonale Hantaviren (USA)	Serologie
	Enteroviren	Isolierung aus Rachenspül-flüssigkeit oder Bronchial-sekret
	Rhinoviren	Labordiagnose nicht empfohlen

Fortsetzung Tabelle 12.**2** **Tiefer Respirationstrakt**

Infektion	Wichtigste Erreger	Labordiagnose
Bakterien (80–90 %)		
„Praxis"-Pneumonie	***Streptococcus pneumoniae (30 %)*** seltener: *Haemophilus influenzae* (5 %) *Staphylococcus aureus* (5 %) *Klebsiella pneumoniae* *Legionella pneumophila* anaerobe Mischflora (Aspiration)	Mikroskopie und Kultur aus expektoriertem Sputum, besser aus transtrachealem oder bronchialem Aspirat, aus bronchoalveolärer Lavage oder aus Biopsiematerial. Bei Verdacht auf Anaerobier ist expektroriertes Sputum ungeeignet. Bei Verdacht auf Anaerobier spezielle Transportgefäße verwenden
	Mycoplasma pneumoniae (10 %)	Serologie
	Coxiella burnetii	Serologie
	Chlamydia psittaci	mit KBR nur gattungsspezifische Antikörper nachweisbar
	Chlamydia pneumoniae	Mikro-Immunfluoreszenz
„Krankenhaus"-Pneumonie	***Enterobacteriaceae*** ***Pseudomonas aeruginosa*** ***Staphylococcus aureus***	s. bei „Praxis-Pneumonie"
Pilze	*Aspergillus*-Arten *Candida*-Arten *Cryptococcus neoformans* *Histoplasma capsulatum* *Coccidioides immitis* *Blastomyces*-Arten *Mucorales*	Mikroskopie und Kultur, am besten aus transtrachealem oder bronchialem Aspirat, aus bronchoalveolärer Lavage oder Lungenbiopsie. Serologie oft möglich (s. Kap. 5)
	Pneumocystis carinii	Erregernachweis aus „induziertem" Sputum oder Bronchiallavage durch Mikroskopie, Immunfluoreszenz oder DNA-Nachweis
Protozoen	*Microsporidien*	wie bei *P. carinii*, evtl. Kultur
	Toxoplasma gondii	Serologie

12

Fortsetzung Tabelle 12.**2** **Tiefer Respirationstrakt**

Infektion	Wichtigste Erreger	Labordiagnose
Helminthen	*Echinococcus*-Arten	Serologie
	Schistosoma-Arten	Serologie; Wurmeier im Stuhl
	Toxocara canis (Larven)	Serologie
	Ascaris lumbricoides (Larven)	Serologie (spez. IgE) (Wurmeier im Stuhl)
	Paragonimus-Arten	Wurmeier im Stuhl und Sputum; Serologie
Empyem	**Streptococcus pneumoniae** **Staphylococcus aureus** **Streptococcus pyogenes** zahlreiche weitere Bakterien als Erreger möglich	Mikroskopie und Kultur
Lungenabszess nekrotisierende Pneumonie	**meist endogene Infektion mit einer Mischflora aus gramnegativen/grampositiven Anaerobiern** zahlreiche weitere Bakerien als Erreger möglich	Mikroskopie und Kultur aus transtraechealem oder bronchialem Aspirat, aus bronchoalveolärer Lavage oder Lungenbiopsie. Transport im Medium für Anaerobier
	Candida-Arten *Aspergillus*-Arten *Mucorales*	Mikroskopie und Kultur, evtl. auch Serologie

Tabelle 12.**3** **Urogenitaltrakt**

Infektion	Wichtigste Erreger	Labordiagnose
Urethrozystitis Pyelonephritis	**Escherichia coli** weitere *Enterobacteriaceae* *Pseudomonas aeruginosa* Enterokokken *Staphylococcus aureus* *Staphylococcus saprophyticus* (Frau)	Mikroskopie und Kultur; im Mittelstrahlurin signifikante Bakteriurie (S. 220) bestimmen

12

Fortsetzung Tabelle 12.**3** **Urogenitaltrakt**

Infektion	Wichtigste Erreger	Labordiagnose
Prostatitis	**Escherichia coli** weitere *Enterobacteriaceae* *Pseudomonas aeruginosa* Enterokokken *Staphylococcus aureus* *Neisseria gonorrhoeae* *Chlamydia trachomatis*	Mikroskopie und Kultur. Material: Prostatasekret und Urin. Zur Beurteilung quantitative Harnbakteriologie notwendig. Für Chlamydiennachweis direkte Immunfluoreszenz oder EIA oder Zellkultur oder DNA-Nachweis
unspezifische Urethritis	**Chlamydia trachomatis**	Mikroskopie (direkte Immunfluoreszenz) oder Antigennachweis durch EIA oder Zellkultur oder DNA-Nachweis
	Mycoplasma hominis *Ureaplasma urealyticum*	Kultur (Spezialmedien)
Urethralsyndrom (Frau)	*Chlamydia trachomatis* (30 %) *Escherichia coli* (30 %) *Staphylococcus saprophyticus* (5 – 10 %) unbekannte Erreger (20 %)	s. unspezifische Urethritis Kultur aus Urin, Keimzahl oft $\leq 10^4$/ml
Microsporidose	*Enzephalitozoon*-Arten	Mikroskopie von Urinsediment. Evtl. DNA-Nachweis (PCR)
Nephropathia epidemica	*Hanta-Viren-/Puumala*-Virus	Serologie
Tuberkulose	*Mycobacterium tuberculosis*	Mikroskopie und Kultur Urin: 3 getrennte Morgenurine, je 30 – 50 ml
Listeriose (Gravidität)	*Listeria monocytogenes*	Mikroskopie und Kultur aus Zervix- und Vaginalsekret, von Lochien, evtl. Blutkultur
Schistosomose	*Schistosoma haematobium*	Mikroskopie des Urinsedimentes; Serologie

12

Fortsetzung Tabelle 12.**3** **Urogenitaltrakt**

Infektion	Wichtigste Erreger	Labordiagnose
Vulvovaginitis	Herpes-simplex-Virus	Isolierung oder Antigennachweis aus Sekret
	Candida-Arten	Mikroskopie, evtl. Kultur
	Trichomonas vaginalis	Mikroskopie (nativ). 2 Objektträger mit luftgetrocknetem Sekret einschicken (für Giemsa-Färbung oder Immunfluoreszenz), Kultur aus Sekret
unspezifische Vaginitis (Vaginose)	oft mehrere Bakterien beteiligt *Gardnerella vaginalis* *Mycoplasma hominis* *Mobiluncus mulieri* *Mobiluncus curtisii* gramnegative Anaerobier	Mikroskopie und Kultur aus Sekret versuchen. Im Präparat „clue cells". Interpretation vieler Befunde problematisch, da Keime der Normalflora
Zervizitis Endometritis Oophoritis Salpingitis Pelveoperitonitis	***Neisseria gonorrhoeae*** ***Chlamydia trachomatis*** **anaerobe Mischflora** seltener: *Enterobacteriaceae* *Streptococcus*-Arten *Gardnerella vaginalis* *Mycoplasma hominis* *Mycobacterium tuberculosis*	Mikroskopie und Kultur aus Abstrichmaterial. Transportmedien verwenden. Für Chlamydiennachweis direkte Immunfluoreszenz oder Antigennachweis mit EIA oder Zellkultur oder DNA-Nachweis (PCR). Zum Nachweis von Gonokokken DNA-Technologie ebenfalls möglich

Tabelle 12.**4** **Genitaltrakt (venerische Infektionen)**

Infektion	Wichtigste Erreger	Labordiagnose
Gonorrhö	*Neisseria gonorrhoeae*	Mikroskopie (2 Objektträger für Gram-Färbung und Immunfluoreszenz) einschicken; Kultur (Abstrich in Spezialtransportmedium); Antigennachweis mittels Antikörpern im Abstrichmaterial; DNA-Nachweis
Syphilis, Lues	*Treponema pallidum* (subsp. *pallidum*)	Mikroskopie (Dunkelfeld) von Material aus Effloreszenzen des Stadiums I und II. **Serologie** (Grunddiagnostik s. S. 335)
Lymphogranuloma venereum	*Chlamydia trachomatis* (L-Serovare)	Mikroskopie (direkte Immunfluoreszenz) von Eiter. Zellkultur oder DNA-Nachweis
Ulcus molle (Weicher Schanker)	*Haemophilus ducreyi*	Mikroskopie von Eiter. Kultur (recht schwierig)
Granuloma inguinale	*Calymmatobacterium granulomatis*	Mikroskopie mit Geschabsel oder Biopsiematerial (Donovan-Körper); Kultur (Hühnerei oder Spezialmedien)

12

Tabelle 12.**5** **Gastrointestinaltrakt**

Infektion	Wichtigste Erreger	Labordiagnose
Gastroenteritis/Enterokolitis		
Viren	**Rotaviren** Adenoviren Selten: Entero- Corona-, Astro-, Calici-, Norwalk-Viren	direkter Virusnachweis mittels Elektronenmikroskopie (Speziallabors) oder direkter Nachweis mittels immunologischer Methoden (z. B. EIA)
Bakterien	Staphylococcus aureus (Enterotoxine A – E)	Toxinnachweis (mit Antikörpern) in Nahrung und Stuhl
	Clostridium perfringens (Lebensmittel)	Kultur (quantitativ) aus Nahrung und Stuhl
	Vibrio parahaemolyticus (Lebensmittel, Meerestiere)	Kultur aus Stuhl
	E. coli (EPEC, ETEC, EIEC, EHEC, EAggEC)	keine einfachen Tests vorhanden; evtl. Kultur aus Stuhl und Identifizierung der Pathovare mit DNA-Technik; Serovar kann Hinweis geben
	Campylobacter jejuni	Kultur aus Stuhl
	Yersinia enterocolitica	Kultur aus Stuhl
	Bacillus cereus	Kultur aus Stuhl
pseudomembranöse Kolitis	Clostridium difficile	Toxinnachweis (Zellkultur) im Stuhl. DNA-Test möglich
Shigellose (Dysenterie)	Shigella-Arten	Kultur aus Stuhl
Salmonellose		
enteritische Form	Salmonella enterica (enteritische Serovare)	Kultur aus Stuhl
typhöse Form	Salmonella enterica (typhöse Serovare) (bei Prädisposition evtl. enteritische Salmonellen)	Kultur aus Blut und Stuhl; Serologie (Gruber-Widal aber nur beschränkte Aussagekraft)
Cholera	Vibrio cholerae	Kultur aus Stuhl und evtl. Erbrochenem
Morbus Whipple	Tropheryma whipplei	Mikroskopie und DNA-Nachweis aus Dünndarm-Biopsie. Kultur nicht möglich

Fortsetzung Tabelle 12.**5**   **Gastrointestinaltrakt**

Infektion	Wichtigste Erreger	Labordiagnose
Protozoen		
Amöbiasis	*Entamoeba histolytica*	Mikroskopie von Stuhl, evtl. DNA-Nachweis; Serologie
Giardiose	*Giardia lamblia*	Mikroskopie von Stuhl und evtl. Duodenalsaft
Cryptosporidiose	*Cryptosporidium*	Mikroskopie von Stuhl
Microsporidose	*Enterocytozoon bieneusi*	Mikroskopie von Stuhl
Cyclosporose	*Cyclospora cayetanensis*	Mikroskopie von Oozysten im Stuhl
Sarcocystiose	*Sarcocystis*-Arten	Mikroskopie von Stuhl
Isosporose	*Isospora belli*	Mikroskopie von Stuhl
Blastocystiose	*Blastocystis homini*	Mikroskopie von Stuhl
Helminthen		
Trematoden- infekte	*Schistosoma*-Arten	mikroskopischer Nachweis von Wurmeiern im Stuhl; Serologie
	Fasciolopsis buski	mikroskopischer Nachweis von Wurmeiern im Stuhl
	Heterophyes heterophyes und andere	mikroskopischer Nachweis von Wurmeiern im Stuhl
Zestodeninfekte	*Taenia*-Arten *Hymenolepis*-Arten *Diphyllobothrium*-Arten	mikroskopischer Nachweis von Wurmeiern und/oder Gliedern im Stuhl
Nematodeninfekte	*Ascaris lumbricoides* *Trichuris trichiura* *Ancylostoma*- und *Necator*-Arten	mikroskopischer Nachweis von Wurmeiern im Stuhl
	Strongyloides stercoralis	mikroskopischer und kultureller Nachweis von Larven im Stuhl (Serologie)
	Enterobius vermicularis	mikroskopischer Nachweis von Wurmeiern (Analklebestreifen auf Objektträger) oder von Würmern im Stuhl

12

Tabelle 12.**6** **Verdauungsdrüsen und Peritonealraum**

Infektion	Wichtigste Erreger	Labordiagnose
Hepatitis	Hepatitis-A-Virus	Serologie (IgM)
	Hepatitis-B- und D-Virus	Antigen- und Antikörpernachweis im Blut. PCR
	Hepatitis-C- und G-Virus	Serologie, PCR
	Hepatitis-E-Virus	Serologie (IgE, IgM). PCR
Mumps (Parotitis epidemica)	Mumpsvirus (Paramyxovirus)	Serologie
Gelbfieber (Leber)	Gelbfiebervirus (Flavivirus)	Serologie (Speziallabor), evtl. Isolierung (Speziallabor)
Zytomegalie (Leber)	Zytomegalievirus (Herpesvirus)	Isolierung aus Speichel, Urin und evtl. Biopsiematerial in Zellkultur. Antigen- oder DNA-Nachweis. Serologie
Leptospirose (Leber)	*Leptospira interrogans* (verschiedene Serovare)	Serologie; Kultur aus Urin und Blut
Cholezystitis Cholangitis	**E. coli** weitere *Enterobacteriaceae* gramnegative Anaerobier	Kultur aus Galle
	Fasciola hepatica	Wurmeier im Stuhl; Serologie
	Opisthorchis *Clonorchis* *Dicrocoelium*	Wurmeier im Stuhl
Pankreatitis Pankreasabszess	*Enterobacteriaceae* *Staphylococcus aureus* *Streptococcus*-Arten *Pseudomonas*-Arten Anaerobier	Mikroskopie und Kultur aus Eiter (Punktat oder Biopsie, falls Materialentnahme möglich)

12

Fortsetzung Tabelle 12.**6** **Verdauungsdrüsen und Peritonealraum**

Infektion	Wichtigste Erreger	Labordiagnose
Leberabszess	meist bakterielle Mischflora: *E. coli* weitere *Enterobacteriaceae* gramnegative Anaerobier grampositive Anaerobier *Staphylococcus aureus* *Streptococcus pyogenes* *Streptococcus milleri*	Mikroskopie und Kultur aus Eiter, falls Materialentnahme möglich (Punktat, Biopsie, Operationspräparat)
	Entamoeba histolytica	Serologie
Milzabszess	*Staphylococcus*-Arten (bei Endokarditis) *Streptococcus*-Arten (bei Endokarditis) *Enterobacteriaceae* *Bacteroidaceae* grampositive Anaerobier	Mikroskopie und Kultur aus Eiter, falls Materialentnahme möglich; Blutkultur
Peritonitis		
primäre Peritonitis (selten; meist durch hämatogene Streuung)	*Streptococcus pneumoniae* *Streptococcus pyogenes* gramnegative/grampositive Anaerobier; *Enterobacteriaceae;* Enterokokken; selten *S. aureus*	Mikroskopie und Kultur aus Eiter, Materialentnahme während Laparotomie, evtl. durch Punktion
sekundäre Peritonitis (endogene Infektion durch Darmbakterien)	meist aerob-anaerobe Mischflora *Enterobacteriaceae* *Bacteroidaceae* grampositive Anaerobier	Mikroskopie und Kultur aus Eiter (Materialentnahme während Laparotomie, evtl. durch Punktion)
Peritonitis nach Peritonealdialyse (CAPD)	grampositive Bakterien (60–80%): *Staphylococcus*-Arten *Streptococcus*-Arten *Corynebacterium*-Arten gramnegative Bakterien (15–30%): *Enterobacteriaceae* *Pseudomonas*-Arten *Acinetobacter*-Arten *Candida*-Arten (selten)	Mikroskopie und Kultur aus trüber Dialyseflüssigkeit. Anreicherung (z. B. Filtration oder Zentrifugation) notwendig

12

Fortsetzung Tabelle 12.**6** **Verdauungsdrüsen und Peritonealraum**

Infektion	Wichtigste Erreger	Labordiagnose
intraperitoneale Abszesse	meist aerob-anaerobe Mischflora: *Enterobacteriaceae* *Staphylococcus aureus* gramnegative/grampositive Anaerobier *Streptococcus milleri*	Mikroskopie und Kultur aus Eiter (Materialentnahme während Laparotomie, evtl. durch Punktion)
Protozoeninfekte (Leber)		
viszerale Leishmaniose (Kala-Azar)	*Leishmania donovani* *Leishmania infantum*	mikroskopischer Nachweis und Kultur aus Lymphknoten- oder Knochenmarkpunktat; DNA-Nachweis; Serologie
Trematodeninfekte (Leber, Gallenwege)		
Schistosomose	*Schistosoma mansoni*	mikroskopischer Nachweis von Wurmeiern im Stuhl; Serologie
Fasciolose	*Fasciola hepatica*	mikroskopischer Nachweis von Wurmeiern im Stuhl; Serologie
Opisthorchiose Clonorchiose Dicrocöliose	*Opisthorchis*-Arten *Clonorchis sinensis* *Dicrocoelium dendriticum*	mikroskopischer Nachweis von Wurmeiern im Stuhl
Cestodeninfekte		
Echinokokkose (Leber, Peritonealhöhle)	*Echinococcus granulosus* *Echinococcus multilocularis*	Serologie

12

Tabelle 12.**7** **Nervensystem**

Infektion	Wichtigste Erreger	Labordiagnose
Meningitis		
Viren	**Enteroviren** **Herpes-simplex-Virus** **Mumpsvirus**	Isolierung aus Liquor, Stuhl, Rachenspülflüssigkeit; Serologie bei Verdacht auf Herpes und Mumps. PCR aus Liquor.
	Togaviren Bunyaviren Arenaviren	bei tropischen Virosen Virusisolierung aus Liquor und Blut sowie Serologie im Speziallabor
	Lymphozyläre-Chorio-meningitis-Virus Zeckenenzephalitisvirus (Flavivirus)	Serologie aus Blut, evtl. aus Liquor
Bakterien	***Neisseria meningitidis*** ($\sim$ 20 %) ***Streptococcus pneumoniae*** ($\sim$ 30 %) ***Haemophilus influenzae b*** Bei Kindern Abnahme aufgrund Vakzination selten: *Enterobacteriaceae* (Senium) *Mycobacterium tuberculosis* *Leptospira interrogans* *Listeria monocytogenes* Neonatologie: *E. coli* Streptokokken Gruppe B	Mikroskopie und Kultur von Liquor; evtl. Antigennachweis (Schnelltest)
Pilze	*Cryptococcus neoformans* *Candida*-Arten *Coccidioides immitis*	Mikroskopie und Kultur von Liquor; Antigennachweis; Serologie

12

Fortsetzung Tabelle 12.**7** **Nervensystem**

Infektion	Wichtigste Erreger	Labordiagnose
Enzephalomyelitis		
Viren	**Masernvirus** Epstein-Barr-Virus	Serologie
	HIV **Herpes-simplex-Virus** Varizella/Zoster-Virus Zytomegalievirus Adenovirus	PCR aus Hirnbiopsie und evtl. Isolierung. PCR aus Liquor versuchen
	Mumpsvirus	Zusätzlich: Isolierung aus Rachenspülflüssigkeit
	Enteroviren	Zusätzlich: Isolierung aus Stuhl
	Togaviren Bunyaviren Arenaviren	bei tropischen Virosen Serologie in Speziallabors
	Lyssavirus	Immunfluoreszenz mit Hirnmaterial (Autopsie); Abklatschpräparat der Kornea
	Zeckenenzephalitisvirus	Serologie
Bakterien	*Rickettsia*-Arten *Brucella*-Arten	Serologie
	Borrelia burgdorferi *Leptospira interrogans*	Serologie und PCR Serologie und Kultur
	Treponema pallidum	Syphilis-Serologie
	Listeria monocytogenes	Mikroskopie und Kultur aus Liquor und Blut versuchen
	Mycobacterium tuberculosis	Mikroskopie und Kultur aus Liquor; evtl. DNA-Nachweis
Pilze	*Cryptococcus neoformans* *Aspergillus*-Arten *Mucorales*	Mikroskopie und Kultur von Liquor versuchen. *Cryptococcus*-Antigen im Liquor. Serologie.
Protozoen	*Naegleria fowleri* *Acanthamoeba*-Arten	Mikroskopie (Liquor)

12

Fortsetzung Tabelle 12.**7** **Nervensystem**

Infektion	Wichtigste Erreger	Labordiagnose
	Toxoplasma gondii	Serologie, Mikroskopie, Zellkultur, DNA-Nachweis (Liquor)
	Trypanosoma b. gambiense *Trypanosoma b. rhodesiense*	Mikroskopie (Liquor); Serologie
	Plasmodium falciparum	Mikroskopie (Blut); Serologie
Helminthen	*Taenia-solium*-Zystizerkose	Serologie
	Echinococcus granulosus *Echinococcus multilocularis*	Serologie
	Toxocara canis *Toxocara mystax*	Serologie
Hirnabszess Epiduralabszess subdurales Empyem	*Streptococcus milleri* Anaerobier (*Bacteroides*) *Enterobacteriaceae* *Staphylococcus aureus*	Mikroskopie und Kultur von Eiter
	Mucorales *Aspergillus*-Arten *Candida*-Arten	Mikroskopie und Kultur von Eiter; Serologie
	Toxoplasma gondii	Serologie; Mikroskopie, Erregerisolation (Liquor)
Tetanus	*Clostridium tetani*	Toxin (Tierversuch, PCR) im Wundexzidat; Mikroskopie und Kultur aus Exzidat versuchen
Botulismus	*Clostridium botulinum*	Toxinnachweis im Blut oder in Nahrung (Tierversuch, PCR)
Lepra (periphere Nerven)	*Mycobacterium leprae*	Mikroskopie von Biopsiematerial oder von Geschabsel aus Nasenschleimhaut

12

Tabelle 12.**8** **Kardiovaskuläres System**

Infektion	Wichtigste Erreger	Labordiagnose
Endokarditis	*Streptococcus*-Arten (60–80%) *Staphylococcus*-Arten (20–35%) gramnegative Stäbchen (2–13%) zahlreiche weitere Bakterienarten (5%) Pilze (2–4%) Kultur negativ (5–25%)	**Blutkultur**, 3-mal pro Tag im Abstand von jeweils mehreren Stunden. Minimum: 1 Stunde. 5–10 ml Venenblut in je eine aerobe und anaerobe Flasche
Myokarditis/Perikarditis		
Viren	**Enteroviren** Adenoviren Herpesvirusgruppe Myxoviren Paramyxoviren	Serologie, evtl. in Kombination mit Isolierung und PCR aus Punktat
Bakterien	**Staphylococcus aureus** **Streptococcus pneumoniae** **Enterobacteriaceae** **Mycobacterium tuberculosis**	Mikroskopie und Kultur aus Punktat evtl. DNA-Nachweis aus Punktat
	Mycoplasma pneumoniae	Serologie; evtl. Kultur
	Neisseria-Arten gramnegative Anaerobier *Actinomyces*-Arten *Nocardia*-Arten	Mikroskopie und Kultur aus Punktat
	Rickettsia-Arten *Chlamydia trachomatis*	Serologie
Pilze	**Candida-Arten** **Aspergillus-Arten** *Cryptococcus neoformans*	Serologie, evtl. in Kombination mit Kultur und Mikroskopie aus Punktat
Protozoen	*Toxoplasma gondii* *Trypanosoma cruzi*	Serologie
Helminthen	*Trichinella spiralis*	Serologie

12

Tabelle 12.**9** **Hämatopoetisches und lymphoretikuläres System**

Infektion	Wichtigste Erreger	Labordiagnose
HIV-Infektion (AIDs)	HIV-1; HIV-2	Serologie: EIA und Western Blot. Zusätzlich p24-Antigennachweis für Primärinfektion. Evtl. Antigen-Antikörpernachweis als Kombinationstest. Quantitativer Genomnachweis mit PCR für Therapieindikation und -verlauf.
infektiöse Mononukleose	**Epstein-Barr-Virus**	Serologie
	Zytomegalievirus	Isolierung aus Urin und Speichel; Serologie
Brucellose	*Brucella abortus* *Brucella melitensis* *Brucella suis*	Blutkultur, 3-mal pro Tag; 5 – 10 ml Venenblut in je 1 aerobe und anaerobe Flasche. Bebrütung bis zu 4 Wochen notwendig. Deshalb Brucellenverdacht mitteilen. Serologie
Tularämie	*Francisella tularensis*	Kultur aus Lymphknotenbiopsie und Blut; Serologie
Pest	*Yersinia pestis*	Mikroskopie und Kultur aus Buboneneiter, evtl. aus Sputum (Lungenpest)
Melioidose	*Burkholderia pseudomallei*	Mikroskopie und Kultur aus Sputum, Abszesseiter oder Blut
Rotz	*Burkholderia mallei*	Mikroskopie und Kultur aus Nasensekret, Abszesseiter oder Blut
Rattenbissfieber	*Streptobacillus moniliformis*	Kultur aus Material von Läsion

12

Fortsetzung Tabelle 12.**9** **Hämatopoetisches und lymphoretikuläres System**

Infektion	Wichtigste Erreger	Labordiagnose
Sodoku	*Spirillum minus*	mikroskopischer Nachweis im Blut oder Wundsekret versuchen
Oroyafieber Verruga peruana	*Bartonella bacilliformis*	Blutkultur
Rückfallfieber	*Borrelia recurrentis Borrelia duttonii* weitere Borrelien	Mikroskopie (Giemsa) im Blut während Fieberanstieg
bakterielle Angiomatose (AIDS)	*Bartonella henselae*	Serologie; evtl. Mikroskopie und Kultur aus Lymphknotenbiopsie
Katzen-Kratz-Krankheit	*Bartonella henselae Afipia felis* (selten)	Mikroskopie von Punktions-eiter. Warthin-Starry-Silber-färbung. Kultur auf Spezial-medium (schwierig)
Malaria	*Plasmodium*-Arten	Mikroskopie (Blutausstrich, dicker Tropfen); Antigen-nachweis durch Parasight-Test. Serologie (nicht bei akuter Malaria)
Babesiose	Babesia-Arten	Mikroskopie von Blutaus-strichen
Toxoplasmose	*Toxoplasma gondii*	Serologie
Kala-Azar	*Leishmania donovani Leishmania infantum*	Serologie; Mikroskopie und Kultur von Lymphknoten- oder Kno-chenmarkpunktat
Filariose (lymphatische)	*Wuchereria bancrofti Brugia malayi*	mikroskopischer Nachweis von Mikrofilarien im Nachtblut; Serologie
Ehrlichiose	*Ehrlichia spp.*	Serologie

12

Tabelle 12.**10** **Haut und subkutane Bindegewebe** (Lokalinfektionen oder Systeminfektionen mit vorwiegend kutaner Manifestation)

Infektion	Wichtigste Erreger	Labordiagnose
a) Viren		
Pocken	Variolavirus Parapoxviren (Orfvirus, Melkerknotenvirus)	Elektronenmikroskopie von Pustelinhalt; Isolierung; Serologie, Speziallabor
Herpes	Herpes-simplex-Virus	Elektronenmikroskopie von Bläscheninhalt; Isolierung
Varizellen (Windpocken)	Varizella-/Zoster-Virus	Serologie (IgG, IgM); Elektronenmikroskopie von Bläscheninhalt; direkte IF; Isolierung
Masern (Morbilli)	Masernvirus	evtl. Isolierung aus Rachenspülwasser und Urin; Serologie
Röteln	Rubeolavirus	Serologie
hämorrhagische Fieber	Bunyaviren (Hantaanvirus) Arenaviren Flaviviren (Dengueviren) Marburg-Virus Ebola-Virus	Serologie (Speziallabor); evtl. Isolierung und PCR aus Blut oder Leber; evtl. Tierversuch; Labordiagnose nur in Speziallabors möglich
Molluscum contagiosum	Molluscum-contagiosum-Virus	Mikroskopie von Hautläsionen; Molluscumkörper
Warzen Papillome	Papillomavirus	Genomnachweis mit DNA-Sonde oder Elektronenmikroskopie
Erythema infectiosum	Parvovirus B19	Serologie
Exanthema subitum	humanes Herpesvirus 6 (HHV-6)	Serologie

12

Fortsetzung Tabelle 12.**10 Haut und subkutane Bindegewebe**

Infektion	Wichtigste Erreger	Labordiagnose
b) Bakterien und Pilze		
Furunkel Karbunkel Pemphigus Follikulitis Impetigo Erysipel nekrotisierende Fasziitis	***Staphylococcus aureus*** ***Streptococcus pyogenes***	Mikroskopie und Kultur aus Abstrich oder Eiter
gangränöse Zellulitis	**Oft Mischflora:** *Clostridium*-Arten *Bacteroidaceae* *Pseudomonas*-Arten *Enterobacteriaceae*	Mikroskopie aus Abstrich oder Eiter. Transportmedium für Anaerobier verwenden
Erysipeloid	*Erysipelothrix rhusiopathiae*	Mikroskopie und Kultur aus Abstrich von Hautläsionen
Erythema chronicum migrans	*Borrelia burgdorferi*	Serologie
Hautanthrax	*Bacillus anthracis*	Mikroskopie und Kultur aus Abstrich von Hautläsionen
Lepra	*Mycobacterium leprae*	Mikroskopie (Ziehl-Neelsen-Färbung) aus Hautläsionen (Biopsie) oder Geschabsel von Nasenschleimhaut
Rickettsiosen (Fleckfieber und weitere)	*Rickettsia*-Arten	Serologie, evtl. Kultur (Hühnerei) oder Tierversuch
nichtvenerische Treponematosen (endemische Syphilis, Pinta, Frambösie)	*Treponema pallidum* (subsp. *endemicum*) *Treponema pallidum* (subsp. *pertenue*) *Treponema carateum*	Mikroskopie aus Material von Effloreszenzen versuchen; Serologie (Syphilistests)
Maduramykose/ Myzetom	(s. nächste Seite)	

12

Fortsetzung Tabelle 12.**10** **Haut und subkutane Bindegewebe**

Infektion	Wichtigste Erreger	Labordiagnose
Bakterien	*Nocardia brasiliensis* *Actinomadura madurae* *Streptomyces somaliensis*	Mikroskopie und Kultur aus Material von Läsionen
Pilze	*Madurella*-Arten *Pseudoallescheria*-Arten *Aspergillus*-Arten	Mikroskopie und Kultur aus Material von Läsionen
Dermatomykosen	Dermatophyten *Candida*-Arten	Mikroskopie und Kultur von Hautschuppen
Sporotrichose	*Sporothrix schenckii*	Mikroskopie und Kultur aus Eiter von Läsionen
Chromomykose	Schwarze Schimmelpilze (verschiedeme)	Mikroskopie und Kultur aus Eiter von Läsionen
c) Protozoen, Helminthen und Arthropoden		
kutane Leishmaniose	*Leishmania tropica* *Leishmania major*	Mikroskopie und Kultur aus Biopsie von Läsionen; DNA-Nachweis (PCR)
amerikanische Hautleish-maniose	*Leishmania braziliensis* *Leishmania mexicana*	Mikroskopie und Kultur aus Biopsie von Haut- und Schleimhautläsionen; DNA-Nachweis (PCR)
Zerkariendermatitis	Zerkarien von *Schistosoma*-Arten	Serologie
Larva migrans externa (Hautmaulwurf)	Larven von *Ancylostoma*-Arten	klinische Diagnose
Onchozerkose	*Onchocerca volvulus* (Mikrofilarien)	mikroskopischer Nachweis von Mikrofilarien in der Haut mit Hilfe der „Skin-snip"-Methode; Serologie
Loaose	*Loa loa* (Wanderfilarie)	mikroskopischer Nachweis von Mikrofilarien im Tagblut; Serologie

12

Fortsetzung Tabelle 12.**10** **Haut und subkutane Bindegewebe**

Infektion	Wichtigste Erreger	Labordiagnose
Zystizerkose	*Taenia solium*	Serologie (Radiologie)
Drakunkulose	*Dracunculus*-Arten	klinische Diagnose
Zeckenbefall	*Ixodes ricinus* u. a. Arten	Inspektion der Haut
Skabies	*Sarcoptes scabiei*	Mikroskopie
Läusebefall	*Pediculus*-Arten, *Phthirus pubis*	Inspektion von Haaren, Haut, Kleidung (bei Kleiderläusen) auf Läuse und Eier
Myiasis	Fliegenlarven	Inspektion
Flohbefall	Verschiedene Floharten, meist von Tieren	Nachweis von Flöhen und Flohkot an Tieren und in deren Umgebung
Sandflohbefall	*Tunga penetrans*	klinische Diagnose, evtl. Histologie

Tabelle 12.**11** **Bewegungsapparat**

Infektion	Wichtigste Erreger	Labordiagnose
Pleurodynie epidemische Myalgie (Bornholm)	**Coxsackie-Viren** der Gruppe B (evtl. ECHO-Viren)	Isolierung aus Stuhl und Rachenspülflüssigkeit; Serologie
Gasbrand/Gasödem	***Clostridium perfringens*** weitere Klostridienarten	Mikroskopie und Kultur aus Wundsekret. Transport des Materials im Transportsystem für Anaerobier
Trichinellose	*Trichinella spiralis*	mikroskopischer Nachweis in Muskelbiopsie; Serologie
Zystizerkose	*Taenia solium*	Serologie (Radiologie)

12

Fortsetzung Tabelle 12.**11**   **Bewegungsapparat**

Infektion	Wichtigste Erreger	Labordiagnose
Osteomyelitis/Ostitis	***Staphylococcus aureus*** koagulasenegative Staphylokokken *Streptococcus*-Arten *Enterobactericeae* *Pseudomonas*-Arten grampositive und gram-negative Anaerobier (selten)	mikroskopischer und kultu-reller Nachweis, am besten aus Biopsie oder Operations-material. Abstrich von Fistelgang nicht geeignet
septische Arthritis	***Staphylococcus aureus*** *Streptococcus pyogenes* *Streptococcus pneumoniae* *Haemophilus influenzae* *Neisseria gonorrhoeae* *Enterobacteriaceae* *Pseudomonas*-Arten	Mikroskopie und Kultur aus Synovialflüssigkeit, gleichzei-tig Blutkultur

Tabelle 12.**12**   **Augen und Ohren**

Infektion	Wichtigste Erreger	Labordiagnose
Trachom	*Chlamydia trachomatis*	mikroskopischer Nachweis von Einschlüssen in Konjunktivalzellen (Giemsa-Färbung); direkte Immun-fluoreszenz; Zellkultur; Antigennachweis mittels EIA; DNA-Nachweis. Serologie
Konjunktivitis/ Skleritis		
Viren	Adenoviren Enteroviren Orthomyxoviren (Influenzaviren) Paramyxoviren (Masernvirus)	Isolierung aus Abstrich

12

Fortsetzung Tabelle 12.**12** **Augen und Ohren**

Infektion	Wichtigste Erreger	Labordiagnose
Bakterien	*Neisseria*-Arten *Streptococcus*-Arten *Staphylococcus aureus* *Haemophilus*-Arten *Enterobacteriaceae* *Pseudomonas*-Arten *Mycobacterium*-Arten *Moraxella lacunata*	mikroskopischer und kultu- reller Nachweis in Konjunkti- valsekret oder in Geschabsel
	Chlamydia trachomatis (Einschlusskonjunktivitis)	s. bei Trachom (S. 351)
	Treponema pallidum	Serologie (Grunddiagnostik)
Pilze	*Candida*-Arten *Sporothrix schenckii*	mikroskopischer und kultu- reller Nachweis im Konjunkti- valsekret oder in Geschabsel
Helminthen	*Onchocerca volvulus*	mikroskopischer Nachweis von Mikrofilarien in Haut- (evtl. Bindehaut-)Biopsie; Serologie
	Loa loa	mikroskopischer Nachweis von Mikrofilarien im Tagblut; Serologie
Keratitis		
Viren	Herpes-simplex-Viren Adenoviren Varizella/Zoster-Virus	Isolierung und PCR aus Ab- strich oder Korneageschabsel
Bakterien	*Staphylococcus*-Arten *Streptococcus*-Arten *Neisseria gonorrhoeae* *Enterobacteriaceae* *Pseudomonas*-Arten *Bacillus*-Arten *Mycobacterium*-Arten *Moraxella lacunata* *Actinomyces*-Arten *Nocardia*-Arten	mikroskopischer und kultu- reller Nachweis in Abstrich oder Korneageschabsel
	Chlamydia trachomatis	s. bei Trachom (S. 351)
	Treponema pallidum	Serologie (Grunddiagnostik)

12

Fortsetzung Tabelle 12.**12**   **Augen und Ohren**

Infektion	Wichtigste Erreger	Labordiagnose
Pilze	*Candida*-Arten *Aspergillus*-Arten *Fusarium solani*	mikroskopischer und kultureller Nachweis in Abstrich oder Korneageschabsel
Protozoen	*Acanthamoeba*	Kultur und Mikroskopie aus Spülflüssigkeit von Konjunktiva und evtl. Kontaktlinsen

Endoophthalmitis

Viren	Herpes-simplex-Virus Varizella-/Zoster-Virus Zytomegalievirus Masernvirus Rötelnvirus	Isolierung und PCR aus Kammerwasser, evtl. aus Material von Glaskörper; evtl. Serologie mit Kammerwasser
Bakterien	*Staphylococcus*-Arten *Streptococcus*-Arten *Neisseria gonorrhoeae* Enterobacteriaceae *Pseudomonas*-Arten *Bacillus*-Arten *Mycobacterium*-Arten *Moraxella lacunata* *Actinomyces*-Arten *Nocardia*-Arten	mikroskopischer und kultureller Nachweis aus Kammerwasser, evtl. aus Glaskörpermaterial
	Chlamydia trachomatis	Kultur und DNA-Nachweis aus Kammerwasser, evtl. aus Glaskörpermaterial; Serologie
	Treponema pallidum	Serologie (Grunddiagnostik)
Pilze	*Candida*-Arten *Aspergillus*-Arten *Blastomyces dermatitidis* *Histoplasma capsulatum* *Mucorales* *Sporothrix schenckii* *Fusarium*-Arten *Trichosporon*-Arten	mikroskopischer und kultureller Nachweis aus Kammerwasser, evtl. aus Glaskörpermaterial

12

Fortsetzung Tabelle 12.**12**   **Augen und Ohren**

Infektion	Wichtigste Erreger	Labordiagnose
Protozoen	*Acanthamoeba* sp.	Mikroskopie und Kultur (Konjuktivalflüssigkeit und/ oder Waschflüssigkeit von Kontaktlinsen).
	Toxoplasma gondii	Serologie
Helminthen	*Onchocerca volvulus*	direkter Nachweis von Mikrofilarien im Kammerwasser mit Spaltlampe; Serologie
	Toxocara canis	Serologie
	Taenia solium (Finnen)	Serologie
Otitis externa	**_Pseudomonas_-Arten** *Staphylococcus aureus* *Streptococcus pyogenes*	Mikroskopie und Kultur von Abstrichmaterial
	Aspergillus-Arten *Candida*-Arten	Mikroskopie und Kultur von Abstrichmaterial
Otitis media	**_Streptococcus pneumoniae_** **_Haemophilus influenzae_** *Streptococcus pyogenes* *Staphylococcus aureus* *Moraxella catarrhalis* (Kinder) Respiratorische Viren (25 %)	Mikroskopie und Kultur von Mittelohrpunktat. Evtl. Kultur aus Mittelohrpunktat

12

Literatur

Medizinische Mikrobiologie und Infektiologie

Benenson AS. Control of Communicable Diseases in Man. 16th ed. Washington/D.C.: American Public Health Association; 1995.

Bennett JV, Brachman PS. Hospital Infections. 3rd ed. Boston: Little Brown; 1992.

Borneff J. Hygiene. 5. Aufl. Stuttgart: Thieme; 1991.

Brandis H, Eggers HJ, Köhler W, Pulverer G. Lehrbuch der Medizinischen Mikrobiologie. 7. Aufl. München: Urban & Fischer; 1994.

Collier L, Balows A, Sussman M. Topley & Wilson's Microbiology and Microbial Infections. Bd. 1–6. 9th ed. London; Arnold; 1998

Deutsche Gesellschaft für Hygiene und Mikrobiologie (DGHM). MiQ: Qualitätsstandards in der mikrobiologisch-infektiologischen Diagnostik, München: Urban & Fischer; 2000.

Hahn H, Falke D, Kaufmann SHE, Ullmann U. Medizinische Mikrobiologie und Infektiologie. 4. Aufl. Berlin: Springer; 2001.

Joklik WK, Willett HP, Amos DB, Wildert CM. Zinsser Microbiology. 20th ed. Prentice-Hall International; 1992.

Mandell GL, Bennett JE, Dolin, R. Principles and Practice of Infectious Diseases. Bd 1–2. 5th ed. Churchill Livingstone; 2000.

Mayhall CG. Hospital Epidemiology and Infection Control. 1st ed. Baltimore: Williams & Wilkins; 1996.

Murray PR, Baron EJ, Pfaller MA, Tenover FC, Yolken RH. Manual of Clinical Microbiology. 7th ed. Washington/D.C.: American Society of Microbiology; 1999.

Spiess H. Impfkompendium. 5. Aufl. Stuttgart: Thieme; 1999.

TIM, Thieme's Innere Medizin. 1. Auflage. Stuttgart: Thieme; 2000.

Wallhäuser KH. Praxis der Sterilisation, Desinfektion, Konservierung. 5. Aufl. Stuttgart: Thieme; 1995.

Immunologie

Keller R. Immunologie und Immunpathologie. 4. Aufl. Stuttgart: Thieme; 1994.

Roitt IM, Brostoff J, Male DK. Kurzes Lehrbuch der Immunologie. 3. Aufl. Stuttgart: Thieme; 1995.

Janeway CA, Travers P. Immunologie. 2. Aufl. Heidelberg: Spektrum Akademischer Verlag; 1997.

Janeway CA, Travers P, Walport M, Capra JD. Immunobiology. 4th ed. Churchill Livingstone; 1999.

Paul WE. Fundamental Immunology. 4th ed. Lippincott-Raven; 1999.

Kuby J. Immunology. 3rd ed. New York: Freeman; 1997.

Rose NR, De Macario EC, Fahey JL, Friedman H, Penn GM: Manual of Clinical Laboratory Immunology. 4th ed. Washington/D.C.: American Society of Microbiology; 1992.

Bakteriologie

Brogden KA, Roth JA, Stanton TB, Bolin CA, Minion FC, Wannemuehler MJ. Virulence Mechanisms of Bacterial Pathogens 3rd ed. Washington/D.C.: American Society of Microbiology; 2000

Cossart P, Boquetz P, Normark S, Rappuoli R. Cellular Microbiology. 1st ed. Washington/D.C.: American Society of Microbiology; 2000

Glick BR, Pasternack JJ. Molecular Biotechnology. Principles and Applications of Recombinant DNA. 2nded. Washington/D.C.: American Society of Microbiology; 1998

Holt JB. Bergey's Manual of Systematic Bacteriology. Bd. 1–4. Baltimore: Williams & Wilkins; 1984–1989.

Knippers R. Molekulare Genetik. 7. Aufl. Stuttgart: Thieme; 2001.

Lengeler JW, Drews G, Schlegel HG. Biology of the Procaryotes. Stuttgart: Thieme; 1999

Lorian V, Antibiotics in Laboratory Medicine. 4th ed. Baltimore: Williams & Wilkins; 1996.

Simon C, Stille W. Antibiotika-Therapie in Klinik und Praxis. 10. Aufl. Stuttgart: Schattauer; 2000.

Snyder L, Champness W. Molecular Genetics of Bacteria. Washington/D.C.: American Society of Microbiology; 1997.

Mykologie

De Hoog GS, Guarro J. Atlas of Clinical Fungi. Baarn (Holland): Centralbureau voor Schimmelcultures; 1995.

Müller E, Loeffler W. Mykologie. Grundriß für Naturwissenschaftler und Mediziner. 5. Aufl. Stuttgart: Thieme; 1992.

Kwan-Chung KJ, Bennett JE. Medical Mycology. Philadelphia: Lea & Febiger; 1992.

Richardson MD, Warnock DW. Fungal Infection: Diagnosis and Management. 2nd ed. London: Blackwell Scientific Publications; 1997.

Virologie

Burkhardt F. Mikrobiologische Diagnostik. Stuttgart: Thieme; 1992

Evans AS. Viral Infections of Humans: Epidemiology and Control. 4th ed. New York: Plenum Medical Book; 1997.

Fields DM, Knipe PM, Howley PM. Fields Virology. 3rd ed. Philadelphia: Lippincott-Raven; 1996.

Flint SJ, Enquist LW, Krug RM, Racaniello VR, Skalka AM. Principles of Virology: Molecular Biology, Pathogenesis, and Control. Washington/D.C.: American Society of Microbiology; 2000

Parasitologie

Acha PN, Szyfres B. Zoonoses and Communicable Diseases Common to Man and Animals. 2nd edit. Scientific Publ. No. 503. Washington: Pan American Health Organization, 1994.

Aspöck H. Auer H, Picher O, Walochnik J. Tabellen und Illustrationen zur Laboratoriumsdiagnostik von Parasitosen. Teile 1–5. Labor Aktuell (Boehringer Diagnostics) 1998: Nr. 2,5,7; 1999: Nr. 1,6.

Aspöck H. Prevention of congenital toxoplasmosis in Austria: experience of 25 years. In: Ambroise-Thomas P, Petersen E, eds. Congenital Toxoplasmosis. Berlin: Springer (France), 277-292, 2000.

Cook GC, ed. Manson's Tropical Diseases, 20th ed. London: Saunders, 1996.

Cox FEG, Kreier JP, Wakelin D eds. Topley & Wilson's Microbiology and Microbial Infections. 9th ed. Parasitology. London: Arnold, 1998.

Garcia LS, Bruckner DA. Diagnostic Parasitology. 3rd ed. Washington DC: ASM Press, 1997.

Gutierrez Y. Diagnostic Pathology of Parasitic Infections with Clinical Correlations. 2nd edit. New York: Oxford. University Press, 1999.

Hausmann K, Hülsmann N. Protozoologie. Stuttgart: Thieme; 1996.

Hiepe T, Aeschlimann A, Hrsg. Arthropoden als Vektoren von Krankheitserregern. Halle: Nova Acta Leopoldina 71, 1996.

Lang W, Löscher T. ed. Tropenmedizin in Klinik und Praxis. 3. Aufl. Stuttgart: Thieme; 2000.

Lucius R, Loos-Frank B. Parasitologie. Heidelberg: Spektrum Akademischer Verlag, 1997.

Markell EK, Voge M, John DT. Medical Parasitology, 7th ed. Philadelphia: W.B. Saunders, 1992.

Mehlhorn H, Eichenlaub D, Löscher T, Peters W. Diagnostik und Therapie der Parasitosen des Menschen. 2. Aufl. München; 1995.

Mumcuoglu Y, Rufli Th. Dermatologische Entomologie. Perimed Fachbuch-Verlagsgesellschaft, Erlangen 1982.

Palmer PES, Reader M M. The Imaging of Tropical Diseases. Heidelberg: Springer; 2001.

Palmer SR, Soulsby EJL, Simpson DIH, eds. Zoonoses. Oxford: Oxford University Press, 1998.

Petry F, ed. Cryptosporidiosis and Microsporidiosis. Basel: Karger, 2000.

Röllinghoff M, Rommel M, Hersg. Immunologische und molekulare Parasitologie. Jena: G. Fischer, 1994.

Seitz HM, Maier W. Medizinische Parasitologie. In: Brandis, H., Eggers, H.J., Köhler, W., Pulverer, G, Hrsg. Lehrbuch der Medizinischen Mikrobiologie. 7. Aufl. Urban & Fischer; 1994: 641-92. (demnächst Neuaflage)

Weber R, Schwartz DA, Deplazes P. Laboratory Diagnosis of Microsporidiosis. In: Wittner M, Weiss LM, eds. The Microsporidia and Microsporidiosis. Washibgton, D.C:. ASM Press, 1999: 315 – 62.

WHO. Bench Aids for the Diagnosis of Intestinal Parasites. Geneva: World Health Organization, 1995.

WHO. The Use of Essential Drugs. WHO Tech Rep Ser 882. Geneva: World Health Organization Geneva, 1998.

Internetadressen

Institution	Adresse (http://)	Inhalte
American Society for Microbiology (ASM)	www.asmusa.org/	Tagungen; Journale; Mitteilungen
Arbeitsgemeinschaft Wissenschaftlicher Medizinischer Fachgesellschaften (AWMF)	www.uni-duesseldorf.de/www/awmf/	Adressen von Fachgesellschaften; Richtlinien
Arzneimittelkompendium der Schweiz	www.documed.ch	Informationen über in der Schweiz zugelassene Medikamente
Bundesamt für Gesundheit (Schweiz)	www.admin.ch/bag/	Bulletin; Gesetze; Verordnungen; Referenzzentren
Bundesministerium für Gesundheit (Deutschland)	www.bmgesundheit.de	Gesetze; Links zum Thema Krankheitsbekämpfung
Centers for Disease Control and Prevention (CDC) der USA	www.cdc.gov	Empfehlungen und Standards in der Infektionskontrolle und Infektionsdiagnostik; Informationen über Infektionskrankheiten in den USA
Deutsche Gesellschaft für Hygiene und Mikrobiologie	www.dghm.org	Tagungen; Fachkommisionen; Fachgruppen; Nationale Referenzzentren und Konsilarlaboratorien

Institution	Adresse (http://)	Inhalte
Deutsche Gesellschaft für Tropenmedizin und Internationale Gesundheit (DTG)	www.dtg.mwn.de	Tagungen; Tropenmed. Institutionen in D; Tropenärzte in D; Reiseimpfungen; Malariaprophylaxe
Deutsches Zentrum für Reisemedizin	www.crm.de	Informationen zur Chemoprophylaxe und Schutzimpfungen bei Reisen
Eurosurveillance	www.eurosurv.org/jhp/	Infektionskrankheiten in Europa
Östereichisches Zentrum für Reisemedizin	www.reisemed.at	Informationen zur Chemoprophylaxe und Schutzimpfungen bei Reisen
Paul-Ehrlich-Gesellschaft für Chemotherapie	ww.p-e-g.de/	Tagungen; Chemotherapie-Journal; Empfehlungen zur Antibiotikatherapie; Resistenzdaten in D, CH und A; Informationen zu Projekten von Arbeitsgemeinschaften;
Public Health Laboratory Service (Großbritanien)	www.phls.co.uk	Empfehlungen und Standards in der Infektionskontrolle und Infektionsdiagnostik; aktuelle Informationen über Infektionskrankheiten in Großbritannien
Robert-Koch-Institut (Deutschland)	www.rki.de	Epidemiologisches Bulletin; Merkblätter; Empfehlungen zu Schutzimpfungen; nationale Referenzzentren und Konsiliarlaboratorien; Infektionsschutzgesetz
Rote Liste (Deutschland)	www.rote-liste.de/ (nur mit DocCheck-Passwort)	Informationen über in D zugelassene Medikamente

Institution	Adresse (http://)	Inhalte
Schweizerische AG für reisemedizinische Beratung	www.safetravel.ch	Medizinischer Ratgeber bei Reisen; Schutzimpfungen; Gesundheit bei der Rückkehr
SatelLife	www.healthnet.org	Gesundheitsnetz vor allem für Entwicklungsländer; globales Frühwarnsystem für Infektionskrankheiten
World Health Organisation	www.who.ch	Aktuelle Informationen über Infektionskrankheiten; WHO-Empfehlungen; WHO-Programme

Sachverzeichnis

Mit ᵀ markierte Seitenzahlen verweisen auf Tabellen

E

L

U